U0204090

中华浅表器官超声学

主　　编　田家玮

副 主 编　詹维伟　罗葆明　陈路增

分篇负责人

第一篇　杨文利

第二篇　杜国庆

第三篇　詹维伟

第四篇　罗葆明

第五篇　薛恩生

第六篇　陈路增

第七篇　徐辉雄

第八篇　勇　强

人民卫生出版社

·北 京·

版权所有，侵权必究！

图书在版编目（CIP）数据

中华浅表器官超声学 / 田家玮主编 . —北京 : 人
民卫生出版社，2024.2
　ISBN 978-7-117-35548-3

　Ⅰ . ①中… 　Ⅱ . ①田… 　Ⅲ . ①人体组织学－超声波诊
断 　Ⅳ . ①R445.1

　中国国家版本馆 CIP 数据核字（2023）第 208033 号

人卫智网	**www.ipmph.com**	医学教育、学术、考试、健康， 购书智慧智能综合服务平台
人卫官网	**www.pmph.com**	人卫官方资讯发布平台

中华浅表器官超声学
Zhonghua Qianbiao Qiguan Chaoshengxue

主　　编：田家玮
出版发行：人民卫生出版社（中继线 010-59780011）
地　　址：北京市朝阳区潘家园南里 19 号
邮　　编：100021
E - mail：pmph @ pmph.com
购书热线：010-59787592　010-59787584　010-65264830
印　　刷：人卫印务（北京）有限公司
经　　销：新华书店
开　　本：889×1194　1/16　印张：46
字　　数：1425 千字
版　　次：2024 年 2 月第 1 版
印　　次：2024 年 2 月第 1 次印刷
标准书号：ISBN 978-7-117-35548-3
定　　价：359.00 元
打击盗版举报电话：010-59787491　E-mail：WQ @ pmph.com
质量问题联系电话：010-59787234　E-mail：zhiliang @ pmph.com
数字融合服务电话：4001118166　E-mail：zengzhi @ pmph.com

王　勇　中国医学科学院肿瘤医院
丛淑珍　广东省人民医院
文晓蓉　四川大学华西医院
卢　漫　四川省肿瘤医院
田家玮　哈尔滨医科大学附属第二医院
朱庆莉　中国医学科学院北京协和医院
阮骊韬　西安交通大学第一附属医院
孙丽萍　同济大学附属第十人民医院
孙晓峰　吉林大学白求恩第一医院
杜　晶　上海交通大学医学院附属仁济医院
杜国庆　中山大学孙逸仙纪念医院
杨文利　首都医科大学附属北京同仁医院
杨高怡　杭州市第一人民医院
肖晓云　中山大学孙逸仙纪念医院
邱　逦　四川大学华西医院
冷晓萍　哈尔滨医科大学附属第二医院
张　巍　首都医科大学附属北京天坛医院
张一休　中国医学科学院北京协和医院
陈　文　北京大学第三医院
陈　林　复旦大学附属华东医院

陈　琴　四川省人民医院
陈　舜　福建医科大学附属协和医院
陈路增　北京大学第一医院
罗葆明　中山大学孙逸仙纪念医院
周　伟　上海交通大学医学院附属瑞金医院
周　琦　西安交通大学第二附属医院
周建桥　上海交通大学医学院附属瑞金医院
赵齐羽　浙江大学医学院附属第一医院
郝磐石　首都医科大学附属北京朝阳医院
勇　强　北京儿童医院顺义妇儿医院
袁丽君　空军军医大学唐都医院
徐辉雄　复旦大学附属中山医院
郭乐杭　同济大学附属皮肤病医院
郭瑞君　首都医科大学附属北京朝阳医院
梁荣喜　福建医科大学附属协和医院
彭玉兰　四川大学华西医院
董凤林　苏州大学附属第一医院
詹维伟　上海交通大学医学院附属瑞金医院
熊　屏　上海交通大学医学院附属第九人民医院
薛恩生　福建医科大学附属协和医院

编写秘书
赵　鹏　哈尔滨医科大学附属第二医院

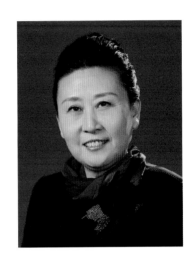

田家玮

二级教授，哈尔滨医科大学星联杰出教授，博士，博士生导师，享受国务院政府特殊津贴。现任哈尔滨医科大学附属第二医院医学影像中心主任，黑龙江省医学影像研究所副所长、超声医学研究室主任。荣获卫生部有突出贡献中青年专家、全国优秀科技工作者、中国最美女医师、中国女医师协会五洲女子科技奖、中国超声医师突出贡献奖等。兼任中国医疗保健国际交流促进会超声医学分会副主任委员，国际妇产超声学会中国分会副主任委员，中关村肿瘤微创治疗产业技术创新战略联盟介入超声专业委员会主任委员，中国医院协会医学影像中心分会第三届委员会常务委员，黑龙江省超声医学工程学会会长等。曾任中华医学会超声医学分会第七～九届委员会副主任委员，中国医师协会超声医师分会第三、四届副会长，黑龙江省医学会超声医学分会主任委员、省医师协会超声专业委员会主任委员、省超声质控中心主任；《中华超声影像学杂志》副总编辑；《中国医学影像技术》主编等。

科研业绩：①主持国家自然科学基金项目 6 项（重点项目 1 项，面上项目 5 项）；②以第一完成人获教育部科学技术进步奖二等奖 2 项，黑龙江省科学技术进步奖 7 项；③以第一作者或通信作者发表学术论文 269 篇，其中 SCI 收录 89 篇（最高影响因子 15.342，10 分以上 5 篇，5 分以上 17 篇）；发表教学论文 6 篇；④主编及副主编人民卫生出版社出版的超声医学教材 5 部、专著及习题集等 28 部；⑤以第一发明人获授权发明专利 3 项。

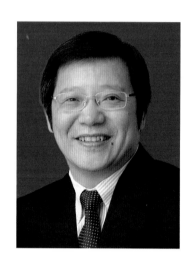

詹维伟

主任医师，博士研究生导师，上海交通大学医学院附属瑞金医院超声医学科主任。国家卫生健康委员会海峡两岸医药卫生交流协会超声医学分会常务委员兼浅表组组长、中国抗癌协会肿瘤超声治疗专业委员会常务委员兼甲状腺治疗组组长、中国研究型医院学会甲状腺疾病专业委员会常务委员兼超声学组副组长、中国医疗保健国际交流促进会甲状腺疾病专业委员会常务委员、中国抗癌协会甲状腺癌专业委员会委员。

2010年主持编写中国医师协会超声医师分会组织的《甲状腺超声指南》、主持编写中华医学会超声医学分会的《2020甲状腺结节超声恶性危险分层中国指南：C-TIRADS》。主编《甲状腺与甲状旁腺超声影像学》等书籍，主持国家自然基金等科研项目，以第一作者和通信作者发表论文230多篇，其中SCI论文70多篇。

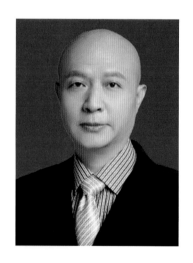

罗葆明

教授，主任医师，博士研究生导师，中山大学孙逸仙纪念医院超声科主任。中国医师协会超声医师分会副会长、第二届浅表器官超声专业委员会主任委员，中华医学会超声医学分会常务委员及浅表器官和血管超声学组副组长，中国超声医学工程学会浅表器官及外周血管专业委员会主任委员，中国研究型医院学会超声医学专业委员会副主任委员，广东省医师协会超声医师分会主任委员，广东省医学会第六、七届超声医学分会主任委员，粤港澳大湾区超声医师联盟主任。

主要从事肝癌、乳腺癌、甲状腺癌超声诊断与介入治疗，发表SCI收录论文70余篇，主编、主译及参编专著26部。获广东省科技进步奖二等奖2项、教育部科技进步奖二等奖1项。先后获评"国之名医"、中国优秀超声专家、中国杰出超声医师。

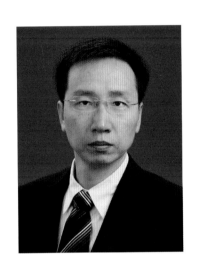

陈路增

医学博士,主任医师,硕士研究生导师,北京大学第一医院超声医学科主任。中国医师协会超声医师分会常务委员、腹部超声专业委员会副主任委员,中国老年医学学会超声医学分会常务副主任委员,中国医疗保健国际交流促进会超声医学分会副主任委员,北京医学会超声医学分会常务委员。

主要从事腹部、小器官、外周血管疾病的超声诊断工作,掌握超声造影、弹性成像等新技术,对超声引导下介入操作有较丰富经验。2014 年 10 月至 2015 年 10 月受国家留学基金资助,以访问学者身份赴美国哈佛大学医学院及麻省总医院研修。在美期间主要从事甲状腺癌基因突变与超声表现的相关性研究及弹性成像在肝脏、肾脏疾病诊断中的应用。

出版说明

"中华超声医学丛书暨中华临床超声病例库"是在凝聚国内优势医疗资源的前提下，通过系统梳理超声医学学科发展脉络、总结学科发展成果和经验教训而编撰出版的超声医学大型系列丛书。

"中华超声医学丛书暨中华临床超声病例库"内容覆盖了心脏超声、肌骨超声、浅表器官超声、产科超声等超声医学的主要学科领域。纸质书与网络平台数据库互相结合、相辅相成。纸质书内容涵盖该领域超声检查技术、正常声像图、解剖基础及切面，以及大型三甲医院超声科所能见到的相关领域所有常见病、多发病以及罕见病的超声检查要点、诊断标准及鉴别诊断等理论知识，并配以典型图片。中华临床超声病例库吸纳了纸质书所包含疾病的具体病例，每个病例的内容包括超声影像（检查图片和动态图）、临床相关信息，以及专家的权威解读。系统、真实呈现了大型三甲医院权威超声专家的临床诊疗经验。

"中华超声医学丛书暨中华临床超声病例库"以"传统纸质出版＋互联网"为指引，以扩容优质医疗资源服务进而落实医改精神为目标。充分利用互联网的载体优势和我国丰富的病例资源优势，努力突出了如下特色：

1. **权威性**　作者队伍由中国医学科学院、北京大学、复旦大学等著名医学院校所属大型三甲医院的权威专家组成，内容具有很强的权威性保障。

2. **科学性**　充分借鉴国内外疾病诊疗的最新指南，全面吸纳相应学科领域的最新进展，最大限度地体现内容的科学性。

3. **系统性**　整套书详细介绍各系统的临床实践和最新研究成果，在学科体系上做到了纵向贯通、横向交叉。

4. **全面性**　充分发挥我国患者基数大、临床可见病种多的优势，全面覆盖与超声影像相关的病种，突出其超声医学"大百科全书"的特色。

5. **创新性**　在常规纸质图书图文结合的基础上，本次编写将不宜放入纸质图书的图片、视频等素材通过二维码关联的形式呈现，实现创新融合的出版形式。同时，为了充分发挥网络平台的载体作用，在出版纸数融合图书的基础上，同步构建中华临床超声病例库。

6. **实用性**　相对于国外的大型丛书，该套丛书的内容以国内的临床资料为主，跟踪国际上本专业的新发展，突出中国专家的临床思路和丰富经验，关注专科医师和住院医师培养的核心需求，具有更强的临床实用性。

前　言

　　浅表器官及外周血管疾病已成为临床多发病、高发病，目前，高频超声技术已成为精准诊断此类疾病的首选检查方法。本书将从基础到临床系统阐述超声技术在眼、涎腺、甲状腺、乳腺、阴囊阴茎与不育症、软组织肿物及疝、皮肤、外周血管等浅表器官疾病诊断中的应用，详细介绍解剖及各种疾病的病理、临床表现、超声检查方法与图像特点、诊断标准、鉴别诊断要点、超声规范化报告、相关影像学检查特点及实验室检查等，并增加超声新技术、介入超声诊断及治疗等内容。为了适应互联网时代的发展，本书还将充分利用网络载体优势，在出版纸质图书的基础上，将多年收集的数百种常见病、少见病及罕见病例，以图文并茂的形式同步出版《中华浅表器官超声病例库》。最大限度地展现超声医学"靠图说话"的特点，最大程度地满足各级超声科医师临床诊疗水平提升的需求，更好地服务于国家"医疗卫生资源下沉"的"强基层"医疗体制改革战略目标。

　　《中华浅表器官超声学》系中华超声系列丛书之一，力求呈现全面、系统、翔实、实用的特点，为了达到这一目的，参编专家结合自己多年的超声检查经验，尽力参考国内外最新文献和指南，争取涵盖超声诊疗领域的新进展、新技术、新知识，以期拓宽超声医师临床思维。争取做到不仅能成为日常诊疗工作的参考书，还可以成为浅表器官疾病超声诊疗方面的智库，以反映国内超声医学专家当下的诊疗水平。全书立足全面反映超声一线的工作内容，结合相关学科的知识，以着手深入分析常见病及疑难病例的超声诊断与鉴别诊断，拓宽中高级超声医生的临床思维，增强分析疾病的思路和鉴别能力。

　　参与本书编撰的专家、教授们都是在繁忙的工作之余，利用业余时间完成本书的编写工作，尤其是每一篇的负责人，耗费了大量的时间和精力，在此一并致谢；同时还要感谢在本书编写过程中协助主编及八篇负责人做出重要贡献，并提出宝贵修改意见和建议的专家、教授以及出版社的同志们；也要感谢哈尔滨医科大学附属第二医院超声科帮助整理、编排的青年医生及研究生们！

　　本书编写历时两年，虽力求严谨，多次讨论修改、几易其稿，但由于水平和时间所限，难免仍存在疏漏之处。而且，超声诊断领域的发展日新月异，无论国际国内都进展迅速，新的技术手段、新的应用都在发展更新，因此敬请广大读者不吝赐教，以使未来新版更加完善。

田家玮

2023 年 10 月于冰城

目 录

第一篇 眼

第二篇　涎　腺

第三篇　甲状腺和甲状旁腺

第四篇 乳 腺

第五篇 阴囊阴茎与不育症

第六篇 软组织肿物及疝

第七篇　皮　　肤

第八篇 外 周 血 管

第一篇

眼

第一章 总 论

第一节 眼解剖

一、眼球的解剖

眼为人体的视觉器官,分为眼球、视路和眼附属器三部分。眼球和视路共同完成视觉功能,眼附属器则起到保护、运动等辅助作用。

眼球近于球形,位于眼眶内。其前后径为24mm,垂直径为23mm,水平径为23.5mm,分为眼球壁和眼内容两个部分。眼球壁包括3层,外层为纤维膜、中层为眼球血管膜(又称葡萄膜、色素膜)、内层为视网膜。眼内容包括房水、晶状体和玻璃体(图1-1-1-1)。

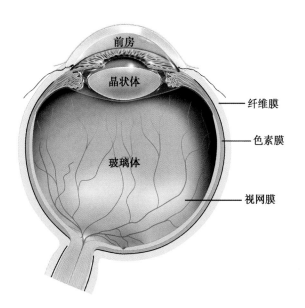

图1-1-1-1 眼球的解剖示意图
眼球壁分为纤维膜、色素膜、视网膜,眼内容包括房水、晶状体和玻璃体

1. 眼球壁

(1)纤维膜:角膜和巩膜组成眼球壁外层,主要由纤维结缔组织构成,故总称为纤维膜。角膜完全透明,约占纤维膜的1/6,中央厚度0.5~0.57mm、周

边厚度约1.0mm。周边部的角膜嵌入巩膜内而巩膜前层覆盖在角膜上,此移行的部分称为角巩膜缘。巩膜是纤维膜不透明部分,由纤维结缔组织和少量弹力纤维组成,约占纤维膜的5/6,色瓷白,前与角膜相连,后与视神经相连。巩膜后极部视神经周围最厚达1.0mm,向前逐渐变薄,赤道部0.4~0.6mm,直肌附着处最薄仅0.3mm。

(2)眼球血管膜:又称葡萄膜、色素膜,是位于巩膜和视网膜之间富含色素的血管性结构,分虹膜、睫状体和脉络膜3部分。其内血供丰富,脉络膜的血供主要来自睫状后短动脉,虹膜、睫状体的血供主要由睫状后长动脉提供。睫状后长动脉在距离视神经约4mm处斜行穿过巩膜走行于脉络膜上腔,供应50%的眼前段血流,其损伤可导致脉络膜上腔积血;睫状后短动脉在视神经周围进入巩膜也走行于脉络膜上腔供应赤道后的脉络膜;静脉的回流主要通过涡静脉系统注入眼上、下静脉,大部分经海绵窦流入翼腭静脉丛至颈外静脉。

(3)视网膜:前界为锯齿缘、后界为视盘周围、外为脉络膜、内为玻璃体。后极部可见一直径约1.5mm边界清晰的淡红色圆盘状结构,称为视盘。视盘内有视网膜中央动、静脉通过并分布于视网膜。视盘颞侧3mm处可见直径约2mm的浅漏斗状小凹陷称为黄斑,其中有一小凹为黄斑中心凹,为视网膜视觉最敏锐的部位。视网膜为神经外胚叶发育而成,当视泡凹陷形成视杯时其外层发育为视网膜色素上皮层,内层分化为视网膜内9层。两层之间存在一个潜在的间隙,视网膜脱离即色素上皮层和神经上皮层之间的脱离。

2. 眼内容 包括眼内腔和眼内容物两个部分。

(1)眼内腔:包括前房、后房和玻璃体腔三部分。前房为角膜与虹膜、瞳孔区晶状体之间的空间,其内充满房水,容积约0.2ml。前房角是角膜缘后与虹膜根部前的隐窝,为房水排出的主要通路。小梁网位于前房角的角巩膜缘区，切面呈三角形，位于 Schwalbe 线与巩膜突之间，由很多薄层结缔组织重叠排列而成，充当瓣膜作用，使房水只能从小梁网排出而不能反流。后房是睫状体前端与晶状体悬韧带、晶状体前面的环形间隙，容积约 0.06ml。玻璃体腔前界为晶状体、晶状体悬韧带和睫状体后面，后界为视网膜前面，其内充满透明的玻璃体。其容积占眼球容积的 4/5，约 4.5ml。

（2）眼内容物：包括房水、晶状体、玻璃体三部分。

1）房水：是由睫状突无色素上皮细胞分泌产生的透明液体，充满前房和后房，主要功能是维持眼压，营养角膜、晶状体和玻璃体，保护眼结构的完整性和光学透明性。房水与角膜之间的物质交换在角膜正常代谢过程中发挥重要作用。角膜从空气中获得大部分氧，周边角膜则从角巩膜缘的血管获得营养成分，中央区角膜从循环的房水中获得葡萄糖，氨基酸可能通过扩散进入角膜。

2）晶状体：由晶状体囊和纤维组成，形似双凸镜的透明体，借晶状体悬韧带与睫状体相连，固定在虹膜后、玻璃体前，富有弹性。晶状体直径为 9～10mm，厚度 4～5mm，前后两面相接处为晶状体赤道部。晶状体囊为一透明膜，完整地包绕在晶状体外面。晶状体纤维在一生中不断增生做规则排列。晶状体悬韧带是连接晶状体赤道及睫状体的纤维组织，由透明、坚韧缺少弹性的胶原纤维组成。

3）玻璃体：为充满眼球后 4/5 空腔内的透明无色胶体，其 99% 为水分，充满在晶状体后，玻璃体内没有血管和神经，在其外层有少量游走细胞。玻璃体组织由玻璃体界膜、玻璃体皮质、中央玻璃体、中央管及玻璃体细胞构成。玻璃体周围部分密度较高，称为玻璃体膜。为致密浓缩玻璃体，而非真正意义上的玻璃体膜，除玻璃体基底部的前方和透明管的后端外，其余部分均有界膜存在。依其部位的不同又可分为前界膜和后界膜（图 1-1-1-2）。玻璃体皮质是玻璃体外周与睫状体及视网膜相贴部分，致密，由胶原纤维、纤维间隙内的蛋白质和黏多糖积聚而成。以锯齿缘为界将玻璃体皮质分为前皮质和后皮质。其中位于锯齿缘前 2mm 及之后 4mm 的区域为玻璃体与眼球壁结合最紧密的部位，即使受病理或外伤的影响也不脱离，该处的玻璃体称为玻璃体基底部。玻璃体中央由后向前有一管状透明区，自视盘连向晶状体后极称 Cloquet 管，为胚胎发育中的原始玻璃体所在部位，可有透明样动脉残留。

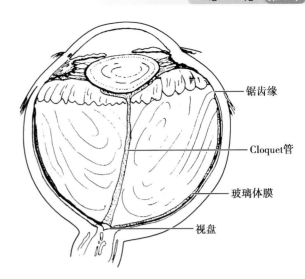

图 1-1-1-2　玻璃体膜及附着关系示意图

玻璃体周围密度较高部分为玻璃体膜，向内为玻璃体皮质，以锯齿缘为界分为前皮质和后皮质，中央由后向前的管状区为 Cloquet 管

二、眼眶的解剖

眼眶主要包括眼附属器和视路两部分。

（一）眼附属器

眼附属器包括眼睑、泪器、结膜、眼肌、眼眶和眼部血管等。

1. **眼睑**　分别为上睑和下睑，眼睑的游离缘称为睑缘，上、下睑缘之间的间隙称为睑裂。眼睑的血液由面部动脉系统和眼动脉的各分支供给，这些动脉相互吻合，在睑板前后有交通支并在离上、下睑缘 3mm 处形成睑缘动脉弓，动脉弓的分支穿过睑板至睑结膜并营养之。

2. **泪器**　分为两个部分，即泪液的分泌部和排出部。前者包括泪腺和副泪腺，后者包括泪小点、泪小管、泪囊和鼻泪管（图 1-1-1-3）。泪腺的主要功能为分泌泪液，位于眼眶的外上方额骨和眼球之间的泪腺窝内，由细管状腺和导管组成，长约 20mm、宽 12mm，借结缔组织固定于眶骨膜上。泪腺由眼动脉分出的泪腺动脉供给血液，受三叉神经的第一支泪腺神经支配。

3. **结膜**　为透明的薄黏膜，覆盖在眼睑内面和眼球的前面，止于角膜缘。结膜以上下睑缘为其外口形成囊状称为结膜囊。结膜分为三部分，即睑结膜覆盖在眼睑后面、穹隆结膜为睑结膜和球结膜的移行部、球结膜覆盖在眼球的前部巩膜外。

4. **眼肌**　眼内肌在眼球内包括瞳孔括约肌、瞳孔开大肌和睫状肌。眼外肌共有 6 条，包括内直肌、外直肌、上直肌和下直肌 4 条直肌以及下斜肌和上

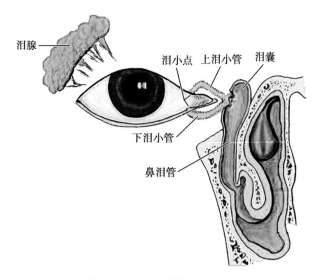

图 1-1-1-3　泪器解剖示意图

泪液由泪腺分泌，自泪小点、泪小管、泪囊和鼻泪管排出

斜肌 2 条斜肌。除下斜肌外，其余的眼外肌均起自视神经孔周围的总腱环，向前附着于赤道部附近的巩膜上（图 1-1-1-4）。

5. **眼眶**　为四边锥形骨性腔，左右对称开口向前向外，尖端朝向后内。眼眶壁由额骨、颧骨、蝶骨、筛骨、腭骨、上颌骨和泪骨构成，上壁称为眶顶，下壁称为眶底。眼眶的外侧壁较厚，其余三壁较薄且与额窦、筛窦、上颌窦相毗邻，若鼻窦发生病变可以累及眼眶。眼眶前面为眼睑，内为眼球和其他组织，成年人眼眶深度 40～50mm，容积 25～28ml。眶尖指向后内方，尖端有卵圆形的视神经管道通向颅腔即视神经孔，大小 4～6mm，长度 4～9mm，内有视神经及其 3 层鞘膜、眼动脉和交感神经小分支通过。

6. **眼部血管**

（1）动脉系统：包括眼动脉、视网膜中央动脉、睫状后长动脉和睫状后短动脉。眼动脉是颈内动脉的第一分支，通过视神经管与视神经相伴行进入眼眶。其在眶内的行程可以分为 3 部分。在眶外下方向前走行到视神经，然后在眶中部穿越视神经到其鼻上方，约 85% 的病例眼动脉在视神经的上方越过，其余在视神经的下方越过，在视神经鼻侧眼动脉分出其末支（图 1-1-1-5）。视网膜中央动脉在眼球后约 12mm 进入视神经下表面，然后在视神经实质中向前走行直到眼球为止。在视神经内视网膜中央动脉和视网膜中央静脉相伴行。睫状后长动脉和睫状后短动脉包括 6～8 条短动脉和 2 条长动脉均在视神经附近进入眼内，睫状后短动脉为脉络膜、睫状后长动脉为虹膜和睫状体供血。睫状后短动脉为 2～3 支主干再分为 6～8 支终末支，因此其解剖变异较大但是在视神经的鼻侧和颞侧至少各有 1 支睫状后短动脉。

（2）静脉系统：包括眼静脉、涡静脉和视网膜中央静脉。眼静脉共两支即眼上静脉和眼下静脉，其中眼上静脉是引流眼球和其附属器的主要血管，直接向后引流至海绵窦；眼下静脉在进入海绵窦之前发出分支汇入眼上静脉，另一支汇入翼状丛。涡静脉为引流脉络膜、睫状体和虹膜的主要血管。脉络膜后部的静脉向前集合，赤道前的脉络膜血管则向后集合在赤道部附近形成四五支涡静脉。视网膜中央静脉走行在视神经内与视网膜中央动脉伴行，经眼上静脉或直接回流到海绵窦。

（二）视路

视路指视觉纤维由视网膜到达大脑皮层视觉中枢的传导路径，包括视神经、视交叉、视束、外侧膝状体、视放射和视皮质。视神经是中枢神经系统的一部分，从视盘起至视交叉前脚的这段神经称为视

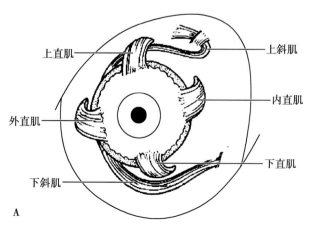

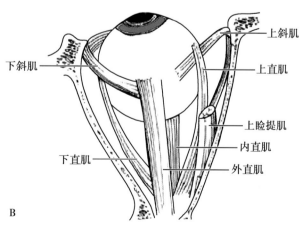

图 1-1-1-4　眼外肌解剖示意图

A. 正视剖面；B. 俯视剖面

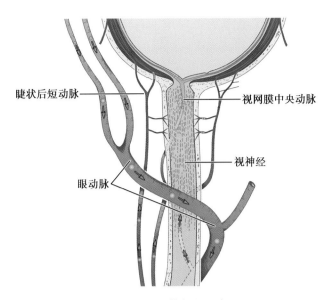

图 1-1-1-5 血管解剖示意图

眼动脉、视网膜中央动脉及睫状后短动脉，眼动脉与视神经相伴行进入眼眶，视网膜中央动脉在视神经中前行直至球内，睫状后短动脉在视神经附近进入眼内

睫状后短动脉
眼动脉
视网膜中央动脉
视神经

神经，全长约 40mm。按照部位划分为眼内段、眶内段、管内段和颅内段 4 个部分。

第二节 适应证与检查方法

一、适应证

眼超声检查主要用于以下几个方面：

1．任何导致眼屈光间质浑浊而无法窥清眼底的情况均可选择超声检查，如玻璃体积血、玻璃体后脱离、视网膜脱离、脉络膜脱离、早产儿视网膜病变、外层渗出性视网膜病变（又称 Coats 病）等。

2．眼内占位性病变可通过其声学特征进行诊断和鉴别诊断，如视网膜母细胞瘤、脉络膜黑色素瘤、脉络膜血管瘤、脉络膜转移癌等。

3．眶内占位病变、炎症、血管畸形等所致的单侧或双侧眼球突出，如眶蜂窝织炎、球筋膜炎、炎性假瘤、颈动脉海绵窦瘘等可应用超声检查进行诊断和鉴别诊断。

4．外伤所致的眼部损伤，如眼内异物、巩膜裂伤等可通过超声检查了解损伤情况。

5．全身疾病的眼部表现，如甲状腺相关眼眶病、糖尿病视网膜病变等。

6．白内障手术前应用超声检查确定所选择的眼内人工晶状体屈光度以及眼内情况。

7．眼部肿瘤，占位性病变等治疗的超声随访等。

二、探头的选择

眼为表浅器官，建议选择高频线阵探头进行超声检查。

1．眼睑、泪腺等位于眼前段结构的疾病，可以选择中心频率在 20MHz 以上的线阵探头进行超声检查。

2．眼球疾病可以选择中心频率在 15MHz 左右的线阵探头进行超声检查。

3．眼眶后部的疾病建议选择中心频率在 8～10MHz 的线阵探头进行超声检查。

4．凸阵探头如果中心频率能够达到以上要求，也可以选择使用。

三、检查前准备

眼位于体表，为超声检查的极佳位置。应用高频线阵探头可以探查眼球、附属器和部分视路结构，应用彩色多普勒超声可以观察眼眶内的血管，二者的相互结合为眼部疾病的诊断与鉴别诊断提供帮助。

1．**准备事项** 进行眼部超声检查应尽量避免探头对眼球的直接压力，以免影响检查结果的准确性。如存在眼局部的急性炎症、眼部未闭合的伤口、行眼内手术一周内等特殊情况，一般不进行超声检查。

2．**检查体位** 眼超声检查最常用的体位为仰卧位，特殊病例如眼内有气体、硅油存留、体位性眼球突出等可使用坐位或俯卧位。

四、检查技术

眼超声检查方法主要包括以下几个方面：

（一）眼球的二维检查方法

横切扫查和纵切扫查是眼内超声最基本的检查方法，轴位扫查为特殊的横切和纵切扫查方法。

1．**横切扫查** 探头标记方向与角巩膜缘相平行的检查方法。探头自角膜中心向眼球后极部移动依次得到探头对侧的后极部、赤道部和周边部子午线图像（图 1-1-2-1）。根据探头所在位置分为水平横切（探头标志指向鼻侧，探头置于 6 点、12 点角巩膜缘），垂直横切（探头标志指向上方，探头置于 3 点、9 点角巩膜缘）和斜行横切（探头方向指向上方，探头置于 1:30、4:30、7:30 和 10:30 角巩膜缘）3 种方法。

2．**纵切扫查** 将探头标记方向与角巩膜缘相垂直的检查方法，即将横切扫查的探头方向旋转 90°。探头自角膜中心向眼球后极部做与角巩膜缘相垂直的运动,所得图像为探头对侧径线的切面(图1-1-2-2)。探头置于角膜中心显示眼球后极部,探头接近穹窿部显示眼球周边部图像。

3. **轴位扫查**　是一种特殊的横切或纵切扫查切面,检查时将探头置于角膜中央、声束自晶状体中央穿过,将眼球的后极部以视神经为中心分为两个部分对称图像。一般用于与晶状体、视神经相关疾病的诊断和黄斑疾病的评估。采用水平轴位检查时,探头标记一般朝向患者的鼻侧,这样黄斑的图像正好在视神经图像的下方/颞侧。垂直轴位检查探头标记一般向上,斜行轴位即1:30~7:30,10:30~4:30的轴位检查探头的标记一般向上(图1-1-2-3)。

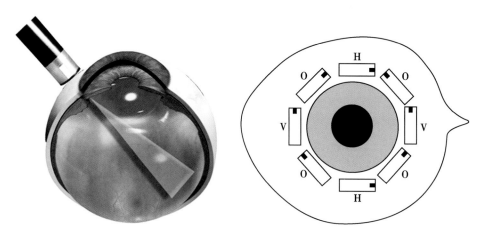

图 1-1-2-1　眼球横切扫查法示意图
探头标记方向与角巩膜缘相平行;H:水平横切,V:垂直横切,O:斜行横切

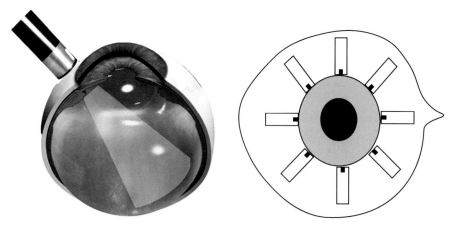

图 1-1-2-2　眼球纵切扫查法示意图
探头的标记方向与角巩膜缘垂直,探头做与角膜缘相垂直的前后运动

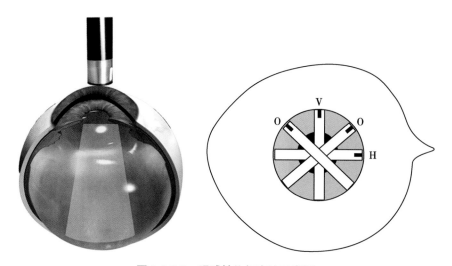

图 1-1-2-3　眼球轴位扫查法示意图
探头位于角膜的中央,声束自晶状体中央穿过;H:水平轴位,V:垂直轴位,O:斜行轴位

（二）眼眶的二维检查方法

球旁扫查用于眼球周围浅层的眼眶病变（常在眼眶周围可触及肿块，如鼻窦和泪腺等），可以显示前部病变与眼球和眶壁的关系，声束不经眼球，也分横切扫查和纵切扫查。

1. **球旁横切扫查**　将探头置于患者闭合眼睑、眼球和眼眶之间，探头声束平行于眶缘和眼球，如探头置于眼睑横切扫查 6 点子午线，称球旁 6 点横切扫查。如前所述，横切扫查时标志指向鼻侧，垂直扫查时标志向上（图 1-1-2-4）。

2. **球旁纵切扫查**　探头置于眼球和眶缘之间眼睑上，与横切扫查垂直 90°。声束前后扫查同时显示眼球周边和前部病变，如探头置于 1:30，则称球旁 1:30 纵切扫查。扫查 3:00 与 9:00 方向时，探头标志指向骨壁；扫查下部眼眶时，探头标志指向眼眶中央（图 1-1-2-5）。经球横切扫查主要是观察病变的左右范围、形状和厚度，纵切扫查显示病变的纵切面长度，此方法同时显示病变形态和眶深部病变后界。

（三）彩色多普勒超声

彩色多普勒超声血流成像（color Doppler flow imaging，CDFI）不仅可以对眼动脉、视网膜中央动脉、睫状后动脉血管血流动力学指标进行定量测定；还可以通过血流信号与病变形态相结合的方法对疾病进行诊断。

1. **眶内血管的确定**　视神经是眶内血管定位的标志，首先做眼球水平轴位切面充分显示视神经。

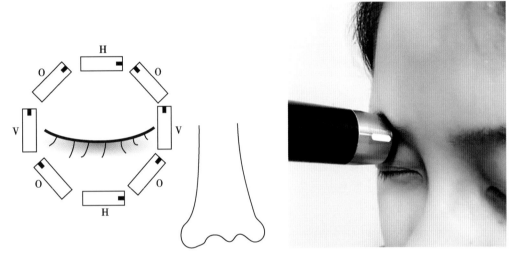

图 1-1-2-4　眼眶球旁横切扫查探头标志位置图像

探头置于眼球和眼眶之间，声束平行于眶缘和眼球。H：水平横扫，标志向鼻侧；V：垂直横扫，标志向上；O：斜行横扫，标志向上

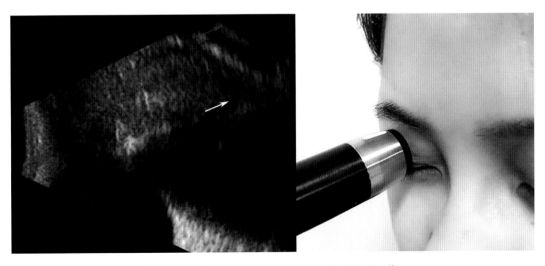

图 1-1-2-5　眼眶球旁纵切扫查探头标志位置图像

探头置于眼球和眶缘之间眼睑上，与横扫查垂直 90°，水平及上方扫查探头标志向眶缘，下方扫查标志向眼球；球旁 12 点纵切扫查：探头位于上睑标志指向 12 点，声束同时经过肿瘤和眼球上部，所以眶上部肿瘤（红箭头）显示在图像上方，眼球在下方（白箭头）

将多普勒取样点置于球后 15～25mm 处视神经的两侧寻找类似英文字母"S"形的血管即眼动脉,在与多普勒取样线平行且没有分支血管处进行取样。调整取样框在眼球后 10mm 左右在视神经内可以发现红-蓝相间的血流信号即视网膜中央动脉和视网膜中央静脉,在眼球壁后 2～5mm 处选择与取样线平行的位置进行取样。在视神经的两侧可以发现单一颜色的柱状血流信号为睫状后短动脉,在眼球壁后 5～8mm 处选择与取样线平行的位置进行取样即可。

2. 血流参数的定量测量方法　对于眼球的动脉血管一般测量收缩期峰值血流速度、舒张末期血流速度、时间平均最大血流速度等,计算搏动指数和阻力指数。进行定量测量分析时,每条血管至少有 3 个心动周期以上的连续频谱进行测量,以保证测量结果的准确性。

第三节　正常超声图表现及规范书写报告

一、超声图描述

(一)眼内病变超声图的基本描述规范

眼内病变超声图的基本描述主要包括形态、定量和动态三个方面。

1. 形态　包括病变的形状、位置和范围三个部分。

(1)病变的形状:病变为点状、带状、斑块状、蕈状、半球形、不规则形等。

(2)病变的位置:眼内病变的位置由纵切面确定在眼球的后极部、赤道部或周边部。

(3)病变的范围:病变累及的范围主要由横切面确定,粗略分为上方、下方、鼻侧和颞侧,准确的方位可以应用时钟点数确定,如 2:00～6:00 等。

2. 定量　主要包括回声强度、内部回声及声衰减三个方面。

(1)回声强度:病变的回声为强回声、等回声、弱回声还是无回声。

(2)内部回声:病变的内部回声均匀或不均匀。

(3)声衰减:病变是否存在声衰减。

3. 动态　包括运动与后运动、血流特征及血流频谱三个部分。

(1)运动与后运动:病变与眼球壁之间的固着关系,运动和后运动均阳性表明病变与球壁之间无紧密固着关系、运动阳性而后运动阴性表明病变与眼球壁之间相连、运动阴性表明病变与眼球连接紧密。

(2)血流特征:病变内血流信号丰富、稀疏或没有血流信号以及血流信号的延续关系,是否与视网膜中央动脉相延续等。

(3)血流频谱:为单纯动脉型血流频谱还是动脉与静脉伴行的血流频谱。

(二)眼眶病变超声图的基本描述规范

眼眶病变超声图的基本描述同样包括形态、定量和动态三个方面,但与球内病变的具体内容不同。

1. 形态　包括病变的位置、形状、边界以及继发形态改变等。

(1)位置:首先确定病变在肌锥内还是在肌锥外,肌锥内病变必须注明病变与视神经之间的位置关系。对眶内病变的定位也分肌锥内和肌锥外两类。肌锥内的病变依据其与视神经的关系进行定位,如视神经的上方、下方、鼻侧、颞侧等。肌锥外病变的位置必要时需与邻近结构相结合,如泪腺窝内等。

(2)形状:眶内病变的形态多样,可以为圆形、椭圆形、不规则形等。

(3)边界:包膜完整的病变形态规则,包膜欠完整的病变形态不规则。

(4)继发形态改变:眼眶容积固定,如有眶内病变将挤压正常的眶组织结构,如眼球向内凹陷引发眼球形变;挤压视神经致视神经弯曲;邻近球壁的病变可致眼眶压迫、破坏。

2. 定量　眶内病变的定量分析也要从内部回声强度、内部结构的规则性以及是否存在声衰减等方面进行评估。

(1)内部回声:病变的内部回声是强回声、等回声、弱回声或无回声。

(2)内部结构:病变内的组织结构是否一致,病变的内部回声是否一致。

(3)声衰减:是否伴有声衰减也是判断病变性质的因素之一。是否存在声波吸收或遮蔽等声学特征。

3. 动态　压缩试验可以动态观察病变的硬度、可移动性等特征。

(1)硬度:压缩试验是在发现眶内病变后保持探头位置不移动,直接用探头压迫病变,观察病变大小的改变即可判定病变的硬度。如果病变在压迫后大小没有改变,即压缩试验阴性,也说明病变实性;反之,如果压迫病变后其大小发生改变则压缩试验阳性,说明病变内含有液体成分。

(2)血流:应用 CDFI 可以显示病变内是否存在

血流信号,根据病变内血流的特点对病变的性质进行判定。

（3）可移动性：病变的可移动性是否存在也与病变的性质相关。

二、正常超声图表现

（一）眼球正常超声表现

1. **二维灰阶超声**　角膜表现为弧形带状回声,前房为半球形无回声区,虹膜为对称的带状回声,中央区回声局限缺如为瞳孔区。晶状体囊呈类椭圆形中强回声,晶状体皮质为无回声区。玻璃体表现为无回声区且与眼球壁回声之间界限清晰。眼球壁回声为类圆形带状中强回声,与玻璃体的无回声形成明显的对比（图1-1-3-1A）。

2. **彩色多普勒超声**　脉络膜和视网膜上均有血管,CDFI其上可见血流信号（图1-1-3-1B）。玻璃体内没有血管CDFI亦无血流信号。

（二）泪腺正常超声表现

1. **二维灰阶超声**　正常睑部泪腺二维灰阶超声直接探查表现为类三角形,内部回声为中等强度,与周边组织之间界限清晰。经球探查法即将探头置于眼球的鼻下方,探头方向指向颞上方显示,正常泪腺一般无异常回声显示。

2. **彩色多普勒超声**　泪腺内可见点状血流信号但不丰富,泪腺周边可见点状血流信号（图1-1-3-2）。

（三）视神经正常超声表现

二维灰阶超声：视神经显示为带状低至无回声区,与眶内其他组织之间界限清晰。

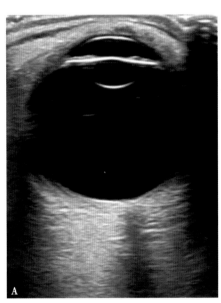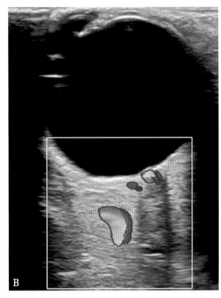

图1-1-3-1　眼球正常二维灰阶超声和彩色多普勒超声图
A. 二维灰阶超声正常表现;B. CDFI正常眼球图像

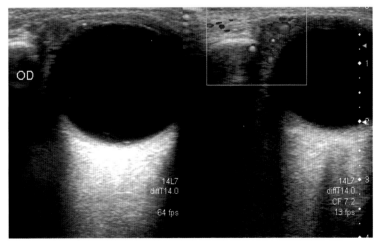

图1-1-3-2　正常泪腺二维灰阶超声和彩色多普勒超声图
OD. 右眼

（四）眼外肌正常超声表现

二维灰阶超声：眼外肌的超声检查均使用经球纵切扫查，表现为紧邻眼球壁的带状中低回声，两侧的边缘回声略强，易与眶脂肪相鉴别。注意眼外肌检查时嘱受检者不能转动眼球，以免影响检查结果的准确性（图1-1-3-3）。

（五）眶内的血管正常超声表现

根据解剖及走行，眼眶内的血管一般只检查眼动脉、视网膜中央动脉和睫状后短动脉。所有眼局部动脉血管的频谱与颈内动脉类似，为三峰双切迹状；区别在于频谱所显示的血流为湍流故没有频窗。眼部的静脉表现为连续有轻度搏动的频带。视网膜中央静脉与视网膜中央动脉相伴行，二者一般同时出现且分别位于 x 轴的上下（图1-1-3-4）。

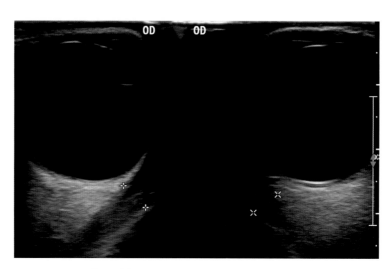

图 1-1-3-3　眼外肌的二维灰阶超声图
OD. 右眼

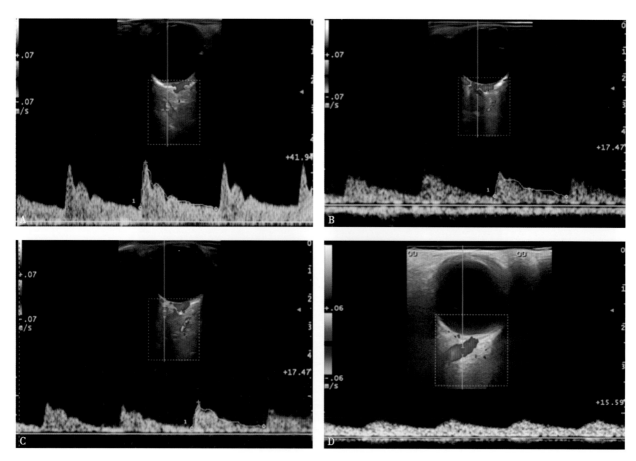

图 1-1-3-4　眼部血管的频谱多普勒超声图
A. 眼动脉；B. 视网膜中央动、静脉；C. 睫状后短动脉；D. 眼上静脉

三、规范书写超声报告

（一）眼内病变超声检查报告

一般分为以下部分：基本信息、超声图、超声描述（即超声所见）和超声提示。

1. 超声描述　应包含眼球正常结构的超声特征以及病灶超声特征，眼内疾病应注意眼球壁和眼内容的正常解剖位置有无异常改变，如是否存在晶状体位置异常（完全脱位或部分脱位）；玻璃体透声性改变，如玻璃体内病变的形态（点状、膜状、团块状）、回声强度（强回声、等回声、低回声）、位置（晶状体后、周边部、中部、后极部）、病变与眼球壁的位置关系（连接、不连接）、病变连接点的位置（视盘、黄斑区、其他位置）、病变的运动情况（活跃、中等、无运动）；眼球壁有无异常增厚，球壁结构之间是否存在无回声区，玻璃体病变上是否存在血流信号，血流信号的延续关系以及频谱特点等。

2. 超声提示　应包含病变位置（玻璃体、视网膜、脉络膜、眼眶等）、病变性质（囊性、实性、囊实混合性、膜性等）和结合临床病变的具体诊断等。

（二）眼眶病变超声检查报告

眼眶病变一定注意双眼比较检查，如发现异常回声应注意病变的形态（椭圆、圆形、不规则）、位置（肌锥内、肌锥外、泪腺区）、病变边缘（光滑、不光滑，不光滑可采用模糊、毛刺等描述）、回声强度（无回声、低回声、等回声、强回声、囊实性混合回声、不均匀回声）、后方回声特征（无改变、衰减声影）、病变与视神经之间的关系、压缩试验的性质（阴性、阳性）、病变内血流情况（无血供、内部血供和边缘血供）、血流丰富程度（少量、中量、多量）等。对于其他特殊征象如眼睑表面水肿、肿块及血管改变等，则记录相应的资料信息。

（杨文利）

参 考 文 献

1. Byrne S F，Green R L. Ultrasound of the eye and orbit. 2nd ed. Saint Louis: Mosby-Wolfe，2002.

2. Singh A D，Hayden B C. Ophthalmic Ultrasonography. Amsterdam: Elsevier，2012.

3. Lieb W E，Cohen S M，Merton D A，et al. Color Doppler imaging of the eye and orbit. Technique and normal vascular anatomy. Arch Ophthalmol，1991，109（4）: 527-531.

4. Erickson S，Hendrix L，Massaro B，et al. Color Doppler flow imaging of the normal and abnormal orbit. Radiology，1989，173: 511-516.

5. 杨文利. 临床眼超声诊断学. 北京: 科学技术文献出版社，2019.

第二章　各　论

第一节　玻璃体疾病

玻璃体为眼屈光间质的主要组成部分,具有导光作用;玻璃体为黏弹性胶质,对视网膜有支撑作用,同时有缓冲外力及抗震作用;玻璃体也是血-玻璃体屏障即玻璃体视网膜屏障,能阻止视网膜血管内的大分子进入玻璃体凝胶;正常玻璃体能抑制细胞增生,维持玻璃体内环境稳定。玻璃体自身无血管故原发病变较少,主要为继发周围组织的病变,包括睫状体、脉络膜、视网膜及视盘等。上述组织的炎性病变、血管性病变、外伤、肿瘤及变性等均可累及玻璃体。玻璃体清晰程度的变化直接导致患者视功能的改变,红细胞、白细胞以及色素上皮的色素侵入玻璃体均可引起玻璃体浑浊而影响视功能。

一、玻璃体积血

(一)概述

由于视网膜、色素膜或巩膜血管破裂,血液流入和积聚在玻璃体腔内形成玻璃体积血。

(二)病理生理

眼外伤和内眼手术是玻璃体积血的常见原因,眼钝挫伤导致眼球瞬间形变引发视网膜脉络膜破裂而出血,前部玻璃体的积血可因睫状体损伤所致;白内障手术、视网膜脱离复位手术、玻璃体视网膜手术等都可能导致玻璃体积血;非外伤致玻璃体积血可发生于糖尿病视网膜病变、视网膜裂孔不伴视网膜脱离、玻璃体后脱离、孔源性视网膜脱离、视网膜新生血管等。

(三)临床表现

少量玻璃体积血可表现为眼内飘动的红色烟雾,出血量大时表现为眼底仅见红光反射伴视力严重下降,长时间的玻璃体积血表现为玻璃体内白色浑浊。玻璃体积血不仅使屈光间质浑浊导致视力减退,如果积血长时间不吸收会导致玻璃体变性、玻璃体后脱离及增生性玻璃体视网膜病变。

(四)超声检查

1. 二维灰阶超声　少量的玻璃体积血表现为玻璃体内局部弱点状回声;大量的玻璃体积血可以充满整个玻璃体腔,分布一般与出血的位置有关。点状回声不与眼球壁回声紧密相连,运动试验和后运动试验均阳性。玻璃体内积血运动一般无固定规律,为随眼球运动的随意运动。

2. 彩色多普勒超声　由于玻璃体内的积血有轻微的流动性,但其流动的速度尚不足以引起多普勒效应,所以在玻璃体积血时病变内无异常血流信号发现(图1-2-1-1、ER 1-2-1-1)。

(五)相关检查

检眼镜检查:少量积血可以通过检眼镜直接观察到玻璃体内积存的血液,部分病例可以通过积血观察到视盘或视网膜的情况,为判断导致玻璃体积血的原因提供依据;大量积血检眼镜检查可仅见红光反射,不能窥清眼底的其他结构,无法判定致病原因。

(六)鉴别诊断

1. 玻璃体变性　玻璃体变性与玻璃体积血同样表现为玻璃体内点状回声,但玻璃体变性内部回声较玻璃体积血回声强;玻璃体变性的动度较玻璃体积血弱,这是二者在超声图的主要鉴别之处。

2. 玻璃体积脓　玻璃体积脓与玻璃体积血同样表现为玻璃体内弱点状回声,区别在于玻璃体积脓可有眼球壁回声增厚、脉络膜脱离和视网膜脱离等伴发症状,必要时可结合病史如眼部的外伤史、手术史、感染史等与玻璃体积血相鉴别。

(七)临床意义

超声检查对于不能窥清眼底玻璃体积血的诊断有重要临床价值。应用超声检查可以明确被积血遮挡的玻璃体内是否存在视网膜脱离、占位等病变,为进一步治疗提供帮助。

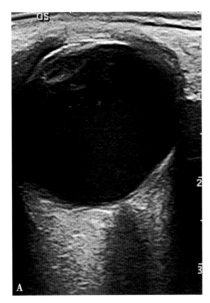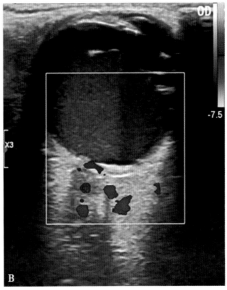

图 1-2-1-1　玻璃体积血二维灰阶及彩色多普勒超声图

A. 二维灰阶超声玻璃体内充满均匀点状回声，不与眼球壁回声相固着；B. CDFI 玻璃体积血内未见异常血流信号。OS. 左眼，OD. 右眼

ER 1-2-1-1　玻璃体积血 CDFI 动态图

二、玻璃体后脱离

（一）概述

指玻璃体基底部以后的玻璃体与视网膜相互分离的疾病。玻璃体后脱离多为老年变性引起，其发生率随年龄增长而提高，据统计，年龄在 50 岁以上的人群中有 53% 的玻璃体后脱离发生率，在超过 65 岁的人群中其发生率可高达 65%。液化的玻璃体通过玻璃体皮层的裂孔进入玻璃体后，从部分到完整玻璃体与视网膜分离。此外，炎症、出血、外伤等也可导致玻璃体后脱离。

（二）病理生理

发生玻璃体后脱离前，通常先出现玻璃体液化产生液化腔，当液化腔足够大时其内的液体可以通过视盘前方的皮质孔洞进入玻璃体后方使玻璃体与视网膜分离。视网膜内界膜因老年改变而增厚，增厚的内界膜减弱了视网膜与玻璃体皮质之间的联系，进入玻璃体后间隙的液体随着眼球的运动不断地扩大玻璃体后脱离的范围，直至形成完全型玻璃体后脱离。而聚集在玻璃体腔内的成束纤维的收缩将玻璃体向前牵拉，加剧玻璃体脱离的过程。

（三）临床表现

主要症状为飞蚊症和闪光感。患者主诉眼前有点状、环状等漂浮物，为浓缩的凝胶体漂浮到视野内造成的。如果脱离的玻璃体对视网膜构成牵拉时患者则有眼前"闪电"样感觉。如果玻璃体牵引导致血管破裂可见玻璃体积血甚至视网膜脱离。

（四）超声检查

1. 二维灰阶超声　根据玻璃体后界膜与球壁回声之间的关系将玻璃体后脱离分为两型。

（1）完全型玻璃体后脱离：玻璃体内连续、光滑、条带状弱回声，不与后极部眼球壁回声相连，运动和后运动试验均为阳性，其运动是自眼球一侧向另一侧的波浪状运动。在后极部中央可探及双条带状弱回声或类环形回声，为 Weiss 环的超声表现，也是诊断玻璃体后脱离的特征之一。

（2）不完全型玻璃体后脱离：玻璃体内连续、光滑、条带状弱回声，但与视盘、黄斑等眼球壁结构之间连接紧密，运动试验和后运动试验也同样为阳性，运动的后界膜在玻璃体腔内随眼球运动而摆动。

2. 彩色多普勒超声　不论是完全型玻璃体后脱离还是不完全型玻璃体后脱离，CDFI 检查均无异常血流信号发现（图 1-2-1-2、ER 1-2-1-2）。

（五）相关检查

检眼镜检查：屈光间质清晰时可窥见玻璃体后脱离的典型表现，即 Weiss 环。屈光间质浑浊时检眼镜检查无诊断价值。

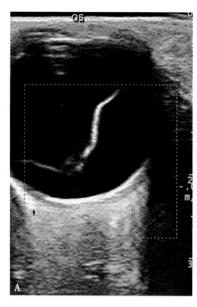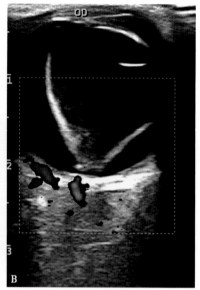

图 1-2-1-2　玻璃体后脱离二维灰阶及彩色多普勒超声图

A. 完全型玻璃体后脱离,玻璃体内条带状回声,不与球壁回声相连;B. 不完全型玻璃体后脱离,玻璃体内条带状回声,与视盘回声相连;CDFI 玻璃体内带状回声上未见异常血流信号。OS. 左眼,OD. 右眼

ER 1-2-1-2　完全型玻璃体后脱离 CDFI 动态图

(六)鉴别诊断

1. 视网膜脱离　对于完全型玻璃体后脱离,连续的光滑、弱条带状回声和典型的运动特征为其诊断的要点。不完全型玻璃体后脱离由于与眼球壁之间有固着关系,尤其在与视盘有固着关系时,很难与视网膜脱离鉴别,动态观察视网膜脱离的活动度小于玻璃体后脱离,CDFI 在脱离的视网膜上可见与视网膜中央动脉、静脉相延续的血流信号,而不完全型玻璃体后脱离则无血流信号。

2. 玻璃体增生膜　玻璃体增生膜同样表现为带状回声但其形态不规则,与眼球壁之间的固着关系也不明确。如果不合并玻璃体积血,玻璃体增生膜的回声强度较玻璃体后界膜强。另外玻璃体后界膜为连续的条带状回声,玻璃体增生膜则不一定连续,这也是二者的鉴别点。

(七)临床意义

对于屈光间质浑浊的病例,应用超声检查根据玻璃体内病变的形态、动度以及病变与眼球壁的固着关系,动态特点等可以鉴别玻璃体积血、玻璃体机化膜和玻璃体后界膜。

三、玻璃体变性

(一)概述

玻璃体变性是一种良性疾病,一般不影响视力,中、老年人好发,80% 为单眼发病且无显著性别差异。

(二)病理生理

玻璃体变性小球是介于液体与结晶体之间的磷脂液晶体,直径 0.01～0.1mm,由脂肪酸、磷酸钙盐组成但不含蛋白成分。故其超声表现较玻璃体积血、积脓等眼部疾病的回声强。

(三)临床表现

玻璃体星状变性的浑浊虽明显但患者通常无视力障碍表现,多为体检或因其他疾病行眼底检查时偶然发现。眼底检查可见玻璃体内无数乳白色圆球形或圆盘状浑浊,玻璃体无明显液化,患者眼球运动时浑浊物在原位抖动。

(四)超声检查

1. 二维灰阶超声　玻璃体内可见均匀点状中强回声,病变前界不规则,后界呈圆弧形与眼球壁之间有显著的界限。运动特点为以原位为中心的小幅度移动,后运动试验一般阴性。部分病例在前玻璃体内可见多个点状中强回声,或者在玻璃体中后部见到带状排列的中强点状回声,其运动方式与典型病例基本相同。星状玻璃体变性可以合并玻璃体后脱离或玻璃体积血等。

2. 彩色多普勒超声 玻璃体病变内无异常血流信号发现（图1-2-1-3）。

（五）相关检查

检眼镜检查：屈光间质清晰时，玻璃体内可见白色、大小不等的卵圆形小体，或者结晶状小体。眼球转动时浑浊物自由飘动在液化的玻璃体内，眼球静止时浑浊物可沉积在玻璃体的下方。部分病例可伴有玻璃体后脱离。

（六）鉴别诊断

1. 玻璃体积血 玻璃体积血与玻璃体星状变性同样表现为玻璃体内点状回声，但积血的点为均匀细弱的点，变性的点为粗大、回声强的点。玻璃体积血运动试验和后运动试验均阳性，玻璃体星状变性为原位的抖动。这都是二者的主要鉴别点。

2. 玻璃体积脓 玻璃体积脓与玻璃体积血的超声表现类似，但积脓一般还伴有眼球壁回声增厚、脉络膜脱离、"T"形征等，这都是星状玻璃体变性所不具备的。

（七）临床意义

玻璃体变性超声表现虽然为玻璃体内致密点状中强回声，但实则并不影响患者的视力，因此在眼内手术前需明确诊断，以免因误诊导致手术方式的选择差异。

四、永存原始玻璃体增生症

（一）概述

永存原始玻璃体增生症（persistent hyperplasia primary vitreous，PHPV）是由小眼球、白内障、向心性牵拉的睫状突、晶状体后纤维增生和玻璃体动脉残存等组成的玻璃体先天异常疾病，又称永存胚胎血管。

（二）病理生理

玻璃体动脉系统和玻璃体的发育在原始永存玻璃体增生症的发病中起着关键作用。玻璃体动脉系统由玻璃体动脉、玻璃体固有血管以及前部、侧部和后部三部分晶状体血管膜组成。孕6周时原始玻璃体已经完全形成，其原纤维与晶状体、视网膜及未来的视盘紧密连接；孕11~12周玻璃体固有血管和晶状体血管膜开始退化，伴随原始玻璃体向眼球中央部萎缩；孕20周原始玻璃体向中央退缩形成Cloquet管；孕28周玻璃体动脉血流停滞；孕32周玻璃体动脉基本退化消失。如原始玻璃体或玻璃体动脉未按时退化或退化不完全则形成永存原始玻璃体增生症。

（三）临床表现

玻璃体内可见永存玻璃体动脉；原始玻璃体退化不完全伴纤维增生，发生晶状体后白色纤维血管膜和牵引突起的睫状突为临床特征，部分病例表现为后部型，在视盘处可见原始玻璃体增生；视网膜不附着，约56%的患者可观察到视网膜脱离。

（四）超声检查

1. 二维灰阶超声 玻璃体内可探及带状弱回声，前端包绕晶状体后向后沿Cloquet管延伸至视盘前且与视盘回声紧密相连；或起自视盘向视盘颞侧周边球壁回声相连；带状回声表面欠光滑，运动试验阴性。

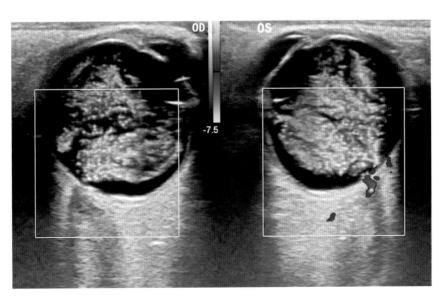

图1-2-1-3 星状玻璃体变性彩色多普勒超声图
双眼玻璃体内可见均匀点状强回声，不与球壁回声相连；CDFI未见异常血流信号。
OS. 左眼，OD. 右眼

2. 彩色多普勒超声 病变内可见与视网膜中央动脉、静脉相延续的血流信号，频谱为与动脉、静脉伴行的频谱特征（图1-2-1-4、ER 1-2-1-3）。

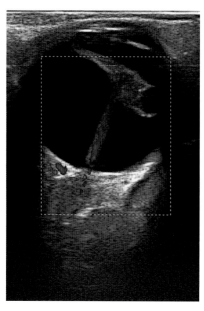

图1-2-1-4 永存原始玻璃体增生症彩色多普勒超声图
玻璃体内可见条带状回声一端与视盘回声相连，另一端与晶状体后囊回声相连，其上可见血流信号

ER 1-2-1-3 永存原始玻璃体增生症CDFI动态图

（五）相关检查

如果屈光间质清晰，可借助检眼镜直接观察病变，玻璃体腔内可见花梗样组织自视盘发出向前延伸，直至视盘颞下周边部，至此花梗样组织呈扇面样向前玻璃体展开。

（六）鉴别诊断

1. 早产儿视网膜病变 表现为双眼牵拉性视网膜脱离的超声表现，CDFI可见与视网膜中央动、静脉相延续的血流信号。与永存玻璃体动脉不同之处在于早产儿视网膜病变多为双眼发病，且患儿一般同时有不足月分娩、产后吸氧和出生体重低的三个特点。

2. 先天性白内障 先天性白内障患者的超声表现为晶状体回声不均匀性增强，而玻璃体内未见异常回声。玻璃体动脉残留一般合并白内障，超声检查时注意视盘前、晶状体后及Cloquet管附近是否存在带状异常回声。如果儿童白内障合并玻璃体浑浊，一定注意引起玻璃体浑浊的原因以及玻璃体浑

浊的位置与Cloquet管之间的关系，以免将不完全玻璃体动脉残留漏诊。检查时一定注意让患儿保持安静配合检查，必要时可以行镇静后再行超声检查。

3. 永存玻璃体动脉 本病多发足月生产的婴幼儿且以白瞳为主诉就诊，90%为单眼发病。永存玻璃体动脉超声主要表现为晶状体与视盘之间的带状弱回声，一般不合并视网膜脱离的超声表现。

（七）临床意义

部分PHPV病例由于晶状体浑浊表现为白瞳症，临床上需要与视网膜母细胞瘤、早产儿视网膜病变、Coats病、先天性白内障等同样表现为白瞳的疾病相鉴别。超声诊断为白瞳症的有效鉴别方法之一。

五、增生性玻璃体视网膜病变

（一）概述

视网膜表面发生无血管的纤维细胞性的膜增生，是裂孔源性视网膜脱离的常见并发症和导致复位手术失败的主要原因。

（二）病理生理

视网膜表面和玻璃体后广泛纤维增生膜收缩、牵拉而引起视网膜脱离。依据血眼屏障损害、视网膜表面膜和视网膜脱离的位置与程度将增生性玻璃体视网膜病变分为四级：A为轻度，玻璃体内出现色素颗粒样浑浊或灰色细胞团，视网膜表面金铂样反光，此期非增生性玻璃体视网膜病变特有；B为中度，视网膜皱褶、裂孔卷边、血管扭曲抬高，提示增生膜存在；C为重度，脱离的视网膜出现全层皱褶；D为极重度，指固定皱褶累及4个象限，以视盘为中心呈放射状折叠，或巨大皱褶累及整个视网膜脱离呈漏斗状。

（三）临床表现

根据增生性玻璃体视网膜病变的增生程度及牵拉视网膜脱离的范围，临床表现也不同。①玻璃体内可见棕色颗粒和灰色细胞团；②玻璃体浑浊增加，可见蛋白性条纹；③视网膜僵硬和皱褶为增生膜形成和收缩牵拉的表现；④牵拉性视网膜脱离形成典型的漏斗状视网膜脱离。

（四）超声检查

1. 二维灰阶超声 玻璃体内可见与视盘相连的带状中强回声，带状回声表面欠光滑，有弱点状、条状回声附着。弱点状回声如果不与眼球壁回声相固着，运动试验十分明显，后运动试验阳性；如果玻璃体内的增生膜与眼球壁之间有多个点固着，其运动试验可能为阴性。

2. 彩色多普勒超声　与视盘相连的带状回声上可见与视网膜中央动脉、静脉相延续的血流信号，频谱为动脉与静脉相伴行的血流频谱。而视网膜表面的增生膜上一般无血流信号发现（图1-2-1-5）。

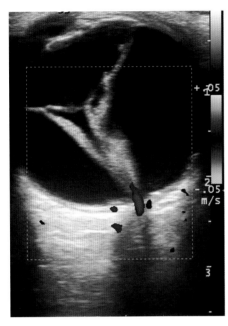

图1-2-1-5　增生性玻璃体视网膜病变彩色多普勒超声图
玻璃体内带状回声，分别与视盘和周边球壁回声相连类似漏斗状，前玻璃体内可见带状弱回声与带状回声相连，带状回声表面欠光滑；其上可见与视网膜中央动脉、静脉相延续的血流信号

（五）相关检查

检眼镜检查：检眼镜检查可以根据玻璃体内增生的情况对病变进行分期，有助于确定治疗方案和预后。

（六）鉴别诊断

1. 视网膜脱离　二者在形态上有相似之处，但增生性玻璃体视网膜病变有视网膜脱离复位手术史。超声检查在玻璃体内均可见视网膜脱离的超声图特点，但增生性玻璃体视网膜病变在脱离的视网膜上可见弱点状、条带状回声，由于膜的收缩牵引形成闭合漏斗形视网膜脱离。

2. 玻璃体内增生膜　二者在形态上也有类似之处，但二者的鉴别之处在于脱离的视网膜上可见与视网膜中央动、静脉相延续的血流信号，而玻璃体增生膜上一般无异常血流信号。

（七）临床意义

应用超声诊断根据病变内的血流可以明确是单纯的视网膜脱离抑或是增生性玻璃体视网膜病变。为治疗方案的确定和预后的评估提供帮助。

第二节　视网膜疾病

视网膜是视觉形成的初始部位，也是多种致盲性眼病的病变部位。视网膜是全身唯一在活体观察血管和神经的组织处，成为了解眼病和全身疾病病情的重要窗口。视网膜病种类繁多，病因复杂且部分与全身病相关，涉及多个学科。一些严重退行性病变、遗传性病变已经成为重要的致盲性眼病。随着诊断技术的发展，超声诊断等检查技术可以为视网膜疾病的诊断提供可靠的依据。

一、视网膜脱离

原发性视网膜脱离多见于近视眼尤其是高度近视眼的黄总，其中男性多于女性且多为单眼发病，双眼病例占10%～15%。原发性视网膜脱离的发生与玻璃体及视网膜变性有关。

（一）概述

视网膜脱离是视网膜色素上皮层与神经上皮层之间的分离。视网膜脱离的原因是组成视杯的神经外胚叶外层发育成视网膜的色素上皮层，组成视杯的神经外胚叶内层高度分化增厚形成视网膜神经上皮层，二者之间存在一个潜在的间隙。正常情况下，两层不分离是由于黏多糖类物质存在于感光细胞与色素上皮之间，而且感光细胞外节插入色素上皮细胞微绒毛之中。此外，视网膜的内界膜与玻璃体之间关系密切，玻璃体中的胶原纤维与Müller细胞的基底膜粘连在一起，而且它们之间的连接较色素上皮与感光细胞之间的连接更紧密，因此玻璃体与视网膜之间的关系改变对视网膜脱离的发生有重要作用。原发性视网膜脱离指眼部无其他疾病单纯由于视网膜裂孔所致的视网膜脱离。

（二）病理生理

视网膜脱离后即色素上皮层与神经上皮层之间分离后，二者之间正常的生化过程失常，脉络膜对外层视网膜的血液供应发生障碍，此时视网膜发生退行性变的过程：首先是感光细胞外段丢失，继而整个感光细胞层萎缩、色素上皮及胶质细胞增生，整个视网膜结构紊乱。视网膜下可有液体积聚，由于视网膜下液具有刺激性，形成线状视网膜色素上皮增生、纤维增生条带，以及其他病变，如视网膜囊样变性或囊肿形成、钙化、视网膜血管玻璃样变性、玻璃膜疣及虹膜新生血管形成等。如果视网膜脱离治疗不及时或治疗失败，最终将形成严重的增生性玻璃体视网膜病变、严重葡萄膜炎（俗称色素膜炎）导致虹膜后粘连、瞳孔闭锁、并发性白内障、继发性青光眼、眼球萎缩等。

（三）临床表现

初发时有"飞蚊症"或眼前漂浮物，某一方向有闪光感，眼前阴影遮挡且与脱离的视网膜区域相对应。视网膜脱离累及黄斑区时可表现为显著的视力减退，眼压多偏低。眼底检查可见脱离的视网膜变为蓝灰色，不透明，视网膜隆起呈波浪状，其上有暗红色的视网膜血管。玻璃体有后脱离及液化，含有烟尘样棕色颗粒。充分散瞳后，应用间接检眼镜、三面镜等检查多可发现视网膜裂孔。部分病例裂孔形成时视网膜血管破裂引起玻璃体积血。

（四）超声检查

1. 二维灰阶超声　局限性视网膜脱离，表现为带状强回声且与视盘回声相连，脱离的视网膜与视盘之间呈 $15°\sim30°$ 角，称之为视盘斜入现象。完全性视网膜脱离，表现为玻璃体内类似英文字母"V"形的条带状回声，其尖端与视盘回声相连，两端分别与周边部球壁回声相连（图 1-2-2-1）。脱离的视网膜回声表面光滑，与球壁回声的弧度基本一致。运动试验一般为阳性且运动方向一般与眼球壁回声相垂直，即以脱离的视网膜为中心的垂直轻微摆动（ER 1-2-2-1）。如果视网膜下液为液化的玻璃体，则二者之间的回声表现为液性无回声区；如果视网膜下液黏稠或视网膜下液为血性，则视网膜与球壁回声之间可表现为均匀的弱点状回声，这些视网膜下

的点状回声运动试验及后运动试验均表现为阳性。

2. 彩色多普勒超声　脱离的视网膜上有点状、条带状血流信号，与视网膜中央动脉的血流信号相延续（图 1-2-2-2、ER 1-2-2-2）。频谱分析脱离的视网膜上的血流信号表现为与视网膜中央动、静脉血流频谱完全相同的动、静脉伴行的血流频谱，即在频谱的 x 轴上为规律搏动的动脉型血流频谱，而位于 x 轴之下的为伴随动脉搏动的静脉型血流频谱（图 1-2-2-3）。

（五）相关检查

1. 检眼镜检查　对于屈光间质清晰的病例，应用检眼镜检查可以准确地诊断视网膜脱离，确定视网膜裂孔的位置，但是对于那些没有裂孔的视网膜脱离、渗出性视网膜脱离或者屈光间质不清晰无法

ER 1-2-2-1　视网膜脱离二维灰阶超声动态图
脱离的视网膜运动试验阳性，后运动试验阴性

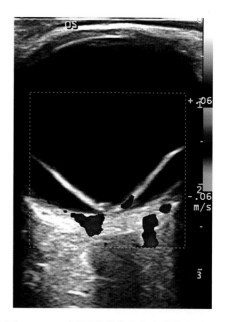

图 1-2-2-2　视网膜脱离彩色多普勒超声图
玻璃体内"V"形带状回声上可见与视网膜中央动脉、静脉相延续的血流信号。OS. 左眼

ER 1-2-2-2　视网膜脱离彩色多普勒超声动态图
脱离的视网膜上可见与视网膜中央动脉、静脉相延续的血流信号

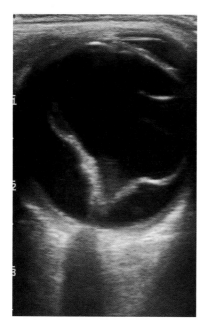

图 1-2-2-1　视网膜脱离二维灰阶超声图
玻璃体内可见类"V"形条带状中强回声，与视盘回声相连

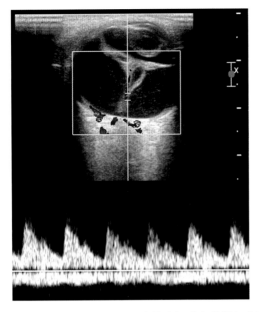

图 1-2-2-3 视网膜脱离中央动静脉频谱多普勒超声图
脱离的视网膜上可见动脉 - 静脉伴行的血流频谱

窥清眼底的情况,需要进行超声检查确定视网膜脱离的情况。

2. **眼底血管造影检查** 对于继发性或者渗出性视网膜脱离,眼底血管造影检查可以对病变的性质、发生继发性视网膜脱离的原因等进行诊断。

3. **光学相干断层成像** 光学相干断层成像检查对于黄斑区视网膜裂孔的诊断有独到之处,可以对真性黄斑裂孔和假性黄斑裂孔进行准确的鉴别诊断,为黄斑裂孔诊断的"金标准"。

（六）鉴别诊断

需与视网膜脱离形态类似的常见疾病如玻璃体内机化膜、玻璃体后脱离、脉络膜脱离等相鉴别。主要以病变的形态、回声强度、病变与眼球的固着关系、运动情况、后运动情况以及病变内部的血流情况进行鉴别(表 1-2-2-1)。

（七）临床意义

对于视网膜脱离的病例,如果患者的屈光间质清晰,可以确定视网膜脱离的性质时一般不需超声

检查。如果为患者的屈光间质欠清晰或不能确定继发性视网膜脱离的性质等特殊情况,超声检查可为其诊断提供帮助。形态特征和血流特点的相互结合是准确诊断视网膜脱离的基本保证,建议有条件的情况下应使用彩色多普勒超声检查做出诊断。

二、早产儿视网膜病变

（一）概述

指未足月分娩的低体重婴儿的增生性视网膜病变。一般认为与出生后过量吸氧有关。孕 36 周以下、出生时体重低于 2 000g、出生后大量吸氧的婴儿为该病的高发人群。

（二）病理生理

胚胎发育至 16 周时由中胚叶间充质细胞分化而来的视网膜血管开始出现在视盘周围,随着胚胎发育血管向鼻侧和颞侧延伸,在胎儿 32 周时达到颞侧锯齿缘,有的在出生时达到锯齿缘,故早产儿出生时视网膜血管尚未到达锯齿缘,该区为无血管区。正在向前发育的血管前端组织尚未分化为毛细血管,因此对氧特别敏感。当吸入高浓度氧气时,脉络膜血液中氧张力增加,提供给视网膜高浓度氧,致视网膜血管收缩和闭塞。当吸氧停止时,氧张力下降,脉络膜血管不能提供足够的氧至视网膜而形成缺血,刺激新生血管形成。

（三）临床表现

分为急性活动期、退行期和瘢痕期三期。病变最早发生在视网膜周边部,以颞侧最常见,重症病例可累及鼻侧。随病情的发展进入增生期,静脉扩张、迂曲、动静脉短路新生血管形成;新生血管伴随纤维组织增生向后扩展直至视盘,向前进入玻璃体,产生渗出性或牵拉性视网膜脱离。瘢痕期根据病变的部位和程度分为五期,主要表现为周边玻璃体膜形成、视网膜皱褶、牵拉以至视网膜脱离,最终由于结缔组织增生和机化膜形成致视网膜全脱离。表现为"白瞳",视力仅存光感或手动。

表 1-2-2-1 眼内膜状回声鉴别诊断

病种	形状	回声强度	固着点	运动	后运动	血流
视网膜脱离	带状,规则,光滑凹面向前,"V"形	100%	视盘	（+）	（-）	与 CRA-CRV 相延续且频谱特征相同
脉络膜脱离	带状,规则,光滑,多个,凸面向玻璃体	100%	球壁(赤道前)	（-）	（-）	血流信号丰富,低速动脉血流频谱
玻璃体后脱离	连续带状,光滑,弧形	<100%	不确定	（++）	（+）	无血流信号
玻璃体积血	不规则,均匀点状	<100%	无	（++）	（++）	无血流信号

（四）超声检查

1. **二维灰阶超声**　瘢痕期Ⅳ期病变表现为玻璃体内弱条带状回声,起自一侧周边球壁回声（颞侧较鼻侧多见）向后极部球壁回声相延续与视盘回声相连。玻璃体内可见弱点状回声,不与球壁及玻璃体内条带状回声相固着。Ⅴ期病例表现为晶状体后团状回声与晶状体回声紧密相连并包绕其周围,可向一侧周边球壁回声延伸（颞侧较鼻侧多）,合并视网膜脱离时病变类似荷花状,前段膨大的"花冠"与晶状体紧密相连并包绕之,向后逐渐变细为"茎部"呈弱条带状回声与视盘相连。

2. **彩色多普勒超声**　如果为单纯晶状体后病变,其内未见异常血流信号；如果合并视网膜脱离,在病变的"茎部"可见与视网膜中央动脉、静脉相延续的血流信号,脉冲多普勒频谱为动脉、静脉伴行的血流频谱,与视网膜中央动脉、静脉完全相同（图1-2-2-4、ER 1-2-2-3）。

ER 1-2-2-3　早产儿视网膜病变 CDFI 动态图
脱离的视网膜上可见与视网膜中央动脉、静脉相延续的血流信号

（五）相关检查

检眼镜检查：对于屈光间质清晰的病例可以明确病变累及的范围和位置,并据此对病变进行分期。如果屈光间质欠清晰则需应用其他检查方法协助诊断。

（六）鉴别诊断

原始永存玻璃体增生症　二者的超声表现十分相似,主要表现为牵拉性视网膜脱离,脱离的视网膜下可见弱点状回声。CDFI 在脱离的视网膜上可见与视网膜中央动脉相延续的血流信号,但在视网膜下病变内未见异常血流信号。鉴别之处在于该病一般单眼发病,没有早产史和吸氧史等。

（七）临床意义

对于屈光间质浑浊的病例（如Ⅴ期病例）应用超声检查可以明确对同样表现为"白瞳症"的疾病进行鉴别,可以对早期病变进行筛查、规划治疗方案、随访治疗效果等。

三、Coats 病

（一）概述

1908 年首先由 Coats 报告而得名,以视网膜血管异常扩张和视网膜内层和外层渗出为特征,又称外层渗出性视网膜病变或视网膜毛细血管扩张症。多单眼发病,病因不明,认为可能与炎症有关,也有

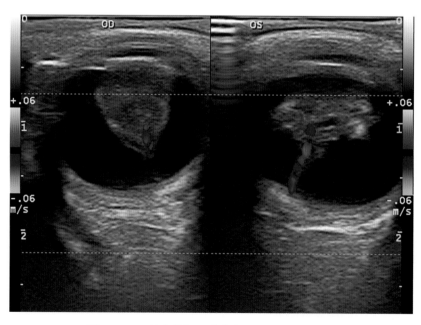

图 1-2-2-4　早产儿视网膜病变彩色多普勒超声图
双眼玻璃体内可见"Ⅴ"形带状回声与视盘回声相连,前端像花冠样包绕晶状体,向后逐渐变细与视盘回声相连；CDFI 在带状回声上可探及与视网膜中央动脉相延续的血流信号。OS. 左眼, OD. 右眼

学者认为是先天视网膜小血管异常所致。好发于儿童,2/3 于 10 岁前发病,男性显著多于女性。

(二)病理生理

毛细血管扩张和小动脉、小静脉损害;血管壁有玻璃样变;内皮细胞下有黏多糖物质沉积致管壁增厚、管腔狭窄、血流缓慢、血管闭塞。由于血管壁屏障受损导致动脉瘤和微血管瘤形成,血管内浆液渗出和出血形成大块状渗出。

(三)临床表现

儿童、青少年多见,平均发病年龄 5.9 岁,绝大多数单眼发病,视力下降或瞳孔出现黄白色反射、眼球外斜方引起注意。眼底检查的典型改变为视网膜渗出和血管异常。病变开始可出现于眼底任何位置,以颞侧尤其围绕视盘、黄斑附近最为常见。渗出为白色或黄白色,位于视网膜深层的视网膜血管后,附近可见点状发亮的胆固醇结晶小体及点状和片状出血。

(四)超声检查

1. 二维灰阶超声 玻璃体内可以探及与视盘回声相连的条带状中强回声,表面光滑,其下为均匀弱点状回声,回声强度均匀,有自运动现象即不需眼球运动点状回声有自上而下的运动(图 1-2-2-5A);部分病例在病变的基底部可见点状强回声。

2. 彩色多普勒超声 玻璃体内的条带状回声上可探及与视网膜中央动脉、静脉相延续的血流信号,频谱为动脉、静脉伴行的血流频谱(图 1-2-2-5B、ER 1-2-2-4)。

ER 1-2-2-4 Coats 病超声动态图
视网膜下的点状回声可见自运动,即落雪征(+)

(五)相关检查

眼底荧光血管造影 病变早期发现眼底血管的异常扩张、扭曲、视网膜无灌注区和新生血管,有助于本病的早期诊断和治疗。

(六)鉴别诊断

视网膜母细胞瘤 视网膜母细胞瘤为实性占位病变,超声检查病变内部回声不规则,可见钙斑。Coats 病为渗出性病变,病变内部回声均匀,有自运动为其超声诊断特征。CDFI 检查视网膜母细胞瘤的瘤体内可见血流信号,而 Coats 病除了脱离的视网膜上可见与视网膜中央动脉相延续的血流信号,视网膜下的渗出内未见异常血流信号。

(七)临床意义

晚期 Coats 病由于并发白内障同样表现为白瞳,超声检查可以明确病变的性质是实性还是渗出性,对 Coats 病的诊断和鉴别诊断有重要价值。

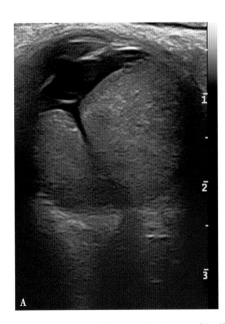
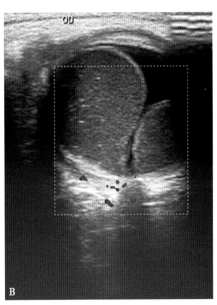

图 1-2-2-5 Coats 病二维灰阶及彩色多普勒超声图
A. 二维灰阶超声玻璃体内类"V"形带状回声与视盘回声相连,其下可探及均匀点状回声;
B. CDFI 可见"V"形带状回声上可见血流信号,且与视网膜中央动脉相延续。OD. 右眼

四、视网膜母细胞瘤

（一）概述

视网膜母细胞瘤为神经外胚层肿瘤，由于 *Rb* 抑癌基因变异导致的视网膜恶性肿瘤，是婴幼儿常见的眼内恶性肿瘤，严重危害患儿的生命和视功能。

（二）病理生理

视网膜母细胞瘤可分为遗传型和非遗传型两类。约 40% 的病例为遗传型，其发病为合子前决定，即由患病的父母或基因携带者父母遗传所致，为常染色体显性遗传。约 60% 的病例为非遗传型，为视网膜母细胞突变所致，不遗传。少数病例（约 5%）有体细胞染色体畸变。目前的研究已经证实 *Rb* 基因具有抗癌性，主要与细胞周期在 G1 期停滞有关。*Rb* 基因两次突变而失活被公认为其发生的重要机制。

（三）临床表现

肿瘤发生在视网膜内核层向玻璃体内生长称为内生型；肿瘤发生在视网膜外核层向脉络膜生长称为外生型，常引起视网膜脱离。肿瘤位于眼底周边部，常不影响中心视力；如果位于后极部虽然体积较小，但仍可较早地引起视力障碍，产生斜视或眼球震颤；肿瘤充满整个眼球或视网膜广泛脱离则视力丧失。由于视力丧失，瞳孔开大，经瞳孔可见黄白色反光，称为"黑矇性猫眼"。临床以"猫眼"为视网膜母细胞瘤的早期症状。

（四）超声检查

1. 二维灰阶超声　根据病变的超声表现进行描述，包括①形状：肿瘤形状多样，可以为半球形、V 形、不规则形等；可以表现为眼球壁的广泛增厚；可以充满整个玻璃体腔；可以为单一病灶，可以为多发病灶；②大小：病变的大小超过 1mm 即可被仪器所发现，但此时多不具备超声诊断特征；如果已经有明显的临床改变如"白瞳"等均可有典型超声表现，病变大小的测量需首先确定病变最大基底所在的位置，然后旋转探头 90° 测量此两点病变大小并准确记录；③位置：肿瘤以后极部多见，位于周边的病变可以累及睫状体；务必注意肿瘤与黄斑区之间的位置关系，是否存在黄斑回避现象以决定治疗方案；④边界：肿瘤边界清晰与周围组织之间可以准确鉴别；形态不确定，有的光滑连续，有的表面有凹陷；⑤内部回声：病变的内部回声不均匀，70%~80% 的病变内可探及不规则形斑块状强回声即"钙斑"，钙斑之后可见声影；⑥继发改变：由于肿瘤为视网膜的肿瘤，受肿瘤生长的影响极易出现视网膜脱离。如果肿瘤蔓延至眶内，可在眶内发现与球内病变相延续且内部回声强度基本相同的病变。

2. 彩色多普勒超声　病变内可以发现与视网膜中央动脉、静脉相延续的血流信号，呈树枝状广泛地分布在病变内；频谱特点为与视网膜中央动脉、静脉完全一致的动脉与静脉伴行的血流频谱（图 1-2-2-6、ER 1-2-2-5）。

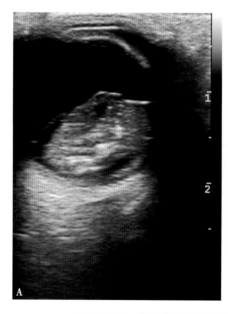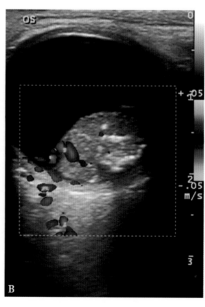

图 1-2-2-6　视网膜母细胞瘤二维灰阶及彩色多普勒超声图
A. 二维灰阶超声玻璃体内不规则形实性病变，内部回声不均匀，可探及点状强回声；
B. CDFI 瘤体内可见与视网膜中央动脉、静脉相延续的血流信号。OS. 左眼

ER 1-2-2-5 视网膜母细胞瘤彩色多普勒超声动态图
病变内可见树枝状分布的血流信号

（五）相关检查

1. CT 表现 典型病例表现为眼球内含有钙化的肿块，发生率在 80% 左右，高分辨率薄层扫描可以显示 2mm 大的钙斑，发现瘤体内钙化是视网膜母细胞瘤的主要依据。青光眼期可见眼球体积增大；肿瘤侵及球外可沿视神经蔓延进入颅内，表现为视神经增粗及眶内或颅内肿块。

2. MRI 表现 可见眼球内不规则形软组织肿块，与正常玻璃体相比，T_1WI 呈稍高信号，T_2WI 呈不均低信号。与 CT 相比，MRI 对钙化不敏感，但对病变是否转移的显示优于 CT。

（六）鉴别诊断

1. Coats 病 多单眼发病，发生白瞳一般在病程的晚期。超声检查 Coats 病为渗出性病变，视网膜下的均匀点状回声有自运动的特点。CDFI 在视网膜下的病变内未发现异常血流信号。

2. 原始永存玻璃体增生症 该病为先天发育性异常，常单眼发病。超声检查主要表现为牵拉性视网膜脱离，脱离的视网膜下可见弱点状回声。CDFI 在脱离的视网膜上可见与视网膜中央动脉相延续的血流信号，但在视网膜下病变内未见异常血流信号。

（七）临床意义

超声检查在瘤体内发现"钙斑"是视网膜母细胞瘤的重要诊断依据，也是与其他同样表现为"白瞳"的疾病鉴别的重要诊断依据。

五、糖尿病视网膜病变

（一）概述

糖尿病视网膜病变是与持续高血糖及其他与糖尿病联系的状态相关的一种慢性、进行性、潜在危害视力的视网膜微血管疾病。糖尿病视网膜病变的发生和发展不仅取决于代谢障碍的程度，还与糖尿病的发病年龄、病程长短、遗传因素和糖尿病的控制情况有关。

（二）病理生理

糖尿病视网膜病变发生的确切原因不详，可能与多元醇代谢通路的异常、蛋白质非酶糖基化物的堆积、蛋白激酶 C 的活化、血管紧张素转换酶系统

的作用有关。其病理改变主要为视网膜毛细血管内皮损害包括选择性周细胞丧失、基底膜增厚、毛细血管闭塞和内皮功能失代偿发生的血浆成分渗漏。晚期病例可见新生血管和增生。

（三）临床表现

糖尿病视网膜病变初期一般无自觉症状，随着病程发展可表现为不同程度的视力障碍。如果病变累及黄斑，视野可出现中心暗影，中心视力下降和视物变形等症状。视网膜小血管破裂出血进入玻璃体内，可见眼前黑影，视力急剧下降。合并新生血管或视网膜血管闭塞、增生性视网膜病变等，均可导致视网膜脱离，视力可能丧失。

（四）超声检查

1. 二维灰阶超声 处于背景期的患者的超声检查一般无异常发现。增生期的病例可有相应的改变。依病程将出现玻璃体积血即玻璃体内均匀点状回声，不与球壁回声相固着，运动和后运动试验均呈阳性等；玻璃体后脱离即玻璃体内连续条带状回声，可以无固着关系，亦可有一个或多个固着点；牵拉性视网膜脱离即玻璃体后界膜与被牵拉的视网膜之间形成类似英文字母"X"形的带状回声。

2. 彩色多普勒超声 如果没有合并视网膜脱离，玻璃体内一般无异常血流信号发现。合并牵拉性视网膜脱离时其上可见与视网膜中央动脉、静脉相延续，频谱特征与视网膜中央动脉、静脉完全一致。如果玻璃体机化膜上有新生血管存在，CDFI 检查如发现异常血流信号需与视网膜的血流信号相鉴别（图 1-2-2-7）。

（五）相关检查

检眼镜检查 背景期糖尿病视网膜病变表现为视网膜微血管瘤、点状和斑状视网膜出血、硬性渗出、棉绒斑、视网膜水肿、毛细血管闭塞、视网膜小动脉异常、视网膜静脉扩张呈串珠状、视网膜内异常血管等。黄斑水肿可引起视力下降。增生期糖尿病视网膜病变眼底表现与背景期的区别是视网膜新生血管的形成，即视网膜内的新生血管突破内界膜。可见视网膜新生血管、玻璃体积血、增生性新生血管膜、牵拉性视网膜脱离等。缺血严重的病例可发生虹膜、房角新生血管形成直至最终演变为新生血管性青光眼。

（六）鉴别诊断

视网膜脱离 糖尿病视网膜病变的超声诊断相对比较复杂，尤其对新生血管膜和牵拉视网膜脱离的诊断更困难。应用 CDFI 检查技术对二者的鉴别

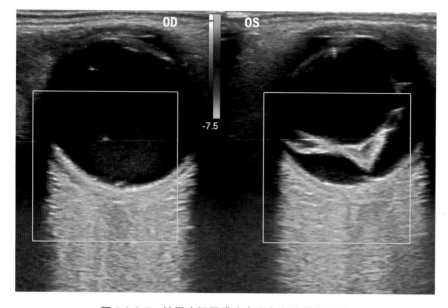

图1-2-2-7 糖尿病视网膜病变彩色多普勒超声图
右眼（OD）玻璃体内可见均匀点状回声，左眼（OS）玻璃体内可见类"X"形带状回声，
为玻璃体后脱离合并牵拉性视网膜脱离；CDFI玻璃体内未见血流信号

有一定的帮助。脱离的视网膜上的血流信号与视网膜中央动脉是相延续的，而且血流频谱为与视网膜中央动脉、静脉完全相同的动脉、静脉伴行的血流频谱。新生血管膜上的血流信号与视网膜中央动脉之间无确定的延续关系，频谱无特征甚至无血流频谱发现。

（七）临床意义

糖尿病视网膜病变的超声诊断有一定的特点，即一般均双眼发病且玻璃体内病变以眼球的后极部为主，与普通的玻璃体积血、机化膜不同，积累一定的经验后诊断就比较容易。

第三节　葡萄膜疾病

葡萄膜自前向后包括虹膜、睫状体和脉络膜三个部分，为眼球壁的中间结构。因为虹膜、睫状体、脉络膜的剖面图呈球形，颜色为棕色像一株葡萄，所以称为葡萄膜。因为其富于血管，眼内组织的血液供应主要由葡萄膜提供，又称为血管膜。脉络膜始于睫状体平坦部后方，止于视盘周围，为葡萄膜分布最广泛的部位。脉络膜在视盘附近与巩膜贴附紧密，其他部位仅有少量结缔组织相连，形成一潜在的组织间隙称为脉络膜上腔。脉络膜内侧与视网膜色素上皮层连接紧密。脉络膜的厚度与血管的充盈状态有关，一般前部较薄，厚0.1~0.15mm，后极较厚约0.2mm。脉络膜为血管膜，主要为眼内组织提供血液供应，包括色素上皮层和视网膜外层组织

结构的血供均来自脉络膜。脉络膜的血供比较复杂，赤道部以后的血液供应主要来自睫状后短动脉，赤道部之前的血液供应主要来自睫状后长动脉和睫状前动脉的回返支。静脉主要回流入4~6条涡静脉，少量经睫状体回流入睫状前静脉。葡萄膜疾病比较复杂，主要包括先天发育异常、眼内炎症、血管性疾病和肿瘤。此外，某些全身疾病或肿瘤可以通过血液循环影响或转移到葡萄膜。

一、脉络膜脱离

（一）概述

脉络膜与巩膜之间的分离称为脉络膜脱离。脉络膜脱离多见于外伤性眼病或眼内手术后，也可见于巩膜炎、葡萄膜炎等炎症疾病和眼局部循环障碍性疾病。

（二）病理生理

脉络膜始于睫状体平坦部后方，止于视盘周围，为葡萄膜分布最广泛的部位。脉络膜在视盘附近与巩膜贴附紧密，其他部位仅有少量结缔组织相连，形成一潜在的组织间隙称为脉络膜上腔。由于脉络膜血管内皮细胞结合疏松，仅靠少量结缔组织和单层内皮细胞的窦腔连接，在外界因素的作用下，血管外压力突然下降导致血浆大量渗出，积聚于脉络膜上腔发生脉络膜脱离。

（三）临床表现

一般患者的视力下降不显著，脉络膜脱离通常在1~2周内可以自行消退且消退后不留痕迹。但

如果脉络膜脱离时间长，痊愈后眼底检查可见"斑驳"状或"颗粒"状色素改变。

（四）超声检查

1. **二维灰阶超声** 轴位切面眼球周边部可以探及至少 2 个条带状回声，与赤道部附近的球壁回声相连。带状回声的凸面相对，其下为无回声区。类冠状切面上可以探及多个弧形带状回声，有多个点与眼球壁回声相连，形态类似"花瓣"状，即花瓣征阳性。

2. **彩色多普勒超声** 脱离的脉络膜上有较丰富的血流信号，血流频谱呈低速动脉型血流频谱，与睫状后短动脉的血流频谱特征相同（图 1-2-3-1）。

（五）相关检查

检眼镜检查 眼底周边部可发现灰褐色或棕黑色环形隆起，边缘清晰，表面的视网膜正常无脱离。脉络膜脱离受涡静脉的影响可以被分割为大小、形态各不相同的多个局限性球形隆起。严重的脉络膜脱离可以越过涡静脉向眼球后极部发展甚至到达视神经的周围。

（六）鉴别诊断

主要与其他表现为眼内膜状回声的疾病相鉴别，如视网膜脱离、玻璃体机化膜、玻璃体后脱离等。

（七）临床意义

脉络膜脱离一般继发于眼外伤或眼内手术之后，且患者没有显著的视力障碍，在诊断上存在一定困难。超声检查通过结合其特殊的形态改变和血流特点一般可以得到准确诊断，对疾病的诊断和治疗有极大的帮助。

二、脉络膜出血

（一）概述

暴发性脉络膜出血是一种严重的脉络膜出血，多为眼内手术罕见的并发症，为脉络膜血管因各种原因导致的破裂、出血并积存于脉络膜上腔。主要见于老年黄斑变性和高度近视黄斑病变。此外，急性脉络膜炎、视盘水肿等，以及全身疾病如高血压病、动脉硬化、血液病、糖尿病等均可发生脉络膜出血。

（二）病理生理

由于眼球壁的完整性遭到破坏、眼压突然下降、脉络膜血管急剧扩张等均可引起脉络膜血管破裂造成暴发性脉络膜出血。

（三）临床表现

脉络膜出血无论出血量多少，由于其对前面视网膜的损害均可导致永久性视力障碍。局限性脉络膜出血表现为大小不等的暗红色、结节状或圆形团块，表面有视网膜血管经过。如果出血累及黄斑区则表现为中心视力减退。暴发性脉络膜出血由于出血量大，可将脉络膜和视网膜推向眼球中轴，脉络膜上腔积聚大量血液形成出血性脱离。

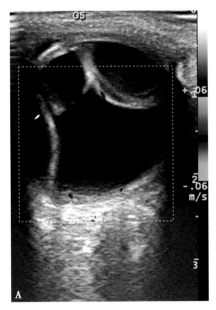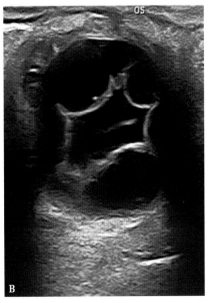

图 1-2-3-1 脉络膜脱离彩色多普勒及二维灰阶超声图

A. 彩色多普勒超声轴位切面上玻璃体内可见两个弧形带状回声，与周边部附近球壁回声相连，CDFI 带状回声上可见血流信号；B. 二维灰阶超声类冠状切面可见多个弧形带状回声，即"花环征"。OS. 左眼

（四）超声检查

1. **二维灰阶超声**　单纯的脉络膜出血可以局限在眼球的某一象限，表现为玻璃体内条带状回声，两端分别与球壁回声相连，其下为均匀弱点状回声，无运动。暴发性脉络膜出血轴位切面玻璃体内可探及与球壁回声相连的双带状强回声，一般不与视盘相连。类冠状切面上可见多个弧形带状回声分别与球壁回声相连，一般固着点为涡静脉穿行处，带状回声之下可以探及点状、斑块状中强至低回声，不与眼球壁回声相固着，动度与病程及病情相关。

2. **彩色多普勒超声**　带状回声上可见较丰富的血流信号，脉冲多普勒频谱表现为以单纯动脉型血流为主的血流特征，与睫状后短动脉的血流特征相同。其下的点状、斑块状回声内无异常血流信号发现（图1-2-3-2）。

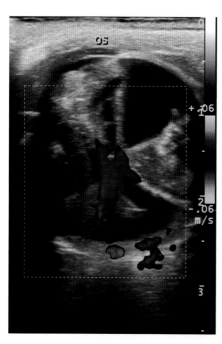

图1-2-3-2　暴发性脉络膜出血彩色多普勒超声图
玻璃体内脱离的脉络膜紧密相贴，示"对吻"征，其下可见回声强度不均的点状回声。CDFI带状回声上可见血流信号。OS. 左眼

（五）相关检查

检眼镜检查　局限性脉络膜出血表现为大小不等的暗红色、结节状或圆形团块，表面有视网膜血管经过。如果出血累及黄斑区则表现为中心视力减退。

（六）鉴别诊断

脉络膜黑色素瘤　二维灰阶超声与暴发性脉络膜出血相似，CDFI对二者的鉴别有意义。脉络膜黑色素瘤的病变内可见血流信号，暴发性脉络膜出血内无血流信号。

（七）临床意义

暴发性脉络膜出血既往在眼科为非常严重的并发症，可以称为视力丧失的代名词。而很多患者都是由于无法控制的脉络膜出血而将眼球摘除，不仅完全失去了复明的可能，同时还失去了一只眼球。现代眼科显微手术技术的发展，使手术的切口逐渐缩小，在手术过程中眼压改变的程度正逐渐减少，出现暴发性脉络膜出血的可能性也逐渐减小。而且即便出现了暴发性脉络膜出血也可以通过及时关闭手术切口来保全患者的眼球。所以在手术后通过超声检查及时确定脉络膜出血的诊断对于治疗有很大的帮助。通过对脉络膜下回声情况的观察，可以及时了解脉络膜出血的吸收和变化情况，即均匀的点状回声代表非凝固的出血；斑块状的中强回声代表血液为凝集状态；无回声表明为均质液体。通过对脉络膜下液体回声改变的观察，帮助临床医生决定手术时机，为挽救患者的视功能提供帮助。

三、脉络膜恶性黑色素瘤

（一）概述

发生于脉络膜基质内黑色素细胞的恶性肿瘤，为成年人眼内最常见的恶性肿瘤。该病好发于40～50岁的成年人，通常为单眼发病，以单病灶为多，极少数可呈弥漫性生长累及整个葡萄膜。

（二）病理生理

1. **Bruch膜破裂**　随肿瘤体积增大，可引起局部Bruch膜破裂，瘤细胞经此裂隙向视网膜下生长，为脉络膜黑色素瘤蕈状生长的主要原因。

2. **色素上皮增生或萎缩**　体积小的肿瘤常伴有玻璃膜疣，增生的色素上皮细胞可以转变为黑色素性巨噬细胞呈小灶状聚集在瘤体表面，在眼底表现为瘤体表面橘皮样色素沉着。

3. **视网膜变性和脱离**　由于脉络膜毛细血管血供不足，导致视细胞缺血性病变，肿瘤局部的视网膜常发生早期变性或消失。临床检查可见相应的视野盲点。大多数脉络膜黑色素瘤可以引起继发浆液性视网膜脱离，体积较大的肿瘤可以引起广泛的视网膜脱离。

4. **玻璃体积血和浑浊**　由于视网膜血管或脉络膜新生血管的破裂可引起玻璃体积血。部分病例的瘤细胞或黑色素性巨噬细胞侵入玻璃体内；坏死的肿瘤细胞诱发眼内炎性反应等均可导致玻璃体浑浊。

（三）临床表现

临床表现与肿瘤位置和大小有密切关系。位于

眼球周边部的肿瘤或体积小的肿瘤早期症状不明显；位于后极部或黄斑区的肿瘤多以视力下降、视野缺损和玻璃体内漂浮物为就诊的主要原因。典型病例眼底检查早期为结节状色素性肿物，由于生长在 Bruch 膜下故生长速度缓慢；如果随瘤体的增大突破 Bruch 膜和视网膜色素上皮层，则病变沿破裂处向视网膜下生长呈典型的蕈状病变，其表面可见斑块状橘皮样色素沉着，可以引起继发浆液性视网膜脱离。

（四）超声检查

1. 二维灰阶超声　肿瘤未穿透 Bruch 膜，病变位于视网膜下呈半球形，隆起度一般不超过 5mm，可见声衰减，继发视网膜脱离。肿瘤突破 Bruch 膜后所具备的典型表现一般有如下特征①形状：病变为典型的蘑菇状，即头膨大、中央有缩窄区、基底较宽大；②边界：病变边界清晰、光滑；③内部回声：病变内部回声不均匀，以中低回声为主；典型病例病变前缘回声强，向后回声逐渐减少，接近球壁形成无回声区，即所谓"挖空"现象；④肿瘤所在部位：脉络膜被瘤细胞浸润形成无回声区，呈盘状凹陷带，一般在病变的基底部可探及此征称为脉络膜凹陷征；⑤声影：因声衰减显著，肿瘤后眼球壁及球后脂肪回声较低或缺乏回声，用低增益条件检查更易发现声影；⑥继发改变：包括玻璃体浑浊及视网膜脱离；肿瘤穿破巩膜后，可见相邻眶脂肪内出现低或无回声区。

2. 彩色多普勒超声　肿瘤的表面和内部均可探及丰富的血流信号。肿瘤表面的血流信号为被覆在肿瘤表面的视网膜上的血管所产生；病变内的血流信号呈树枝状分布在整个瘤体内，血流频谱表现为单纯动脉型血流频谱，与睫状后短动脉的血流特征相同（图 1-2-3-3、ER 1-2-3-1）。

ER 1-2-3-1　脉络膜黑色素瘤超声动态图

（五）相关检查

1. CT 表现　肿瘤突入玻璃体腔表现为密度均匀、边界清晰的半球形或蘑菇形病变。增强扫描肿瘤瘤体呈明显均匀强化，较小的病变表现为眼环梭形高密度隆起。

2. MRI 表现　肿瘤形状与 CT 相同，应用 MRI 多方位成像能反映出黑色素瘤半球形或蘑菇形的形态特征。由于肿瘤内的黑色素具有顺磁化特性，MRI 上有特征性表现，即在 T_1WI 呈高信号、T_2WI 为低信号，这也是脉络膜黑色素瘤的 MRI 诊断及与其他眼内肿瘤鉴别诊断的依据。

（六）鉴别诊断

1. 脉络膜色素痣　脉络膜痣病变边界清晰，表面光滑且隆起度一般不超过 2mm。超声检查内部

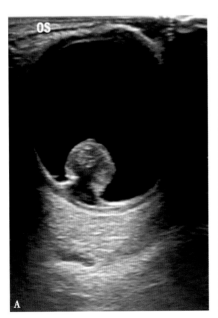
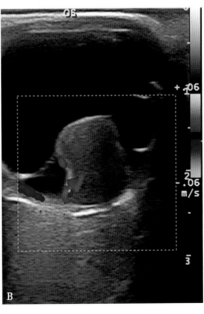

图 1-2-3-3　脉络膜黑色素瘤二维灰阶及彩色多普勒超声图
A. 二维灰阶超声后极部玻璃体内可见蕈状实性病变，边界清晰，内部回声不均匀，挖空征（+）；B. CDFI 瘤体内可见较丰富血流信号。OS. 左眼

回声均匀且回声强度强,CDFI 检查病变内无异常血流信号。

2. 脉络膜血管瘤 血管瘤呈橘红色圆形实性病变,表面可有色素沉着。但内部回声均匀,为中等强度,无脉络膜凹陷征和声衰减等超声特点,荧光血管造影检查与脉络膜黑色素瘤亦不相同。

3. 脉络膜转移瘤 为视网膜下结节状扁平隆起,边界欠整齐。内部回声缺乏变化较均一,典型的边界特点为其超声诊断的特征之一。

(七)临床意义

对于脉络膜黑色素瘤而言,手术摘除不是最终的追求目标,如何能够做到既治疗肿瘤又保存患者的有用视力是最高的追求。应用超声检查可以及时了解病变的性质、内部回声变化、准确测量病变的大小等,为保存视力治疗提供帮助。此外,对病变内血流信号的观察也是了解治疗效果的良好指标。

四、脉络膜血管瘤

(一)概述

一种在先天性血管发育不良基础上发展形成的良性、血管性、错构性病变。临床上将脉络膜血管瘤分为孤立性和弥漫性两类。孤立性脉络膜血管瘤多发生在眼球后极部,边界清晰;弥漫性脉络膜血管瘤无明显界限,一般自锯齿缘延伸至眼球后极部,而且常伴发脑 - 颜面血管瘤。

(二)病理生理

孤立性脉络膜血管瘤和弥漫性脉络膜血管瘤的病理学特点基本一致,不同之处在于后者病变范围广,可以累及整个脉络膜和睫状体。大多数脉络膜血管瘤为海绵状血管瘤,由数层充血扩张的大血管组成,血管之间有少量纤维分隔。

眼底表现与视网膜色素上皮增生的关系:临床上脉络膜血管瘤眼底检查并不表现为典型的橘红色或暗红色,而表现为黄色、黄白色或有散在的色素沉着,这与瘤体表面色素上皮继发性病理改变有关。发病时间长的病例色素上皮均有不同程度的增生和化生,如瘤体表面黄白色病灶与色素上皮的纤维状化生有关。瘤体表面的黑色素沉着,则由于增生的色素上皮细胞堆积在视网膜下或瘤体表面所致。

(三)临床表现

1. 孤立性脉络膜血管瘤 本病临床症状多于 20~50 岁之间出现,患者除眼部症状外同时合并颜面血管瘤或颅内血管瘤,为脉络膜血管瘤的最常见类型。肿瘤常见于眼球赤道后方的脉络膜,以视盘

颞侧更加多见。瘤体周围可以继发浆液性视网膜脱离。

2. 弥漫性脉络膜血管瘤 多见于 10 岁以下的儿童,通常伴有颜面血管瘤或中枢神经系统血管瘤。

(四)超声检查

1. 二维灰阶超声 ①孤立型:眼球后极部半球形实性病变,边界清晰,内部回声均匀呈中等程度。病变与周围组织之间界限清晰,没有显著的声衰减,无挖空征和脉络膜凹陷征。部分病例可以同时伴有视网膜脱离、玻璃体积血等的超声表现。②弥漫型:眼球壁回声的普遍增厚,如不仔细分辨可能会漏诊或者误诊为脉络膜水肿;随着病程进展可见局限的眼球壁回声增厚,回声强度较正常脉络膜强,界限清晰,隆起度一般在 5mm 之内。

2. 彩色多普勒超声 病变的基底部和内部均可探及血流信号,但以基底部分布最为丰富,可以呈"血管池"样表现;频谱为低速动脉型血流频谱,与睫状后短动脉的血流频谱完全相同(图 1-2-3-4、ER 1-2-3-2)。

ER 1-2-3-2 脉络膜血管瘤超声动态图

(五)相关检查

检眼镜检查 孤立性脉络膜血管瘤眼底表现为无色素性、圆形或椭圆形橘红色或灰黄色肿物,表面可有散在的色素颗粒。弥漫性脉络膜血管瘤眼底表现为后极部普遍增厚,呈橘红色或暗红色,表面视网膜血管迂曲、扩张。可以继发广泛的视网膜脱离和青光眼,表层巩膜或球结膜血管高度扩张。

(六)鉴别诊断

脉络膜黑色素瘤 形状和内部回声为二者的主要鉴别点。脉络膜黑色素瘤内部回声低且具有典型的声衰减,脉络膜血管瘤内部回声均匀为中强回声,没有声衰减;典型的脉络膜黑色素瘤为蕈状,脉络膜血管瘤为半球形。

(七)临床意义

一般均可以应用激光、冷冻、放射治疗等方法治疗脉络膜血管瘤,达到改善视力的目的。因此应用超声检查可以定量测量病变的大小,应用 CDFI 可以定量测量肿瘤内的血流情况,二者相互结合对疾病治疗效果的观察有很大帮助。

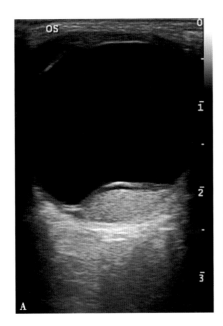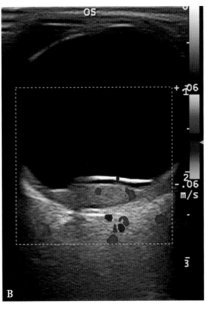

图 1-2-3-4　脉络膜血管瘤二维灰阶及彩色多普勒超声图

A. 二维灰阶超声后极部玻璃体内可见半球形隆起实性病变,边界清晰,内部回声
为均匀中强回声图;B. CDFI 病变内可见丰富的血流信号。OS. 左眼

五、脉络膜转移癌

(一)概述

身体内其他部位或器官的恶性肿瘤经血液循环扩散转移到葡萄膜的肿瘤。由于脉络膜血流丰富且血流速度缓慢,而且眼球内组织不存在淋巴管,因此体内其他器官的肿瘤一般经过血行转移到眼内且种植在脉络膜内。女性患者原发癌主要为乳腺癌,男性患者的原发癌主要为肺癌。也有少部分患者没有发现原发病灶,根据眼部特殊表现被诊断。

(二)病理生理

转移癌细胞的形态和结构排列上与原发癌相似。乳腺癌转移常为上皮巢或腺样排列;肺或支气管癌常为腺样或不规则细胞条索;肺燕麦细胞癌的瘤细胞体积较小,呈巢样排列,无腺泡样结构。部分转移癌分化程度较低,在缺乏其他部位癌瘤病史的情况下,判定肿瘤的性质和原发癌位置比较困难。

(三)临床表现

视力下降和继发青光眼为脉络膜转移性癌的主要症状。转移癌多发在后极部脉络膜,眼底检查表现为单发或多发的黄白色病灶,常伴有渗出性视网膜脱离。发生在虹膜和睫状体较少见,睫状体转移癌很难早期发现。虹膜转移癌多发于虹膜表面,表现为无色素弥漫性肿物,生长速度快,常伴有前葡萄膜炎或继发青光眼的症状。

(四)超声检查

1. 二维灰阶超声　眼球后极部扁平实性病变,内部回声均匀为中低回声,边界清晰但不光滑,表面呈波浪状或表面有切迹,伴有视网膜脱离。

2. 彩色多普勒超声　病变内可见血流信号,频谱为低速动脉型血流频谱(图 1-2-3-5)。

(五)相关检查

检眼镜(俗称眼底镜)检查　后极部视网膜下呈现 1 个或几个灰黄色或黄白色、结节状的扁平实性隆起,晚期可见广泛视网膜脱离。

(六)鉴别诊断

脉络膜黑色素瘤　二者同为发生于脉络膜的恶性肿瘤,肿瘤内部回声基本相同,但脉络膜黑色素瘤可见声衰减和挖空征,脉络膜转移癌的内部回声基本一致为中低回声。脉络膜转移癌的边界清晰、光滑,表面呈波浪状。

(七)临床意义

脉络膜转移癌有着特殊的超声表现,虽然多数病例有原发肿瘤病史,但其中有一些病例是眼科首先诊断为转移癌在体检查到原发病灶的。因此熟练掌握其临床特点和超声诊断特点可为诊断提供极大帮助。脉络膜转移癌的预后较差,平均存活时间为确诊后 18 个月。眼内转移癌的治疗一般视肿瘤有无生长倾向、患者全身健康状况、转移癌与原发癌的部位等,进行放疗、化疗、手术治疗或定期观察。

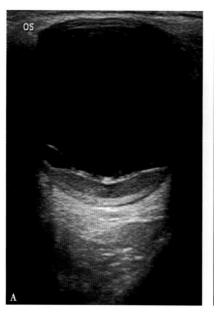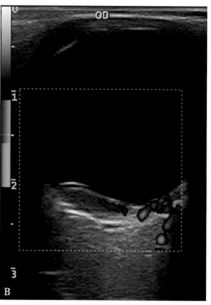

图 1-2-3-5 脉络膜转移癌二维灰阶及彩色多普勒超声图

A. 二维灰阶超声后极部扁平实性隆起病变,边界清晰,内部回声较均匀,病变表面
呈波浪状;B. CDFI病变内可见较丰富血流信号。OS. 左眼,OD. 右眼

超声检查可以对病变的变化进行观察,对治疗效果进行评估,为临床治疗提供帮助。

六、脉络膜骨瘤

(一)概述

由成熟骨组织组成、发生在脉络膜的一种良性肿瘤。多数学者认为其为骨性迷离瘤即胚胎性骨组织遗留在脉络膜内出生后发展为骨瘤。与其他眼病引起的眼内组织骨化或钙化不同,患者不存在任何诱发脉络膜骨化的病史,除眼底改变外无其他眼部病变。

(二)病理生理

脉络膜骨瘤一般呈扁平状,厚度在 0.5~2.5mm 之间,镜下肿瘤由分化成熟的骨小梁结构和少量血管组成,其间可见骨细胞、骨母细胞和破骨细胞等。瘤体表面的脉络膜毛细血管层可变窄或闭塞。肿瘤顶部的色素上皮细胞可见萎缩、破坏暴露下方的骨组织,检眼镜检查瘤体为黄白色。肿瘤累及黄斑区可引起视网膜变性、视网膜下新生血管形成和出血,最终视力丧失。

(三)临床表现

脉络膜骨瘤好发于青年女性,多为单眼发病,双眼发病的病例少见。主要表现为视力减退、视物变形和与肿瘤部位相应的视野暗点。病变以眼球后极部视盘旁多见,可累及黄斑部。眼底检查瘤体为黄白色椭圆形轻度隆起,其周边多为橙红色,瘤体表面可见不均匀的色素沉着。可以继发浆液性视网膜脱离。

(四)超声检查

1. **二维灰阶超声** 眼球后壁局限扁平实性病变,内为均匀强回声,隆起度低(一般不超过 3mm),与周围组织之间界限清晰,其后为声衰减;病变内部回声强度不随增益值的下降而下降,始终为眼内的强回声。

2. **彩色多普勒超声** 病变内无异常血流信号发现(图 1-2-3-6)。

(五)相关检查

CT 可见后极部新月状、条状或双凸镜状致密影,向玻璃体腔隆起,CT 值一般在 200Hu 以上。与表现为低密度的眶脂肪、玻璃体和眼环相比都更明显。眼球后无其他病变,视神经不受累。CT 对本病的诊断价值大。

(六)鉴别诊断

球壁骨化 球壁骨化通常为眼球萎缩的伴发表现,球壁与脉络膜骨瘤同样表现为强回声,不同之处在于脉络膜骨瘤为球壁的孤立性病变,而球壁骨化一般伴有眼轴较正常缩短、眼球内可见视网膜脱离等超声表现。

(七)临床意义

脉络膜骨瘤发展缓慢,目前无很好的治疗方法。超声检查可以定量测量病变的大小,观察疾病的发展。

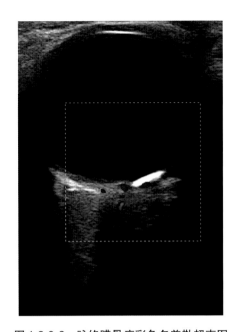

图 1-2-3-6　脉络膜骨瘤彩色多普勒超声图
眼球后极部球壁可见不规则形扁平隆起强回声病变；CDFI
病变内无血流信号

第四节　眼　外　伤

　　眼球及附属器官受到外来的机械性、物理性或
化学性伤害而引起的各种病理性改变，是致盲的主
要原因之一。外伤的不确定性导致其临床表现的复
杂和多样性，同一物质作用于眼的不同位置、不同
物质作用于相同的位置都可以引发不同的表现和结
果。超声检查可以透过浑浊的屈光间质、无创伤性
地为眼外伤提供新的诊断依据。

一、后巩膜裂伤

（一）概述

　　因各种机械、外力及理化因素等所致巩膜完整
性被破坏，使巩膜失去其对眼内结构的保护作用，
进而引发眼内容物外溢、继发感染、脉络膜脱离、视
网膜脱离、玻璃体积血等疾病。

（二）病理生理

　　眼球受到外力影响可引起形态改变，但是眼球
的容积没有发生改变则只能增加表面积，导致在薄
弱部位的巩膜破裂，巩膜破裂后眼球立即减压。

（三）临床表现

　　临床检查可见严重的结膜充血和水肿、结膜下
出血、眼压降低、前房积血、视力急剧下降，在眼球
壁破裂的象限眼球的运动可以受限。

（四）超声检查

　　1. **二维灰阶超声**　病变一般在眼球的后极部、

视神经的周围，表现为眼球壁回声局限缺如。玻璃
体内一般都有点状回声为玻璃体积血。部分病例可
以同时合并视网膜脱离和脉络膜脱离。破裂的眼球
壁后可以探查到不规则的无或低回声区，为自眼球
内外溢的玻璃体（图 1-2-4-1）。

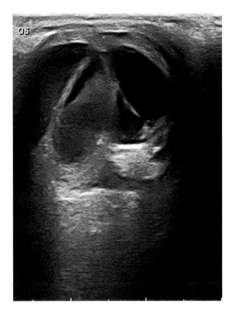

图 1-2-4-1　后巩膜裂伤二维灰阶超声图
二维灰阶超声可见后极部球壁回声不连续，相邻处眶内不规
则低回声，为眼内容物膨出。玻璃体内点状及条带状回声为
脱离的视网膜、脉络膜和玻璃体积血

　　2. **彩色多普勒超声**　破裂的眼球壁一般无异
常血流信号发现。如果玻璃体内有脱离的视网膜、
脉络膜可以有相关的表现。

（五）鉴别诊断

　　如果病史明确一般超声检查可获得明确的巩膜
裂伤诊断。

（六）临床意义

　　后巩膜裂伤由于位置隐匿，单纯依靠临床检查
诊断有一定的困难。必要时甚至需要手术探查以明
确诊断。应用超声诊断可以避免手术探查，准确诊
断后巩膜裂伤，有推广价值。

二、眼内异物

（一）概述

　　眼内异物（俗称球内异物）指致伤物穿破眼球
壁滞留于眼球内的情况，严重危害伤者的视功能，
损害因素包括机械性破坏、化学及毒性反应、继发
性感染等。异物伤中最多见为金属异物，其中磁性
异物占 78%～90%。屈光间质透明时可以借助裂隙
灯及检眼镜直接发现前房、晶状体、玻璃体内的异
物所在部位；眼内异物超声检查可以得到相应的诊

断,必要时可参考 CT 诊断的结果做出诊断。对于受伤眼的病史询问非常重要,受伤时的工作状态、致伤物等对诊断很有价值。穿通伤合并前房积脓或眼内炎者,多有异物存在。铁质及铜质沉着症的出现是眼内铁和铜异物存在的佐证。

(二)病理生理

眼球位于体表,仅靠眼睑保护,在日常生活和工作中容易受到外界因素的影响和侵袭,为眼外伤时外来异物最易侵入的结构。

(三)临床表现

寻找眼球的伤口是诊断的重点。应用裂隙灯显微镜可以观察到角膜上的伤口,甚至角膜对应的虹膜上的穿通伤口;晶状体的局限性浑浊、巩膜上局限的睫状充血等都是寻找眼内异物的指征。

(四)超声检查

二维灰阶超声　位于眼球内的异物,不论是金属异物还是非金属异物,都表现为眼内的最强回声。异物的形态不规则,内部回声根据异物的性质不同而不同,但一般都比较均匀。异物之后可见声影。部分病例球后的声波逐渐减低直至消失称为声衰减,也称为彗尾征(图 1-2-4-2)。

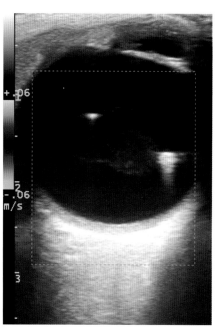

图 1-2-4-2　眼内异物彩色多普勒超声图
中部玻璃体内可见不规则形强回声,尾影(+);声影(+)

(五)相关检查

1. **X 线**　X 线用于眼部异物检查已有百余年历史,可以清晰显示眼内异物并准确定位,但其仅能显示眶骨和阳性异物。

2. **CT 表现**　根据异物的密度和尾影可以确定

异物的性质,显示异物与眼球壁的关系以及并发症。推荐使用高分辨率 CT 薄层扫描,冠状位与轴位相结合、骨窗与软组织窗相结合共同诊断眼内异物。

(六)鉴别诊断

本病根据眼外伤的病史及超声表现一般可明确诊断。必要时须与其他表现为眼内强回声的疾病相鉴别。如球壁的骨化、视网膜母细胞瘤病变内的"钙斑",眼内手术后残留的重水等,必要时结合 CT 等其他影像方法共同诊断。

(七)临床意义

在眼前段异物中,后房、晶状体赤道部、睫状体附近是临床上使用裂隙灯、检眼镜、房角镜检查的"盲区",同时也是小异物常滞留之处。一些患者被细小而锋利的异物快速穿透眼球壁,在不影响视力的情况下,并未引起注意,或虽经检查,X 线未发现异物,直至视力明显下降时,临床上已发现典型的铁质沉着症时就诊。因此,高度怀疑有眼前段微小异物而其他检查阴性时,超声生物显微镜(ultrasound biomicroscope, UBM)检查是最好的适应证。

应用超声检查诊断眼内异物,对确定异物在眼内的位置有很大帮助,如异物在玻璃体内、眼球壁上等,由于超声检查可以将眼球和异物置于一个平面上,因此可以准确显示异物的位置。此外,应用超声检查可以对异物伴随的情况进行诊断,如是否合并玻璃体积血、玻璃体积脓、视网膜脱离、脉络膜脱离等。

三、晶状体脱位

(一)概述

由于外伤或先天因素或其他病变引起纤细的悬韧带发生部分或全部断离,从而使悬韧带的固定作用产生不对称或完全丧失,使晶状体离开正常生理位置。

(二)病理生理

导致晶状体脱位的常见原因包括先天性、外伤性和自发性等。先天性晶状体脱位多为双眼发病,有遗传倾向;外伤性晶状体脱位有明确的眼外伤史,多为单眼发病,常合并外伤性白内障;自发性晶状体脱位多因眼内其他病变所致,如炎症、肿瘤、视网膜色素变性、高度近视、剥脱综合征等。

(三)临床表现

轻度的晶状体不全脱位,在临床上有时很难发现,即使在裂隙灯检查下,虹膜震颤也不明显。重度的晶状体不全脱位,患者可主诉单眼复视,检查可发现前房深浅不一，瞳孔区可见部分晶状体边缘，检查眼底时可发现所谓"双重眼底"现象。晶状体全脱位可向前脱入前房，向后脱入玻璃体。晶状体不全脱位或全脱位均可引起继发性青光眼。

（四）超声检查

1. 二维灰阶超声　晶状体脱位明显或者晶状体完全脱离正常的解剖位置进入玻璃体内可借助 B 型超声检查。①如果晶状体为不完全脱位，可以探及晶状体部分脱离正常的解剖位置，但仍有部分与正常附着点相附着。②如果晶状体完全脱入玻璃体内，则在玻璃体内可以探及椭圆形环状病变，环为中强回声，内为无回声区。如同时伴有晶状体浑浊，超声可表现为椭圆形中强回声。椭圆形环可与球壁回声相连，亦可独立存在于玻璃体内并可伴有轻度运动（图1-2-4-3、ER 1-2-4-1）。

ER 1-2-4-1　晶状体脱位二维灰阶超声动态图像
脱离的晶状体不与球壁回声紧密相连，动度（+）

2. 彩色多普勒超声　眼球内无异常血流信号。

（五）相关检查

UBM 表现：UBM 可清晰观察到位于睫状体与晶状体赤道之间的晶状体悬韧带，表现为规则排列的弱条状回声，不同的悬韧带之间可以相互交叉但均为直线方式走行。用 UBM 可观测到晶状体不全脱位者悬韧带断离的范围，晶状体移位的程度。由于晶状体移位，使晶状体赤道部与睫状突间的距离发生变化，即各方向睫状突与晶状体赤道的距离不等，一般晶状体向距离缩小的一侧移位。脱位的同时可以观察到前房深度的不对称改变。通过观察脱位的晶状体与睫状突之间的位置关系，可判断脱位的晶状体对睫状突是否有压迫刺激，这对于寻找继发青光眼的原因至关重要。此外，UBM 检查可显示由于晶状体位置的改变导致虹膜形态发生相应的改变。应用 UBM 检查完全脱位的晶状体时在正常的晶状体的解剖位置无法探察到晶状体，表现为晶状体回声缺如。

（六）鉴别诊断

玻璃体内猪囊尾蚴　同样表现为玻璃体内囊样病变，与脱位的晶状体的不同之处在于囊尾蚴在囊样病变内可见点状中强回声，为囊尾蚴的头节回声。此为二者诊断的鉴别点。

（七）临床意义

超声检查尤其 UBM 检查可检测出用其他手段发现不了的小范围的晶状体不全脱位，避免了临床漏诊，可精确测出前房深浅不一的程度与范围，并能显示出房角情况，为推测预后提供可靠的依据。超声检查避免了散瞳的烦琐，又能判断晶状体脱位，能精确测量出晶状体脱位的范围、程度。能清晰显示晶状

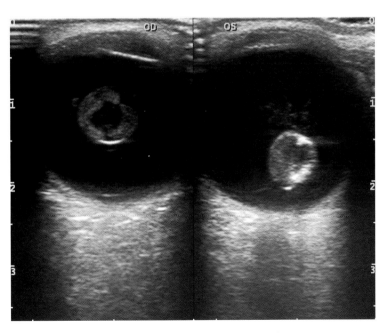

图 1-2-4-3　晶状体脱位二维灰阶超声图
双眼玻璃体内可探及环形强回声，不与球壁回声相连，为脱落的晶状体。
OD. 右眼，OS. 左眼

体与睫状突的关系,是否有接触、刺激,范围多少,对估计预后、决定手术方式有根本性的指导意义。

第五节　眼眶实性病变

一、炎性假瘤

(一)概述

炎性假瘤一词用来描述一组炎性病变,它可累及眶内所有结构,如泪腺、脂肪、眼外肌、视神经、骨膜,甚至骨壁和眼球。病变可位于眼眶任何位置,可局限增生也可弥漫性不规则生长。

(二)病理生理

在病理上此类病变主要由淋巴细胞构成,间有少许纤维结缔组织和其他细胞。

(三)临床表现

眼眶炎性假瘤以中年人多见,男性多于女性,双侧患者约占 25%。常累及眼眶内多种组织,如侵犯眼眶蜂窝组织、泪腺和眼外肌等。所有体征均与眶内组织炎性水肿、细胞浸润有关,如眶周疼痛、眼球突出和移位、眼睑水肿、结膜充血、视力下降、眶内触及肿块、眼球运动障碍等。复视多为暂时性,球结膜充血多沿直肌分布为本病特点。激素治疗有效,但减量或停药可复发。

(四)超声检查

1. **二维灰阶超声**　眼眶内可见不规则形实性病变、内部回声低、无压缩性,如病变累及眼外肌、泪腺、视神经等结构,则在相应的结构内可见上述改变。合并"T"形征有助于诊断。

2. **彩色多普勒超声**　病变内未见异常血流信号,病变边缘可见点状血流信号(图 1-2-5-1)。

(五)相关检查

1. **CT 表现**　病变一般呈软组织密度,增强后可有不同强度强化;以增生为主的病变可以位于眶内任何部位,形状不规则但边界尚清晰。

2. **MRI 表现**　MRI 可清晰显示病变的形态和累及范围,T_1WI 呈略低信号,T_2WI 为等信号;以纤维增生为主者,病变 T_1WI 及 T_2WI 均呈低信号,增强扫描病变可有不同程度强化。

(六)鉴别诊断

淋巴瘤　与炎性假瘤同样表现为眶内不规则形低回声病变,炎性假瘤主要由纤维组织构成,超声检查病变不规则、内部回声低、无明显可压缩性等表现可与淋巴瘤相鉴别。炎性假瘤二维灰阶超声如

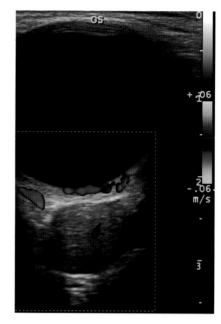

图 1-2-5-1　肿块型炎性假瘤彩色多普勒超声图

二维灰阶超声眼眶内可见规则形病变,内部回声欠均匀,以中低回声为主;CDFI 病变内及周围可见血流信号。OS. 左眼

发现筋膜囊水肿即"T"形征对病变诊断和鉴别诊断是非常重要。

(七)临床意义

超声检查结合临床表现可较好地诊断炎性假瘤,特殊病例可以通过治疗和随访明确诊断。

二、淋巴瘤

(一)概述

淋巴瘤为眼眶恶性肿瘤,男性多于女性,50~60 岁为好发年龄组,病理上多为分化好的 B 细胞型淋巴瘤,多无包膜,多数病例起病缓慢,自觉症状轻微,疼痛不显著,眼球突出不明显。

(二)病理生理

眼眶淋巴瘤从病理上多为非霍奇金淋巴瘤,它又分三类:良性反应性淋巴增生、非典型淋巴细胞增生和恶性淋巴瘤。但它们在临床和超声诊断上非常相似,因此被认为是同一类疾病。肿瘤外观呈灰白色、鱼肉状,有包膜但不完整,质脆。镜下以增生的、不成熟的淋巴细胞为主,并可见核分裂,缺乏淋巴滤泡。与炎性假瘤相比,淋巴细胞增生更显著。

(三)临床表现

淋巴瘤以老年人多见,临床表现为无痛性单侧或双侧眼眶眼球突出,眼球移位、眼睑及球结膜水肿,眶前部可触及肿块,尤以眼眶外上方的泪腺多见。部分病例可见不规则形病变,复视,流泪,异物感。典

型者可见结膜下粉红色扁平肿物即"鲑肉斑"，这是眼眶淋巴瘤特征性表现。

（四）超声检查

1. 二维灰阶超声　超声显示病变呈不规则形、扁平形或椭圆形，边界欠清楚，内部回声低，无压缩性。可以是一个病灶，也可以是多个病灶，一般包绕在视神经周围（图 1-2-5-2）。如同时合并有眼内病变，可见视网膜脱离的表现，视网膜下为均匀弱点状回声，无运动。

2. 彩色多普勒超声　病变内有丰富的血流信号，血流频谱为低速动脉型。

（五）相关检查

1. CT 表现　眶内病变可表现为视神经增粗，密度均匀，为等密度病变，增强后可见一致性轻、中度强化，而中心被包绕的视神经无强化，邻近的骨质可见破坏。

2. MRI 表现　平扫 T_1WI 及 T_2WI 均呈等信号且信号均匀，由于淋巴瘤为细胞密度高的肿瘤，间质成分较少，增强后病变呈轻度至中度均匀强化。

（六）鉴别诊断

淋巴瘤与其他眶内占位病变的鉴别诊断要点见表 1-2-5-1。

（七）临床意义

超声检查结合典型的临床表现为淋巴瘤的可靠诊断方法之一。如条件允许可行活检确定诊断。

三、神经鞘瘤

（一）概述

起源于神经嵴施万细胞（Schwann cell）的眼眶周围神经鞘膜增生形成的神经外胚叶良性肿瘤。该病与多发性神经纤维瘤有关（约 1.5%），病变可以位于肌锥内，亦可位于肌锥外间隙。

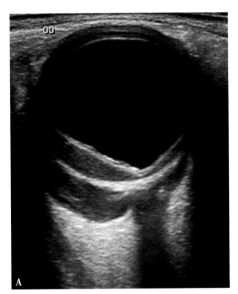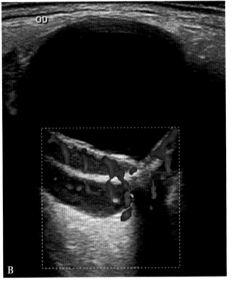

图 1-2-5-2　眼眶淋巴瘤二维灰阶及彩色多普勒超声图

A. 二维灰阶超声显示眶内视神经两侧对称的不规则形低回声性病变；B. CDFI 病变内可见较丰富的血流信号。OD. 右眼

表 1-2-5-1　眶内常见占位病变鉴别诊断

名称	形态	边界	内部回声	内部结构	声衰减	血管	硬度	骨质
炎性假瘤/淋巴瘤	多变的	多变的	中低	规则	弱	+/-	硬	正常
横纹肌肉瘤	多变的	多变的	中低	不规则	适中	+	硬	正常/受损
神经鞘瘤	椭圆形	边界清晰	中低	规则，囊	适中	+	硬	正常/受压
神经纤维瘤								
孤立型	圆或椭圆形	边界清晰	低	规则	弱/适中	+/-	坚硬	正常
丛状型	不规则形	边界不清	高	不规则	弱	+	软	正常

（二）病理生理

Schwann细胞是一种周围神经的胶质细胞，为轴突提供支持并形成髓鞘。其功能极其活跃，可分泌多种活性物质，如神经营养因子、细胞外基质及黏附因子等。其分泌的物质对于维持神经纤维的存活、生长和再生具有重要意义。眼眶中有许多神经末梢，包括眼外肌的运动神经、交感神经、副交感神经、三叉神经的眼神经分支等。这也是神经鞘瘤可以在眶内多处生长的原因。

（三）临床表现

本病可发生在任何年龄，以30～50岁成年人多见。肿瘤生长缓慢，初期缺乏典型体征；随病程发展可见复视、视力下降、球壁压迫等。起自运动神经或位于眼肌附近可引发眼外肌运动障碍和复视；起自睫状神经者常诉眼痛、头痛或侧卧时发生牵引性疼痛；起自眼眶边缘空隙在相当时间内不引起临床症状；起自眶尖或肿瘤很小时，影响到运动神经和视神经，可见眼球固定、视力丧失、视野改变（中心暗点）等，但眼球突出不明显。

（四）超声检查

1. **二维灰阶超声** 病变呈椭圆形、圆形或分叶状；边界清晰、光滑、有一定弹性；病变内部组织结构规则，以中低回声为主，常有囊性变形成大小不等的囊腔；有中度声衰减，一般不伴有骨质压缩（图1-2-5-3）。

2. **彩色多普勒超声** 病变内可见血流信号，病变周边血流信号较内部丰富。

（五）相关检查

1. **CT表现** 肿瘤形状呈椭圆形和分叶状为神经鞘瘤的典型征象，尤其沿眼眶前后轴方向生长的条带状或椭圆形肿瘤更具特征。肿瘤边界一般清晰光滑但与眼外肌粘连的病变边界欠清晰。平扫肿瘤密度较海绵状血管瘤和脑膜瘤低，肿瘤密度不均匀，可见结节状、斑片状低密度区，增强后不均匀强化。

2. **MRI表现** T_1WI肿瘤与眼外肌相比为等信号，T_2WI呈高、等、低混杂信号。

（六）鉴别诊断

见表1-2-5-1。

（七）临床意义

超声检查根据病变的形态、内部回声及邻近的视神经表现等可以对神经鞘瘤做出诊断，如结合CT和MRI的成像可提高诊断的准确性。

四、神经纤维瘤

（一）概述

神经纤维瘤是眶内重要的周围神经良性肿瘤，属神经外胚叶肿瘤，青年人多见，男性多于女性。

（二）病理生理

神经纤维瘤细胞成分复杂，除神经鞘细胞之外还有胶原纤维束、成纤维细胞和神经轴突。瘤体内纤维组织大量增生，还有数量不等、大小不一的血管，粗大的神经。瘤组织外无包膜，瘤体内各种神经组织成分弥漫增生。部分病例可见眶上壁骨质缺损，为颅内搏动性传导所致。

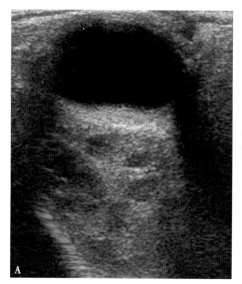
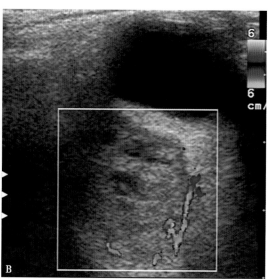

图1-2-5-3 神经鞘瘤二维灰阶及彩色多普勒超声图

A. 二维灰阶超声眶内可见椭圆形中低回声实性病变，边界欠清晰，其内可见囊样无回声区；B. CDFI在病变的边缘可见血流信号

（三）临床表现

眼球突出为常见体征，扪诊有搏动性，身体可见咖啡斑。

（四）超声检查

神经纤维瘤分为孤立型、弥漫型，各型的超声表现不同。

1. **二维灰阶超声** 孤立型病变多位于眼球颞上方，呈椭圆形，边界清晰。病变内部回声低，可见声衰减，质硬无压缩性。弥漫型病变为渗出性、形态多样、无包膜。病变质软，有压缩性。部分病例内部回声不规则，可有局部强回声，伴有声衰减，并可累及眼外肌。

2. **彩色多普勒超声** 孤立型病变内血流信号不丰富；弥漫型病变内可见丰富的血流信号（图1-2-5-4）。

（五）相关检查

1. **CT表现** 局限性病变呈椭圆形或不规则形，边界欠清晰，内部密度不均匀，偶可见钙斑。增强后肿瘤可有强化，与其他类型良性肿瘤无区别。弥漫性病变表现为形态不规则、边界欠清晰，累及眶内正常结构，眶内脂肪呈密度不规则增高，眼球壁、视神经及眼外肌增厚，眶壁骨质缺失，部分可累及视神经管和眶上裂。肿瘤内血供丰富增强后病灶可见明显强化。

2. **MRI表现** 神经纤维瘤在T_1WI为中等信号强度，肿瘤含鞘细胞成分多时T_2WI为高信号，肿瘤含纤维细胞成分多时T_2WI仍为中等信号，亦可见信号强度不均匀呈斑驳状。增强扫描病灶可呈轻至中等度强化，应用脂肪抑制技术可使病变范围显示更加清晰。

（六）鉴别诊断

见表1-2-5-1。

（七）临床意义

超声检查结合典型的临床表现（咖啡斑）可以准确诊断神经纤维瘤。结合CT和MRI的表现，诊断的准确率可得到极大提高。

第六节 泪腺病变

一、良性混合瘤

（一）概述

是由上皮和间质成分构成的泪腺良性肿瘤，也称为泪腺混合瘤。成年女性多见，眶部泪腺多发，很少累及睑部泪腺。肿瘤呈圆形或椭圆形，表面常有结节，一般包膜完整。因肿瘤内含有中胚叶间质成分和外胚叶上皮成分，且形态多样，称为泪腺混合瘤。病变一般向球后生长，可以压迫脉络膜、眼球壁及眶壁的骨质。如果病变只累及睑部泪腺，病变一般向眼前段生长且内有骨质受累。

（二）病理生理

泪腺多形性腺瘤大体呈圆形或椭圆形，表面常有结节，一般包膜完整。肿瘤呈灰白色、质脆、切面细腻。镜下肿瘤由分化的上皮细胞构成的大量管状结构及形态各异的细胞巢构成，散在透明样、黏液样、软骨样结构。因肿瘤内含有中胚叶间质成分和外胚叶上皮成分，且形态多样，故称为泪腺混合瘤。

（三）临床表现

本病多见于成年女性，表现为眼球突出和内下

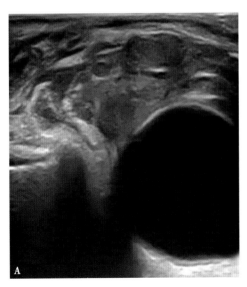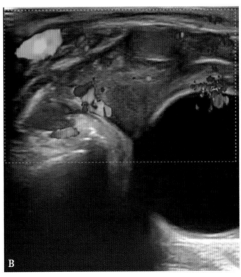

图1-2-5-4 神经纤维瘤二维灰阶及彩色多普勒超声图
A. 二维灰阶超声可见眼睑实性病变形态不规则，内部回声欠均匀；B. CDFI病变内可见丰富的血流信号

方移位,眶外上方可触及硬性肿物,一般无眼睑肿胀和压痛。病变的影响可导致眼球形变,引起屈光系统改变导致部分病例伴有视力下降。眼球向上运动受限。

(四)超声检查

1. 二维灰阶超声 病变呈圆形、类圆形、椭圆形,边界清晰,内部回声为中等强度,声衰减阳性。病变压迫局部骨质表现为后界明显向后突出但骨壁回声光滑,为泪腺上皮性肿瘤的典型特征(图1-2-6-1A)。线阵探头可以将睑部和眶部泪腺病变均完整地显示。

2. 彩色多普勒超声 CDFI检查病变内可见较丰富的血流信号,病变的周边可探及点状血流信号。脉冲多普勒频谱分析为中速动脉型血流频谱(图1-2-6-1B)。

(五)相关检查

1. CT检查 泪腺混合瘤的密度均匀,与眼外肌基本相同,部分可有囊壁液化坏死,表现为密度不均匀、内有低密度区或者钙化。增强扫描肿块呈轻至中度强化,眶骨内陷为受压迫的表现,但不见骨质破坏。

2. MRI表现 与脑白质相比,平扫T_1WI呈等信号,T_2WI由于组织结构复杂呈等、高混杂信号不均匀,亦可见囊变坏死。增强后呈轻度至中度均匀或不均匀强化。

(六)鉴别诊断

泪腺及相关病变的鉴别诊断见表1-2-6-1。

(七)临床意义

泪腺位置表浅适合超声检查,根据病变内的回声特点可以对病变进行诊断,结合CT、MRI可提高诊断的准确性。

表 1-2-6-1 泪腺及相关病变鉴别诊断

	假瘤 / 淋巴瘤	泪腺混合瘤	腺样囊性癌
形态	纺锤形	圆形 / 椭圆形	不规则形
内部回声	中低	中高	中高
内部结构	规则	规则	不规则
声衰减	弱	适中	中 / 强
血管	+/-	-	-
硬度	正常	正常 / 硬	硬 / 坚硬
单侧 / 双侧	均可	单侧	单侧

二、恶性多形性腺瘤

(一)概述

恶性多形性腺瘤男性多于女性,良性混合瘤恶变者平均年龄39岁,起病即为恶性混合瘤者平均年龄55.6岁,平均病程2.2年,发展快者半年内即失明,很快发生耳前或颈部淋巴结转移。

(二)病理生理

一部分有典型良性混合瘤结构,另一部分为腺瘤或腺样囊性癌、鳞癌细胞。在腺癌区可见导管样结构和黏液分泌。在标本中,除了可以见到癌组织浸润性生长、癌细胞的异形性增大和核分裂象增多外,还可见到癌细胞浸润血管、神经的现象。

(三)临床表现

根据临床表现分为三型:一是多次复发的良性混合瘤病变,由于手术未将肿瘤完全切除,患者带瘤存活10~20年,肿瘤突然迅速增大,在半年到1年中转变为腺癌、腺样囊性癌或鳞状细胞癌。二是

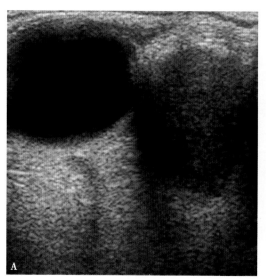

图 1-2-6-1 良性混合瘤二维灰阶及彩色多普勒超声图
A. 二维灰阶超声图像,泪腺椭圆形病变,内为中低回声,边界清晰;B. CDFI图像,病变内可见丰富的血流信号

未行手术治疗的良性肿瘤突然增大，症状剧烈，手术证实为恶性混合瘤。三是起病即为恶性肿瘤者，表现为急性眼球突出，眼眶外上方触及肿块，有粘连及压痛。

（四）超声检查

1. 二维灰阶超声　直接探测病变形态不规则，内部回声弱，甚至为无回声。经眼球探测眶内可探及不规则形实性病变，内部回声低，透声性好，声衰减显著。压缩性阴性，但病变可压迫眼球形态局部内陷。

2. 彩色多普勒超声　病变内可探及丰富的血流信号，脉冲多普勒表现为低速动脉型血流（图1-2-6-2）。

（五）相关检查

1. CT 表现　泪腺窝圆形或卵圆形病变，边界欠清晰呈锯齿状，形态不规则，密度多均匀，较大的病例可有囊变坏死。

2. MRI 表现　T_1WI 呈等信号，T_2WI 呈略高信号，信号不均匀，增强后强化明显。邻近骨质可见破坏，骨皮质毛糙。

（六）鉴别诊断

泪腺及相关病变的鉴别诊断见表1-2-6-1。

（七）临床意义

超声检查需结合临床病史和手术史等以及CT、MRI共同作出相应的诊断。

三、泪腺炎

（一）概述

泪腺炎分为急性泪腺炎和慢性泪腺炎。其中急性泪腺炎较少见，常由全身或局部感染所引发，睑部泪腺更易累及，可单侧发病亦可双侧同时发病。抗生素治疗效果显著。慢性泪腺炎多为原发性，多双侧发病，常因局部膨胀引起肿胀感或隐痛。临床检查除眼球外上运动受限外，还有上睑下垂和复视等。

（二）病理生理

根据病因可以分为以下三种。

1. 结核性慢性泪腺炎　单侧或双侧泪腺受累，伴有耳前淋巴结肿大。有全身结核感染，多经血行播散而来，有耳前淋巴结肿大。

2. 泪腺肉样瘤病　为一种原因不明的以侵及肺、脾、皮肤和淋巴组织为特点的网状内皮系统肉芽肿病。多青壮年发病，可侵及泪腺、腮腺和虹膜组织，引发上述组织炎症，称为 Sjogren-Mikulicz-Heerfordt 综合征。泪腺肿胀，无痛性结节形成。

3. 米库利奇病（Mikulicz disease）　是一种原因不明的以双侧性腮腺、泪腺肿大为特点的慢性炎症。临床主要以唾液分泌减少，口、鼻、咽、喉干燥为特征。

（三）临床表现

急性泪腺炎多为单侧急性发病，表现为泪腺疼痛，流泪或分泌物增多伴发热。检查可见眶外上方局部肿胀、触痛。炎症迁延可形成亚急性或慢性泪腺炎，严重时可发展为眶内蜂窝织炎、脓毒血症等。慢性泪腺炎多为双侧发病、进展缓慢、反复发生。眼睑外上侧出现分叶状无痛性包块、质软、活动性好。

（四）超声检查

1. 二维灰阶超声　直接探测，一般不易发现轻

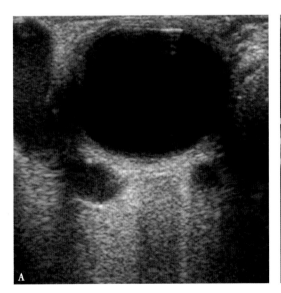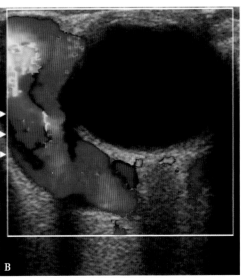

图1-2-6-2　恶性多形性腺瘤二维灰阶及彩色多普勒超声图
A. 二维灰阶超声泪腺区可见不规则形实性病变，内为无回声区；B. CDFI显示病变内丰富的血流信号

度的泪腺炎症。炎症显著时病变侧泪腺较对侧正常泪腺增大,增大的程度与炎症的程度有关。通过双眼对照检查可以准确地显示病变。一般病变侧的泪腺回声强度较正常侧减低。内部回声均匀但边界欠清晰。经球探测一般无异常发现。

2. 彩色多普勒超声　在泪腺的周边可探及较丰富的血流信号,但病变的内部未见异常血流信号,脉冲多普勒频谱分析以动脉型血流频谱为主(图1-2-6-3)。

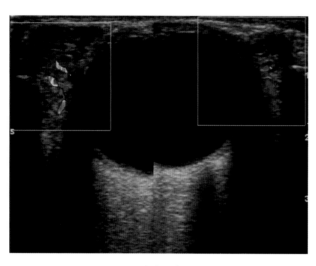

图 1-2-6-3　泪腺炎彩色多普勒超声图
二维灰阶超声显示泪腺回声较正常增大,内部回声减低,边界前清晰,CDFI显示病变周边血流信号

(五)相关检查

1. CT 检查　泪腺弥漫增大。向前可越过眶缘、向后沿眼眶壁及外直肌走行,肿大的泪腺与邻近结构轮廓一致,可包绕眼球,呈等密度病变。

2. MRI 检查　为等信号,部分病例 T_2WI 信号可略低,增强后可见较明显强化。

(六)鉴别诊断

泪腺及相关病变的鉴别诊断见表1-2-6-1。

(七)临床意义

泪腺位置表浅,泪腺炎的临床表现独特,超声检查有特异性的诊断价值。

第七节　眼眶血管病变

一、海绵状血管瘤

(一)概述

由静脉血窦及纤维间隔构成病变的主体,具有完整包膜,是成年时期常见的眼眶原发性良性肿瘤。主要见于成年人,平均发病年龄约40岁。

(二)病理生理

海绵状血管瘤瘤体多呈圆形、椭圆形、肾形,偶尔呈分叶状,紫红色,包膜完整,但肿瘤表面有较小的突起。镜下肿瘤主要由大小不等、形状不同的血窦构成,间质为纤维组织。海绵状血管瘤体积较大,多在 2cm 以上,肿瘤以单发为主,偶可见一眶多发肿瘤。

(三)临床表现

主要临床表现为轴位眼球突出,无自发性疼痛。晚期可引起视力下降和眼球运动障碍。肿瘤长期压迫可致视神经萎缩、脉络膜皱褶。

(四)超声检查

1. 二维灰阶超声　病变主要位于肌锥内,呈圆形或椭圆形、包膜完整、边界清晰、光滑,与眶内正常结构界限明确,内部回声均匀,为中强回声;肿瘤内含有液体,压缩试验阳性。如果肿瘤位于眶尖部且体积较小,超声检查可能出现假阴性(图1-2-7-1)。

2. 彩色多普勒超声　多数肿瘤内缺乏血流信号。

(五)相关检查

1. CT 表现　肿瘤多位于肌锥内,呈圆形或椭圆形、边界清晰锐利、密度均匀,与眼外肌相仿,少数病例可见静脉石或钙化点,注入造影剂后立即扫描的 CT 图像上可见肿瘤边缘有明显的结节状强化,随时间推移可见强化范围逐渐扩大但密度降低。

2. MRI 表现　肿瘤与眼外肌相比,T_1WI 为等信号或低信号、T_2WI 为高信号,密度均匀,与玻璃体类似。动态增强显示特征性"逐渐性强化"征象,即在注入造影剂后立即扫描的时相可见肿瘤边缘或中心先出现点状或小灶状强化,随时间延长强化范围逐渐扩大直至完全强化。

(六)鉴别诊断

1. 泪腺混合瘤　二者的超声表现均为眶内实性病变且内部回声均为中强回声。不同之处在于泪腺混合瘤有特定的发病部位——泪腺区,海绵状血管瘤一般发生在肌锥内。

2. 神经鞘瘤　神经鞘瘤可以发生在肌锥内,亦可发生在肌锥外,病变内可见囊样无回声区是神经鞘瘤与其他眶内占位病变的主要鉴别点。此外,神经鞘瘤的内部回声一般较海绵状血管瘤低。

(七)临床意义

海绵状血管瘤的超声诊断特点明确,一般超声诊断即可确定诊断,个别病例由于病变位于眶尖,因超声检查穿透力的限制可能出现假阴性的诊断结果。需要结合 CT 和 MRI 共同诊断。

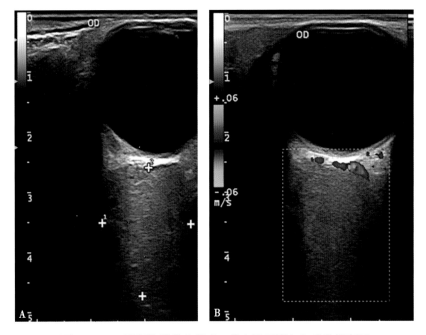

图 1-2-7-1　眼眶海绵状血管瘤二维灰阶及彩色多普勒超声图
A. 二维灰阶超声眶内可见边界清楚、内部回声均匀的类椭圆形实性病变；B. CDFI
在病变的周边可见血流信号。OD. 右眼

二、毛细血管瘤

（一）概述

毛细血管瘤是眼睑原发性血管瘤，为错构瘤，分为两型：①先天性，出生即发现，肉眼观如毛细血管瘤、火焰痣；②发育性，待青年时才显现，肉眼观呈海绵状。

（二）病理生理

毛细血管瘤由血管内皮细胞和毛细血管构成，缺乏包膜，呈浸润性生长。在肿瘤的发展过程中，组织形态表现为血管内皮细胞显著增殖呈实心小叶状，其间血管腔不明显。毛细血管消退期周围纤维增生导致毛细血管闭锁，血管成分被脂肪取代，肿瘤的供应动脉和导出静脉变细，最终肿瘤发生纤维脂肪化而自行消退。

（三）临床表现

毛细血管瘤见于眼睑，一般在出生后 1～2 周内即可发现。典型病例为紫红色，隆起于皮肤表面，表面有小凹陷，可以累及整个眼睑甚至延至结膜和眼眶。

（四）超声检查

1. 二维灰阶超声　病变隆起度较高的病例超声可以显示，表现为形态不规则病变，边界欠清晰，病变内血管壁的间隔将病变分隔为多巢状，强弱相间，内部回声不等，压缩性一般为阳性。

2. 彩色多普勒超声　病变内可探及较丰富的血流信号，广泛地分布在整个病变内，频谱特点不一，一般以动脉型血流为主，间有低速静脉型血流（图 1-2-7-2）。

（五）相关检查

1. CT 表现　病变处眼睑弥漫性肿胀，密度均匀增高，形态不规则，边界欠清晰，向眶内生长，与眼球分解不清。增强后显示中、高度均匀强化。

2. MRI 表现　多数病例位于眶膈前肌锥外，少数累及肌锥内，与眼外肌相比，T_1WI 显示为中等信号、T_2WI 为高信号，病变信号均匀，增强后病变明显强化。

（六）鉴别诊断

血管性疾病鉴别诊断见表 1-2-7-1。

（七）临床意义

本病一般可以自行消退，可以随访观察。当病变发展迅速影响患者的视功能时可以采用相应的治疗。超声检查尤其 CDFI 检查对眼睑血管瘤的诊断具有简便、可重复性好的特点，同时可以清晰地显示眼睑以及病变是否累及眼眶，是一种较好的检查手段。此外，对于随访观察也有很大帮助。

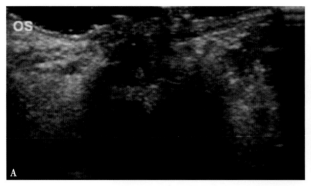
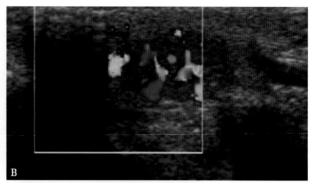

图1-2-7-2　毛细血管瘤二维灰阶及彩色多普勒超声图

A. 二维灰阶超声眼睑可见不规则形低回声区,边界欠清晰;B. CDFI病变内血流信号丰富。OS. 左眼

表1-2-7-1　血管性疾病鉴别诊断

	形态	边界	内部回声	内部结构	声衰减	血管	硬度
海绵状血管瘤	圆形/椭圆形	清晰	高	规则	适中	−	硬/软
毛细血管瘤	不规则	欠清晰	高	不规则	可变	+	软
淋巴管瘤	不规则	欠清晰	低	不规则	可变	−	软/硬
血管外皮细胞瘤	圆形/椭圆形	清晰	中等	规则	适中	+	坚硬

三、颈动脉海绵窦瘘

(一)概述

海绵窦与颈内动脉或硬脑膜动脉由于外伤或其他原因相互交通导致血管异常的疾病。可导致眼眶静脉扩张,动脉化及所有眼眶软组织充血。颈动脉海绵窦瘘多是单侧,偶有双侧病例的报道。

(二)病理生理

颈内动脉海绵窦段的血管壁常有较薄弱区或病变,如动脉硬化、动脉瘤等,当某些原因(多为外伤后)引起动脉破裂时,动脉血向静脉系统流入,致邻近血管如眼眶内血管高度扩张,而后致静脉动脉化,引起一系列眼科症状,如搏动性眼球突出、眼部杂音、结膜血管扩张等。

(三)临床表现

常由严重头外伤引起,部分可自发于动脉瘤的破裂,由于临床表现的特征性较容易诊断。体征包括:浅层巩膜静脉扩张、搏动性眼球突出、结膜水肿、眼部听诊有杂音,部分病例合并眼压增高。长期者引起眼底静脉压增高、出血。

(四)超声检查

1. **二维灰阶超声**　眼上静脉扩张是该病超声诊断的特征表现。扩张的眼上静脉自鼻上方向眶上裂方向延伸,用探头压迫可见扩张的血管明显搏动,压迫同侧颈动脉可使搏动消失。眼上静脉根据瘘内的血液速度和瘘口的大小呈轻度或中高度扩张,严重时可扩张至10mm以上。

2. **彩色多普勒超声**　扩张的眼上静脉内可见红蓝相间的血流信号,频谱为动脉化的静脉型血流频谱并伴有血管杂音(图1-2-7-3)。

(五)相关检查

1. **CT 表现**　眼上静脉和眼下静脉扩张、弯曲严重者呈囊状,平扫呈软组织密度,增强后明显强化。眶内软组织肿胀,如眼外肌肥大、视神经增粗、眶内脂肪垫增大。患侧海绵窦扩大。

2. **MRI 表现**　对患侧扩大的海绵窦显示的敏感性高于CT,可以显示迂曲扩张的静脉,因流空效应,扩张的眼上静脉及海绵窦内静脉在T_1WI和T_2WI上呈无信号区,表明血管内的血流速度较快。

3. **DSA 表现**　是显示颈动脉海绵窦瘘的最佳诊断方法,不仅可以显示各级血管而且可以解释其相互关系。

(六)鉴别诊断

眶静脉曲张　二者在二维灰阶超声图像上同样表现为眶内管道样低回声区,CDFI同样可见血流信号。颈动脉海绵窦瘘为动静脉混合的血流信号,频

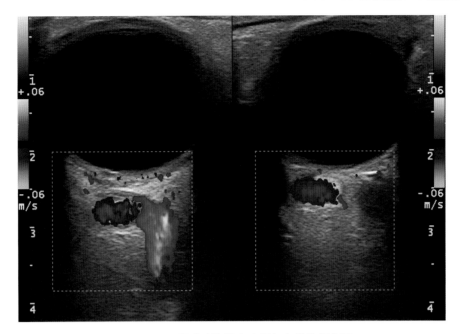

图 1-2-7-3　颈动脉海绵窦瘘彩色多普勒超声图
眶内可见不规则形管道样病变，内充满红蓝相间的血流信号

谱为动脉化的静脉型血流频谱，而静脉曲张为单纯的静脉型血流频谱。

（七）临床意义

超声检查可以发现眶内管道样无回声区，结合 CDFI 在管道内出现五彩血流信号，频谱为动脉化的静脉型血流频谱等特点可以做出眼上静脉扩张的诊断。但确诊仍需 DSA。

四、静脉曲张

（一）概述

是先天性管壁发育薄弱的眼眶无瓣膜静脉扩张迂曲性病变，发生于眼眶内的静脉畸形扩张，可为囊状或多腔性。

（二）病理生理

病变由一条或多条囊状扩张的静脉构成，常包绕眼眶正常结构，如视神经、眼外肌等。血管腔大而壁薄，较大血管含有弹力纤维。畸形血管内可见血栓形成，然后钙化，最终形成静脉石。

（三）临床表现

典型的体征为体位性眼球突出，即直立时眼球内陷或无突出，头低位、瓦氏动作（Valsalva maneuver）等眼球突出。

（四）超声检查

1. 二维灰阶超声　当颈部受压或患者低头时，眶内畸形血管充血，可见球后脂肪随之变厚，正常球后脂肪内出现一个或多个低回声占位，呈圆形、椭圆形或不规则形；眼眶静脉曲张的病变内常有静脉石出现对诊断非常有帮助。

2. 彩色多普勒超声　颈部受压后血液向眶内充盈，可显示眶尖或眶上裂部位出现红色血流信号即朝向探头；当压力消失时血液向颅内回流，血流信号由红色变为蓝色（图 1-2-7-4）。

（五）相关检查

1. CT 表现　通常无异常表现，部分病例可见条状、片状高密度影，密度与眼外肌相仿，边界清晰，病灶内可见静脉石，呈点状或圆形高密度影。当颈静脉加压后行 CT 扫描，眶内可见高密度、形状不规则病变。增强扫描可见明显强化，为扭曲增粗的条状或团块状，如伴有血栓则可见部分无强化。

2. MRI 表现　可清晰显示畸形血管的位置和范围，其信号强度根据曲张静脉内血流状态及有无血栓而不同，血流较快时可因流空效应而出现无信号区、血流速度慢时 T_1WI 呈低信号、T_2WI 呈高信号。如病灶向颅内蔓延时，MRI 因其软组织分辨率高有极高的诊断价值，但 MRI 一般不能显示异常血管。

3. 眼静脉造影　为确诊眶内静脉曲张的最可靠方法之一，不仅可以显示病变的位置、范围和形状，而且可以显示畸形血管的广泛联系。表现为眶内静脉的异常增多、扭曲，以眶顶部最重，有时可见囊状扩张。

（六）鉴别诊断

颈动脉海绵窦瘘　在眶内表现为眼上静脉扩

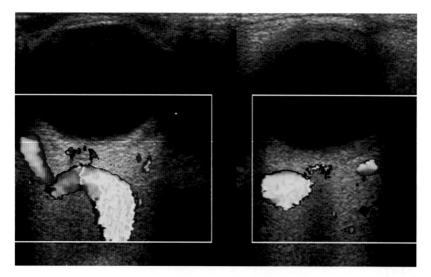

图 1-2-7-4　眼眶静脉曲张彩色多普勒超声图
增加眶压的状态下，见眶内迂曲扩张的静脉内充满血流信号

张，且频谱为动脉化的静脉型血流频谱。而静脉曲
张在明显的体位及增加腹压等情况下才可发现，频
谱为单纯的静脉血流频谱。

（七）临床意义

应用 CDFI 检查显示病变内的血流和频谱，不
仅可以诊断静脉曲张，而且可以进行鉴别诊断。

第八节　视神经病变

一、视盘血管瘤

（一）概述

视盘血管瘤为血管组织构成的错构瘤。包括
毛细血管瘤、海绵状血管瘤和动、静脉畸形。这里
主要介绍视盘毛细血管瘤。毛细血管瘤可以发生
在视盘边缘，沿视神经发展或发生在其他部分视网
膜。发病年龄 15～40 岁，为常染色体显性遗传病，
是 Von Hipple-lindau 综合征的一种。

（二）病理生理

组织学上视盘毛细血管增生并延伸到视盘旁的
视网膜全层，血管瘤边界不清，由衬以内皮的毛细
血管构成。多数肿瘤内出现大的有空泡的间质细
胞，为变形的星形胶质细胞。邻近的视网膜外丛状
层常有囊样变性。神经内血管瘤可发生于视神经的
眶内、颅内或视交叉部，组织学上与发生于视盘和
视网膜及小脑的血管瘤相同，与发生于视盘和视神
经筛板后的血管瘤一样，也可伴有先天性脑和全身
血管异常。

（三）临床表现

临床以无痛性视力下降为主要表现，部分病例
可以同时发生玻璃体积血和新生血管性青光眼，分
为内生型和外生型两种。以内生型多见，肿瘤向玻
璃体内生长，呈橙色或淡红色，边界清晰，可侵及整
个视盘和邻近的视网膜。外生型肿瘤位于视网膜深
层，边界欠清晰，自视盘边缘向外伸展，与视网膜下
新生血管相类似。

（四）超声检查

1. **二维灰阶超声**　视盘前球形、半球形实性病
变，内部回声均匀为中强回声，边界清晰。

2. **彩色多普勒超声**　病变内可观察到与视网
膜中央动脉、静脉相延续的血流信号，血流频谱为
动脉 - 静脉伴行的血流频谱，与视网膜中央动脉、静
脉完全相同（图 1-2-8-1）。

（五）相关检查

荧光素眼底血管造影术　肿瘤处的毛细血管在
动脉期充盈，晚期由于荧光素渗漏肿瘤呈明显的强
荧光。

（六）鉴别诊断

脉络膜血管瘤　二者在眼底检查有类似之处，
但视盘血管瘤的发病位置特殊且病变内可见与视网
膜中央动脉、静脉相延续的血流频谱。

（七）临床意义

超声检查可以定量测量病变的大小，观察治疗
效果，结合临床的相关检查可以明确诊断视盘血
管瘤。

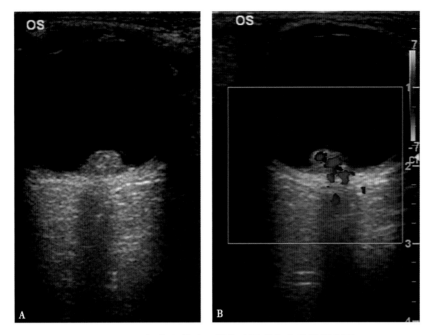

图 1-2-8-1　视盘血管瘤二维灰阶及彩色多普勒超声图
A. 二维灰阶超声视盘前可见类圆形实性病变,边界清晰; B. CDFI 病变内可见与视网膜中央动脉、静脉相延续的血流信号。OS. 左眼

二、视盘黑色素细胞瘤

(一)概述

黑色素细胞瘤为良性黑色素性肿瘤,临床及组织病理学观察此类肿瘤为起自邻近脉络膜而侵犯视盘的恶性黑色素瘤,需和罕见的、原发于视盘的恶性黑色素瘤相鉴别。

(二)病理生理

组织病理学上,视盘黑色素细胞瘤表面呈黑色,可延伸至巩膜筛板后,偶可侵及邻近的视网膜和脉络膜。

(三)临床表现

临床检查可见视盘灰色或黑色实性病变,可侵及邻近的视网膜的神经纤维层,有明显的纤维增生样边缘。大小一般小于 2PD,隆起度一般不超过 2mm。可以伴发视盘水肿,可能为轴浆流障碍所致轴突肿胀所致。本病多为良性,但也有文献报道有低分化黑色素瘤,提示病变存在向恶性转化的潜在性。视野检查大部分病例生理盲点扩大,伴有弓形暗点和鼻侧阶梯。约 30% 的病例有传入性瞳孔反射障碍,常伴有大的神经纤维束型缺损,约 47% 的病例有视盘旁脉络膜痣与之相连,如病变累及黄斑可致视力下降。

(四)超声检查

1. **二维灰阶超声**　视盘前实性病变,内部回声均匀,为中强回声,病变形态多为半球形,隆起度不高,与正常组织之间界限清晰。

2. **彩色多普勒超声**　病变内无异常血流信号发现(图 1-2-8-2)。

(五)相关检查

荧光素眼底血管造影检查　由于肿瘤色素浓密表现为弱荧光,但由于色素含量不同,部分病例可见视盘周围水肿。

(六)鉴别诊断

脉络膜黑色素瘤　脉络膜黑色素瘤内部回声欠均匀,具有挖空和声衰减等独特的超声表现。视盘黑色素细胞瘤发病位置特殊,内部回声均匀,此为二者的鉴别之处。

(七)临床意义

由于视盘黑色素细胞瘤为良性病变,所以超声检查重在对病变的定量测量和随访观察。嘱患者定期检查且每次检查均需仔细测量病变大小的改变,及时发现恶变倾向,以便及时采取相应的治疗措施。

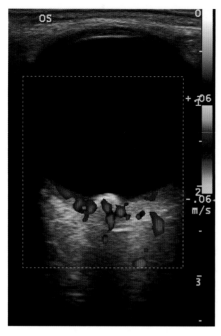

图 1-2-8-2　视盘黑色素细胞瘤彩色多普勒超声图
二维灰阶超声视盘前可见半球形实性病变,内部回声均匀,为中强回声;CDFI 其内可见血流信号。OS. 左眼

三、视盘水肿

(一)概述

1908 年,Parsons 首先应用"视盘水肿"一词描述因颅内压升高引起的视盘肿胀。研究表明视盘水肿是视盘被动性水肿,无原发性炎症改变,早期无视功能异常。产生视盘水肿的原因很多,最常见的是颅内压升高。

(二)病理生理

关于视盘水肿的发病机制,轴浆流受阻学说已经得到公认。颅内压升高可以引起大脑蛛网膜下腔的压力增高,这是产生视盘水肿的根本原因。仅有脑室内脑脊液压力增高并不引起视盘水肿,而视神经鞘内脑脊液的压力增高是产生视盘水肿的先决条件。由于视神经鞘内脑脊液压力升高,视神经组织压力升高压迫轴突,视盘内的轴浆流快相和慢相将发生阻滞。快相传递的轴浆物质大量堆积在筛板区,整个视盘轴突发生肿胀,这是产生视盘水肿的主要机制。

颅内压增高是引起视盘水肿最常见的原因,颅内肿瘤、炎症、畸形等都是致病因素。眶内因素压迫视神经阻碍血循环均可引起视盘水肿,尤其压迫视网膜中央静脉时更易引起。眼内因素中眼内压降低特别是眼内压的突然降低可引起视盘水肿。此外,由于视盘周围的血管可因眼内压发生闭塞而缺氧,急剧的眼内压升高也可导致视盘水肿。全身因素多出现在全身疾病严重的情况下,如贫血、白血病、恶性高血压、妊娠高血压综合征等。

(三)临床表现

在视盘水肿初期,视力可以完全正常,即使水肿显著、发病时间长,其中心视力和周边视野仍可无显著变化。生理盲点同心性扩大是视盘水肿的重要特征。眼底形态可以随发展阶段的不同而不同,视盘肿胀和视神经纤维条纹是视盘水肿初期的客观指征。典型的眼底表现为视盘扩大,边界模糊、充血及毛细血管扩张,视网膜中央静脉充盈、扩张、迂曲,视盘表面和邻近的视网膜上可有出血和白色渗出斑点,黄斑部可见不完全的星芒状渗出。视盘水肿晚期进入继发性视神经萎缩阶段,肿胀的视盘逐渐平复,由于神经胶原的增生和血管的闭塞使视盘颜色变成灰白,血管管径变细,视功能损害加重,中心视力减退,周边视野缩小,最终完全失明。

(四)超声检查

1. 二维灰阶超声　视盘前可探及半球形、帽状实性隆起,与视盘回声紧密相连,边界清晰,内部回声均匀,为中低回声。

2. 彩色多普勒超声　视盘前的隆起内一般无异常血流信号发现。根据致病的原因视网膜中央动脉的血流参数可有相应的变化,一般以视网膜中央动脉的收缩期、舒张期血流参数下降为主要特点,其他血流参数的变化结合病情判定(图 1-2-8-3)。

(五)相关检查

眼底检查　急性视盘水肿表现为典型的视盘隆起,神经纤维层肿胀伴有盘周神经纤维层内的火焰状出血;慢性视盘水肿充血不明显,很少出现盘周出血,隆起的视盘可能出现疑似玻璃膜疣的白点状物,视力急剧下降。病程晚期可出现视神经萎缩。

(六)鉴别诊断

隐匿性视盘玻璃膜疣　本病同样可致视盘水肿,但在水肿区内可见点状中强回声,据此与单纯视盘水肿相鉴别。

(七)临床意义

引起视盘水肿的原因较多,超声检查不仅可以观察视盘的形态改变,还可以对视盘后的视神经进行成像分析,为寻找致病因素提供帮助。

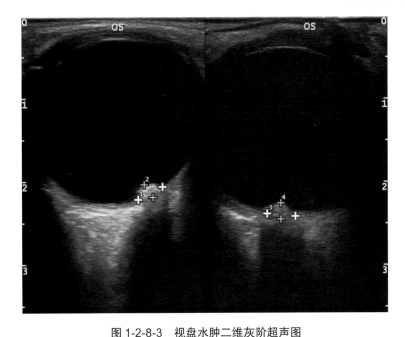

图 1-2-8-3　视盘水肿二维灰阶超声图

二维灰阶超声视盘前可见半球形实性隆起,内部回声均匀,为低回声。OS. 左眼

四、视神经胶质瘤

(一)概述

视神经胶质瘤是发生于视神经胶质细胞的良性或低度恶性肿瘤。肿瘤起自视神经孔附近,可发生于眶内或颅内,10 岁以下儿童较成人多见,多为单侧发病。儿童视神经胶质瘤是一种良性、分化良好且发展缓慢的肿瘤,一般不发生恶变和全身转移。恶性视神经胶质瘤主要见于成年人,部分病例同时合并 I 型神经纤维瘤病,双侧视神经胶质瘤为其特征表现。

(二)病理生理

视神经胶质瘤起源于神经纤维之间的胶质细胞,沿视神经向前、后蔓延,可以涉及球内、眶内、颅内段直至视交叉和视束。病变被硬脑膜包绕,呈梭形肿大,表面光滑,包膜完整。视神经胶质瘤在组织学上为低级别星形细胞瘤,由不成熟的星形胶质细胞组成,部分可见罗森塔尔纤维(Rosenthal fiber)、微囊退变及小灶性钙化,瘤细胞间散在少量正常的少突胶质细胞。儿童多为毛细胞型星状细胞,成人多为胶质细胞型。

(三)临床表现

视神经胶质瘤表现为视力下降、眼球向正前方突出、视神经水肿或萎缩等,且视力下降多发生在眼球突出之前。对于肿瘤较大的病例,眼底可见放射状条纹。如果肿瘤向颅内蔓延,可以引起视神经

孔增大。晚期肿瘤增大,眼球高度突出,由正前方变为向眼球的外下突出,可在眼眶的内上触及质地坚硬的肿块。眼底检查可见明显的视神经萎缩,是本病与其他肌锥内肿瘤相鉴别的重要特点。本病一般不经血行和淋巴转移。

(四)超声检查

1. 二维灰阶超声　视神经病变呈梭形、卵圆形,替代正常视神经的位置。病变内回声低,增粗的视神经边界清楚。视神经可呈扭曲状态,有中度声衰减。视盘受到肿瘤的影响可以向眼球内突出,与视神经水肿也有关。

2. 彩色多普勒超声　病变内血流信号不丰富(图 1-2-8-4)。

(五)相关检查

1. CT 表现　视神经增粗扭曲,呈梭形或椭圆形肿大,边界清晰,病变内可见低密度囊变区,少数病例可见钙化,与脑实质相比瘤体呈等密度或低密度,轻至中度强化,若病变累及管内段视神经可见视神经管增粗。

2. MRI 表现　视神经梭形增粗,T_1WI 和质子加权像上视神经胶质瘤与脑白质相比呈等信号或轻度低信号,T_2WI 与脑白质相比呈相对高信号,增强扫描可见强化,病变可向后累及视交叉或视束,病变前方可见视神经周围蛛网膜下腔增宽,视神经周围 T_1WI 低信号、T_2WI 高信号。

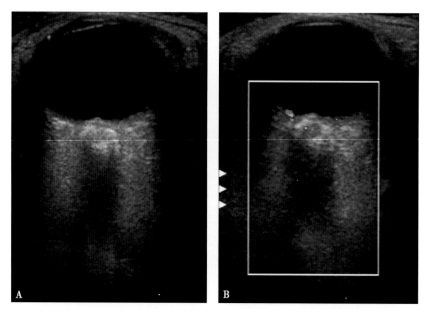

图 1-2-8-4　视神经胶质瘤二维灰阶及彩色多普勒超声图
A. 二维灰阶超声图像可见视神经回声较正常增宽, 内部回声减低, 视盘回声隆起;
B. CDFI 图像病变内未见异常血流信号

（六）鉴别诊断

视神经鞘脑膜瘤　成人多见, 儿童非常罕见, 视神经不规则增粗, CT 增强扫描可见"轨道征"。

（七）临床意义

超声与 CT、MRI 等影像诊断方法共同应用可准确诊断本病。

五、视神经鞘脑膜瘤

（一）概述

视神经鞘脑膜瘤是起于视神经鞘蛛网膜细胞的肿瘤, 为良性肿瘤但可恶变。肿瘤生长缓慢, 但恶变后发展迅速。大多数病变起源于眶内或颅内段视神经鞘蛛网膜细胞, 少数起源于眶内异位的脑膜细胞。肿瘤亦可由颅内脑膜瘤通过视神经管延伸至眼眶内形成, 称为继发性视神经鞘脑膜瘤。

（二）病理生理

视神经鞘脑膜瘤是由脑膜细胞发生的肿瘤, 视神经由三层脑膜包围, 所以视神经鞘膜发生的肿瘤称视神经鞘脑膜瘤。大体标本上视神经呈管状、不规则形增粗, 因肿瘤侵及脑膜, 表面不光滑。

（三）临床表现

本病成年人多见, 女性多于男性, 年龄越小恶性程度越高。由于肿瘤逐渐生长, 眼球多向正前突出, 晚期可向外下突出且眶缘可触及病变。未发生眼球突出之前视力正常, 发生眼球突出之后视力逐渐下降。由于视神经受到机械性压迫, 可见视盘慢性水肿、血管扩张、出血, 黄斑区星芒状渗出等。晚期病例可见视神经萎缩。

（四）超声检查

1. **二维灰阶超声**　视神经呈管状、锥形增粗, 视神经的宽度增加, 边界清晰。视神经内部回声低且不均匀, 增粗视神经内常有强回声光斑或钙化, 声衰减明显。因声衰减显著, 病变的后界一般显示欠满意。

2. **彩色多普勒超声**　病变内血流信号丰富, 频谱以动脉型血流信号为主（图 1-2-8-5）。

（五）相关检查

1. **CT 表现**　沿视神经走行的条状或卵圆形病变, 边界清晰, 呈等或略高密度, 密度均匀。增强扫描肿瘤明显强化, 但位于肿瘤中心的视神经不强化, 呈"轨道征"。如果在病变中发现线状或沙砾样钙化, 有助于本病的诊断。

2. **MRI 表现**　病变信号均匀, 在 T_1WI 上呈等信号、T_2WI 为等信号或略高信号, 平扫可见病变中心包绕视神经。增强后呈显著均匀强化, 可见"轨道征"。

（六）鉴别诊断

海绵状血管瘤　超声检查瘤体内部回声均匀, 而视神经鞘脑膜瘤内部回声欠均匀, 内可见增粗的视神经。

（七）临床意义

超声与 CT、MRI 等影像学检查相结合, 可显著提高视神经鞘脑膜瘤的诊断准确性。

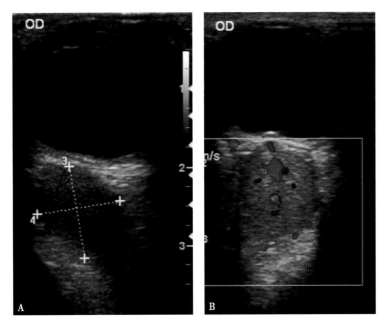

图 1-2-8-5　视神经鞘脑膜瘤二维灰阶及彩色多普勒超声图
A. 二维灰阶超声不同切面视神经呈锥形增粗，视神经的宽度增加，边界
清晰；B. CDFI 病变内可见血流信号。OD. 右眼

第九节　眼外肌疾病

本节主要介绍甲状腺相关眼病。

（一）概述

为甲状腺功能亢进引起的眼眶多种组织结构变化的免疫性疾病。通常是以眼球突出、上睑退缩、迟落、复视和眼球运动障碍为特征的一组综合征。

（二）病理生理

在疾病的早期，由于眼眶组织和眼外肌的水肿、炎症，眼球向各方向运动均可受限，并出现复视。在疾病的晚期，眼外肌水肿消退，但纤维化改变使之失去弹性，因而向拮抗肌方向运动受限。严重者肿大的眼外肌在眶尖肌锥部压迫视神经和血管，造成恶性突眼，视力下降。组织学检查眼外肌的间质水肿，淋巴细胞浸润。牵拉试验呈阳性，手术时可见肌肉纤维化而失去弹性。在疾病的炎症期应用类固醇激素及免疫抑制剂治疗有效。但肥大的眼外肌多不能恢复正常的形态及运动功能。

（三）临床表现

可发生于甲状腺功能亢进或正常的人，患者有单侧或双侧眼球突出，结膜充血水肿，上睑退缩。病变最常累及下直肌和内直肌，其他肌肉也可受累。

（四）超声检查

二维灰阶超声　眼外肌肥大，以肌腹为主，呈梭形肿大。常在眶尖部挤压视神经和血管。受累肌肉依次为下直肌、内直肌、上直肌和外直肌。眼球突出明显的患者 4 条眼外肌甚至提上睑肌都显著肥大（图 1-2-9-1）。

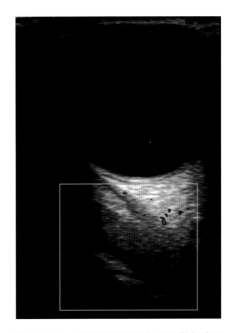

图 1-2-9-1　眼外肌增厚彩色多普勒超声图

（五）相关检查

1. CT 表现　眼球突出、眶脂体增厚、眼外肌肥大及眶壁压迫性改变。眼外肌肥大的特点呈双侧、对称、多发，眼上肌群增粗在横断面图像与眶内肿

瘤类似,冠状位和矢状位更有助于本病与其他疾病的鉴别。

2. MRI 表现 增粗的眼外肌 T_1WI 为等或低信号,急性期 T_2WI 表现为高信号,中晚期呈等或低信号。增强扫描可见眼外肌轻至中度强化。

(六)鉴别诊断

该病应与其他可能导致眼球突出的疾病相鉴别,如眶内肿瘤、血管畸形、炎症等。甲状腺相关性眼眶病主要累及眼外肌,可合并眶脂肪垫增厚、泪腺水肿增大等表现。据此可与其他眼眶疾病相鉴别。

(七)临床意义

本病是累及全眼外肌的病变。根据病变的程度、病程的长短,不同眼外肌受累的程度也不同。肌肉止端的改变与肌腹的肥大程度是一致的。在疾病的炎症期,肌腹和肌止端的水肿肥大程度较恢复期更为明显。超声检查可以作为评价眼外肌病变程度和疾病过程的方法之一。

(杨文利)

参 考 文 献

1. Byrne SF, Green RL. Ultrasound of the eye and orbit. Mosby, 2nd. US. 2002.
2. Singh AD, Hayden BC. Ophthalmic Ultrasonography. Expert consult. 2012.
3. 杨文利. 临床眼超声诊断学. 北京: 科学技术文献出版社, 2019.
4. 鲜军舫, 史大鹏, 陶晓峰. 头颈部影像学—眼科卷. 北京: 人民卫生出版社, 2014.

第二篇

涎　　腺

第一章 总 论

涎腺（salivary gland），又称唾液腺，属于外分泌腺，大涎腺主要包括三对大腺体，即腮腺、颌下腺及舌下腺。小涎腺包括唇腺、腭腺、舌腺等。涎腺由导管和腺泡两部分构成，后者分为浆液性及黏液性两类。

各种影像学方法在涎腺疾病诊断中都有各自的适应范围和优缺点，但高频超声是涎腺疾病的首选检查方法，它能全方位显示软组织结构的空间关系以及炎症、肿瘤的特点，并且可以动态观察。

第一节 解 剖

一、腮腺

腮腺为浆液腺，位于下颌后窝，形态大致呈不规则楔形，分深浅两叶。腮腺包膜下分布有淋巴结。腮腺主导管自腮腺前缘发出，开口于上颌第二磨牙的颊黏膜上，长约 3.5cm，内径 1～1.5mm。其体表投影相当于耳屏至鼻翼根部连线的中点上。

腮腺是涎腺中最大的一对腺体，其含有与头颈部各区相关的淋巴结，这些淋巴结相互交通，最终引流至颈部淋巴结。涎腺的主要功能及大多数疾病均来自腮腺。

二、颌下腺

颌下腺为混合性腺体，以浆液性腺泡为主。其位于颌下三角内，呈椭圆形，如鸽蛋大小。颌下腺导管长约 5cm，内径 2～4mm，开口于舌系带两侧的舌下肉阜。颌下腺导管开口较大，可使异物进入而形成结石。一般认为，颌下腺淋巴结位于颌下腺周围，而腺体内不存在淋巴结。

三、舌下腺

舌下腺为混合腺，以黏液细胞为主。其位于口底舌下，形如杏仁。舌下腺有 10～15 条细小导管，开口于口底舌下皱襞上，常为多个小管集合成较大导管，与下颌下腺管共同开口于舌下阜。舌下腺导管多而细，常因创伤等因素形成舌下腺囊肿。

第二节 检查技术及适应证

一、探头选择

检查腮腺、颌下腺，一般选用高频线阵探头，频率 7.0～14.0MHz。检查舌下腺或明显肿大涎腺，选用低频弧形探头，频率 3.0～5.0MHz。

二、检查前准备

涎腺检查前，患者无需特殊准备。患者仰卧位，检查一侧腮腺时，头偏向对侧；检查颌下腺、舌下腺时，头部后仰，声束朝向口底。直接扫查，行纵、横及多切面检查。

三、适应证

可以测量涎腺大小；鉴别涎腺弥漫性或占位性病变；初步判别涎腺弥漫性病变性质；鉴别涎腺囊性或实性结节；初步鉴别涎腺良性与恶性结节等。

四、检查技术

可以结合二维灰阶超声、彩色/能量多普勒超声、弹性超声及超声造影等多种方法，综合评估涎腺相关症状和体征。

第三节　正常超声图表现及规范书写报告

一、超声图描述

（一）二维灰阶超声

观察涎腺腺体的大小、形态、边界及腺体内部回声情况，正常涎腺导管在超声图上不易显示，偶在涎腺内可见一平行带状回声。如果超声显示扩张的导管，则考虑是否存在涎石症、肿瘤压迫或者炎症性病变。

（二）彩色多普勒超声

彩色多普勒超声可以通过血流强度（丰富、减少和正常三种）和血流分布（弥漫分布及局限性分布）两个方面对涎腺实质的血流进行评估。

（三）频谱多普勒超声

低速高阻型的频谱多见于多形性腺瘤等；高速低阻型频谱多见于腺淋巴瘤等；高速高阻型频谱以恶性混合瘤等恶性肿瘤多见。

二、正常超声图表现

（一）腮腺

1. 二维灰阶超声　纵切面及横切面见其形态呈倒三角形，腺体浅叶边缘清晰，深叶后缘不易完整显示，腺体实质为均匀高回声（图2-1-3-1），腮腺浅叶包膜下可见到低回声的小淋巴结。偶见腮腺导管，呈高回声管状结构。少数腮腺在其前缘可见到向前延伸的副腮腺，呈条索状，回声与腮腺一致。

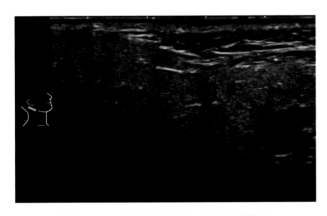

图2-1-3-1　正常腮腺组织二维灰阶超声图
腮腺腺体实质为均匀高回声

2. 彩色多普勒超声　腮腺实质内可见少量血流信号，呈散在点状分布（ER 2-1-3-1、图2-1-3-2）。

ER 2-1-3-1　正常腮腺组织彩色多普勒超声动态图
腮腺实质内可见少量血流信号，呈散在点状分布

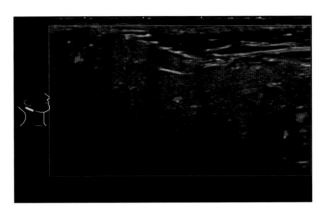

图2-1-3-2　正常腮腺组织彩色多普勒超声图
腮腺实质内可见少量血流信号，呈散在点状分布

3. 弹性成像　腺体质地较软，弹性成像呈绿色（ER 2-1-3-2、图2-1-3-3）。

ER 2-1-3-2　正常腮腺组织弹性成像动态图
正常腮腺弹性成像呈绿色

（二）颌下腺

1. 二维灰阶超声　正常颌下腺横切时为椭圆形，平行于下颌骨。纵切颌下腺，长径3～4cm，厚径1.5～2.0cm。腺体呈均匀一致的中等回声，与甲状腺回声相等，边缘清楚，后方无声衰减（图2-1-3-4）。颌下腺导管常不易探及。

2. 彩色多普勒超声　正常腺体内可探及散在分布的点状血流信号（ER 2-1-3-3、图2-1-3-5）。

3. 弹性成像　腺体质地较软，弹性成像呈绿色（ER 2-1-3-4、图2-1-3-6）。

（三）舌下腺

1. 二维灰阶超声　舌下腺位置深，宽1.5～2.5cm，不易显示完整的长径和厚径。腺体形态大多呈椭圆形（图2-1-3-7）。腺体实质为均匀高回声，边缘清楚，腺导管不易显示。

2. 彩色多普勒超声　腺体内可见少量、散在点状血流信号（ER 2-1-3-5、图2-1-3-8）。

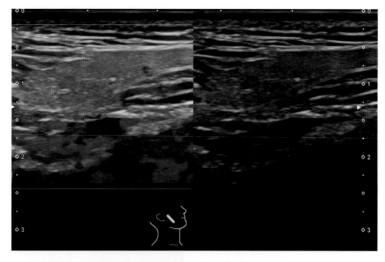

图 2-1-3-3　正常腮腺组织弹性成像图

正常腮腺弹性成像呈绿色

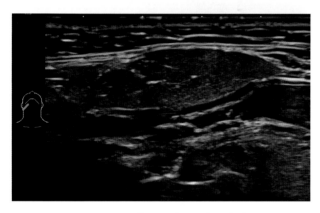

图 2-1-3-4　正常颌下腺二维灰阶超声图

颌下腺呈均匀一致的中等回声,与甲状腺回声相等,边缘清楚

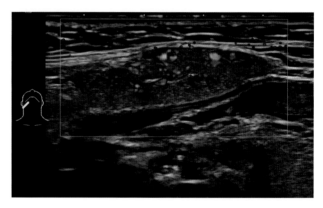

图 2-1-3-5　正常颌下腺组织彩色多普勒超声图

颌下腺内可探及散在分布的点状血流信号

ER 2-1-3-3　正常颌下腺组织彩色多普勒超声动态图

颌下腺体内可探及散在分布的点状血流信号

ER 2-1-3-4　正常颌下腺组织弹性成像动态图

正常颌下腺弹性成像呈绿色

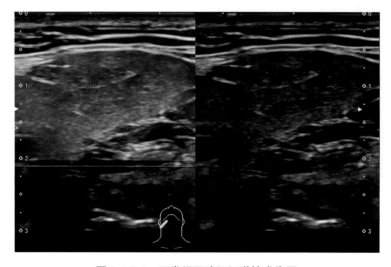

图 2-1-3-6　正常颌下腺组织弹性成像图

颌下腺质地较软,弹性成像呈绿色

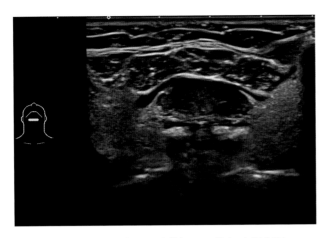

图 2-1-3-7　正常舌下腺横切面二维灰阶超声图
舌下腺呈高回声，回声均匀，边缘清楚

ER 2-1-3-5　正常舌下腺组织彩色多普勒超声动态图
舌下腺体内可探及散在分布的点状血流信号

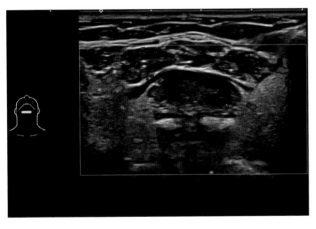

图 2-1-3-8　正常舌下腺组织彩色多普勒超声图
舌下腺体内可探及散在分布的点状血流信号

3. **弹性成像**　腺体质地较软，弹性成像呈绿色（ER 2-1-3-6、图 2-1-3-9）。

ER 2-1-3-6　正常舌下腺组织弹性成像动态图
正常舌下腺弹性成像呈绿色

三、规范书写报告

涎腺超声报告包括图像和文字两部分。

（一）涎腺超声报告图像部分

阳性结果应有超声图片，包括二维灰阶超声和彩色多普勒超声图像，必要时存储动态图。涎腺图像的储存要求有：

1. 涎腺弥漫性病变存图时，应以病变涎腺为中心，同时显示周边组织。

2. 涎腺局灶性病变存图时，应以肿块为中心，同时显示周边腺体组织。

3. 图片应有体表标志，以区分左右侧和涎腺病变位置。

（二）涎腺超声报告文字部分

涎腺超声报告文字部分包括一般项目、超声描述部分、超声诊断意见和签名。

1. **一般项目**　包括项目受检者的姓名、性别、年龄、申请科室、检查部位、超声仪器及型号等。每例患者都需有超声标识（ID）号；门诊患者要有门诊ID号，住院患者要有住院号。

2. **超声描述部分**　病变描述包括腺体的大小、边界、内部回声情况、血流信号状况等；腺体内结

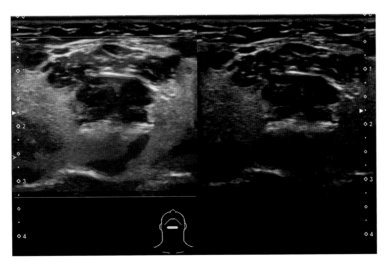

图 2-1-3-9　正常舌下腺组织弹性成像图
舌下腺质地较软，弹性成像呈绿色

节的数目、部位、形状、大小、边界、内部回声情况
（高 / 低回声、均匀 / 不均匀、有 / 无钙化灶及钙化灶
的形态）、血流信号状况（分布、流速及阻力指数）
等。如结节较大，需描述结节对周围组织的压迫和
侵犯情况。涎腺病变怀疑为恶性肿瘤时，需描写颈
部淋巴结的累及状况。

3. 超声诊断意见　病变的部位、形态、物理性
质，并结合临床资料给出可能的诊断。可以按照可
能性的大小依次给出多个。必要时给出建议，例如
定期检查、建议进一步检查；需要动态观察者，最好
注明复查时间，如 3 个月、6 个月等。

4. 签名　包括超声医师的签名及检查时间。

（田家玮　杜国庆）

参 考 文 献

1. 郭万学. 超声医学（上、下册）[M]. 6 版. 北京：人民军医出版社，2011.
2. 李泉水. 浅表器官超声医学 [M]. 2 版. 北京：科学出版社，2017.
3. 张志愿. 口腔颌面外科学 [M]. 7 版. 北京：人民卫生出版社，2012.
4. 周永昌，郭万学. 超声医学 [M]. 4 版. 北京：科学技术文献出版社，2002.

第二章 各 论

第一节 涎腺炎性病变

一、急性化脓性腮腺炎

（一）概述

急性化脓性腮腺炎较少见。常为化脓性致病菌所致，最常见的是金黄色葡萄球菌。多数并发于严重的全身性疾病，如胃肠道大手术后造成大量体液丧失，抵抗力极度低下，口腔内致病菌沿腮腺导管逆行感染至腮腺而发病。免疫功能低下、营养不良和涎石症是常见的易患因素。

（二）病理

1. 大体标本 腮腺肿大，充血。如腮腺伴有化脓，剖面可见大小不等的脓腔。

2. 镜下特征 导管上皮肿胀，管腔狭窄，分泌物内的细菌、脓细胞及脱落的上皮细胞形成黏液栓子阻塞腺管，导致周围炎性肿胀。炎症后期，导管周围上皮细胞可发生破坏。

（三）临床表现

1. 常为单侧腮腺疼痛、肿大、压痛，双侧同时发生者少见。早期可出现腮腺区轻度压痛、肿大；口腔内导管口轻度红肿、胀痛。化脓坏死期会出现持续性剧痛、跳痛，压痛明显，轻度张口受限。

2. 体温可高达40℃，白细胞总数增加。

3. **脓肿形成** 脓液在腮腺包膜内积聚增多时，压力增大，疼痛加剧，但由于腮腺腺体呈分叶状，可呈分散状脓肿，并且腮腺筋膜坚韧，故即使有脓肿形成亦难以扪及波动感。

（四）超声检查

1. **二维灰阶超声** 腮腺体积增大，形态不规则，边界欠清晰，实质回声分布不均匀（ER 2-2-1-1、图 2-2-1-1），呈网格状或蜂窝状改变。产生脓肿时可见局限性液性暗区或不规则片状低回声区。

2. **彩色多普勒超声** 早期血流信号明显丰富、

增多（图 2-2-1-2），若脓肿形成，其周边可见环形血流信号。

ER 2-2-1-1 急性化脓性腮腺炎二维灰阶超声动态图
腮腺体积增大，形态不规则，边界不清晰，探头加压脓腔内可有落雪感

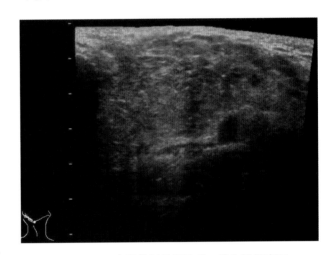

图 2-2-1-1 急性化脓性腮腺炎二维灰阶超声图
腮腺体积增大，形态不规则，边界欠清晰，实质回声分布不均匀

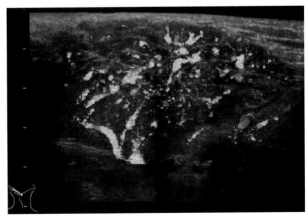

图 2-2-1-2 急性化脓性腮腺炎彩色多普勒超声图
腺体内可见丰富的血流信号

3. 频谱多普勒超声　腺体内可探测到搏动性的血流频谱及平稳型的血流频谱,且收缩期的峰值血流速度增高,阻力指数降低,舒张期血流供应也较丰富(图 2-2-1-3)。

4. 弹性成像　助力式弹性显示腮腺内呈现蓝绿相间样,以绿色为主,弹性评分为 2 分。

(五)相关检查

超声检查是诊断急性化脓性腮腺炎的首选方法,常不需要其他相关影像学检查。

(六)鉴别诊断

1. 流行性腮腺炎　具有传染性。大多数发生于儿童,患者常有与传染源接触史。常双侧腮腺同时或先后发生肿大,疼痛。但是较急性化脓性腮腺炎不同的是,患者口腔内腮腺导管并无红肿,分泌物为清亮液体。超声可见腮腺体积增大,回声减低,边界不清,但较少有脓腔形成,探头加压有压痛。

2. 病毒性腮腺炎　临床表现为三联症:腮腺炎、牙龈炎及疱疹性咽峡炎。常以咽炎开始,紧接着出现腮腺肿胀。超声表现为双侧涎腺增大,回声弥漫性不均,但常无脓腔形成。

3. 咀嚼肌间隙感染　主要为牙源性感染,患者多有牙痛病史。临床表现为以下颌角为中心的肿胀,张口受限明显,但腮腺导管口无红肿,分泌清亮液体,没有脓液。

(七)临床意义

超声检查时,通过高频超声,可以清楚判断是否存在腮腺脓肿,对判断疾病进展具有一定的价值。同时,进行超声引导下穿刺引流可减少抗生素用药,

缩短病程,判断有无脓肿形成,还可与其他病毒性腮腺炎相鉴别。

二、慢性涎腺炎

(一)概述

由结石、异物、瘢痕挛缩或先天发育异常、自身免疫功能异常等原因使涎腺导管堵塞而继发感染,也可由急性涎腺炎转变为慢性涎腺炎。慢性阻塞性涎腺炎是涎腺的主要感染性疾病。其中阻塞性下颌下腺炎的主要病因是结石,而阻塞性腮腺炎的主要病因是导管狭窄。研究显示大约有 73% 的导管阻塞由结石引起。其中大约 90% 发生在下颌下腺。

(二)病理生理

涎腺导管扩张,导管周围及间质中有大量淋巴细胞和浆细胞浸润或形成淋巴滤泡。小叶内导管上皮增生,出现鳞状化生。腺泡发生萎缩,甚至消失,大量纤维组织增生。

(三)临床表现

涎腺局部肿大,但无急性炎症的症状。通常有与进食相关的腺体肿大疼痛,伴酸胀感,但部分病例可为无痛性肿块。腮腺炎时,挤压患侧,导管口有少量黏稠且有咸味的液体流出,而颌下腺炎常可在口底颌舌沟触及结石。

(四)超声检查

1. 二维灰阶超声　超声图像表现分为导管型及腺体型。导管型可见腺体导管及分支导管扩张,有时呈节段性(图 2-2-1-4)。扩张的导管内部可见点状或絮状回声,多伴有导管内结石。腺体型则整

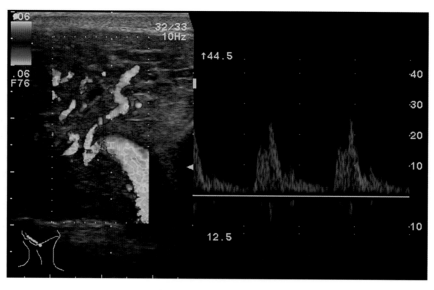

图 2-2-1-3　急性化脓性腮腺炎频谱多普勒超声图
收缩期峰值流速增高,阻力指数降低

个腺体可均匀增大，腺体回声分布不均匀，腺体内有散在分布的大小不等的低回声区，与周围组织分界不清（图2-2-1-5）。腺体内部回声也可弥漫性增强，常见有彗星征的点状强回声，为微气泡所致，多伴有导管结石，有时可见导管的管状回声，后壁清晰无衰减。

2. **彩色多普勒超声**　腺体内可见点状血流信号，有时可在低回声区探及较丰富的血流信号（图2-2-1-6）。

3. **弹性成像**　助力式弹性成像显示腮腺内呈现蓝绿相间样，以绿色为主，弹性评分为2分。

（五）相关检查

1. **X线造影**　涎腺导管异常的术前诊断大多数是基于X线造影。涎腺造影的主要优点是可以清楚地显示涎腺导管系统。慢性涎腺炎导管型在造影

条件下导管呈腊肠样破坏，腺泡呈雪花状或棉絮状破坏。

2. **CT**　对涎石的诊断更敏感，普通X线片不能确诊和漏诊的结石也可通过CT发现，对多个结石有更高的诊断率。但是，它不能证明导管损伤性病变。导管成像需向导管内注入造影剂，但是辐射量远大于X线造影，较X线导管造影无明显优势。

3. **MRI涎腺造影**　随着磁共振水成像技术发展产生的一种无创性的检查方法。它利用涎腺导管内唾液自然成像，拍摄前食用酸性食物以增加唾液分泌，由于不需要注射造影剂，排除外来干扰，可以评估自然状态下的导管形态。但缺点是费用较高，且对运动伪影敏感，易对金属假牙产生伪影。

4. **穿刺活检**　影像学方法不能明确诊断，或者临床症状不明显者，可通过超声引导下穿刺活检明确诊断。

（六）鉴别诊断

1. **涎腺良性肥大**　是一组非炎症性的涎腺疾病，以腮腺多见。常为双侧，导管口无红肿，分泌物无异常。通常与营养缺乏，酒精中毒，尿毒症等有关。超声显示涎腺较正常增大2~3倍，结构与回声与正常腮腺一致。彩色多普勒超声内部可见少许或无血流信号。

2. **涎腺肿瘤**　慢性腮腺炎、颌下腺炎有时可呈肿瘤样肿大，导管无明显改变及脓性分泌，此时应与肿瘤鉴别。涎腺肿瘤通常好发于单侧，易发生周围组织压迫症状，生长迅速。根据二维灰阶超声图所显示的肿瘤形态、边界、内部回声，彩色多普勒超声及频谱多普勒超声显示的血流信号多少、速度及阻力指数等都能进行辅助诊断。必要时需要进行穿刺活检明确诊断。

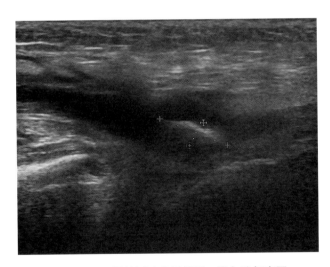

图2-2-1-4　慢性涎腺炎导管型二维灰阶超声图
腺体导管及分支导管扩张，有时呈节段性伴结石

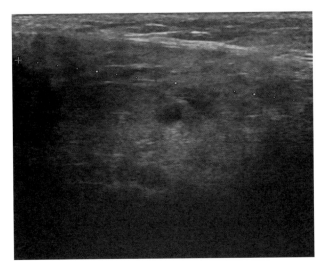

图2-2-1-5　慢性涎腺炎腺体型二维灰阶超声图
腺体可均匀增大，回声不均匀，可见低回声区，与周围组织分界不清

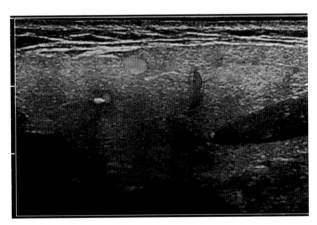

图2-2-1-6　慢性涎腺炎彩色多普勒超声图
腺体内可见点状血流信号

（七）临床意义

高频超声诊断颌下腺导管结石的敏感性和特异度均较高，优于传统临床物理检查及口底部 X 线检查，可以准确评估涎腺组织内部是否存在异常表现，超声为下颌下腺结石的首选方法。但是对于呈结节感的病变，二维灰阶超声不能明确诊断，需要结合临床及其他影像学检查进行鉴别诊断，必要时进行超声引导下穿刺活检明确其性质。

三、慢性阻塞性涎腺炎及涎石症

（一）概述

慢性阻塞性涎腺炎是一种由于各种局部原因阻塞导管，使唾液淤滞的慢性唾液腺炎症。慢性阻塞性涎腺炎包括慢性阻塞性腮腺炎，慢性颌下腺炎及涎石症等。涎石症是指由发生在涎腺腺体及其导管中的钙化性团块引起的唾液排出受阻，可继发感染，造成腺体急性或反复发作的炎症。颌下腺涎石最常见，腮腺次之。涎石症可见于任何年龄，以 20～40 岁的中青年多见。男性多于女性，病程短者数天，长者数年甚至数十年。

（二）病理生理

慢性阻塞性涎腺炎导管阻塞最常见的原因是结石，其他包括涎腺导管异物、狭窄、损伤、黏液栓子和扭转等。涎石形成的原因还不十分清楚，一般认为与局部因素有关，如炎症、异物、唾液滞留等。涎石多见于下颌下腺，与下列因素有关：

1. 颌下腺是混合性腺体，分泌的唾液富含黏蛋白，较腮腺分泌液黏滞，钙的含量也高出 2 倍，钙盐容易沉积。

2. 颌下腺导管自下向上走行，腺体分泌逆重力方向流动。

3. 下颌下腺导管长，在口底后部有一个弯曲部，导管全程较曲折。

慢性阻塞性涎腺炎的病理特点表现为腺体内炎症细胞浸润，组织破坏、萎缩，纤维增生，大部分可见导管扩张。伴结石者还可见腺体内导管管腔内钙盐沉积，结石形成，管壁受压萎缩变形；而非结石的单纯性涎腺炎腺体大部分结构仍完好存在；慢性腮腺炎见腮腺小叶结构存在，淋巴细胞浸润，间质脂肪纤维结缔组织内血管扩张充血，可伴有嗜酸性粒细胞渗出，部分可见腺泡萎缩、消失。

（三）临床表现

慢性阻塞性涎腺炎主要表现为阻塞症状即涎腺反复肿胀疼痛，挤压导管口可见大量的胶冻状或脓性分泌物。发生涎石症时患者进食时自觉胀痛，停止进食后不久疼痛亦随之消失，导管严重阻塞时腺体反复肿胀，每次发作时间均较长。

（四）超声检查

1. **二维灰阶超声** 腺体内导管出现不同程度的扩张，部分导管发生囊状扩张（图 2-2-1-7）。沿着扩张的腺体导管可发现团块状或点状强回声结石，若结石较大，后方可伴有声影（ER 2-2-1-2、图 2-2-1-8）。腺体肿大，回声不均匀（图 2-2-1-9），扩张的导管内可显示移动的点状或絮状回声。腺体内或颈部可见增大的淋巴结。

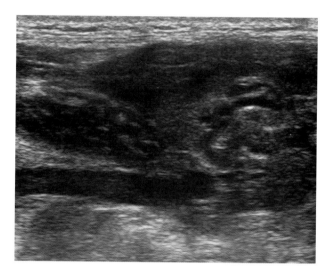

图 2-2-1-7 涎石症二维灰阶超声图
下颌下腺内导管不同程度扩张

ER 2-2-1-2 涎石症二维灰阶超声动态图
下颌下腺内沿着扩张的导管可见长条状强回声结石，后方伴有声影

2. **彩色多普勒超声** 慢性炎症急性发作时常表现为腺体内血流信号丰富（图 2-2-1-10），慢性炎症时常表现为腺体内血流信号不丰富。

（五）相关检查

1. **实验室检查** 血钙浓度较正常高。如并发感染，白细胞总数增多。

2. **X 线检查** 该方法是确诊涎石的重要手段。不同部位的结石，选择不同的拍片方案，下颌下腺导管较前部的涎石应选颌下颌横断牙合片，下颌下腺导管后部及腺体内的涎石应选下颌下腺侧位片。由于钙化程度高，X 线投照呈阻射 X 线表现，X 线

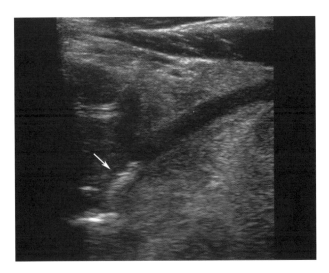

图 2-2-1-8　涎石症二维灰阶超声图
下颌下腺内沿着扩张的导管可见长条状强回声结石（箭头），后方伴有声影

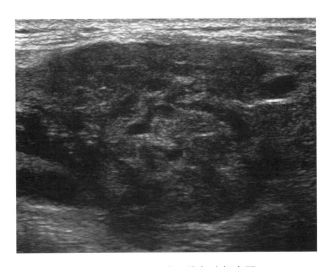

图 2-2-1-9　涎石症二维灰阶超声图
下颌下腺体积增大，回声不均匀

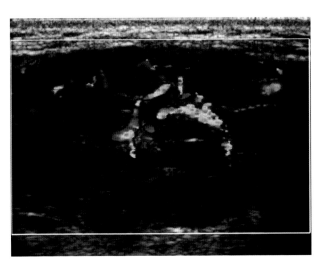

图 2-2-1-10　涎石症彩色多普勒超声图
慢性炎症急性发作时腺体内血流信号丰富

片上能显示其大小、形态，这种结石称阳性结石。当钙化程度低，X 线投照透射结石，在 X 线片上不能显示出的结石称阴性结石。通常怀疑结石时，先拍 X 线片检查是否有阳性结石，如果无阳性结石，再做涎腺造影检查有无阴性结石。

3. **X 线造影**　当 X 线片上无阳性结石影像时，宜行下颌下腺造影检查，用特制的涎腺造影插管插入主导管后注入 60% 泛影葡胺 1.5～2.0ml。拍下颌下腺侧位片及舌尖酸刺激后拍 5min 排空片。下颌下腺造影上常表现为主导管呈腊肠状扩张不整，局部可狭窄，狭窄后方导管扩张，累及分支导管，在导管系统可见造影剂充盈缺损，缺损后方导管扩张不整。这种充盈缺损多为阴性结石。经酸刺激后充盈缺损可向导管口方向移动，后方造影剂阻塞滞留。

4. **CT**　CT 较 X 线片、造影检查的效果更好，且能显示较小的涎石。不过一般经 X 线片检查即可确诊涎石，所以不宜将 CT 作为常规检查手段。

5. **MRI**　MRI 不如 CT 敏感，但也能较好地显示涎石。

（六）鉴别诊断

1. **下颌下腺肿瘤**　超声下颌下腺造影显示占位性改变，慢性下颌下腺炎多无占位性改变。

2. **慢性硬化性涎腺炎**　腺体内部可出现多个低回声区域，类似慢性血吸虫肝病。慢性硬化性涎腺炎不会出现主导管、叶间导管、小叶间导管扩张。

（七）临床意义

与传统检查方法相比，超声检查的优点有：操作方便且无创，可反复多次检查，并能对结石进行精确测量及准确定位等，能够观察腺体大小、形态、被膜及内部实质回声，了解血供、管腔结构，能准确判断结石的大小、数目及位置，鉴别慢性下颌下腺炎与下颌下腺肿瘤，以及下颌下腺结石与下颌下腺区局部强回声，能检查患侧下颌下腺区淋巴结有无异常。

（杜国庆）

第二节　涎腺瘤样病变

一、舍格伦综合征

（一）概述

舍格伦综合征（Sjögren's syndrome, SS）是以泪腺和唾液腺的慢性炎症和渐进性功能障碍为特征的系统性自身免疫病，舍格伦综合征分为原发性和继发性两种类型。单独的口干和眼干不伴有结缔组织病者称为原发性 SS，又称为干燥综合征。继发性 SS 伴有另外的结缔组织病如类风湿性关节炎、系统性红斑狼疮、硬皮病、多发性肌炎或多动脉炎。良性淋巴上皮病变是以唾液腺及泪腺组织明显的间质淋巴细胞浸润、腺体实质萎缩和上皮肌上皮岛形成为特征的唾液腺自身免疫性病变，现也称为淋巴上皮性唾液腺炎。良性淋巴上皮病变与舍格伦综合征的关系密切，舍格伦综合征的唾液腺改变即为淋巴上皮性唾液腺炎，即几乎所有的舍格伦综合征患者均患有淋巴上皮性唾液腺炎。但是有近 50% 的淋巴上皮性唾液腺炎的患者并无临床上舍格伦综合征表现。

（二）病理

主要组织学特征是密集的多灶性、进展性淋巴细胞浸润、腺泡萎缩、残存的导管增生形成特征性的淋巴上皮病变即所谓的上皮肌上皮岛。

舍格伦综合征的确诊依据唇腺活检。活检中最典型的特征是局灶性淋巴细胞性涎腺炎，表现为在病灶的导管周围或血管周围的焦点定位中，有 ≥50 个单核细胞（主要是淋巴细胞）的密集聚集。这些浸润细胞主要由 CD4$^+$ T 细胞、CD8$^+$ T 细胞和 CD19$^+$ B 细胞、浆细胞和树突状细胞组成。

（三）临床表现

舍格伦综合征起病多隐匿，临床表现多样，女性比男性更容易患该病。因唾液腺、泪腺病变，使唾液腺及泪腺分泌黏蛋白减少而引起口干燥症和干燥性角结膜炎。

1. 口干燥症　表现为：①口干；②成人腮腺炎，表现为间歇性交替性腮腺肿痛，累及单侧或双侧；大部分在 10d 左右可以自行消退，但有时持续性肿大；少数有颌下腺肿大，舌下腺肿大较少；③猖獗性龋齿；④舌痛，舌面干裂；⑤口腔黏膜溃疡或继发感染。

2. 干燥性角结膜炎　患者出现眼干涩、异物感、泪少等症状，严重者痛哭无泪。

3. 其他表现　部分患者还可出现皮肤、关节、肺、肾、消化、神经、血液等系统损害，最常见的腺外表现是关节痛，过敏性紫癜样皮疹，本病淋巴肿瘤的发生率远远高于正常人群。

（四）超声检查

1. 二维灰阶超声　整个腺体内部回声不均匀，可累及多个涎腺，如腮腺、颌下腺和泪腺。涎腺单侧或双侧体积肿大，根据超声图特点分为弥漫型、结节型、类肿瘤型和萎缩型四型。

（1）弥漫型：显示单侧或双侧涎腺大小正常或肿大，腺体内部可见弥漫分布的多个片状或融合片状低回声，分布不均匀，边界欠清晰，直径 2～6mm，部分呈蜂窝样改变，低回声区之间可以有间隔条索状高回声带，有时后方回声可以出现衰减（图 2-2-2-1）。

（2）结节型：涎腺腺体内可见多发的结节型团块，结节呈低回声区，呈散在性分布或融合成团，呈椭圆形、不规则形或分叶形，大小为 7～20mm，部分结节内部可见散在细点状回声或条状高回声分隔，边界尚清晰，未受累及的腺体回声可以正常。病变严重时可以累及整个腺体（图 2-2-2-2）。

（3）类肿瘤型：腺体内肿块多见于耳下区，直径 >2.0cm，通常为单发，内部呈低回声，分布欠均匀，内部可以有多条条状高回声分隔带，呈纵横交错状分布，边界欠清晰，无明显包膜。局部肿块周围可见小的低回声区，余腺体回声欠均匀（图 2-2-2-3）。

（4）萎缩型：整个腺体体积缩小或明显缩小，

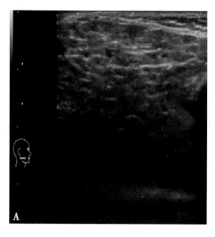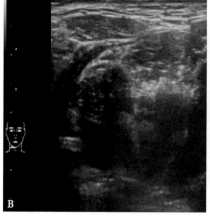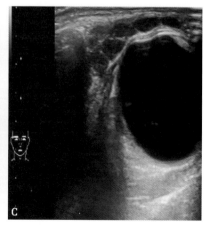

图 2-2-2-1　弥漫型 SS 二维灰阶超声图
A. 腮腺内；B. 舌下腺；C. 泪腺呈蜂窝样弥漫分布的多个小片状低回声

内部回声增强,可见散在的强回声带或强回声点(图2-2-2-4),局部伴"彗星尾"征。少数患者单侧或双侧腺体内有复合性单个或多个囊肿,囊壁边界清晰,边缘不规则。

2.**彩色多普勒超声**　弥漫型内部血流信号稍

丰富,特别是在回声分布不均匀区,呈点状或短条状。结节型内部血流信号稍丰富,呈分支状或条状(图2-2-2-5)。

3.**弹性成像**　应变成像原理是依据组织的软硬度不同,其弹性系数不同而进行色阶标识的,按红-黄-绿-蓝的顺序代表组织由软到硬的改变,舍格伦综合征患者的涎腺腺体依据腺体病变受累程度可呈红-黄-绿相间(图2-2-2-6)至黄-绿-蓝相间,以蓝色居多(图2-2-2-7)。

(五)相关检查

1.**CT**　可分为多发结节型、单发肿块型和弥漫浸润型。以多发结节型最多见,其典型表现为双侧腮腺和/或颌下腺腺体弥漫性肿大,密度不均匀性增高,见多发结节样软组织密度影及多发囊状低密度影,增强后呈不均匀强化,结节实性部分为中等至明显强化,囊状低密度不强化。

2.**MRI**　弥漫浸润型表现为双侧腮腺和/或颌下腺腺体增大,并弥漫分布斑点状长T_1、长T_2异常信号,病变界限不清晰,增强呈弥漫不均匀强化。多发结节样表现为双侧腮腺内及腮腺旁多发大小不等囊实性及实性肿块,以囊实性为主,边界清楚,增强实性部分明显强化,囊性区无强化。单发类圆形肿块,边界清楚,呈不均匀软组织信号,增强明显强化。

(六)鉴别诊断

1.**慢性涎腺炎**　弥漫型舍格伦综合征要与慢性涎腺炎相鉴别,慢性涎腺炎多见于腮腺、颌下腺,患者既往有急性炎症病史,可表现为单侧或双侧涎腺反复肿大,涎腺内部回声分布不均匀,可见散在分布的低回声区,呈蜂窝状或网格状。腺体型涎腺炎可伴单侧或双侧腺体周围或腮腺内淋巴结炎性肿大。导管型涎腺炎多为单侧,可见扩张的导管回声或伴有导管结石。

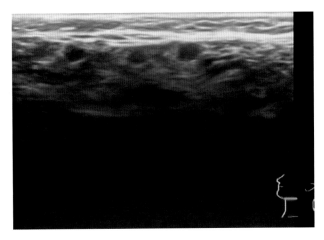

图2-2-2-2　结节型SS二维灰阶超声图
腮腺内多发的低回声结节呈散在性分布

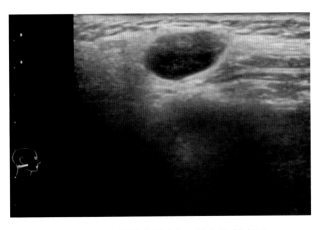

图2-2-2-3　类肿瘤型SS二维灰阶超声图
腮腺内单发低回声肿块,直径>20mm

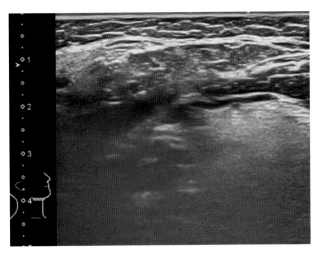

图2-2-2-4　萎缩型SS二维灰阶超声图
颌下腺腺体体积缩小,内部回声增强

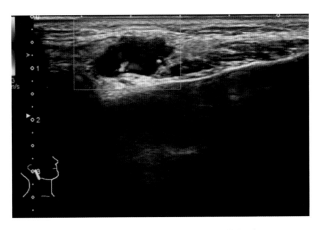

图2-2-2-5　类肿瘤型SS彩色多普勒超声图
病变区域血流信号较丰富,呈分支状或条状

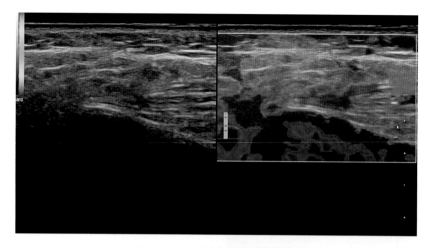

图 2-2-2-6　SS 腮腺腺体弹性成像图
腮腺病变区域硬度一般，呈红－黄－绿相间

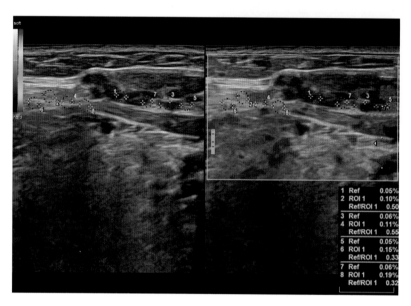

图 2-2-2-7　SS 颌下腺腺体弹性成像图
颌下腺病变区域硬度偏硬，以蓝色为主渲染

2. **IgG4 相关性涎腺炎**　好发于中老年男性，为最常累及颌下腺的慢性炎性疾病，腮腺较少累及。临床表现为单侧或双侧颌下腺无痛性渐进性质硬肿大，实验室检查可出现特征性的血清 IgG 或 IgG4 浓度升高。二维灰阶超声检查显示肿大的腺体内可见不规则低回声病灶，其内弥漫分布微小低回声区或局灶性低回声。舍格伦综合征多见于中老年女性，临床特征是口干、眼干，常伴有全身其他结缔组织病，实验室检查可见特征性抗 SSA、抗 SSB 抗体阳性，最常累及腮腺，单独累及颌下腺者不常见。

3. **多形性腺瘤**　类肿瘤型舍格伦综合征要和多形性腺瘤等肿瘤进行鉴别，在二维灰阶超声图上，多形性腺瘤多为单发、边界清晰、形态欠规则、内部回声常为低回声或混合回声，内部不均匀，部分后方回声增强。彩色多普勒超声显示多形性腺瘤多呈边缘提篮状分布。而类肿瘤型舍格伦综合征的肿块边界欠清晰，无明显包膜。患者常伴随口、眼干燥等临床症状，也有助于鉴别诊断。

4. **淋巴瘤**　临床表现为单侧腮腺区进行性增大的肿块，二维灰阶超声检查可见腮腺正常结构消失，内见细间隔回声分布，呈多发性小"类囊性"的蜂窝样改变，彩色多普勒超声显示血流信号较丰富，局部淋巴结结构异常。常累及多个器官，包括甲状腺、乳腺、睾丸等。良性淋巴上皮病发生淋巴瘤病变时超声表现与淋巴瘤类似，直径超过 2cm 或快速增长的病变建议活检。

5. **淋巴结增生**　二维灰阶超声检查一般显示为低回声肿块，大多边界清，有包膜，内部回声尚均匀，彩色多普勒超声可见内部及呈树枝状或火焰状血流信号。类肿瘤型的 SS 二维灰阶超声检查显示肿块包膜不明显,彩色多普勒超声可见条状血流信号。

(七)临床意义

舍格伦综合征超声图具有特征性改变,通过双侧腮腺、颌下腺及泪腺对比检查,可发现涎腺超声典型表现,再结合明显眼干、口干等临床症状,结合实验室检查抗 Ro/SSA 阳性,可以较明确地诊断舍格伦综合征,减少唇、唾液腺活检等有创检查。超声可以用于患者的疗效观察及定期随访。

二、木村病

(一)概述

木村病(Kimura disease,KD)是一种病因不明,多累及头颈部皮肤、肌肉、浅表淋巴结及腺体等软组织的慢性炎性疾病,部分患者伴有肾损害。因受累组织中有肥大细胞和血液中有抗白色念珠菌抗体,本病可能为变态反应性疾病。

(二)病理

1. **大体病理** 肿物质地柔软,大小不一,无包膜,切面灰白色,实质,偶见半透明的玻璃样物质。

2. **镜下特点** ①炎性细胞的增生和浸润,包括各病变组织中广泛的淋巴滤泡样结构形成和充填于滤泡间的大量嗜酸性粒细胞、淋巴细胞、肥大细胞;生发中心血管形成和坏死常见;嗜酸性微脓肿多见;②血管病变:主要为高内皮小静脉增生且程度较轻,不涉及肌样血管,内皮细胞呈扁平或低立方状,核卵圆形,胞质稀疏淡染,无空泡化,血管周围纤维化常见;③纤维化多见,可见于疾病的各阶段,尤其是病程较长者;④主要为薄壁血管内皮细胞的慢性炎性病损,是不明原因引起的异常免疫反应。

(三)临床表现

1. 本病多见于亚洲中青年男性,发病缓慢,病程长。以皮下无痛性肿块、外周血嗜酸性粒细胞增高和血清 IgE 增高的"三联症"为主要临床表现。75%位于头颈部,多见于耳周、腮腺、颌下区及颊部。该病对激素治疗敏感,但停药可复发。

2. 无痛性皮下软组织肿块,常多发,肿块边界清楚或不清,初期质地柔软有弹性,以后逐渐变韧硬。常可活动,若与皮肤粘连时,活动度差。可伴有局部淋巴结肿大,多见于颏下、颌下、颈部。

3. 早期肿块表面皮肤没有特殊变化,随着病情发展,局部皮肤可有瘙痒,患者反复搔抓可引起局部皮肤增厚、粗糙、色素沉着。

4. 该病多伴有肾病综合征、皮肤苔藓样淀粉样变性等疾病。

(四)超声检查

1. **二维灰阶超声** 因受累组织不同,超声图表现常呈多样化。

若受累组织为皮肤、腺体、肌肉,超声图表现为单个或多个互相融合的团块,团块呈不规则或斑片状混合回声,边界欠清,内部回声不均匀,低回声夹杂条索样高回声,类似"木纹"结构,有一定的特征性(图 2-2-2-8)。

若受累组织为淋巴结,常表现为单个或呈多个低回声肿块,边界尚清晰,形态呈类椭圆形或欠规则形,内部呈低回声(图 2-2-2-9),回声不均匀,淋巴结门样结构消失或稀疏可见(图 2-2-2-10),部分后方回声增强(图 2-2-2-11)。

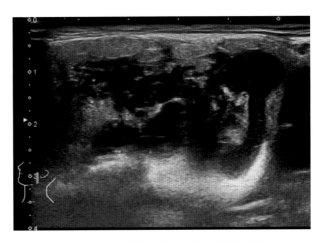

图 2-2-2-8 腮腺木村病二维灰阶超声图
病灶呈片状混合回声区,边界不清,内部回声不均匀,低回声中夹杂条索样高回声

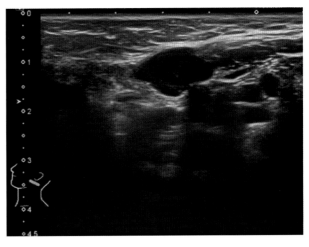

图 2-2-2-9 腮腺木村病二维灰阶超声图
病灶呈低回声,分叶状,边界清晰,内部回声欠均匀

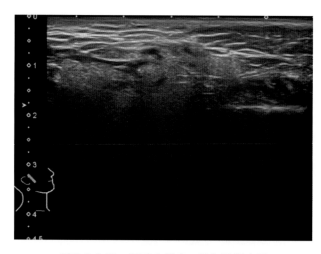

图 2-2-2-10　腮腺木村病二维灰阶超声图

病灶呈椭圆形，边界欠清，其内回声欠均匀，内可见淋巴门样回声

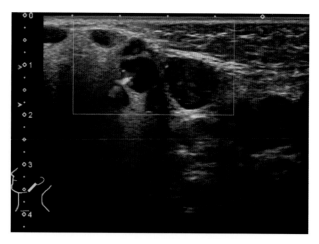

图 2-2-2-12　腮腺木村病彩色多普勒超声图

病灶周边及内部见条状及点状血流信号

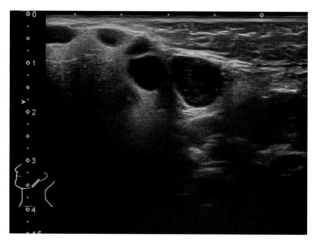

图 2-2-2-11　腮腺木村病二维灰阶超声图

病灶区见数个低回声团块，形状欠规则，边界尚清晰，其内回声欠均匀，后方回声增强

2. 彩色多普勒超声　彩色多普勒超声显示多数肿块周边及内部可见点样或短线样血流信号（图 2-2-2-12），少数血流信号丰富。血流频谱无特异性，可为低速低阻或高速高阻型动脉血流。

（五）相关检查

1. **CT**　表现缺乏特异性，加之发病率较低，故术前常被误诊，CT 增强扫描无强化或轻度强化。

2. **MRI**　表现缺乏特异性，T_1WI 表现不均匀低、等信号和 T_2WI 上的高信号，皮肤或皮下组织的病损则 T_1WI 和 T_2WI 上多表现为高信号，增强后呈轻度或中度强化。

（六）鉴别诊断

1. **类肿瘤型的舍格伦综合征**　通常为单发，内部呈低回声，分布欠均匀，内部可以有多条条状高回声分隔带，呈纵横交错状分布，边界尚清晰，多无

明显包膜。临床上以中老年女性多见，涎腺常有胀感，常有口干、眼干等临床症状。

2. **恶性淋巴瘤**　多为无痛性，早期表面光滑、活动；晚期则互相融合，与皮肤粘连，不活动，或形成溃疡。超声可见淋巴结肿大，长短径比 <2，可见融合，皮质明显增厚，髓质结构紊乱，整个淋巴结呈低回声，近似无回声，血流信号丰富，血管走行迂曲，多普勒超声常表现为高速高阻。

3. **淋巴结炎**　急性期可见局部红肿、疼痛，严重者可伴发热及白细胞升高。超声可见淋巴结体积增大，多数长短径比 ≥2，皮髓质增厚，皮质低回声，髓质高回声，血流信号明显增多，多普勒超声常表现为高速低阻。

（七）临床意义

由于淋巴结嗜酸性肉芽肿的超声图表现多样，不具有特征性，因此需结合临床表现、实验室检查，才能做出较为准确的诊断。确诊须依靠病理学检查。超声具有无创、可重复性好、图像直观、可动态观察肿块的变化等优点，在该病的疗效评估及随访中起至关重要的作用。

三、涎腺结核

（一）概述

涎腺结核是一种较为少见的涎腺感染，以腮腺结核最为常见，颌下腺次之。涎腺结核主要分为淋巴结结核型和实质结核型。

（二）病理

涎腺实质结核病理表现为初期腺泡间有孤立的结核结节，以上皮样细胞为主，中期腺泡大部消失，后期小叶外形消失，为结核组织所取代，结节中间可形成干酪样坏死，有的液化形成脓肿。涎腺淋巴

结结核病理表现为淋巴结体积增大，呈卵圆形，皮质增厚或皮髓质正常结构消失，随病程的进展，内部可出现坏死液化或钙化。

（三）临床表现

一般无明显自觉症状，表现为下颌角肿胀或腮腺区无痛性包块，触诊可为硬性或软性肿块，界限清楚、可活动，易误诊为良性肿瘤。部分病例有消长史和 / 或时硬时软表现，甚至出现短期生长加快或表现为急性蜂窝织炎，偶可见脓性分泌物从导管口流出。

（四）超声检查

1. **二维灰阶超声**　腮腺淋巴结结核表现为腮腺内多发淋巴结肿大，超声图可见腮腺内多发低回声结节（图 2-2-2-13），肿块内可见不规则的无回声区（图 2-2-2-14），其内可分布大小不等的点状强回声（图 2-2-2-15），完全坏死时可呈无回声。腮腺实质结核的超声图表现为腮腺体积弥漫性增大，包膜尚完整，内部回声不均匀，可见片状低回声区，腮腺导管未见扩张。

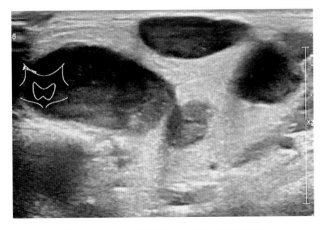

图 2-2-2-13　涎腺结核二维灰阶超声图
腺体内见多发低回声结节

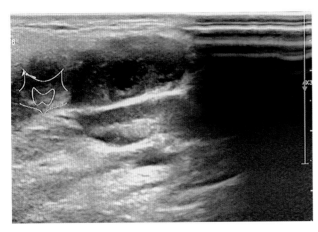

图 2-2-2-14　涎腺结核二维灰阶超声图
肿块内部可见不规则无回声区

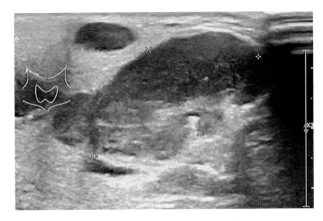

图 2-2-2-15　涎腺结核二维灰阶超声图
肿块内部可见数个点状强回声

2. **彩色多普勒超声**　初期病灶周围及内部血流信号常较丰富（图 2-2-2-16），后期血流信号减少甚至无血流信号。

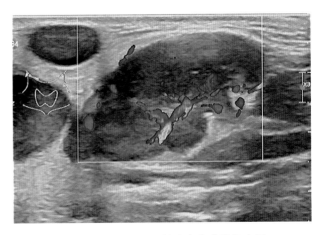

图 2-2-2-16　涎腺结核彩色多普勒超声图
病灶内部血流信号较丰富

3. **频谱多普勒超声**　病变初期和中期阻力指数相对较低，RI＜0.7；后期阻力指数相对初期较高，RI≥0.7。

4. **超声造影**　腮腺淋巴结结核的超声造影表现以环状增强多见，表现为病灶周边环状增强，内部无增强。其次为不均匀增强型，CEUS 示病灶内各增强区强弱不等，分布不均，病灶内可见无增强区，形态不规则。少数为无增强型，CEUS 示病灶内无造影剂充填。腮腺实质结核超声造影表现为不均匀增强，病灶整体不均匀增强，可见高增强区及低增强区。

5. **超声弹性成像**　腮腺淋巴结结核超声弹性成像多表现为蓝色或蓝绿色，质地较硬（图 2-2-2-17）。

（五）相关检查

由于腮腺结核的形态、密度及强化与其病理类型密切相关，因而在不同的病理阶段 CT 表现不尽相

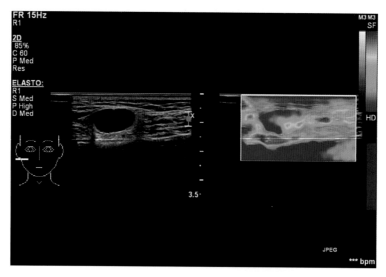

图 2-2-2-17　涎腺结核超声弹性成像图
病灶呈以蓝色为主的蓝绿色，质地较硬

同。病理上表现为结核性肉芽肿，其 CT 平扫为密度均匀、边界清楚结节，CT 增强后为中等程度强化。病灶以增生为主，CT 增强表现为病灶环形强化。

（六）鉴别诊断

1. 腮腺混合瘤　生长缓慢，无任何自觉症状，肿瘤形状较规则，较大时可呈分叶状，边界清楚，内部回声均匀，也可因变性、出血、坏死而致回声不均匀呈混合性回声。彩色多普勒超声显示肿瘤内可见"提篮样"血流。若肿瘤生长较快，并且伴有疼痛，超声图上肿瘤边界不规则，内部回声不均匀，呈混合回声时应考虑为腮腺恶性混合瘤的可能。

2. 结节状舍格伦综合征　本病是一种系统性的自身免疫性疾病，主要侵犯唾液腺与泪腺。常有口干、眼干症状及结缔组织疾病的表现，可能是涎腺的末期导管囊性扩张所致。它往往是孤立性病灶，很少多发。其内部回声为单纯的囊肿型，也可为以实性为主的混合型，结节周围腺体结构正常，回声无变化。

3. 腺淋巴瘤　该病也表现为边界清晰的均匀低回声肿块，血流信号较丰富，血流分布以内部分支型为主，病史可助鉴别。本病好发于 50 岁以上的男性，且多位于腮腺浅叶下极，通常为多发或双侧发病。肿块常有较薄的包膜和大小不等的囊腔，常表现为发展缓慢、表面光滑、质地较软的无痛性肿大。除合并其他疾病外，一般无淋巴结肿大征象。

（七）临床意义

因涎腺结核发病率较低，又缺乏典型的临床表现，且超声表现缺乏特异性，因而在检查时很难想到该病，而容易误诊为其他涎腺病变，目前其确诊仍然需要病理学检查。青少年出现涎腺区肿块，尤其有较明显的肿块消长史和 / 及时硬时软表现时应考虑涎腺结核。此外，如涎腺导管口有脓性分泌物或穿刺明显波动肿块的吸出物可做耐酸染色以明确诊断，如伴全身或其他系统结核则有助于诊断。

二维灰阶超声的优势在于能准确地评估涎腺结核的部位、囊实性质及相邻组织结构的病变情况，但其病理变化复杂，超声图表现多样。超声造影对腮腺结核有一定的特征性，可以为临床提供有价值的诊断信息，但最终诊断仍依赖于穿刺或术后病理组织学检查。

（熊　屏）

第三节　涎腺囊肿

一、舌下腺囊肿

（一）概述

舌下腺囊肿（sublingual gland cyst，SGC）是一种常见的涎腺囊肿，多因腺体或导管损伤破裂，黏液溢入组织内形成，此类囊肿无上皮衬里；少数病例是由于舌下腺导管远端阻塞，近段分泌液潴留形成，该类囊肿有上皮衬里。

（二）病理生理

1. 大体病理　穿刺检查可见囊内多为淡黄色黏稠囊液，少数为蛋清样液，偶见胶冻样白色囊液。

2. 镜下检查　舌下腺实质内大部分病例可见淋巴细胞浸润，常存在不等量导管扩张。舌下腺分泌液外漏，主要表现为：①腺小叶内腺泡破裂，小叶内形成黏液池,肌上皮细胞增生呈结节状;②舌下腺分泌液漏出到腺小叶周围疏松结缔组织内,存在或不存在明显的囊壁。有囊壁者大部分为肉芽和纤维结缔组织,少数可见部分上皮衬里。

(三)临床表现

舌下腺囊肿发病多见于青少年,男性稍多见。根据囊肿的主要临床表现可分为口内型、口外型及哑铃型 3 类:口内型囊肿及哑铃型囊肿好发于口底舌下区,呈浅紫蓝色,质地柔软,有波动感,穿刺可抽出蛋清样黏稠液体;口外型多以颌下、颏下或颈部缓慢增大的无痛性肿物而就诊,内容物为黄色黏稠液体。哑铃型囊肿同时累及舌下区及颌下和/或颏下区。

(四)超声检查

1. **二维灰阶超声**　囊肿均为单发,形态可呈椭圆形、哑铃形或不规则形,边界(欠)清晰,但内部回声存在一定的差异,多数表现为无回声(图 2-2-3-1),部分囊肿内可见短条状高回声分隔带(图 2-2-3-2);部分表现为囊实性混合回声,以无回声为主,可见少量低回声区(图 2-2-3-3);偶见为实质低回声,未见明显无回声区(图 2-2-3-4)。

根据舌下腺囊肿所在位置与下颌舌骨肌的关系,将病变分为口内型、口外型及哑铃型 3 种。

(1)口内型:超声图上病变位于下颌舌骨肌以上的舌下区,同侧下颌舌骨肌完整连续,未见明显缺损(图 2-2-3-5)。

(2)口外型:超声图表现为团块位于下颌舌骨肌以下的下颌下区或颏下区,部分同侧下颌舌骨肌

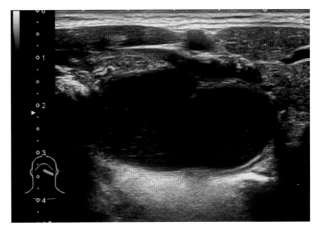

图 2-2-3-1　舌下腺囊肿二维灰阶超声图
病灶呈椭圆形,边界清晰,内为无回声区

可观察到局部缺损,舌下腺突向肌肉缺损,可疝入下颌下区(图 2-2-3-6)。

(3)哑铃型:超声图上团块同时累及下颌舌骨肌以上的舌下区和以下的下颌下区,哑铃型舌下腺囊肿的超声图上亦可观察到不连续的下颌舌骨肌,舌下区肿块通过狭窄的肌肉缺损突入下颌下区(图 2-2-3-7)。

2. **彩色多普勒超声**　病灶内未见明显血流信号,部分病灶周边可见少许点状血流信号(图 2-2-3-8)。

(五)相关检查

1. **CT**　能清晰显示病变解剖间隙和与毗邻结构的关系,可见口底一侧的黏膜下囊性低密度影,密度均匀;边界清楚,壁光滑,部分有钙化。周围舌下腺及邻近组织及血管受压,界限清楚。偶可见舌下腺导管扩张。增强扫描:囊壁线样强化,囊内无强化。

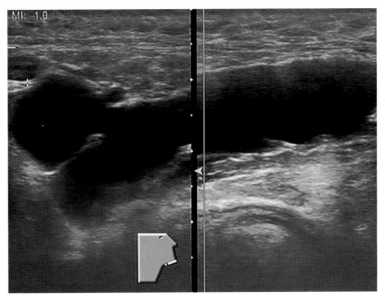

图 2-2-3-2　舌下腺囊肿二维灰阶超声图
病灶呈不规则形,边界尚清晰,内为无回声,可见带状分隔

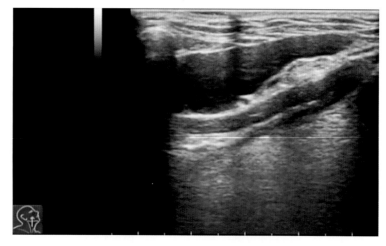

图 2-2-3-3　舌下腺囊肿二维灰阶超声图
病灶呈欠规则形,边界清晰,内以无回声为主,伴少量低回声

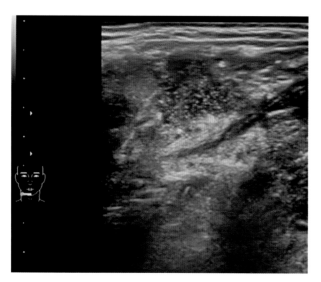

图 2-2-3-4　舌下腺囊肿二维灰阶超声图
病灶呈不规则形,边界欠清,其内回声不均,以实质低回声
为主

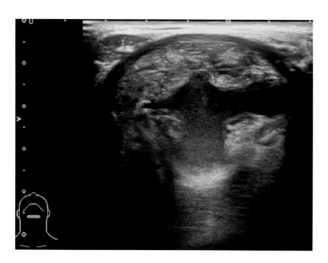

图 2-2-3-5　舌下腺囊肿(单纯型)二维灰阶超声图
病灶位于舌下区,形态欠规则,内呈低至无回声

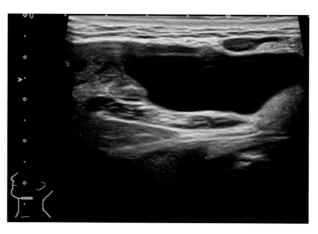

图 2-2-3-6　舌下腺囊肿(口外型)二维灰阶超声图
病灶位于颌下区,形态欠规则,其内回声尚均,可见无回声区

2. **MRI**　对于口底和向深部生长的病变,MRI
检查更加有效。由于口底解剖结构较为复杂,MRI
比 CT 更能良好显示口底囊性病变的特征。舌下腺
囊肿在 T_1WI 上信号变化较大,取决于蛋白含量或
出血情况等,有时需要与皮样囊肿、脂肪瘤等实体
瘤鉴别。MRI 检查能明确舌下腺囊肿与下颌舌骨肌
的关系,还能明确囊肿的走行方向。

(六)鉴别诊断

1. **口底皮样囊肿**　皮样囊肿为胚胎性良性囊
状肿瘤,生长缓慢,肿块接近中线,二维灰阶超声检
查往往见肿块呈椭圆形,一般不会突入颌下区,境
界清,内充满点状等回声或低回声。舌下腺囊肿二
维灰阶超声检查显示较大的囊肿可突入颌下间隙,
也可波及对侧舌下区,边界清,内部回声以无回声
为主。

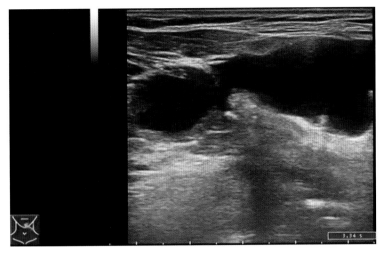

图 2-2-3-7　舌下腺囊肿(哑铃型)二维灰阶超声图
病灶呈哑铃形,边界清,内部回声不均

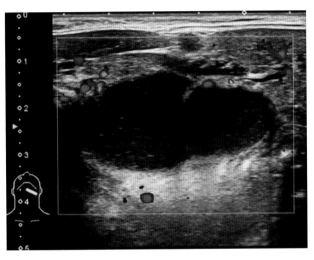

图 2-2-3-8　舌下腺囊肿彩色多普勒超声图
病灶内未见彩色血流信号

2.**口底淋巴管瘤**　二维灰阶超声检查显示为混合回声区,内见不规则囊状无回声,多可见多条分隔带,边界清或不清,彩色多普勒超声未见明显血流信号,加压后血流信号无变化。舌下腺囊肿继发感染时二维灰阶超声检查内部呈混合回声,以无回声为主,边界清或欠清,彩色多普勒超声可见周边实质内少许血流信号。

(七)临床意义

超声检查对明确舌下腺囊肿的大小、位置与下颌舌骨肌的关系及囊肿的分型有一定意义,并可通过其超声图特点对病变做出较为准确的诊断,超声引导下穿刺抽吸囊内液的性质也有助于判断囊肿的性质,为临床制定手术方案提供术前依据。

二、腮腺囊肿

(一)概述

腮腺囊肿是一种发生于腮腺被膜内的相对少见的唾液腺囊肿,主要类型包括腮腺单纯囊肿、腮腺淋巴上皮囊肿及皮样或表皮样囊肿,其发病原因各不相同。多见于老年男性,临床表现为无痛性渐进性增大的肿块。

(二)病理生理

1.**大体病理**　囊肿均为圆形或椭圆形,质软,有囊性感,表面光滑,包膜完整。由于囊肿内容物不同,囊肿壁透出暗紫或淡黄色泽。标本剖面大多数为较大囊腔,囊壁厚薄不一,多光滑,有的有乳头状突起,突向囊腔。多数为单囊,少数为多囊。由于囊肿内容物不同,切面可呈淡黄、灰白、粉红,内含淡黄色黏稠液、清亮液、豆腐渣样物、乳糜状物质,个别含有角化物。

2.**镜下表现**　可分为4种组织学类型①单纯性囊肿:最常见,上皮衬里为单纯立方上皮或2~5层扁平上皮,且囊壁厚薄不一,囊内为透明浆液性液体,如囊肿发生感染,囊壁组织变得较厚,血管扩张充血,囊液呈暗紫色血性浆液性液体;②淋巴上皮囊肿:纤维囊壁内有大量淋巴细胞浸润,上皮衬里多为单层,囊壁厚薄不一,囊液比较黏稠;③表皮样囊肿:囊壁衬里上皮为复层或受到挤压呈单层,上皮表层伴角化,上皮囊壁内可见淋巴细胞浸润,囊内容物多为白色豆腐渣样物质;④多囊型囊肿:囊腔有多个,囊壁厚薄不一,囊壁内有炎症细胞浸润,血管扩张充血,部分较厚的囊壁内有"子囊"。

（三）临床表现

腮腺囊肿多见于老年男性，表现为腮腺区无痛性肿块，呈圆形或椭圆形，生长缓慢，无功能障碍，肿块软，有波动感，与周围组织界限清，活动度良好，表面皮肤温度及颜色正常，当囊肿发生感染时，可出现疼痛，界限不清，瘘管形成等症状。

（四）超声检查

1. **二维灰阶超声** 腮腺内见无回声区（图2-2-3-9），呈圆形、椭圆形或稍不规则形，边界清，后方回声增强，部分无回声区内可见线状分隔（图2-2-3-10），部分无回声区内见暗淡粗光点伴少许带状回声。

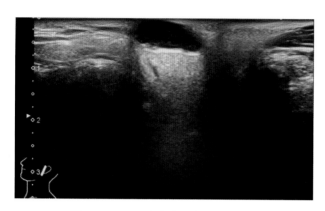

图 2-2-3-9 腮腺囊肿二维灰阶超声图
病灶位于腮腺浅叶，类椭圆形，边界清晰，呈无回声，后方回声增强

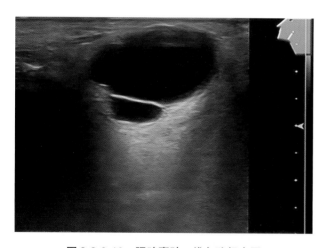

图 2-2-3-10 腮腺囊肿二维灰阶超声图
病灶位于腮腺，稍分叶状，边界清晰，呈无回声，内可见强回声分隔，后方回声增强

2. **彩色多普勒超声** 囊肿内未见明显彩色血流信号（图2-2-3-11），合并感染时囊肿周边可见星点状血流信号。

（五）相关检查

1. **CT** 平扫见病灶位于浅叶，为圆形囊性低密度影；增强扫描无强化，病灶边界显示更清晰。

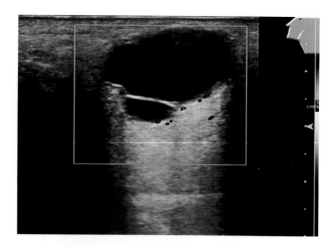

图 2-2-3-11 腮腺囊肿彩色多普勒超声图
病灶内未见彩色血流信号

2. **MRI** 病灶多为单发，位于腮腺内下方，呈类圆形，边界清晰。平扫呈长 T_1、长 T_2 信号，信号均匀，部分病灶信号欠均匀，增强扫描，部分可呈环形强化。

（六）鉴别诊断

1. **第一鳃裂囊肿** 囊肿多位于颈前三角，胸锁乳突肌中上 1/3 交界处内侧缘，面颈部侧方，二维灰阶超声检查主要表现为椭圆形或类圆形团块，内部回声不均，可见密集、粗细不等、亮暗不均的回声，反复感染者囊壁较厚、毛糙。腮腺囊肿位于腮腺区，多为导管阻塞所引起，一般位于导管走行部位。二维灰阶超声主要表现为腮腺区有边界清楚的无回声区，呈圆形或椭圆形，后方回声增强。彩色多普勒超声显示囊肿内及周边无血流信号，合并感染时囊肿周边有时可见星点状血流信号。

2. **淋巴管瘤（单纯型）** 多在幼儿期发病，位于皮下软组织内，二维灰阶超声检查呈圆形或分叶形，常多发，最大的直径可达 10cm 以上，边界清晰，无明显包膜感，内部呈单房或多房无回声区，其间有分隔，壁及分隔光滑，分隔厚薄较均匀，彩色多普勒超声显示病灶内未见明显血流信号。腮腺囊肿多见于中老年，二维灰阶超声检查为腮腺内病灶，一般呈圆形，有包膜，内部呈无回声或均匀低回声，部分可见带状分隔。

（七）临床意义

超声对腮腺囊性肿物及以囊性为主的混合性肿物的诊断准确率可达 90% 以上，因此对于腮腺囊肿的诊断有较高的临床价值。对于少数不典型病例可结合临床检查和短期随访进一步判断，必要时还可在超声引导下穿刺活检以明确诊断。

三、鳃裂囊肿

（一）概述

鳃裂囊肿（branchial cleft cyst）是先天性胚胎发育异常所形成的腮腺区、侧颈部无痛性囊性肿块，可发生于任何年龄，但常见于 20～50 岁，无性别差异。

（二）病理生理

1. 成因　鳃裂囊肿的成因目前尚有争议，多数学者认为是胚胎时期鳃裂结构残留所致。胚胎发育第 4 周，在头下部和颈侧方出现 6 对实质性鳃弓和间隔于每对鳃弓间的 5 对沟裂即鳃裂。在发育过程中各个鳃弓互相融合形成颈部及面部各个器官，鳃裂消失。如果鳃裂没有完全消失，有上皮组织残留则可形成囊肿。

2. 分型　目前组织学按照鳃弓的胚胎发育及其特定的解剖位置，将鳃裂囊肿分为第一至第四鳃裂囊肿：①第一鳃裂囊肿为第一鳃裂残留胚胎痕迹，表现为腮腺内或颈前三角的囊肿，约占所有鳃裂畸形的 10% 以下。②第二鳃裂囊肿起源于第二鳃裂畸形，典型部位为胸锁乳突肌前方上 1/3 与下 2/3 汇合处，也可发生于从舌骨至胸骨上窝的任何水平，约占鳃裂囊肿的 90%。可分为 4 型：Ⅰ型位于胸锁乳突肌前缘、颈阔肌深面；Ⅱ型较常见，位于胸锁乳突肌浅面，颈动脉间隙外侧和颌下腺后方；Ⅲ型位于颈内、外动脉之间；Ⅳ型位于咽旁间隙、紧邻咽壁。③第三鳃裂囊肿相对少见，约占 2%。④第四鳃裂囊肿罕见。

3. 病理特点　肉眼见囊内含黏性液体，乳白色稍浑浊；镜下见囊肿壁外层多为纤维结缔组织，大多数病例囊肿内衬鳞状上皮，少数内衬柱状上皮或两者混合，囊壁中有较多淋巴组织、纤维组织增生，常形成生发中心。

（三）临床表现

鳃裂囊肿主要症状为生长缓慢的无痛性肿块，常见于胸锁乳突肌前缘深处或腮腺区。因包块大小、部位不同，使不同的邻近器官受累，可表现为吞咽困难、声音嘶哑等。触诊肿块边界清晰、活动度好，质地中等或偏软，较大者有波动感，无压痛，与皮肤无粘连。合并瘘管继发感染时常红肿、疼痛，瘘管有脓性分泌物和黏液流出。

（四）超声检查

1. 二维灰阶超声　①病灶呈圆形或类椭圆形、边界清楚的囊性病变，张力较大，周围组织呈受压改变并与其分界清楚（图 2-2-3-12），不合并感染时囊壁

平整；②囊内回声与其内衬上皮有关，内部回声表现具有多样性。当为柱状上皮衬里时，其内容物为透明黏液或浆液，超声图表现为无回声，透声佳，少数伴有稀疏光点（图 2-2-3-13）；当为鳞状上皮衬里时，其内容物为不透明的浑浊液或乳状液，超声图多表现为无回声区内伴有强光点及光带（图 2-2-3-14）；③如果 2 种形态上皮同时存在，其无回声暗区清晰度将随鳞状上皮所产生角化物的增多而减低，甚至呈实性肿块样（图 2-2-3-15）。

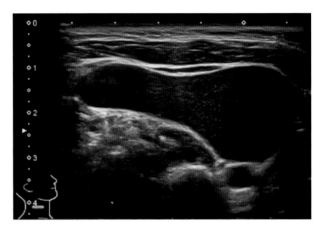

图 2-2-3-12　鳃裂囊肿二维灰阶超声图
病灶呈类椭圆形，边界清晰，内呈均匀无回声

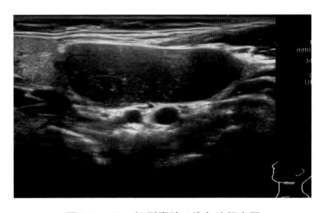

图 2-2-3-13　鳃裂囊肿二维灰阶超声图
病灶呈椭圆形，边界清晰，内以无回声为主伴少许光点

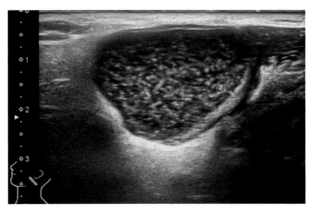

图 2-2-3-14　鳃裂囊肿二维灰阶超声图
病灶呈类圆形，边界清晰，其内回声不均，充满流动的密集光点

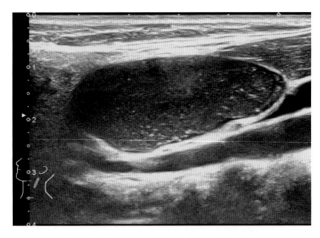

图 2-2-3-15　鳃裂囊肿二维灰阶超声图
病灶呈低回声,椭圆形,边界清晰,其内回声欠均匀,可见强回声点伴彗星尾征

2. **彩色多普勒超声**　病灶内常未见明显血流信号(图 2-2-3-16),部分病灶周边可见点状或短线状彩色血流信号(图 2-2-3-17)。病灶微血管成像常表现为内部未见明显血流信号(图 2-2-3-18)。

3. **超声弹性成像**　病灶弹性大多呈中等质地(图 2-2-3-19)。

(五)相关检查

1. **CT**　常见表现:①病变位于颈前三角区、胸锁乳突肌的前内侧、颌下腺内侧、颈动脉鞘前外方、上至下颌角水平、下至甲状软骨水平;②类圆形囊性肿块,多层面观病灶为一长梭形囊状结构,中部较宽;③病灶边界清晰,周围结构被推压、移位;④囊内密度均匀,CT 值 5～33Hu;增强扫描见囊壁强化、壁薄、囊内无强化;⑤当囊肿边界模糊,与周围结构间隙欠清晰,囊壁增厚不规则,囊内密度高时,提示感染的可能。

2. **MRI**　囊肿呈椭圆形,边界清楚,T_1WI 呈高信号,T_2WI 呈高信号。囊肿合并感染时,横断位加冠状位 T_2WI 表现为多囊,囊肿壁厚,边界不清、毛糙,与周围软组织广泛粘连。

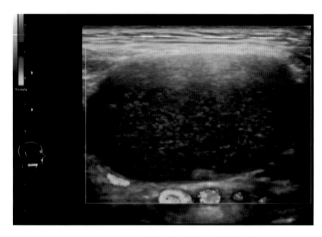

图 2-2-3-16　鳃裂囊肿彩色多普勒超声图
病灶内未见明显彩色血流信号

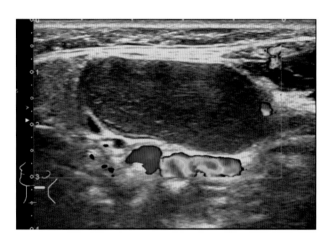

图 2-2-3-17　鳃裂囊肿彩色多普勒超声图
病灶周边见少许点状彩色血流信号

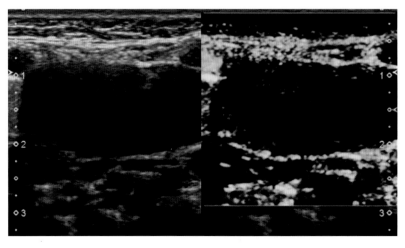

图 2-2-3-18　鳃裂囊肿超微血流成像图
病灶内部未见明显彩色血流信号

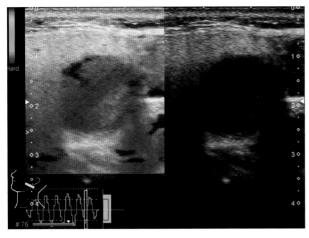

图 2-2-3-19　鳃裂囊肿超声弹性成像图
病灶大部分呈绿色中等质地,伴少量蓝色质地偏硬成分

(六)鉴别诊断

1. **腮腺囊肿**　位于腮腺区,多为导管阻塞所引起,一般位于导管走行部位。二维灰阶超声检查主要表现为腮腺区有边界清楚的无回声区,呈圆形或椭圆形,后方回声增强。彩色多普勒超声显示囊肿内及周边无血流信号,合并感染时囊肿周边有时可见星点状血流信号。鳃裂囊肿多位于颈前三角,胸锁乳突肌中上 1/3 交界处内侧缘,面颈部侧方,二维灰阶超声检查主要表现为椭圆形或类圆形团块,内部回声不均,可见密集、粗细不等、亮暗不均的回声,反复感染者囊壁较厚、毛糙。

2. **甲状舌管囊肿**　好发于甲状舌骨肌前正中线或旁正中线,临床主要表现为颈前区中线处邻近舌骨的逐渐增大的无痛性肿物,可随伸舌或吞咽动作而上下移动,典型二维灰阶超声表现为边界清晰的无回声区,内散在分布细点状中低回声,伴后方回声增强。鳃裂囊肿一般偏于颈部一侧,不随吞咽移动。

3. **多形性腺瘤**　多形性腺瘤的二维灰阶图像常表现为形态欠规则伴浅分叶,多为单发、左侧,边界清晰、形态欠规则,内部欠均匀,常呈低回声或混合性回声,部分后方回声增强,血流信号减少。彩色多普勒超声多形性腺瘤多呈边缘提篮状分布。鳃裂囊肿二维灰阶超声检查内部无实性成分,彩色多普勒超声囊肿内未见明显血流信号。

(七)临床意义

目前认为,手术彻底切除是治疗鳃裂囊肿的最佳治疗方法。因此术前明确诊断、评估肿物与周围重要组织结构的关系尤为重要。临床医生虽然可以通过临床表现、穿刺等方法做出初步诊断,但对于临床症状不典型或未作必要辅助检查的病例,鳃裂囊肿常被误诊。超声不仅在区别囊实性病变中有其独特的作用,而且还能为术前拟定手术方案提供大量准确信息,并且可以通过观察肿物的数量、大小、血流信号及与周围组织的关系等与其他疾病相鉴别。

(熊　屏)

第四节　涎腺良性肿瘤

一、多形性腺瘤

(一)概述

多形性腺瘤是涎腺最常见的交界性肿瘤,因肿瘤内含有的组织具有多形性或混合性而得名。多数无症状,约 80% 发生在腮腺。可发生恶性变,生长速度加快,向周围浸润,可以疼痛和面瘫等为主要症状。

(二)病理生理

1. **病因及发病机制**　尚未完全明确,但遗传倾向是多形性腺瘤的易发因素。同时也发现该肿瘤的发生和进展与猿猴空泡病毒40有关。

2. **病理特点**

(1)大体标本:边界清楚、椭圆形或圆形的肿块,常有包膜,但包膜的厚度不一致。可以有部分包膜或完全无包膜,特别是以黏液成分为主的肿瘤。较大的肿瘤表面通常有隆起,切面均质性,白色或褐色,软骨和黏液软骨样区可以有光亮的感觉。复发性肿瘤常为多灶性,分布广泛。

(2)镜下特征:构成多形性腺瘤的主要成分为腺上皮细胞、肌上皮细胞、黏液、黏液样组织及软骨组织。成团或成片的上皮细胞散在于黏液软骨样间质之间。有时可见成簇或成片紧密排列的上皮细胞逐渐向排列疏松的黏液样间质区移行。可分为两型,即细胞丰富型和基质丰富型,其中细胞丰富型被认为易发生恶变。相反,基质丰富型较易复发。

(三)临床表现

多形性腺瘤通常表现为缓慢生长,中年女性多发,常无自觉症状,病史较长。小的肿瘤通常形成光滑、可活动的实性肿块,较大的肿瘤可隆起并影响表面皮肤和黏膜。多次复发的肿瘤可形成固定的肿块。发生于腮腺浅表者,易于发现;而发生于腮腺深部者,可出现咽部异物感或吞咽障碍。如突然出现生长加速、疼痛和面部神经麻痹症状,提示恶变可能。

（四）超声检查

1. **二维灰阶超声**　患侧腺体轻中度增大或不增大，其内可见单发或多发的圆形、椭圆形低回声肿块，多数有包膜，少数包膜不完整，边界清晰（图2-2-4-1）。内部回声常呈低回声或混合性回声，但多形性腺瘤发生囊性变极少见，如肿块内见点状强回声钙化灶时需警惕有恶变的可能。

2. **彩色多普勒超声**　肿块内部及周边常是少量血流信号，但周边也可见环状血流信号，又称"提篮样"血流。肿瘤内可见穿支、短条状或点状血流（ER 2-2-4-1、图2-2-4-2）。

3. **频谱多普勒超声**　可显示中低速的动脉血流，同时有低速的静脉血流（图2-2-4-3）。

4. **超声弹性成像**　多形性腺瘤内含有的多种组织成分及病灶的硬度，与其病理类型密切相关。助力式弹性成像常渲染为以绿色为主的图像（图2-2-4-4）。

（五）相关检查

1. **X线**　一般无阳性发现。X线造影摄片现已经少应用。

2. **CT**　造影后CT及动态增强CT可明确腮腺深部的肿瘤位置，肿瘤与颈内动、静脉的关系以及排除腮腺外肿瘤。

ER 2-2-4-1　多形性腺瘤彩色多普勒超声动态图
病灶内见短条状或点状血流

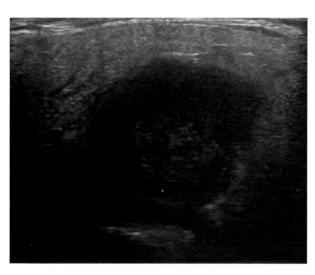

图 2-2-4-1　多形性腺瘤二维灰阶超声图
病灶呈低回声、椭圆形，包膜不完整，内部回声不均匀

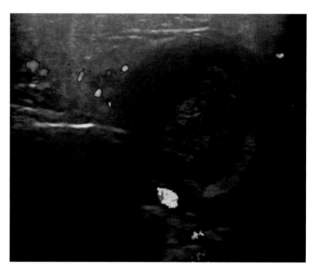

图 2-2-4-2　多形性腺瘤彩色多普勒超声图
病灶内见短条状或点状血流

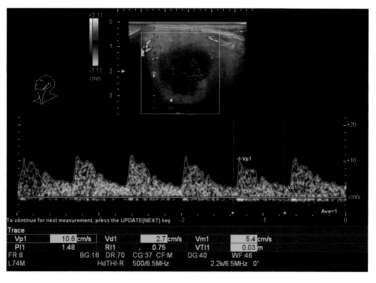

图 2-2-4-3　多形性腺瘤频谱多普勒超声图
频谱多普勒超声可显示中低速的动脉血流

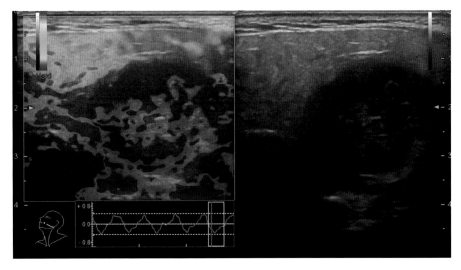

图 2-2-4-4　多形性腺瘤超声弹性成像图

病灶显示质地较软,渲染为以绿色为主

3. MRI 多形性腺瘤常呈 T_1WI 低信号、T_2WI 高或不均匀信号,常可见 T_2WI 低信号包膜影。T_2WI 抑脂序列显示肿瘤较清楚。软骨黏液样基质成分密集时 T_2WI 呈高信号,上皮组织细胞成分密集时 T_2WI 呈低信号。

(六)鉴别诊断

1. 沃辛瘤(Warthin tumor) 男性明显多于女性,病程长短不一,但病期较其他良性肿瘤短,有消长史是 Warthin 瘤突出的临床特点之一。二维灰阶超声特征主要是肿块内部回声不均,内部见片状回声及条状稍强回声而略呈网状。Warthin 瘤多为双侧多发性肿块,而多形性腺瘤常为单侧单发性肿块。

2. 恶性混合瘤 多为良性多形性腺瘤恶变而成。临床提示有长期带瘤史及肿瘤生长速度突然加快。肿块形态不规则,内部回声不均且血流信号增多、增粗,血流方向紊乱。

3. 淋巴结结核 颌下及耳后淋巴结常见,逐渐增大,有消长史,可多发或单发。单发肿大的淋巴结极易与多形性腺瘤混淆,此时,细针吸取细胞学检查(fine-needle aspiration cytology,FNAC)有助于诊断。

4. 腮腺囊肿 单个囊肿伴大量出血时超声见囊肿内部呈密集低弱回声,此时易与多形性腺瘤混淆。腮腺囊肿生长缓慢,表面光滑,质地较软,时有波动感。超声显示肿块内部较均匀的低弱回声,后壁有声增强,内部无血流信号。

(七)临床意义

多形性腺瘤虽然属于良性肿瘤,但由于其易复发和恶变的危险,可引起临床处理的一系列问题。

多形性腺瘤复发的可能原因包括:第一次术后切除是否充分,是否遗留包膜,包膜厚度的变化及肿瘤侵犯包膜的倾向;肿瘤结节穿破包膜;肿瘤出现包膜下裂隙等。肿瘤的位置以及肿瘤波及周围组织的情况不同,可以有不同的临床处理方式。故超声有助于明确肿块的性质,并且明确肿块位置、数目及包膜情况。如超声显示恶变或者易复发的情况,在诊断中应明确提示,以便早期采用有效的临床治疗方法,可进行超声引导下穿刺活检明确其性质。

(杜国庆)

二、肌上皮瘤

(一)概述

肌上皮瘤(myoepithelioma,ME)是具有肌上皮分化特点的细胞构成的良性涎腺肿瘤,1991 年世界卫生组织(WHO)对涎腺肿瘤进行了新的分类,将肌上皮瘤列为一类独立的肿瘤。好发年龄为 40～50 岁,无明显性别差异。ME 是唾液腺的一种罕见肿瘤,占所有唾液腺肿瘤的 1%～1.5%,其中约 70% 位于腮腺,20% 位于颌下腺,10% 位于小涎腺。除唾液腺外,肌上皮瘤也见于乳腺组织、肺组织、软组织,很少见于骨。临床治疗手段以手术根治切除为主,如果切除不完全,容易复发,多次复发可发生恶变。

(二)病理

1. 大体病理 瘤体呈圆形、椭圆形结节,部分无包膜,部分可见包膜,境界尚清,切面呈褐色或灰红色,质软,部分可见出血及坏死。

2. 镜下表现 瘤组织主要由 4 种细胞组成:浆细胞样细胞、上皮样细胞、透明细胞、梭形细胞。可以 1 种类型细胞为主，也可混合存在。胞质红染或透明，瘤细胞核无异型，呈圆形、卵圆、梭形或多角形，核分裂象少见。细胞排列呈巢片状、条索状，瘤细胞互相连接吻合形成网状结构。肿瘤间质见黏液及均质红染的玻璃样物，黏液成分可形成黏液湖。偶尔见导管样结构，导管腔小且不明显，部分病例见灶性鳞化灶。

3. **特殊染色及免疫组化** 瘤组织内均质红染玻璃样物 PAS 阳性。CK5/6、SMA、S-100、calponin、p63 在不同类型的肌上皮瘤中有不同的表达。

（三）临床表现

临床上表现为涎腺部位无痛性肿块，皮肤表面无异常，一般无全身症状，生长缓慢。触诊多为单发圆形或椭圆形肿块，表面光滑，质地坚实，边界清楚，与周围组织无粘连，活动度好，无功能障碍。如近期肿块生长过快，并出现疼痛、面瘫、麻木、局部固定等现象，应警惕恶变的可能。

（四）超声检查

1. **二维灰阶超声** 腮腺内可见形态较规则、边界尚清晰的低回声或混合性回声团块，多位于腮腺浅叶，呈椭圆形或浅分叶状，内部回声尚均匀，若伴有出血或较多分泌物时可见液性无回声区，后方回声无明显变化（图 2-2-4-5）。

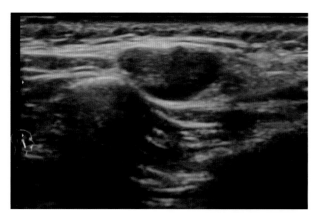

图 2-2-4-5 肌上皮瘤二维灰阶超声图
肿块呈实质低回声，椭圆形，边界尚清，内部回声欠均匀

2. **彩色多普勒超声** 显示肿块内未见明显血流信号（图 2-2-4-6）或实性部分可见少量血流信号。

3. **频谱多普勒超声** 部分测得动脉流速曲线，可测及中高阻血流信号。

4. **超声弹性成像** 应变弹性成像显示肿块内以绿色为主，周边少许蓝色，弹性评分为 2 分。

（五）相关检查

1. CT 均为单发，术后复发者可以多发，肿瘤

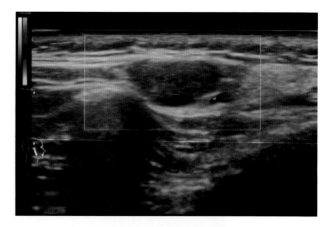

图 2-2-4-6 肌上皮瘤彩色多普勒超声图
肿块内未见明显血流信号

直径一般小于 3cm，呈椭圆形或浅分叶状，密度不均匀，边界清晰，可有或无包膜，囊变较常见，很少钙化。增强扫描早期明显强化或明显结节样强化，肿瘤周边可见迂曲的供血动脉，静脉期及延迟期呈渐进性强化，造影剂向内填充，囊变范围缩小。

2. MRI 肿瘤实性成分 T_2WI 呈稍高信号、T_1WI 呈等信号，T_2WI 脂肪抑制序列为明显高信号，信号多不均匀，内见多发囊变、坏死，部分见出血，囊变、坏死区 T_2WI 呈明显高信号、T_1WI 呈低信号，出血 T_1WI 为高信号；部分肿瘤边缘见低信号包膜结构。增强扫描肿瘤大部分实性成分为显著持续性强化，多为显著不均匀性，少部分为中度强化。

（六）鉴别诊断

1. **多形性腺瘤** 是腮腺最常见的良性肿瘤，可发生于各年龄段，多数为单发，呈椭圆形或分叶状，边界可清晰、欠清晰或呈过渡型，内部回声以低回声为主，也可为混合回声，部分内部伴有无回声区或强回声斑，CDFI 显示周边或内部血流信号一般或稍丰富。

2. **腺淋巴瘤** 多发生于老年男性，多数与吸烟有关，可单发，也可双侧或单侧多发，可伴有消长史，超声图表现为圆形或椭圆形肿块，边界清晰，包膜回声带薄而完整，呈低回声，分布尚均匀，内可见细小无回声区，呈"网格状"特征，也可以呈混合性回声，后方回声增强，CDFI 显示内部丰富血流信号。而肌上皮瘤多表现为实质低回声，彩色多普勒超声未见或仅可见少量血流信号，从超声图上可与肌上皮瘤进行鉴别。

3. **恶性肌上皮瘤（肌上皮癌）** 多见于中年男性，主要表现为渐进性生长的包块，随着病变发展，肿块突然生长加快，并可出现疼痛、麻木、面瘫、肿

块固定等表现,恶性肌上皮瘤具有侵袭性和破坏性,肿瘤可以侵及相邻骨骼,病程晚期可以发生区域和远处转移。体积较肌上皮瘤更大,更易表现出分叶状外观。超声图上恶性肌上皮瘤多表现为形态不规则的实质低回声团块,边界不清,内部回声不均匀,CDFI 显示内可见血流信号。

4. 其余恶性唾液腺肿瘤 多为触诊较硬、不易推动的单发肿块,可伴有疼痛,部分伴有短期内瘤体迅速增大的临床表现,超声图上表现为实质低回声,形态不规则,边界不清,内部回声不均匀,可伴有钙化或液化,彩色多普勒超声显示血流信号少量或较丰富,血流信号排列杂乱。结合病史及超声图表现可与肌上皮瘤进行鉴别。

(七)临床意义

超声检查可初步确定病变良恶性以及明确其部位、范围,与颈部血管等周围组织的关系。另外,由于肌上皮瘤有低度恶性的生物学行为,应引起重视,并可通过超声这种无创而经济的检查方法对其随访观察。

（熊 屏）

三、基底细胞腺瘤

(一)概述

基底细胞腺瘤(basal cell adenoma,BCA)是一种少见的涎腺上皮性良性肿瘤,来源于涎腺闰管细胞或储备细胞,占涎腺肿瘤的 2% 左右,多数发生于腮腺(约占 75%)。病因目前尚不明,可能与各种内外刺激有关。完全切除后预后较好,复发少见。好发年龄 50～60 岁,小于 40 岁者少见,女性多见。

(二)病理

大体形态呈圆形或卵圆形,表面光滑,包膜完整,与周围组织界限清晰。肿瘤剖面多呈实性,灰白色,但囊性变亦常见,剖面呈大小不等的囊腔,内含褐色黏液样物质。

光镜下由分界清楚的巢样小基底样细胞组成,周边部细胞呈栅栏状排列,瘤细胞形态单一,呈柱状或立方状,大小一致,胞核位于中央,胞质少,细胞界限不清,核分裂象罕见。肿瘤实质与间质之间界限清楚,有基底膜相隔,缺乏多形性腺瘤具有的黏液和软骨的非上皮成分,肿块内部有丰富的内皮毛细血管和小静脉。

(三)临床表现

好发于腮腺浅叶,患者多以腮腺区无痛性肿块就诊,少数可伴有腮腺疼痛不适,皮肤表面无异常,

一般无全身症状,肿块生长缓慢,病程一般较长,可从几个月到数年不等,多为单侧单发结节。触诊肿块呈圆形或椭圆形,质地较软,边界清楚,与周围组织无粘连,活动度可。

(四)超声表现

1. 二维灰阶超声 肿瘤多为圆形或椭圆形,较大时偶可见分叶状,多数为实质低回声(图2-2-4-7),边界清晰,可见包膜回声,内部回声尚均匀,也可发生出血、坏死引起囊性变(图2-2-4-8),囊变较大时可呈"液 - 液平面",后方回声增强。

2. 彩色多普勒超声 可见肿块内部少量血流信号(图2-2-4-9)或较丰富(图2-2-4-10),呈点状、短棒状或条状。

3. 频谱多普勒超声 测得典型动脉流速曲线,收缩期峰值速度 15～58cm/s(图2-2-4-11)。

4. 超微血流成像 显示肿块内部少量或较丰富血流信号(图2-2-4-12、ER 2-2-4-2)。

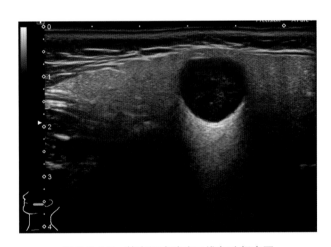

图 2-2-4-7　基底细胞腺瘤二维灰阶超声图
肿块呈低回声,椭圆形,边界清,内部回声尚均匀,后方回声增强

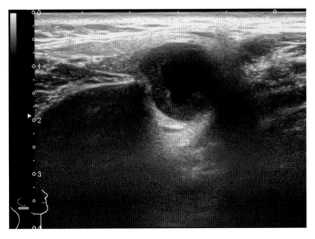

图 2-2-4-8　基底细胞腺瘤二维灰阶超声图
肿块呈混合回声,中央见无回声区,后方回声增强

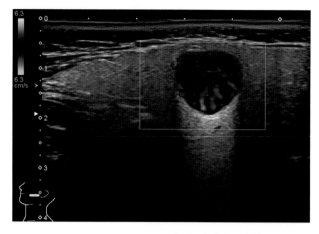

图 2-2-4-9　基底细胞腺瘤彩色多普勒超声图
肿块内血流信号一般,呈条状

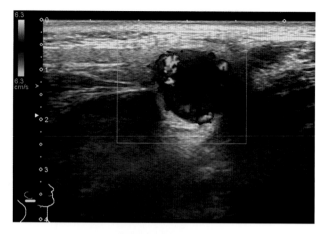

图 2-2-4-10　基底细胞腺瘤彩色多普勒超声图
肿块周边可见较丰富血流信号,呈短棒状

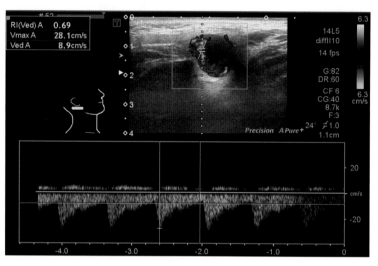

图 2-2-4-11　基底细胞腺瘤频谱多普勒超声图
肿块内测及动脉频谱,收缩期峰值流速 28.1cm/s,阻力指数 0.69

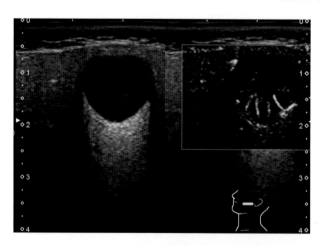

图 2-2-4-12　基底细胞腺瘤超微血流成像图
肿块内血流信号较丰富,呈点状、条状

ER 2-2-4-2　基底细胞腺瘤超微血流成像动态图
肿块内血流信号较丰富,呈点状、条状

5. **超声弹性成像**　应变弹性成像显示肿块内以绿色为主,周边少许蓝色,弹性评分为 2 分(图 2-2-4-13)。

(五)相关检查

1. **CT**　平扫见肿块呈圆形或椭圆形混杂密度影,边界清楚,位于腮腺或颌下腺的肿瘤一般体积偏小,内可见斑片状低密度坏死、囊变区,肿瘤内有丰富的线样内皮血管和小静脉,增强后动静脉期实性部分持续强化,至延迟期强化逐步减退。

2. **MRI**　病变部分表现为长 T_1 及长 T_2 信号,部分也表现为长 T_1、等或稍短 T_2 信号,可能与肿瘤细胞成分多、排列紧密、胞质含量少有关,肿块边界清楚,增强后动静脉期实性部分显著持续强化,至延迟期强化略减退,肿瘤较小即可出现囊性变为其特点,部分病灶可见"裂隙样"强化。

(六)鉴别诊断

1. **多形性腺瘤**　是腮腺最常见的良性肿瘤,可发生于各年龄段,女性多见,多数为单发,最大径大

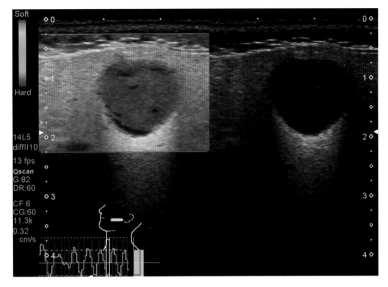

图 2-2-4-13　基底细胞腺瘤超声弹性成像图
肿块以绿色为主,可见少许蓝色,质地较软,弹性评分 2 分

于 3.0cm 者多见,呈椭圆形或分叶状,境界可以清晰、欠清晰或呈过渡型,内部回声以实质性低回声为主,部分内部伴有无回声区或强回声斑,CDFI 显示周边或内部血流信号少量或稍丰富。基底细胞腺瘤最大径常小于 3.0cm,需要结合病史及其他检查进行鉴别。

2. **恶性唾液腺肿瘤**　多为单发,触诊较硬,不易推动,可伴有疼痛,超声图上呈实质低回声,形态多不规则,边界不清,内部回声不均匀,可伴有钙化及液化,彩色多普勒超声显示血流信号少量或较丰富,血流信号排列杂乱。较易与基底细胞腺瘤鉴别。

（七）临床意义

超声检查可以较好地显示唾液腺基底细胞腺瘤及进行较好的性质判断,为临床治疗方式的选择提供重要的影像学信息,在术前诊断及随访观察中具有重要的价值。

（熊　屏）

四、沃辛瘤

（一）概述

沃辛瘤（Warthin tumor）又称乳头状淋巴囊腺瘤或腺淋巴瘤,几乎全部发生在腮腺,是腮腺第二常见的良性肿瘤。其发病原因可能与吸烟、离子辐射及 EB 病毒感染有关。多见于中老年男性。

（二）病理

它是一种来源于腺体内淋巴结或残存于邻近淋巴结构内的异位涎腺组织的良性肿瘤。肉眼观肿瘤表面光滑、规则、质软、可活动,包膜较薄,偶尔不完整,切面大部为实性,部分为囊性。其病理组织成

分有上皮及淋巴样组织两种成分,其间有基底膜相隔,上皮成分形成不规则的大腺管或囊腔形成肿瘤的腺组织,具有一定的分泌功能,是瘤体内产生液性成分的主要原因,淋巴样组织包括淋巴细胞、浆细胞等,较为丰富,甚至可形成淋巴滤泡。由于肿瘤内富有淋巴间质,因此沃辛瘤容易发生炎症反应。

（三）临床表现

沃辛瘤几乎全部发生于腮腺,具有双侧和多灶性的发病特点,90% 位于腮腺浅叶或下极,多数在腮腺区可扪及肿块,一般临床无明显自觉症状,有消长史,与其继发感染有关,这是沃辛瘤较突出的特点。当肿瘤压迫神经、或发生继发感染或恶变时,也可发生疼痛。该病极少恶变,术后也很少复发。

（四）超声表现

1. **二维灰阶超声**　腮腺内可见多个或单个肿块,肿块常位于腮腺浅叶或下极,肿块呈椭圆形或圆形,内部呈实质低回声（图 2-2-4-14）,分布尚均匀,伴等回声带或呈"网格状"特征,也可以呈混合性回声（图 2-2-4-15、ER 2-2-4-3）,内有小的无回声区,少部分肿块伴有梗死、出血或感染时内部以无回声为主。肿块后方回声增强,境界清晰,包膜回声带薄而完整。若伴继发感染,肿块内部回声可相对增强,边界呈过渡型或镶嵌型。

2. **彩色多普勒超声**　显示肿块内部血流信号较丰富,呈长条状或分支状（图 2-2-4-16）。

3. **频谱多普勒超声**　可测得典型或欠典型的动脉频谱,收缩期峰值速度 10～60cm/s,阻力指数 0.55～0.90（图 2-2-4-17）,有的呈静脉频谱。

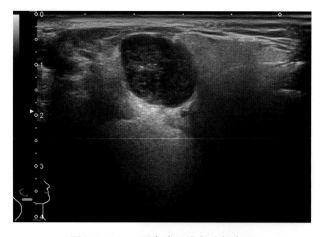

图 2-2-4-14 沃辛瘤二维灰阶超声图

肿块呈低回声,椭圆形,边界清,内部回声尚均匀,后方回声增强

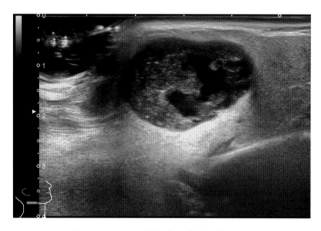

图 2-2-4-15 沃辛瘤二维灰阶超声图

肿块呈混合回声,内见无回声区

ER 2-2-4-3 沃辛瘤二维灰阶超声动态图

肿块呈混合回声,内见无回声区

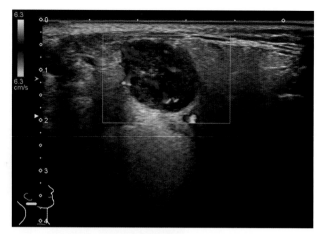

图 2-2-4-16 沃辛瘤彩色多普勒超声图

肿块内见条状及分支状血流

4. **超微血流成像** 显示肿块内部丰富或较丰富条状血流信号(图 2-2-4-18、ER 2-2-4-4)。

5. **超声弹性成像** 应变弹性成像显示肿块内以绿色为主,周边少许蓝色,质地较软,弹性评分为 2 分(图 2-2-4-19),当肿块以囊性为主时图像显示呈红蓝绿相间。

(五)相关检查

1. **CT** 沃辛瘤多表现为腮腺后下方或突出于腮腺表面的等密度或高密度肿块,可呈圆形或椭圆形、分叶状或小囊状,边界清晰,密度均匀或不均匀,增强扫描时早期迅速强化,120s 后密度多下降,无延迟强化。

2. **MRI** 沃辛瘤在 T_1WI 上为低或中等信号、T_2WI 上为中等或高信号,增强后肿块有轻度强化或无强化。

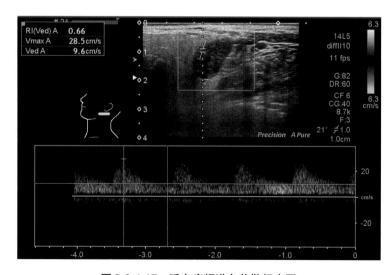

图 2-2-4-17 沃辛瘤频谱多普勒超声图

肿块内测及动脉频谱,收缩期峰值流速 28.5cm/s,阻力指数 0.66

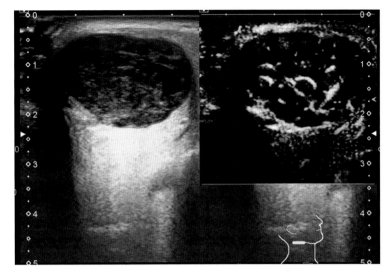

图 2-2-4-18　沃辛瘤超微血流成像图
肿块内见丰富条状血流信号

ER 2-2-4-4　沃辛瘤超微血流成像动态图
肿块内见丰富条状血流信号

3. **核医学**　$^{99m}TcO_4^-$ 核素显像呈热结节,比较有特征,但嗜酸性细胞腺瘤也可表现为热结节,需要结合实验室检查进行区分。

(六)鉴别诊断

1. **多形性腺瘤**　多数为单发,可发生在腮腺的任何部位,呈椭圆形或分叶状,边界清晰、欠清晰或呈过渡型,内部回声以实质性低回声为主,部分内部伴有无回声区或强回声斑。CDFI 显示周边或内部血流信号一般或稍丰富,不及沃辛瘤丰富。超声弹性成像上显示蓝色部分较沃辛瘤多,较沃辛瘤偏硬。

2. **腮腺囊肿**　超声表现为圆形或椭圆形无回声区,边界清晰,探头挤压时可形变,部分囊肿内有漂浮的点状回声,CDFI 显示未见明显血流信号。

3. **干燥综合征(Sjögren syndrome,SS)**　类结节样 SS 呈均匀的低回声肿块,边界清晰,血流信号较丰富,以分支型为主,两者超声图类似,类结节样 SS 多伴有口干、眼干等临床表现及实验室检查异常,可结合病史及实验室检查进行鉴别。

(七)临床意义

沃辛瘤在超声成像上表现较典型,可以与多形

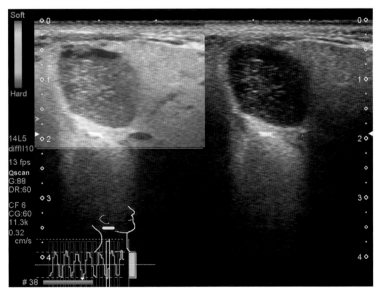

图 2-2-4-19　沃辛瘤超声弹性成像图
肿块以绿色为主,周边见少许蓝色,质地较软,弹性评分 2 分

性腺瘤及恶性涎腺肿瘤进行鉴别,不同肿瘤的手术方式有所不同,超声检查可以为临床治疗方式的选择提供重要影像学依据。

(熊　屏)

五、脂肪瘤

(一)概述

涎腺脂肪瘤为起源于脂肪组织的良性肿瘤,主要发生于腮腺,脂肪瘤仅占所有腮腺肿瘤的0.5%~4.4%,常见于成人,发病年龄多为50~70岁,男性多于女性,手术切除后极少复发。

(二)病理

病理特点与其他部位的脂肪瘤相似,是由成熟的脂肪组织构成的一种良性组织肿瘤。肉眼观察:脂肪瘤大小不等,大体观为结节状或分叶状黄色油脂状肿物,有包膜,质地柔软,边界清晰,切面黄色油腻,大多数可见纤维分隔;镜下可见:大量成熟的脂肪细胞,可见少量纤维结缔组织分隔。镜下与正常脂肪组织的主要区别在于有包膜和纤维间隔。

(三)临床表现

最常见的表现是无痛性肿块,一般无明显其他不适,触诊柔软,可推动,生长缓慢,随着时间的推移,肿块的大小逐渐增大。肿瘤一般不侵犯神经,一般不会引起面瘫和疼痛,仅在肿物较大压迫面神经时,才会引起相应的临床症状。

(四)超声表现

1. 二维灰阶超声　涎腺脂肪瘤内部回声与其他部位的脂肪瘤超声图表现大致相似,大多数为单发肿块,呈椭圆形或条状形,内部可呈实质性等回声(图2-2-4-20)、稍高回声、稍低回声,肿块内部回声有稍高回声条状带,呈层状分布(图2-2-4-21),后方回声无明显改变,边界清晰,通常可见包膜。

2. 彩色多普勒超声　显示肿块内部未见明显血流信号(图2-2-4-22)或周边或内部仅可见少量血流信号,呈点状或短棒状(图2-2-4-23)。

3. 频谱多普勒超声　部分肿块边缘可探测到搏动性的血流频谱,测及较低血流峰值速度及较低阻力指数。

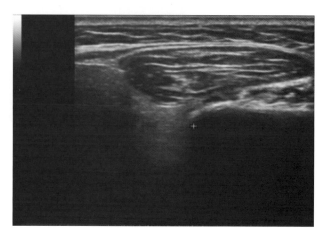

图2-2-4-21　腮腺脂肪瘤二维灰阶超声图
肿块呈稍高回声,边界清,内可见高回声条状带,呈层状分布

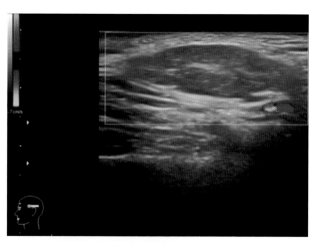

图2-2-4-22　腮腺脂肪瘤彩色多普勒超声图
肿块内部未见明显血流信号

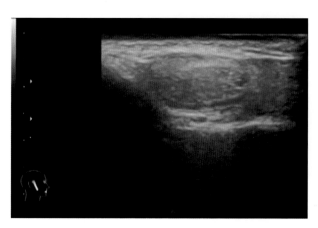

图2-2-4-20　腮腺脂肪瘤二维灰阶超声图
肿块呈中等回声,椭圆形,边界尚清,内部回声尚均匀

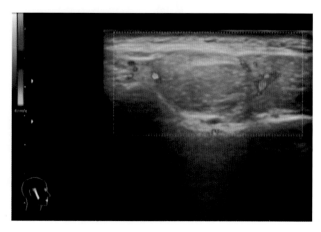

图2-2-4-23　腮腺脂肪瘤彩色多普勒超声图
肿块周边可见少量血流信号,呈点状

4. 超声弹性成像　应变弹性成像显示肿块全部为绿色或以绿色为主，周边少许蓝色，弹性评分为1～2分。

（五）相关检查

1. CT　表现为涎腺内见无强化的低密度肿块，呈圆形或椭圆形，边界清，CT值 −150～−50Hu，增强扫描无强化，由于脂肪瘤与正常腺组织密度相差较大，可较好区别。

2. MRI　脂肪瘤表现为高 T_1 和高 T_2 信号特征，边界清，增强扫描无强化。对发生于颌骨和深在间隙内的脂肪瘤，CT及MRI诊断价值较高。

（六）鉴别诊断

涎腺脂肪瘤内部回声呈实质性等回声、稍高回声或稍低回声，肿块内部有稍高回声条状带，呈层状分布为其特征，质地较软，易于准确诊断。

（七）临床意义

超声具有快速、廉价、可重复性强及实时动态的优势，可初步提示肿瘤性质、有无包膜及血流情况等，是涎腺脂肪瘤的首选检查方法。对于不建议手术的涎腺脂肪瘤患者可随访观察，超声在随访过程中可发挥重要价值。

（熊　屏）

六、血管瘤

（一）概述

血管瘤分婴幼儿血管瘤和先天性血管瘤。婴幼儿血管瘤是良性的、能够自行消退的真性肿瘤，常在患儿出生后的1个月左右出现，并在之后的1年内快速生长，其自然病程经历增殖期、消退期和消退完成期3期。在患儿5～7岁时，大于90%的血管瘤可自发完全或接近完全消退。腮腺血管瘤属于一类特殊的婴幼儿血管瘤，在临床上比较多见，占儿童腮腺肿瘤的50%左右，病变往往累及单侧腮腺区，少数病例累及双侧腮腺区，两侧发病率并无明显差异。

（二）病理生理

腮腺血管瘤的病理类型为毛细血管瘤或毛细内皮血管瘤，增生期血管瘤表现为肥大、功能活跃的内皮细胞增生，基底膜增厚、呈多层，形成含有毛细血管大小的管腔或无腔的肿块，肥大细胞的数量是正常组织的30～40倍；1～2岁期间有些区域表现为增生，另一些区域表现为消退的特征；2～5岁组织学上主要表现为消退。消退期的血管瘤内皮细胞较少，变得扁平，血管腔更加明显，薄壁，形成叶状结构，血管周围、叶间和叶内纤维脂肪组织沉积；完全消退的肿瘤有"海绵样"的组织结构，有散在的薄壁血管，衬有扁平的内皮细胞，基底膜仍保持多层，肥大细胞数降至正常。

（三）临床表现

腮腺血管瘤的发病早，出生后即有，均在出生后1个月内出现包块，瘤体在1～2个月内迅速增大，可造成颜面变形；瘤体易侵犯腮腺全叶。位于腮腺深叶的血管瘤早期往往不易被发现；病变范围较小的仅表现为局部隆起；腮腺区混合型婴幼儿血管瘤皮肤可出现明显的红斑；血供丰富型的瘤体增长快，有30%～35%的腮腺区血管瘤往往累及邻近组织或器官，最终发展为严重问题，包括气道受压导致呼吸受限，耳道堵塞引起不同程度的听力功能受损。

（四）超声检查

婴幼儿血管瘤自然病程经历增殖期、消退期和消退完成期3期，不同时期的超声表现有差别，但腮腺血管瘤较难自然消退，现主要描述增殖期的超声特征。

1. 二维灰阶超声　①腺内型：病灶位于腮腺内，多数边界清晰，形态欠规则，常呈分叶状，多呈低至等回声，内部回声不均匀（图2-2-4-24），亦可侵犯腮腺全叶（图2-2-4-25）；②混合型：病灶同时累及皮肤全层或真皮深层及皮下软组织，多数边界清晰，呈混合回声，内部回声不均匀。病灶回声高低分层是该型的一个特征性表现，其中皮肤层增厚回声减低，皮下软组织以高回声为主而在腮腺内表现以低回声为主（图2-2-4-26）。

2. 彩色多普勒超声　病灶内见丰富血流信号，腺内型部分呈抱球状或团状，可在基底部或两侧见

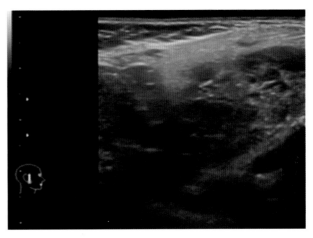

图2-2-4-24　腺内型血管瘤二维灰阶超声图
病灶位于右侧腮腺内，边界尚清晰，呈低回声，内部回声不均匀

粗大的血管（图2-2-4-27）。混合型的皮肤层病灶可见少量血流信号，皮下软组织及腮腺内病灶的血流信号较丰富，可呈团状，部分可在基底部或两侧见粗大血管（图2-2-4-28）。频谱多普勒超声均可以测及动静脉频谱（图2-2-4-29）。

3. **超声弹性成像**　血管瘤处于增殖期时，表现为硬度较高（图2-2-4-30）；当瘤体从增殖期向消退期转变时，瘤体逐渐变软，弹性分级降低（图2-2-4-31）。

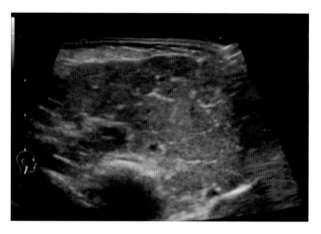

图2-2-4-25　腺内型血管瘤二维灰阶超声图
病灶位于右侧腮腺内，几乎侵犯腮腺全叶

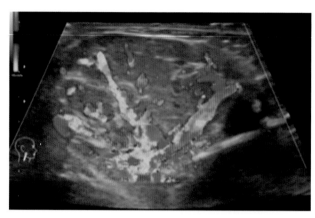

图2-2-4-27　腺内型血管瘤彩色多普勒超声图
病灶内见丰富血流信号，基底见粗大的供应血管

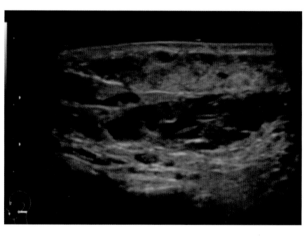

图2-2-4-26　混合型血管瘤二维灰阶超声图
病灶位于右侧腮腺区，侵犯皮肤，皮下软组织及腮腺，皮肤层增厚回声减低，皮下软组织以高回声为主，腮腺内以低回声为主

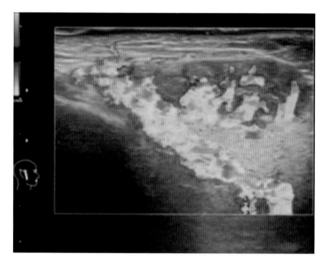

图2-2-4-28　混合型血管瘤彩色多普勒超声图
皮肤层病灶可见少量血流信号，病灶基底部见粗大的供应血管

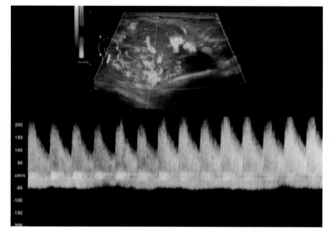

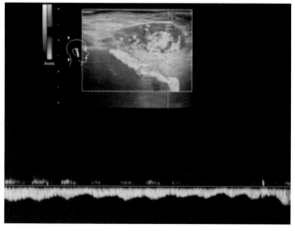

图2-2-4-29　血管瘤频谱多普勒超声图
病灶内频谱多普勒超声可以测及动脉及静脉频谱

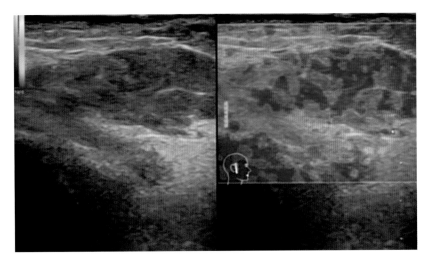

图 2-2-4-30 右侧腮腺内血管瘤超声弹性成像图

SR 检测方法显示腮腺内血管瘤增殖期质地中等偏硬

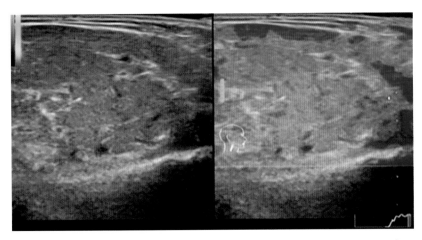

图 2-2-4-31 右侧腮腺内血管瘤超声弹性成像图

SR 检测方法显示腮腺内血管瘤增殖期向消退期转变时质地中等偏软

（五）相关检查

1. CT 增生期血管瘤 CT 表现为病变区软组织增厚，密度多均匀；而在消退期血管瘤内，由于有纤维脂肪组织而呈不均匀密度表现。静脉注入造影剂后，增生期血管瘤呈均匀强化的软组织团块影；而在消退期，由于纤维脂肪组织的存在，内部密度不均。

2. MRI 是显示血管瘤病变范围最清晰、诊断最准确的一种检查方法。增生期血管瘤的 T_1WI 呈中等信号、T_2WI 呈高信号，静脉注射造影剂后，病灶的信号强度明显增高。而在消退期血管瘤中，由于脂肪组织的存在，T_1WI 呈高、等信号混杂，T_2WI 呈明显高信号，注射造影剂后，病灶信号有不均匀增高。对于深部血管瘤的病灶范围及与周围正常组织关系的显示，MRI 是最佳的选择。

3. X 线血管造影 是一种选择性地对动脉或静脉插管，边推注造影剂边摄片的检查方法，目前常用的技术为数字减影血管造影（digital subtraction angiography，DSA）。增生期血管瘤的造影表现为边界清晰、造影剂浓聚的实质肿块，无明显的回流静脉显示，滋养动脉可有轻度扩张或扭曲。而在消退期病变中，可显示组织内造影剂充盈减少，肿块缩小。

（六）鉴别诊断

1. **静脉畸形** 病灶处皮肤为青色或浅蓝色，二维灰阶超声显示主要表现为迂曲扩张的管腔样无回声与软组织相间的混合回声区，边界欠清晰，部分内可见强回声（静脉石），后方伴声影，彩色多普勒超声显示无回声区内未见明显血流信号或可见少许点状血流信号，挤压后血流信号增多，出现闪动现象，挤压试验阳性，脉冲多普勒频谱（PW）测及静脉频谱。深部婴幼儿血管瘤患儿病变处皮肤颜色改变不明显或呈浅蓝色，二维灰阶超声显示病灶位于皮下或皮下软组织内,未累及皮肤层,呈椭圆形或欠规则形,多数边界清晰,其内回声多为高回声、低回声或混合回声,内部回声分布不均匀,彩色多普勒超声检查显示病灶内血流信号丰富,PW 可测及动静脉频谱。

2. **脂肪瘤** 临床表现为浅表软组织无痛性肿块,二维灰阶超声显示大多数为单发肿块,呈椭圆形或条状形,内部呈实质性等回声、稍高回声、稍低回声均可见,肿块内部回声有稍高回声条状带,呈层状分布,后方回声无明显改变,边界清晰,通常可见包膜回声带,彩色多普勒超声显示内部未见明显血流信号或周边可见少许点状血流信号。

(七) 临床意义

超声可对婴幼儿血管瘤进行准确诊断及分期,具有无辐射、价格低廉、可重复性好的特点。颜面部的婴幼儿血管瘤常常通过超声的长期随访来判断疾病的阶段及治疗效果,治疗后的婴幼儿血管瘤内部血流信号一般较治疗前明显减少。患儿做超声检查时有亲人陪伴安抚可配合检查,多次检查家长接受度高。但不同影像检查技术各有优势,诊断婴幼儿血管瘤各具长处与不足,因此多种影像技术的联合应用及科学完善的超声监测流程,对于提高疾病诊断的准确率至关重要。

(熊 屏)

七、静脉畸形

(一) 概述

静脉畸形曾被称为海绵状血管瘤,是人体最常见的先天性血管畸形之一,是静脉形态生成障碍引起的先天性真性结构异常,不会自行消退,随患者的生长发育持续增长,在头颈部可累及口腔黏膜、舌、上下唇、肌肉、涎腺、皮肤等,对患者的组织结构和功能产生严重影响。外伤、手术、避孕药及青春期或妊娠导致的激素水平改变均可导致病变增大。属于低流速脉管畸形。发生于面颊部的静脉畸形有可能累及涎腺,也可单独发生于涎腺。

(二) 病理生理

静脉畸形是胚胎血管发生过程中的结构异常。镜下主要表现为毛细血管、小静脉异常扩张,管腔由扁平的、静止的内皮细胞整齐排列形成衬里,无异常增殖,基底膜薄、为单层,周围有正常网状结缔组织包绕,可见平滑肌组织,随年龄而逐渐增大,不会发生自然消退。管壁发育不良,单一的静脉管腔畸形容易诊断。

(三) 临床表现

一般女性多见,可发生在身体任何部位,以面颈部、四肢为好发部位,多见于皮肤和皮下组织。其临床症状与发生于涎腺的静脉畸形的大小位置密切相关,一般无痛,时大时小,肿块触诊质软,界限不清楚,随着年龄的增长逐步扩张。可表现为皮肤蓝色、皮温不高、无搏动感、可压缩、体位试验阳性,随时间延长,病变将扩大,可形成静脉石并伴有疼痛和触痛。

(四) 超声检查

1. **二维灰阶超声** 病灶大多形态欠规则,部分呈椭圆形,大多边界欠清晰,内部回声不均,多为囊实相间的混合回声,内见数个管腔样无回声区,呈网格状或蜂窝状(图 2-2-4-32);体位试验阳性,即头低臀高位时肿块较仰卧位增大。部分内可见钙化(静脉石),后方伴声影(图 2-2-4-33)。

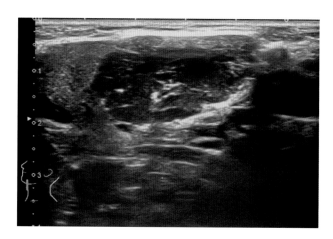

图 2-2-4-32 颌下腺静脉畸形二维灰阶超声图
病灶位于左侧颌下腺内,呈类椭圆形,边界清,其内回声不均匀,可见管腔样低回声区

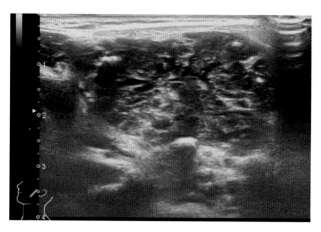

图 2-2-4-33 腮腺静脉畸形二维灰阶超声图
病灶内见强回声斑,后方伴声影

2. **彩色多普勒超声**　病灶无回声区内未见明显血流信号或可见少许血流信号，挤压后血流信号增多，出现闪动现象，挤压试验阳性（图2-2-4-34）。频谱多普勒超声可测及静脉频谱。

3. **超声弹性成像**　病灶弹性与其内成分含量相关，管腔样结构占比越大，弹性成像颜色偏绿或红黄（图2-2-4-35），管腔样结构占比越小，实性成分占比越高，弹性成像颜色偏蓝（图2-2-4-36）。

（五）相关检查

1. **X线**　可用于确定瘤体范围及骨质的变化，确认静脉畸形腔内钙化灶及静脉石。

2. **CT**　可清楚地显示静脉畸形的静脉石。增强CT扫描时，体位试验明显，局限的静脉畸形可有良好显示，大多数静脉畸形未见强化。

3. **MRI**　加权像能清楚显示病灶范围及其与周围组织的紧密关系，典型影像学特征为在T_1WI为低或等信号，增强时可见不均匀强化，T_2WI为高信号，在T_2抑脂像显示最佳。但在静脉石的显示方面，CT明显优于MRI。

（六）鉴别诊断

1. **婴幼儿血管瘤**　二维灰阶超声显示病灶呈椭圆形或欠规则形，多数边界清晰，其内回声多为高回声、低回声或混合回声，内部回声分布不均匀，彩色多普勒超声检查显示病灶内血流信号丰富，PW可测及动静脉频谱。静脉畸形二维灰阶超声显示主要表现为迂曲扩张的管腔样无回声与软组织相间的混合回声区，边界欠清晰，部分内可见强回声（静脉石），后方伴声影，彩色多普勒超声显示无回声区内未见明显血流信号或可见少许点状血流信号，挤压后血流信号增多，出现闪动现象，挤压试验阳性，PW测及静脉频谱。

2. **淋巴管畸形**　淋巴管超声表现有三种类型，

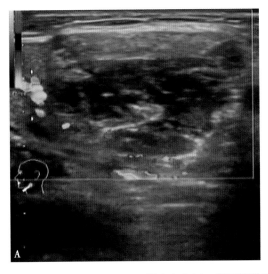
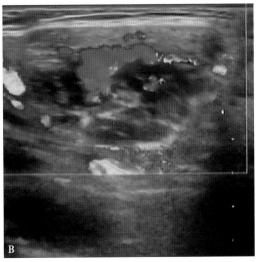

图2-2-4-34　颌下腺静脉畸形彩色多普勒超声图
A. 病灶无回声区内见少许血流信号；B. 挤压后无回声区内血流信号增多

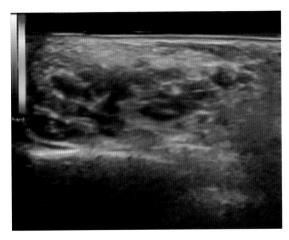
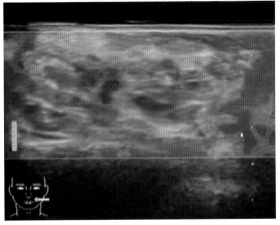

图2-2-4-35　面颊部静脉畸形超声弹性成像图
面颊部病变区域硬度中等偏软，呈红-黄-绿相间

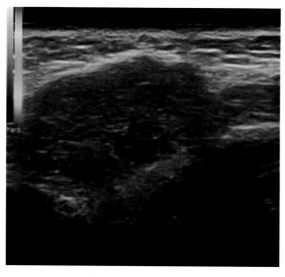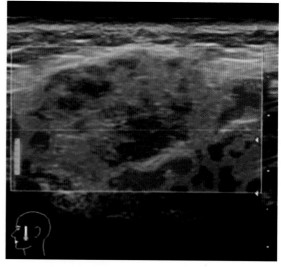

图 2-2-4-36 咬肌内静脉畸形超声弹性成像图

咬肌内病变区域硬度偏硬,呈蓝色为主渲染

包括①多发单纯无回声型,为单纯大囊型:病灶边界清晰,形态欠规则,内部为单纯无回声区,透声好,内可见分隔,分隔壁光滑;②无回声及低回声混合以无回声为主,呈囊实混合型,以囊性为主:病灶边界不清晰,其内可见多个大小不等的无回声区,有厚薄不均的分隔带,分隔壁欠光滑;③低回声及无回声混合型,以低回声为主:病灶边界欠清晰,形态欠规则,呈不规则低回声区,内见少量小的不规则无回声区。CDFI:病灶内无回声区未见明显血流信号,分隔可见少量血流信号。

3. 动静脉畸形 患者病变处表现为境界不清的软组织膨隆,表面皮肤颜色正常,或伴毛细血管扩张,或呈暗红色。病灶及周围区域内可见念珠状或条索状迂曲的粗大且搏动的血管,表面温度明显高于正常皮肤,可扪及持续性震颤,局部可闻及连续性吹风样杂音。二维灰阶超声显示病灶形态不规则,边界不清,呈混合回声,内可见多个管腔样无回声区,彩色多普勒超声显示无回声区内可见丰富血流信号,PW 测及动脉谱为主。

(七)临床意义

静脉畸形属于脉管畸形类疾病,而脉管畸形类疾病病种多、分类复杂,仅仅依靠临床表现难以鉴别。二维灰阶超声能区分囊实性、了解内部结构及周边关系,超声新技术如超微血管成像技术(super microvascular imaging, SMI)对细小血管和外周低速血流敏感,能清楚显示病变的大小、范围、侵犯程度及供血血管的部位、内部血管的分布、与周围血管的关系等;频谱多普勒超声可区别动静脉及测定相

关血流参数,提供静脉畸形的诊断及鉴别诊断信息,探头加压试验可显示受压时血流的变化情况,增强诊断信心。静脉畸形可以在超声引导下进行介入治疗并随访治疗效果,超声在静脉畸形的诊断、治疗及随访中均起到不可或缺的作用。

(熊 屏)

八、神经鞘瘤

(一)概述

神经鞘瘤是来源于神经鞘细胞(施万细胞)的良性肿瘤,又称施万细胞瘤,可以发生在全身很多部位,头颈部是其好发部位,占所有头颈部肿瘤的25%~45%。神经鞘瘤可发生在任何年龄,常见于20~50岁,男女发病率相似。目前还不完全清楚神经鞘瘤的病因,可能与遗传因素、外伤、慢性炎症、暴露于射线等原因有关。手术成功切除后预后好,极少复发。

(二)病理

1. 大体病理 表现为梭形、圆形或椭圆形肿物,柔软可有波动感,切面呈淡红、淡黄或珍珠样灰白色,有包膜,常与其所发生的神经根粘连在一起,包膜上可见被拉长的神经纤维,但肿瘤内无神经纤维。有时可见出血和囊性变,切面可见囊肿,内有液体或血性液体。极少数为纤维性,质地较硬。

2. 镜下表现 组织学上表现为肿瘤由多细胞的 Antoni A 区和少细胞的 Antoni B 区交替组成,Antoni A 区由短束状平行排列的施万细胞组成,呈"栅栏状",Antoni B 区细胞疏松,细胞质及细胞之间

富含水样液体，呈黏液样改变。根据两种组织所占比例不同，神经鞘瘤的内部结构也呈现多样化。神经鞘瘤因含有 Antoni B 区组织而较易继发囊性变，且其所占比例越高，囊性变的范围越大，囊性变是神经鞘瘤的病理特征之一。

（三）临床表现

神经鞘瘤为生长缓慢的无痛性肿物，肿块较小时无明显症状，随着肿块生长，可压迫邻近神经产生感觉异常、疼痛和其他相关症状。源于感觉神经者可有压痛和放射痛，源于面神经者可有面肌抽搐，源于迷走神经者可有声音嘶哑，源于交感神经者可出现霍纳综合征（Horner syndrome）。受累神经干途径上可触及圆形或椭圆形的实质包块，多为单发，质韧，包块表面光滑，界限清楚，与周围组织无粘连，与神经干垂直方向可移动，但纵行活动度小。

（四）超声表现

1. **二维灰阶超声**　瘤体呈圆形或椭圆形，多位于颈侧区，回声不均匀，以低回声为主，部分可见"鼠尾征"，即肿块的一端或者两端与肿大的神经相连，边界清晰，多数可见完整的包膜回声带。镜下 Antoni A 区与 Antoni B 区组织的分布情况决定了超声图内部回声的不同，根据超声图表现分为三型，分别是①实质型：以 Antoni A 区为主，肿块内部以低回声或中等回声为主，部分伴有斑点状或小块状强回声，后方回声无明显增强，是最常见的表现类型（图 2-2-4-37、ER 2-2-4-5）；②类囊肿型：瘤体几乎由 Antoni B 区构成，肿块内部多数为无回声区，可见细小的点状强回声，部分伴有条状的强回声分隔，无回声区透声好，后方回声增强（图 2-2-4-38）；③混合回声型：介于实质型和类囊肿型之间，肿块

ER 2-2-4-5　**实质型神经鞘瘤二维灰阶超声动态图**
肿块内部以实质低回声为主，两端可见"鼠尾征"

内部可见不规则片状无回声区及絮状低回声，囊性与实性比例接近均等，部分伴有散在的点状、小块状强回声，后方回声增强（图 2-2-4-39）。

2. **彩色多普勒超声**　显示肿块内部血流信号较少（图 2-2-4-40）或一般（图 2-2-4-41、ER 2-2-4-6），呈点状、短棍状或条状。

3. **频谱多普勒超声**　测得典型动脉频谱，收缩期峰值速度 8～42cm/s。

4. **超微血流成像**　显示肿块内部少量血流信号（图 2-2-4-42）。

5. **超声弹性成像**　应变弹性成像显示多数肿块以绿色为主，可见少许蓝色，弹性评分多为 2 分，当肿块以囊性为主时图像显示呈红蓝绿相间。

（五）相关检查

1. **CT**　平扫表现为椭圆形或梭形不同密度肿块，以 Antoni A 区为主型的 CT 表现为等密度或是密度偏低、均匀的肿块，而增强扫描后可见密度呈现均匀一致增强；以 Antoni B 区为主型的 CT 表现为以低密度为主、少量等密度或稍低密度的不均匀肿块，而增强扫描后仅可见等密度或稍低密度区增强，呈不均匀强化；混合型 CT 表现为出现等密度或密度偏低为背景的区域，中心伴有少量点状或片状的低密度肿块，增强扫描呈不均匀强化，中心点状或片状低密度区无增强。

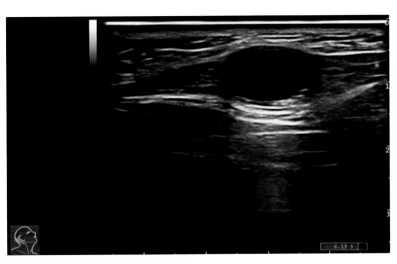

图 2-2-4-37　实质型神经鞘瘤二维灰阶超声图
肿块内部以实质低回声为主，两端可见"鼠尾征"

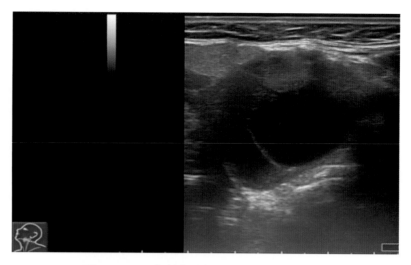

图 2-2-4-38　类囊肿型神经鞘瘤二维灰阶超声图
肿块内部以囊性无回声为主,周边可见实质回声

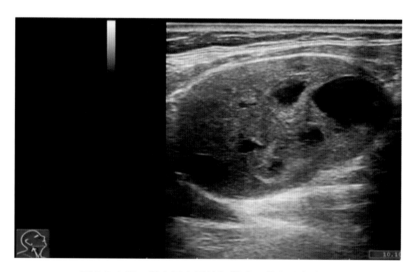

图 2-2-4-39　混合回声型神经鞘瘤二维灰阶超声图
肿块内部呈混合回声,可见片状无回声区

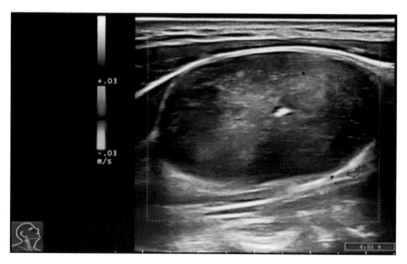

图 2-2-4-40　神经鞘瘤彩色多普勒超声图
肿块内血流信号呈点状

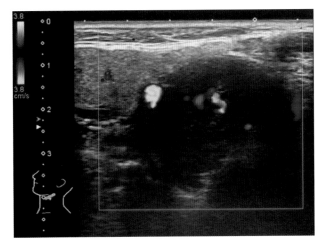

图 2-2-4-41 神经鞘瘤彩色多普勒超声图
肿块内部血流信号呈点状、短线状

ER 2-2-4-6 神经鞘瘤彩色多普勒超声动态图
肿块内部血流信号一般，呈点状、短线状

2. MRI 多表现为在 T_1WI 上为等、低信号夹杂少许稍高信号，当肿瘤内部有出血时，在 T_1WI 上表现为高信号，T_2WI 呈等、稍高信号，中央为斑片状高信号。神经鞘瘤内部的表现多样，与其内部 Antoni A 区与 Antoni B 区在肿瘤内部的比例有关。增强 MRI 显示神经鞘瘤多呈不均匀强化，坏死液化部分不强化，部分可见类似液平样结构。

CT 和 MRI 对于颈部位置较深或接近颅底的神经鞘瘤具有一定优势，可以完整显示其全貌及与周围组织的关系。

（六）鉴别诊断

1. **颈动脉体瘤** 颈动脉体瘤发生于颈总动脉分叉，包绕颈动脉生长使颈总动脉分叉角度增加，颈动脉体瘤超声表现多为低回声，边界尚清，未见明显包膜，内部回声不均匀，彩色多普勒超声显示血流信号较为丰富。而神经鞘瘤主要与颈部神经解剖关系紧密，不引起颈总动脉分叉角度变化，超声上表现为低回声或囊实混合回声，边界清，有包膜，部分可显示"鼠尾征"特征表现，肿瘤内部可见少量血流信号。

2. **颈部肿大淋巴结** 反应性增生淋巴结和淋巴结炎在超声图上表现为淋巴结肿大较为均匀，形态规则，内部为低回声，大部分可见淋巴门结构，CDFI 显示血流分布均匀，多呈规则树枝状。颈部淋巴瘤超声图则为淋巴结显著肿大，可单发，也可多发，边缘光滑，有圆形或者菱形的无回声区或低回声区，皮质增厚，呈低回声均匀性改变，也可为不均匀的小结节样回声，CDFI 显示淋巴结内丰富血流信号，血流分布呈不规则树枝状和紊乱型。恶性肿瘤颈部淋巴结转移超声图表现为不规则的肿瘤形态，分布尚均匀，边界清晰，内部呈现低回声，且内有液性的无回声区，后方回声稍增强或部分衰减，淋巴门结构不清晰或偏离中心，皮质和髓质分不清，CDFI 显示其周边及内部丰富血流信号。

3. **腮腺或颌下腺肿瘤** 当神经鞘瘤紧邻腮腺或颌下腺，与腺体分界不清时易发生误诊。唾液腺肿瘤中最常见的为多形性腺瘤与腺淋巴瘤，多形性腺瘤因其病理成分的复杂性使得超声表现呈多样性，形态呈椭圆形或分叶状，边界清晰或欠清，内部回声不均匀，可伴有液化或钙化，CDFI 显示内部血流信号一般或较丰富，但多形性腺瘤与颈部神经无

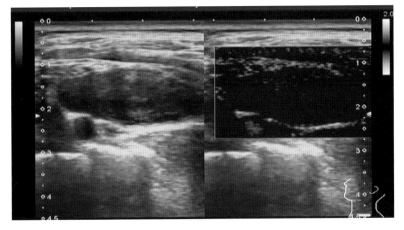

图 2-2-4-42 神经鞘瘤超微血流成像图
肿块内部仅可见少量星点状血流信号

明显关系。腺淋巴瘤多表现为实质低回声,可伴有液化,内部回声不均匀,典型者呈细小无回声的"网格状"特征,CDFI 可显示肿块内部丰富血流信号,易与神经鞘瘤鉴别。

4. 颈部神经纤维瘤 在超声上表现为单个或者多个肿块,以椭圆形居多,内部呈低回声,分布不均匀,境界清晰,有包膜,硬度一般,其内部回声、血流及形态等均与神经鞘瘤相似,在诊断颈部神经鞘瘤时重点考察肿瘤两端是否存在神经回声,肿瘤周边及内部的血流信号以及肿瘤发生的位置对鉴别诊断有重要帮助。

（七）临床意义

超声可以对颈部神经鞘瘤作出较好的诊断及鉴别诊断,具有方便、价格便宜、无辐射等优势,在颈部神经鞘瘤的诊断中发挥重要作用,超声检查可以为临床治疗方式的选择提供重要的影像学依据。

（熊　屏）

第五节　涎腺恶性肿瘤

一、腺泡细胞癌

（一）概述

腺泡细胞癌又称为浆液细胞腺癌,是好发于涎腺组织的一种上皮低度恶性肿瘤,临床较少见。通常发生在腮腺,男女发病率之比为 1∶1.5。特点是生长速度慢,病程时间长,多复发和转移。

（二）病理生理

1. 腺泡细胞癌起源于终末导管细胞（闰管细胞）的肿瘤性转化或来自正常浆液性细胞。目前腺泡细胞癌的病因不清,可能与过去暴露于高剂量辐射和家族遗传因素有关。

2. 病理特点

（1）大体标本:肿瘤多为圆形、椭圆形,直径多为 2～4cm 界限清楚的实性结节,有包膜,大多不完整,中等质地或稍偏硬,少数呈囊性改变,活动,与皮肤无粘连。

（2）镜下特征:镜下肿瘤呈多样性,最典型的癌细胞具有类似正常涎腺腺泡的胞质形态、超微结构和分泌特征,细胞较大,呈圆形或多边形,胞质中含有大量酶原颗粒;另一种常见的细胞为水样透明细胞;此外还有闰管细胞、空泡状细胞、非特殊性腺细胞等。根据肿瘤所含细胞类型及排列方式,可将腺泡细胞分为四种类型:

1）实体型:以腺泡样细胞为主,细胞排列成片状或结节状。

2）微囊型:由于肿瘤细胞崩解,液体潴留,细胞之间形成大小、数量不等的腔隙。

3）乳头状囊型:肿瘤以闰管样细胞为主,细胞排列成囊腔,腔内有乳头状突起。

4）滤泡型:肿瘤细胞形成类似于甲状腺滤泡,滤泡之间可见腺泡样排列组成的腺泡样结构。

（三）临床表现

临床主要表现为表面光滑、界限清楚、质地中等的无痛性肿块,并有较好的活动度。可伴有颈部淋巴结及远处其他转移,患者病程相对较长。

（四）超声检查

1. 二维灰阶超声 倾向于良性肿块表现,缺乏特异度。多以不均匀单发低回声多见,肿块常呈圆形,边界清晰,形态规则,周边可见强回声包膜（图 2-2-5-1）。也可呈分叶状,边界欠清,内部回声欠均匀。当出血坏死时肿块内部见低回声区或无回声区。

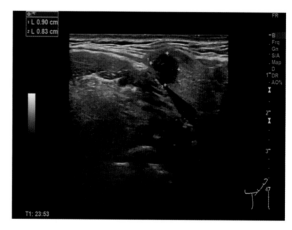

图 2-2-5-1　涎腺腺泡细胞癌二维灰阶超声图
肿块边界清晰,形态规则,内部呈低回声

2. 彩色多普勒超声 血流多不丰富,可见少量血流信号,多为高速高阻的动脉血流（图 2-2-5-2）。

3. 超声造影 主要用于鉴别腺泡细胞癌与多形性腺瘤,超声造影增强后肿块的峰值强度、局部血流量、最大灌注强度、平均灌注强度明显高于多形性腺瘤,即腺泡细胞癌早期明显增强,延迟期明显减退。

（五）相关检查

1. CT 平扫多呈囊实性,主要呈低密度,伴多发小囊变的单结节型与多结节型肿块,伴不均匀厚壁及壁结节的单囊型与多囊型肿块。增强早期明显增强,延迟期明显减退。

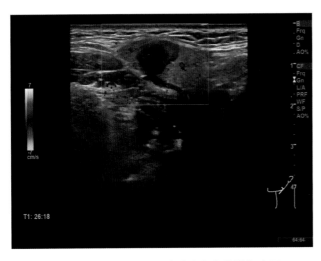

图 2-2-5-2　涎腺腺泡细胞癌彩色多普勒超声图
肿块内部可见点状血流信号，为高速高阻动脉血流

2. **MRI** ①肿瘤实质 T_1WI 抑脂多为等信号，T_2WI 抑脂多为等略高信号，即呈"灰色"信号；②ACC 具有完整或不完整的包膜，T_2WI 抑脂序列呈低信号，突破包膜、局部或弥漫浸润表现，提示为恶性肿瘤；③肿瘤实质常呈明显持续性强化。

（六）鉴别诊断

1. **多形性腺瘤**　二者在常规的二维灰阶超声图像上较难鉴别，但从超声造影上可以鉴别诊断，涎腺腺泡细胞癌的达峰时间明显短于多形性腺瘤的达峰时间，即腺泡细胞癌比多形性腺瘤先增强。

2. **乳头状囊腺癌**　腺泡细胞癌的乳头状囊型需与乳头状囊腺癌鉴别，后者肿块也呈实性，也可见大小不等的囊腔，故超声鉴别诊断有一定的困难，需要免疫组化鉴别。

3. **涎腺黏液囊肿**　囊性型腺泡细胞癌以囊性为主，影像学及临床易误诊为良性囊肿，特别是当肿瘤细胞巢较少时容易漏诊，此时仔细寻找浸润的肿瘤细胞巢，有助于排除良性囊肿的诊断。

4. **涎腺囊腺瘤**　是涎腺的良性肿瘤，腺腔扩大成不规则的囊腔，被覆柱状、立方或黏液上皮，可以形成乳头突入腔内，不具有腺泡细胞癌特征性的腺泡样细胞，缺乏浸润。

（七）临床意义

腺泡细胞癌以 40～60 岁的中年患者居多，多见于腮腺，缺乏特征性临床表现；发病年龄、临床分期、淋巴结转移可能是影响 ACC 患者预后的危险因素。大部分腺泡细胞癌为低级别恶性肿瘤，具有惰性生物学行为，预后良好，5 年生存率 90%，20 年生存率 56%；部分为高级别腺泡细胞癌，预后较差，当肿瘤细胞失去腺泡分化，细胞核增大，异型性显著，

核分裂象增加，出现坏死或神经血管侵犯时支持高级别转化，提示不良预后。

腺泡细胞癌患者的治疗以手术切除为主，放疗用于不适合手术或拒绝手术者。对于高级别腺泡细胞癌，建议根治手术和辅助放疗。常规二维灰阶超声不易区分腺泡细胞癌与多形性腺瘤，但超声造影表现不同可以用来鉴别腺泡细胞癌和多形性腺瘤，在临床上有着广泛的应用前景。

二、黏液表皮样癌

（一）概述

黏液表皮样癌属于最常见的涎腺恶性肿瘤，并主要见于大涎腺尤其是腮腺，占腮腺肿瘤的 5%～10%。生物学行为多样，大多数呈低度恶性表现。可发生于任何年龄，以 40～60 岁为发病高峰年龄。该病好发于女性，男女比例约为 1:1.5。

（二）病理生理

1. **病因**　本病的病因不明，外伤、慢性炎症刺激和放射线损伤等可能与发病有关。

2. **病理特点**

（1）大体标本：肿块形状近似圆形或卵圆形，均为囊实性，无包膜，光滑，边界清楚或边缘有浸润，剖面呈褐色、白色和粉红色，可见大小不等囊腔，黏稠胶冻状物质充满其中。

（2）镜下特征：在光镜下，黏液表皮样癌由黏液、表皮样细胞和中间细胞构成，偶见透明细胞、柱状细胞、颗粒细胞等。

（三）临床表现

分化较好的黏液表皮样癌大多不出现自觉症状，生长缓慢，质地中等偏硬，活动较好，病史较长，区域淋巴结转移率较低。而分化较差的黏液表皮样癌生长较快，边界不清，活动性差，多伴疼痛，有时可发生溃疡，伴神经受累表现。

（四）超声检查

1. **二维灰阶超声**　典型的黏液表皮样癌表现为低回声伴后方回声增强改变、内部回声低而不均，夹杂极低回声或无回声，形态欠规则或不规则、境界不清晰（图 2-2-5-3）。

2. **彩色多普勒超声**　较大的肿瘤组织周边及内部均可见异常丰富的血流信号，血流速度明显增高。血流形态不规则，呈树样结构，分布于肿瘤周边和内部（图 2-2-5-4）。

3. **超声弹性成像**　应变弹性成像评分，大部分不低于 3 分。应用超声弹性成像应变率比值法诊断

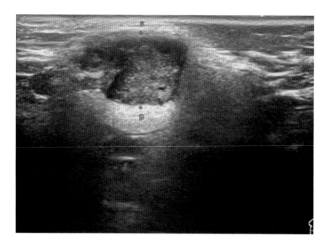

图2-2-5-3 黏液表皮样癌二维灰阶超声图
低回声伴后方回声增强改变、内部回声低而不均,形态欠规则或不规则、境界不清晰

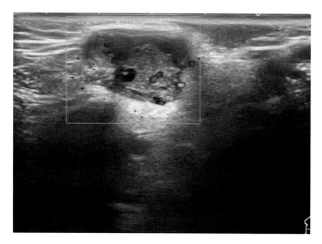

图2-2-5-4 黏液表皮样癌彩色多普勒超声图
肿瘤组织周边及内部均可见点条样血流信号

涎腺结节的良恶性有统计学差异,可提高涎腺结节无创诊断的准确性,为临床诊断涎腺良恶性结节提供重要的理论依据,具有很高的临床应用价值。

（五）相关检查

1. **CT** 多表现为圆形、类圆形或略呈分叶状边界清楚、包膜完整的肿块,部分肿瘤内部可见坏死囊变区。CT表现为不规则低密度肿物,部分病例合并颈部多发性肿大淋巴结影,可融合,增强扫描可见部分强化,可伴有坏死。

2. **MRI** 表现为T_1WI稍低信号,T_2WI稍高信号,中央可见斑点状坏死区,增强后边缘强化明显。

（六）鉴别诊断

1. **多形性腺瘤** 多形性腺瘤超声图常表现为边界清楚,形态规则的实性低回声结节,可有微分叶,多提示良性肿瘤。高分化黏液表皮样癌临床上与多形性腺瘤相似,呈无痛性肿块,病史较长,肿瘤形

态不规则,较小的黏液表皮样癌常呈扁平状,活动度较差,质地偏硬。镜下见许多多形性腺瘤含表皮样细胞,也可产生上皮性黏液,但黏液一般位于导管腔内,仅偶尔见于细胞内。

2. **腺样囊性癌** 超声图上与黏液表皮样癌不易鉴别,应注意临床表现,腺样囊性癌有较典型的临床表现,患者常以疼痛和肿块作为主诉就诊。

3. **Warthin瘤** 二者的超声图常难以鉴别,主要通过临床表现和病理诊断鉴别。Warthin瘤病史往往较长,包块生长缓慢,血流多稀少,往往多见于男性,有吸烟病史,结合临床有助于鉴别。

（七）临床意义

外科手术是治疗黏液表皮样癌的主要方法。局部彻底切除是治愈的关键,否则易于复发。复发肿瘤及时处理后仍可能达到治愈。

涎腺黏液表皮样癌具有涎腺恶性肿瘤常见的超声图表现,也存在较为独特的征象。CDFI对黏液表皮样癌有较高的临床应用价值,较大的肿瘤组织周边及内部均可见异常丰富的血流信号。

三、肌上皮癌

（一）概述

涎腺肌上皮癌又称为恶性肌上皮瘤,是一种发生于涎腺的较为罕见的恶性肿瘤,发病部位以腮腺多见,其次为腭腺。由于这种疾病极为少见,因此对其生物学行为以及临床病理特征均没有深入的了解。发病年龄主要集中在50～70岁,男性发病率明显高于女性。

（二）病理生理

1. 目前还未发现该肿瘤的明确致病因素,部分研究提示肌上皮癌的发生可能与某些癌基因活化或重排以及某些抑癌基因的失活有关。

2. 病理特点

（1）大体标本:肿块呈大小不等的结节状,浸润性生长,无包膜或包膜不完整,边界不清,实性,质地中等,切面呈灰粉色或灰白色。

（2）镜下特征:多数以透明细胞为主,少数以嗜酸性上皮样细胞和梭形细胞为主,但细胞均异型性明显,细胞核染色质增粗,核膜厚,部分病例可见明显核仁,可伴有坏死。

（三）临床表现

发病早期多无明显症状,其临床表现缺乏特异性。典型临床表现为隐匿性、无痛性包块,患者往往因大肿块就诊,其他症状依赖于肿瘤的部位和范围。

（四）超声检查

1. **二维灰阶超声** 超声图表现无特异性，常呈浸润性生长，边界不清，形态不规则，若内部回声分布不均匀，液性暗区形态常不规则，实性部分有细小钙化，则高度怀疑为恶性肿瘤。

2. **彩色多普勒超声** 常显示较丰富的血流信号。

3. **超声弹性成像** 应变弹性成像评分，大部分不低于 3.30 分。应用超声弹性成像应变率比值法诊断涎腺结节的良恶性差异有统计学意义，可提高涎腺结节无创诊断的准确性，为临床诊断涎腺良恶性结节提供重要的理论依据，具有很高的临床应用价值。

（五）相关检查

1. **CT** 肌上皮癌的 CT 无明显特征性改变，难以与其他恶性肿瘤相鉴别，但 CT 对明确病变发生的部位、侵犯范围以及鉴别良恶性有很大帮助。

2. **MRI** 肌上皮癌呈类圆形，边界尚清楚，T_1WI 呈等信号，T_2WI 呈等信号内夹杂斑点高信号，增强后明显不均匀强化。

（六）鉴别诊断

1. **多形性腺瘤** 多形性腺瘤在超声图上的表现为边界较清楚、形态较规则、内部回声较均匀，提示为良性肿瘤。病理上，多形性腺瘤由多量黏液软骨样基质构成，细胞成分多样，腺管结构明显，腺管外层肌上皮与间质有移行，无肌上皮癌的高度异型性肿瘤细胞，PCNA 和 Ki-67 染色显示多形性腺瘤的细胞增殖指数较低。

2. **肌上皮瘤** 肌上皮瘤在超声图上的表现为有包膜，境界清，内部回声较均匀，提示为良性肿瘤。与病理表现一致，病理上肌上皮瘤境界清楚，无明显细胞异型性，核分裂象罕见，未见坏死，Ki-67 增殖指数低。

3. **黏液表皮样癌** 二者在超声图上难以区别。病理上，黏液表皮样癌的肿瘤内有黏液细胞，黏液细胞的阿辛蓝染色阳性，透明细胞则为阴性。免疫组化可进一步明确，黏液表皮样癌上皮性标志物 CK、EMA 和 CEA 均呈阳性，而肌上皮细胞标志物阴性。

（七）临床意义

肌上皮癌的影像学表现均无明显特征性改变，难以与其他恶性肿瘤相鉴别，但影像学对明确病变发生的部位、侵犯范围以及良恶性鉴别有很大的帮助。治疗方式以手术为主，复发率极高，因此，首次手术切除务必彻底。

四、腺样囊性癌

（一）概述

腺样囊性癌是好发于涎腺组织的上皮性恶性肿瘤，占涎腺肿瘤的 10%～15%，生长相对缓慢，但侵袭性强，局部复发率和远处转移率较高。

（二）病理生理

1. 腺样囊性癌的发生与发展是多种基因及其表达产物参与的过程。

2. 病理特点

（1）大体标本：肿块呈椭圆形或结节状，质较实，切面灰白色，无包膜或包膜不完整，边界不清。

（2）镜下特征：腺样囊性癌主要由两种细胞组成，一类为导管上皮细胞，另一类为肌上皮细胞。肿瘤间质有多少不一的纤维结缔组织，常有玻璃样变，另外间质还有少量的淋巴细胞、浆细胞浸润。

（三）临床表现

早期表现均不明显，也不具特征性。疼痛和肿块是患者的主要症状，以疼痛为首发症状者，疼痛多较轻，呈胀痛，伴轻微刺痛。以局部肿块为首发症状者，尤以颌下腺发生者居多，肿块一般较小，触诊呈结节状，早期能活动，有轻微压痛。除疼痛外常有患侧神经功能障碍，发生于腮腺者可出现面瘫，发生于颌下腺者早期可无明显肿块，而仅表现为舌下神经麻痹的症状。

（四）超声检查

1. **二维灰阶超声** 病灶体积较小时，形态呈较规则的椭圆形或浅分叶状，边界清晰，为内部回声均匀的低回声结节。病灶体积较大时，形态不规则，边界不清，内部回声不均匀，超声图无特异性，质地较硬。

2. **彩色多普勒超声** 病灶较小时表现为少血流型，血流显示率低，而较大的病变表现为血流增多且血流方向紊乱、血流速度增快。

（五）相关检查

1. **CT** 低密度筛孔样改变，形态不规则，无包膜或包膜不完整，边界不清，增强检查有中等强化。

2. **MRI** T_1WI 表现为低至中等信号，T_2WI 表现为低至高信号。管状型腺样囊性癌在 T_2WI 表现为高信号；实体型 T_2WI 表现为低信号；筛孔状型 T_2WI 的表现居于两者之间。

（六）鉴别诊断

腺样囊性癌超声图无特异性，鉴别诊断主要依靠病理。可以参考以下几点进行鉴别，包括①部位：

软硬腭交界处是腺样囊性癌的好发部位。舌下腺很少发生肿瘤,一旦发生,90% 可能是腺样囊性癌;②神经症状:腺样囊性癌较其他涎腺恶性肿瘤更易出现神经症状,诸如麻木、疼痛、舌下神经及面神经麻痹;③肿块局部表面:肿块压痛,表面黏膜出现网状毛细血管扩张等。需与以下疾病相鉴别:

1. 恶性多形性腺癌 低度恶性多形性腺癌的细胞学特点与腺样囊性癌相似,细胞小而单一,缺乏软骨黏液样基质。二者的区别在于,低度恶性多形性腺癌细胞的胞质相对丰富,细胞核淡染呈空泡状且缺乏核仁。

2. 涎腺上皮肌上皮癌 涎腺上皮肌上皮癌很少见,细胞涂片可见上皮细胞和胞质呈空泡状或透明的肌上皮细胞两种类型细胞,根据这一特点可与腺样囊性癌相区别。

(七)临床意义

腺样囊性癌具有涎腺恶性肿瘤常见的二维灰阶声像表现,但彩色多普勒超声有其特异性。超声确定肿瘤的发生部位、大小、有无淋巴结转移均有较大的临床价值。基于腺样囊性癌的肿瘤生物学特性,目前对腺样囊性癌的治疗主要采用以手术治疗为主,辅以术后放射治疗的综合治疗方案。

五、乳头状囊腺癌

(一)概述

乳头状囊腺癌是涎腺上皮性恶性肿瘤之一,常发生于大涎腺,少见于小涎腺。本发病率虽低,但在涎腺肿瘤中,并非罕见。

(二)病理生理

1. 关于涎腺乳头状囊腺癌的组织发生,目前还不十分清楚。涎腺肿瘤的组织起源多与涎腺闰管上皮细胞和排泄管上皮细胞有关。

2. 病理特点

(1)大体标本:肿块表面光滑或呈结节状,大小不等。切面呈粉红色、棕红色、灰白色或黄白色,可为实性,也可有大小不等的囊腔,腔内易流出豆渣样物或数量不等的黏液,在较大的囊腔内可见细小乳头自囊壁突入,肿瘤无包膜或包膜不完整。

(2)镜下特征:由含有分支状乳头的大小囊腔构成,乳头表面及囊壁上被覆多层排列不整齐的瘤细胞。囊腔结构之间为纤维间质和炎症细胞。

(三)临床表现

乳头状囊腺癌的临床表现呈多样性,多生长缓慢,病程较长,主要表现为无痛性肿块,可有近期生长加快并伴有疼痛,界限清楚或不清,活动度常较差。

(四)超声检查

1. 二维灰阶超声 表现为实性肿块,大小不等,直径多小于 4.0cm,也可大于 10.0cm,肿块常呈结节状或分叶状,边界欠清,内部常见不规则的低弱回声及无回声(图 2-2-5-5)。

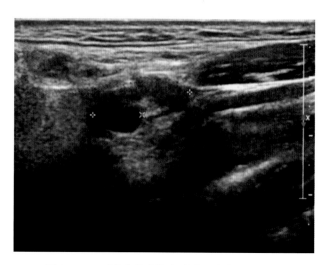

图 2-2-5-5 涎腺乳头状囊腺癌二维灰阶超声图
肿块常呈结节状或分叶状,边界欠清,内部常见不规则的低弱回声及无回声

2. 彩色多普勒超声 肿块实性部分血流信号较丰富(图 2-2-5-6)。

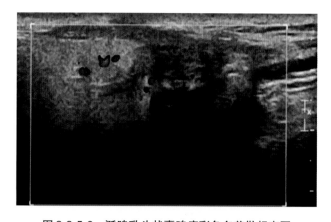

图 2-2-5-6 涎腺乳头状囊腺癌彩色多普勒超声图
肿块实性部分血流信号较丰富

(五)相关检查

早期肿瘤境界清楚,晚期呈浸润性生长,CT 表现:在肿瘤较小时呈圆形,边界模糊,肿瘤周围有显著的造影剂增强。但是 CT 表现非特异性,有时与炎性病变和某些良性肿瘤不易鉴别。小的恶性肿瘤一般生长缓慢,可以有如同良性肿瘤一样的清楚锐利的边界,恶性肿瘤可以与良性肿瘤合并存在。

（六）鉴别诊断

1. **乳头状囊腺瘤**　乳头状囊腺瘤为乳头状囊腺癌相对应的良性肿瘤，但超声检查两者不易区别。病理上乳头状囊腺瘤细胞异型性不明显，不侵犯肌肉及神经，但有时介于乳头状囊腺瘤和癌之间不易鉴别。

2. **涎腺导管癌**　超声检查两者不易区别。病理上涎腺导管癌镜下可有乳头状结构，但其乳头自导管壁突向明显扩张的管周可有基底膜包绕，乳头中心无明显结缔组织。肿瘤团块界限清楚，可出现"粉刺"样或"筛孔"状结构。癌细胞的体积较乳头状囊腺癌大，细胞及胞核异型性更明显。

（七）临床意义

乳头状囊腺癌属于低度恶性肿瘤，一般认为预后较好。乳头状囊腺癌治疗以局部彻底切除为主。肿瘤体积较大时，可考虑选择性淋巴结清除术。术后复发率高，少数出现远处转移，常见部位是肺和骨。

六、淋巴上皮癌

（一）概述

涎腺淋巴上皮癌（lymphoepithelioma-like carcinoma，LEC）是一种伴有明显的非肿瘤性淋巴浆细胞浸润的未分化癌，又名淋巴上皮瘤样癌、恶性淋巴上皮病变、伴有淋巴样间质的未分化癌等。女性好发，中位年龄是 50 岁，男女之比是 2∶3，主要发病部位在腮腺，约占涎腺淋巴上皮癌的 80%，其次为颌下腺和舌下腺。

（二）病理生理

1. 涎腺淋巴上皮癌的发病存在明显的种族差异，以北极地区的因纽特人、中国的南方人和日本人等多见。EB 病毒感染可能与种族、地理等因素在涎腺淋巴上皮癌的发生中相互作用。

2. 病理特点

（1）大体标本：剖面呈灰白色或灰黄色，结节状，质地细腻呈鱼肉样，伴或不伴有包膜。

（2）镜下特征：正常涎腺腺体和淋巴结结构部分破坏，增生的淋巴结样组织内及周围淋巴结内见肿瘤上皮细胞呈多边形及梭形，排列成片状、巢团状和条索状，界限欠清，细胞核较大，呈圆形或椭圆形，空泡状，核仁清晰，常见核分裂象。

（三）临床表现

往往表现为腮腺或颌下腺无痛性肿胀，有的表现为近期突然快速增大并伴有疼痛。晚期肿瘤可与深部软组织或皮肤固定，活动度差。部分可浸润面神经造成面神经麻痹。

（四）超声检查

1. **二维灰阶超声**　肿块形态不规则，边缘不清晰，内部回声以低回声为主，但较为杂乱，有的内部可见针尖样钙化，可伴有同侧颈部淋巴结转移。

2. **彩色多普勒超声**　血供丰富，血流信号检出率较高，血流分级常在 2～3 级。

3. **超声弹性成像**　助力式弹性成像评分多大于 3 分，肿瘤一般较硬。

（五）相关检查

1. **CT**　典型表现为肿块形态不规则，境界不清晰，强化不均匀。值得一提的是，少数涎腺 LEC 的 CT 表现为肿块形态规则、境界清晰、强化均匀，容易与涎腺良性肿瘤混淆。

2. **MRI**　单发肿块，边界清楚或不清楚，T_1WI 呈低信号，T_2WI 呈稍高信号，信号常较均匀，偶见小坏死区，无钙化，增强扫描中度至明显强化。

（六）鉴别诊断

1. **涎腺混合瘤**　常表现为边界清楚的肿块，其内易见囊变区，包膜常完整。

2. **Warthin 瘤**　多见于有吸烟史的老年男性，可多发，边界清楚，常见多发小囊变区。

3. **黏液表皮样癌及腺样囊性癌**　内部回声常不均匀，多见坏死、囊变区，可见钙化，且淋巴结转移发生率低于涎腺淋巴上皮癌。

4. **涎腺原发性淋巴瘤**　相对少见，常表现为涎腺区多发肿块，其内部回声比较均匀，造影表现为轻至中度强化。涎腺原发性淋巴瘤与 EB 病毒无相关性，这点可以鉴别。

5. **转移性淋巴上皮癌**　鼻咽淋巴上皮癌转移至涎腺后与原发性涎腺淋巴上皮癌在影像及病理上均难以鉴别，因此，诊断涎腺淋巴上皮癌时，需行鼻咽影像检查及鼻咽镜活检排除鼻咽淋巴上皮癌转移的可能。

6. **木村病**　木村病常表现为涎腺区单发或多发肿块，边界常不清楚，与正常腮腺组织或皮下脂肪等界限不清，局部皮下脂肪常增厚，造影表现上强化程度通常较明显，常伴有区域肿大淋巴结。但木村病常单侧多发或双侧腮腺受累、肿块下方皮下脂肪增厚、外周嗜酸性粒细胞增多、EBV 检查常为阴性等，有助于二者的鉴别。

（七）临床意义

涎腺淋巴上皮癌是一种伴有淋巴间质浸润的未分化癌，发病率低，其发病与 EB 病毒感染、免疫反应、良性淋巴上皮病变等因素有关。超声弹性成像可为诊断涎腺良恶性结节提供重要的理论依据,具有很高的临床应用价值。近年来研究证实,涎腺淋巴上皮癌是对放射治疗敏感的肿瘤,手术联合术后放射治疗为本病治疗的常用模式,获得了良好的局部控制率及无病生存率。

七、恶性多形性腺瘤

(一)概述

恶性多形性腺瘤或称癌是多形性腺瘤中为较常见的涎腺恶性肿瘤之一,占涎腺恶性肿瘤的15%~20%,发病部位以腮腺最常见,约占80%,颌下腺及小涎腺各占10%,好发于中老年人。

(二)病理生理

1.该病的病因、发病机制尚不完全清楚,可能是涎腺混合瘤长期发展过程中导致遗传学不稳定所致,常见染色体缺失和断裂以及标志染色体10的全部基因转位,导致 HMGIC 和 MDM2 基因的片段缺失或扩增。另外,8q12 基因重排也较常见。

2.病理特点

(1)大体标本:恶性多形性腺瘤与良性多形性腺瘤有些相似,但常见一些提示恶性的特征,如包膜常不完整或无包膜,常侵犯周围组织,剖面灰白色,可见出血、坏死或囊性变。

(2)镜下特征:常同时具有良性多形性腺瘤成分和恶性肿瘤成分,大部分区域由上皮细胞、肌上皮细胞、黏液及软骨成分构成,上皮细胞排列成腺管状、实性、条索状或散在分布,部分腺腔内有嗜酸性分泌物,腔面细胞呈低柱状、低立方或扁平状,外周有细胞质透明的肌上皮细胞;恶性区域肿瘤组织呈浸润性生长,肿瘤细胞增生活跃,呈巢团状、腺样结构或散在分布,细胞体积增大,可见细胞质内黏液,细胞异型性明显,可见核分裂象,癌组织未突破包膜侵袭性癌多见,恶性成分常多于良性成分,恶性成分以肌上皮癌和非特异性腺癌多见。

(三)临床表现

临床表现多为无痛渐大性肿块,以近期生长迅速为特征,少数病例出现疼痛、麻木、面瘫、皮肤溃疡等症状,发生于腭部者表面黏膜可出现溃疡。

(四)超声检查

1.二维灰阶超声　超声图像与良性多形性腺瘤相似,表现为涎腺内单个或多个实性肿块,常边界清楚,形态规则,内部回声尚均匀(图2-2-5-7)。超声检查应注意肿块的大小,与以前超声图比较,并注意询问病史,若肿块近期明显增大(注意是否

大于5cm),边界不清,形态不规则,内部回声较前杂乱不均,有不规则的液性暗区,血流也较前明显增多,流速增快,近期有疼痛史,则高度提示为恶性多形性腺瘤。

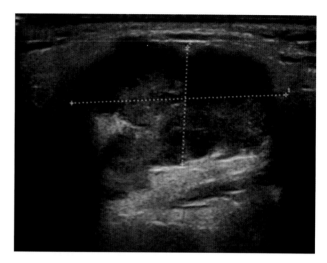

图2-2-5-7　恶性多形性腺瘤二维灰阶超声图
涎腺内单个或多个实性肿块,常边界清楚,形态规则,内部回声尚均匀

2.彩色多普勒超声　肿瘤直径小于3.0cm时内部血流信号与良性相似,当肿瘤大于3.0cm时血流信号较多形性腺瘤丰富(图2-2-5-8)。

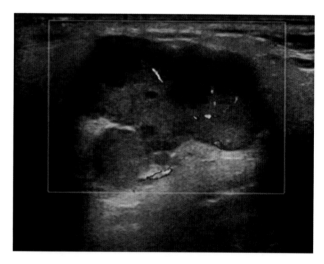

图2-2-5-8　恶性多形性腺瘤彩色多普勒超声图
肿瘤组织周边及内部均可见丰富的血流信号

3.超声造影　为慢进、向心性、不均匀性增强,可见无增强区,增强后可与周围组织的分界不清。

4.超声弹性成像　大多数病灶质地较硬,应变弹性成像评分大多数高于3.30。病灶的硬度与其病理类型密切相关。

(五)相关检查

1.CT　表现形态多不规则,边界不清,常伴有

出血和坏死，周围可见骨质破坏，淋巴转移多见。

2. MRI T$_1$WI 呈混杂等或低信号，T$_2$WI 多呈混杂等或稍低信号，少数呈稍高信号。病灶信号不均匀。增强扫描病灶呈轻至明显不均匀强化，部分病灶强化后仍不能显示清晰的边界。

（六）鉴别诊断

良性多形性腺瘤 良性多形性腺瘤与恶性多形性腺瘤的超声特征、超声造影增强模式相似，但肿块边界不清、内含较多液性无回声区、超声造影增强后与周围组织的分界不清时提示恶性可能，超声造影定量分析有助于两者鉴别诊断。

（七）临床意义

该病主要与多形性腺瘤相鉴别，虽然二维灰阶超声图具有一定的特点，但更多的需凭操作者的经验来判断，超声弹性成像 SR 可以区分组织结构相似但软硬不同的病灶，同时提供病灶的形态学信息和组织硬度信息，是一种诊断涎腺良恶性肿瘤的可靠方法。

八、基底细胞腺癌

（一）概述

基底细胞腺癌是一种少见的低度恶性涎腺上皮性肿瘤，多发生于老年人。主要发生在腮腺，生长较为缓慢。据文献报道，我国该病更趋向发生于小涎腺，这可能是因为小涎腺数量多、分布广，易受摩擦发生囊肿且容易复发。

（二）病理生理

1. 基底细胞腺癌的病因、发病机制尚不完全清楚。有文献报道称，基底细胞腺癌的生物学行为类似于多形性低度恶性腺癌，属于低度恶性。该病既可原发，也可来自基底细胞腺瘤的恶变，也可以并存。因此，对于基底细胞腺癌是原发性恶性肿瘤还是由基底细胞腺瘤恶变而来的问题尚有争议。

2. 病理特点

（1）大体标本：肿块多为类圆形结节状或不规则，无包膜或包膜不完整，切面灰白色或褐色，质地中等，部分区域可见囊性变。

（2）镜下特征：光镜下肿瘤由大小及形态不一的上皮团块所组成，与非黏液样间质界限清楚。肿瘤细胞分两类：团块外周为小圆细胞伴核深染，胞质稀少；团块中心为大且呈多边形或拉长的细胞，胞质丰富，核浅染。

（三）临床表现

主要症状为腮腺区缓慢增大的无痛性肿块，病程较长，局部皮肤无红肿及其他不适等症状，很少发生面瘫或破溃。易误诊为良性肿物。

（四）超声检查

1. **二维灰阶超声** 为界限尚清的结节状占位性病变。主要表现为低回声肿块，呈不规则或分叶状，边界尚清，内部回声不均匀，可见点状钙化，肿块后方可见回声增强（图 2-2-5-9）。

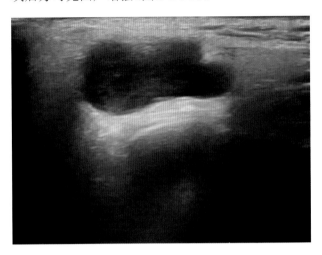

图 2-2-5-9 基底细胞腺癌二维灰阶超声图
低回声肿块，呈分叶状，边界尚清，内部回声不均匀，后方回声增强

2. **彩色多普勒超声** 肿瘤组织周边及内部均可见丰富的血流信号（图 2-2-5-10）。

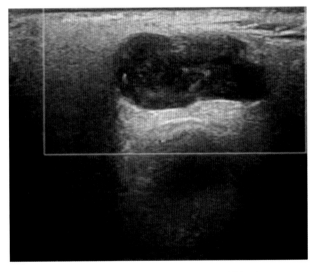

图 2-2-5-10 基底细胞腺癌彩色多普勒超声图
肿瘤组织周边及内部均可见丰富的血流信号

（五）相关检查

CT 表现为不规则形或类圆形界限尚清晰的低密度软组织肿块影，密度均匀或不均匀。对侧腮腺均未见异常，颈部未见肿大淋巴结。

（六）鉴别诊断

1. **基底细胞腺瘤** 基底细胞腺瘤常呈边界清

晰、形态规则或呈微分叶的实性低回声结节，内部回声常较均匀。其边缘常局限性生长，肿瘤包膜完整，细胞巢边缘的栅栏状排列更明显，无侵袭性和破坏性的生长方式。

2. 腺样囊性癌　腺样囊性癌与基底细胞腺癌在常规超声图像上通常难以鉴别，主要依靠其临床表现和病理诊断。其生长缓慢，侵袭性强，易侵犯血管和神经，手术不易彻底切除，局部复发率较高。最具典型的特征是筛状结构和侵犯神经。

3. 多形性腺瘤　多形性腺瘤常呈边界清楚、形态清晰的实性低回声结节，内部回声常较均匀，结节后方回声可增强，边缘可见少量血流信号。其病理上界限清楚，为两类细胞类型结构，有"融化"的肌上皮，可见透明样变细胞，软骨黏液样基质，厚的羽毛状弹力纤维。

（七）临床意义

治疗以根治性手术切除为主，必要时行颈部淋巴结清扫，术后放化疗辅助。该肿瘤浸润性较强，首次手术切除务必彻底。需结合影像学综合分析腺癌的部位、大小、淋巴结情况及病理分化程度，判断是否需要行颈淋巴结清扫。由于病例较少，术后放疗是否有效尚难确定。鉴于其术后复发率较高，除早期病例外，宜辅以术后放疗。

九、鳞状细胞癌

（一）概述

涎腺鳞状细胞癌较少见，主要发生于腮腺和颌下腺，其他小涎腺少见。以中年以上男性多见，50～70岁人群高发。

（二）病理生理

1. 关于涎腺原发性鳞状细胞癌的组织发生，有文献报告称可来源于排泄管的基底细胞或涎腺导管的鳞状化生。本病主要发生在腮腺，表现为腮腺肿块呈浸润性生长。但是该病的病因、发病机制并不完全清楚。

2. 病理特点

（1）大体标本：肿块为实质性，无包膜，与周围组织分界不清，切面呈灰白色。

（2）镜下特征：镜下见团块状或条索状排列的异形鳞状上皮细胞，细胞中等大小，缺少胞质，核大小不一。核染色质粗，核分裂象多见，胞外可见细胞间桥，分化好者还可见角化珠，并可见腺外侵犯的倾向。

（三）临床表现

该病主要表现为腮腺区肿块呈浸润性生长，进展快，质坚硬，边界不清，有时伴有疼痛，肿块与周围组织紧密粘连，固定，甚至形成溃疡，面瘫的发生率仅次于未分化细胞癌。

（四）超声检查

1. 二维灰阶超声　表现为囊实性肿块。为低度恶性时，主要表现为低回声肿块，以囊性成分为主，大小不等，边界欠清，形态较规则，内部回声较均匀（图2-2-5-11）。

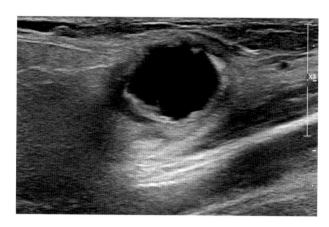

图2-2-5-11　鳞状细胞癌二维灰阶超声图
以囊性成分为主的低回声肿块，边界欠清，形态较规则，内部回声较均匀

2. 彩色多普勒超声　肿块实性部分血流信号较丰富（图2-2-5-12）。

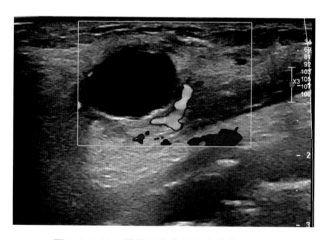

图2-2-5-12　鳞状细胞癌彩色多普勒超声图
肿块周围实性部分血流信号较丰富

（五）相关检查

1. CT　多为囊实性肿块，肿块形态不规则，境界不清晰，强化不均匀。有文献报道称通过测量肿瘤CT值可以帮助判断肿瘤是囊性或实性，但不能作为良恶性的判断依据。不过一般囊实性肿瘤多为恶性，囊性肿瘤多为良性，实质性肿瘤则介于良、恶性之间。

2. MRI　一般为单发肿块,边界多不清楚,T_1WI 呈低信号,T_2WI 呈不均匀等低信号。ADC 值较低,此可与良性肿瘤相鉴别。

（六）鉴别诊断

1. 腮腺淋巴结转移癌　腮腺淋巴结转移癌与鳞状细胞腺癌的常规二维灰阶超声图像难以鉴别,此癌为源自头面部皮肤或口咽黏膜的鳞状细胞癌,其组织与原发癌相同,应结合临床资料予以判断。

2. 黏液表皮样癌　典型的黏液表皮样癌超声图表现为低回声伴后方回声增强改变、内部回声低而不均,形态常不规则。此癌以表皮样细胞为主时,易误诊为鳞状细胞癌,但采用黏液染色,如 PAS、AB 或黏液卡红可以鉴别:凡含有阳性细胞或黏液者则为黏液表皮样癌。

3. 坏死性涎腺化生　二者的超声图常难以鉴别,主要通过病理表现鉴别,此癌在病理上表现为腺小叶坏死,腺泡壁溶解消失,腺导管鳞状化生形成上皮岛,细胞分化较好,不存在细胞异型性或间变。

（七）临床意义

涎腺鳞状细胞癌较少见,主要发生于腮腺和颌下腺,其他小涎腺少见。可发生于各个年龄段,但以 50～70 岁男性居多。肿瘤早期生长缓慢,待其度过缓慢生长期,可出现突然快速生长,此时会引发患者出现神经麻痹、疼痛等症状,严重时还会威胁患者的生命安全,因此,临床需尽早对患者进行确诊和行针对性治疗。

通常选择手术治疗,手术需将肿瘤及周围 0.5cm 以上的正常腮腺及其周围淋巴结一并切除。这样不仅能保留大部分腮腺功能和腮腺导管,同时,还不会导致患者术后复发。

（孙丽萍）

第六节　涎腺周围病变

本节主要讲述涎腺异物。

（一）概述

涎腺异物较为少见,且易被误诊。根据临床表现及病理改变,可将涎腺异物归纳为显性异物和隐性异物。

（二）病理生理

1. 异物进入涎腺导管的可能途径

（1）进食时腺体分泌涎液,导管口扩展,逆行进入。

（2）刺伤口腔软组织,进而刺破管壁而进入。

2. 病理特点

（1）大体标本:腺体增大变硬,部分与周围组织粘连,可触及肿块,边界清楚或欠清。

（2）镜下特征:不同程度的慢性炎症细胞浸润,伴有中重度的小叶间纤维组织增生,并且多有导管硬化及严重的腺泡破坏。

（三）临床表现

起初稍有局部不适、胀痛感,长期存在导致异物反应并继发感染,引流不畅。另外,由于异物的存在,涎液中的无机物易以异物为中心沉积形成涎石,更易加重引流不畅,致使涎液在腺体内淤积,腺体肿胀造成慢性炎症或急性感染。

（四）超声检查

1. 二维灰阶超声　在颌面部有包块形成或脓肿形成的病例中,腺体实质内出现含有点状回声漂浮的液性区,边界不规则。脓肿可单发也可多发（图 2-2-6-1）。

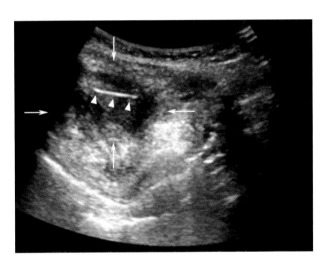

图 2-2-6-1　涎腺周围异物二维灰阶超声图
左侧颌下腺内上边缘处可见低回声区,形态不规则（箭头）,内可见线样强回声异物（三角）

2. 彩色多普勒超声　腺体内血流信号轻至中度增加（图 2-2-6-2）。

（五）相关检查

1. X 线及 CT　可观察到金属异物、骨性异物,以及异物继发涎石影。

2. MRI　观察小的木质异物更有优势,而且以 T_1 加权图像的对比最强。

（六）鉴别诊断

炎症　详细询问病史,尤其是起病原因及发展过程甚为重要。仔细地查体对鉴别诊断有帮助,必要时还应行穿刺细胞学检查等实验室检查。

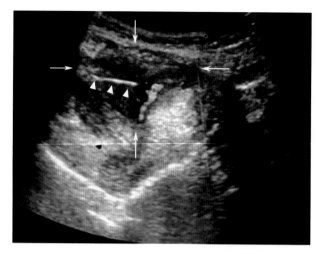

图 2-2-6-2 涎腺异物彩色多普勒超声图
颌下腺内低回声区（箭头），内可见线样强回声异物（三角），腺体内血流信号轻至中度增加

（七）临床意义

涎腺异物症患者往往不能主诉有异物进入史，因此询问病史务必细致、全面，凡与该症发生有关的可能细节均不可忽视，并且应结合影像学检查甚至细针吸取细胞学检查等实验室检查。

（孙丽萍）

参 考 文 献

1. Goncalves M, Mantsopoulos K, Schapher M, et al. Ultrasound Supplemented by Sialendoscopy: Diagnostic Value in Sialolithiasis[J]. Otolaryngol Head Neck Surg, 2018, 159 (3): 449-455.

2. Theander E, Mandl T. Primary Sjögren's syndrome: diagnostic and prognostic value of salivary gland ultrasonography using a simplified scoring system[J]. Arthritis Care Res (Hoboken), 2014, 66 (7): 1102-1107.

3. Mossel E, Delli K, van Nimwegen JF, et al. Ultrasonography of major salivary glands compared with parotid and labial gland biopsy and classification criteria in patients with clinically suspected primary Sjögren's syndrome[J]. Ann Rheum Dis 2017, 76: 1883-1889.

4. Kar IB, Sethi AK. Kimura's Disease: Report of a case and review of literature[J]. J Maxillofac Oral Surg, 2013, 12 (1): 109-112.

5. Zhang R, Ban XH, Mo YX, et al. Kimura's disease: the CT and MRI characteristics in fifteen cases[J]. Eur J Radiol, 2011, 80 (2): 489-497.

6. Jain P, Jain R, Morton RP, et al. Plunging ranulas: high-resolution ultrasound for diagnosis and surgical management[J].

Eur Radiol, 2010, 20: 1442-1449.

7. Sudarshan V, Gahine R, Daharwal A, et al. Rhinosporidiosis of the parotid duct presenting as a parotid duct cyst- A report of three cases [J]. Indian J Med Microbiol, 2012, 30 (1): 108-111.

8. Wu L, Cheng J, Maruyama S, et al. Lymphoepithelial cyst of the parotid gland: its possible histopathogenesis based on clinicopathologic analysis of 64cases [J]. Hum Pathol, 2009, 40 (5): 683-692.

9. Yaman H, Gerek M, Tosun Fe, et al. Myoepithelioma of the parotidgland in a child: a case report[J]. J Pediatr Surg, 2010, 45 (7): E5-7.

10. Gun B D, Ozdamar S O, Bahadir B, et al. Salivary gland myoepithelioma with focal capsular invasion[J].Ear Nose Throat J, 2009, 88 (7): 1005-1009.

11. Shi L, Wang YX, Yu C, et al. CT and ultrasound features of basal cell adenoma of the parotid gland: a report of 22 cases with pathologic correlation[J]. AJNR Am J Neuroradiol, 2012, 33 (3): 434-438.

12. Lu J, Zhang W, Wang Z, et al. Basal cell adenoma of the parotid gland: clinical and pathological findings in 29 cases[J]. Int J Clin Exp Pathol, 2015, 8 (3): 2899-2908.

13. Kuzenko YV, Romanuk AM, Dyachenko OO, et al. Pathogenesis of Warthin's tumors[J]. Interv Med Appl Sci, 2016, 8: 41-48.

14. Mansour N, Hofauer B, Knopf A. Ultrasound Elastography in Diffuse and Focal Parotid Gland Lesions [J]. ORL J Otorhinolaryngol Relat Spec, 2017, 79 (1-2): 54-64.

15. Rong X, Zhu Q, Ji H, et al. Differentiation of pleomorphic adenoma and Warthin's tumor of the parotid gland: ultrasonographic features [J]. Acta Radiol, 2014, 55 (10): 1203-1209.

16. Cantisani V, David E, Sidhu P S, et al. Parotid Gland Lesions: Multiparametric Ultrasound and MRI Features [J]. Ultraschall Med, 2016, 37 (5): 454-471.

17. Starkman SJ, Olsen SM, Lewis JE, et, al. Lipomatous lesions of the parotid gland: analysis of 70 cases [J].Laryngoscope, 2013, 123 (3): 651-656.

18. Navaie M, Sharghi LH, Cho-Reyes S, et al. Diagnostic approach, treatment, and outcomes of cervical sympathetic chain schwannomas: a global narrative review[J]. Otolaryngol Head Neck Surg, 2014, 151 (6): 899-908.

19. Sharma P, Zaheer S, Goyal S, et al. Clinicopathological analysis of extracranial head and neck schwannoma: A case series[J]. J Cancer Res Ther, 2019, 15 (3): 659-664.

第三章　介入超声在涎腺中的应用

一、概述

介入超声（interventional ultrasound）是在超声成像基础上为了进一步满足临床诊断和治疗需要而发展起来的一门新技术，最大优势是可做到实时监视，在超声影像引导下将诊疗器械准确导入靶目标。主要包括超声引导下穿刺活检技术、各种置管引流技术及局部微创治疗技术。介入超声在涎腺中的应用主要包括超声引导下涎腺组织的穿刺活检、置管引流以及消融治疗。

二、超声引导下涎腺组织的穿刺技术

（一）适应证

1. **细针穿刺**　细针穿刺抽吸术（fine needle aspiration，FNA）是一种从病变中提取细胞进行细胞学检查和评估的技术，主要用于细胞学诊断。具有简单、安全、准确、微创、并发症少等优点，临床应用十分广泛。临床各种影像学检查涎腺疑有占位性病变经超声检查证实者，原则上皆可施行，也可用于对涎腺囊性病变或非典型脓肿的进一步确诊。

2. **组织学活检**　粗针穿刺又称为空心针穿刺（core needle biopsy，CNB），是用一个直径相对较粗的特制活检针对病灶进行取材。粗针穿刺取出的是组织条，能够进行更充分的病理学诊断，而且还能够进行免疫组化检测。以下情况尤为适用：

（1）怀疑早期肿瘤或细胞学检查未能确诊者。

（2）CT 或超声显示肿块较大，侵犯较广，已无法切除者。

（3）手术未取活检或活检失败者。

（4）怀疑是转移性肿瘤而原发肿瘤不明者。

（5）良性病变需获得组织病理诊断者。

（二）禁忌证

1. 患者无法配合，如频繁咳嗽、躁动等。

2. 患者有严重出血倾向。

3. 病灶紧邻重要脏器结构或大血管，或穿刺进针路径上有无法规避的重要脏器结构或大血管的。

（三）注意事项

涎腺病变相对浅表，便于观察，应选择安全、无坏死的区域行活检取材。

超声引导下穿刺的安全性已经临床实践所证实，只要操作得当一般不会引起严重的并发症，不需特殊处理。穿刺完毕，将穿刺部位擦净，伤口常规用无菌纱布敷贴，嘱患者自行局部加压 5～10min。常规留观 1～2h，观察有无不适，特别是观察心率和血压情况以防出血。

三、超声引导下涎腺囊性占位性病变穿刺抽液及硬化治疗

在超声引导下进行囊肿穿刺，抽出囊液，向囊腔内注入硬化剂，使囊壁细胞脱水，发生凝固性变性坏死而失去囊液分泌功能，足够量的硬化剂可使囊肿内液体不再增加，并预防囊肿复发。同时，酒精刺激产生的无菌性炎症使囊壁粘连、闭合、囊肿消失。由于酒精无法渗透到囊壁外组织，不会对囊壁周围组织产生不良反应，是临床治疗涎腺囊肿最常用的方法。

（一）适应证

1. 直径大于 5.0cm 的单发或多发囊肿。

2. 需进一步明确诊断，如临床怀疑有恶变可能的囊肿者。

3. 囊肿合并感染者。

4. 有明显症状者。

（二）禁忌证

除超声引导下进行穿刺的禁忌证外，还应包括：不能排除血管瘤或动脉瘤的囊性病变。

（三）注意事项

1. **穿刺路径的选择**　在安全的前提下，应选择安全、无坏死的区域。

2. 囊肿硬化治疗　注入硬化剂前，应确保穿刺针在囊腔内。不明确时，可在超声实时监视下注入适量生理盐水观察针尖是否在囊腔内。

3. 硬化剂种类较多，临床以聚桂醇最常用。囊肿硬化治疗时，酒精注入量为囊肿液容量的 1/5～1/2，通常为 1/3。酒精用量过少，不足以使囊内壁上皮细胞凝固变性坏死失去分泌功能，影响治疗效果；过量则可能造成囊内压增高，导致酒精外渗。对于较大囊肿，在患者能耐受的情况下，为了最大疗效，可用相当于囊液 1/2 量的酒精冲洗 2 次，然后抽出，但囊内保留酒精量常为 2～8ml。

4. 使用聚桂醇硬化治疗前要询问患者是否对酒精过敏。即使无过敏史，在酒精注入的过程中也应注意观察和询问患者反应，对有高血压、冠心病等心脑血管疾病患者更应特别小心。

5. 囊肿合并感染时，治疗后囊内应注入相应抗生素并保留，必要时采用置管引流。

6. 囊肿经硬化治疗后，短期内可能并不缩小，有时反而增大。出现这种情况可能与治疗后的炎性反应有关，应尽量降低患者思想负担，同时嘱其定期随访。6 个月后囊肿仍无缩小，方能判断为治疗无效。

四、超声引导下涎腺脓肿介入治疗

在超声引导下进行脓肿穿刺，抽出脓液、冲洗脓腔、注入抗生素或放置引流管，可加速感染性病灶的控制和吸收，是控制感染的有效方法。同时，抽出的脓液可作微生物检查，明确感染病菌类型，进行药敏试验，进一步明确诊断与指导治疗。

（一）适应证与禁忌证

超声引导穿刺能迅速明确诊断并且可进行抽吸或置管引流治疗，是其主要适应证。多发性小脓肿或分隔较多的脓肿，以及合并瘘管、窦道等复杂情况的囊肿，需结合具体情况采用手术治疗，不宜单纯依靠超声介入治疗。

（二）注意事项

1. 严格掌握适应证和禁忌证，术前检查需完备。

2. 对于较小的脓肿，应尽可能抽尽脓液，以生理盐水冲洗脓腔，抽尽脓液后注入抗生素。如治疗效果欠佳，可再次经超声引导下穿刺，抽尽脓液，以生理盐水冲洗脓腔，抽尽脓液后注入聚桂醇，用量为脓腔容量的 1/4 左右，保留 5min 后抽尽，往往可收到良好的治疗效果。

3. 较大的涎腺脓肿需置管引流，留置的引流管尽可能在腔内保留足够的长度，建议保留 4～5cm，且充分固定，避免脱出，引流期间应每天定时用生理盐水冲洗引流管，确保引流通畅。

4. 术后卧床休息 24h，密切观察患者症状和生命体征。

五、超声引导下的涎腺良性肿瘤的消融治疗

涎腺肿瘤中良性肿瘤占大多数，包括混合瘤（多形性腺瘤）、乳头状淋巴囊腺瘤（Warthin 瘤）、嗜酸性腺瘤、单形性腺瘤、基底细胞腺瘤、肌上皮瘤、乳头状导管腺瘤。对于没有任何症状的涎腺良性肿瘤患者来说，一般采取定期随访观察的方法，无需特殊治疗。仅当患者合并下述情况时可考虑进行治疗：①出现与肿瘤相关的局部压迫症状；②肿瘤呈进行性生长，临床考虑有恶变倾向；③因美观需求或思想顾虑过重影响工作生活而强烈要求治疗者，可作为治疗的相对适应证。超声引导经皮射频、微波、激光等消融技术治疗涎腺良性肿瘤具有操作简单、安全有效、微创、不良反应轻微、并发症发生率低、能够保留涎腺功能等优点，已经在临床得到了较广泛的应用。

（一）适应证

病理诊断证实为涎腺良性肿瘤（至少 1 次 CNB 或 2 次 FNA），并具有以下表现：

1. 肿瘤呈进行性生长。

2. 实性部分不少于肿瘤体积的 20%。

3. 有临床症状的涎腺良性肿瘤（如咽部异物感、吞咽障碍、疼痛或压迫症状等）。

4. 肿瘤影响患者美观。

5. 因全身状况（高龄、体弱、儿童或孕前女性等）不能耐受手术或拒绝手术。

6. 患者思想顾虑过重影响正常生活且拒绝临床观察。

（二）禁忌证

1. 绝对禁忌证

（1）严重凝血机制障碍且难以纠正、有严重出血倾向者。

（2）心肺等重要脏器有严重疾病不能耐受治疗者。

2. 相对禁忌证

（1）尽管 CNB 或 FNA 考虑良性，但超声图表现具有典型恶性特征者（如结节宽径大于长径，显著低回声结节、内有微钙化，边界不清等）。

（2）既往曾行头颈部手术或放疗者。

（三）注意事项

1．操作消融针尖端按照一定的顺序（超声图上由深至浅、由远及近）移动辐射直至完成目标结节的消融治疗。

2．术中患者的吞咽动作可能引起消融针尖位置的变化。为保证治疗的安全性，每次发送能量前嘱患者配合不做吞咽动作。

3．术中患者诉疼痛或不适时应及时停止消融，询问患者的具体症状，分析可能的原因，及时对症处理。

（四）并发症及其预防与处理

超声引导消融治疗涎腺良性肿瘤是一种安全微创的方法，患者术中和术后的不良反应较轻微，包括轻度疼痛、血管迷走反射、低热等，多数可自行缓解，不需特殊处理。另外消融治疗中和治疗后的并发症发生率也较低。轻微并发症包括局部血肿、呕吐、皮肤灼伤等。严重并发症包括肿瘤破裂伴或不伴脓肿形成、涎腺功能减退等，但都不属于可致命的并发症。介入超声医生应熟练掌握涎腺周围解剖，充分认识、理解上述并发症形成的原因和处理方法，在消融操作中尽量避免或降低并发症的发生。

（孙丽萍）

参 考 文 献

1. 李泉水. 浅表器官超声医学 [M]. 第 2 版. 北京: 科学出版社, 2017.

2. 周永昌, 郭万学. 超声医学 [M]. 第 4 版. 北京: 科学技术文献出版社, 2002.

3. Ali N S, Akhtar S, Junaid M, et al. Diagnostic Accuracy of Fine Needle Aspiration Cytology in Parotid Lesions[J]. ISRN Surgery, 2011（1）: 721525.

4. 龚渭冰, 徐颖. 超声诊断学 [M]. 第 2 版. 北京: 科学出版社, 2007.

5. 胡建群, 孙小林. 小器官超声检查技巧与鉴别诊断 [M]. 北京: 科学技术文献出版社, 2015.

第三篇

甲状腺和甲状旁腺

第一章 总 论

超声具有方便快捷、图像分辨力高和无电离辐射等优点,在甲状腺疾病诊断中发挥着重要作用。通过对甲状腺超声图像特征的分析、归纳和总结,形成了一系列的甲状腺超声诊断指标,并且全球多家机构基于甲状腺结节的超声指标,提出了各自的甲状腺结节恶性风险分层系统,进一步提高了甲状腺结节的临床诊断和管理水平。随着医学科学的不断发展,超声造影、弹性成像等超声新技术不断涌现,推动了甲状腺超声诊断和研究水平向更高层次发展。此外,近年来超声引导下的介入诊断和治疗在甲状腺疾病中也得到了很好地发展,超声引导下的甲状腺细针吸取细胞学检查在各大、中型医院逐渐普及,使得甲状腺结节的良、恶性诊断更加精准;超声引导下的射频消融、微波消融和激光消融等热消融技术的临床应用,使得甲状腺良性结节和部分甲状腺癌避免了外科手术,取得了明显的临床疗效。

第一节 甲状腺、周围组织及颈部淋巴结解剖

一、甲状腺

甲状腺(thyroid gland)是成年人体内最大的内分泌腺,主要分泌甲状腺激素(thyroid hormone)和降钙素(calcitonin,CT),可对糖、蛋白质和脂肪等的代谢进行调节,对神经、心血管、消化系统和儿童生长发育等具有重要作用。

(一)形态

甲状腺可分为左右两侧叶,中间由较狭窄的峡部连接,呈"H"形或蝶形横跨于气管上段。两侧叶多不对称,一般右侧叶稍大于左侧叶。侧叶可分为上下两极,内外两面和前后两缘,呈下宽上尖的锥形体。侧叶的外侧面较隆凸,上极较尖,伸向外上方,达甲状软骨斜线高度。下极较圆钝,峡部横连

于两侧叶之间,前面凸起,后面凹陷。甲状腺的形态有较大的差异,30%~50%的人在峡部上缘有一尖端向上的锥状叶,它由甲状舌管下部发育而成,是胚胎时期甲状舌管的遗迹,是甲状腺常见的变异情况。有时锥状叶起于峡部与两侧叶连接处,连于左侧叶者略多,沿甲状软骨前向上逐渐变细,长者尖端可达舌骨高度,短者也可借助纤维组织和甲状腺提肌与舌骨相连。峡部缺如、两侧叶不相连者占8%~14%。

(二)大小

成人甲状腺每叶长3~6cm,宽2~3cm,厚1~2cm。峡部通常长约1.6cm,宽2.2cm,厚2.0mm。重量随年龄不一,新生儿1.5~2.0g,10岁10~12g,15~19岁增至14.2g,成年人15~30g。50岁以后趋向减小,老年人甲状腺平均为10~15g。

(三)被膜

甲状腺由两层结缔组织被膜包裹。气管前筋膜包绕甲状腺的前面和后侧面形成甲状腺鞘为外层被膜,为颈内筋膜壁层,由较厚的致密结缔组织和弹力纤维所组成;外层被膜不完整,与气管接触的甲状腺部分没有此被膜,故又称为甲状腺假被膜。内层是甲状腺自身的外膜,即纤维囊(capsula fibrosa),又叫甲状腺固有膜,为颈内筋膜脏层,是一紧贴于甲状腺两侧叶外表面的薄层结缔组织,包被整个甲状腺腺体,并形成若干纤维束深入腺体实质内,将腺体分为许多大小不一的小叶,其中有丰富的血管、淋巴管。

(四)位置

甲状腺一般位于颈前下方的软组织内,腺体中心距胸骨上窝5cm,紧贴在甲状软骨和气管软骨环的前面,喉的两侧。上端达甲状软骨的中点,峡部多附于第2~4气管软骨环的前方,下端至第6气管软骨环,平第5~7颈椎。甲状腺组织可异位生长。异位甲状腺常见于颈前正中,上起自舌根,下至胸

骨柄后或前上纵隔，称为胸骨后甲状腺，肿大时常可压迫气管，造成呼吸困难。异位甲状腺同样可发生腺瘤或癌。

（五）血管

甲状腺血供非常丰富，主要由双侧的甲状腺上、下动脉及少数个体存在的甲状腺最下动脉构成。甲状腺上动脉绝大多数来自颈外动脉起始部的前壁，另外还有少数发自颈总动脉分叉处或颈内动脉。甲状腺上动脉发出后，其向内下前行至甲状腺侧叶上极附近分为前、后两支进入腺体实质。甲状腺下动脉绝大多数起自锁骨下动脉的分支甲状颈干，也有少数发自头臂干或主动脉弓，沿前斜角肌内侧缘上行，在颈动脉鞘与椎血管之间弯向内下，近甲状腺侧叶下极再弯向上内，至侧叶后面分为上、下两支穿入甲状腺筋膜鞘。甲状腺最下动脉发生率仅为10.3%～13.8%，多为单支，偶也有双支者出现。甲状腺的静脉起自甲状腺腺体的表面和气管前面的静脉丛，分上、中、下3对静脉，与甲状腺动脉伴行。

二、周围组织

（一）甲状腺浅面结构

甲状腺的浅面（外侧面）形凸，由浅入深依次为皮肤、浅筋膜、颈筋膜浅层、舌骨下肌群（胸骨舌骨肌、胸骨甲状肌、甲状舌骨肌、肩胛舌骨肌以及胸锁乳突肌）和气管前筋膜等，峡部的前面借甲状腺前筋膜和胸骨甲状肌相隔（图3-1-1-1、图3-1-1-2）。

（二）甲状腺深面结构

甲状腺两侧叶的后内侧与喉和气管、咽和食管以及喉返神经等相邻；后外侧与颈动脉鞘及鞘内的颈总动脉、颈内静脉和迷走神经相邻，颈总动脉在最内侧，迷走神经在后方，而颈内静脉在外侧、稍靠前（图3-1-1-1）。两侧叶的后缘钝圆，甲状旁腺常位于此缘附近。后缘的下部和甲状腺下动脉相邻，左侧叶后下缘还与胸导管相邻。两侧甲状腺动脉的吻合支分布于峡部上缘，甲状腺下静脉则在峡部下缘离开腺体。

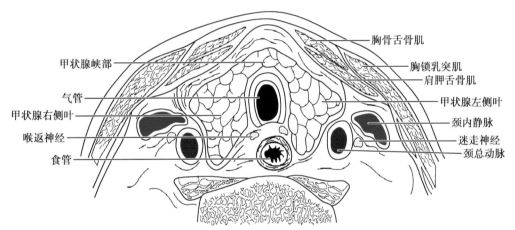

图 3-1-1-1 甲状腺及其毗邻结构示意图（横断面）

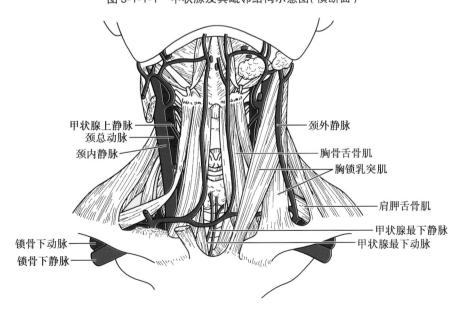

图 3-1-1-2 甲状腺的浅面结构示意图（前面观）

三、颈部淋巴结

甲状腺的淋巴管网也极为丰富,其引流的淋巴结也较多。大体分为3个淋巴结组:①甲状腺上部淋巴引流入喉前、咽前淋巴结;②甲状腺下部淋巴引流入气管前、气管旁淋巴结;③甲状腺侧叶淋巴引流入气管旁及颈内静脉周围淋巴结群。经过以上第一站淋巴结后,再引流至颌下淋巴结、颈下淋巴结及前后纵隔、颈后三角。所以甲状腺上极的癌肿转移,常经颈前深淋巴结于该部位侵及颈深上淋巴结。甲状腺下极的癌,可同时转移到两侧的颈深下淋巴结。颈深下淋巴结的输出管左侧汇入胸导管,右侧则汇入右淋巴导管。

美国耳鼻咽喉头颈外科协会在1991年提出的颈淋巴结分区法为I区:颏下和颌下淋巴结群;II区:颈深上群;III区:颈深中群;IV区:颈深下群;V区:颈后枕三角群;VI区:喉前、颈部气管前、气管旁群;VII区:前上纵隔群。甲状腺乳头状癌淋巴结转移率高,其中转移至VI、IV、III区的淋巴结最为常见,I区和V区较少见(图3-1-1-3)。

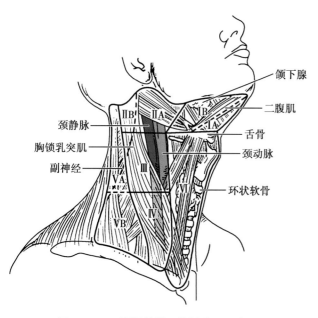

图3-1-1-3 颈部的淋巴结及分区示意图

第二节 甲状腺检查适应证及 检查技术

一、检查适应证

(一)甲状腺局部症状或体征

颈前区尤其是颈前区下半部感觉不适或发现肿大,或扪及可疑结节者,临床上怀疑有以下疾病:甲状腺炎症性疾病、甲状腺增生性疾病及甲状腺结节性疾病等,均可进行超声检查,以明确诊断、鉴别诊断或排除诊断。

(二)其他辅助检查发现甲状腺异常

影像学或实验室检查提示有甲状腺异常者,如同位素检查提示有甲状腺内异常聚集区者,CT、MRI颈部扫描时发现甲状腺内异常密度灶或异常信号者,实验室检查发现T_3、T_4异常增高或降低者等。

(三)甲状腺外科术前及术后评估

1. **术前评估** 甲状腺功能亢进需要行外科手术治疗时,术前应进行超声检查评价甲状腺的肿大程度、甲状腺的血供程度及甲腺上动脉的血流参数;甲状腺肿块需要行外科手术时,术前超声检查应明确肿块的数目、位置及大小,对于恶性变超声检查还可以明确是否有包膜或周围组织的粘连,可显示周围淋巴结的转移情况。这些都有助于外科手术方案的制定。

2. **术后评估** 颈部超声可以了解甲状腺或病变的切除情况,明确颈部是否有血肿或积血等。

(四)甲状腺疾病随访

超声具有实用、安全、方便及价格低等优点,可以作为甲状腺疾病长期随访的良好检查方法。对于甲状腺弥漫性病变用药治疗后,超声随访可以监测其疗效;对于甲状腺可疑结节或可疑恶性结节的病变,超声随访可以观察其形态学改变情况,为外科手术提供必要的依据;对于甲状腺外科手术后患者,超声随访可以了解剩余甲状腺组织情况、恶性病变是否复发、颈部淋巴结是否有转移等。

(五)超声造影

1. 甲状腺结节的超声诊断与鉴别诊断。

2. 辅助甲状腺结节FNA操作时针对性穿刺可疑部位,例如混合性病灶。

3. 有可疑甲状腺癌转移的颈部肿大淋巴结时,判断甲状腺结节的性质。

(六)超声弹性成像

1. 辅助甲状腺结节的良恶性诊断。

2. 提高诊断甲状腺结节的良恶性的诊断效能。

3. 预测甲状腺结节的生物学行为。

二、探头选择

目前,甲状超声检查一般选用中、高档彩色多普勒超声诊断仪。因为甲状腺位于颈前,位置表浅,探头一般采用高频线阵探头,频率为7~12MHz或更高。探头的频率越高,超声图像的分辨力越高,但穿透力降低。对于肿大明显的甲状腺,尤其是对肿大甲状腺后部病变的观察,可换用频率稍低的线阵探头,有利于病灶的清晰显示。高档彩色多普勒超声仪的高频线阵探头一般是变频探头,可根据实际情况调整探头的最适频率。凸阵探头也可用于甲状腺的直接检查,比如甲状腺异常肿大时,凸阵探头可发挥其观察的深度更深、范围更广的优势,弥补线阵探头视野偏小的不足。弹性成像检查需配置有超声弹性成像功能的超声仪器及相应高频探头,目前,一般的超声机器均可完成超声弹性成像检查。超声造影需配有超声造影成像技术的超声诊断仪及与之匹配的高频探头。

三、检查前准备

(一)医师准备

在进行检查前,超声医师应尽可能了解受检者的相关病史、实验室检查及其他影像学资料,必要时还应对重点检查部位进行相关体格检查,以便更好地掌握受检部位的具体情况,为接下来的超声检查做好准备。

(二)患者准备

1. **超声探测野的准备**　为了方便、快捷地检查甲状腺,受检者应于检查前脱去高领上装;为了使成像清楚且无外物的干扰,同时为了保护探头,受检者应于检查前取下颈部饰物,比如项链、丝巾等并妥善保管,以防丢失。

2. **体位的准备**　患者一般仰卧于检查床上,头部后仰充分暴露颈前区(图3-1-2-1),颈部较短或肥胖等情况者,可在颈部垫枕使头后仰,呈现头低颈高位,以利于检查;如果一侧甲状腺明显肿大,也可

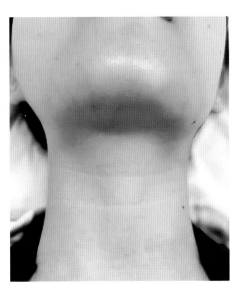

图 3-1-2-1　甲状腺检查体位——头颈后仰

采取侧卧位。一般来说,双侧甲状腺的宽度大于线阵探头的宽度,所以往往采取左右侧甲状腺分别检查,检查一侧甲状腺时,患者头部后仰的同时应向对侧偏转(图3-1-2-2),从而保证胸锁乳突肌前缘不至于明显突出,利于超声检查。

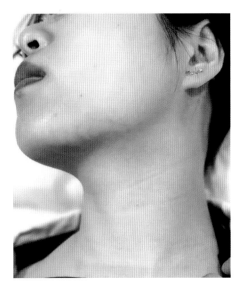

图 3-1-2-2　甲状腺检查体位——头颈转向对侧

3. **超声造影准备**

(1)应告知患者并签署知情同意书。

(2)详细了解病史,严格掌握造影剂禁忌证,避免不良后果。

(3)为防止出现造影剂不良反应,应配有心肺复苏设备及抢救药品。

(4)检查前应尽可能避免甲状腺穿刺活检,以免影响诊断。

四、超声检查技术

(一)二维灰阶超声

1. **横切扫查**　嘱患者平静呼吸,先进行横切扫查,将探头置于颈前正中、甲状软骨下方,在相当于第5～7颈椎水平,从上向下滑行扫查,直至甲状腺下极消失为止,可以同时显示甲状腺峡部和左右侧叶,但通常两侧叶不能完全显示,所以要分别对两侧叶进行横切扫查(图3-1-2-3)。

行侧叶横切扫查时,亦从上至下滑行扫查,尽可能使侧叶甲状腺完全显示。需注意的是在扫查过程中,应尽可能使探头与皮肤垂直,这可使声束与甲状腺包膜等界面垂直,增加声能的反射,使超声图像显示得更为清晰。但是,如果甲状腺下极较低,位于胸骨或锁骨后方时,探头则需向下做扇形扫查,以尽可能充分地显示全部的甲状腺组织。

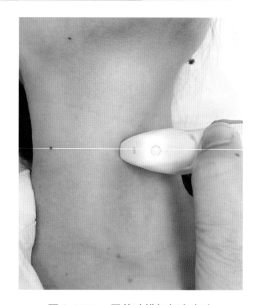

图 3-1-2-3　甲状腺横切扫查方法

在此需要强调的是颈前扫查的重要性，因为甲状腺癌的转移，首先是到达颈前组淋巴结，然后才是侧颈部淋巴结。因此，要对甲状腺峡部区域及以下水平区域进行仔细扫查，检测可疑的淋巴结。这对判断甲状腺内部结节的良恶性及是否发生转移有重要帮助。

2. **纵切扫查**　可沿甲状腺左、右两侧叶的长径扫查，同样也应由外向内或由内向外做一系列的滑行纵切扫查（图 3-1-2-4）。纵切扫查时，为了使甲状腺显示得更为清楚，可以利用胸锁乳突肌作为透声窗扫查侧叶甲状腺，这样可以减少颈部肌群反射回声失落或折射的影响。

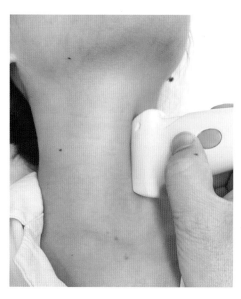

图 3-1-2-4　甲状腺纵切扫查方法

胸骨或锁骨后方的甲状腺可用扇形、梯形，甚至端扫的腔内探头进行扫查。

（二）彩色多普勒超声

在二维灰阶超声检查之后进行彩色多普勒超声检查，探测甲状腺内部及甲状腺大血管的血流状况，一般情况下嘱患者保持平静呼吸，尽可能不要吞咽，必要时可以屏气。

1. **内部血流**　观察甲状腺内部血流信号时，探头不要过于挤压颈部组织，以免低速血流信号的丢失，或造成假象。对于正常甲状腺或甲状腺弥漫性病变者，取样框应尽可能包括全部的甲状腺组织，多切面扫查，以免遗漏异常血流信号的区域；对于甲状腺内部的局灶性病变的血流检测，彩色取样框宜稍大于病灶，这样有增加血流敏感性和提高帧频两方面的好处。

2. **甲状腺大血管**　甲状腺血管一般都不太粗，扫查时最好启用彩色多普勒功能，能获得更好的显示。甲状腺上动脉是颈外动脉的第一分支，扫查方法是在侧颈部探头由下向上斜行皮肤进行横扫，当类圆形颈外动脉偏内侧出现一排较小的类圆形血管且其管腔内显示与颈外动脉方向相反的血流信号时（可通过彩色多普勒颜色辨别），可大致认为是甲状腺上动脉，此时将探头旋转大约 90°，即为甲状腺上动脉长轴，向下追踪，可见甲状腺上动脉分为前、后两支进入甲状腺实质内。

甲状腺下动脉发自锁骨下动脉的甲状颈干，检查方法为纵切甲状腺侧叶，显示其长轴，侧动探头可显示该血管的主干从甲状腺下极的背侧分为上下两支，进入甲状腺的实质内。甲状腺下动脉较甲状腺上动脉难以显示。甲状腺静脉分为甲状腺上静脉、甲状腺中静脉及甲状腺下静脉。甲状腺上静脉与甲状腺上动脉伴行，但管径相对较粗，或与甲状腺上动脉内径相仿。横切时，灰阶状态表现为甲状腺上动脉旁一无回声的类圆形结构，探头加压时可见压扁，彩色多普勒状态可见无搏动的血流信号；将探头旋转 90° 观察此血管长轴，可见其血流方向与甲状腺上动脉相反，并且其一端起源于甲状腺，另一端汇入颈内静脉，此即为甲状腺上静脉。甲状腺中静脉为三支静脉中管径最粗的一支，但因没有同名动脉伴行故探查时亦有一定难度，可在横切面扫查时自甲状腺中部寻找无回声的管道结构，其自甲状腺侧叶外侧缘发出，向外追踪并可见其横过颈总动脉前方，汇入颈内静脉。甲状腺下静脉由甲状腺周围数条静脉汇集而成，管径较粗，一般有同名动脉伴行；当两侧甲状腺下静脉汇合成一支时，较容易被超声探测到，有经验的操作者沿其长轴追踪，最后可见其汇入头臂静脉。

（三）频谱多普勒超声

1. **甲状腺内部或肿块血流**　甲状腺内部、甲状腺肿块内部及周边的血管一般均较细，血流速度较慢，频谱多普勒检测时，取样门宽度大多取最小值（一般为 0.5mm），当彩色多普勒表现棒状或条状血流信号时，可调整取样线使声束与血流的夹角小于 60°，此时可以测得较为准确的血流流速信息；当彩色多普勒表现为点状血流信号时，则难以辨别血流的方向，此时不必过多追求声束与血流夹角的调节，血流速度可作为参考，但阻力指数（RI）因为无角度信赖性，仍为较准确的参数。为了测得较为准确的 RI 值，行频谱多普勒检查时，探头必须轻放于颈部皮肤上，加压可能导致舒张期血流减小，从而导致 RI 值偏大的误判。

2. **甲状腺大血管**　当彩色多普勒超声显示甲状腺大血管（甲状腺上动脉、甲状腺下动脉和甲状腺静脉）的长轴时，启用频谱多普勒功能，通过调节"Steer"和"Angle"使声束与血流方向夹角小于 60°。甲状腺上动脉因为走行与皮肤较为平行，可通过轻压头下极和稍微抬高探头上极（但均不应离开皮肤）来减小超声束与血流的夹角；甲状腺下动脉的走行与声束较为平行，角度较易保证。

同样，可借助频谱多普勒超声检测甲状腺静脉的血流信息，但需注意因静脉血流流速相对较低，故脉冲重复频率（PRF）、壁滤波应适当减小，以显示其血流频谱。

（四）超声造影

1. **超声造影剂**　超声造影的制备及注射要求参见造影剂说明书。超声造影剂经外周静脉团注，每次用量为 1.2～2.4ml（用量以造影效果达到最佳为宜，必要时可用 4.8ml）。如需多次注射，间隔时间应大于 10min，以保证血液循环中的微泡已被充分清除。

2. **条件设置**　选择预设甲状腺造影条件，机械指数（mechanic index，MI）的选择因机器不同而有所不同，一般为 0.05～0.1；通常选择单点聚焦置于病灶后缘，调整增益抑制甲状腺背景回声，维持气管、筋膜等在可见水平。

3. **超声造影方法**

（1）首先使用常规超声显示甲状腺病灶，对于多发病灶者，选取常规超声为可疑恶性病或拟行穿刺活检病灶为造影对象，调整探头位置、增益、脉冲重复频率、壁滤波，在基频状态下将图像调至最佳。

（2）选定甲状腺病灶最大切面或血流最丰富切面（应尽量显示部分周围腺体组织作对照），切换至造影模式。

（3）保持探头位置、体位等不变，调整好所需参数。

（4）经外周静脉快速推注准备好的造影剂，同时嘱患者不做吞咽动作，防止病灶移位，避免深呼吸对超声造影观察的影响，连续实时观察病灶的动态灌注过程，并进行图像存储；若一次造影结果不满意，可在安全剂量内进行第二次造影剂注射，再次观察病灶的造影表现。

（5）注射造影剂后，除保持探头位置、体位等不变进行超声造影观察外，也可以对甲状腺进行全面扫查，有助于发现常规超声难以显示的甲状腺病灶。

（6）开始推注造影剂的同时启动计时软件，并启动图像储存软件，储存时间 1～3min。

（五）超声弹性成像

1. **应变弹性成像**

（1）探头轻触皮肤，勿施加压力。

（2）取样框包含结节及周围部分正常腺体组织。

（3）一般使用红色代表硬的组织，蓝色代表软的组织，绿色代表中间硬度的组织，也可根据不同品牌机器进行调节。

（4）稳定探头或以稳定的幅度、频率振动探头，当弹性图上结节的轮廓最为清晰时冻结，保存图像。

（5）如果肿块过大，超过弹性取样框的范围，可通过改变切面显示肿块的非最大断面，然后进行弹性成像。

2. **剪切波弹性成像**

（1）探头轻触皮肤，勿施加压力。

（2）嘱患者屏气配合，取样框包含结节及周围部分正常腺体组织。

（3）一般使用红色代表硬的组织，蓝色代表软的组织，绿色代表中间硬度的组织，可根据不同品牌机器进行调节。

（4）打开剪切波弹性成像模式。

（5）剪切波弹性图上显示稳定时冻结，保存图像。

（6）如果肿块过大，超过弹性取样框的范围，可通过改变切面显示肿块的非最大断面，然后进行弹性成像。

第三节　甲状腺正常超声图表现及规范书写报告

一、甲状腺正常超声图表现

（一）二维灰阶超声

1. 甲状腺轮廓线　甲状腺轮廓线超声通常表现为一条包绕整个甲状腺的薄层高回声带，表面比较光滑、整齐，境界清晰，外周明显，而近气管侧不明显（ER 3-1-3-1、图 3-1-3-1）。这与形成这条高回声带的界面组成相关，甲状腺外周的轮廓线由两层被膜界面组成，而近气管侧的甲状腺只有一层被膜。这两层被膜是甲状腺固有膜和甲状腺假被膜，甲状腺固有膜是颈内筋膜脏层，是紧贴于甲状腺表面的薄层结缔组织膜，虽然较薄，但包被整个甲状腺腺体；甲状腺假被膜是颈内筋膜壁层，由致密结缔组织和弹力纤维所组成，虽然较厚，但不完整，只是包绕于甲状腺的前面和后侧面，而与气管接触的甲状腺部分无此被膜。

2. 甲状腺形态　超声颈前正中甲状软骨下方横切面探查示甲状腺呈马蹄形或蝶形实质性回声，两侧叶较厚，位于气管两侧，中间由较薄的峡部相连，后方为气管衰减暗区（ER 3-1-3-1、图 3-1-3-1）。大多数情况下同一切面内不能完整显示甲状腺左、右侧叶和峡部，需要分别对甲状腺左右侧叶进行横切，由此派生出甲状腺左侧叶横切面和右侧叶横切面。左、右侧叶多不完全对称，一般右侧叶稍大于左侧叶，但形态相似，均呈近似三角形。三角形的三边分别为甲状腺的前缘，与探头基本平行；甲状腺的外侧缘，与探头基本垂直；内侧缘紧贴气管，尖端指向颈前正中（峡部）。少数情况下，超声侧颈部横切探查时，一侧或双侧颈部可见条带状回声、团块状实质回声，内侧与甲状腺相连，外侧可经前方跨越颈总动脉延伸，是为甲状腺变异的改变。此类受检者在其他检查，尤其是同位素检查时往往被误认为是甲状腺肿块，而在超声检查时可以明确辨别。

超声颈前正中纵切面探查，可见呈豆状的峡部甲状腺，与淋巴结相似，注意与其鉴别。向左右侧颈部滑行探头，有时可见与甲状腺相连的狭长锥形体，回声与甲状腺实质相似，此即甲状腺锥状叶。尽管甲状腺锥状叶变异较多，但超声仔细探查还是可以辨别的。超声侧颈部纵切面探查，可显示中间较厚、上窄下宽的锥形侧叶甲状腺，左、右侧叶形态相仿，也有人将侧叶的纵切面描述为不典型的长椭圆形或长豆形。

3. 甲状腺实质　根据超声仪器成像频率及分辨力的不同，不同超声仪器显示的正常甲状腺实质回声略有差异，高分辨力超声显示的甲状腺实质回声密集均匀，而仪器分辨力不佳时，甲状腺实质的回声可表现得较为粗大，均匀性下降（ER 3-1-3-1、图 3-1-3-1；ER 3-1-3-2、图 3-1-3-2）。甲状腺回声的产生基础为甲状腺滤泡内甲状腺细胞和胶质组成的声学界面，因此腺体正常结构的变化会引起甲状腺回声模式的改变。

甲状腺实质回声略高于颈前肌群的回声，而低于轮廓线回声，呈中等回声。如果甲状腺内部回声低于颈前肌群回声，则认为甲状腺内部回声减低，如接近或高于甲状腺轮廓线回声，则认为甲状腺内部回声增高。

ER 3-1-3-1　甲状腺二维灰阶超声动态图（横切面）
甲状腺两侧叶呈三角形，由峡部相连，包膜呈带状高回声，气管侧包膜回声不明显

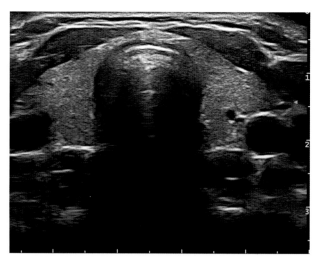

图 3-1-3-1　甲状腺二维灰阶超声图（横切面）
甲状腺两侧叶呈三角形，由峡部相连，包膜呈带状高回声，气管侧包膜回声不明显

ER 3-1-3-2　甲状腺二维灰阶超声动态图（纵切面）
甲状腺呈长条形，实质呈中等回声，分布均匀，包膜光滑

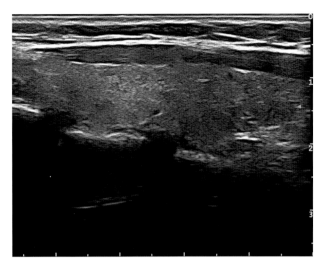

图 3-1-3-2　甲状腺二维灰阶超声图(纵切面)
甲状腺呈长条形,实质呈中等回声,分布均匀,包膜光滑

4. 甲状腺的血管

(1)甲状腺上动脉:甲状腺上动脉位置表浅,走行与皮肤较平行,超声容易探查。侧颈部横切面探查时,甲状腺上动脉呈圆形或椭圆形,内径一般小于 2mm,位于颈总动脉的内侧;纵切面呈细等号样管道回声,呈分支状从颈外动脉起始部的前壁发出,斜向下走行,在甲状腺侧叶上极附近又分出前、后两支,呈嵌状分布于甲状腺侧叶前、后两缘,但前、后两支的下级分支二维灰阶图像一般不易显示(图 3-1-3-3)。

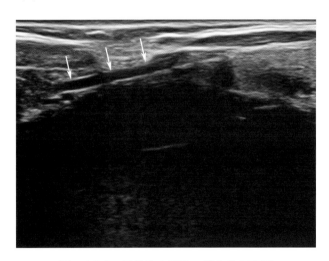

图 3-1-3-3　甲状腺上动脉二维灰阶超声图
甲状腺上动脉呈管道样回声(箭头),在甲状腺侧叶上极附近又分出前、后两支

(2)甲状腺下动脉:甲状腺下动脉较甲状腺上动脉难以显示,内径为 1.5~2.0mm,甲状腺下动脉绝大多数起自锁骨下动脉的分支甲状颈干,也有少数发自头臂干或主动脉弓。二维灰阶超声表现为沿前斜角肌内侧缘上行的管道样无回声,在颈动脉鞘

与椎血管之间弯向内下,近甲状腺侧叶下极再弯向上内,从甲状腺侧叶背面进入甲状腺实质内,其下极分支不易显示。超声探查一般可见甲状腺下动脉从颈总动脉后方横过。少数情况下超声不能探及甲状腺下动脉,是因为甲状腺下动脉有缺如可能,这种变异多见于左侧(图 3-1-3-4)。

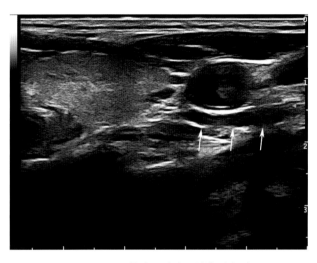

图 3-1-3-4　甲状腺下动脉二维灰阶超声图
甲状腺下动脉从甲状腺侧叶背面进入甲状腺实质内(箭头)

(3)甲状腺的静脉:二维灰阶图像上甲状腺侧叶纵切面可见许多细小的圆形无回声围绕在甲状腺的表面,此即甲状腺的静脉,可分上、中、下三组,左右两侧分别形成上、中、下三对甲状腺静脉。甲状腺上静脉与甲状腺上动脉伴行,但内径较小而不易显示。甲状腺中静脉无动脉伴行,有时因缺失而不能显示;若存在,则内径一般相对较粗,超声显示较为清楚,可见其自甲状腺侧叶外侧缘穿出,横过颈总动脉前方,与颈内静脉相连。甲状腺下静脉表现为无回声管道,从甲状腺侧叶下极穿出,经气管前方下行,与头臂静脉相连。挤压探头有助于甲状腺静脉的辨认,表现为可压扁的管道回声(图 3-1-3-5)。

在很多情况下,甲状腺内部可见一些大小不等的无回声,若不注意观察,有时会误认为囊肿,改变探头方向,可见其管道样结构自甲状腺内部向外延伸,实际上为甲状腺的静脉。这些较粗大的静脉管壁较薄,在二维灰阶图像上不易显示管壁,而是以甲状腺实质的回声作为其边缘,这一点与甲状腺囊性结节不同,甲状腺囊性结节一般表现为有壁的回声,内部有或多或少的实质性回声。

5. 甲状腺的毗邻组织结构　正常的甲状腺一般位于颈前正中,周围组织结构较为复杂,有时甲状腺异常肿大,和周围的组织难以分辨,容易混淆,

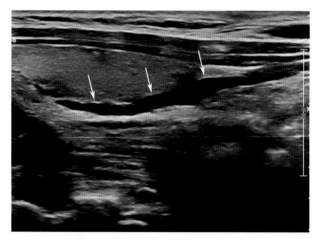

图 3-1-3-5 甲状腺下静脉二维灰阶超声图
甲状腺下静脉呈薄壁无回声管道（箭头），从甲状腺侧叶下极穿出

另外，甲状腺恶性肿瘤可以向周围组织结构侵犯，并与之粘连，因此对于甲状腺超声检查的医师来说，认识甲状腺周围组织结构非常重要（图 3-1-3-6）。

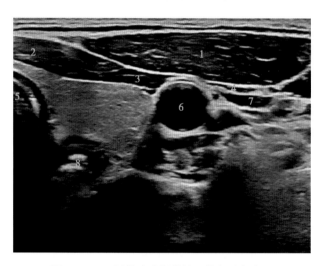

图 3-1-3-6 甲状腺毗邻结构二维灰阶超声图
1. 胸锁乳突肌；2. 胸骨舌骨肌；3. 胸骨甲状肌；4. 肩胛舌骨肌；5. 气管；6. 颈总动脉；7. 颈内静脉；8. 食管

（1）肌肉：超声检查时，在甲状腺的前方首先可见颈前皮肤呈带状高回声，然后为皮下组织低回声，为皮下脂肪组织及颈前浅肌群，颈前浅肌群包括胸骨舌骨肌、肩胛舌骨肌和胸骨甲状肌，各肌肉之间可见分隔，呈带状高回声；外前方为胸锁乳突肌，横切时呈梭形低回声；两侧叶的后方为颈长肌，呈低回声。这些肌肉的回声水平相仿，均较甲状腺实质的回声低。

（2）甲状旁腺：正常甲状旁腺一般为 4 个，左、右各 2 个，呈扁圆形，多数位于甲状腺两侧叶上、下部的背部或背外侧，真、假被膜之间的疏松结缔组织内。正常甲状旁腺因腺体小而回声偏低，超声不

易显示。但在甲状旁腺增生、甲状旁腺腺瘤时，腺体明显增大，超声容易显示；有时，甲状腺外生型肿块可向甲状旁腺区域突出，并且回声与增生的甲状旁腺或甲状旁腺腺瘤相似，此时要注意二者的鉴别。另外，探头挤压试验使甲状旁腺和体表的距离缩小，可提高甲状旁腺的显示率，尤其是对于那些增大不明显的甲状旁腺的探查，效果更为明显。

（3）气管：气管一般位于颈部正中，甲状腺峡部的后方，两侧叶的内侧。横切表现为弧形回声带，由于内部气体较多反射强烈，后方回声明显衰减，表现为无回声，但由于气管内气体与气管壁构成的声阻差，可出现多重反射，从而表现为三条平行的弧形低回声和强回声，而纵切则表现为由软骨的低回声及上下软骨间空隙的高回声构成的串珠状表现。

（4）食管：甲状腺左侧叶的后方可见食管回声，少数情况下也可位于甲状腺右侧叶的后方，有时还可以表现为活动状，探头于右侧颈部加压时其位于甲状腺左侧叶后方，探头于左侧颈部加压时其位于甲状腺右侧叶后方。纵切时，表现为长条形的含气低回声，吞口水时可见气体在其内从上向下移动；横切时，表现为同心圆样结构，中央可见点状或线条状气体强回声。

（5）颈部大血管：颈总动脉和颈内静脉纵向走行于颈部，位于甲状腺两侧叶的外侧，胸锁乳突肌的后方。横切显示为左、右侧叶后外侧的两个有圆形管壁的液性暗区，颈总动脉在内侧，显示与脉搏一致，有较强的搏动，颈内静脉在外侧，直径相对于颈总动脉较粗，但搏动较弱。纵切时，颈总动脉与颈内静脉均为无回声的管道状结构。挤压颈部血管时，静脉由于管腔内压较低且管壁菲薄可出现完全塌陷，借此可以区分颈总动脉与颈内静脉。

（6）神经：颈部比较重要且可以为超声所显示的神经有喉返神经和迷走神经。右侧喉返神经位于甲状腺右侧叶与右侧颈长肌之间，左侧喉返神经位于甲状腺左侧叶内后方、气管食管沟内。横切时一般难以辨认，纵切时表现为条索状低回声，做吞咽运动有助于辨认。迷走神经位于颈内静脉和颈总动脉之间的后方，横切呈一圆形低回声结构（图 3-1-3-7），纵切则呈长条状低回声（图 3-1-3-8），边界为高回声的神经外膜，内部低回声中亦可见高回声带，代表神经束膜。

（二）彩色多普勒超声

1. 甲状腺实质内部血流 甲状腺为血供丰富的器官，但内部血流速度较慢，多表现为短棒状或

条状的彩色血流信号,动脉表现为闪烁明亮的彩色血流信号,而静脉色彩较为暗淡,并且不具搏动感(图3-1-3-9)。

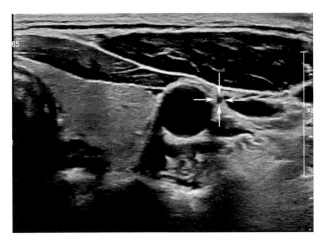

图3-1-3-7　迷走神经二维灰阶超声图(横切面)
迷走神经位于颈内静脉和颈总动脉之间的后方,横切呈一圆形低回声结构(箭头)

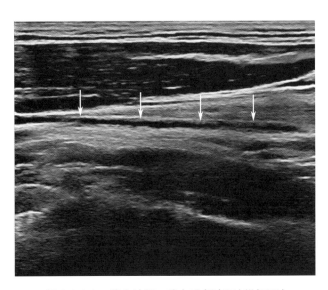

图3-1-3-8　迷走神经二维灰阶超声图(纵切面)
纵切则呈长条状低回声,边界为高回声的神经外膜(箭头)

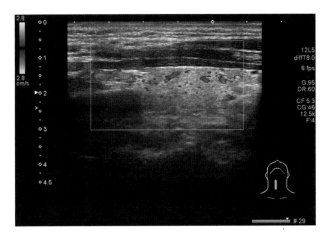

图3-1-3-9　甲状腺实质彩色多普勒超声图
右侧甲状腺内部表现为短棒状彩色血流信号,分布较为均匀

2. **甲状腺动脉**　表现为搏动性的红色或蓝色血流信号,根据切面的不同可呈椭圆形或条索状,二维灰阶超声不能显示甲状腺上动脉前后分支和下动脉上下分支的下一级分支,当启用彩色多普勒时,这些分支就比较好地显示出来(图3-1-3-10)。甲状腺下静脉表现为无搏动性的彩色血流信号,有时探头加压可以压扁,与动脉很好鉴别(图3-1-3-11)。

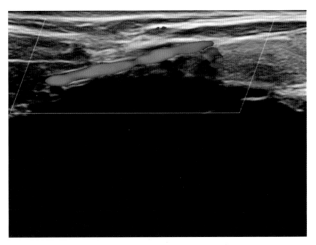

图3-1-3-10　甲状腺上动脉彩色多普勒超声图
甲状腺上动脉从甲状腺上极呈分支状进入甲状腺

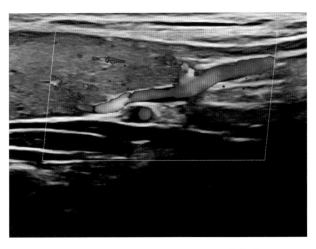

图3-1-3-11　甲状腺下静脉彩色多普勒超声图
甲状腺下静脉从甲状腺下极呈分支状流出,表现为无搏动的血流信号

(三)频谱多普勒超声
　　频谱多普勒超声可测得甲状腺血管的血流频谱状态和相关血流参数。甲状腺上、下动脉血流频谱为陡直的单向单峰图像,上升较快,下降较慢(图3-1-3-12)。甲状腺静脉频谱一般呈连续性低幅血流信号,受呼吸影响表现为波动性,深呼吸时波动得更为明显(图3-1-3-13)。

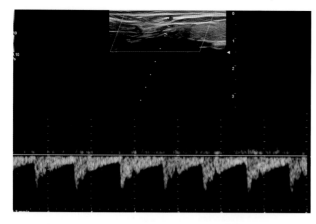

图 3-1-3-12 甲状腺上动脉频谱多普勒超声图
甲状腺上动脉频谱在基线下方，代表血流方向朝下

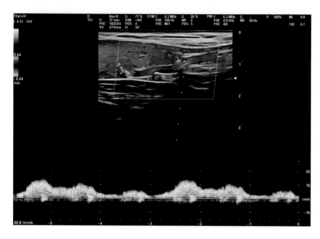

图 3-1-3-13 甲状腺下静脉频谱多普勒超声图
甲状腺下静脉呈连续性低幅血流信号，受呼吸影响表现为波动性

（四）超声造影（图 3-1-3-14）

1. **病灶边界** 观察病灶与周围甲状腺组织分界情况，分为边界清晰、边界不清。边界清晰是指实质 50% 以上的病灶边缘清晰可见，边界不清是指不足 50% 的病灶边缘清晰可见。

2. **增强方向** 病灶内血流灌注增强方向分为向心性、离心性、弥漫性增强。向心性增强指由病灶周边开始向中央增强，离心性增强指由病灶中央开始向周边增强，弥漫性增强指病灶周边及中央同时增强。

3. **增强水平** 将病灶增强的强度与周围甲状腺组织对照，分为高增强、等增强、低增强及无增强。高于周围甲状腺组织者为高增强，等同于甲状腺组织者为等增强，低于甲状腺组织者为低增强，病灶内未见造影增强信号者为无增强。

4. **增强强度** 根据病灶组织内增强强度分布是否均匀分为均匀和不均匀增强。

5. **时间-强度曲线** 应用超声造影专用软件，对感兴趣区进行造影剂灌注的时间-强度曲线分析，得到开始增强时间、增强持续时间、达峰时间、峰值强度、廓清时间及曲线下面积等数据。

（五）超声弹性成像

1. **应变弹性成像**（图 3-1-3-15）

（1）定性评估：目前临床上常用 Itoh 5 分法来评估甲状腺结节的应变弹性成像评分，也可用 4 分法进行评估。

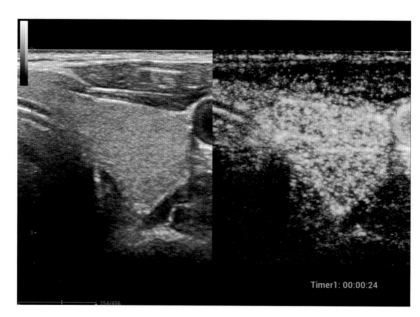

图 3-1-3-14 正常甲状腺超声造影图
正常甲状腺超声造影表现为灌注强度基本一致，边界较清晰，与周围组织形成对比

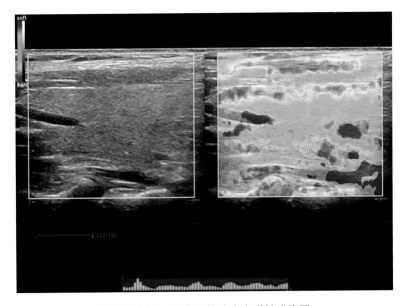

图 3-1-3-15　正常甲状腺应变弹性成像图
甲状腺实质质地偏软,颜色显示为绿色;周边包膜质地偏硬,颜色显示为红色

（2）半定量评估：包括应变比值和大小比（直径比或面积比）。应变比值是一项相对客观的半定量评估指标,通过测量病变 - 腺体或脂肪的相对硬度比值得到。大小比是指应变弹性图像上的结节大小与二维灰阶图像上的结节大小的比值,分为直径比和面积比。

2. 剪切波弹性成像（图 3-1-3-16）

（1）定性评估：用充盈缺损和硬环征评估,其中充盈缺损在不同型号的仪器中敏感性不同;硬环征在甲状腺结节中显示较少,诊断价值有待评估。

（2）定量评估：用剪切波速度值或杨氏模量值评

估,两者可互相换算,不同品牌仪器的值即使单位相同,也不可直接互相比较,因其技术差异不具有可比性。

二、甲状腺超声图描述

甲状腺病变基本可分为弥漫性和结节性两大类,甲状腺的超声检查主要围绕这两类病变进行。甲状腺弥漫性疾病与临床实验室指标关系密切,而结节性疾病涉及的范围较广,超声因其良好的空间分辨力和时间分辨力,对甲状腺这两类疾病的检测较为实用,并且具有重要的评估价值。

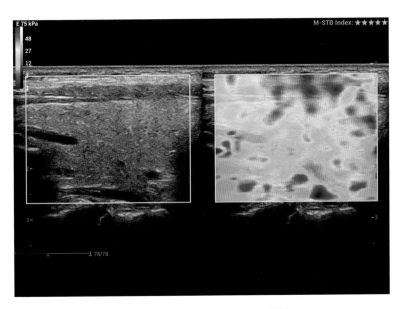

图 3-1-3-16　正常甲状腺剪切波弹性图
剪切波弹性图可显示组织的定量硬度（图像左侧彩色指示条）,正向代表越硬（如本图越红色越硬）,负向代表越软（越蓝色越软）

（一）甲状腺弥漫性疾病的超声评估指标

1. 二维灰阶超声

（1）部位：甲状腺位置较为固定，根据能否在正常甲状腺解剖部位探及甲状腺组织，分为正常部位甲状腺和异位甲状腺。正常部位未探及甲状腺组织而又存在颈部瘢痕时，结合临床病史则考虑手术原因切除甲状腺组织；正常部位甲状腺组织缺如，在排除手术原因后则考虑为异位甲状腺。异位甲状腺常见于颈前正中，上起舌根、下至胸骨柄后，其中以从舌根到甲状腺的正常解剖位置之间最为多见，此为胚胎学甲状腺下降的途径（图3-1-3-17）。

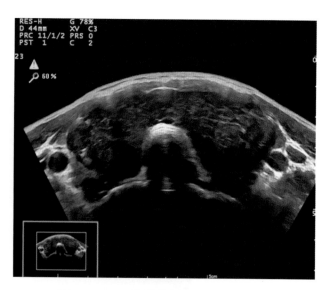

图 3-1-3-18 甲状腺肿大二维灰阶超声图
宽景成像模式显示肿大甲状腺全貌

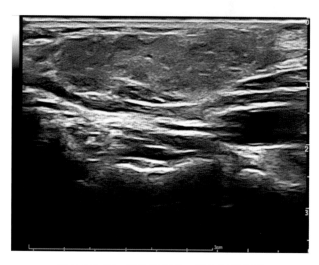

图 3-1-3-17 异位甲状腺二维灰阶超声图
异位甲状腺回声与正常甲状腺相仿

（2）大小：甲状腺的大小通常用侧叶前后径、左右径及峡部厚度来评估，因这些径线与甲状腺的体积相关性最佳。一般成人甲状腺侧叶前后径、左右径均超过20mm，可考虑为甲状腺肿大；若其中一个径线超过20mm，则可考虑为甲状腺偏大；若峡部超过5mm，可考虑为增厚。一般以前后径、左右径均小于10mm作为诊断甲状腺缩小的标准。甲状腺肿大见于甲状腺功能亢进症、桥本甲状腺炎及结节性甲状腺肿、部分急性或亚急性甲状腺炎等（图3-1-3-18）；甲状腺缩小则见于甲亢同位素治疗后、桥本甲状腺炎后期，也可见于甲状腺发育异常（图3-1-3-19）。

（3）形态：正常甲状腺呈马蹄形或蝶形，两侧叶基本上对称，30%~50%正常人中还可见小块甲状腺组织锥状向上延伸，称为锥状叶，一般位于峡部偏左侧叶。甲状腺形态主要有对称性及非对称性两种表现。对称性形态饱满见于大部分甲状腺功能亢进、桥本甲状腺炎早期，对称性形态缩小见于桥本甲状腺炎晚期、甲状腺功能性疾病内科药物或同

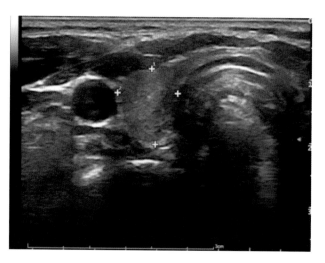

图 3-1-3-19 甲状腺缩小二维灰阶超声图
二维灰阶超声横切显示甲状腺右侧叶缩小

位素治疗后。非对称性肿大则多见于结节性甲状腺肿、急性或亚急性甲状腺炎；另外手术、先天性发育不全或疾病等原因也可造成甲状腺的两侧叶不对称（图3-1-3-20）。此外，需注意的是，某些甲状腺疾病因个体差异而表现出不同的形状，例如甲状腺功能亢进以呈对称性肿大多见，但约9.2%的患者亦可呈非对称性肿大，老年人则可不发生肿大。

（4）边界：正常甲状腺边界清晰光整，表现为一条包绕甲状腺组织的带状高回声，是由于甲状腺的包膜与甲状腺实质、甲状腺周围肌肉之间较大的声阻差而导致的。甲状腺边界可分为清晰、模糊两种。边界清晰通常见于正常甲状腺或病变未累及包膜的甲状腺疾病。边界模糊常由炎症性或肿瘤性因素造成，前者可累及颈前肌群，而后者可突破甲状腺包膜，累及气管、喉返神经组织等（图3-1-3-21）。

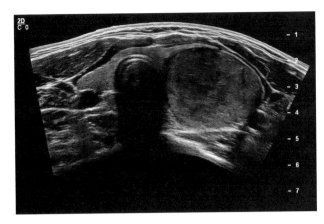

图 3-1-3-20　甲状腺两侧叶不对称性二维灰阶超声图
宽景成像显示甲状腺两侧叶明显不对称，左侧叶内见一较大的结节而表现为体积明显增大，右侧叶大小基本正常

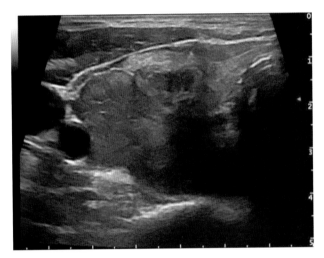

图 3-1-3-21　甲状腺边界模糊二维灰阶超声图
甲状腺右侧叶后缘边界不清，与周围组织分界模糊，累及器官喉返神经

（5）内部回声：正常甲状腺内部呈细而密集的点状中等回声，分布均匀，其产生基础为甲状腺滤泡内甲状腺细胞、胶质以及结缔组织所组成的声学界面，腺体正常结构变化会造成甲状腺回声模式的改变。内部回声是甲状腺质地的直接反映，通常有两种分类方法对其进行评估，一是按回声的强度进行分类，二是按回声的均匀性进行分类。

1）内部回声强度：甲状腺实质回声强度通常以颈前肌群及甲状腺包膜回声作为参照，可分为低回声、中等回声、高回声。甲状腺实质回声减低多见于桥本甲状腺炎、甲亢、侵袭性甲状腺炎及弥漫性浸润的淋巴瘤等疾病；高回声多见于部分结节性甲状腺肿、桥本甲状腺炎及甲亢治疗后改变等（图 3-1-3-22）；而单纯性甲状腺炎及部分结节性甲状腺肿内部实质回声可无明显改变。

2）内部回声均匀性：内部回声可分为均匀性及

非均匀性分布。甲状腺实质回声均匀可见于正常甲状腺、单纯性甲状腺肿、部分结节性甲状腺肿及少数甲亢、桥本甲状腺炎患者；回声不均匀为大部分甲状腺弥漫性病变的共同表现（图 3-1-3-23）。

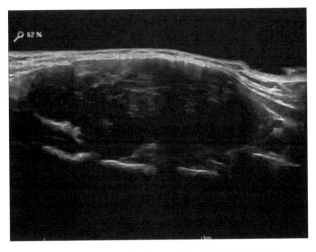

图 3-1-3-22　甲状腺回声减低二维灰阶超声图
二维灰阶超声显示毒性甲状腺肿治疗后，内部回声减低，分布不均匀

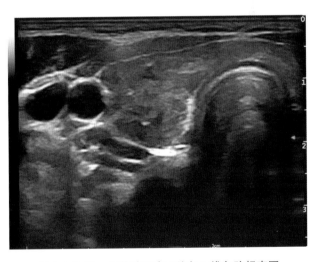

图 3-1-3-23　甲状腺回声不均匀二维灰阶超声图
二维灰阶超声横切显示右侧叶实质回声不均匀，提示桥本甲状腺炎

2. 彩色多普勒超声　甲状腺的内部血流信号，反映其内部的血供情况，正常甲状腺内的血流信号呈点状或短棒样散在分布，分布较为均匀。彩色多普勒超声可通过血流强度和血流分布两个方面对甲状腺实质的血流进行评估。

（1）血流强度：甲状腺实质血流强度分为丰富、减少及正常三种。血流信号丰富见于甲状腺功能亢进、桥本甲状腺炎（图 3-1-3-24）；血流信号减少见于部分桥本甲状腺炎、亚急性甲状腺炎等病例；部分甲亢、单纯性甲状腺肿及亚急性甲状腺炎的甲状腺实质血供可无明显改变。

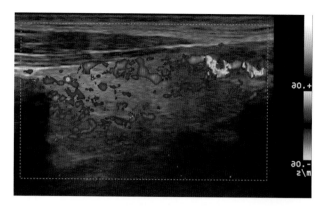

图 3-1-3-24　甲状腺血流信号丰富彩色多普勒超声图
彩色多普勒显示甲状腺实质血流信号增多，提示桥本甲状腺炎

（2）血流分布形式：甲状腺实质血流分为弥漫性分布及局限性分布。弥漫性分布多见于甲亢、单纯性甲状腺肿等疾病；局限性分布多见于结节性甲状腺肿和部分甲亢患者（图 3-1-3-25）。而局部血流减少者则可见于亚急性甲状腺炎。

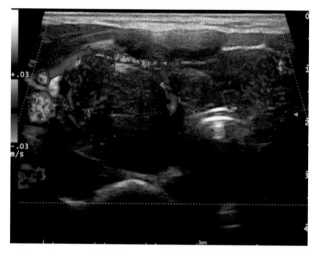

图 3-1-3-25　甲状腺血流局限性分布彩色多普勒超声图
彩色多普勒显示甲状腺局灶性血流信号丰富，提示桥本甲状腺炎

甲状腺实质内血流信号丰富，呈"火海征"或"海岛征"，伴内部回声改变及弥漫性肿大时，考虑为甲状腺功能亢进，其内血流信号呈搏动性闪烁，信号强度较高（图 3-1-3-26）；若实质内血流增多，伴有内部线状及网格状低回声，则考虑为桥本甲状腺炎；血流信号明显减少或消失伴有内部回声减低或回声基本正常时，则要考虑原发性甲状腺功能减退；甲状腺内局部血流信号呈现从少到多再减少甚至消失的动态变化过程并伴此处回声减低及一侧颈部疼痛时，则要考虑亚急性甲状腺炎的改变。

3. 频谱多普勒超声　频谱多普勒超声可对甲状腺实质、供血动脉及引流静脉的血流动力学改变进行

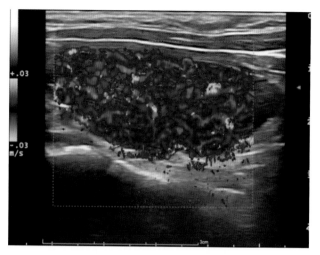

图 3-1-3-26　"火海征"彩色多普勒超声图
甲状腺肿大伴内部血流信号非常丰富，提示甲状腺功能亢进

检测，其频谱可分析收缩期血流峰速度（peak systolic velocity，PSV）、舒张末期血流速度（end diastolic velocity，EDV）、搏动指数（pulse index，PI）和阻力指数（resistive index，RI）等参数。正常甲状腺内的动脉频谱示 PSV 为 24～40cm/s，EDV 为 10～15cm/s。甲状腺上动脉是甲状腺弥漫性病变中血供检测较理想的部位，其流速曲线为陡直单峰，缩期峰值流速 <30cm/s，舒张期最低流速 <20cm/s，甲状腺上动脉阻力指数为 0.5～0.6。

（二）甲状腺结节（局灶）性疾病的超声评估指标

1. 二维灰阶超声

（1）部位：每侧叶甲状腺均可以分为上、中、下三个区域，再加上峡部，整个甲状腺共七个区域。不同性质的结节，其分布区域有一定的规律可循，少部分结节可以发生于异位甲状腺组织。

甲状腺结节按其所占区域大概可划分为单区域和多区域两类。单区域结节以甲状腺癌（图 3-1-3-27）、腺瘤多见，其中髓样癌的位置最具特点，由于其源于甲状腺上极的滤泡旁细胞（C 细胞），故多数位于甲状腺上部区域，腺瘤不具区域特异性；多区域结节以结节性甲状腺肿多见（图 3-1-3-28）。然而这种划分并不绝对，甲状腺癌、甲状腺瘤也可见多个结节多区域发病，并且有时甲状腺的结节较大，可以占据多个区域，如甲状腺腺瘤、甲状腺淋巴瘤及甲状腺未分化癌等，而甲状腺弥漫性淋巴瘤可占据整个甲状腺。因此，在考虑甲状腺结节的区域分类时要具体问题具体分析。

（2）数目：指超声所能检出的甲状腺腺体内的结节个数，通常其数目少于实际个数，这在结节性

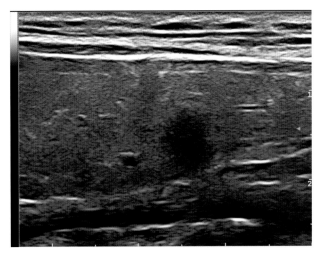

图 3-1-3-27　单区域甲状腺结节二维灰阶超声图

甲状腺左侧叶中部低回声结节，形态不规则，边界欠清，提示甲状腺乳头状癌

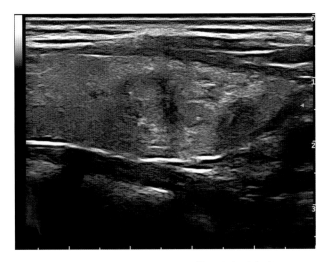

图 3-1-3-28　多区域甲状腺结节二维灰阶超声图

甲状腺左侧叶中部、下极多个低回声结节，提示结节性甲状腺肿

甲状腺肿中尤为明显。不过随着超声技术的发展，越来越多的甲状腺结节可以被超声检测出来。

甲状腺结节的数目分为单发及多发。单发结节多见于甲状腺腺瘤、甲状腺癌、8.9%～30% 的结节性甲状腺肿及甲状腺淋巴瘤；多发结节多见于结节性甲状腺肿、偶见于多发性腺瘤及多灶性恶性肿瘤。结节的单发或多发对其良恶性的鉴别并没有意义，甲状腺恶性结节亦可多灶性发病（图 3-1-3-29），或者伴发于结节性甲状腺肿。

（3）大小：结节大小可用结节最大切面的最大径来评估，可在一定程度上反映结节的生长速度。一般在纵切面进行结节大小的测量，若周边出现声晕，则测量时应该包括声晕厚度；若其边界模糊，则测量时需包括其周边区，该区域亦可能受结节侵犯。

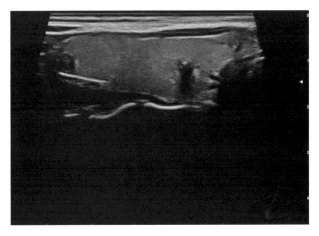

图 3-1-3-29　多灶性甲状腺癌二维灰阶超声图

甲状腺上、下极各见一个结节性病灶，内部可见钙化，超声提示多灶性甲状腺癌

结节大小在良恶性结节中没有明显差异，小于 1.0cm 结节多见于结节性甲状腺肿及甲状腺微小癌（图 3-1-3-30）；大于 5.0cm 的结节则可见于甲状腺腺瘤及结节性甲状腺肿，尤其是伴发囊性变时；此外，部分甲状腺淋巴瘤或未分化癌发现时亦可大于 5.0cm；而 1.1～5.0cm 的结节则可见于各类甲状腺结节。结节大小的绝对值虽然在良恶性结节中没有明显差异，但其动态变化对结节的诊断有一定的意义，如结节在短期内突然增大或缩小，尤其是呈混合型的结节，则多为良性结节出血或液体的吸收所致。

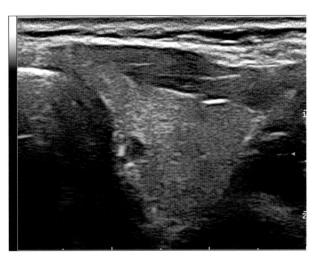

图 3-1-3-30　甲状腺微小癌二维灰阶超声图

甲状腺左侧叶内侧缘极低回声结节，最大径 2.8mm，提示甲状腺微小癌可能

（4）形态：结节的形态与其生长类型有关，可能在横断面、纵断面或冠状面不完全相同，对形态的评估可以多切面进行。

结节的形态可分为椭圆形、类圆形、不规则形。椭圆形、类圆形结节较多见，一般见于良性结节，但部分甲状腺乳头状癌、甲状腺滤泡癌等也可有类似表现；类圆形（图3-1-3-31）、不规则形（图3-1-3-32）可见于各类结节，特别是不规则形结节，需高度警惕恶性的可能。

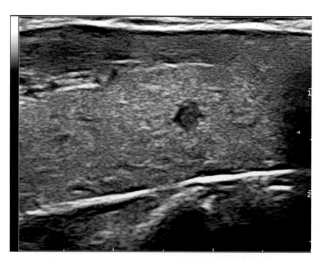

图 3-1-3-33　A/T≥1 的结节二维灰阶超声图

甲状腺右侧叶中下部乳头状微小癌，呈垂直位生长，A/T：1.1

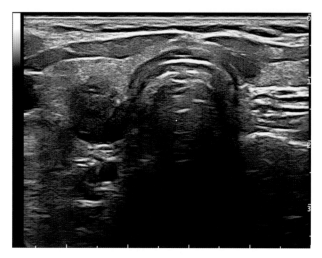

图 3-1-3-31　类圆形结节二维灰阶超声图

甲状腺右侧叶下极结节性甲状腺肿结节，形状呈类圆形，内部回声不均匀

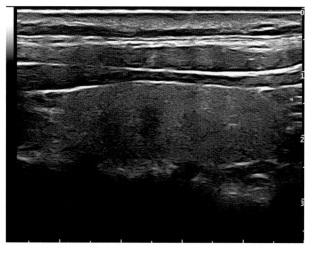

图 3-1-3-32　形态不规则结节二维灰阶超声图

甲状腺左侧叶中部乳头状癌，形态不规则，边界欠清

（5）纵横比：纵横比又可以 A/T 表示，是结节形态的变异指标，也与结节的生长方式相关。纵径是指与皮肤垂直的结节的最大前后径（A），横径是指与皮肤平行的结节最大径（T），二者的比值称作纵横比（A/T），需要指出的是上述两个径线是在同一切面的超声测值。

结节可分为 A/T＜1 及 A/T≥1 两种类型，A/T≥1 见于 32.7%～83.6% 的恶性结节，也可见于 7.5%～18.5% 的良性结节（图3-1-3-33）；A/T＜1 多见于良性结节及部分甲状腺乳头状癌、甲状腺滤泡癌等（图3-1-3-34）。

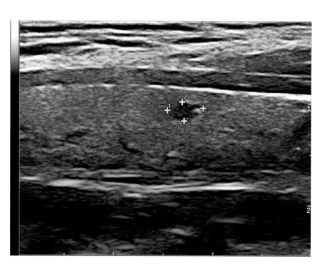

图 3-1-3-34　A/T＜1 的结节二维灰阶超声图

结节性甲状腺肿，结节形状呈椭圆形，A/T：0.53

（6）边缘：结节的边缘常用"规则"和"不规则"来描述。边缘规则指结节和周围甲状腺组织交界面较光滑（图3-1-3-35）；边缘不规则即指交界面出现成角或微小分叶样结构，其中边缘成角定义为"出现小于 90° 的较小成角边缘"，而微小分叶为"在结节表面出现的一些小的分叶"（图3-1-3-36）。结节边缘规则见于大部分的良性结节，少数甲状腺癌（例如甲状腺滤泡癌）及部分甲状腺淋巴瘤。而边缘不规则结节多见于甲状腺癌，尤其是呈分叶形的甲状腺乳头状癌及甲状腺未分化癌。

（7）边界：结节边界可分为清晰及模糊两种。边界清晰多见于甲状腺良性病灶、甲状腺髓样癌、部分甲状腺乳头状癌及滤泡状癌、甲状腺淋巴瘤等（图3-1-3-37）。边界模糊多见于未分化癌，部分甲状腺乳头状癌及部分结节性甲状腺肿等，其中结节性甲状腺肿的边界模糊可能是由于其无明显包膜

或相互融合而造成的(图 3-1-3-38)。但在 ACR-TI-
RADS 和 C-TI-RADS 词典中,常用的"边界"这一描
述词已归入边缘评估指标。

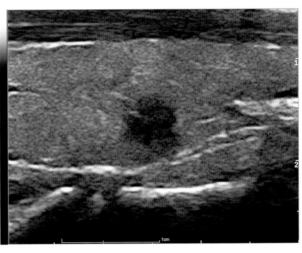

图 3-1-3-38　甲状腺乳头状癌二维灰阶超声图
甲状腺左侧叶中部低回声结节,形态不规则,边界模糊

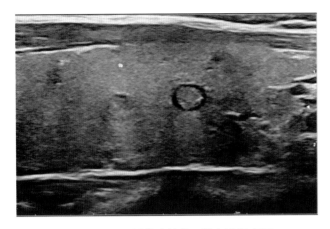

图 3-1-3-35　甲状腺结节二维灰阶超声图
结节性甲状腺肿,结节呈椭圆形,边缘光整

（8）声晕：声晕是环绕结节周边的低回声或无
回声环,与病灶的生长方式有关。目前认为声晕是
由于小血管围绕或周边水肿、黏液性变等原因所致。

根据声晕是否出现中断,可分为完整和不完整
两种；根据声晕厚度的不同,可分为厚声晕和薄声
晕,前者厚度 >2mm,后者厚度≤2mm；或者根据声
晕厚度是否均匀,可分为厚度均匀声晕和厚度不均
声晕两种。完整、厚度均匀的薄声晕可见于甲状腺
腺瘤及部分结节性甲状腺肿(图 3-1-3-39),彩色多
普勒示声晕处血流信号丰富(图 3-1-3-40)；而不完
整、厚度不均的厚声晕则多见于小部分甲状腺乳头
状癌及甲状腺滤泡癌(图 3-1-3-41),约 18% 的甲状
腺乳头状癌可有此表现。

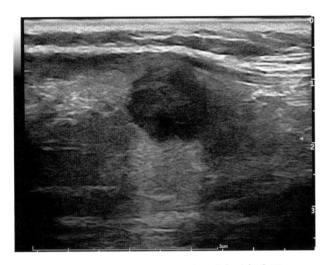

图 3-1-3-36　甲状腺乳头状癌二维灰阶超声图
甲状腺癌形态不规则,边缘呈小分叶状

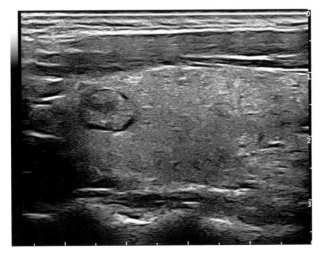

图 3-1-3-37　甲状腺结节二维灰阶超声图
甲状腺上极等回声结节,形状呈椭圆形,边界清晰

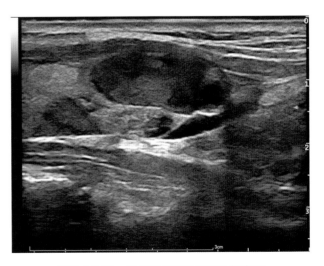

图 3-1-3-39　甲状腺结节二维灰阶超声图
结节性甲状腺肿,增生性结节环绕薄声晕,声晕完整,厚度
均匀

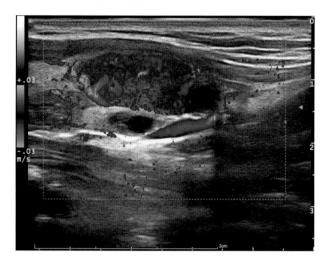

图 3-1-3-40　甲状腺结节声晕彩色多普勒超声图
结节性甲状腺肿，彩色多普勒超声显示增生性结节声晕处为
血管

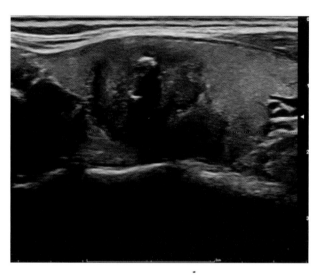

图 3-1-3-41　甲状腺乳头状癌二维灰阶超声图
甲状腺左侧叶中上部乳头状癌，边缘不光整，声晕不完整、
厚薄不均匀

（9）内部回声：结节内部回声反映肿瘤内部组织的物理特性，其回声的强弱及分布取决于结节内部的病理结构。超声常根据结节内部的回声水平、回声分布的均匀性等进行描述。

1）内部回声水平：结节内部回声水平与周围甲状腺实质相比较，可分为无回声、极低回声、低回声、等回声和高回声，当甲状腺结节回声低于颈前肌群回声时，将结节定义为极低回声；当低于周围甲状腺实质回声时为低回声，而等于或高于周围甲状腺实质回声时，则分别定义为等回声和高回声。极低回声多见于恶性结节，少数也可见于结节性甲状腺肿（图 3-1-3-42）；低回声可见于各种良、恶性结节（图 3-1-3-43），等回声可见于大部分良性结节、滤泡型乳头状癌及甲状腺滤泡癌等（图 3-1-3-44），高

回声多见于结节性甲状腺肿（图 3-1-3-45）、甲状腺腺瘤及甲状腺滤泡癌等，而无回声则多见于结节性甲状腺肿。

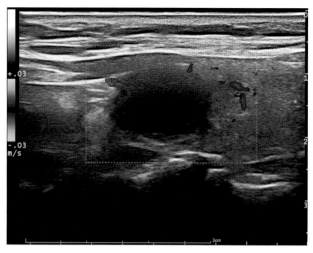

图 3-1-3-42　极低回声结节彩色多普勒超声图
甲状腺左侧叶上极低回声，形态呈椭圆形，边缘光整

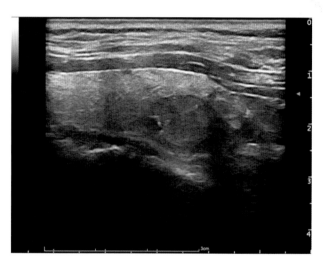

图 3-1-3-43　低回声结节二维灰阶超声图
结节性甲状腺肿，增生结节呈低回声，内部见点状强回声

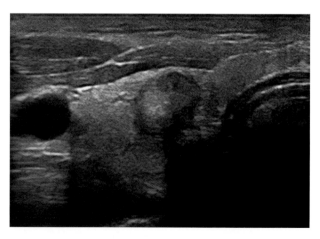

图 3-1-3-44　等回声结节二维灰阶超声图
甲状腺乳头状癌，内部等回声为主，形态欠规则，边界模糊，
边缘欠光整

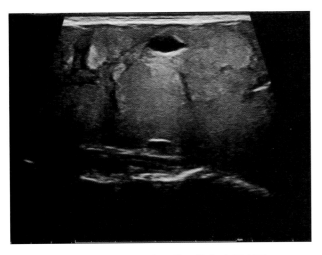

图 3-1-3-45　高回声结节二维灰阶超声图

结节性甲状腺肿,结节内部高回声为主,形态椭圆形,边界清晰

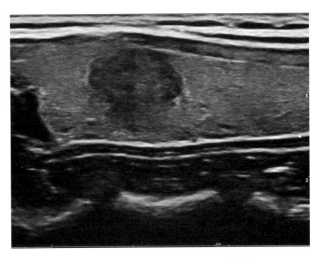

图 3-1-3-47　甲状腺结节二维灰阶超声图

甲状腺乳头状癌,内部回声不均匀,形状不规则,边缘不光整

2）内部回声均匀性:结节根据内部回声是否均一可分为均匀结节和不均匀结节,但目前尚没有明确定义两者间的差别,一般是超声医生对超声图上结节回声强度均一性的主观判断。如果同一结节内部回声强度基本相等,则称为均匀性结节;若结节内部回声强度不一,则称为不均匀性结节。内部回声均匀性多见于甲状腺腺瘤,部分结节性甲状腺肿（图 3-1-3-46）、甲状腺滤泡癌及甲状腺淋巴瘤;而内部回声不均性结节则多见于结节性甲状腺肿及体积较大的甲状腺癌（图 3-1-3-47）。

腺良恶性病灶（图 3-1-3-48）。实性为主结节指结节内出现无回声,但 < 50%,可见于甲状腺癌及结节性甲状腺肿,其中甲状腺癌中的囊性部分形态常不规则（图 3-1-3-49）。囊性为主结节指结节内无回声 ≥50%,多见于腺瘤或结节性甲状腺肿囊性变（图 3-1-3-50）。囊性结节内部则几乎全部为无回声,多见于结节性甲状腺肿囊性变。囊性为主结节还有一种特殊类型,即在结节体积的 50% 以上出现多个微小囊性结构聚集,其间含有纤细分隔,这一类型称为海绵状结构,也称蜂窝状结构,该结构强烈提示为良性结节,其诊断良性结节的特异度高达 99.7%,但灵敏度仅 10.4%（图 3-1-3-51）。

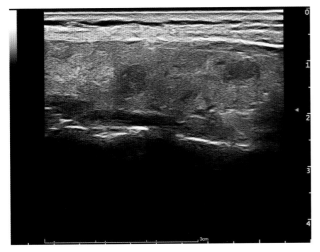

图 3-1-3-46　甲状腺结节二维灰阶超声图

结节性甲状腺肿增生结节,内部回声较均匀,形态椭圆形,边缘光整

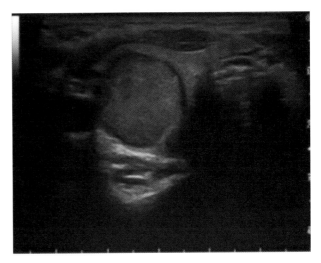

图 3-1-3-48　甲状腺实性结节二维灰阶超声图

甲状腺滤泡癌,内部结构呈实性,周边可见厚薄不一的声晕

（10）内部结构:根据结节内部是否存在无回声及无回声的多少可以将结节分为实性结节、实性为主结节、囊性为主结节及囊性结节。实性结节指结节内部不存在无回声的结节,可见于各种甲状

（11）钙化:钙化是指结节内由于多种原因引起的钙质沉积,在超声图像上表现为各种不同形状的强回声,后方伴有或不伴声影。

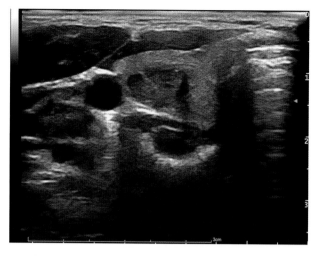

图 3-1-3-49 甲状腺实性为主结节二维灰阶超声图
甲状腺右侧叶横切面显示混合性回声结节，以实质性为主要成分，提示甲状腺乳头状癌

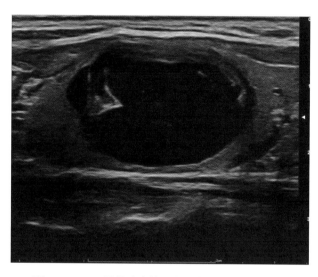

图 3-1-3-50 甲状腺囊性为主结节二维灰阶超声图
甲状腺左侧叶纵切面显示混合性回声结节，以液性成分为主，提示增生性结节

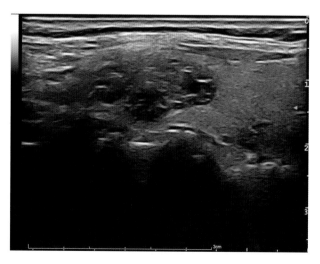

图 3-1-3-51 甲状腺海绵状结节二维灰阶超声图
甲状腺左侧叶囊实性结节，囊性和实性部分呈小片状相间排列，呈海绵状结构，提示增生性结节

根据钙化的大小、形态和分布特征可将钙化分为微钙化（microcalcification）、粗钙化（macrocalcification）、环状钙化（rim calcification）和钙化斑（calcified spot）。其中小于 1mm 的强回声为微钙化，大多为"沙砾体"或髓样癌内部的淀粉样沉积物继发的钙化和纤维化，而粗钙化、环状钙化和钙化斑一般是由营养不良引起的。

不论后方是否出现声影，微钙化多表现为点状强回声，可见于 40%～61% 的乳头状癌，但也可见于其他良性和恶性病变，如滤泡状癌、分化不良性癌、结节性甲状腺肿、滤泡状腺瘤和桥本甲状腺炎等；粗钙化多见于良性结节，尤其是结节性甲状腺肿，但在部分甲状腺乳头状癌中亦可出现（图 3-1-3-52）。环状钙化指位于甲状腺结节边缘部位的钙化，常见于结节性甲状腺肿，常是良性结节的标志。

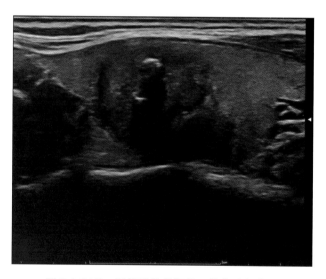

图 3-1-3-52 甲状腺结节钙化二维灰阶超声图
甲状腺乳头状癌，形态不规则，内部回声不均匀，可见微钙化和粗钙化

（12）浓缩胶质：甲状腺结节内浓缩胶质是指甲状腺胶质在结节内高度浓缩，在超声上表现为点状强回声，后伴"彗星尾"征，需注意和微钙化相鉴别。若结节内出现后伴"彗星尾"征的点状强回声，而这种结节大部分呈有或无分隔的无回声，强回声附着于囊壁上或分隔上，则诊断为结节性甲状腺肿。

（13）后方回声：后方回声是指位于甲状腺结节后方的回声，可分为增强、无变化、衰减等类型。后方回声增强多见于囊性结节或甲状腺良性病变（图 3-1-3-53），后方回声衰减可由结节内大片钙化或恶性结节本身引起，前者多见于伴有边缘性钙化的结节，而后者则与甲状腺癌常含有丰富的反应性纤维结缔组织有关（图 3-1-3-54）。

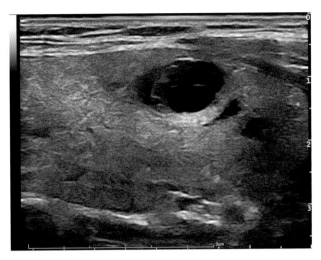

图 3-1-3-53　甲状腺结节二维灰阶超声图
结节性甲状腺肿增生结节伴囊性变，后方伴回声增强，内部见点状强回声（胶质凝集）

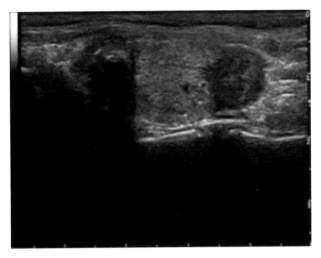

图 3-1-3-54　甲状腺乳头状癌二维灰阶超声图
甲状腺左侧叶上极、下极各见一低回声结节，后方回声衰减

（14）侧后声影：侧后声影是指结节侧壁后方明显的回声失落，可分有和无两种。侧后声影在甲状腺结节中出现得不多，多见于甲状腺腺瘤、部分结节性甲状腺肿等良性结节，少数甲状腺乳头状癌、滤泡样癌等恶性结节也可见侧后声影（图 3-1-3-55）。良性结节与有较大声阻抗的包膜或假包膜构成大界面折射有关；而恶性结节与其组织成分相关，可能由于纤维化或假包膜，使一些甲状腺癌边缘出现折射声影。

2. 彩色多普勒超声　甲状腺结节的血流分布状况可归纳为 4 种基本类型：①无血流型，超声未能显示结节血流信号，主要见于弥漫性或结节性增生及少数甲状腺癌（图 3-1-3-56）；②边缘血流为主型，超声主要显示边缘血管，中央血管稀少或不显示，93.5% 结节状增生、71.4% 腺瘤可表现如此（图 3-1-3-57）；

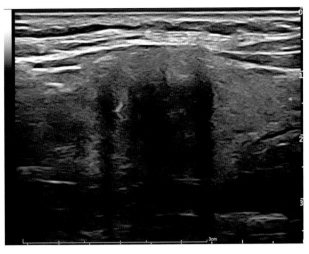

图 3-1-3-55　甲状腺乳头状癌二维灰阶超声图
甲状腺左侧叶中部低回声结节，后方回声衰减，并有侧方声影

③中央血流为主型，超声主要显示中央血管，边缘血管稀少或不显示，多见于恶性结节及部分结节性甲状腺肿（图 3-1-3-58）；④混合血流型，超声显示边缘血管和中央血管丰富程度相似，多见于甲状腺腺瘤、部分甲状腺癌及甲状腺淋巴瘤（图 3-1-3-59）。

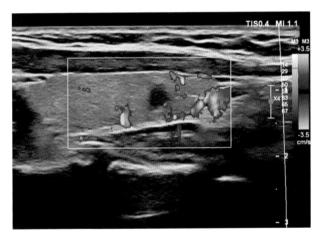

图 3-1-3-56　无血流型结节彩色多普勒超声图
甲状腺微小癌，彩色多普勒显示结节内部未见血流信号

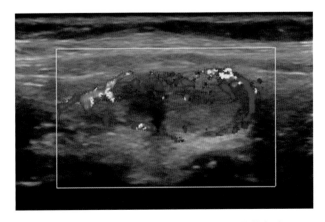

图 3-1-3-57　边缘血流为主型结节彩色多普勒超声图
甲状腺增生性结节，彩色多普勒显示结节周边血流较丰富

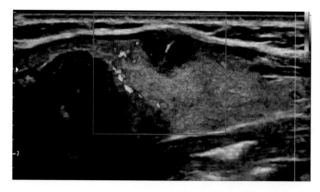

图 3-1-3-58　中央血流为主型结节彩色多普勒超声图
甲状腺增生性结节,彩色多普勒显示结节内部一支血流

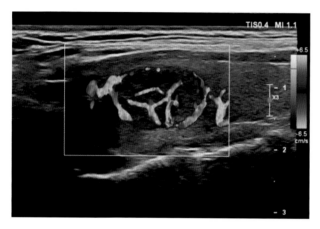

图 3-1-3-59　混合血流型结节彩色多普勒超声图
甲状腺增生性结节,彩色多普勒显示结节周边及内部血流均
较丰富,呈网状分布

3. **频谱多普勒超声**　通过频谱多普勒超声对甲状腺结节内的血管进行定点测量,可获得血液流速和阻力方面的参数信息,常用的参数包括阻力指数(resistance index,RI)及收缩期峰值流速(peak systolic velocity,PSV)。RI 是评估甲状腺结节的良好多普勒参数,目前常以 0.70 作为分界。RI≥0.70 多发生于恶性结节,大多研究表明恶性结节内血流 RI 平均 0.74～0.76(图 3-1-3-60),RI<0.70 多见于良性结节,平均为 0.56～0.66(图 3-1-3-61)。而目前对 PSV 的研究较少,与其角度依赖性及操作可重复性较差有关。

4. **超声造影**

(1)甲状腺良恶性结节的鉴别诊断:甲状腺良恶性结节的增强模式总体上存在差别。研究表明,甲状腺恶性结节多数呈向心性或弥漫性低增强,但也有少部分呈等增强或高增强,分布均匀或不均匀。结节性甲状腺肿多呈弥漫性等增强,部分呈低增强,液化时呈无增强,分布均匀或不均匀。滤泡状腺瘤多呈弥漫性高增强,分布均匀或不均匀。结节周边

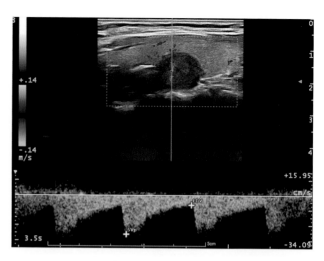

图 3-1-3-60　高阻型血流结节频谱多普勒超声图
甲状腺髓样癌,结节内部低回声,血流阻力指数:0.87

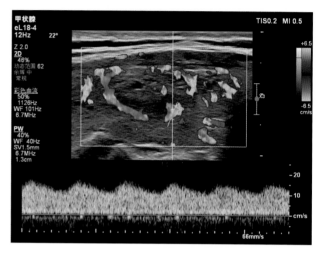

图 3-1-3-61　低阻型血流结节频谱多普勒超声图
甲状腺增生结节,结节内部低回声,血流阻力指数:0.65

环状增强多见于良性结节,尤其是滤泡状腺瘤或腺瘤样结节(ER 3-1-3-3、图 3-1-3-62)。

ER 3-1-3-3　甲状腺滤泡状腺瘤超声造影动态图
二维灰阶超声显示囊实性结节,超声造影显示结节周边呈规则环形增强,实性部分高增强,囊性部分无增强

(2)超声造影对出血囊变后囊液吸收的僵尸结节具有较高的诊断价值:甲状腺良性增生结节在出血囊变后,囊液缓慢吸收,并可出现钙化、边界不清、低回声等恶性超声征象,此时超声造影多表现为结节内部无增强或少许条索状等增强,有助于诊断和鉴别诊断(ER 3-1-3-4、图 3-1-3-63)。

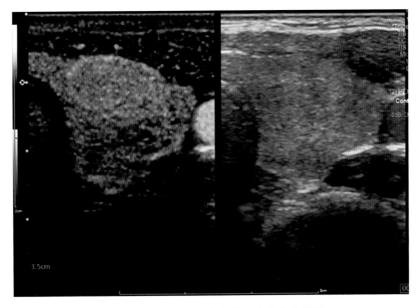

图 3-1-3-62　甲状腺滤泡状腺瘤超声造影图
二维灰阶超声显示囊实性结节，超声造影显示结节周边呈规则环形增强，实性
部分高增强，囊性部分无增强

ER 3-1-3-4　甲状腺僵尸结节超声造影动态图
二维灰阶超声显示囊实性结节，超声造影观察时段内始终无
增强

ER 3-1-3-5　甲状腺乳头状癌超声造影动态图
二维灰阶超声显示甲状腺不规则低回声结节，超声造影显示
不均匀低灌注

（3）超声造影在引导甲状腺结节细针抽吸活检中的应用：通过对超声造影显示的甲状腺结节或病变内的增强区域进行细针抽吸活检，可能有助于提高甲状腺病变活检的阳性率（ER 3-1-3-5、图 3-1-3-64）。

（4）甲状腺结节射频消融术后监测：超声造影可用于判断甲状腺结节射频消融术后的治疗效果，消融完全，结节多呈无增强（ER 3-1-3-6、图 3-1-3-65）。

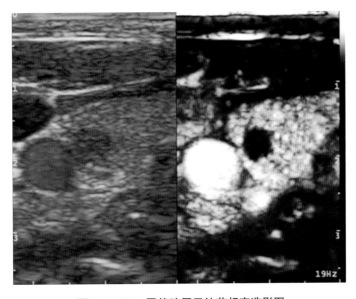

图 3-1-3-63　甲状腺僵尸结节超声造影图
二维灰阶超声显示低回声结节，超声造影显示无灌注

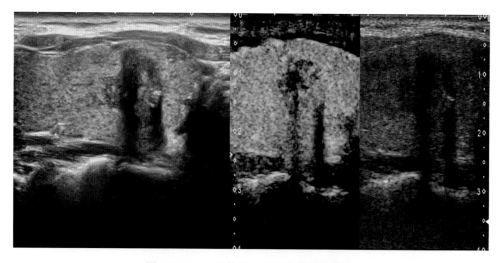

图 3-1-3-64　甲状腺乳头状癌超声造影图
二维灰阶超声显示甲状腺不规则低回声结节,超声造影显示不均匀低灌注

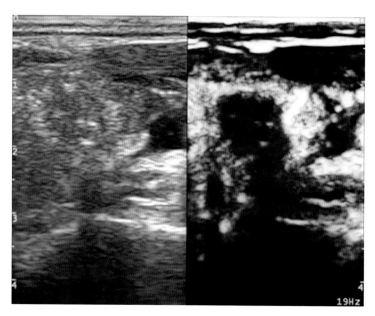

图 3-1-3-65　甲状腺乳头状癌消融术后超声造影图
二维灰阶超声显示不规则低回声结节,超声造影显示无灌注

　　5. **超声弹性成像**　辅助甲状腺良恶性结节的鉴别诊断,有助于提高诊断效能。恶性甲状腺结节的弹性评分、应变比值、直径比及面积比、剪切波速度多高于良性甲状腺结节,部分良性结节也较硬,例如僵尸结节,且不同超声仪器有各自的诊断界值。超声弹性成像结合常规二维灰阶超声图像或 TI-RADS 分类评估有助于提高甲状腺良恶性结节的诊断效能(图 3-1-3-66、ER 3-1-3-7、图 3-1-3-67)。超声弹性成像不能单独作为诊断甲状腺结节良恶性的手段,但是可以提供辅助诊断信息。

ER 3-1-3-6　甲状腺乳头状癌消融术后超声造影动态图
二维灰阶超声显示不规则低回声结节,超声造影显示无灌注

ER 3-1-3-7　甲状腺乳头状癌剪切波弹性成像动态图
剪切波弹性成像:最大杨氏模量 59.67kPa

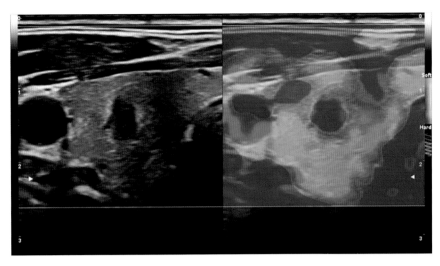

图 3-1-3-66　甲状腺乳头状癌弹性成像图
弹性成像显示结节以红色为主,硬度评分: 5分

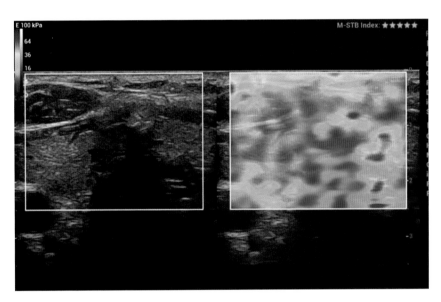

图 3-1-3-67　甲状腺乳头状癌剪切波弹性成像图
剪切波弹性成像: 最大杨氏模量 59.67kPa

三、规范书写超声报告

甲状腺超声报告包括超声图像和文字两部分,其中又以文字部分最为重要和关键。超声报告可作为临床治疗的诊断参考,也可作为受检者了解病情的凭据,还可以作为医师(超声医师和临床医师)和患者双方诊疗的法律客观依据。

(一)甲状腺超声报告图像部分

目前,超声报告图像一般打印 2～4 幅:正常甲状腺和甲状腺弥漫性病变者至少要保证 2 幅图像,甲状腺结节者一般应有结节典型的纵切和横切图像。也可根据患者的实际情况,打印相应数目的图像资料。有条件可以彩色打印的超声科,可为临床医师和患者提供甲状腺和 / 或甲状腺病灶的血流图像信息。

(二)甲状腺超声报告文字部分

甲状腺报告文字部分又包括三部分内容:一般项目、超声描述部分、超声诊断意见和落款。

1. **一般项目**　一般项目包括受检者的姓名、性别、年龄、申请科室、检查部位、超声仪器及型号、探头型号或频率等,门诊患者要有门诊号,住院患者要有住院号、床号。

2. **超声描述部分**　描述部分应仔细、简练、全面、客观、不添加任何主观判断,应包括甲状腺的大小[通常以甲状腺的左右侧叶前后径和左右径(必要时还可以包括上下径)表示]、包膜情况(是否光滑、完整等），内部回声（均匀、欠均匀、不均匀等）及有无结节性回声、甲状腺内部的血流信号状况（必要时应描述甲状腺上、下动脉血流信息）。

结节部分应该重点描述的内容包括结节的数目、部位、形状、大小、边界、边缘、内部回声情况、血流信号状况等。内部回声要描述回声的强度（无、极低、低、等、高）、均匀性（均匀、欠均匀、不均匀等）、有无强回声及其形态（点状、斑块状、环状等）、血流信号状况（分布、流速及阻力指数等）。超声造影应包括造影剂推注方式、次数、剂量，造影后病灶的增强情况包括增强模式、增强强度、强度分布等，以及造影剂在排出过程中有无滞留（造影剂的廓清情况）并记录患者有无不良反应。超声弹性图像评估弹性评分、应变比值和剪切波速度等，报告中描述为以上指标所代表的是结节质地的软、中、硬等。

必要时，需描述左右对照结果，病灶与周围毗邻结构的关系以及甲状腺检查相关试验，如吞咽试验的结果等。如果临床医师有要求，还应描述颈部淋巴结情况；如果对甲状腺内部结节怀疑为恶性病变时，必须对颈部淋巴结进行描述（形状、大小、边界、淋巴门结构、内部回声及血流状况等）。

需要注意的是，在这一部分不能以诊断性名词代替超声描述，比如实质性结节应该描述为低回声、高回声或不均质回声，囊实性结节应该描述为混合性回声，囊性结节应该描述为无回声，钙化应该描述为强回声等。

3. **超声诊断意见** 是对上述文字描述和图像的总结，是超声医师依据专业知识进行的主观判断，包括有无病变和病变的性质，对于病变可由两部分（必要时可由三部分）组成：

（1）病变的物理性描述，包括部位及性质（实性、液性、混合性、气体、钙化等）；对于甲状腺结节性病变，在物理性描述后尚需进行结节的危险分层。

（2）结合临床资料给出临床性或病理性提示性意见，可按可能性的大小依次给出多个（一般不超过3个）。

（3）必要时给出建议，比如：超声随访、定期复查（要有具体的时间）、建议进一步检查等，甚至包括推荐消融或外科治疗等进一步的治疗措施。

4. **落款** 落款包括检查超声医师的具体签名和检查时间，有时还需记录者签名。

（1）打印报告最后必须盖章或手工签名报告才能生效，并且必须是超声医师全名，不能签姓氏代替名字。

（2）打印报告的检查时间一般可以电脑自动生成，应该包括年、月、日、时和分。

最后应注意两点：①在任何情况下不得涂改报告，若有错误，必须重新打印；②在任何情况下不得出具假报告。

（詹维伟）

参 考 文 献

1. Durante C，Grani G，Lamartina L，et al. The Diagnosis and Management of Thyroid Nodules：A Review [J]. JAMA，2018，319（9）：914-924.

2. Haugen BR，Alexander EK，Bible KC，et al. 2015 American Thyroid Association Management Guidelines for Adult Patients with Thyroid Nodules and Differentiated Thyroid Cancer：The American Thyroid Association Guidelines Task Force on Thyroid Nodules and Differentiated Thyroid Cancer[J]. Thyroid，2016，26（1）：1-133.

3. 中华医学会超声医学分会浅表器官和血管学组，中国甲状腺与乳腺超声人工智能联盟. 2020 甲状腺结节超声恶性危险分层中国指南：C-TIRADS [J]. 中华超声影像学杂志，2021，30（03）：185-200.

4. Horvath E，Majlis S，Rossi R，et al. An ultrasonogram reporting system for thyroid nodules stratifying cancer risk for clinical management [J]. J Clin Endocrinol Metab，2009，94（5）：1748-1751.

5. Park JY，Lee HJ，Jang HW，et al. A proposal for a thyroid imaging reporting and data system for ultrasound features of thyroid carcinoma [J]. Thyroid，2009，19（11）：1257-1264.

6. Kwak JY，Han KH，Yoon JH，et al. Thyroid imaging reporting and data system for US features of nodules：a step in establishing better stratification of cancer risk [J]. Radiology，2011，260（3）：892-899.

7. Xu SY，Zhan WW，Wang WH. Evaluation of Thyroid Nodules by a Scoring and Categorizing Method Based on Sonographic Features [J]. J Ultrasound Med，2015，34（12）：2179-2185.

8. Shin JH，Baek JH，Chung J，et al. Ultrasonography Diagnosis and Imaging-Based Management of Thyroid Nodules：Revised Korean Society of Thyroid Radiology Consensus Statement and Recommendations [J]. Korean J Radiol，2016，17（3）：370-395.

9. Russ G，Bonnema SJ，Erdogan MF，et al. European Thyroid Association Guidelines for Ultrasound Malignancy Risk Stratification of Thyroid Nodules in Adults：The EU-TIRADS [J]. Eur Thyroid J，2017，6（5）：225-237.

10. Grant EG，Tessler FN，Hoang JK，et al. Thyroid Ultrasound Reporting Lexicon：White Paper of the ACR Thyroid Imag-

ing，Reporting and Data System（TIRADS）Committee [J]. J Am Coll Radiol，2015，12（12Pt A）：1272-1279.

11. Tessler FN，Middleton WD，Grant EG，et al. ACR Thyroid Imaging，Reporting and Data System（TI-RADS）：White Paper of the ACR TI-RADS Committee [J]. J Am Coll Radiol，2017，14（5）：587-595.

12. Gharib H，Papini E，Garber JR，et al. American Association of Clinical Endocrinologists，American College of Endocrinology，and Associazione Medici Endocrinologi Medical Guidelines for Clinical Practice for the Diagnosis and Management of Thyroid Nodules--2016 Update [J]. Endocr Pract，2016，22（5）：622-639.

13. Cosgrove D，Barr R，Bojunga J，et al. WFUMB Guidelines and Recommendations on the Clinical Use of Ultrasound Elastography：Part 4. Thyroid [J]. Ultrasound Med Biol，2017，43（1）：4-26.

14. Cosgrove D，Piscaglia F，Bamber J，et al. EFSUMB guidelines and recommendations on the clinical use of ultrasound elastography. Part 2：Clinical applications [J]. Ultraschall Med，2013，34（3）：238-253.

15. Peng Q，Niu C，Zhang Q，et al. Mummified Thyroid Nodules：Conventional and Contrast-Enhanced Ultrasound Features [J]. J Ultrasound Med，2019，38（2）：441-452.

16. Gu F，Han L，Yang X，et al. Value of time-intensity curve analysis of contrast-enhanced ultrasound in the differential diagnosis of thyroid nodules [J]. Eur J Radiol，2018，105：182-187.

17. Leenhardt L，Erdogan MF，Hegedus L，et al. 2013 European thyroid association guidelines for cervical ultrasound scan and ultrasound-guided techniques in the postoperative management of patients with thyroid cancer[J]. Eur Thyroid J，2013，2（3）：147-159.

18. Seo H，Na DG，Kim JH，et al. Ultrasound-Based Risk Stratification for Malignancy in Thyroid Nodules：A Four-Tier Categorization System [J]. Eur Radiol，2015，25（7）：2153-2162.

19. Moon WJ，Baek JH，Jung SL，et al. Ultrasonography and the ultrasound-based management of thyroid nodules：consensus statement and recommendations [J]. Korean J Radiol，2011，12（1）：1-14.

20. Moon WJ，Jung SL，Lee JH，et al. Benign and malignant thyroid nodules：US differentiation--multicenter retrospective study [J]. Radiology，2008，247（3）：762-770.

21. Richman DM，Benson CB，Doubilet PM，et al. Thyroid Nodules in Pediatric Patients：Sonographic Characteristics and Likelihood of Cancer [J]. Radiology，2018，288（2）：591-599.

22. Remonti LR，Kramer CK，Leitão CB，et al. Thyroid ultrasound features and risk of carcinoma：a systematic review and meta-analysis of observational studies [J]. Thyroid，2015，25（5）：538-550.

23. Anil G，Hegde A，Chong FH. Thyroid nodules：risk stratification for malignancy with ultrasound and guided biopsy [J]. Cancer Imaging，2011，11（1）：209-223.

24. Ramundo V，Di Gioia C，Falcone R，et al. Diagnostic Performance of Neck Ultrasonography in the Preoperative Evaluation for Extrathyroidal Extension of Suspicious Thyroid Nodules[J]. World J Surg，2020，44（8）：2669-2674.

25. Yuan WH，Chiou HJ，Chou YH，et al. Gray-scale and color Doppler ultrasonographic manifestations of papillary thyroid carcinoma：analysis of 51 cases [J]. Clin Imaging，2006，30（6）：394-401.

26. Delfim R，Veiga L，Vidal A，et al. Likelihood of malignancy in thyroid nodules according to a proposed Thyroid Imaging Reporting and Data System（TI-RADS）classification merging suspicious and benign ultrasound features [J]. Arch Endocrinol Metab，2017，61（3）：211-221.

27. Koike E，Noguchi S，Yamashita H，et al. Ultrasonographic characteristics of thyroid nodules：prediction of malignancy [J]. Arch Surg，2001，136（3）：334-337.

28. Chan BK，Desser TS，McDougall IR，et al. Common and uncommon sonographic features of papillary thyroid carcinoma [J]. J Ultrasound Med，2003，22（10）：1083-1090.

29. Klang K，Kamaya A，Tahvildari AM，et al. Atypical thyroid cancers on sonography [J]. Ultrasound Q，2015，31（1）：69-74.

30. 周建桥，詹维伟. 2020 年中国超声甲状腺影像报告和数据系统（C-TIRADS）指南解读 [J]. 诊断学理论与实践，2020，19（04）：350-353.

第二章　甲状腺疾病

第一节　甲状腺发育异常性疾病

一、甲状腺异位

（一）概述

甲状腺先天性发育异常主要包括甲状腺不发育或发育不良、异位甲状腺及甲状舌管囊肿。在甲状腺的发育早期，要经过向尾侧下降的过程。如果在下降过程中滞留，则形成异位甲状腺，常见于舌盲孔处的黏膜下、舌肌内、舌骨附近和胸部。

异位甲状腺是指生长在正常甲状腺位置以外的甲状腺，分为副甲状腺、迷走甲状腺和远处甲状腺。正常甲状腺可能发生的所有疾病在异位甲状腺中都可以发生，异位甲状腺的病变率与正常甲状腺并无差别。据报道，病变有纵隔甲状腺、腹腔甲状腺、膀胱甲状腺和卵巢甲状腺等。但此种情况，往往需要通过手术病理才能确诊。临床上 70% 异位甲状腺属于迷走甲状腺，30% 为副甲状腺。

（二）病理

1. **大体标本**　包膜完整，切面灰黄或灰红，质软，发育正常的异位甲状腺大体标本同正常甲状腺组织。

2. **镜下特征**　发育正常的异位甲状腺镜下结构同正常甲状腺。

（三）临床表现

临床表现因甲状腺异位的位置和甲状腺的功能状况而有所不同。多发生于青年女性，若发生在舌根的异位甲状腺增大，则患者可伴有吞咽困难、咽部异物感。气管旁的异位甲状腺患者可发生气道突然阻塞而致命。

（四）超声检查

1. **二维灰阶超声**　在正常甲状腺位置无法探测到甲状腺组织的回声，或显示甲状腺很小。在舌根部、纵隔等部位发现类似甲状腺组织的回声，为均匀等回声，边界清晰，显示正常或较丰富的彩色血流，如发生病变，与正常位置甲状腺病变的超声图相同。正常甲状腺床可见甲状腺组织，在颈部另可见一似甲状腺组织的回声（图 3-2-1-1、图 3-2-1-2）。

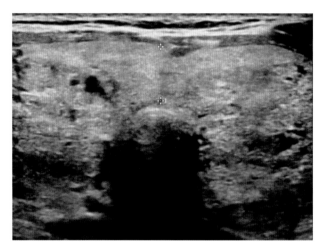

图 3-2-1-1　甲状腺异位二维灰阶超声图
甲状腺床可见甲状腺组织回声，内可见多个等回声

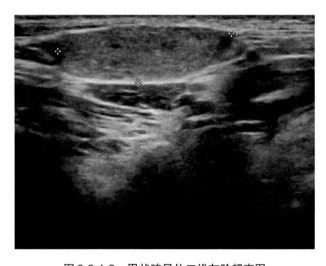

图 3-2-1-2　甲状腺异位二维灰阶超声图
与图 3-2-1-1 为同一患者，右侧颈部Ⅲ区及Ⅳ区交界处可见一类似甲状腺组织的回声，手术证实为异位甲状腺

2. **彩色多普勒超声** 异位甲状腺组织内可见彩色血流信号(图3-2-1-3)。

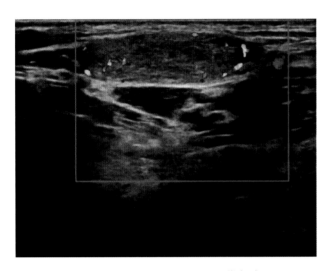

图3-2-1-3 甲状腺异位彩色多普勒超声图
异位甲状腺内可见彩色血流信号

3. **频谱多普勒超声** 脉冲多普勒异位甲状腺内可见彩色血流信号,可测得血流速度。

4. **超声弹性成像** 与正常甲状腺组织相同,呈均匀绿色或以绿色为主的蓝绿相间。

(五)相关检查

1. **核医学检查** 甲状腺显像是核医学最早、最有效的诊断甲状腺疾病的方法之一,能提供甲状腺内不同部位的功能信息,可以确定异位甲状腺的部位,对诊断异位甲状腺有独特价值。

2. **CT** 不是甲状腺异位首选的检查方法,而是一种辅助手段。

3. **MRI** 不是甲状腺异位首选的检查方法,而是一种辅助手段。

4. **实验室检查** 异位甲状腺可以正常发育;也可以发育不全导致甲状腺功能减退,T_3、T_4减低,TSH升高,血清甲状腺球蛋白缺乏。

(六)鉴别诊断

甲状腺异位是一种胚胎发育异常的疾病,也可以发生各种病变,超声图特征及鉴别诊断与正常甲状腺组织所能发生的疾病一致。

(七)临床意义

当在正常甲状腺位置没有发现甲状腺组织时,要扩大扫查范围,在舌根部、胸骨上窝、气管及食管旁、两侧颈部血管鞘周围等查找是否有异位甲状腺组织的存在,可疑异位甲状腺时,除超声检查外,还应该进行核医学检查及甲状腺功能测定。

二、甲状腺缺如或缩小

(一)概述

多数先天性双侧甲状腺缺如患者于儿童期发病,因先天性甲状腺功能低下就诊。单侧甲状腺缺如患者的甲状腺功能可以正常,无任何不适,可因其他原因超声检查发现甲状腺发育不全或缺如,对侧甲状腺体积可以正常或稍增大。

(二)病理

1. **大体标本** 如单侧缺如,发育正常一侧甲状腺同正常甲状腺组织。

2. **镜下特征** 发育正常一侧甲状腺镜下所见同正常甲状腺组织。

(三)临床表现

甲状腺发育不良表现为智力低下,生长发育迟缓和基础代谢低下,T_3、T_4减低,TSH升高,常合并异位甲状腺。

(四)超声检查

1. **二维灰阶超声** 正常甲状腺区未见甲状腺组织回声(图3-2-1-4),或一侧叶缺失或缩小,另一侧叶大小形态正常或轻度增大。内部回声与正常甲状腺一致,呈均匀等回声(图3-2-1-5~图3-2-1-11)。

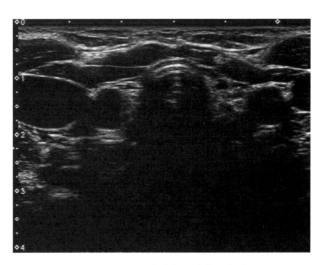

图3-2-1-4 甲状腺缺如二维灰阶超声图
显示正常甲状腺位置未见甲状腺组织,双侧叶及峡部均缺如

2. **彩色多普勒超声** 甲状腺一侧叶缺如,另一侧叶甲状腺内血流正常(图3-2-1-12)。

3. **频谱多普勒超声** 正常一侧叶实质内可见彩色血流信号,可测得多普勒频谱。

4. **超声弹性成像** 正常一侧叶甲状腺一般显示为绿色或蓝绿相间以绿色为主。

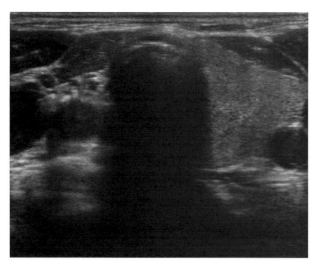

图 3-2-1-5 甲状腺一侧叶缺如二维灰阶超声图

甲状腺右侧叶缺如,左侧叶正常

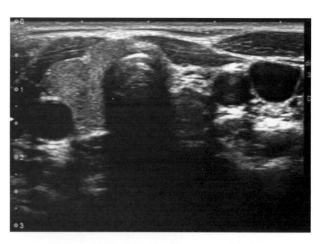

图 3-2-1-8 甲状腺一侧叶缺如二维灰阶超声图

甲状腺左侧叶缺如,部分峡部缺如,右侧叶正常

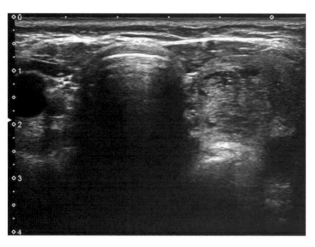

图 3-2-1-6 甲状腺一侧叶缺如二维灰阶超声图

甲状腺右侧叶及峡部缺如,左侧叶结节性甲状腺肿

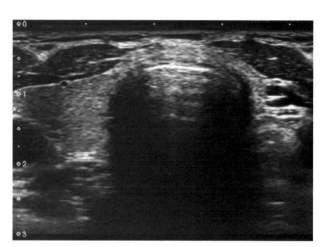

图 3-2-1-9 甲状腺一侧叶缺如二维灰阶超声图

甲状腺左侧叶缺如,峡部及右侧叶正常

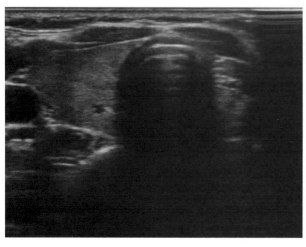

图 3-2-1-7 甲状腺一侧叶缺如二维灰阶超声图

甲状腺左侧叶及峡部缺如,右侧叶正常

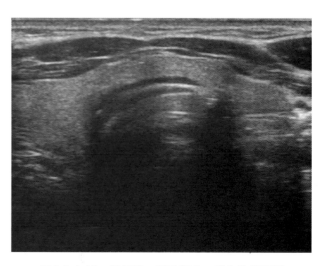

图 3-2-1-10 甲状腺一侧叶缩小二维灰阶超声图

甲状腺右侧叶正常,左侧叶缩小,但超声图正常

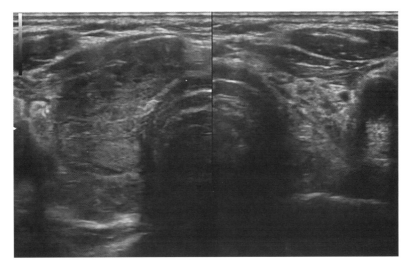

图 3-2-1-11　甲状腺一侧叶缩小二维灰阶超声图
左侧叶缩小，甲状腺双侧叶淋巴细胞性甲状腺炎

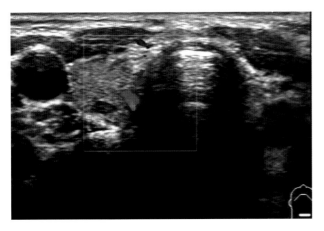

图 3-2-1-12　甲状腺一侧叶缺如彩色多普勒超声图
甲状腺右侧叶内可见彩色血流信号

（五）相关检查

1. **核医学**　正常甲状腺双侧叶呈蝴蝶状，内放射性分布均匀，峡部一般不显像或其浓集程度明显低于双侧叶。

2. **CT 及 MRI**　不是甲状腺缺如或缩小首选的影像学检查方法。

3. **实验室检查**　一侧叶缺如，另一侧发育正常时一般甲状腺功能测定正常。

（六）鉴别诊断

正常甲状腺床可见一侧叶完整的甲状腺组织，大小形态正常；另一侧叶显示甲状腺明显小于正常或缺如，需扩大扫查范围，注意是否有副甲状腺的存在。

（七）临床意义

甲状腺发育的异常表现为异位、一侧叶的缺如或缩小。超声检查对甲状腺大小形态的观察具有优势，对异位甲状腺的诊断存在困难，建议结合其他影像学方法。

三、甲状舌管囊肿

（一）概述

甲状舌管囊肿是在胚胎早期发育过程中，甲状舌管退化不全、不消失遗留下来的先天性囊肿，囊肿内有上皮分泌物聚集，囊肿可通过盲孔与口腔相通，可继发感染并形成窦道。甲状舌管囊肿的发生率约为 7%，其中 65% 为单纯囊肿，瘘管占 20%，囊肿合并瘘管占 15%。甲状舌管囊肿多发生于青少年，患者多数表现为颈前肿物，以舌骨上下为多，可随伸舌运动而上下移动。

（二）病理

1. **大体标本**　甲状舌管囊肿直径为数毫米至数厘米，表面光滑，囊内物较大程度上取决于被覆上皮的类型，通常为黏液或胶样物，也可为水样或黄色黏稠物，合并感染者囊内可含脓性和坏死物质。

2. **镜下特征**　内壁被覆鳞状上皮或假复层纤毛柱状上皮或立方上皮，少数可被覆移行上皮。囊壁内淋巴细胞少，合并感染时，囊壁被覆上皮坏死消失，被肉芽组织所代替。半数以上囊壁内可发现甲状腺组织，但无被膜。

（三）临床表现

囊肿生长缓慢，一般无不适症状。查体颈前可扪及一肿块，正中多见，无明显压痛，表面光滑，质韧，可随吞咽移动，部分患者可有异物感，颈部胀痛，合并感染者可出现发热、局部疼痛等症状，形成窦道时有黏液和脓性分泌物流出。

（四）超声检查

1. **二维灰阶超声** 形态规则或不规则，边界较清晰，内透声好，呈单纯囊性无回声区（图 3-2-1-13），或内透声差，可见密集弱回声光点群及分隔光带（图 3-2-1-14、图 3-2-1-15），部分呈类实质回声（图 3-2-1-16）。

2. **彩色多普勒超声** 无回声区周边及内部未见彩色血流显示（图 3-2-1-17、图 3-2-1-18）。

3. **频谱多普勒超声** 囊肿周边可见少许彩色血流信号显示，呈低速血流。

4. **超声弹性成像** 甲状舌管囊肿较少进行弹性成像，弹性成像时一般显示为红绿蓝色。

5. **超声造影** 单纯囊肿一般情况下不需要做造影检查。

（五）相关检查

1. **核医学检查** 颈部肿块可由多种原因引起，核素显像能明确其与甲状腺的关系，其中，鉴别颈前异位甲状腺与甲状舌管囊肿价值较大。甲状舌管囊肿部位无异常放射性浓聚灶，同机 CT 平扫一般于颈前舌骨下可见一囊性低密度影，边界清晰，内可见稍高密度分隔。甲状腺形态一般正常，密度均匀，无异常密度影。

2. **CT 增强** CT 扫描显示舌骨周围囊性肿物，边界清晰，边缘规则，内部密度均匀，无感染的囊肿囊壁薄而光滑，CT 表现为黏液密度，感染后囊肿壁厚，增强后有强化，且囊肿内密度增高，与周围肌肉密度相近。

3. **MRI** 由于囊肿内蛋白含量不一，MRI 的 T_1WI

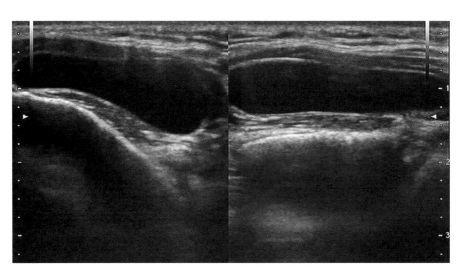

图 3-2-1-13 甲状舌管囊肿二维灰阶超声图
甲状软骨上方可见一长椭圆形无回声区，形态规则，边界清，内部透声良好

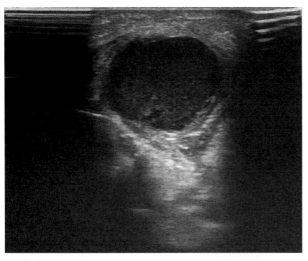

图 3-2-1-14 甲状舌管囊肿二维灰阶超声图
甲状软骨上方可见一近圆形无回声区，形态规则，边界清，内可见密集弱回声光点群

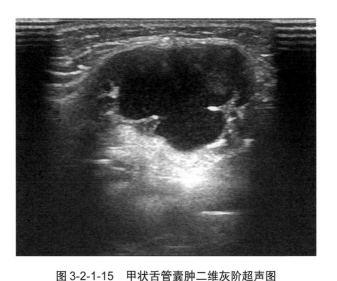

图 3-2-1-15 甲状舌管囊肿二维灰阶超声图
甲状软骨上方无回声区部分边界欠清，内可见少许弱回声光点群及短而尖的分隔光带，后方回声增强

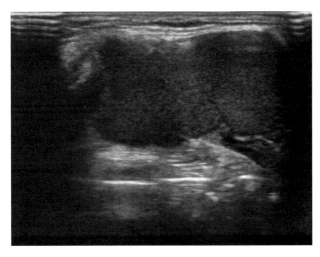

图 3-2-1-16 甲状舌管囊肿二维灰阶超声图
甲状软骨上方可见一较大类实质低回声，形态欠规则，部分区域边界不清

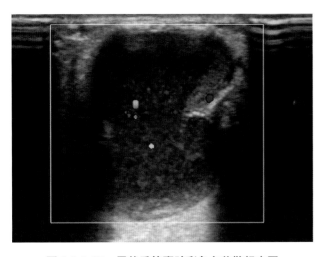

图 3-2-1-17 甲状舌管囊肿彩色多普勒超声图
囊肿内部可见少许点状彩色血流信号显示，系伪像所致

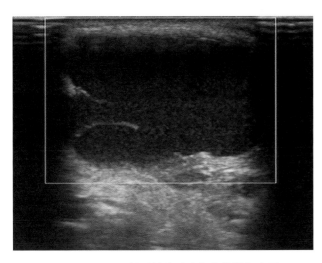

图 3-2-1-18 甲状舌管囊肿彩色多普勒超声图
囊肿内部及周边均无血流信号

表现为低至高等不同信号，T_2WI 为高信号。

4. 实验室检查 一般不影响甲状腺功能，发生感染时结合患者实际情况进行相应的实验室检查。

（六）鉴别诊断

绝大多数甲状舌管囊肿有典型的发病部位及囊肿样结构，少数位于舌骨上区外侧者，需要与腮裂囊肿鉴别，部分不典型的甲状舌管囊肿应与皮样囊肿、甲状腺峡部肿瘤、淋巴结炎、淋巴管囊肿等鉴别。

（七）临床意义

超声具有动态实时、简单方便、无创伤等优点，是甲状腺疾病的首选影像学检查方法。若颈部正中出现圆形肿块，质软，随吞咽上下活动，超声表现为无回声区，可见囊壁回声，周边可见少许彩色血流信号，扫查时注意与舌骨、甲状腺的关系，可以明确诊断。CT 扫描有典型的发病部位及囊性结构，不难诊断。

（丛淑珍）

第二节 甲状腺弥漫性病变

一、单纯弥漫性甲状腺肿

（一）概述

单纯弥漫性甲状腺肿是单纯性甲状腺肿（simple goiter）的一种表现形式，也是结节性甲状腺肿的早期表现。病因主要是肿瘤因素或非炎症导致的甲状腺代偿性肿大，甲状腺功能一般正常。该病多见于女性，可分为地方性和散发性，散发性甲状腺肿常发生在青春期、妊娠期、哺乳期及绝经期。

（二）病理

1. 结节性甲状腺肿早期表现为单纯弥漫性甲状腺肿

（1）增生期：甲状腺呈弥漫性、对称性肿大，镜下可见滤泡上皮呈立方或低柱状，伴有滤泡和假乳头形成，胶质较少。

（2）胶质储积静止期：甲状腺弥漫性对称性显著增大，镜下可见滤泡大小不等，腔内充满胶质，即弥漫性胶性甲状腺肿。滤泡上皮萎缩，呈立方或扁平。

2. 先天性甲状腺代谢障碍引起的单纯弥漫性甲状腺肿 镜下形态与结节性甲状腺肿相似，但结节内细胞丰富，排列成小梁或小滤泡样。胶质少或无，滤泡细胞异型性显著，核增大、深染，呈异型性，可见多核细胞。有时误诊为癌。

（三）临床表现

如在病程早期，甲状腺肿大尚不严重，甲状腺功能正常，一般无显著临床症状；单纯弥漫性甲状腺肿质地较软，有柔韧感。

病程长且病情严重者可见甲状腺严重肿大，下垂于胸骨前，在我国普及碘盐后，此种病例明显减少；当甲状腺过于肿大时，出现压迫症候群：气管受压，出现咳嗽、憋气，严重者呼吸不畅；食管受压，出现吞咽困难；喉返神经受压，出现声音嘶哑；交感神经受压，出现 Horner 综合征（眼球下陷、瞳孔缩小、眼睑下垂）等。

（四）超声检查

1. **二维灰阶超声** 甲状腺呈弥漫性、对称性肿大，形态规则，边界清晰；甲状腺实质回声正常或稍增粗（图 3-2-2-1）。

2. **彩色多普勒超声** 甲状腺实质血流信号正常或稍丰富（图 3-2-2-2）。

3. **频谱多普勒超声** 可见甲状腺上动脉内径正常或稍增宽，流速在正常范围内或轻度增高（图 3-2-2-3）。

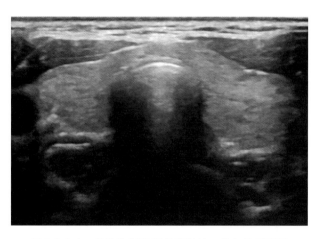

图 3-2-2-1 单纯弥漫性甲状腺肿的二维灰阶超声图
甲状腺呈弥漫性肿大，形态规则，边界清晰，实质回声增粗

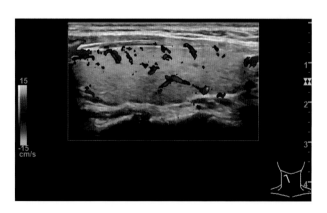

图 3-2-2-2 单纯弥漫性甲状腺肿彩色多普勒超声图
甲状腺实质血流信号稍丰富，可见点条状血流信号

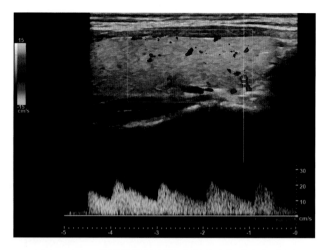

图 3-2-2-3 单纯弥漫性甲状腺肿脉冲多普勒超声图
甲状腺实质血流脉冲多普勒呈高速低阻型频谱

4. **超声造影** 单纯弥漫性甲状腺肿的超声造影表现无异常，造影剂均匀进入，呈等增强（ER 3-2-2-1、图 3-2-2-4）。

ER 3-2-2-1 单纯弥漫性甲状腺肿超声造影动态图
最大灌注时，甲状腺实质灌注均匀，呈等增强

5. **弹性成像** 单纯弥漫性甲状腺肿的弹性成像无明显异常征象（图 3-2-2-5）。随病程进展至结节性甲状腺肿时，甲状腺血管增多、腺细胞肥大，甲状腺由于不规则的增生或是再生成结节样改变。此时不同性质的结节有不同的弹性成像表现。

（五）相关检查

1. **核医学检查** 甲状腺 ^{131}I 吸收率常高于正常，但高峰时间很少提前出现。

2. **CT/MRI** 可见甲状腺弥漫性肿大，密度稍减低 / 信号不均。

3. **实验室检查** 甲状腺功能基本正常。当既往诊断为单纯性甲状腺肿的患者出现 TSH 偏低时，提示有甲状腺功能自主性改变或存在未被诊断的格雷夫斯病（Graves disease），引起亚临床甲状腺毒症的可能。甲状腺球蛋白（Tg）与甲状腺过氧化物酶（thyroid peroxidase，TPO）抗体多正常。

（六）鉴别诊断

单纯弥漫性甲状腺肿主要与毒性弥漫性甲状腺肿、桥本甲状腺炎鉴别（表 3-2-2-1）。

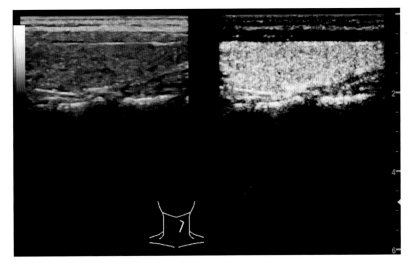

图 3-2-2-4　单纯弥漫性甲状腺肿超声造影图
最大灌注时，甲状腺实质灌注均匀，呈等增强

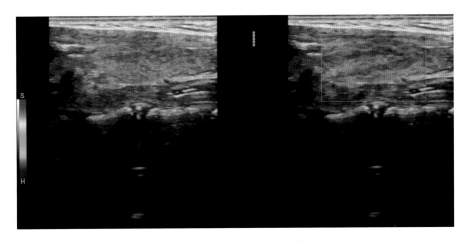

图 3-2-2-5　单纯弥漫性甲状腺肿弹性成像图
甲状腺实质整体呈蓝绿相间，质地中等

表 3-2-2-1　单纯弥漫性甲状腺肿、毒性弥漫性甲状腺肿及桥本甲状腺炎的鉴别要点

鉴别要点	单纯弥漫性甲状腺肿	毒性弥漫性甲状腺肿	桥本甲状腺炎
肿大特征	侧叶长径增大为主	侧叶长径增大为主	侧叶前后径和峡部增大为主
实质回声	正常或稍不均	均匀地弥漫性减低	弥漫性减低，可见强回声分隔及散在回声减低区
CDFI	正常或轻度增加	火海征	火海征或中度增加
弹性成像	质地中等	质地偏硬	质地稍硬
症状和体征	常无自觉症状	甲亢	正常、甲亢或甲减
T_3 与 T_4	正常	升高	正常、升高或减低
甲状腺自身抗体	阴性	TRAb 阳性率 80%～90%；TgAb 与 TPOAb 可阳性，但滴度较低	TgAb 与 TPOAb 阳性，滴度较高

注：TRAb. 促甲状腺激素受体抗体，TgAb. 甲状腺球蛋白抗体，TPOAb. 甲状腺过氧化物酶自身抗体。

（七）临床意义

超声是单纯弥漫性甲状腺肿的常规检查项目，可以用于评估甲状腺体积、内部回声、血流信号情况，以及是否伴有甲状腺结节，为临床诊治提供参考。

二、毒性弥漫性甲状腺肿

（一）概述

毒性弥漫性甲状腺肿又称原发性甲状腺功能亢进症、突眼性甲状腺肿，即 Graves 病（Graves disease, GD），是一种抑制性 T 淋巴细胞功能缺陷所导致的器官特异性自身免疫病。多数甲状腺功能亢进症起病缓慢，亦有急性发病。Graves 病具有明显的遗传倾向，目前观察还与每日摄碘量、感染等因素有关。发病率约为 31/10 万，好发年龄为 30～40 岁，多见于女性，男女比例为 1 :（4～6）。

（二）病理

1. **大体标本**　可见甲状腺弥漫性、对称性增大，表面光滑，质较软，切面灰红色呈分叶状，胶质少，棕红色，质如肌肉。

2. **镜下特征**　可见滤泡上皮细胞增生呈高柱状，有的呈乳头样增生，并有小滤泡形成；滤泡腔内胶质稀薄，滤泡周边胶质出现许多大小不一的上皮细胞的吸收空泡；滤泡小，间质内血管丰富、出血，可见散在淋巴细胞和浆细胞。

（三）临床表现

1. **高代谢状态表现**　主要与循环中甲状腺激素过多有关，严重程度与病史长短、激素升高程度和患者年龄有关。主要表现为甲状腺体积增大，患者易激动、烦躁失眠、情绪急躁、失眠、突眼、怕热、多汗、双手颤动、食欲亢进、身体消瘦、心悸、女性月经稀少等。少数老年患者高代谢症状不典型，出现相反表现，如乏力、心悸、嗜睡等。

2. **多器官受累表现**　少数患者可出现甲状腺毒性心脏病、妊娠期甲亢或 Graves 眼病等特定器官受累表现。

（四）超声检查

1. **二维灰阶超声**　Graves 病的超声表现根据患者的病情长短与治疗情况的不同而不同。

（1）未经治疗的初发患者：甲状腺双侧叶弥漫性增大，以长径增大为主，被膜规整；甲状腺实质表现为腺体内部回声弥漫性减低，较均匀（图 3-2-2-6）。

（2）病程长或经 ^{131}I 治疗后的患者：甲状腺双侧叶体积缩小，形态不规则；甲状腺实质腺体回声不均匀，部分病例因形成纤维分隔而出现条索状高回声（图 3-2-2-7）。

2. **彩色多普勒超声**　大多数未经治疗的 Graves 病患者的甲状腺周边和实质内弥漫性分布斑片状的丰富血流信号，呈搏动性闪烁，称为"火海征"，如血流信号分布较局限，称"海岛征"，为 Graves 病的典型征象，但也可见于其他甲状腺疾病，如桥本甲状腺炎甲状腺功能亢进时。部分患者甲状腺实质血流信号呈点状或分支状分布，尚未达到"火海征"。极少数患者的甲状腺实质仅可见散在的星点状血流信号甚至完全正常（图 3-2-2-8）。

3. **频谱多普勒超声**　甲状腺上、下动脉扩张，流速加快，血流可呈喷火样，治疗后可恢复正常。频谱多普勒可见甲状腺上动脉呈高速血流频谱，PSV、PSD、V_{mean} 都较正常明显增高，舒张期波幅明显增高。

4. **超声造影**　造影剂均匀进入甲状腺实质内，呈等增强或者高增强（图 3-2-2-9）。

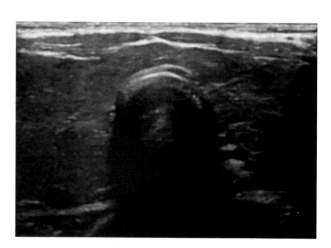

图 3-2-2-6　毒性弥漫性甲状腺肿二维灰阶超声图
甲状腺双侧叶弥漫性增大，实质回声弥漫性减低、增粗

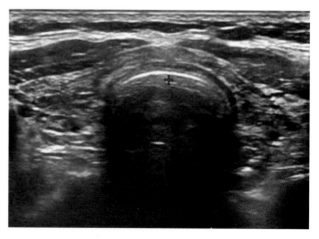

图 3-2-2-7　毒性弥漫性甲状腺肿二维灰阶超声图
甲状腺双侧叶体积缩小，内部回声不均匀，可见条索状高回声的纤维分隔

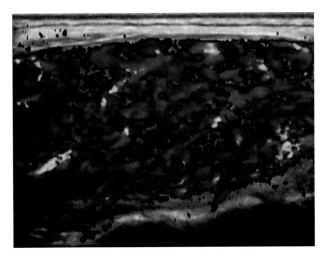

图 3-2-2-8 毒性弥漫性甲状腺肿彩色多普勒超声图
甲状腺实质血流信号极丰富，呈"火海征"

5. **弹性成像** 甲状腺实质质地稍硬，弹性成像大多呈现为蓝绿相间。

（五）相关检查

1. **CT/MRI** CT 可更准确地测量甲状腺重量，可为原发性甲亢患者进行外科手术或 ^{131}I 治疗提供准确的信息。MRI 可更准确地显示甲状腺相关眼病的病变部位和程度，以及病变与周围组织的关系，并判断病变邻近骨质有无变化。

2. **实验室检查** 血清 T_3、T_4 水平增高，T_3 可高于正常值 4 倍，具有较高的灵敏性；血清促甲状腺激素降低；2h 内甲状腺摄取 ^{131}I 量超过人体总量的 25%，或 24h 内超过人体总量的 25%，且摄取高峰提前出现；血清促甲状腺激素受体抗体（TRAb）阳性。

（六）鉴别诊断

1. **单纯性甲状腺肿** 单纯性甲状腺肿为一种因地方性缺碘引起的疾病，也有散在性病例。超声表现为甲状腺增大，但回声正常或者不均匀，CDFI 检查示血流信号及流速无明显增加。甲状腺功能正常或减低。

2. **桥本甲状腺炎** 桥本甲状腺炎与 Graves 病甲状腺功能亢进期的超声图表现较为相似，但桥本甲状腺炎的甲状腺体积增大主要以前后径增大为主，且血中抗甲状腺球蛋白和抗微粒体抗体增高。而 Graves 病初发患者的甲状腺多为弥漫性增大，内部回声较均匀，且甲状腺功能呈持续性亢进状态，患者的甲状腺毒性症状明显；而桥本甲状腺炎则以内部网络样条索样高回声为主要特点，随病程进展患者的甲状腺功能多呈减退状态。

3. **结节性甲状腺肿** 结节性甲状腺肿与部分毒性弥漫性甲状腺肿表现的腺体散在回声减低区有时在超声图上难以鉴别，但随病情发展，结节性甲状腺肿各部分组织反复增生与复旧，形成纤维间隔及多个结节。结节性甲状腺肿多无临床症状，为单发或多发的结节，回声多样，血供状态不一，多表现为结节周边及内部环绕的血流信号，以甲状腺双侧叶不对称增大为特征。常规超声诊断不明确时可行超声引导下穿刺活检以明确诊断。

（七）临床意义

在 Graves 病治疗前的评估，治疗过程中的监测及治疗后有无甲减的评估方面，超声检查较其他影像学简便，测值准确，尤其是频谱多普勒对甲状腺上动脉流速的测量具有较高的临床诊断价值。同时可动态监测甲状腺的肿大程度及治疗后甲状腺的恢复情况等。

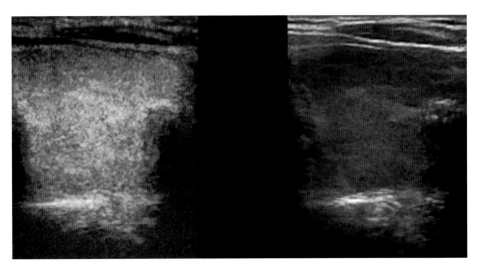

图 3-2-2-9 毒性弥漫性甲状腺肿超声造影图
最大灌注时，造影剂均匀进入，呈高增强

三、急性化脓性甲状腺炎

(一)概述

急性化脓性甲状腺炎(acute suppurative thyroiditis,AST)是一种罕见的甲状腺非特异性感染疾病。甲状腺包膜完整、血供丰富、组织内含有高浓度的碘离子,具有较强的抗感染力,一般不易发生化脓性感染。本病病因可分为先天发育异常、继发于邻近组织化脓性感染以及免疫力低下,其中化脓性感染致病菌以金黄色葡萄球菌为主。大约70%的患者为12岁以下的儿童,主要病因为梨状窝瘘引起的急性甲状腺炎,且大多发生于甲状腺左侧。

(二)临床表现

常在上呼吸道感染或甲状腺结节经细针穿刺之后,出现前颈部甲状腺侧叶肿大、疼痛以及吞咽困难,甲状腺局部表面皮肤可有红斑与热感,并伴有发热性疾病的全身症状及颈部淋巴结肿大。

(三)超声检查

1. **二维灰阶超声** 显示病灶侧甲状腺实质不同程度增大,邻近的颈部软组织可不同程度增厚(图3-2-2-10);并可见不均质低回声区,边界模糊不清。形成脓肿时,可见不规则的无回声区(图3-2-2-11)。

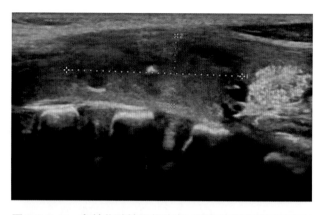

图3-2-2-11 急性化脓性甲状腺炎二维灰阶超声图(纵切面) 甲状腺左侧叶中上部回声减低,分布不均匀,可见小片状无回声,与颈部肌群分界不清

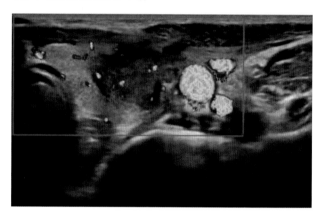

图3-2-2-12 急性化脓性甲状腺炎彩色多普勒超声图(横切面) 病灶内见较少量点状血流信号

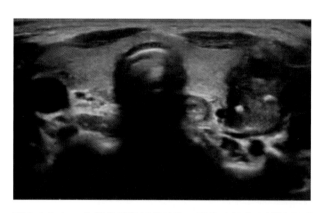

图3-2-2-10 急性化脓性甲状腺炎二维灰阶超声图(横切面) 甲状腺左侧叶低回声,形态不规则,内部回声不均匀,周围软组织增厚,结构模糊

2. **彩色多普勒超声** 显示病灶内部或周边不同程度的血流信号(图3-2-2-12、图3-2-2-13)。

3. **频谱多普勒超声** 显示病灶侧甲状腺上动脉血流速度加快,RI无明显改变。

4. **淋巴结肿大** 双侧颈部可见肿大淋巴结回声,多呈炎症反应改变(图3-2-2-14)。

(四)实验室检查

白细胞计数、血沉与C反应蛋白均明显升高。甲状腺功能多正常,当甲状腺组织破坏严重时可出

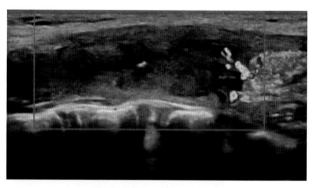

图3-2-2-13 急性化脓性甲状腺炎彩色多普勒超声(纵切面) 病灶周边见少量血流信号

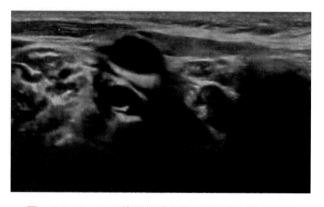

图3-2-2-14 AST伴颈部肿大淋巴结二维灰阶超声图 颈部可见肿大淋巴结,皮髓质分界不清

现轻微的一过性甲状腺毒血症。甲状腺细针穿刺可抽取到含有大量中性粒细胞的脓液，并培养出病原体。

（五）鉴别诊断

1. 亚急性甲状腺炎 常有甲状腺侧叶自发疼痛以及压痛，并伴有全身症状以及相关实验室指标升高。超声检查提示甲状腺实质内可出现单发或多发、散在异常回声区，病灶边缘多不规则，边界模糊，呈地图样或泼墨样等特征性改变。

2. 结节性甲状腺肿大伴结节急性出血 出血结节常伴自发疼痛与压痛，但病变外的甲状腺组织无疼痛也无全身症状。甲状腺功能以及 ESR 均正常。

3. 甲状腺癌 甲状腺癌的结节多呈低回声或极低回声，边界不清，形态不规则，但质地偏硬，可伴有颈部淋巴结肿大，部分可有压迫症状出现。甲状腺细针穿刺细胞学检查见恶性肿瘤细胞。

（六）临床意义

超声在 AST 的临床诊断和治疗中发挥重要作用，结合超声特征、临床表现、实验室检查基本可以确诊 AST。另外，超声随访可以观察病灶的动态发展过程，为临床治疗和疗效判断提供更多的客观依据。

四、亚急性甲状腺炎

（一）概述

亚急性甲状腺炎（subacute thyroiditis，SAT）又称 deQuervain 甲状腺炎、肉芽肿甲状腺炎。本病为非化脓性甲状腺炎，是疼痛性甲状腺疾病中发病率最高的疾病。一般认为亚急性甲状腺炎的发生与病毒感染有关，患者血中存在相关病毒抗体如柯萨奇病毒抗体等，部分亚急性甲状腺炎与 HLA-Bw35 有关联。患者发病前通常有上呼吸道感染史，发病率为 3%～5%，多见于 20～60 岁的女性，男女比为 1:2～1:6。

（二）病理

1. 大体标本 多可见甲状腺肿大，质地较硬实。切面仍可见到透明的胶质，其中有散在的灰色病灶，显示胶质有不同程度的消失。

2. 镜下特征 见到病灶处甲状腺滤泡组织被肉芽肿组织所替代，由大量慢性炎症细胞、组织细胞和吞有胶质颗粒的多核巨细胞形成，病变与结核结节相似，故有肉芽肿性或巨细胞性甲状腺炎之称。

（三）临床表现

多见于中年女性，典型者病程可分为早期甲状腺毒血症、中期甲减以及恢复期三期。病程长短不一，可数周至半年以上，一般为 2～3 个月。

1. 早期 起病多急骤，呈发热，伴以怕冷和全身乏力等。最具特征性的表现是甲状腺部位疼痛或压痛，并常向颌下、耳后或颈部等处放射，吞咽时疼痛加重。甲状腺病变范围不一，病变腺体肿大坚硬，压痛显著。病变范围广泛时，滤泡内甲状腺激素以及非激素碘化蛋白质一时性大量释放入循环中，因而除感染的全身表现外，病后数周内部分患者尚可伴有甲状腺毒症的临床表现。

2. 中期 在甲状腺滤泡内的甲状腺激素由于组织结构因感染破坏而发生耗竭，甲状腺滤泡组织尚未修复前，血清甲状腺激素的浓度降至甲状腺功能减退的水平，临床上也可转为甲减。

3. 恢复期 甲状腺肿或结节可逐渐消失，也有不少病例遗留小结节后可逐渐吸收。95% 的患者甲状腺功能恢复正常，但 5% 的患者可持续存在甲减。仅 2% 的患者会复发亚急性甲状腺炎。

（四）超声检查

1. 二维灰阶超声

（1）早期：甲状腺实质内可出现单发或多发、散在异常回声区，回声明显低于正常甲状腺组织的区域，病灶边缘多不规则，边界模糊，呈地图样或泼墨样，但和颈前肌尚无明显粘连，嘱患者做吞咽动作时甲状腺与颈前肌之间存在相对运动（图 3-2-2-15）。

（2）中期：甲状腺实质中低回声区可出现不均质改变，即呈从外向内逐渐减低，部分低回声区可相互融合成片状，可出现甲状腺与其接近的颈前肌两者之间间隙消失的现象，表现为弥漫性轻度粘连（图 3-2-2-16）。

（3）恢复期：由于纤维组织的增生可使甲状腺内部出现纤维化，而显示内部回声增粗、分布不均，低回声区缩小甚至消失，恢复为正常甲状腺组织的中等回声（图 3-2-2-17）。

有部分亚急性甲状腺炎患者在疾病康复若干年后的超声复查时仍可探测到局灶性片状低回声区或无回声区，原因可能是亚急性甲状腺炎的后遗症，表明亚急性甲状腺炎康复患者的超声检查并非都表现为正常图像。

2. 彩色多普勒超声 由于疾病的急性期滤泡破坏，大量甲状腺素释放入血，出现 T_3、T_4 的增高，引起甲状腺功能亢进症，彩色/能量多普勒超声可探及病灶周边丰富的血流信号，病灶区域内低血供或无血供，原因在于病灶区域的滤泡受到了破坏。

恢复期甲减出现时，因 T_3、T_4 的减低，TSH 持续增高而刺激甲状腺组织增生，引起甲状腺内血流增加（图3-2-2-18）。

3. 频谱多普勒超声 由于仅病灶区域内的滤泡破坏，频谱多普勒测量时甲状腺上动脉血流速度接近于正常。

4. 超声造影 超声造影表现为甲状腺病变区域内异常低回声区与甲状腺正常组织同步增强或略

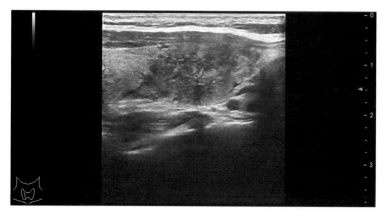

图3-2-2-15 亚急性甲状腺炎早期二维灰阶超声图
甲状腺实质内片状异常回声区，回声低于正常甲状腺组织，边缘不规则，边界模糊

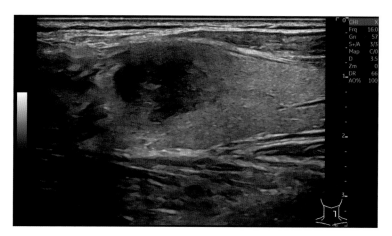

图3-2-2-16 亚急性甲状腺炎中期二维灰阶超声图
甲状腺实质内片状异常回声区，呈极低回声，边缘不规则，边界模糊

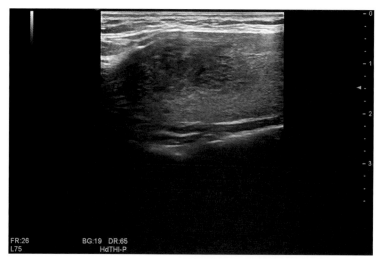

图3-2-2-17 亚急性甲状腺炎恢复期二维灰阶超声图
甲状腺实质内散在低回声区，边缘不规则，边界模糊

晚于周围组织，呈弥漫性均匀性等增强，边界不清，增强后可与正常组织同步消退，消退后迅速与周围融为一体（ER 3-2-2-2、图 3-2-2-19）。

5. **超声弹性成像** 在亚急性甲状腺炎早期，由于病灶区细胞浸润、肉芽肿形成、组织水肿等原因使其硬度明显增加，病灶弹性成像以蓝色为主（图 3-2-2-20）。

ER 3-2-2-2 亚急性甲状腺炎超声造影动态图
最大灌注时，造影剂均匀进入，呈等增强

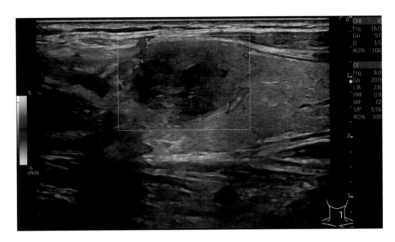

图 3-2-2-18 亚急性甲状腺炎彩色多普勒超声图
病灶周围可见较丰富的血流信号

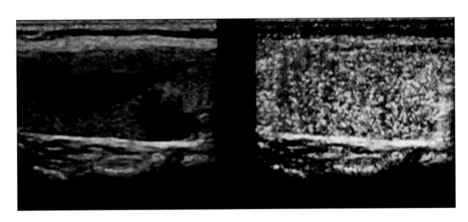

图 3-2-2-19 亚急性甲状腺炎超声造影图
最大灌注时，造影剂均匀进入，呈等增强

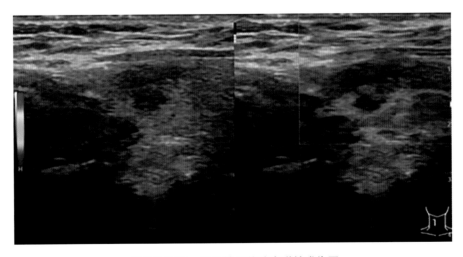

图 3-2-2-20 亚急性甲状腺炎弹性成像图
病灶主要呈蓝色，质地偏硬

（五）相关检查

1. 核医学检查 核素扫描缺乏特异性,24 小时 ^{131}I 吸收率明显低下。

2. CT/MRI CT 图像具有一定特异性,表现为低密度灶,边缘模糊,边界不清,一侧叶多偏大,造影后无增强。MRI 图像表现为弥漫性不均匀改变,造影呈高信号,$T_2 > T_1$。

3. 实验室检查 血沉明显增高,C 反应蛋白也有相似升高,但白细胞计数正常或轻微升高。甲状腺激素水平升高,T_3 与 T_4 比值偏低,反映了甲状腺内储存激素的比例,TSH 降低或检测不到。抗甲状腺过氧化物酶抗体、抗甲状腺球蛋白抗体等甲状腺自身抗体通常阴性,也有部分患者的甲状腺自身抗体一过性轻微升高,随着病情好转而消失。

（六）鉴别诊断

1. 慢性淋巴细胞性甲状腺炎的急性发作 慢性淋巴细胞性甲状腺炎急性发病也可伴有甲状腺疼痛及触痛,但大部分腺体均受侵犯,血中抗甲状腺抗体水平升高,易于鉴别。

2. 急性化脓性甲状腺炎 急性化脓性甲状腺炎可见于身体其他部位有脓毒病灶,甲状腺邻近组织有感染反应,白细胞明显升高,可伴有发热,病程较短,发病较快。

3. 甲状腺癌 甲状腺癌的结节多呈低回声或极低回声,边界不清,形态不规则,但质地偏硬,可伴有颈部淋巴结肿大,部分可有压迫症状出现。

（七）临床意义

亚急性甲状腺炎具有较为特征的超声图表现,可帮助明确疾病的分期,确定其治疗手段。治疗后期进行超声检查复查后,可对治疗情况进行相应的随访,及时调整治疗方案。

五、慢性淋巴细胞性甲状腺炎

（一）概述

慢性淋巴细胞性甲状腺炎又称桥本甲状腺炎(Hashimoto thyroiditis,HT),是最常见的自身免疫性甲状腺炎,也是引起原发性甲状腺功能减低和甲状腺肿的最常见原因。桥本甲状腺炎的发生与遗传、环境、感染、药物、激素水平及精神紧张等因素有关,发病率为 0.3%～10%,好发年龄为 40～60 岁,多见于女性,其中男女比例为 1∶4;同时该病也是儿童和青少年易患的主要甲状腺疾病。

（二）病理

1. 大体标本 可见甲状腺呈弥散性、对称性肿大,比正常结构大 4～5 倍,病变质地较韧,少与周围组织粘连。表面光滑或呈结节状,切面色灰白或灰黄,分叶明显,无出血变性或坏死。

2. 镜下特征 可见甲状腺组织内有大量淋巴细胞、浆细胞和巨噬细胞浸润,形成有许多生发中心的淋巴滤泡。滤泡上皮转化为嗜酸性细胞或许特莱细胞,该类型细胞有丰富的嗜酸性颗粒状胞质,核异型性明显,但无核分裂。

（三）临床表现

HT 起病隐匿,早期可无症状,多数患者无咽喉部不适感。部分患者甲状腺体积过大时可出现局部压迫或甲状腺区的隐痛。该病最突出的临床表现为甲状腺肿,呈弥漫、对称性,多数无触痛。甲状腺表面光滑,质地韧;若伴有多发结节,则质地偏硬。

早期甲状腺功能多正常,患者无特殊不适,随病程进展,部分患者的甲状腺功能可恢复正常,但部分患者变为永久性甲减,并出现甲减的临床表现。该病发展过程中可出现一过性甲亢,与疾病短期内明显甲状腺滤泡破坏、大量激素释放入血有关。约 10% 的 HT 患者为萎缩性甲状腺炎,该类患者甲状腺体积缩小、功能减退。桥本甲状腺炎可与 Graves 甲亢并存,此种状态称为桥本甲亢(Hashitoxicosis)。

（四）超声检查

1. 二维灰阶超声 根据甲状腺实质内部回声的不同,桥本甲状腺炎的超声表现可分为弥漫型、局限型及结节型 3 类。

(1)弥漫型:为桥本甲状腺炎最常见的超声表现,表现为甲状腺弥漫性增大,峡部增厚明显,内部可见局限性片状减低,分布不均匀,随着病程进展腺体内可出现纤维组织增生,表现为条索样或粗网络样强回声(图 3-2-2-21)。

(2)局限型:相对少见,是桥本甲状腺炎的早期表现,二维灰阶超声表现为甲状腺一侧或双侧叶单个或多个不均匀低回声区,边界清楚,形态欠规则,呈"地图样",占位病变效应不明显(图 3-2-2-22)。

(3)结节型:随着疾病发展,甲状腺滤泡及小叶间出现不同程度的结缔组织增生,分隔或包裹腺体组织而形成结节。二维灰阶超声表现为在甲状腺回声减低的基础上可见大小不等的结节(图 3-2-2-23),单发或多发,内部呈低、等或高回声,结节亦可出现囊性变、钙化,若结节边界模糊,形态不规则或伴有沙砾样钙化,应警惕恶性结节可能。

2. 彩色多普勒超声 疾病早期,甲状腺实质血流信号多呈轻度增多,当患者伴有 Graves 病时,甲

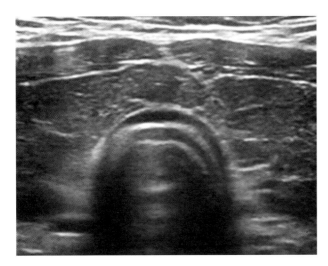

图 3-2-2-21　弥漫型桥本甲状腺炎二维灰阶超声图
甲状腺弥漫性增大,峡部明显增厚,实质回声增粗,可见条索样强回声

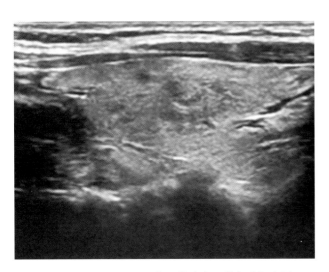

图 3-2-2-22　局限型桥本甲状腺炎二维灰阶超声图
甲状腺实质内可见散在不均匀低回声区,形态欠规则,呈"地图样"

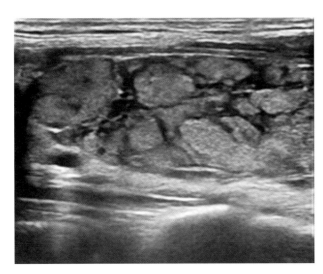

图 3-2-2-23　结节型桥本甲状腺炎二维灰阶超声图
甲状腺实质内可见多发大小不等的结节,形态欠规则,边界清晰

状腺实质血流明显增多。随着疾病纤维化的进展,血流信号逐渐降低,发展至甲减时血流信号明显减少。若有结节形成,其周边和中央可见血流信号(图 3-2-2-24)。

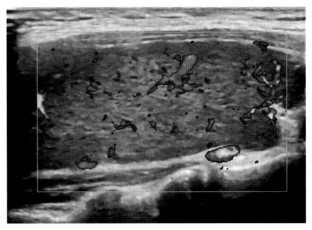

图 3-2-2-24　桥本甲状腺炎彩色多普勒超声图
甲状腺实质血流信号较丰富

3. 频谱多普勒超声　频谱多普勒可见甲状腺动脉收缩期峰值流速高于正常人,但低于甲状腺功能亢进症者(图 3-2-2-25)。

4. 超声造影　随 HT 病程及甲状腺功能状态的不同,其超声造影表现不尽相同。

(1)甲状腺功能正常时,超声造影表现无明显异常,造影剂均匀进入,呈等增强(ER 3-2-2-3、图 3-2-2-26)。

ER 3-2-2-3　早期桥本甲状腺炎超声造影动态图
最大灌注时,造影剂均匀进入,呈等增强

(2)甲状腺功能亢进时,超声造影表现为造影剂快速进入,呈均匀等 / 高增强,消退较快(ER 3-2-2-4、图 3-2-2-27)。

ER 3-2-2-4　甲亢的桥本甲状腺炎超声造影动态图
最大灌注时,造影剂均匀进入,呈高增强

(3)甲状腺功能减退或呈萎缩性甲状腺炎时,其超声造影表现为造影剂稀疏进入,呈不均匀低增强,消退较慢(ER 3-2-2-5、图 3-2-2-28)。

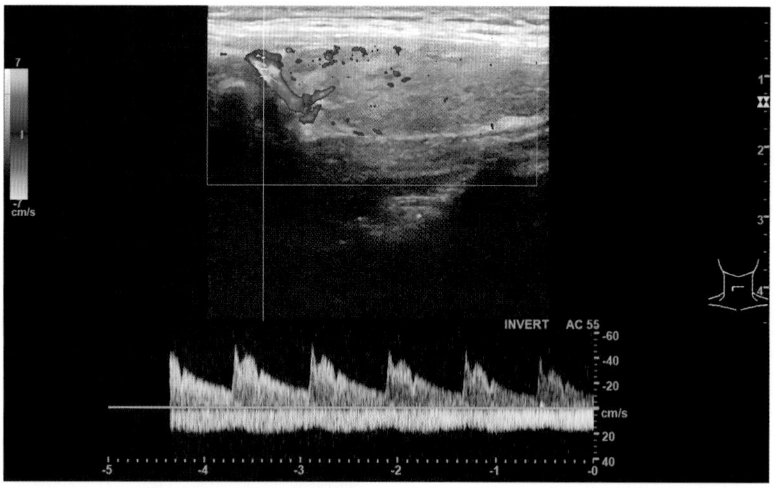

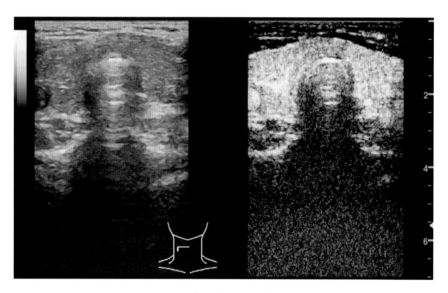

图3-2-2-25　桥本甲状腺炎频谱多普勒超声图
甲状腺上动脉流速增高,呈高速低阻

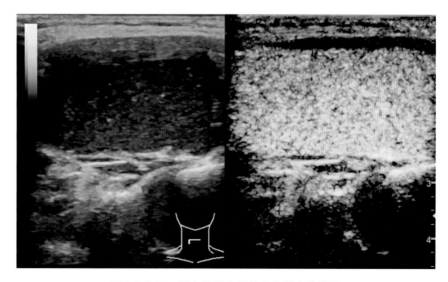

图3-2-2-26　早期桥本甲状腺炎超声造影图
最大灌注时,造影剂均匀进入,呈等增强

图3-2-2-27　甲亢的桥本甲状腺炎超声造影图
最大灌注时,造影剂均匀进入,呈高增强

ER 3-2-2-5　甲减的桥本甲状腺炎超声造影动态图
最大灌注时,造影剂稀疏进入,呈低增强

5. **超声弹性成像**　随桥本甲状腺炎病程进展,大量浆细胞、淋巴细胞浸润,导致甲状腺滤泡破坏甚至萎缩,纤维化程度不断加剧,甲状腺质地不均,较甲状腺正常组织的硬度增加(图 3-2-2-29)。

(五)相关检查

1. **核医学检查**　核素扫描显示核素分布不均匀,缺乏特异性;^{131}I 吸收率在甲状腺功能低下及萎缩性甲状腺炎的患者中减低,部分患者由于甲状腺分泌无活性的碘化物,可引起吸碘率增高。伴有不同性质的甲状腺结节时有不同的核素扫描表现,如热结节、冷结节等。

2. **CT/MRI**　桥本甲状腺炎病程早期表现为甲状腺体积稍增大,或仅表现为甲状腺功能的异常,此时 CT/MRI 可表现为无异常或甲状腺密度/信号不均。

3. **实验室检查**　甲状腺功能可正常、亢进或减退。血清总 T_3、T_4 在疾病早期多正常,疾病发展过程中可出现一过性升高,后期减低。TSH 在病程的不同阶段可表现为正常、减低或升高。血清抗甲状腺过氧化物酶抗体(TPOAb)和/或抗甲状腺球蛋白抗体(TgAb)阳性。

(六)鉴别诊断

1. **亚急性甲状腺炎**　桥本甲状腺炎的局限型病变易与亚急性甲状腺炎超声图相混淆。亚急性甲状腺炎甲状腺区压痛明显,片状回声减低区形态多不规则,后方回声增强,峡部无明显增厚,患者发病前多有上呼吸道感染病史。

2. **Graves 病**　本病与桥本甲状腺炎甲状腺功能亢进期的超声图表现较为相似,但 Graves 病的甲

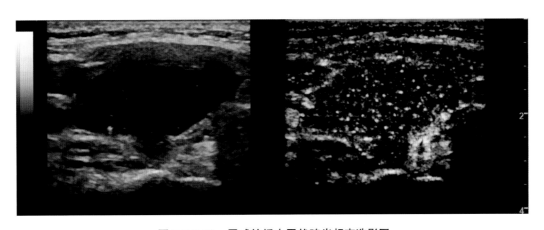

图 3-2-2-28　甲减的桥本甲状腺炎超声造影图
最大灌注时,造影剂稀疏进入,呈低增强

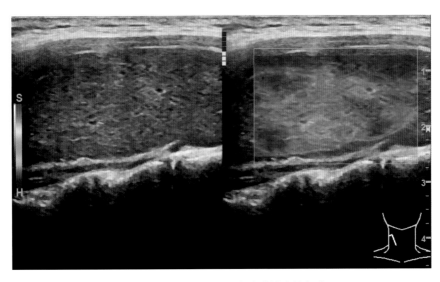

图 3-2-2-29　桥本甲状腺炎的弹性成像超声图
甲状腺实质呈现蓝色偏多,质地稍硬

状腺体积增大主要以左右径增大为主,且 Graves 病的甲状腺功能呈持续亢进状态,患者的甲状腺毒性症状明显;桥本甲状腺炎则以内部网络样条索样高回声为主要特点,随病程进展患者甲状腺功能多呈减退状态。

3. 结节性甲状腺肿 本病多无临床症状,为单发或多发的结节,回声多样,血供状态不一,多表现为结节周边及内部环绕的血流信号;而结节型 HT 彩色多普勒显示血流信号多出现于结节之间,结节周边及内部血流信号少。常规超声诊断不明确时可行超声引导下穿刺活检以明确诊断。

(七)临床意义

超声是桥本甲状腺炎的常规检查项目,可以用于评估甲状腺体积、内部回声、血流信号丰度情况,以及是否伴有甲状腺结节,为临床诊治该病提供参考。

（周　琦）

第三节 甲状腺良性肿瘤

一、甲状腺囊肿

(一)概述

甲状腺囊肿是指在甲状腺中发现含有液体的囊状物,是临床常见的甲状腺良性病变,占甲状腺结节的 15%~25%。多数为单发结节,偶见多发结节。单纯囊肿很少见,大多数是由于结节性甲状腺肿或甲状腺腺瘤发生退行性变、出血或缺血坏死液化所致,极少数为甲状腺舌管或第四鳃裂残余所致。根据囊内容物的性质,可分为胶性囊肿、浆液性囊肿、出血性囊肿、坏死性囊肿和混合性囊肿。

(二)病理生理

1. 病因和致病机制

（1）先天性因素:由于家族先天性甲状腺激素合成酶缺陷而形成的甲状腺囊肿。

（2）碘缺乏或过多:缺碘引起甲状腺增生肿大出现甲状腺囊肿,退行性病变。碘过多不仅会阻碍碘的有机化过程,导致甲状腺激素合成减少,也会抑制甲状腺激素的释放,使血中甲状腺激素更加缺乏,因而促甲状腺激素分泌增加,引起甲状腺肿大。

（3）饮食不当:日常饮食中摄入致甲状腺囊肿的物质过多。如卷心菜、马铃薯、萝卜、大豆、花生等。

（4）饮用深井水:水中含硫碳氢化物、钙、氟过多可造成甲状腺囊肿。

2. 病理特点

（1）胶性囊肿:由甲状腺滤泡相互融合而成,囊液黏稠,淡红色,为未碘化的甲状腺球蛋白。

（2）出血性囊肿:囊液为陈旧性血液,呈咖啡色。

（3）浆液性囊肿:多为甲状腺结节或腺瘤退化而成,囊液稀薄无色。

（4）坏死性和混合性囊肿:囊液多由坏死组织和陈旧性血液组成。

(三)临床表现

本病多发生于 20~40 岁女性。患者通常没有任何症状,往往是在无意中发现颈前部存在肿块。当囊肿很大或囊肿内有出血时,可能造成一些压迫的症状,如局部疼痛、吞咽困难、呼吸不畅、声音沙哑等。本病一般不恶变。

(四)超声检查

1. 二维灰阶超声 甲状腺内圆形或椭圆形无回声团,边界清晰,内部透声良好,后方回声增强(图 3-2-3-1)。囊肿内出血时,可见囊内充满密集细小点状回声(图 3-2-3-2)。囊肿体积较大时,气管可向健侧移位,患侧甲状腺肿大。胶性囊肿常可见腺体内出现单发或多发的无回声团,边界清,内部常伴有一枚或多枚强光点回声,其后方伴有"彗星尾"征(图 3-2-3-3),此系结晶形成所致改变。

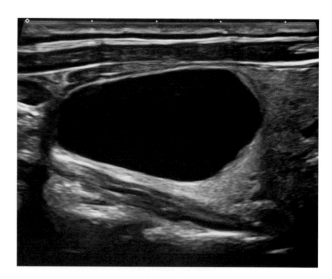

图 3-2-3-1 甲状腺囊肿二维灰阶超声图
甲状腺内见椭圆形无回声团,边界清,后方回声增强

2. 彩色多普勒超声 病灶内部无血流信号,周边常可见少许血流(图 3-2-3-4)。

3. 超声弹性成像 病灶质地较软,以囊性成分为主,呈现为红蓝相间或红绿蓝相间,即 BGR 现象(图 3-2-3-5)。

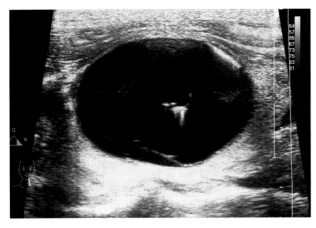

图 3-2-3-2 甲状腺囊肿伴囊内出血二维灰阶超声图
甲状腺内见较大囊性回声团,其内见密集细小点状回声,后方回声增强

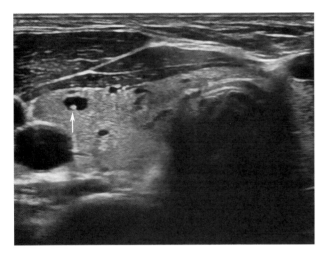

图 3-2-3-3 甲状腺胶质囊肿二维灰阶超声图
甲状腺内见小椭圆形无回声团,边界清,其内见一枚强光点(箭头)

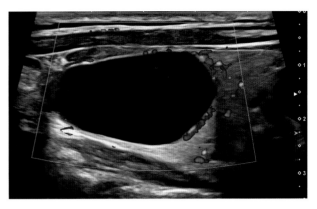

图 3-2-3-4 甲状腺囊肿彩色多普勒超声图
病灶内部无血流信号,周边可见血流信号

(五)相关检查

1. **放射性核素显像检查** ^{131}I 等扫描显示甲状腺内"冷结节"。

2. **实验室检查** 一般情况下 TSH、T_3、T_4 正常。

3. **CT** 平扫可见甲状腺实质内低密度占位,边缘光滑、锐利,其内密度均匀。增强后由于甲状腺密度明显增高,而囊肿无增强表现,使其轮廓更加清晰。

(六)鉴别诊断

1. **甲状腺腺瘤** 甲状腺囊肿与甲状腺腺瘤通常均为甲状腺内单发的无任何症状的良性占位,但囊肿质地较软,而腺瘤质地较韧。甲状腺腺瘤有包膜,周边常有晕环,按照结节内部囊实结构所占比,大致可以将腺瘤分为:囊性、囊实混合性和实性。

2. **结节性甲状腺肿** 囊肿较小时,甲状腺体积不大;如囊肿较大时,患侧甲状腺体积较大,但健侧体积正常。而结节性甲状腺肿的甲状腺体积常增大,质地较韧,经过一段时间后单个结节可演变为

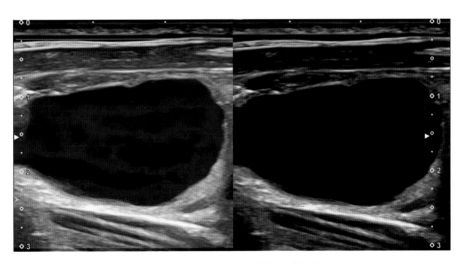

图 3-2-3-5 甲状腺囊肿弹性成像超声图
病灶显示质地较软,红绿蓝相间

多个结节。结节内部回声多种多样,可呈低回声、等回声及稍高回声,结节周边血流信号多于内部。

3. 其他先天性囊肿 甲状腺舌管囊肿的主要病变位于舌盲孔与甲状腺之间,多分布在舌骨之下;鳃裂囊肿多居于颈部一侧胸锁乳突肌内侧,颈部大血管内侧。超声图上与甲状腺囊肿无区别。

(七)临床意义

甲状腺小囊肿可经超声发现,较大囊肿虽然可以通过视诊或触诊发现,但也需要超声检查才能得到证实。超声可以准确判定肿块为囊性还是实性结节,并可区分是薄壁还是厚壁囊肿。小且无症状的囊肿通常无需治疗;囊肿较大或囊肿内有出血而引起压迫症状时需要积极治疗。近年来,随着微创医学的不断发展,囊肿的介入治疗日趋成熟。超声引导下经皮穿刺聚桂醇注射硬化治疗具有定位准确、治疗简便、疗效肯定、副作用小且复发率低等优点,术中及术后不易出现局部疼痛、面部潮红等令患者不适的不良反应,可直接注射留置,减少了穿刺手术时间,降低了术中出血概率。

二、结节性甲状腺肿

(一)概述

结节性甲状腺肿是由于促甲状腺激素(TSH)的长期刺激使甲状腺组织反复增生,部分区域出现退行性变,最终在腺体内形成的不同发展阶段的结节。它是一种良性增生性疾病,多见于中年女性。结节一般多发,大小不等。其中,发生甲状腺功能亢进症的多结节性甲状腺肿称为毒性多结节性甲状腺肿或 Plummer 病。

(二)病理生理

结节性甲状腺肿的病因与发病机制比较复杂,目前仍不明确,可能与以下多种因素相关:

1. 碘缺乏 是地方性甲状腺肿的主要原因之一。由于长时间反复缺碘、补碘,引起甲状腺增生与复原反应反复进行,从而导致甲状腺肿大甚至变形,结节与纤维组织形成。

2. 免疫因素 多结节性甲状腺肿患者的 TgAb 阳性率为 54.7%,单结节患者抗体的阳性率为 16.9%,因此可以认为免疫因素在一定程度上参与了结节形成。

3. 遗传因素 结节性甲状腺肿患者有先天性代谢性缺陷,激素合成障碍,最终导致甲状腺肿代偿性增生过度。

4. 致甲状腺肿物质 萝卜族食物含有硫脲类

致甲状腺肿物质,黄豆、白菜中也有某些可以阻止甲状腺激素合成的物质,可引起甲状腺肿大。药物如硫氰化钾、磺胺类、对氨基水杨酸等,可妨碍甲状腺激素的合成和释放,从而引起甲状腺肿。

5. 环境因素 环境中缺少硒、氟、钙、氯及镁等微量元素摄入容易导致该病的发生。

6. 基因突变 有人提出"触发因子 - 促进因子"理论:在致甲状腺肿物质与放射性损伤或致癌物质的促进下,引起甲状腺组织细胞内的 DNA 性质变化,促使 TSH 或其他免疫球蛋白物质基因突变,可导致甲状腺组织增生,甚至癌变。

7. 病理特点

(1)大体标本:甲状腺表面凹凸不平,形成多个大小不等的结节,部分结节境界可清楚,多无完整包膜。腺瘤样增生结节,病理切片上呈灰白色,结构致密。伴有明显出血、坏死和囊性变的退化结节,在大体切面上呈淡黄色、紫红色或紫褐色。

(2)镜下特征:部分滤泡上皮呈柱状或乳头样增生,由小滤泡形成;部分滤泡上皮复旧或萎缩,胶质贮积;间质纤维组织增生、间隔包绕形成大小不一的结节状病灶。

(三)临床表现

两侧甲状腺呈不对称性增大,一般可以触及多个结节,其大小不等,质地不同。病情进展缓慢,多数患者无症状。结节较大时可引起压迫症状,出现呼吸困难和声音嘶哑等。结节性甲状腺肿出现甲状腺功能亢进症(Plummer 病)时,患者有乏力、怕热多汗、体重下降、心悸、易激动等症状,但甲状腺局部无血管杂音及震颤,少见突眼及手指震颤。

(四)超声检查

1. 二维灰阶超声 两侧甲状腺呈不对称性增大,腺体内部回声多粗糙,内可见一个或多个结节,形态多规则,边界多清晰,呈椭圆形或者类圆形(图 3-2-3-6),少数结节可呈现不规则形。结节内部可呈低回声、等回声及稍高回声。结节发生囊变、出血、坏死时其内部结构会发生改变,可见规则或者不规则无回声。结节性甲状腺肿可以存在各种形式的钙化,既可存在于结节内部,也可以呈"蛋壳样"包绕在结节周围,还可以独立存在于腺体。

2. 彩色多普勒超声 血流的分布形式多样,其中,以增生为主的结节内部血流信号可多可少,但结节周边血流信号多于内部(ER 3-2-3-1、图 3-2-3-7);以退化为主的结节内多无血流信号或有少许血流信号。少数结节血流极其丰富呈花篮样。

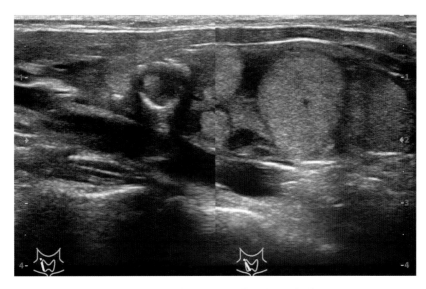

图 3-2-3-6　结节性甲状腺肿二维灰阶超声图
腺体内充满大小不等多个等回声团块,边界清晰

ER 3-2-3-1　结节性甲状腺肿彩色多普勒超声动态图
甲状腺内大小不等的多个结节内部及周边可见较多血流,且周边血流多于内部

3. **频谱多普勒超声**　结节内部和周边血流可呈动脉或静脉频谱(图 3-2-3-8)。少数患者由于肿大的滤泡及增生的纤维组织等压迫小的血管导致血流稍增快,阻力指数增高,尤其周边可呈高阻力型频谱。

4. **超声弹性成像**　甲状腺内结节质地较软,助力式弹性成像多渲染为绿色(ER 3-2-3-2、图 3-2-3-9)。

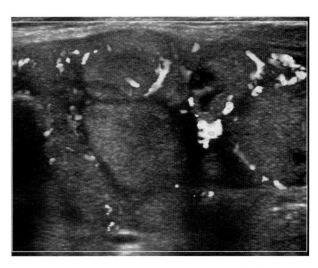

图 3-2-3-7　结节性甲状腺肿彩色多普勒超声图
多个结节内部及周边可见较多血流信号

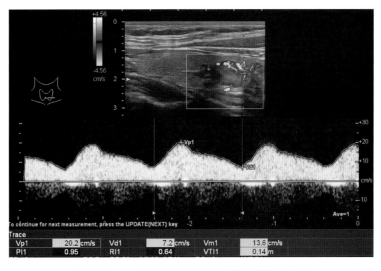

图 3-2-3-8　结节性甲状腺肿频谱多普勒超声图
结节周边血流呈低速低阻的动脉频谱

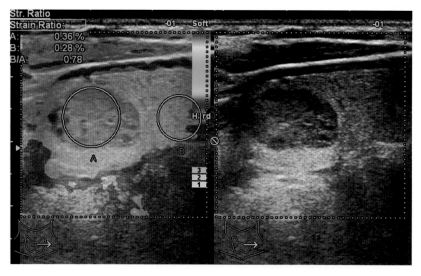

图 3-2-3-9　结节性甲状腺肿超声弹性成像图
结节弹性渲染为绿色

ER 3-2-3-2　结节性甲状腺肿超声弹性成像图
结节弹性渲染为均匀绿色

5. **超声造影**　多数表现为与周围正常甲状腺组织同步增强、同步消退，增强强度多呈等增强；少数表现为延迟增强、低增强（ER 3-2-3-3、图 3-2-3-10）。当结节内部出现液化、坏死时，相应部位表现为无增强区。

ER 3-2-3-3　结节性甲状腺肿超声造影动态图
结节较周围正常甲状腺组织延迟增强，且始终低于周围腺体（箭头）

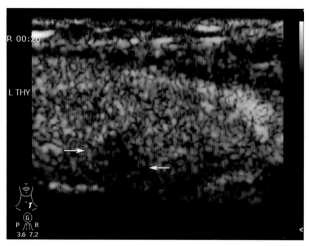

图 3-2-3-10　结节性甲状腺肿超声造影图
结节较周围正常甲状腺组织呈低增强（箭头）

（五）相关检查

1. **放射性核素显像**　目前临床上常用的核素扫描甲状腺显像剂有三种，即高锝酸盐（$^{99m}TcO_4^-$）、^{131}I 和 ^{123}I。结节性甲状腺肿常显像为"温结节"，而毒性多结节性甲状腺肿显示为"热结节"。

2. **CT**　多结节型是最常见的类型，CT 的诊断准确率高。平扫甲状腺密度普遍减低，其内可见多发更低密度影及囊变。增强后，甲状腺密度明显增高，增厚的包膜强化，使甲状腺与周围组织分界清晰。

3. **MRI**　信号混杂，实性结节多表现为 T_1WI 等信号或稍高信号，T_2WI 表现为高信号。增强扫描实性结节多呈明显强化，部分实性结节弱强化或不强化，囊性部分不强化。

4. **实验室检查**　甲状腺激素水平通常是正常的，但都应行甲状腺功能检查，如 T_3、T_4、FT_3、FT_4、TSH 等。对于毒性多结节性甲状腺肿，其甲状腺功能水平可以升高，出现甲亢症状。

（六）鉴别诊断

1. **甲状腺腺瘤**　结节性甲状腺肿必须与甲状腺腺瘤相鉴别，主要鉴别点见表 3-2-3-1。

2. **甲状腺癌**　甲状腺癌早期除出现甲状腺结节外可无任何症状，此时与结节性甲状腺肿鉴别困难。甲状腺癌内部结节呈低回声，圆形或椭圆形，无包膜，边界较模糊、边缘不整齐，一般可显示微小钙化，后方回声多衰减。内部血流多于周边，血管形态不规则、杂乱，呈高阻力型血流频谱。由于恶性病灶常常伴有纤维化及胶原化，弹性成像示病灶质地较硬。

3. **桥本甲状腺炎**　双侧甲状腺呈明显弥漫性

表 3-2-3-1　结节性甲状腺肿与甲状腺腺瘤鉴别

鉴别点	结节性甲状腺肿	甲状腺腺瘤
数量	多发多见	一般单发
形态	规则或不规则	圆形或椭圆形
边界、边缘	多清晰、整齐或不整齐	清晰，有包膜，光滑
内部回声	多为混合回声或网状回声	多为等回声、高回声、囊实回声等
囊性变	常见	常见
晕环	有或无	常有
环绕血管	有或无	常有，大于 1/2 圈
周围血流阻力指数	可成高阻力型	多呈低阻力型
钙化	常见	少见

增大，以前后径增大显著，病变后期可表现为甲状腺缩小。峡部一般明显增厚，而结节性甲状腺肿峡部肿大不明显。桥本甲状腺炎腺体回声多弥漫性减低，不均匀，内有条状高回声分隔，显示为网格状。CDFI 显示甲状腺上动脉血流速度增快。

4. 亚急性甲状腺炎　甲状腺内显示低回声区，其形状不规则，呈片状，边界较模糊，探头挤压可引起甲状腺疼痛。CDFI 显示病灶内血流轻度增多或无明显改变，结节性甲状腺肿显示周边血流供应多于内部。

（七）临床意义

结节性甲状腺肿患者通常无明显症状，但过度肿大的甲状腺组织可压迫周围的组织如气管、食管，从而引起相应的症状和体征，影响患者的生活质量。超声对结节性甲状腺肿的诊断便捷可靠、安全无创，对病灶的定位及定性诊断都有很高的临床应用价值，俨然成为首选的影像学检查方法。当考虑恶性可能时，还可以在超声引导下进行穿刺活检，制定合理的手术方案，提高手术疗效，改善预后，降低术后复发率。

三、甲状腺滤泡状腺瘤

（一）概述

甲状腺腺瘤起源于甲状腺滤泡上皮组织，是甲状腺最常见的良性肿瘤，病因不明。临床上分滤泡状和乳头状腺瘤两种，滤泡状腺瘤最常见，常为甲状腺内单个边界清楚的结节，有完整包膜。

（二）病理

1. 大体标本　腺瘤常为单发，有完整的包膜。切面呈淡黄褐色，质较软，可见多少不等的胶冻状物质，大的腺瘤常见出血、坏死、囊性变、纤维化、钙化和骨化等继发性退行性变。囊腔内含颜色不同、稀稠不定的液体，有时囊腔融合、扩大占据整个腺瘤，有时可形成灰白色纤维瘢痕，自腺瘤中心向外放射。

2. 镜下特征　滤泡性腺瘤为包膜完整的滤泡性病变，组织结构及细胞形态特征有别于周围的滤泡上皮。包膜完整，中等厚度，呈平行多层，偶尔见血管壁平滑肌产生的胶原镶嵌其中。包膜内的胶原纤维及血管壁可发生黏液样变性，偶有包膜可见钙化。腺瘤主要由均匀的立方细胞或黄体样细胞构成，功能性腺瘤的细胞呈高柱状，细胞质丰富，嗜酸性。细胞境界清晰，细胞核明显，圆形较小。普通型腺瘤细胞内可见一个或多个不显眼的核仁，偏心分布。肿瘤间质通常稀疏，一些腺瘤间质水肿或发生玻璃样变。有些腺瘤常发生继发性改变，包括出血、水肿、缺血性坏死、囊性变、纤维化及玻璃样变、钙化或软骨化生，鳞状上皮化生少见。

（三）临床表现

患者多为女性，病程缓慢，数月到数年不等，常体检或触及颈部包块就诊。多数为单发，圆形或椭圆形，表面光滑，边界清楚，质地韧实，与周围组织无粘连，无压痛，可随吞咽上下移动。肿瘤直径一般在数厘米，巨大者少见。巨大瘤体可产生邻近器官受压征象，但不侵犯周围器官。

（四）超声检查

1. 二维灰阶超声　甲状腺内圆形或椭圆形肿块，包膜完整且厚薄均匀，边界清，边缘光整，内部回声多均匀，多呈等或稍高回声（图 3-2-3-11），后方回声稍增强或无变化，出现粗大钙化时后方回声出现衰减（图 3-2-3-12）。瘤体较大时可占据整个甲状腺单侧叶，内部出现囊性变时显示囊实回声或囊性回声，实性部分可为等或稍高或不均匀回声（图 3-2-3-13）。

2. 彩色多普勒超声　病灶周边声晕呈环绕的血流信号，一般大于 1/2 圈，外周血流多于内部（图 3-2-3-14）。

3. 频谱多普勒超声　周边血流速度大于内部，周边和内部一般呈低阻力型频谱，阻力指数平均为 0.56～0.66（图 3-2-3-15），内部血流峰值一般呈后移。

4. 超声弹性成像　大多数团块质地较软，助力式弹性成像渲染以绿色为主（图 3-2-3-16），剪切波弹性成像呈均匀的蓝色（图 3-2-3-17）。病灶内有粗大钙化时，受钙化影响，助力式弹性成像渲染为以蓝色为主的蓝绿混合（图 3-2-3-18）。

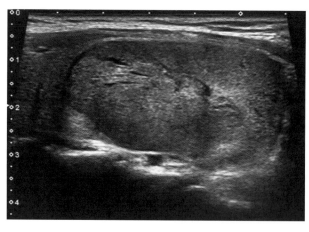

图 3-2-3-11　甲状腺滤泡状腺瘤二维灰阶超声图
甲状腺内见椭圆形等回声团块，包膜完整，内部回声均匀，
周边有声晕

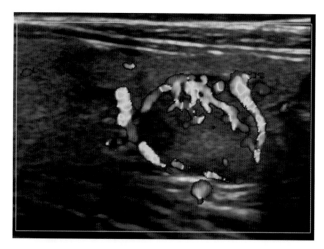

图 3-2-3-14　甲状腺滤泡状腺瘤彩色多普勒超声图
甲状腺团块周边可见丰富环绕血流，内部可见树枝状血流

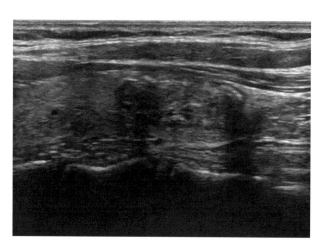

图 3-2-3-12　甲状腺滤泡状腺瘤二维灰阶超声图
甲状腺内见圆形低回声团块伴多发粗大钙化，其后方伴声影

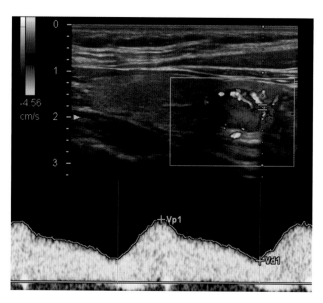

图 3-2-3-15　甲状腺滤泡状腺瘤脉冲多普勒超声图
甲状腺团块周边血流呈低速低阻频谱

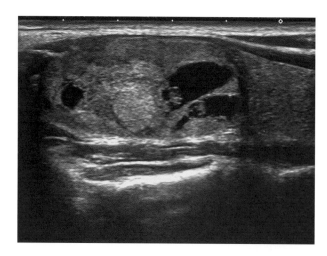

图 3-2-3-13　甲状腺滤泡状腺瘤二维灰阶超声图
甲状腺内见较大椭圆形略低回声团块，边界清，包膜完整，
内部回声不均匀伴多发小囊性区

5. **超声造影**　主要表现为"慢进慢出"，即病灶
晚于周围组织开始环状增强，由外周向中心均匀增
强，并且内部造影剂强度小于周边强度（ER 3-2-3-4、
图 3-2-3-19）。少数肿块增强时间明显早于周围甲
状腺组织并快速达到高峰，达峰时为高增强，消退
晚于周围组织，呈现明显"快进慢出高增强"的声像
特点。

ER 3-2-3-4　甲状腺滤泡状腺瘤超声造影动态图
团块晚于周围组织开始环状增强，由外周向中心均匀增强，
内部造影剂强度小于周边强度

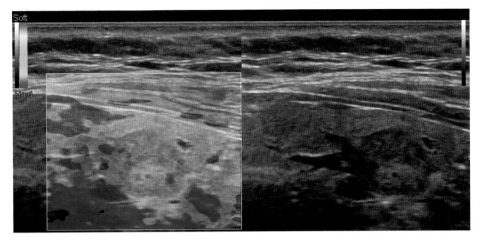

图 3-2-3-16 甲状腺滤泡状腺瘤助力式弹性成像图

甲状腺团块助力式弹性成像渲染为绿色

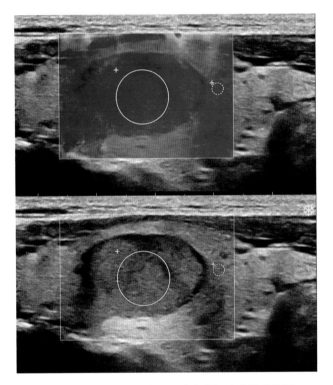

图 3-2-3-17 甲状腺滤泡状腺瘤剪切波弹性成像图

甲状腺团块剪切波弹性成像呈均匀蓝色

（五）相关检查

1. CT 平扫检查时，腺瘤在正常高密度的甲状腺组织内表现为低密度灶，多为单发，少数多发，病灶通常为圆形或类圆形，边界清晰、光整、锐利，密度均匀。部分腺瘤可出现坏死、囊性变及钙化，坏死、囊性变为更低密度，钙化多表现为片状或弧形。增强扫描时，实性腺瘤多为均匀强化，强化程度低于周围正常甲状腺组织，病灶的边缘更清楚，发生坏死、囊性变时，囊变区不强化。

2. MRI 甲状腺内单个或多个结节，边界清楚，由于结节成分不同，信号多变，T_1 加权多为略低信号或等信号，T_2 加权为高信号，部分病灶内可因出血、坏死、囊变而出现混杂信号。动态增强时，病灶多为均匀强化，强化程度低于正常甲状腺组织，即使是囊变严重的病灶其周边也可见到完整的强化环。

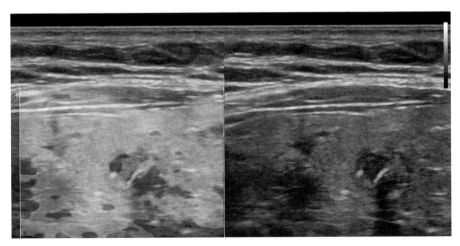

图 3-2-3-18 甲状腺滤泡状腺瘤助力式弹性成像图

甲状腺团块伴粗大钙化时，渲染为以蓝色为主的蓝绿混合

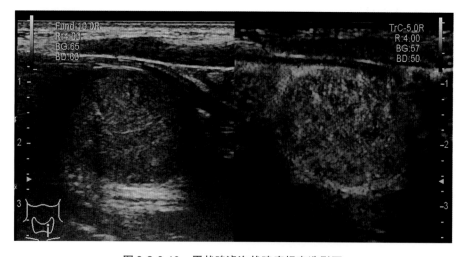

图 3-2-3-19 甲状腺滤泡状腺瘤超声造影图
病灶晚于周围组织开始环状增强,由外周向中心均匀增强,内部造影剂强度小于周边强度

3. **实验室检查** 多数甲状腺滤泡状腺瘤患者的甲状腺功能及相关抗体可在正常范围。功能性腺瘤患者可出现三碘甲状腺原氨酸(T_3)和甲状腺素(T_4)升高,TSH 可降低或正常,甲状腺吸碘率增高。

(六)鉴别诊断

1. **结节性甲状腺肿** 二者鉴别要点详见表 3-2-3-2。

表 3-2-3-2 结节性甲状腺肿与甲状腺滤泡状腺瘤鉴别

鉴别点	结节性甲状腺肿	甲状腺滤泡状腺瘤
数量	多发多见	一般单发
形态	规则或不规则	圆形或椭圆形
边界、边缘	多清晰、整齐或不整齐	清晰,有包膜,光滑
内部回声	多为混合回声或网状回声	多为等回声、高回声、囊实回声等
囊性变	常见	常见
晕环	有或无	常有
环绕血管	有或无	常有,大于 1/2 圈
周围血流阻力指数	可呈高阻力型	多呈低阻力型
钙化	常见,弧形、环状、斑片状	少见

2. **甲状腺癌** 一般无包膜,边界较模糊、边缘不整齐,内部呈低回声,一般可显示微小钙化,后方回声多衰减。内部血流多于周边,血管形态不规则、杂乱,呈高阻力型血流频谱。癌肿较大出现动静脉瘘时,可同时探测到高速低阻血流频谱。弹性成像结节质地一般较硬。甲状腺癌造影时常表现为晚

增、早退或等退,内部通常呈现低增强,且增强时多表现为由周边开始爬行状向心性充填的征象。

3. **滤泡型甲状腺乳头状癌** 两者均有低回声晕,滤泡型甲状腺乳头状癌的晕不光滑且较厚,不是包绕的血管,内部血流较丰富,血管走行杂乱,RI值较高。触诊了解肿块软硬度和活动度也可帮助诊断,最好进行超声下穿刺活检。

(七)临床意义

甲状腺腺瘤是临床上较常见的疾病,随着超声仪器的不断更新,特别是对浅层器官和组织分辨率及图像质量的提高,为提高甲状腺腺瘤超声诊断的准确率创造了良好的条件,为临床早期诊断、治疗提供了可靠的依据。对于一部分二维灰阶超声不典型的病灶,通过弹性成像和超声造影检查,能够进一步对其弹性力学及血流灌注特征进行评估,有利于甲状腺腺瘤的诊断。同时,常规超声以及弹性成像、超声造影的结合,也有利于对患者的随诊监测,有助于早期发现可疑病变。对于体积巨大需要进行手术的甲状腺腺瘤患者,超声引导下的真空负压吸引切除或消融治疗,实时、便捷、创伤小,美容效果好,在一定程度上,可以取代开放性手术。

(杜国庆)

第四节 甲状腺恶性肿瘤

一、甲状腺乳头状癌

(一)概述

甲状腺乳头状癌(papillary carcinoma of the thyroid)是最常见的甲状腺恶性肿瘤,占甲状腺癌的

60%～70%。女性发病率为男性的 2～4 倍。任何年龄均可发生，初诊平均年龄约为 40 岁，90% 以上的儿童恶性甲状腺肿瘤为乳头状癌，其中 5%～10% 有颈部放射暴露史。肿瘤常表现为孤立、无包膜的肿块，可位于甲状腺的任何部位。

（二）病理

1. 大体标本 瘤体直径可为 1 至数厘米。肿块大多边界不清，可呈放射状或分叶状，少数有包膜（约 10%）。切面灰白或棕黄色，中央区常有纤维化，形成不规则致密瘢痕。因肿瘤生长缓慢，故往往发生钙化而有沙砾感。10% 左右的癌组织内可见囊腔，腔内含稀薄的液体，并常见乳头状突起。也有部分病例呈多灶状，可能是腺内淋巴管扩散的结果，也可能是多发生中心所致，偶见广泛累及甲状腺腺叶和邻近组织形成大肿块的病例。

2. 镜下特征 瘤体以形成乳头状突起和特殊的细胞核形态为其特点。乳头状癌可有梁状／实心性结构，被覆乳头的癌细胞单层或多层，呈立方形或低柱状，其核较正常滤泡上皮大，呈圆形、卵圆形或不规则形，核分裂少。通常具有下列特点：①毛玻璃样核；②核内嗜酸性假包涵体；③核沟细胞；核排列拥挤重叠；核增大；核轮廓不规则。

3. 免疫组化 甲状腺球蛋白常呈阳性反应，但较滤泡性肿瘤为弱。高分子量和低分子量角蛋白（keratin）阳性，前者有助于与滤泡及滤泡性肿瘤相鉴别。部分病例上皮膜抗原（EMA）、CEA、Vimentin 阳性，有角蛋白和 Vimentin 可在同一肿瘤表达者。雌激素受体蛋白也常呈阳性。S-100 在乳头状癌的表达较良性乳头状增生、滤泡性腺瘤和其他型甲状腺癌为多。

（三）临床表现

甲状腺乳头状癌通常表现为颈部无痛性肿块，逐渐增大，因生长缓慢，一般无不适，易误诊为良性。病变较大时可出现气管、食管和神经的压迫症状，如呼吸吞咽困难、声嘶等。甲状腺乳头状癌一般不出现甲状腺功能异常。触诊常表现为甲状腺非对称性肿物，质地较硬，边缘模糊，包膜不平整。肿块局限于甲状腺内，可随吞咽活动，肿块与周围粘连则较固定。50%～70% 的甲状腺乳头状癌患者，就诊时已有淋巴结转移，多局限于甲状腺引流淋巴结区域；转移与病理类型、患者年龄以及病变大小均相关。少数病例也可通过血行转移，主要为肺部转移，肺部转移灶可分泌甲状腺激素。甲状腺乳头状癌预后良好，完全治愈达 95% 以上。预后与年龄、病理类型相关，儿童、低分化和未分化者通常预后较差；颈部淋巴结转移，对预后影响不大。

（四）超声检查

1. 二维灰阶超声 甲状腺乳头状癌通常表现为甲状腺内单个或多个实质性低回声病灶，形态不规则，无包膜，边界不清。低回声灶内可见强回声灶，可密集成团，也可稀疏成散点。甲状腺腺体一般不增大，部分病例可因病灶过大而致该侧叶增大。转移性淋巴结：①淋巴结形态失常，呈椭圆形或类圆形；②淋巴结髓质消失，内见高回声团；③淋巴结内见沙砾状钙化，与甲状腺癌灶沙砾状钙化类似；④淋巴结内还可见液化、囊性变。囊变程度不一，个别完全囊变者呈薄壁囊肿样改变。（图 3-2-4-1～图 3-2-4-4）

2. 彩色多普勒超声 肿瘤病灶内可见稀疏血流信号或无血流信号，少部分病灶血流丰富，杂乱

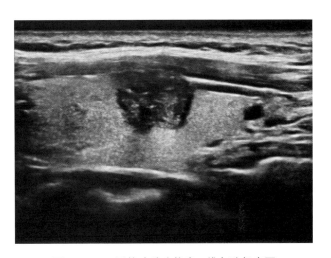

图 3-2-4-1 甲状腺乳头状癌二维灰阶超声图
甲状腺内见实性极低回声结节，边界不清，浸润前包膜并向包膜外生长，内部可见微钙化

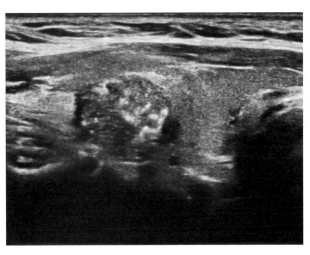

图 3-2-4-2 甲状腺乳头状癌二维灰阶超声图
甲状腺内见实性低回声结节，边界不清，内见多发微钙化

无章,血管扭曲,粗细不等。转移性淋巴结门型血流常消失,继而被无血流、中央型、周边型或混合型血流信号替代。(图3-2-4-5～图3-2-4-8)

3. 频谱多普勒超声　血流参数不具特殊性,峰值流速10～30cm/s,阻力指数(RI)0.5～0.7。转移性淋巴结血流峰值流速10～20cm/s,阻力指数0.4～0.6。

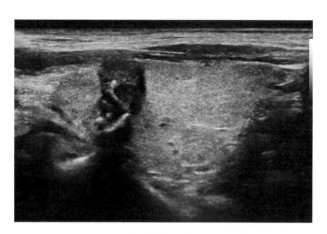

图3-2-4-3　甲状腺乳头状癌二维灰阶超声图
甲状腺内见实性极低回声结节,边界不清,纵横比>1,内见多发点状及粗大钙化

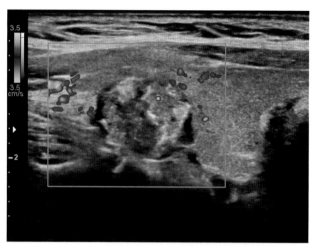

图3-2-4-6　甲状腺乳头状癌彩色多普勒超声图
病灶周边见较粗大滋养血管,内部血流信号稀疏

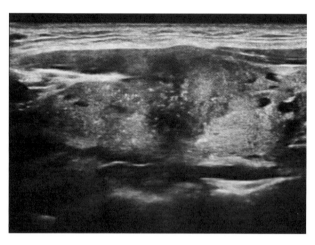

图3-2-4-4　甲状腺乳头状癌(滤泡亚型)二维灰阶超声图
甲状腺内见实性低回声结节,边界不清,浸润前包膜并向包膜外生长,见多发点状钙化

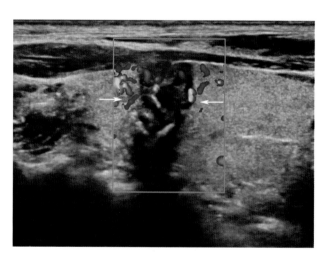

图3-2-4-7　甲状腺乳头状癌彩色多普勒超声图
病灶(箭头)周边见血流信号,内部血流信号稀疏

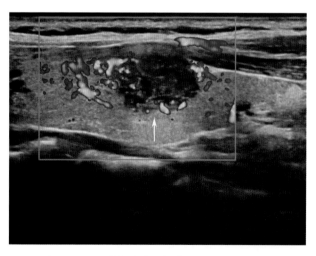

图3-2-4-5　甲状腺乳头状癌彩色多普勒超声图
病灶(箭头)周边见较丰富血流信号,内部血流信号稀疏

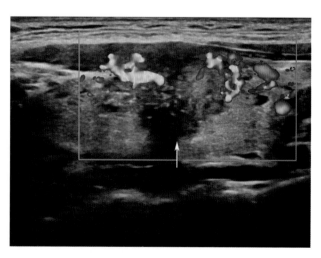

图3-2-4-8　甲状腺乳头状癌(滤泡亚型)彩色多普勒超声图
病灶(箭头)周边见较粗大的滋养血管,内部血流信号稀疏

4. **超声造影** 多表现为与周围腺体同步或稍晚于周围腺体增强，达峰时呈低增强，增强后病灶边界不清、形态不规则，也有部分病例表现为弥漫不均匀高增强，内见局灶性低增强。

5. **超声弹性成像** 一般恶性结节组织较硬，即弹性较差，硬度评分偏高，但因颈动脉的搏动，甲状腺弹性成像常受影响。

（五）相关检查

1. **核医学检查** 经典使用的核素是 ^{131}I 和 $^{99m}TcO_4$。根据甲状腺结节摄取核素的多寡，划分为"热结节""温结节"和"冷结节"。甲状腺乳头状癌多表现为"冷结节"。甲状腺动态显像了解结节部位血流灌注的丰富程度，也有助于鉴别结节的良恶性：若结节处血流丰富，则甲状腺癌可能性大。

2. **CT** 甲状腺区实性或囊实性肿块，分界不清，形态多不规则，常见颗粒状或小片状钙化。增强后肿瘤多为不均匀强化（强化程度多低于正常甲状腺组织）；瘤周可见"残圈征"，系肿瘤生长突破周围假包膜所致。（图3-2-4-9）

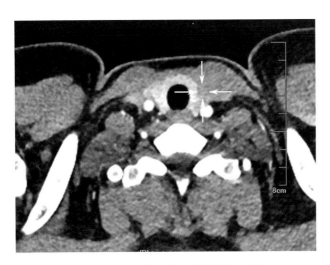

图3-2-4-9 甲状腺乳头状癌增强 CT 图
甲状腺呈尚且均匀的稍高增强，而病灶呈相对低增强（箭头）

3. **MRI** 肿块形态不规则，多呈分叶状，多为 T_1WI 等或稍低信号，T_2WI 高信号。瘤周不完整的假包膜在 T_1WI 和 T_2WI 上均为低信号，这是甲状腺癌的特征性表现。增强扫描可以更好地了解肿瘤组织成分的差异，实性部分均有不同程度的强化（强化程度多低于正常甲状腺组织），坏死、囊变和出血等区域无强化。

4. **实验室检查** TSH、Tg、TgAb、TPOAb 水平升高是 DTC 的危险因素，随着其水平的升高，DTC 风险增加。但 TSH、Tg、TgAb、TPOAb 在许多甲状腺疾病时均可升高，诊断甲状腺癌缺乏特异性和敏感性。

（六）鉴别诊断

1. **亚急性甲状腺炎** 亚急性甲状腺炎的超声图像常呈片状低回声，无边界、无包膜，较难与甲状腺癌的病灶相区别。但亚急性甲状腺炎常有病毒感染史，甲状腺区疼痛是其特点。且甲状腺癌灶内多伴有沙砾状钙化，而亚急性甲状腺炎无钙化。

2. **桥本甲状腺炎** HT 是甲状腺慢性弥漫性病变，双侧叶实质回声弥漫性不均匀，且病变早期血流常较丰富。

3. **良性结节与恶性结节鉴别** 单个结节性甲状腺肿，结节表现无包膜，边界不清者不易与恶性结节区别。但良性结节回声偏高而恶性结节回声偏低；良性结节钙化常为粗大钙化，形态各异，可呈斑点状、环状、半月形等，恶性结节内钙化通常为沙砾状。

（七）临床意义

1. 超声检查已成为甲状腺病变必不可少的诊断手段，较 CT 和 MRI 有明显优势，方便、准确且可靠。但其良恶性鉴别依赖于超声医师的经验，有经验的医师判断准确性可达 90% 以上。

2. 超声检查可明确病灶大小、位置，初步判断病变的良恶性以及转移性淋巴结情况，不仅能为临床提供治疗指导，也是术后随访的常用手段。

3. 对于难以定性的甲状腺病变，采用超声引导下细针穿刺细胞学检测技术，其诊断准确率可高达 95%。

（八）甲状腺乳头状癌的特殊类型

1. **弥漫硬化型甲状腺乳头状癌**

（1）概述：弥漫硬化型甲状腺乳头状癌（diffuse sclerosing variant，DSV）为 Vickery 于 1985 年首先描述，较常见于青少年，比一般乳头状癌侵袭性强，较早发生颈部淋巴结转移和肺转移。预后也较差。

（2）病理

1）大体标本：肿瘤通常弥漫性地累及一侧或双侧甲状腺。

2）镜下特征：瘤体由无数不规则而粗短的微乳头形成，位于（淋巴管）小裂隙腔内，亦可有实心性细胞巢；多量鳞状化生灶；大量沙砾体；明显的淋巴细胞浸润；明显的纤维化。本型可被误认为弥漫性淋巴细胞性甲状腺炎或亚急性肉芽肿性甲状腺炎的早期。

（3）临床表现：多发生于 10～30 岁，女性多于男性，发病率约为 4:1，常无自觉症状，多为体检时发现，甲状腺弥漫性增大，质硬，表面无结节。约

80%病例就诊时已有淋巴结转移,或以颈部淋巴结转移性包块就诊。

(4)超声检查

1)二维灰阶超声:DSV的超声表现与一般的甲状腺癌不同,以弥漫性改变为特点,极易与良性弥漫性病变混淆。表现为甲状腺单侧或者双侧中度增大,弥漫性改变,多呈弱回声,弥漫性病变占据甲状腺叶的大部或全部;在病变叶内分布沙砾状强回声灶,直径1~2mm,散在分布,或聚集成团。70%~90%病例伴同侧颈部淋巴结转移,50%~70%伴对侧颈部淋巴结转移。转移性淋巴结超声图表现与甲状腺乳头状癌淋巴结转移相同。(图3-2-4-10)

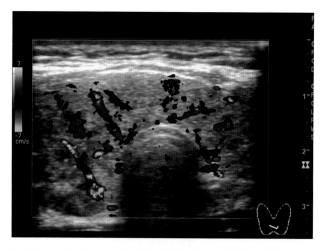

图3-2-4-11 甲状腺弥漫硬化型乳头状癌彩色多普勒超声图
甲状腺实质血流信号2~3级

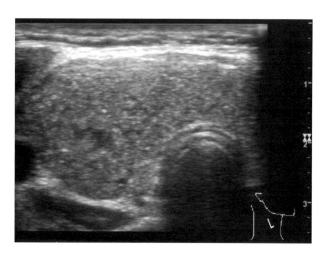

图3-2-4-10 甲状腺弥漫硬化型乳头状癌二维灰阶超声图
甲状腺弥漫性增大,实质内见多发点状强回声,部分聚集,未见明显结节

2)彩色多普勒超声:病变侧多为1级血流信号,血流信号稀疏、较杂乱,腺体内血流信号少于正常甲状腺腺体,也有少部分病例血流信号稍增多,杂乱,但较甲状腺功能亢进、桥本甲状腺炎等病变血流低。(图3-2-4-11)

3)频谱多普勒超声:血流参数的峰值血流和阻力指数缺乏鉴别值,多数峰值血流速度为15~35cm/s,阻力指数为0.50~0.65。

4)超声弹性成像:一般硬度较大,显著高于恶性甲状腺结节的诊断临界值。

(5)其他检查:CT平扫表现为甲状腺腺体增大,密度稍降低,其内可见不规则或沙砾样钙化,颈部可见异常淋巴结,以Ⅱ~Ⅳ区多见,其内可见小钙化或液化等。增强扫描为不均匀性增强,呈轻度延迟强化,边界模糊,部分侵及周边组织器官,与周边组织器官分界不清。肿大淋巴结呈不均匀性强化,边界不清,可见细颗粒状钙化。(图3-2-4-12)

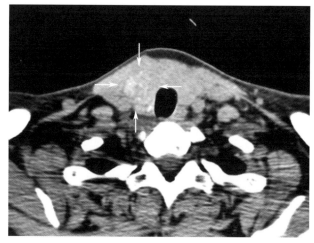

图3-2-4-12 甲状腺弥漫硬化型乳头状癌CT图
甲状腺明显增大,实质内见多发点状钙化(箭头)

(6)鉴别诊断

1)甲状腺癌:一般的甲状腺乳头状癌呈结节状改变,伴沙砾状钙化,可见正常甲状腺腺体,而DSV侵蚀甲状腺整叶,几乎无残存的正常甲状腺结构。

2)亚急性甲状腺炎:是甲状腺内弥漫性病变,回声不均匀减低,多为双侧叶,与DSV极易混淆,但亚急性甲状腺炎病灶内无沙砾状钙化。

3)桥本甲状腺炎:常呈双侧弥漫性、对称性改变,整个甲状腺呈弱回声,不伴沙砾体,桥本甲状腺炎急期可伴甲亢表现,即甲状腺内血流极其丰富,而DSV血流稀疏。

(7)临床意义:DSV好发于年轻人,侵蚀强、转移早、预后差,临床和超声图极易误诊,准确掌握超声图特点,可早期诊断,对患者预后至关重要。对甲状腺可疑病变应常规做甲状腺粗针穿刺活检。

2. 甲状腺微小乳头状癌

（1）概述：甲状腺微小乳头状癌（papillary thyroid microcarcinoma，PTMC），在世界各地从尸检或因其他原因切除的甲状腺标本中的发现率由3%～35.6%不等，可能与检查的方法有关。有些病例伴颈淋巴结转移，但远处转移少见。

（2）病理：大体标本肿瘤直径小于1cm，肿瘤常靠近甲状腺表面，境界不清，无包膜，浸润于甲状腺实质内。常有不同程度纤维化，以致肉眼观有时呈放射状小瘢痕，故又称隐性硬化性癌（occult sclerosing carcinoma）、非包裹性硬化性癌（non-encapsulated sclerosing carcinoma）。

（3）临床表现：PTMC是直径小于1cm的甲状腺乳头状癌，因临床不能触及又称为"隐匿性甲状腺癌"。由于超声检查的普及，容易发现2～10mm的甲状腺内的微小癌灶。PTMC多见于中年人，男女差别不明显。常单个存在，也可多灶性，可伴发于其他疾病，如结节性甲状腺肿、腺瘤、桥本甲状腺炎和Graves病中。据报道，仅20%PTMC可触及结节，而约68%初诊时就有颈部淋巴结转移。

（4）超声检查

1）二维灰阶超声：表现为甲状腺内单个结节，多靠近甲状腺表面，呈低回声，无包膜、边界不清，结节内常见细小钙化点。合并其他病变时，要注意其中的低回声灶，必要时穿刺活检。同时注意扫查甲状腺周围淋巴结，避免漏检转移性淋巴结。（图3-2-4-13）

2）彩色多普勒超声：PTMC大多血流信号稀少。（图3-2-4-14）

（5）其他检查：CT显示其边界毛糙，形态不规则（分叶状），可出现甲状腺边缘中断（咬饼状）和细颗粒状钙化。增强后肿瘤不均匀强化，病灶范围比平扫小，颈部转移性淋巴结肿大。（图3-2-4-15）

（6）鉴别诊断

1）腺瘤：通常为单个结节，边界清楚，形态规则，具有良性病变征象。

2）结节性甲状腺肿：单个结节性甲状腺肿表现类似PTMC，但结节性甲状腺肿回声偏高而PTMC回声偏低，结节性甲状腺肿无包膜但边界尚清，而PTMC通常边界不清，呈毛刺状，结节性甲状腺肿钙化少见，且钙化灶通常为粗大钙化，而PTMC则为细小钙化。

（7）临床意义：超声能检出甲状腺微小病变，分辨率极高，PTMC具有一定的特点，优于其他检查方法，结合超声引导细针穿刺，其诊断准确性达90%以上。

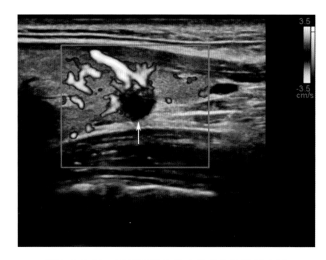

图3-2-4-14 甲状腺微小乳头状癌多普勒超声图
病灶周边见较丰富血流信号，内部血流信号稀疏（箭头）

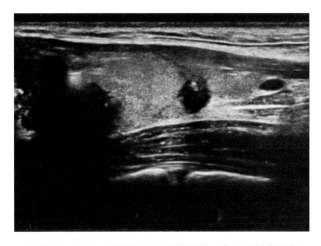

图3-2-4-13 甲状腺微小乳头状癌二维灰阶超声图
甲状腺内见实性极低回声结，边界欠清，与后包膜关系密切，纵横比＞1，内见点状强回声

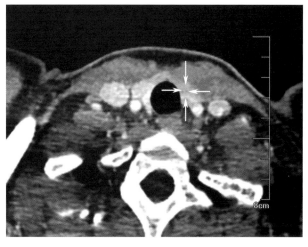

图3-2-4-15 甲状腺微小乳头状癌CT图
甲状腺呈较均匀稍高增强，病灶呈相对低增强（箭头）

二、甲状腺滤泡癌

（一）概述

甲状腺滤泡癌（follicular carcinoma of thyroid）指有滤泡分化而无乳头状癌特点的甲状腺恶性肿瘤，是仅次于乳头状癌的甲状腺癌，约占所有原发性甲状腺恶性肿瘤的 10%，常发生于中老年人，平均发病年龄较乳头状癌大 10 岁。既往的辐射暴露和碘缺乏是已知的环境致病因素。

（二）病理

1. **大体标本** 瘤体常为孤立性结节，少数为多个结节，呈圆形、卵圆形或分叶状。直径 1～5cm 不等，一般较乳头状癌体积大，质硬，切面灰白、灰红或红褐色，呈鱼肉样，中央常见星芒状瘢痕，出血、坏死、钙化及囊性变可见。

2. **镜下特征** 瘤体由各种不同分化程度的滤泡构成，滤泡间有不等量纤维组织间质。根据滤泡分化程度的不同，可分为高分化滤泡状癌和低分化滤泡状癌。近年来，从预后方面考虑，根据肿瘤对包膜和血管的浸润程度又可分为：微小浸润型（minimally invasive follicular carcinoma）、广泛浸润型（widely invasive follicular carcinoma）等。

3. **免疫组化** 常显示甲状腺球蛋白阳性，其强弱与分化程度有关，分化差者较弱。降钙素阴性，低分子量角蛋白、上皮膜抗原（EMA）、基底膜物质如层粘连蛋白（laminin）型胶原均可阳性。

（三）临床表现

甲状腺滤泡癌通常生长缓慢，部分滤泡性腺癌由滤泡性腺瘤恶变而来。触诊病变多质中、边界不清、包膜不光滑。较小时甲状腺活动无影响，较大时与周围组织粘连固定，可伴局部压迫症状。局部淋巴结转移较乳头状癌少见，易发生血行转移，如肺、骨和脊柱等，这些转移灶可分泌甲状腺激素，也有利于内照射治疗。预后较甲状腺乳头状癌差，尤以肿瘤大于 2cm 和 / 或年老患者多见。一般在诊治后 30%～50% 患者能生存 10～15 年。

（四）超声检查

1. **二维灰阶超声** 甲状腺内单个结节，呈均匀弱回声，形态类圆形或稍不规则，无明显包膜，边界清楚。病变内通常无确切钙化灶或为环形 / 粗大钙化。颈部较少发现转移，在病变较大和 / 或超出包膜时，可有淋巴结转移（转移性淋巴结如前述）。（图 3-2-4-16、图 3-2-4-17）

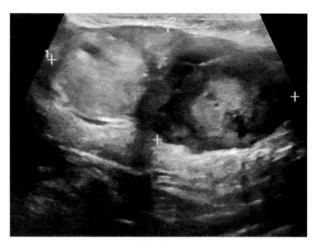

图 3-2-4-16 甲状腺滤泡癌二维灰阶超声图
甲状腺右侧叶增大，见实性低回声团，内部回声明显不均，边界可辨，形态欠规则，内见粗大、点状强回声及小片状液性暗区

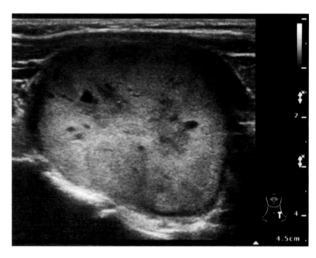

图 3-2-4-17 甲状腺滤泡癌二维灰阶超声图
甲状腺左侧叶增大伴实性为主低回声团，内部回声不均匀，可见小片状无回声液性暗区

2. **彩色多普勒超声** 可检出血流信号（图 3-2-4-18、图 3-2-4-19）。

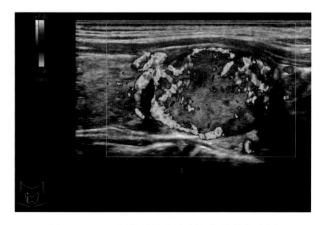

图 3-2-4-18 甲状腺滤泡癌彩色多普勒超声图
病灶内见 2～3 级血流信号，走行紊乱（病理结果证实为滤泡癌）

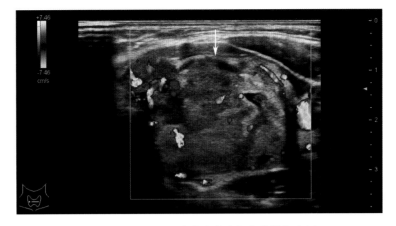

图 3-2-4-19 甲状腺滤泡癌彩色多普勒超声图

病灶（箭头）周边见半环状血流信号，内部见 1 级血流信号（病理结果证实为滤泡癌）

（图片来源：图 3-2-4-18、图 3-2-4-19 由哈医大二院超声医学科赵鹏、陶毅惠赠）

3. **频谱多普勒超声**　血流参数：VPS 10～30cm/s，RI 0.45～0.7。

4. **超声造影**　肿块多为低增强，增强后肿块与周围腺体分界不清晰。

5. **超声弹性成像**　肿块内部偏硬，硬度高于周围腺体。

（五）其他检查

CT 平扫时表现为密度不均匀，增强扫描时，强化程度多低于周围残余甲状腺。钙化多为环状钙化。（图 3-2-4-20）

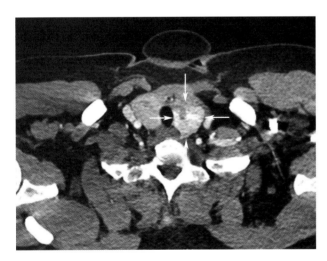

图 3-2-4-20 甲状腺滤泡癌 CT 图

病灶较残余甲状腺呈稍低增强，呈明显不均匀强化（箭头）

（六）鉴别诊断

1. **甲状腺乳头状癌**　甲状腺乳头状癌结节回声不均匀，形态不规则，无包膜，边界不清，常见沙砾状钙化。

2. **结节性甲状腺肿**　结节回声高于腺癌，且前者多有明显边界，无钙化，而滤泡性腺癌多为单个低回声结节。

3. **腺瘤**　甲状腺腺瘤与滤泡状腺癌有时难以区分，必要时需结合穿刺细胞学和／或组织病理学诊断。

（七）临床意义

甲状腺滤泡状腺癌发病年龄较大，易发生远处转移。超声易于检出病灶，且具有一定特征，即使鉴别困难，也可在超声引导下行穿刺活检取得病理，当甲状腺具有可疑病灶、又合并远处骨和脊柱的病变时，要考虑甲状腺滤泡癌的可能。

三、甲状腺髓样癌

（一）概述

甲状腺髓样癌（medullary thyroid carcinoma，MTC）来自滤泡旁细胞（medullar carcinoma）（C 细胞），故亦称为滤泡旁细胞癌（parafollcular cell carcinoma）、C 细胞癌。由于间质常有淀粉样物质沉着，故又称具淀粉样间质的髓样癌（medullary carcinoma with amyloid stroma）。滤泡旁细胞来自神经嵴属于胺前体摄取和脱羧细胞（amine precursor uptake and decarboxylation cell，APUD cell），因此是一种 APUD 瘤（APUD oma）。本病恶性程度较高，常通过血行发生远处转移。

临床上分为四型，包括①散发型：占 70%～80%，非遗传性。发生在单侧，无内分泌病变。高发年龄 40～60 岁，男女之比约 2：3。②家族型：有家族遗传倾向，不伴其他内分泌受累。发病年龄 40～50 岁，恶性程度最低。③ MEN2A：即多发性内分泌肿瘤（multiple endocrine neoplasia, MEN），也称 Sipple 综合征。包括双侧甲状腺髓样癌或 C 细胞增生、嗜铬细胞瘤和甲状旁腺功能亢进。为常染色体显性遗传，男女发病相似，高发年龄 30～40 岁。④ MEN2B：包括双侧甲状腺髓样癌、嗜铬细胞瘤（双侧发生，且为恶性）、黏液状神经瘤，很少累及甲状旁腺。为常染色体遗传，男女发病相似，高发年龄为 30～40 岁。

（二）病理

1. 大体标本　肿瘤较常位于甲状腺中部或上 2/3 的侧部，与该部位 C 细胞分布密集有关。肿瘤呈圆形或略呈分叶状。瘤结节多为一个，偶可多个（家族性的较多），境界清楚，直径多为 2～3cm，也可大至 10cm，或小于 1cm，即所谓髓样微癌。典型的髓样癌为灰白色或灰红色肿块，实体性，质硬，切面灰白或带棕色，有时因钙化而呈沙砾感，但瘤体内少见如乳头状癌样的瘢痕灶，少数呈鱼肉状。

2. 镜下特征　瘤体为实性结构，无乳头或滤泡形成，间质有不等量的淀粉样物沉着，瘤细胞大小较一致，无明显间变，细胞形态可为圆形、多边形、梭形、浆细胞样，胞质丰富，淡嗜酸性颗粒，核偏位。癌细胞常以一种类型为主，其他类型为辅。

（三）临床表现

甲状腺髓样癌临床表现多样，癌细胞合成分泌不同的活性物质如异源性 ACTH、前列腺素和血清素时，产生不同症状，如腹痛、腹泻及面部潮红。癌细胞分泌大量降钙素，当血清降钙素 >0.6ng/ml 时，应考虑甲状腺髓样癌或 C 细胞增生。可同时伴发嗜铬细胞瘤、甲状旁腺瘤或增生，以及神经节瘤或黏液神经瘤。触诊甲状腺肿物坚实，边界不清，表面不光滑。散发者多为一侧甲状腺肿物，而家族性和 MEN2 患者可为双侧甲状腺肿物，早期肿物活动，晚期肿物固定。晚期还可出现不同程度的压迫症状，如声嘶、发音困难、吞咽困难和呼吸困难等。本病恶性程度高，早期即侵犯淋巴结，并很快向甲状腺外和颈部转移，可通过血行向肺、肝、骨和肾上腺等远处转移。预后较甲状腺乳头状癌和滤泡状癌差。

（四）超声检查

1. 二维灰阶超声　甲状腺髓样癌极少见，多为单侧单个结节，常位于甲状腺上部，结节直径一般在 1～3cm，绝大多数为低回声，内部均匀或不均匀，可见微小及粗大钙化灶。由于甲状腺髓样癌转移较早，应特别注意扫查颈部淋巴结。转移性淋巴

结与其他甲状腺癌转移性淋巴结无明显不同，表现为皮质增厚、髓质消失、淋巴结内高回声团、囊性变等。（图 3-2-4-21、图 3-2-4-22）

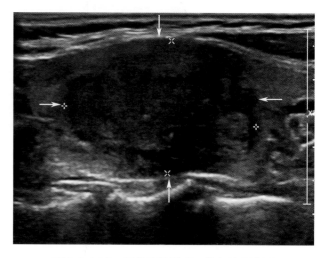

图 3-2-4-21　甲状腺髓样癌二维灰阶超声图
甲状腺左侧叶增大，内见一实性低回声团（箭头），边界不清，形态欠规则，内似可见点状强回声

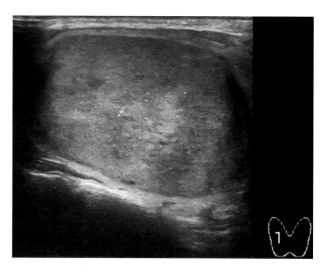

图 3-2-4-22　甲状腺髓样癌二维灰阶超声图
甲状腺左侧叶增大，内见一实性低回声团，边界欠清，形态欠规则，内见点状及粗大强回声

2. 彩色多普勒超声　甲状腺髓样癌通常血流信号较乳头状癌丰富、杂乱，与甲状腺腺瘤的血流信号有诸多相似之处，如两者通常都有病变周边血流信号环绕，因此，MTC 易被误诊为甲状腺腺瘤。但是，甲状腺髓样癌内血管走行多杂乱，常有内部穿支血流，而腺瘤的血流多在结节周边环绕且血管走行规则；且甲状腺髓样癌周边的环绕血流多不连续，而腺瘤能环绕肿瘤周边 1/2，甚至更多。转移性淋巴结可见少许血流信号，血流信号分布异常。（图 3-2-4-23、图 3-2-4-24）

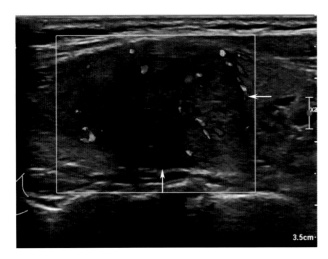

图 3-2-4-23　甲状腺髓样癌彩色多普勒超声图
病灶（箭头）周边及内部见 1～2 级血流信号

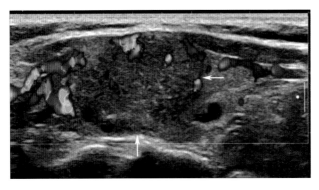

图 3-2-4-24　甲状腺髓样癌彩色多普勒超声图
病灶（箭头）周边见较粗大滋养血管，内部血流信号 1～2 级

3. **频谱多普勒超声**　血流参数无特殊，峰值流速 10～30cm/s，阻力指数（RI）0.5～0.7。

4. **超声弹性成像**　多数甲状腺髓样癌病变的静态弹性成像不能表现出典型的恶性特征，反而显示为弹性指数低、硬度小，大多数 MTC 的 QSE 成像提示为良性结节表现，2D- 实时剪切波弹性成像（SWE）显示 MTC 的硬度高于周围的甲状腺组织。故应将 SWE 与常规超声、实验室检查、细针穿刺活检结果结合起来分析，使 MTC 诊断更加准确。

（五）相关检查

1. **核医学**　¹⁸F-FDG 是 PET-CT 最常用的显像剂，其 SUV$_{max}$ 值可反映肿瘤病灶的代谢活性。MTC 具有神经内分泌肿瘤的特性，生物学行为多样，可表现为生长缓慢的惰性肿瘤到高侵袭性肿瘤等多种类型，因此 MTC 的 SUV$_{max}$ 值可高可低。双时相显像及 RI 有助于肿瘤良恶性的鉴别，恶性肿瘤延迟显像 SUV$_{max}$ 会继续升高，而良性疾病随着时间延长会降低。FDG PET-CT 显像有助于发现 MTC 等引起血清 CEA 不明原因升高的少见肿瘤，而且对判断肿瘤的生物学行为及全面评估转移灶具有独特优势。

2. **CT**　多表现为甲状腺内低密度实质性肿块，平扫呈等或略低于肌肉密度，增强扫描较颈前肌肉有轻度强化，肿块内囊变坏死较为少见，恶性标准，如边缘强化，在 MTC 中并不常见。（图 3-2-4-25）

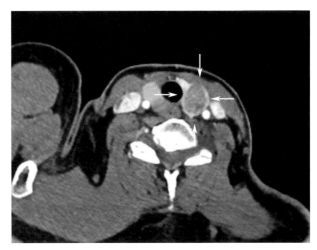

图 3-2-4-25　甲状腺髓样癌 CT 图
甲状腺左侧叶增大，病灶呈相对低增强（箭头）

3. **实验室检查**　多种血清因子可用于甲状腺髓样癌的诊断中，如癌胚抗原（carcinoembryonic antigen，CEA）、降钙素（calcitonin，CT）、组胺、活性肽等，其中血清 CEA、CT 是该类肿瘤的重要标志物，与疾病发展相关，通常随着疾病的好转，其水平降低，故可用于病情评估、临床辅助诊断以及疾病监测等。

（六）鉴别诊断

1. **腺瘤**　MTC 通常表现为甲状腺内单个弱回声结节，类似腺瘤，但不似腺瘤的圆形，髓样癌偏椭圆，欠规则。

2. **结节性甲状腺肿**　单个结节性甲状腺肿回声偏高，多伴囊性变，而甲状腺髓样癌一般不具囊变。

（七）临床意义

超声能检出甲状腺内病灶，提示实质性病变，并可检测出颈部异常淋巴结，对临床帮助较大，超声引导穿刺活检有助于确定诊断。

四、甲状腺未分化癌

（一）概述

甲状腺未分化癌（anaplastic thyroid carcinoma）又称间变性癌（anaplastic carcinoma）或肉瘤样癌，为高度恶性肿瘤，占甲状腺癌的 1%～3%，多发生于 50 岁以上的人群，女性较多见。（注：甲状腺低分化癌是滤泡细胞起源的侵袭性恶性肿瘤，部分丧失甲状腺分化，少见。临床表现和处理原则与甲状腺未分化癌无异，影像学表现与恶性肿瘤相似）

（二）病理

1. 大体标本 常为巨大肿块，质硬实，灰红色或暗红色肉样，无包膜，坏死灶常见，呈广泛的浸润性生长，浸润至周围软组织、喉、气管、食管、大血管等，在颈部形成巨大而固定的肿块。

2. 镜下特征 瘤体部分或全部由未分化细胞构成，癌细胞大于滤泡细胞，异型性明显，核分裂较多，常有病理性核分裂象。常见大片坏死和中性粒细胞浸润。具有诊断意义的特征是坏死灶周边的细胞可呈放射状排列，肿瘤细胞易侵犯静脉壁，取代正常的平滑肌。根据细胞形态及构型可分为：①巨细胞型（giant cell pattern）；②梭形细胞型（spindle cell pattern）；③鳞状型（squamoid pattern）。

3. 免疫组织化学 50%～100% 的病例角蛋白（keratin）阳性，尤以鳞状型灶或形态上保留上皮细胞形态处多见，不论高分子量还是低分子量角蛋白均呈阳性反应，但梭形细胞和巨细胞灶处角蛋白可能阴性；Vimentin 在梭形细胞处常呈阳性，且不少病例角蛋白和 Vimentin 同时表达；EMA、CEA 亦可为阳性，尤其在鳞状型灶中常见；甲状腺球蛋白多阴性。因此免疫组化在未分化癌的诊断上的意义不十分恒定。

（三）临床表现

绝大部分患者表现为颈部进行性增大肿块，可有颈部射线照射史。触诊肿块硬实、表面凹凸不平、边界不清、活动度差，增大迅速；甲状腺增大伴压迫症状，如声嘶、呼吸及吞咽困难；有颈部和远处转移征象。转移特点：甲状腺未分化癌恶性程度高，病情发展快，侵犯周围组织间隙及器官。据统计，约90% 病例首诊时已有颈部淋巴结转移，25% 侵犯气管，50% 发生肺转移。预后差，大多在一年内死亡，原因可能是肿瘤侵犯和 / 或压迫气管及远处转移。

（四）超声检查

1. 二维灰阶超声 本病少见，表现为甲状腺内单个、低回声、较大的实质性结节，往往大于 3cm，形态不规则，无包膜，边界不清，内部不均匀，少数有沙砾状钙化。甲状腺周围和颈部常能检出多个异常淋巴结。（图 3-2-4-26）

2. 彩色多普勒超声 结节内可检出少许血流信号。（图 3-2-4-27）

（五）相关检查

1. 核医学 PET-CT 对判断远处转移、首次分期、治疗后的随访复查（包括术后再分期、监测复发）及评估患者治疗反应等意义重大，其准确性明

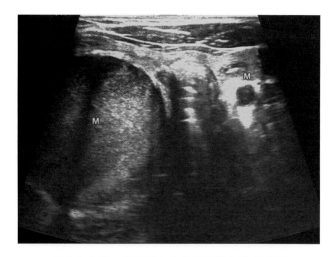

图 3-2-4-26 甲状腺未分化癌二维灰阶超声图
甲状腺右侧叶明显增大，内见一极低回声团，内部回声不均匀，部分边界不清，内见点状、粗大强回声及小片状液性暗区

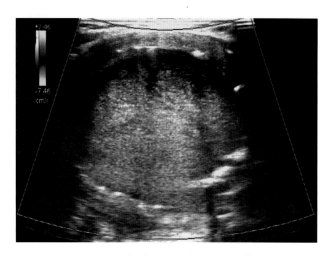

图 3-2-4-27 甲状腺未分化癌彩色多普勒超声图
病灶周边可见血流信号，内部未见明显血流信号

显优于 CT 和 MRI。氟代脱氧葡萄糖正电子发射断层扫描（FDG-PET）对评估残余病灶及检测复发较敏感，且能够识别结节外的受累情况，甚至可识别可疑肿瘤转化的区域，进而重复穿刺活检，调整治疗方案，使患者得到有效治疗。FDG-PET 通常表现为肿瘤及淋巴结代谢明显增高，但 FDG-PET 缺乏特征性表现且费用高，临床应用较少。

2. CT 浸润性生长的瘤体，表现为不规则分叶状、边缘不光整、边界不清的低密度肿块。坏死、囊变多见，钙化常见，以粗大钙化为主。向气管、食管沟延伸，累及气管、食管、血管等。增强扫描强化程度相对低，可能与其弥漫浸润生长及镜下出血和 / 或坏死有关，或者是由于其分化程度差，缺乏摄碘能力且破坏了正常甲状腺滤泡的摄碘能力。

3. MRI 肿瘤表现为 T_1WI 及 T_2WI 呈混杂信

号,信号混杂与囊变坏死有关,瘤体实性部分增强扫描呈中度强化。需要注意的是,MRI 对钙化不敏感,尤其是微钙化或较小的粗钙化。DWI 对 ATC 的定性及周围结构累及情况,以及 PWI 对分析 ATC 的范围及血供情况均有一定意义。

(六)鉴别诊断

1. **甲状腺良性病变** 甲状腺内较大结节和甲状腺腺瘤,有各自特点(详见前述),缺乏恶性征象,无淋巴结转移。

2. **其他甲状腺癌** 甲状腺乳头状癌占 80% 左右,有密集沙砾钙化,发展缓慢,颈部转移性淋巴结也伴有沙砾状钙化。未分化癌发展迅速,转移早。

(七)临床意义

颈部出现进行性增大包块时应尽早就医,超声扫查能有效发现颈部甲状腺病灶。通过观察甲状腺病变的超声图改变,易于做出甲状腺恶性灶的初判,结合超声引导下穿刺活检,有助于疾病诊断。

五、甲状腺恶性淋巴瘤

(一)概述

甲状腺恶性淋巴瘤(malignant lymphoma)以继发性淋巴瘤常见,死于全身性淋巴瘤的患者中 20% 累及甲状腺。原发性者较少。曾被诊断为甲状腺小细胞未分化癌者,大部分是本瘤的误诊,据统计,近年来甲状腺恶性淋巴瘤发病率较高,占甲状腺原发性肿瘤的 1%～3.5%。

(二)病理

1. **大体标本** 瘤体一般直径为数厘米,可累及单侧或双侧。部分病例除累及甲状腺外,还常浸润甲状腺附近组织,形成巨大肿块。切面灰白色或淡灰红色,可有灶性坏死,出血或囊性变。

2. **镜下特征** 主要为非霍奇金淋巴瘤。弥漫型远较滤泡型多。绝大多数为 B 细胞性淋巴瘤。其中 70%～80% 为弥漫型大 B 细胞性(包括免疫母细胞性)淋巴瘤,属高度恶性肿瘤。低度恶性的淋巴瘤如小淋巴细胞性、浆细胞样淋巴细胞性淋巴瘤占 10%～12%。大多数甲状腺低度恶性淋巴瘤属于 MALT 淋巴瘤。瘤组织有浸润甲状腺滤泡倾向,瘤细胞可充满滤泡腔,这点对诊断很重要。瘤细胞的形态与发生与其他部位的恶性淋巴瘤相同。肿瘤以外的甲状腺组织常有慢性淋巴细胞性甲状腺炎。

3. **免疫组化染色** 显示白细胞共同抗原(LCA)阳性,角蛋白、EMA 阴性。绝大多数肿瘤细胞对 B 细胞抗体反应阳性,属 B 细胞性淋巴瘤。

(三)临床表现

患者多为中老年人,多有桥本甲状腺炎的基础,早期可以没有任何症状,随着病情的发展,甲状腺区出现无痛性结节、肿物,结节较硬,活动性差,可随吞咽活动上下移动。肿瘤继续长大会压迫气管、食管、神经,出现疼痛、呼吸困难,声音嘶哑等,并伴有颈部淋巴结肿大。病情发展迅速,预后差。

(四)超声检查

1. **二维灰阶超声** 甲状腺重度不对称肿大,多为一侧增大明显。增大甲状腺呈弱回声改变,内部多不均匀,有纤维束高回声,无钙化灶,多累及整叶甲状腺或达峡部,另一侧甲状腺可无病灶。病灶内往往血流信号较丰富。甲状腺周围淋巴结增多增大,皮质增厚,血流丰富。甲状腺淋巴瘤可合并桥本甲状腺炎、结节性甲状腺肿等病变,给诊断带来困难。(图 3-2-4-28、图 3-2-4-29)

2. **彩色多普勒超声** 病灶内往往血流信号较丰富,周围肿大淋巴结血流也较丰富。(图 3-2-4-30、图 3-2-4-31)

3. **频谱多普勒超声** 病灶内可测得高速高阻动脉血流频谱,周围肿大淋巴结动脉血流阻力指数多不高。

4. **超声造影** 原发性甲状腺恶性淋巴瘤造影病灶通常与残余腺体同步增强,或稍早于周围腺体增强,达峰时呈弥漫均匀性稍低或稍高增强,可"快退"或"慢退"。淋巴瘤源性肿大淋巴结不易发生变性坏死,所以其淋巴结常呈淋巴门型血供、均匀性高灌注、灌注缺损少见等特点。(图 3-2-4-32、ER 3-2-4-1、图 3-2-4-33)

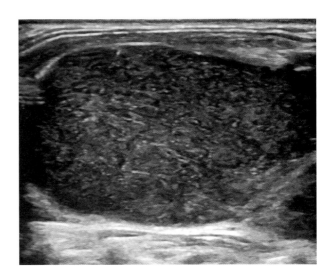

图 3-2-4-28 甲状腺恶性淋巴瘤(弥漫型)二维灰阶超声图
甲状腺体积明显增大,内见一低回声团,边界均较清,形态尚规则,内呈网格状

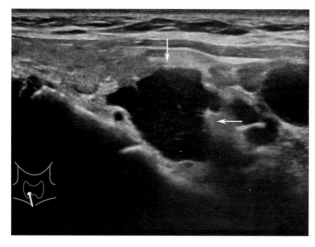

图 3-2-4-29 甲状腺恶性淋巴瘤(结节型)二维灰阶超声图
甲状腺右侧叶下极见一极低回声结节(箭头),边界较清,形态不规则,内见线状稍高回声

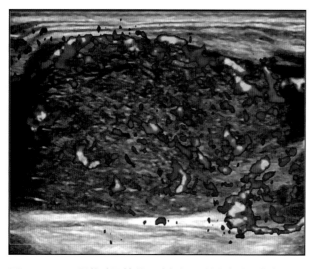

图 3-2-4-30 甲状腺恶性淋巴瘤(弥漫型)彩色多普勒超声图
病灶内可见 3 级血流信号

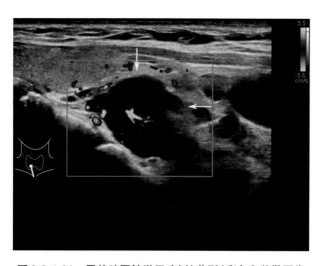

图 3-2-4-31 甲状腺恶性淋巴瘤(结节型)彩色多普勒图像
部分病灶(箭头)内见 2~3 级血流信号,部分病灶内血流信号不明显

ER 3-2-4-1 甲状腺恶性淋巴瘤(结节型)超声造影动态图
病灶早于周围腺体组织增强,达峰时呈均匀性稍高增强,增强后边界较强,形态、大小较二维灰阶超声未见明显变化,消退缓慢

(五)相关检查

1. **核医学** 原发性甲状腺恶性淋巴瘤 ^{18}F-FDG PET-CT 多为甲状腺双侧或单侧形体增大,密度呈弥漫性、均匀性减低,少见钙化、出血及囊变,多见代谢极度增高,病变周围或远处可见淋巴结受累,其他器官受累亦可发生。

2. **CT** 原发性甲状腺淋巴瘤密度略低于周围肌肉、明显低于正常甲状腺,常呈弥漫性生长并累及整个甲状腺,与正常甲状腺组织界限不清。部分低密度的病灶中或边缘区可见线条样或小片样的高密度组织,且增强后呈明显强化(接近正常甲状腺的强化程度),这是原发性甲状腺恶性淋巴瘤较具特异性的 CT 表现。(图 3-2-4-34)

3. **MRI** 原发性甲状腺淋巴瘤 T_1WI 信号与肌肉组织接近或略高于肌肉组织,T_2WI 及 DWI 呈稍高信号。相对 CT,MRI 在显示肿瘤侵犯周围结构如血管、肌肉、气管等方面更为准确,其对临床确定肿瘤的分期以及放疗的范围具有十分积极的作用。

(六)鉴别诊断

1. **慢性淋巴细胞性甲状腺炎** ①甲状腺包膜虽增厚,但不至被增生淋巴细胞浸润破坏;而淋巴瘤则可破坏包膜,并可浸润至甲状腺周围组织;②增生的细胞为多样性,主要是成熟的淋巴细胞,并含有不等量浆细胞,有时还见残留的生发中心;而淋巴细胞为单一性,多为大淋巴细胞,小淋巴细胞仅为少数,瘤细胞具有异型性;③若有较多的甲状腺滤泡存在,上皮细胞发生嗜酸性变,甚至有小叶结构存在,则以慢性淋巴细胞性甲状腺炎或桥本甲状腺炎的可能性较大;④若淋巴细胞破坏滤泡上皮,并充满滤泡内,则淋巴瘤的可能性较大。

2. **小细胞型髓样癌、分化差的癌** 免疫组化检查帮助最大。形态上,甲状腺淋巴瘤发生率低,占甲状腺肿瘤的 5% 以下,主要为非霍奇金淋巴瘤,多在 60 岁以上老年人发生,男女比例为 2~3:1。多为弥漫性生长,30%~70% 患者合并桥本甲状腺炎。

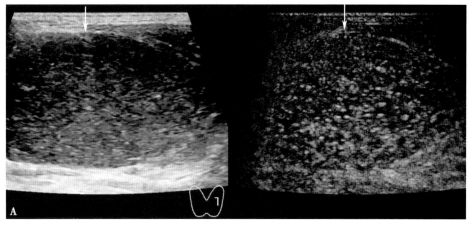

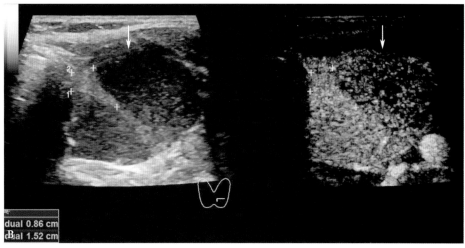

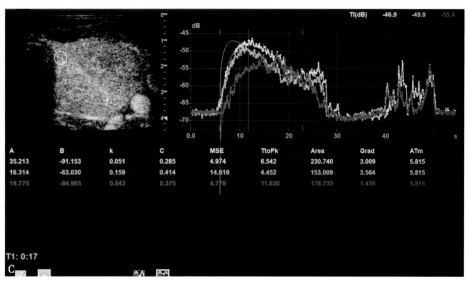

图 3-2-4-32　甲状腺恶性淋巴瘤(弥漫型)超声造影图

甲状腺左侧叶增大伴低回声团(箭头),A. 团块与残余甲状腺同步增强;B. 呈整体弥漫性增强,达峰时呈均匀性稍低增强(箭头);C. 与残余甲状腺基本同步消退

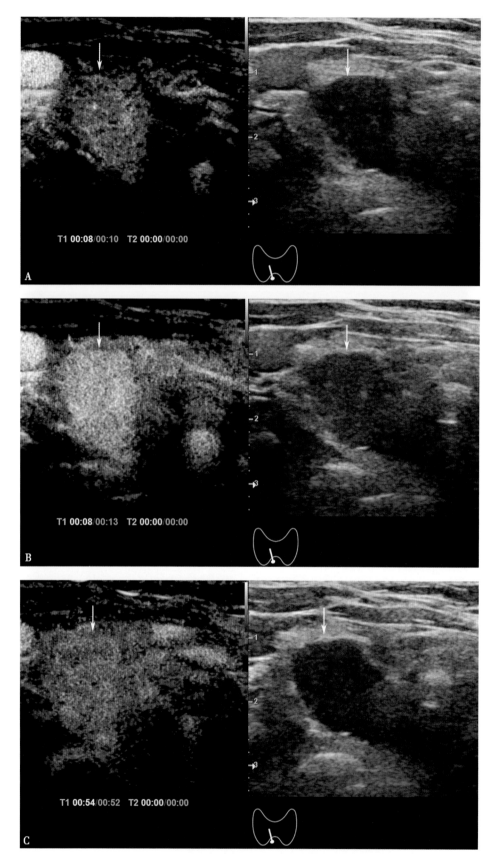

图 3-2-4-33 甲状腺恶性淋巴瘤(结节型)超声造影图

A. 病灶(箭头)早于周围腺体组织增强; B. 达峰时病灶(箭头)呈均匀性稍高增强; C. 增强后边界较强,病灶(箭头)形态、大小较二维灰阶超声未见明显变化,消退缓慢

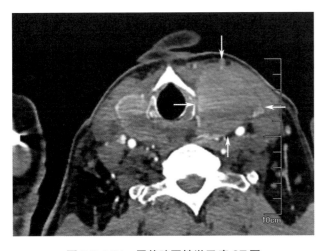

图 3-2-4-34　甲状腺恶性淋巴瘤 CT 图
甲状腺双侧叶增大,以左侧明显,内见低密度团(箭头),边界可辨,与残余甲状腺呈等增强

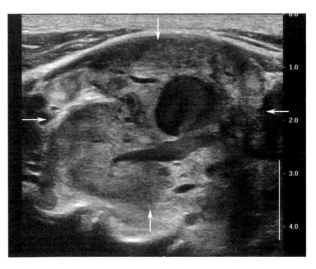

图 3-2-4-35　甲状腺继发性透明细胞肾细胞癌二维灰阶超声图
甲状腺右侧叶明显增大,内见一实性混合回声团(箭头),边界不清,形态欠规则

六、甲状腺转移癌

(一)概述

原发全身各个部位的恶性肿瘤可转移到甲状腺,如乳腺癌、食管癌、肺癌、肾癌等,据文献报道,中国人甲状腺转移癌的原发肿瘤来源依次为肺癌(43%)、乳腺癌(9%)和胃癌(8%)。甲状腺转移癌在临床中较少见,当甲状腺出现转移癌时,患者常已经处于癌症晚期,出现了广泛转移。

(二)病理

1. **大体标本**　转移灶直径大小各异,常多发,质硬。

2. **镜下特征**　转移灶与原发灶的瘤组织细胞形态相似,挤压或破坏甲状腺组织,部分癌巢在甲状腺滤泡间呈浸润性生长。

(三)临床表现

无特异性,可被误诊为甲状腺腺瘤、桥本甲状腺炎或原发甲状腺癌等,本病诊断主要依靠病史、体检及必要的辅助检查。

(四)超声检查

1. **二维灰阶超声**　甲状腺转移灶的超声特征与原发病灶相似,超声表现多种多样,有时与原发性肿瘤不易鉴别。多表现为甲状腺结节,也可表现为弥漫性回声不均。结节的超声表现多为多发、体积较大、边界不清、形态不规则、实性、低回声、钙化。(图3-2-4-35)

2. **彩色多普勒超声**　甲状腺转移灶的血流特征与原发病灶密切相关,多为血流丰富。(图3-2-4-36)

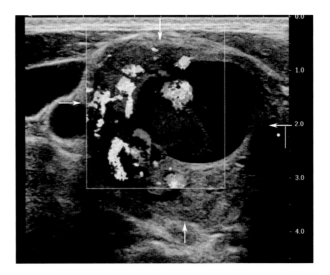

图 3-2-4-36　甲状腺继发性透明细胞肾细胞癌彩色多普勒超声图
病灶(箭头)内见丰富血流信号,走行迂曲

(五)相关检查

CT 表现多种多样,无特征性征象,但若为年龄大于 50 岁,有恶性肿瘤既往史,CT 发现甲状腺单发结节、多发结节肿大或厚壁囊性灶的患者应考虑甲状腺转移癌可能。(图3-2-4-37)

(六)鉴别诊断

结节性甲状腺肿:结节性甲状腺肿回声偏高,多伴囊性变,而甲状腺转移癌多为低回声、边界不清、形态不规则。

(七)临床意义

超声是甲状腺肿瘤最方便、经济、实用的诊断手段之一,随着超声技术与医生经验水平的提高,许多原本不易发现的隐匿性甲状腺癌被检测出来。

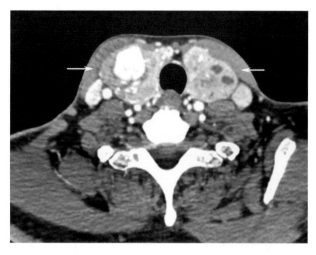

图 3-2-4-37 甲状腺继发性透明细胞肾细胞癌 CT 图
甲状腺双侧叶明显增大（箭头），内见多发病灶，呈不同程度增强

（陈 琴）

第五节 甲状腺颈部淋巴结转移相关问题

一、转移性淋巴结扫查与注意事项

（一）扫查方法

使用带有高频线阵探头的高分辨力彩色多普勒超声仪，探头频率选用 7.5～15MHz 为宜，具体可依据淋巴结的深浅位置调节探头频率。患者仰卧位，检查一侧时可嘱患者头部适度偏向对侧，以便充分暴露颈部。在行颈部淋巴结扫查时应按照美国癌症联合会（AJCC）颈部淋巴结分组法及 Hajek 制定的颈部淋巴结超声分组，依次扫查颏下、颌下、颈内静脉淋巴结上区，完成Ⅰ区、Ⅱ区扫查；然后沿两侧颈部血管向下扫查到锁骨，完成Ⅲ区、Ⅳ区扫查，与此同时探头向后移动，完成对Ⅴ区自上而下的扫查；最后令患者将头部转到正中位置，扫查从舌骨到胸骨上窝，完成Ⅵ区、Ⅶ区扫查。颈部淋巴结扫查应顺序、全面、系统。

（二）注意事项

扫查颈部淋巴结时应准确定位阳性淋巴结所在分区，以便手术时更精准地进行淋巴结清扫。在扫查过程中，可通过灵活侧动探头，配合使用纵切面、横切面、斜切面、颈部血管声窗及胸锁乳突肌声窗，以期更清晰地观察淋巴结的内部超声图特征。同时要全面评估中央区淋巴结情况，便于术前更好地评估制定诊疗方案。

二、转移性淋巴结

（一）概述

甲状腺癌患者的颈部淋巴结转移发生率较高，甲状腺乳头状癌尤甚。肿瘤细胞沿淋巴途径经过淋巴结表面的输入淋巴管转移至淋巴结内，首先在皮质内出现转移灶，进而累及整个淋巴结。因滤泡细胞具有分泌胶质（即甲状腺球蛋白）的功能，形成特征性的滤泡结构，使得滤泡上皮细胞与其内胶质形成声阻抗较大的声学界面；另外，滤泡的直径一般为 0.02～0.9mm，可形成散射体，使甲状腺癌的颈部转移性淋巴结超声图特征与其他恶性淋巴结不同。

（二）病理

1. **大体标本** 甲状腺癌转移性淋巴结常呈圆形或椭圆形，色苍白，表面光滑（图 3-2-5-1），少数包膜外转移者形态不规则，与周围组织有粘连。多数质地较硬，与淋巴结受转移程度有关，微小局灶性转移时质地可与正常淋巴结无明显差异。大小一般为几毫米至数厘米不等。部分转移性淋巴结内胶质沉积或坏死可见囊性变区及陈旧性出血区，伴有钙化者可见质硬白色点。

2. **镜下特征** 甲状腺癌转移性淋巴结病变区主要由异型滤泡上皮细胞形成的滤泡结构或特征性乳头状结构组成，滤泡内可见淡染的胶质，少数滤泡内可见红细胞。部分转移性淋巴结内可见弥漫分布的异型滤泡上皮细胞，伴出血或坏死时可见囊变区，部分淋巴结内可出现微钙化灶或骨化（图 3-2-5-2、图 3-2-5-3）。

（三）临床表现

多数甲状腺癌颈部转移性淋巴结较小时患者无明显不适症状，少数可因淋巴结较大，体表触及肿块发现，极少数因颈部肿块巨大产生压迫症状。

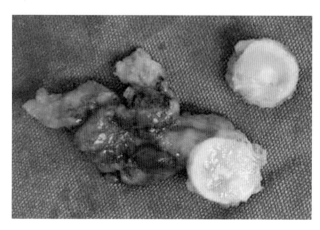

图 3-2-5-1 甲状腺颈部淋巴结转移大体标本
甲状腺颈部淋巴结转移呈圆形，色苍白，质地较硬

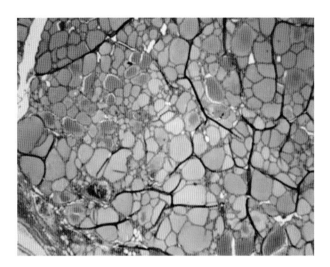

图 3-2-5-2 甲状腺颈部淋巴结转移病理 HE 染色图（×100）
镜下淋巴结内可见滤泡结构

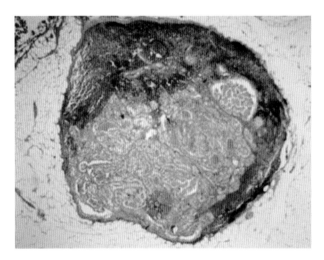

图 3-2-5-3 甲状腺颈部淋巴结转移病理 HE 染色图（×40）
显示淋巴结内乳头状结构

（四）超声检查

1. **二维灰阶超声** 甲状腺癌转移性淋巴结多发生于甲状腺原发灶同侧颈部引流区淋巴结，少数可转移至对侧。中央区（Ⅵ区）是转移性淋巴结最常见的位置，其次以Ⅲ、Ⅵ区多见，伴广泛转移时可至Ⅱ区；Ⅴ区、Ⅰ区、Ⅶ区转移极少见。Park 等研究报道，甲状腺原发灶位于甲状腺上极者可发生淋巴结跳跃式转移，即先转移至颈侧Ⅱ区或Ⅲ区淋巴结。转移性淋巴结多数边界清晰，边缘规则，大小不等，小者可仅 1～2mm，少数可达数厘米。形态呈卵圆形或圆形，伴有局灶性微小灶转移者，淋巴结形态可无明显改变。与其他转移性淋巴结相比，甲状腺癌转移性淋巴结内部回声因其病理特征具有相对特异性征象：局灶性高回声团、整体呈高回声改变、微钙化、囊性变，这几种征象的敏感性及特异性均较高，可单独出现，亦可几种征象同时并存。此外，淋

巴门回声消失、淋巴结长径 / 短径 <2 常见，但特异性较低，对于评价中央区淋巴结尤甚（图 3-2-5-4～图 3-2-5-8）。

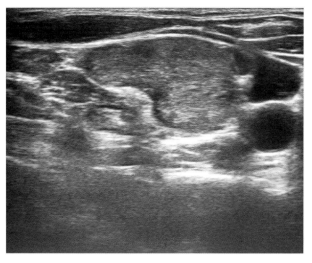

图 3-2-5-4 甲状腺颈部淋巴结转移二维灰阶超声图
甲状腺颈部淋巴结转移整体呈高回声改变

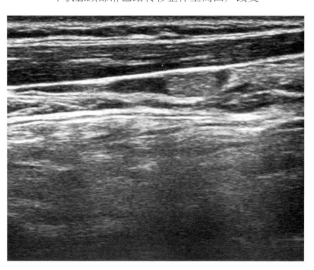

图 3-2-5-5 甲状腺颈部淋巴结转移二维灰阶超声图
甲状腺颈部淋巴结转移可见团状高回声

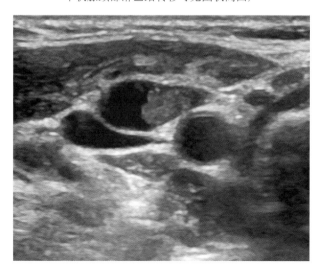

图 3-2-5-6 甲状腺颈部淋巴结转移二维灰阶超声图
甲状腺颈部淋巴结转移内部可见囊性区

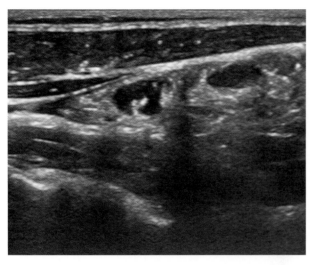

图 3-2-5-7 甲状腺颈部淋巴结转移二维灰阶超声图
甲状腺颈部淋巴结转移内部可见点状强回声

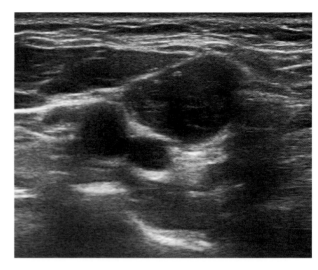

图 3-2-5-8 甲状腺颈部淋巴结转移二维灰阶超声图
甲状腺颈部淋巴结转移整体呈低回声

2. **彩色多普勒超声** 甲状腺转移性淋巴结内新生血管增多,血流信号丰富,以边缘型(包膜下)、混合型血流信号为主。在仅有局灶性微灶转移时,门型血流信号可与边缘型血流共存。当淋巴结完全

呈囊性改变时,其内血流信号消失(图 3-2-5-9)。

3. **频谱多普勒超声** 研究表明,频谱多普勒显示甲状腺乳头状癌颈部转移性淋巴结的 RI、PI 较其他肿瘤转移性淋巴结低,呈低阻型(图 3-2-5-10)。

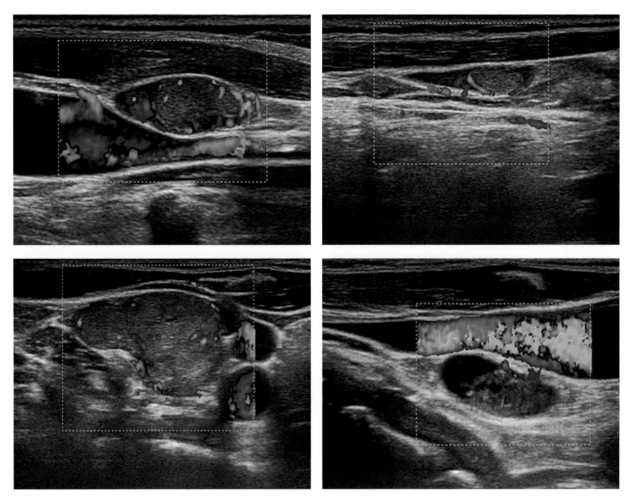

图 3-2-5-9 甲状腺颈部淋巴结转移彩色多普勒超声图
甲状腺转移性淋巴结彩色多普勒模式以边缘型、混合型血流信号为主

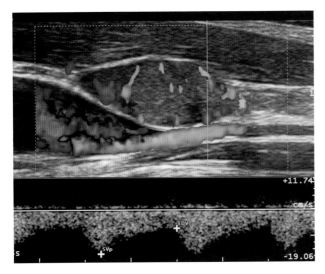

图 3-2-5-10　甲状腺颈部淋巴结转移频谱多普勒超声图
频谱多普勒显示 RI 低阻型频谱

4. 超声弹性成像　甲状腺转移性淋巴结的组织硬度值明显增加,高于非转移性淋巴结及周围肌肉组织。局灶性转移表现为团状高回声时,团状高回声区硬度值大于残余正常淋巴结的硬度值(图 3-2-5-11)。转移性淋巴结应变弹性成像评分常显示 3 分以上,当淋巴结内出现坏死、出血等呈囊性改变时,则硬度值明显下降。

5. 超声造影　超声造影可反映淋巴结的血流灌注情况,评估淋巴结整体增强的模式、增强的均匀性、淋巴门血管及有无灌注缺损区等。洪玉荣等研究发现超声造影在甲状腺乳头状癌颈部淋巴结转移方面具有较高的诊断价值,联合灰阶超声进行诊断的敏感性、特异性、准确率分别为 92.6%、91.7%、

92.2%。同时,洪玉荣等研究发现甲状腺癌转移性淋巴结表现为以下几种典型强化模式:自皮质区被膜下血管向心性不均匀性增强、周边环状强化、团状高回声区强化早于非高回声区非同步强化,特异性较高。此外,淋巴结内出血、坏死囊性变表现为局部或整体灌注缺损(ER 3-2-5-1、图 3-2-5-12)。

ER 3-2-5-1　甲状腺颈部淋巴结转移超声造影动态图

(五)相关检查

1. CT 或 MRI　CT 或 MRI 在评价甲状腺癌颈部转移性淋巴结时特异性较超声低,但因其空间分辨率高,定位准确,术前可结合 CT 或 MRI 对颈部淋巴结进行定位。

2. 超声引导下细针穿刺抽吸细胞学检查(FNAC)　具有实时精确定位、易掌握、微创等优点,对于颈部甲状腺癌转移性淋巴结诊断敏感度可达 80%~90%,准确率可达 95%~97%。美国内分泌协会(AACE/ACE/AME)临床实践指南建议对于超声发现的可疑甲状腺癌转移性淋巴结,不论大小,只要存在安全的穿刺路径,均可进行细针穿刺抽吸细胞学检查。但是 2015 版 ATA 指南则针对可疑淋巴结的不同位置和大小制定了不同的标准,指南中的淋巴结穿刺指征是:Ⅵ区淋巴结≥8mm 或颈侧区淋巴结≥10mm,反之,随访观察即可。

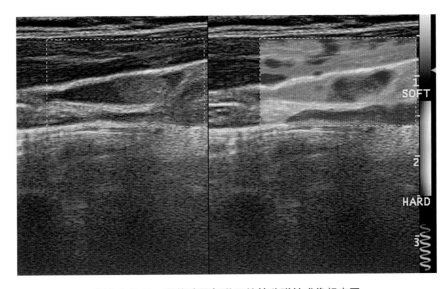

图 3-2-5-11　甲状腺颈部淋巴结转移弹性成像超声图
甲状腺转移性淋巴结弹性成像显示较硬;团状高回声区呈蓝色,残余正常淋巴结呈
绿色,说明转移区硬度值大于正常淋巴结

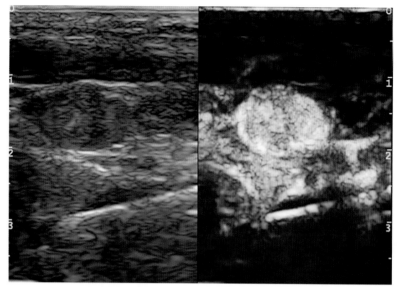

图 3-2-5-12 甲状腺颈部淋巴结转移超声造影图
超声造影可见周边环状强化、最大灌注时呈不均匀高灌注

3. 穿刺洗脱液甲状腺球蛋白(Tg)含量测定 FNAC的准确率很高，但是受细胞量的影响，存在一定的假阴性，尤其当淋巴结内出现囊性变时，FNA-Tg可作为辅助诊断方法，Tg值越高，恶性风险越高。

（六）鉴别诊断

1. 淋巴结局灶性脂肪浸润 因脂肪细胞与甲状腺滤泡大小相仿，当良性淋巴结内发生局灶性脂肪浸润时，可与甲状腺癌转移性淋巴结内团状高回声表现相似，不易区分，应仔细寻找甲状腺是否有原发灶（图3-2-5-13、图3-2-15-14）。

2. 反应性增生 各种损伤、细菌、病毒等引起淋巴结反应性增生时，淋巴结可呈圆形或椭圆形，长径/短径<2，尤其存在桥本甲状腺炎时，中央区淋巴结明显增大、增多，假阳性率较高，应仔细观察淋巴结内部特征。

3. 结核 淋巴结结核最常发生于颈部，淋巴门回声可消失，内部出现液化坏死区，当结核治愈后，淋巴结内多表现粗大钙化，少数亦可见点状钙化。

4. 颈部其他肿瘤转移性淋巴结 除了甲状腺转移性淋巴结可呈高回声改变外，其他肿瘤转移性淋巴结通常呈低回声，内部出现微小钙化少见，且通常发生于肿瘤所在部位引流区相关淋巴结。

（七）临床意义

超声检查可实时、动态观察，简便、分辨力高，是颈部淋巴结检查的首选影像学方法。结合超声弹性成像、超声造影、FNA等新技术可以显著提高甲状腺癌颈部转移性淋巴结的诊断准确率，并可为临床制定手术方式、预后评估及危险分层提供重要依据。

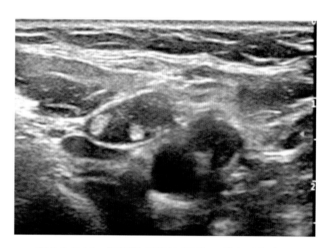

图 3-2-5-13 颈部淋巴结脂肪浸润二维灰阶超声图
颈部淋巴结内可见局灶性团状高回声

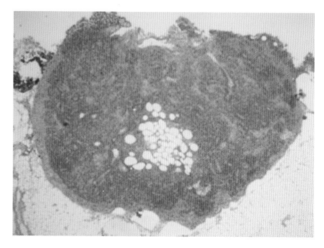

图 3-2-5-14 颈部淋巴结脂肪浸润镜下病理图
镜下病理显示淋巴结内可见局灶脂肪空泡（HE×40倍）

（董凤林）

第六节　甲状腺术后

一、术后甲状腺癌

（一）概述

甲状腺肿瘤仅占人类癌症的 1%，却代表了内分泌系统最常见的恶性病变，主要见于中青年，甲状腺癌的发病机制至今尚不清楚，环境、基因、家族等可能是其发病因素。不同病理类型的甲状腺癌的病理特点、临床表现、恶性程度及预后等有较大差别。较为常见的是甲状腺乳头状癌，5%～20% 的分化型甲状腺癌可以局部复发，大部分出现在治疗后 10 年内。

（二）病理

1. **大体标本**　乳头状癌瘤体常呈灰白色，实性，质硬，无明显包膜，呈浸润生长，中心部分可见纤维化，较大的肿瘤可见囊性结构。

2. **镜下特征**　瘤体细胞往往排列成复杂的乳头状结构，可见核沟、核内包涵体及毛玻璃样核。光镜下乳头中心有纤维血管间质，间质内常见呈同心圆状的沙砾体，据报道，20%～40% 的病例会出现鳞状化生。

（三）临床表现

甲状腺癌的病理类型不同，临床表现各异，大多数乳头状癌首先表现为甲状腺结节，可以自己扪及肿块或体检时发现，也可以淋巴结肿大就诊，单发结节中 20%～25% 为甲状腺癌，多发结节合并甲状腺癌占 4%～10%，甲状腺乳头状癌生长缓慢，恶性程度较低，预后较好。

（四）超声检查

1. **二维灰阶超声**　大多数呈低回声，边界清晰或不清，形态欠规则，大部分结节纵横比 >1（图 3-2-6-1），内部回声不均匀，微小钙化多见（图 3-2-6-2），部分内部回声均匀，形态规则呈椭圆形（图 3-2-6-3）。

2. **彩色多普勒超声**　低回声内部可见较丰富彩色血流信号（图 3-2-6-4），一般内部多于周边，血管形态不规则，分布较杂乱。部分病例内部未见明显彩色血流信号（图 3-2-6-5）。

3. **频谱多普勒超声**　频谱多普勒通常呈高阻型（图 3-2-6-6），肿瘤较大时可探测到高速低阻血流，亦可出现动静脉瘘血流频谱。

4. **超声弹性成像**　在合适的弹性成像条件下，此技术可以很好地显示结节的范围、边界、形态、

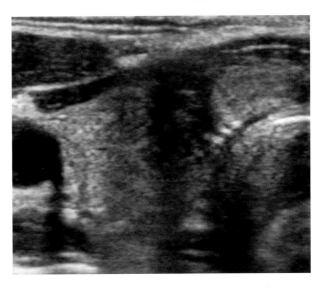

图 3-2-6-1　甲状腺术后乳头状癌二维灰阶超声图
团块呈极低回声，形态欠规则，边缘模糊，内部回声尚均匀，纵横比 >1

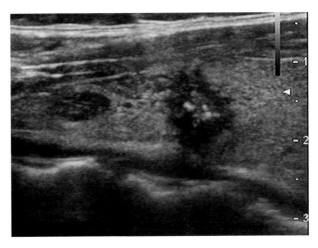

图 3-2-6-2　甲状腺术后乳头状癌二维灰阶超声图
呈极低回声，形态不规则，毛刺感，边界清晰，纵横比 >1，内部回声不均匀，伴簇状微小钙化

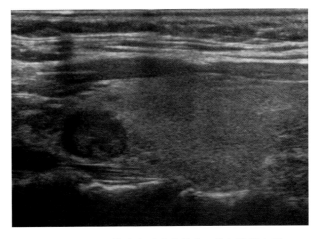

图 3-2-6-3　甲状腺术后乳头状癌二维灰阶超声图
团块呈低回声，形态规则，边界清晰，内部回声均匀，纵横比 <1

硬度等,更直观地显示结节的整体情况。甲状腺乳头状癌质地较硬,结节硬度高于邻近甲状腺实质(图3-2-6-7)。

5. **超微血流显像** 超微血流显像是一种敏感的血流显像方法,可以显示肿瘤内部血流的多少、形态及走行等,在良恶性结节的鉴别诊断中具有一定价值。超微血流显像分为Ⅰ型～Ⅳ型:Ⅰ型,内部无血流;Ⅱ型,周边有血流;Ⅲ型,内部有血流;Ⅳ型,周边及内部有血流。恶性结节往往表现为内部血管分布杂乱、粗细不等、走行迂曲或平直,特征性表现一般是内部丰富血流,周边未见明显血流(图3-2-6-8),或无血流信号显示,呈空洞样(图3-2-6-9)。

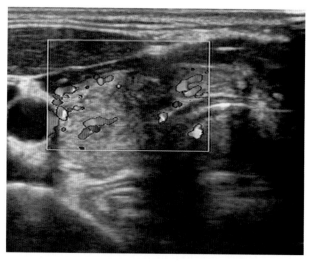

图3-2-6-5 甲状腺术后乳头状癌彩色多普勒超声图
低回声团块内部未见明显血流信号,周边少许血流

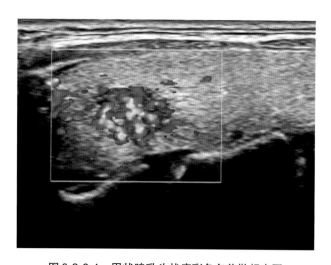

图3-2-6-4 甲状腺乳头状癌彩色多普勒超声图
低回声团块内部可见丰富血流信号,走行紊乱

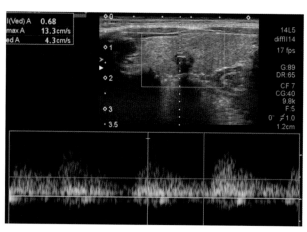

图3-2-6-6 甲状腺乳头状癌频谱多普勒超声图
低回声团块内部频谱多普勒呈高阻力型

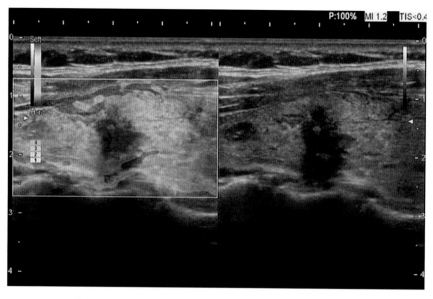

图3-2-6-7 甲状腺术后乳头状癌助力式弹性成像超声图
瘤体整体呈蓝色渲染,评分3分,后壁界限明显优于二维灰阶超声

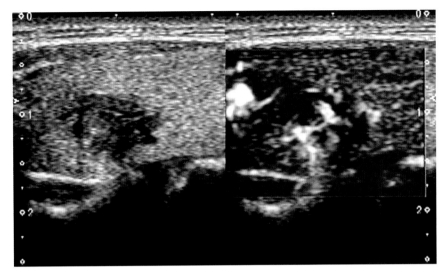

图 3-2-6-8 甲状腺乳头状癌超微血流显像图（Ⅲ型）
瘤体内部可见杂乱分布的灰阶血流信号，粗细不等，走行迂曲

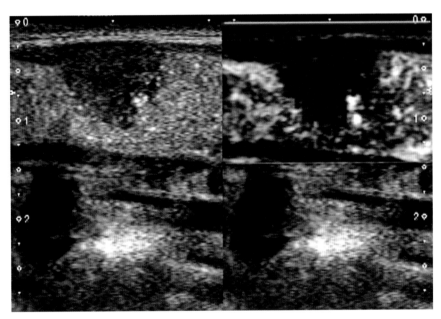

图 3-2-6-9 甲状腺乳头状癌超微血流显像图（Ⅰ型）
瘤体内部无血流灌注，呈空洞样，仅周边少量血流

（五）相关检查

1. 核医学检查 通过核医学检查可以获取病灶的位置、形态、数量及代谢等信息进行定位、定性、定量分析，在 PET 显像中病灶对 ^{18}F-FDG 局灶性摄取的增加意味着恶性肿瘤可能性增大。目前不推荐在分化型甲状腺癌随访中常规使用 PET/CT，但在下述情况下可考虑使用：①血清 Tg 水平增高（>10mg/ml）而诊断性全身显像（Dx-WBS）阴性时，协助寻找和定位病灶；②对病灶不摄碘者，评估和监测病情；③对侵袭性或转移性分化型甲状腺癌，评估和监测病情。

2. CT 表现甲状腺内密度不均匀，可见结节，低密度，边缘规则，内有散在斑片状、斑点状钙化。典型的密度改变是甲状腺癌内出现不规则高密度区内混杂不规则低密度灶。对于再次甲状腺手术的病例，对了解残留甲状腺、评估病变与周围组织的关系及评价甲状腺局部及颈部的复发有帮助，但对于较小的病灶及弥漫性病变合并结节的患者观察欠佳。

3. MRI T_1WI 呈中等或低信号，如有出血可呈高信号，T_1WI、T_2WI 显示甲状腺内结节呈不均匀长 T_1、长 T_2 信号。但 CT 和 MRI 不是分化型甲状腺癌随访中的常规检查项目。

4. 实验室检查　分化型甲状腺癌术后需要给予外源性甲状腺素抑制治疗，4～6周随访复查甲状腺功能，对已切除全部甲状腺的患者，应定期检测血清Tg水平。

（六）鉴别诊断

1. 术后肉芽肿　甲状腺癌术后复查时要注意与其他异常回声的鉴别。肉芽肿一般表现为形态不规则、边界欠清晰的低回声，内部可以出现类似钙化的强回声光点，一般排列整齐，血供不丰富，仔细观察，鉴别诊断一般并不困难。

2. 术后残留甲状腺组织　因为某种原因，部分患者会残留非常小的甲状腺组织，表现为在气管一侧低回声或等回声，边界欠清晰，形态规则，内部回声较均匀，彩色血流比较丰富。

（七）临床意义

甲状腺癌患者需要进行长期随访以便早期发现复发肿瘤和转移，动态观察分化型甲状腺癌复发或带瘤生存者病情的进展和治疗效果。分化型甲状腺癌随访应定期进行颈部超声检查，评估甲状腺床和颈部中央区及侧颈区淋巴结情况，术后首次超声检查一般为3～6个月。对甲状腺切除术后分化型甲状腺癌患者，推荐使用ATA首次危险分层系统，预测疾病持续和复发风险。

二、术后肉芽肿

（一）概述

肉芽肿属于慢性增生性炎症，一般分为异物肉芽肿和感染性肉芽肿。异物肉芽肿是由于异物不容易被吸收，异物性刺激长期存在形成的慢性炎症，病变以异物为中心形成的结节状病灶。临床上常见的是由手术缝线、粉尘滑石粉等引起的异物肉芽肿。

（二）病理

1. 大体标本　甲状腺术后灰红不规则组织，切面见灰白灰红区，有时其间可见缝线。

2. 镜下特征　灶性间质纤维及纤维母细胞明显增生，伴大量异物巨细胞聚集。具有巨噬细胞、成纤维细胞、新生毛细血管增多且胶原纤维减少的特征，感染性肉芽肿还可见大量中性粒细胞、嗜酸性粒细胞及浆细胞。

（三）临床表现

大部分为甲状腺结节术后异物肉芽肿，一般无明显不适，多在术后复查时发现。

（四）超声检查

1. 二维灰阶超声　大多数呈低回声，边界欠清晰，形态欠规则或不规则，纵横比>1（亦可<1），内部回声不均匀，可见稍强回声光点，似微小钙化，部分排列比较整齐（图3-2-6-10～图3-2-6-14）。

2. 彩色多普勒超声　大部分低回声内部无彩色血流信号显示，部分可见少许彩色血流（图3-2-6-15～图3-2-6-17）。

3. 频谱多普勒超声　低回声团块内可以测得低速血流。

4. 超声弹性成像　结节硬度稍高于邻近甲状腺实质（图3-2-6-18）。

5. 超微血流显像　显示低回声内部血流稀少，呈空洞样（图3-2-6-19）。

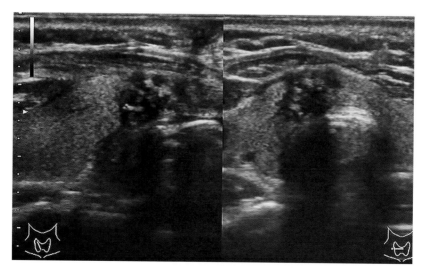

图3-2-6-10　甲状腺术后肉芽肿二维灰阶超声图
低回声，形态欠规则，纵横比>1，内部可见稍强回声，排列规则

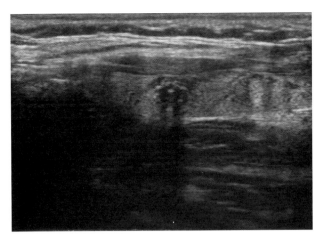

图 3-2-6-11 甲状腺术后肉芽肿二维灰阶超声图
低回声，形态欠规则，内部可见稍强回声

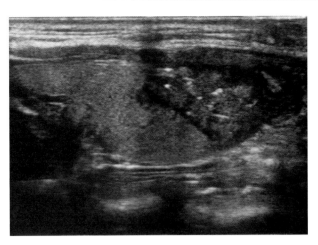

图 3-2-6-14 甲状腺术后肉芽肿二维灰阶超声图
低回声，形态不规则，纵横比<1，内部回声欠均

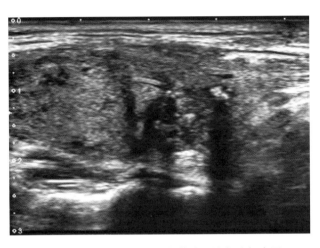

图 3-2-6-12 甲状腺术后肉芽肿二维灰阶超声图
低回声，形态不规则，边界不清，内可见散在稍强回声

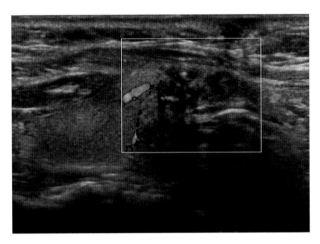

图 3-2-6-15 甲状腺术后肉芽肿彩色多普勒超声图
低回声内部未见血流信号

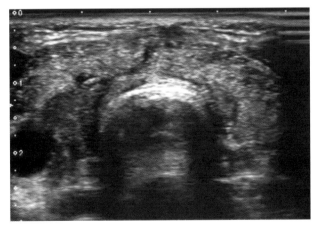

图 3-2-6-13 甲状腺术后肉芽肿二维灰阶超声图
低回声，形态不规则，边界不清

（五）相关检查

1. **核医学** 核医学不作为甲状腺术后肉芽肿复查的首选检查方法，常选择超声进行复查。

2. CT 为颈部常规的影像学检查方法，对颈部及上纵隔淋巴结转移的评价有很高的准确性，对于较大的甲状腺肿物，CT 能明确病变范围及其与周围重要结构的关系，肉芽肿时可见局限性密度减低影，边缘欠清楚，增强后强化不明显。

3. MRI 诊断价值与 CT 相仿，主要是评价病变范围及其与周围重要结构的关系，目前不推荐作为甲状腺术后肉芽肿复查的首选影像学方法。

4. **实验室检查** 结合患者实际情况，观察甲状腺功能，测定相关抗体及甲状腺球蛋白。

（六）鉴别诊断

主要与术后甲状腺乳头状癌鉴别。乳头状癌常表现为形态不规则，边缘不光滑的低回声，纵横比>1，内部有微小钙化；可有颈部淋巴结转移，血供较丰富；团块弹性成像较硬。

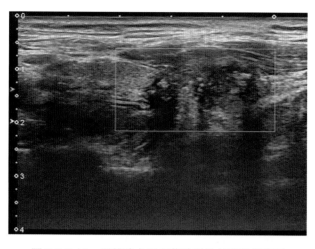

图 3-2-6-16　甲状腺术后肉芽肿彩色多普勒超声图
低回声内部可见少许血流信号

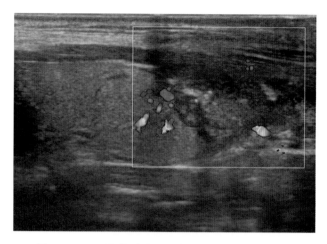

图 3-2-6-17　甲状腺术后肉芽肿彩色多普勒超声图
低回声内部可见少许血流信号

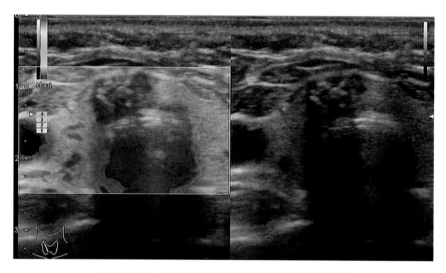

图 3-2-6-18　甲状腺术后肉芽肿助力式弹性成像图
病灶整体呈蓝色渲染

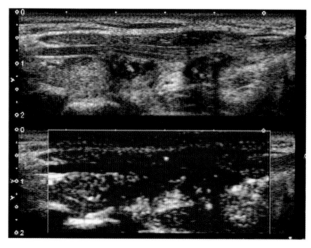

图 3-2-6-19　甲状腺术后肉芽肿超微血流显像图
病灶内未见血流灌注，呈空洞样

（七）临床意义

超声检查技术简便易行，是甲状腺疾病术后首选的影像学方法，复发病灶与其他非肿瘤性病灶的超声图特征有时不是非常明显，如残留甲状腺组织、肉芽肿等，需要仔细鉴别。

三、术后炎症

（一）概述

手术并发症是外科治疗疾病过程中发生的与手术相关的病症，这些病症有一定的发生概率，并不是可以完全避免的。甲状腺手术一般为Ⅰ类切口，少部分涉及喉、气管、食管的Ⅱ类切口。甲状腺术后切口感染的发生率为1%～2%。

（二）病理

1. **大体标本**　止血材料引起的感染术中探查可见甲状腺窝较多乳白色浑浊积液及青白色胶冻样物，与周围粘连紧密，吸净后继续探查可清除出棉絮状组织。

2. **镜下特征**　大多进行清创缝合，不进行镜下病理的观察。

（三）临床表现

切口感染的临床表现包括发热、切口红肿渗液、皮温升高、局部疼痛伴压痛等。

（四）超声检查

1. **二维灰阶超声**　甲状腺床可见不规则液性暗区，边界不清晰，形态不规则，部分内可见条索样等回声止血材料（图 3-2-6-20～图 3-2-6-22）。

2. **彩色多普勒超声**　无回声区内未见彩色血流信号显示（图 3-2-6-23）。

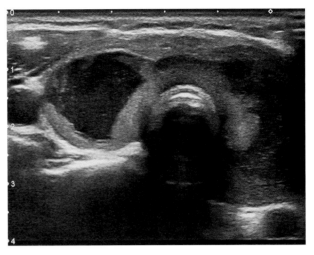

图 3-2-6-22　甲状腺术后感染二维灰阶超声图
甲状腺床可见较多液性暗区（透声不良）及条索样等回声

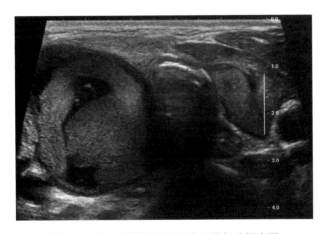

图 3-2-6-20　甲状腺术后感染二维灰阶超声图
甲状腺床可见液性暗区，形态欠规则，内部可见条索样止血材料

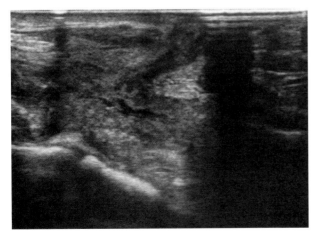

图 3-2-6-21　甲状腺术后感染二维灰阶超声图
左侧叶纵切见内部回声不均，可见少许不规则液性暗区；颈部皮下可见一梭形低回声区，形态欠规则，通向体表，形成窦道

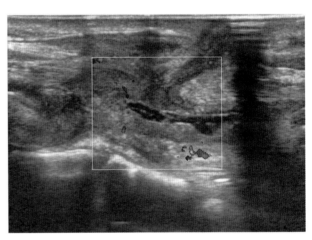

图 3-2-6-23　甲状腺术后感染彩色多普勒超声图
左侧叶纵切止血材料及颈部皮下低回声区内无血流信号

3. **频谱多普勒超声**　无回声区及止血材料内未见彩色血流信号，无频谱多普勒显示。

4. **超声弹性成像**　整个区域显示硬度不一，红蓝相间，一般不需要做弹性成像。

5. **超微血流显像**　显示无回声内部无血流分布。

（五）相关检查

1. **核医学**　甲状腺术后感染，一般选择超声进行复查，核医学检查价格较昂贵，性价比低。

2. **CT**　当发现甲状腺可疑病变时，应首选超声、甲状腺核素扫描发现病变，明确病变性质，如定性困难或病变较大需要观察病变与气管、食管、纵隔等重要结构关系时应选用 CT 或 MRI。

3. **MRI**　显示一侧或双侧颈部囊性病灶形成，T_1WI 呈低信号，T_2WI 呈高信号，部分可见细小瘘道通向皮肤下，一般较少应用增强 MRI 检查。

4. **实验室检查**　术后甲状腺功能的随访与分

化型甲状腺癌一致,发生感染时结合患者实际情况进行相应的实验室检查。

（六）鉴别诊断

1. 术后出血　甲状腺癌术后出血发生率1%～2%,多见于术后24h内,主要表现为引流量增多,呈血性,颈部肿胀,患者自觉呼吸困难。如引流量100ml/h,考虑活动性出血,应及时清创止血,否则会危及生命。

2. 术后淋巴漏　常见于颈部淋巴结清扫后,表现为引流量持续增多,每日可达500～1 000ml,甚至更多,多呈乳白色不透明液体,长时间淋巴漏可致血容量下降、电解质紊乱等,一般首选保守治疗、需禁食、肠外营养,严重者则考虑手术探查和结扎。

（七）临床意义

准确的诊断对临床处理至关重要,充分了解病史及手术情况,认真观察内部回声,彩色多普勒血流及颈部淋巴结情况,典型的超声图表现可以明确诊断。

（丛淑珍）

参 考 文 献

1. 李泉水. 浅表器官超声医学 [M]. 2 版. 北京:科学出版社,2017.

2. 周永昌,郭万学. 超声医学 [M]. 4 版. 北京:科学技术文献出版社,2002.

3. 胡建群,孙小林. 小器官超声检查技巧与鉴别诊断 [M]. 北京:科学技术文献出版社,2015.

4. 龚渭冰,徐颖. 超声诊断学 [M]. 2 版. 北京:科学出版社,2007.

5. 邬宏恂,包建东. 甲状腺疾病超声诊断图谱 [M]. 天津:天津科技翻译出版社,2014.

6. 施红,蒋天安. 实用超声造影诊断学 [M]. 北京:人民军医出版社,2013.

7. 燕山,詹维伟,周建桥. 甲状腺与甲状旁腺超声影像学 [M]. 北京:科学技术文献出版社,2009.

8. 丛淑珍,冯占武. 甲状腺及甲状旁腺疾病超声诊断——附病例分析 [M]. 广州:广东科技出版社,2018.

9. Bryan R H, Erik K A, Keith C B, et al. 2015 American Thyroid Association Management Guidelines for Adult Patients with Thyroid Nodules and Differentiated Thyroid Cancer: The American Thyroid Association Guidelines Task Force on Thyroid Nodules and Differentiated Thyroid Cancer. Thyroid, 2016, 26（1）: 10-14.

10. 潘中允. 实用核医学 [M]. 北京:人民卫生出版社,2014.

11. 马寄晓,刘秀杰,何作祥. 实用临床核医学 [M]. 3 版. 北京:中国原子能出版社,2012.

12. 鲜军舫,王振常,罗德红,等. 头颈部影像诊断必读 [M]. 北京:人民军医出版社,2007.

13. 林果为,王吉耀,葛均波. 实用内科学 [M]. 15 版. 北京:人民卫生出版社,2017.

14. 刘彤华,李维华,刘鸿瑞,等. 诊断病理学 [M]. 3 版. 北京:人民卫生出版社,2013.

15. 吕彦利. 彩超联合超声弹性成像诊断弥漫性甲状腺肿和桥本氏甲状腺炎（HT）的价值 [J]. 中国超声医学杂志,2013（11）: 961-964.

16. Papini E, Pacella C M, Hegedus L. Diagnosis of endocrine disease: thyroid ultrasound（US）and US-assisted procedures: from the shadows into an array of applications [J]. Eur J Endocrinol. 2014, 170（4）: 133-146.

17. Freesmeyer m, Opfermann T. Diagnosis of de quervain's subacute thyroiditis via sensor-navigated 124Iodine PET/ultrasound（124I-PET/US）fusion [J]. Endocrine, 2015, 49（1）: 293-295.

18. Kharchenko VP, Kotlyarow PM, Mogutow MS, et al. Ultrasound Diagnostics of Thyroid Diseases[M].Berlin and Heidelberg: Springer-Verlag, 2010.

19. 张缙熙,蒋玉新. 浅表器官及组织超声诊断学 [M]. 北京:科学技术文献出版社,2000

20. 陈林,陈悦,詹维伟,等. 超声诊断急性化脓性甲状腺炎的价值 [J]. 中国超声医学杂志,2011, 27（02）: 176-178.

21. Yang Huijie, Li De, Ye Xinhua, et al. Aspiration with or without lavage in the treatment of acute suppurative thyroiditis secondary to pyriform sinus fistula[J].Arch Endocrinol Metab, 2020, 64（2）: 128-137.

22. 董宏. 亚急性甲状腺炎超声诊断价值分析 [J]. 中华超声影像学杂志,2011（03）: 270.

23. 张传菊,杜启亘,宁春平,等. 超声弹性成像在亚急性甲状腺炎病程分期中的应用价值 [J]. 中华超声影像学杂志,2011（12）: 1047-1050.

24. Szczepanek E, Sowinski J, Ruchala M. Sonoelastography in de Quervain thyroiditis [J]. The Journal of Clinical Endocrinology & Metabolism, 2011, 96（2）: 289-290.

25. 陈琴,岳林先. 浅表器官超声造影诊断图谱 [M]. 北京:人民卫生出版社,2015.

26. Caturegli P, De Remigis A, Rose NR. Hashimoto thyroiditis: clinical and diagnostic criteria [J]. Autoimmun Rev, 2014, 13（4-5）: 391-397.

27. Ragusa F, Fallahi P, Elia G, et al. Hashimotos' thyroiditis: Epidemiology, pathogenesis, clinic and therapy [J]. Best Pract Res Clin Endocrinol Metab, 2019, 33（6）: 101367.

28. Gharib H, Papini E, Garber JR, et al. AACE/ACE/AME

Task Force on Thyroid Nodules. American association of clinical endocrinologists american college of endocrinology, and association medical endocrinology medical guidelines for clinical practice for the diagnosis and management of thyroid nodules-2016 update [J]. Endocr Pract, 2016, 22（5）: 622-639.

29. Haugen BR, Alexander EK, Bible KC, et al. 2015 American Thyroid Association Management Guidelines for Adult Patients with Thyroid Nodules and Differentiated Thyroid Cancer: The American Thyroid Association Guidelines Task Force on Thyroid Nodules and Differentiated Thyroid Cancer[J]. Thyroid, 2016, 26（1）: 1-133.

30. Wu X, Zhang L, Sun J, et al. Correlation between sonographic features and pathological findings of cervical lymph node metastasis of differentiated thyroid carcinoma [J]. Gland surgery, 10（5）: 1736-1743.

31. 岳林先, 陈琴. 甲状腺微小乳头状癌的诊治进展 [J]. 实用医院临床杂志, 2020, 17（05）: 243-248.

32. 陈易来, 詹维伟, 周伟. 超声评估甲状腺乳头状癌不同分区转移性淋巴结的价值 [J]. 中华医学超声杂志（电子版）, 2019, 16（09）: 647-652.

33. Jiwang L, Yahong L, Kai L, et al. Clinicopathologic factors and preoperative ultrasonographic characteristics for predicting central lymph node metastasis in papillary thyroid microcarcinoma: a single center retrospective study[J]. Braz J Otorhinolaryngol, 2022, 88（1）: 36-45.

34. Bassam A, Tarek S, Hicham J, et al. Correlations of neck ultrasound and pathology in cervical lymph node of papillary thyroid carcinoma[J]. Acta Chir Belg, 2020, 120（4）: 238-244.

35. Thompson LD. Thyroid gland follicular carcinoma [J]. Ear Nose Throat J, 2015, 94（3）: 100-102.

36. Cordes M, Kondrat P, Uder M, et al. Differential diagnostic ultrasound criteria of papillary and follicular carcinomas: a multivariate analysis[J]. Rofo, 2014, 186（5）: 489-495.

37. 敬文莉, 王红, 王冬梅, 等. 对比甲状腺髓样癌与滤泡癌超声特征 [J]. 中国医学影像技术, 2020, 36（09）: 1413-1415.

38. 骆洪浩, 马步云, 赵海娜, 等. 甲状腺髓样癌的超声图像特征分析 [J]. 临床超声医学杂志, 2019, 21（07）: 544-546, 565.

39. 许翔, 杨筱, 赵瑞娜, 等. 甲状腺未分化癌和乳头状癌超声成像特征的差异 [J]. 中国医学科学院学报, 2015, 37（01）: 71-74.

40. 胡景, 原韶玲. 原发性甲状腺淋巴瘤与甲状腺未分化癌的临床、超声及病理特征对照分析 [J]. 中华医学超声杂志（电子版）, 2019, 16（09）: 653-659.

41. 江明祥, 邵国良, 陈波. 原发性甲状腺淋巴瘤的 CT 表现分析 [J]. 影像诊断与介入放射学, 2014, 23（02）: 151-155.

42. 王珍芳, 彭建美, 刘波. 常规超声及超声造影联合诊断原发性甲状腺淋巴瘤 [J]. 中国超声医学杂志, 2020, 36（07）: 657-660.

第三章　甲　状　旁　腺

甲状旁腺是人类认识最晚的一个器官,于1880年被瑞典医学生 Ivar Sandstrom 发现。与其他检查相比,甲状旁腺的超声检查具有简便、快速、便宜、实时和准确等特点,彩色多普勒超声可实时观察病灶的血流情况,有助于甲状旁腺疾病的鉴别诊断,而且经超声引导下可进行穿刺活检和介入治疗。因此,超声在甲状旁腺疾病的诊断、治疗及随访中具有重要的作用。

第一节　甲状旁腺组织结构及功能

一、甲状旁腺的解剖

(一)形态与大小

甲状旁腺是与钙、磷代谢密切相关的内分泌腺,其紧贴于甲状腺背面,无韧带与甲状腺相连,形状不一,通常呈黄褐色圆形小体,略扁,表面光滑,约米粒或黄豆样大小。成人每个腺体平均长3～6mm,宽2～4mm,厚0.5～2mm,约是儿童甲状旁腺重量和体积的2倍。成人单个甲状旁腺重30～50mg,总重量120～150mg,不超过200mg。

(二)数目与位置

甲状旁腺的数目、位置变化很大,通常(约80%以上)有4个,分上下两对,分别称为上甲状旁腺和下甲状旁腺。据瑞典学者研究的503个病例的病理解剖结果显示,3%的病例只有3个甲状旁腺,13%的病例超过4个,还有极少病例缺如。上甲状旁腺通常位于甲状腺侧叶的背面中三分之一处,平环状软骨下缘的对面,在咽与食管交界处,位置较固定,小于2%的上极甲状旁腺会发生异位,如果发生变异可能的位置有咽后或食管后。下甲状旁腺多位于甲状腺侧叶后缘的下部,或远离甲状腺而靠近甲状腺下极;但因在胚胎发育过程中随着胸腺而下降,所以容易发生位置变异,最常见的位置是邻近甲

状腺下极(42%),15%于甲状腺下极侧面,39%位于"胸腺舌"内,其余位置包括颈动脉分叉处、纵隔(2%)和甲状腺内(约占1%)。

(三)甲状旁腺的血管及淋巴

甲状旁腺的血供来自上、下甲状旁腺动脉,上甲状旁腺动脉一般来自甲状腺下动脉的主要分支,少数来自甲状腺上动脉。下甲状旁腺动脉为甲状腺下动脉的主要分支。甲状旁腺静脉细小,通常注入同侧甲状腺下静脉。甲状旁腺的淋巴注入喉前淋巴结和气管前淋巴结。

二、甲状旁腺组织胚胎学

(一)甲状旁腺的胚胎发育

甲状旁腺由第3对咽囊和第4对咽囊发育而来。胚胎第5周时,第3对咽囊的背侧壁细胞增生,形成一细胞团,最初与胸腺原基相连。第7周时,原基细胞增生迅速,排列成索,其间有大而不规则的血窦和少量结缔组织。增生的细胞团随胸腺的下移脱离咽壁,与胸腺分离后下降至甲状腺下端背面,形成下甲状旁腺。与此同时,第4咽囊的背侧上皮细胞增生,并随甲状腺下移,附着在甲状腺的上端背面,形成上甲状旁腺。至胚胎第3～4个月时,腺体明显增大,主细胞出现并分泌甲状旁腺激素(parathyroid hormone,PTH)。嗜酸性细胞在出生后7～10岁时才出现,并随年龄的增长而逐渐增多。

(二)甲状旁腺的组织学

甲状旁腺腺体表面有薄层结缔组织被膜包裹,腺细胞在实质内被分隔排列成索团状,毛细血管走行其中,另外还有少量结缔组织。腺细胞可分主细胞、水样透明细胞和嗜酸性细胞三种,其中主细胞数量最多,是构成腺实质的主体细胞,细胞内的分泌颗粒含有PTH,以胞吐的方式释放入毛细血管内,其主要功能是增强破骨细胞的活动,溶解骨组织使钙入血,以及促进肠及肾小管吸收钙,从而使

血钙升高；水样透明细胞及嗜酸性细胞数量均较少，由功能已发生变异的主细胞变化而来，其形状和代谢活动各不相同。嗜酸性细胞（acidophilic cell）的数目可随年龄增长而增多，可形成大的单个结节或结节样增生，常与由其他甲状旁腺病变所导致的原发性甲状旁腺功能亢进混淆，有的甚至被误认为甲状旁腺肿瘤。在慢性肾功能衰竭患者体内，甲状旁腺中的嗜酸性细胞数量显著增多，甚至形成嗜酸性细胞结节。

三、甲状旁腺的生理功能

人类甲状旁腺主细胞分泌 PTH，与甲状腺 C 细胞分泌的降钙素（calcitonin，CT），以及 1,25-$(OH)_2$-D_3 共同调节钙磷代谢，控制血浆中钙和磷的水平。

（一）PTH 的作用

PTH 是由 84 个氨基酸构成的单链多肽，分子量约为 9kD，在循环血中的半衰期为 20～30min，其生物活性决定于 N 端的第 1～27 个氨基酸残基。PTH 是调节血钙和血磷水平的最重要激素，有升高血钙和降低血磷的作用。

（二）甲状旁腺功能的调节

PTH 的分泌主要受血钙浓度的直接控制。血钙浓度降低，可促使其分泌；反之，可抑制其分泌。长时间的高血钙，可使甲状旁腺发生萎缩，而长时间的低血钙，则可使甲状旁腺增生。另外，PTH 的分泌受多种因素的调节，血磷升高可使血钙降低，从而刺激 PTH 的分泌；而血镁浓度降至较低时，可使 PTH 分泌减少；儿茶酚胺与主细胞膜上的 β 受体结合，通过环磷酸腺苷的介导，可促进 PTH 分泌；前列腺素 PGE2 促进 PTH 分泌，而前列腺素 PGF2α 则使 PTH 分泌减少。

第二节　异位甲状旁腺

（一）概述

正常甲状旁腺紧贴于甲状腺背面，异位甲状旁腺是指甲状旁腺位于甲状腺背面以外的部位，但在甲状旁腺的胚胎发育过程中，其位置会发生变异，异位发生率约为 8.5%，其中异位于甲状腺内占 0.2%～4.0%。甲状旁腺起源于第三、第四咽囊，在胚胎时期的发育过程主要分为五个阶段，其中甲状旁腺的迁徙并产生变异的过程主要发生于第三、四阶段，在该阶段如发生异常迁移、分离延迟等，便会产生异位甲状旁腺。

（二）病理

异位甲状旁腺与正常位置甲状旁腺相同，通常呈黄褐色圆形小体，略扁，表面光滑，约呈米粒状或黄豆样大小。腺体外覆以薄层结缔组织被膜，由该被膜发生的纤维间隔伸入腺体内，将腺体分成若干小叶，甲状旁腺血管、神经及淋巴经由这些小隔进出腺体。

（三）临床表现

正常异位甲状旁腺无任何临床表现，通常是尸检或者手术意外发现。异位甲状腺肿瘤患者表现为甲状旁腺功能亢进所引起的症状，累及消化、心血管、泌尿、骨骼等多个系统，主要表现为腰腿疼痛、多饮口干、淡漠或烦躁、多虑、幻觉甚至昏迷，并伴有神经肌肉兴奋性降低症状等。

（四）超声检查

1. 二维灰阶超声　甲状旁腺区未探及甲状旁腺回声。正常异位甲状旁腺常不能发现，甲状旁腺异位情况较多，不能全部被超声所探及。异位甲状旁腺病变时甲状旁腺形态增大或甲状旁腺肿块部分超声可探及。最常见的位置是邻近甲状腺下极，其余位置包括"胸腺舌"内、气管食管旁（图 3-3-2-1、图 3-3-2-2）、甲状腺内等。典型的甲状旁腺增生常为多发，累及双侧，呈弥漫性增生或结节性增生，甲状旁腺结节性增生时，形态规则，体积较大的结节性增生可出现坏死囊性变及钙化，血供程度不如腺瘤高；典型甲状旁腺腺瘤常单发，呈椭圆形或卵圆形，边界清楚，内部回声以实性偏低回声为主，内可伴出血、坏死、囊性变，钙化少见，血供程度高；典型的甲状旁腺癌体积较大，形态不规则，内部回声不均，可伴囊性变或钙化，血供丰富，侵犯周围组织或出现淋巴结转移。

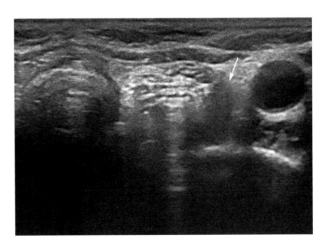

图 3-3-2-1　异位甲状旁腺腺瘤二维灰阶超声图（横切面）
异位甲状旁腺（箭头）位于食管与左侧颈总动脉之间，表现为团块状低回声

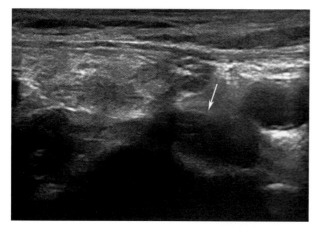

图 3-3-2-2 异位甲状旁腺腺瘤二维灰阶超声图（纵切面）
异位甲状旁腺（箭头）邻近食管、左侧颈总动脉，表现为长条形低回声

2. 彩色多普勒超声 正常异位甲状旁腺与正常位置甲状旁腺相同，内无明显血流信号或少许血流信号。异位甲状旁腺病变时血供增多，甲状旁腺增生时血供程度各异，增生腺体体积较大时血供较丰富；甲状旁腺腺瘤呈高血供，呈极性或边缘型血供（图 3-3-2-3），周边可见扩张的甲状腺外滋养动脉；甲状旁腺癌血流信号丰富，血管粗大，分布不规则。

3. 频谱多普勒超声 甲状旁腺增生的血供程度不如甲状旁腺腺瘤及甲状旁腺癌高，甲状旁腺瘤内存在丰富的毛细血管网，流速曲线通常显示为腺瘤内舒张期血流速度较高，呈低阻抗型，由于甲状腺下动脉供血甲状旁腺腺瘤，其同侧的甲状腺下动脉的峰值血流速度明显增高。甲状旁腺癌肿块内可以探及动脉和静脉流速曲线，而动脉流速曲线通常表现为低速低阻血流。

4. 超声造影 甲状旁腺增生结节与甲状腺实

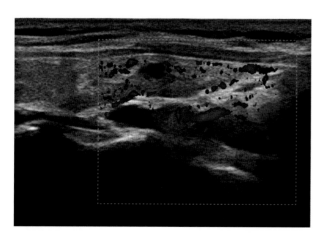

图 3-3-2-3 气管食管后方异位甲状旁腺腺瘤彩色多普勒超声图
异位甲状旁腺腺瘤病灶内血流信号中等，边缘（极性）血供

质相比，均呈同步增强、同步达峰、同步消退模式，多数呈均匀性高增强。甲状旁腺腺瘤早于和强于周围正常的甲状旁腺组织，但增强强度的个体差异较大。多数呈均匀性高增强，伴囊变区或环形钙化结节内不均匀性高增强。

5. 超声弹性成像 超声可反映甲状旁腺组织的硬度特征。甲状旁腺病变时组织硬度增加，有研究结果表明腺瘤硬度大于甲状旁腺增生，小于甲状腺癌。目前还没有弹性成像对于甲状旁腺癌的研究报道。

（五）相关检查

1. 放射性核素显像 甲状旁腺病变在早期和延迟显像上可见异常放射性浓聚灶，^{99m}Tc-MIBI 核素显像定位甲状旁腺病变是当前最简便、常用的影像学方法，既能观察甲状旁腺的位置形态，又能反映其功能状态，但在瘤体较小、甲状旁腺增生、甲状旁腺腺瘤囊性变等情况下，^{99m}Tc-MIBI 核素显像的假阴性较高。

2. CT 该检查的优势在于空间分辨率高，能将各组织间的毗邻关系清晰地显示出来，对异位的甲状旁腺组织定位准确，弥补了超声检查在异位甲状旁腺方面的不足。

3. MRI 在甲状旁腺疾病中的应用较少，但其价值与 CT 类似，在检测异常甲状旁腺组织时有较高的敏感性，定位较准确。

4. 实验室检查 正常异位甲状旁腺实验室检查无异常；异位甲状旁腺病变时，PTH 可有不同程度的增高，部分患者出现血钙增高，1,25-（OH）$_2$-D$_3$ 降低。

（六）鉴别诊断

1. 胸腺 胸腺为上纵隔最前面的器官，颈部异位胸腺常发生于左侧颈部，位置往往与甲状腺及甲状旁腺邻近。颈部异位胸腺超声可表现为与纵隔胸腺回声相似的均质性病灶，边界较清晰，有时尽管较大但占位效应不明显。

2. 颈部淋巴结 典型的颈部正常淋巴结及非特异性炎症引起的反应性淋巴结形态学结构类似肾脏，有淋巴门结构；彩色多普勒超声淋巴结通常呈淋巴门型血供。甲状旁腺疾病具有典型的极性血供及"边缘型血流"模式等特点。甲状旁腺病变一般可随着吞咽移动，而淋巴结位置则相对固定。甲状旁腺病变与恶性淋巴结都可发生坏死变性、囊性化或钙化，甲状腺乳头状癌的转移性淋巴结趋向于高回声，原发性恶性淋巴结常为多发性的。

3. 甲状腺结节 位于甲状腺包膜内的甲状旁腺腺瘤较难与甲状腺结节鉴别，但甲状旁腺腺瘤常为低回声，彩色多普勒超声显示甲状旁腺腺瘤与甲状腺结节相比，血供更为丰富，并且有极性血流。

（七）临床意义

近年来，随着高频探头、高分辨力超声及彩色多普勒血流显像的广泛应用，超声检查甲状旁腺病变获得了满意效果。超声往往难以显示未发生病变的异位甲状旁腺，只有在异位甲状旁腺增生、腺瘤、癌等发生时，才容易被超声所发现。然而，超声对甲状旁腺病变的显示率明显受到发生部位的影响，对于异位于颈部的甲状旁腺病变，可以被超声检出；而异位于胸骨后、纵隔或胸腺内的甲状旁腺病变，由于胸骨、肋骨或肺等部位的遮挡，常难以或不能被超声检出。对于这些部位的异位甲状旁腺病变，^{99m}Tc-MIBI（甲氧基异丁基异腈）、CT 或 MRI 更有诊断价值。

第三节　甲状旁腺良性病变

一、甲状旁腺腺瘤

（一）概述

甲状旁腺腺瘤（parathyroid adenoma，PA）是一种良性的内分泌肿瘤，80% 以上的病例是由于甲状旁腺腺瘤分泌过多的 PTH 引起的。甲状旁腺腺瘤以女性多见，男女比为 1:3，好发年龄为 30～50 岁，儿童和老年人少见。甲状旁腺腺瘤发生的具体原因不明，可能与 DNA 的复制过程中，11 号染色体丢失或逆转以及 *CylinD1* 基因的过度表达有关。病变累及下甲状旁腺多于上甲状旁腺，单个腺瘤者占 90%，双腺瘤的发生率为 1.9%～5.0%；另外，甲状腺内甲状旁腺腺瘤占 1.4%～4.0%。腺瘤亦可发生于胸纵隔、甲状腺内或食管后的异位甲状旁腺。

（二）病理

1. 大体标本 瘤体常呈圆形或卵圆形，表面光滑，与周围组织无粘连。大小从数毫米到鸡蛋大；一般重 0.2～1g，重量与激素水平和血清钙浓度成正比。瘤体有薄层的纤维性包膜，包膜外常有残留的正常甲状旁腺组织。较大的瘤体内可见局灶性出血区域、纤维条索，甚至可见钙化或骨化。

2. 镜下特征 瘤体由各种细胞构成，细胞排在毛细血管网周围，常有小囊，内含胶样物质。根据其细胞组成分为：①主细胞腺瘤，细胞排成小腺体状或实性团，类似甲状腺胎儿型腺瘤，腔内含粉红色液体，瘤细胞较小；②透明细胞腺瘤，细胞大，胞质透明；③嗜酸细胞腺瘤，细胞多角形，含丰富的嗜伊红星颗粒状胞质，大多属于无功能腺瘤；④混合细胞腺瘤，由上述各种细胞混合组成。

（三）临床表现

甲状旁腺腺瘤的临床表现主要与甲状旁腺功能亢进相关，其中以肾脏并发症为主的，占 70%，以骨骼系统症状为主的，占 10%，其他症状占 20%。肾脏症状是最严重的并发症，85% 的原发性甲状旁腺功能亢进的患者会有肾功能的异常；30% 的患者的临床表现与肾结石有关，患者常表现为腰背疼痛、血尿或排出结石；5%～10% 的患者可以出现肾钙沉着症。骨骼系统表现为骨痛、骨质疏松、骨畸形和病理性骨折等。部分患者有疲乏感、肌腱反射迟钝、大腿肌无力和肌痛等；部分患者可发生假性痛风、关节痛、钙化性肌腱炎等。消化系统可有胃纳不振、便秘、腹胀、恶心和呕吐等症状，部分患者可发生十二指肠溃疡病、胰腺炎等。神经系统症状较轻的患者可表现为抑郁和焦虑，症状严重者可引起精神失常，一些患者会出现人格改变，注意力难以集中，记忆力减退等症状。

（四）超声检查

1. 二维灰阶超声 甲状旁腺腺瘤常发生于甲状腺下极后下方，而上甲状旁腺腺瘤则位于甲状腺中部的后方。瘤体边界清晰，边缘规则，与甲状腺之间有一完整菲薄的高回声界面。瘤体大小不等，小腺瘤为数毫米，大腺瘤则达数厘米，一般 <2.0cm。其形态可随大小而改变，多呈卵圆形或长椭圆形，其长轴往往与颈部长轴平行；较大者可呈分叶状或不规则形，纵径超过 5.0cm 者可表现为管状；也有长方形、三角锥形等的报道，Butch 还提出泪珠形的腺瘤；内部回声以实性偏低回声为主，一般分布均匀（图 3-3-3-1、ER 3-3-3-1）。较大的瘤体（2%）内可伴出血、坏死、囊性变而出现部分无回声，极少数病例可发现完全呈囊性的腺瘤。有时，特别是瘤体大于 2.0cm 时，由于瘤体内大量纤维条索形成，呈高回声，且回声不均，并不表现为常见的均质性低回声。

2. 彩色多普勒超声 由于甲状旁腺为无导管腺体，腺瘤内部有丰富的毛细血管网，当腺瘤发生时，组织代谢活跃，血供明显增加。彩色多普勒超声仔细观察可见一支起源于甲状腺外甲状腺下动脉的滋养动脉供应瘤体，能量多普勒上显示得更明显。因为该滋养动脉从瘤体的一端进入瘤体，故又称为

"极性血供"。当滋养动脉进入腺瘤后，沿瘤体边缘呈分支状进入肿瘤深部，许多腺瘤可见明显的血管环或血管弧（图3-3-3-2）。

3. 频谱多普勒超声 频谱多普勒显示瘤体内血供通常呈低阻型，峰值流速15～35cm/s，很少超过40cm/s。舒张期速度较高（图3-3-3-3），系由于瘤体内存在丰富的毛细血管网，相当于存在动静脉短路，血流速度与甲状旁腺功能无明显关系。如果由甲状腺下动脉供血的甲状旁腺腺瘤，其同侧甲状腺下动脉的峰值血流速度明显增高；如果腺瘤由甲状腺上动脉供血，则该侧甲状腺上动脉的峰值血流速度也明显增高。

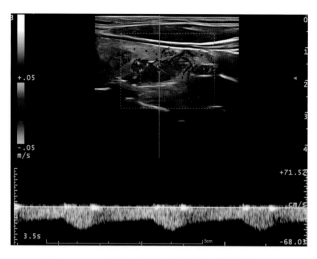

图 3-3-3-3　甲状旁腺腺瘤频谱多普勒超声图
甲状旁腺腺瘤内部血流频谱多普勒呈高速低阻型频谱

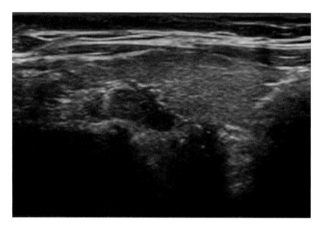

图 3-3-3-1　甲状旁腺腺瘤二维灰阶超声图

ER 3-3-3-1　甲状旁腺腺瘤二维灰阶超声动态图
甲状旁腺后方低回声肿块，形态不规则，边界清晰，内部回声尚均匀

4. 超声造影 超声造影是一种敏感的血流显像方法，在甲状旁腺腺瘤的诊断中可以发挥较大的作用。超声造影最大的特点就是可动态观察瘤体内的灌注情况，特征性表现有"增强环"和内部均匀性高灌注（图3-3-3-4、ER 3-3-3-2）。有人对甲状旁腺腺瘤的超声造影特征进行总结，瘤体增强的开始时间与最大强度近似于甲状腺组织，早于和强于周围正常的甲状旁腺组织，注射造影剂后11～14s腺瘤开始增强，16～20s达最大增强，21～23s开始减退。

ER 3-3-3-2　甲状旁腺腺瘤超声造影表现

5. 超声弹性成像 由于病灶内部脂肪成分减少，甲状旁腺腺瘤组织硬度增加，应变弹性成像显示弹性评分2～3分；不过甲状旁腺腺瘤的硬度低于邻近甲状腺实质（图3-3-3-5）。剪切波弹性成像（SWE）可对甲状旁腺腺瘤的组织硬度进行定量研究，Azizi等采用SWE对57个甲状旁腺腺瘤进行研究，结果显示甲状旁腺腺瘤的平均剪切波速度（SWV）为2.02（1.53～2.50）m/s，Tangierski等采用SWE对65个甲状旁腺腺瘤病例进行研究，结果显示甲状旁腺腺瘤的平均杨氏模量值为（5.2±7.2）kPa。

（五）相关检查

1. 放射性核素显像 核素扫描是一种在甲状旁腺定位中应用较广泛的技术，其优势在于功能成像，不受解剖因素影响。核医学中 ^{99m}Tc-MIBI 双时相显像，甲状旁腺腺瘤早期即可比正常甲状腺组织

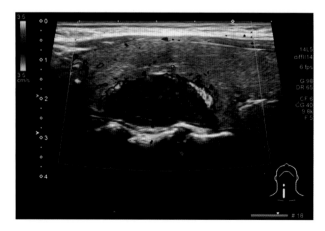

图 3-3-3-2　甲状旁腺腺瘤彩色多普勒超声图
瘤体内部血流信号丰富，周边见弧形血流信号

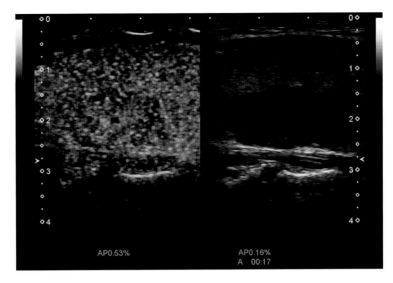

图 3-3-3-4 甲状旁腺腺瘤超声造影图
最大灌注时,瘤体呈均匀性高灌注,高于邻近甲状腺灌注水平

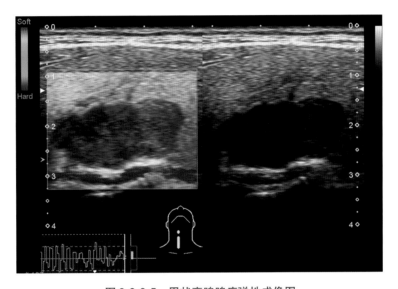

图 3-3-3-5 甲状旁腺腺瘤弹性成像图
瘤体呈现整体淡绿色,而邻近甲状腺组织呈现淡蓝色,说明甲状旁腺腺瘤
的硬度低于邻近甲状腺组织

摄取更多的 MIBI,且清除缓慢,因此早期和延迟显像上可见异常放射性浓聚灶;单光子发射计算机体层摄影术(SPECT)和 SPECT/CT 能提高甲状旁腺瘤定位的灵敏性和准确性。

2. **CT** 该检查的优势在于空间分辨率高,定位准确,弥补了超声检查在异位甲状旁腺方面的不足。CT 显示甲状旁腺腺瘤为类圆形或椭圆形软组织密度影,增强成像时表现为中等强化,能将各组织间的毗邻关系清晰地显示出来,并且可以发现异位的甲状旁腺组织。

3. **MRI** 在甲状旁腺腺瘤的术前定位中应用较少,但在检测异常甲状旁腺组织时有较高的敏感性,甲状旁腺腺瘤在 T_1WI 上呈稍低信号,在 T_2WI 上呈高信号,增强扫描呈轻至中度强化。MRI 对颈根部和纵隔内异位甲状旁腺腺瘤更有优势,定位较 CT 准确,且可多方位成像,但检查费用高。

4. **实验室检查** PTH 增高是可靠的直接依据,甲状旁腺腺瘤患者分泌的 PTH 常为正常值的数倍而非仅略有增加;血钙升高、血磷降低可辅助诊断甲状旁腺腺瘤,但钙离子的水平与患者症状的严重程度并无相关性;另外尿中环腺苷酸(cAMP)增高,可反映甲状旁腺的活性,有助于诊断甲状旁腺功能亢进。

(六)鉴别诊断

1. **甲状腺结节** 甲状腺结节与甲状旁腺病变的鉴别一般并不困难,前者多位于甲状腺实质内,后者多位于甲状腺后方、颈总动脉内侧或甲状腺内侧缘，但位于甲状腺后方的外生性甲状腺结节，可能与甲状旁腺腺瘤混淆。观察病灶与甲状腺的连续性，以及与甲状腺之间高回声分隔面的有无是鉴别两者的有效方法。另外，横切面探头加压观察病灶与甲状腺之间的相对运动，有助于甲状旁腺腺瘤的诊断。

2. 颈部淋巴结　多种疾病可以引起甲状腺后方淋巴结肿大，如果能够观察到淋巴门高回声，则容易鉴别。如果不能观察到淋巴门结构，可嘱患者做吞咽动作，甲状旁腺腺瘤一般可随着吞咽移动，而淋巴结位置相对固定。CDFI在甲状旁腺腺瘤的诊断中发挥重要作用，可以弥补二维灰阶超声的不足，淋巴结可显示以门部为中心、纵行、对称放射状分布的血流信号。

3. 甲状旁腺腺瘤、增生和癌的相互鉴别　单从超声图上甲状旁腺腺瘤、增生和癌三者很难鉴别，有时甲状旁腺腺瘤和癌甚至从病理角度也较难区分。甲状旁腺腺瘤、增生和癌都可表现为低回声；增生主要为继发性，常为4个腺体累及，其体积大小与病情发展有关；腺瘤常累及单个腺体，有包膜；甲状旁腺癌在三者中最少见，有较厚的腺体包膜，往往比腺瘤更大，体格检查时更易被触及。常规超声诊断不明确时可行超声引导下穿刺活检以明确诊断。

（七）临床意义

作为三大影像学检查之一，超声是甲状旁腺的常规检查项目。超声图上甲状旁腺病变不仅可表现为体积增大，亦可发生回声的改变，这为超声发现甲状旁腺病变提供了基础。同时，要强调甲状旁腺腺瘤临床表现在诊断中的作用，超声表现与其结合将大大提高甲状旁腺腺瘤的诊断水平。

二、甲状旁腺增生

（一）概述

甲状旁腺增生（parathyroid hyperplasia，PH）是指甲状旁腺非肿瘤性异常增生，是原发性甲状旁腺功能亢进的第二常见病因，占甲状旁腺功能亢进的10%～30%。此病多发于中青年，儿童发病率低，男女比例为1:2～4。根据病因可以分为原发性和继发性，前者是指在没有外界刺激下，病因不明的甲状旁腺增生，常伴有功能亢进；后者是指在外界因素刺激下导致的甲状旁腺腺体增生。甲状旁腺增生一般累及个体的所有甲状旁腺，少数病例仅有单个腺体受累。

（二）病理

1. 原发性甲状旁腺增生　原发性甲状旁腺增生分为主细胞增生型和透明细胞增生型，30%的主细胞增生通常有家族史或18%合并有多发性内分泌肿瘤（multiple endocrine neoplasia，MEN）。主细胞增生型：4个腺体等大或不同程度增大（下腺体常较大），4个腺体重量为150～20 000mg，多为1～3g。切面为黄褐色或红褐色，含大小不等的囊腔，内有棕色液体。镜下：主要为主细胞，嗜酸性细胞很少。透明细胞增生型：上腺体常较大，总重量大于1g，可达5～10g。腺体不规则，可有伪足或囊，非结节状，红色。镜下：由弥漫成片的透明细胞构成，无其他类型细胞，有大小不等的囊腔，内含透明液体。

2. 继发性甲状旁腺增生　继发性甲状旁腺增生是由于体内存在刺激甲状旁腺的因素，其中以慢性肾脏疾病的患者最为常见，也可见于佝偻病、骨软化病、骨髓瘤等。大体及镜下与主细胞增生型类似，有两种类型：弥漫型和结节型，后者由前者发展而来，结节性增生对药物治疗有抵抗性，这对区分结节型和弥漫型增生有一定的临床意义。

（三）临床表现

甲状旁腺增生表现为血清中的钙浓度和PTH增高，另外还有血清碱性磷酸酶增高，高氯性代谢性酸中毒及尿钙升高等。原发性甲状旁腺增生与腺瘤引起的甲旁亢表现类似，血钙水平没有腺瘤患者高，但甲状旁腺增生引起的肾结石较腺瘤患者更常见。继发性甲状旁腺增生在原有疾病的基础上出现甲旁亢的一系列症状，与原发性甲状旁腺功能亢进不同的是血钙水平低于正常。甲状旁腺增生最严重的并发症是软组织钙化，可累及心、肾、动脉壁及关节周围软组织等。当肢体血管壁钙化严重时，可以出现缺血性肌肉疼痛甚至坏疽。

（四）超声检查

1. 二维灰阶超声　甲状旁腺增生通常累及多个腺体，主细胞型增生通常位于下甲状旁腺，而透明细胞型则累及上甲状旁腺更为明显，临床上以主细胞型为主。增生腺体边界光滑，与甲状腺之间可见高回声包膜形成的分界面，这是提示甲状旁腺增生肿块来源于甲状旁腺的一个有力证据。腺体增大呈圆形、椭圆形、梭形、扁平形多见，内部回声均匀或不均匀（图3-3-3-6）。继发性甲状旁腺功能亢进以甲状旁腺不对称性增生为特点，一个患者可以同时存在弥漫性增生的小腺体和结节性增生的大腺体。甲状旁腺增生多表现为低回声，弥漫性增生多表现为均质低回声，而结节性增生者内部回声多变，早期的结节表现为增大的低回声腺体内有等回声结节；之后结节增多，最终整个腺体被结节占据，而表现为不规则形态（图3-3-3-7）。继发性甲状旁腺增生可发生坏死、囊性变和钙化，因此增生的腺体内可以出现无回声、强回声等一系列改变（图3-3-3-8）。

2. **彩色多普勒超声**　甲状旁腺增生的血流分布呈现多种形式，根据彩色多普勒血流超声表现可将其分为四种类型：A型，内部及周边没有血流信号（图3-3-3-9）；B型，周边有少许或较丰富的血流信号，内部没有血流信号（图3-3-3-10）；C型，周边没有或者有一些或者有丰富的血流信号，内部有少许血流信号（图3-3-3-11）；D型，周边没有或者有一些或者有丰富的血流信号，内部有丰富的血流信号（图3-3-3-12）。研究表明60%（12/20）的A型和B型（腺体内无血流信号）腺体为弥漫性增生或者早期结节状态，而83.7%（36/43）C型和D型（内部

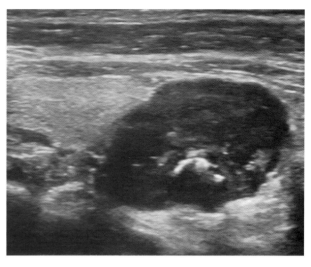

图3-3-3-8　继发性甲状旁腺增生伴钙化二维灰阶超声图
甲状腺下极后方低回声肿块，形态欠规则，边界清晰，内部可见多个钙化强回声

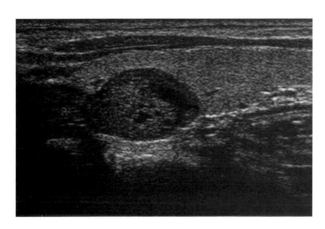

图3-3-3-6　原发性甲状旁腺增生二维灰阶超声图
甲状腺上极后方低回声肿块，形态椭圆形，边界清晰，内部回声不均匀

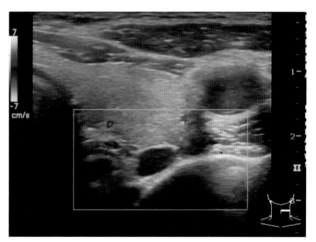

图3-3-3-9　A型血流甲状旁腺增生彩色多普勒超声图
纵切面显示增生的甲状旁腺结节周边及内部均未见血流信号

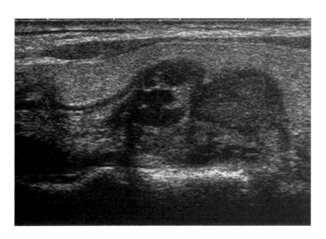

图3-3-3-7　继发性甲状旁腺增生二维灰阶超声图
甲状腺中部后方混合性回声肿块，边界清晰，形态分叶状，部分区域回声不均匀

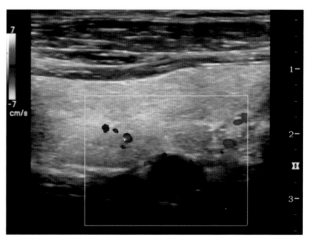

图3-3-3-10　B型血流甲状旁腺增生彩色多普勒超声图
增生的甲状旁腺腺体内部无明显的血流信号，周边少许血流信号

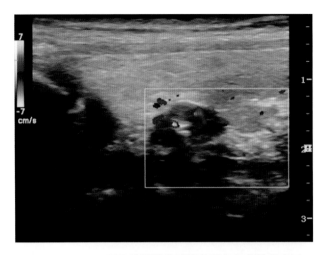

图 3-3-3-11 C 型血流甲状旁腺增生彩色多普勒超声图
增生的甲状旁腺腺体内部少量血流信号

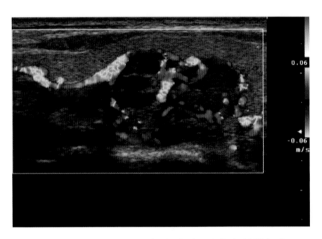

图 3-3-3-12 D 型血流甲状旁腺增生彩色多普勒超声图
增生的甲状旁腺腺体内部丰富血流信号

有任何强度的血流信号)腺体为单个结节或结节性增生。对血透患者的甲状旁腺研究中发现只有结节性增生的腺体内发现结节旁的血流(38%),而弥漫性增生的甲状旁腺中,22% 血流信号丰富,28% 有内部血流,12% 没有血流。而且血流类型与 PTH 水平相关,结节旁血流信号患者的 PTH 水平(均值 1 212.3pg/ml)比结节内部血流信号患者的(均值 765.1pg/ml)高。

3. **频谱多普勒超声** 对于彩色多普勒超声能够检出血流信号的甲状旁腺增生,频谱多普勒均可检出血流频谱,主要以动、静脉混合血流为主,多数表现为典型的收缩期单峰状低速低阻动脉频谱,少数呈收缩期为不规则峰状的低速高阻动脉频谱。有学者对 44 例甲状旁腺增生病灶内部或周边的血流进行频谱分析,结果显示:V_{max} 为 34~81cm/s,V_{min} 为 14~46cm/s,V_{mean} 为 27~56cm/s,RI 为 0.51~0.74。

4. **超声造影** 显示甲状旁腺增生的结节与甲状腺实质相比均呈同步增强、同步达峰、同步消退模式,一般呈现均匀性增强;当甲状旁腺增生性结节内部发生囊性变或较大的钙化时,可表现为局部灌注缺损。

5. **超声弹性成像** 甲状旁腺腺体内部不仅有功能细胞,而且含有质量不定的脂肪,脂肪含量和甲状旁腺的功能存在着密切的联系;当甲状旁腺增生时,腺体内的脂肪组织逐步被实质细胞所替代,脂肪含量会显著下降,腺体弹性硬度值增大;当甲状旁腺增生明显,腺体体积较大时,增生组织的类型较多,脂肪含量减少,在内部容易形成钙化灶,也会导致腺体弹性硬度受到影响。

(五)相关检查

1. **放射性核素显像** 99mTc-MIBI 双时显像利用了功能亢进甲状旁腺组织更易摄入 99mTc-MIBI 的特点,采用 99mTc-MIBI 双时显像具有一定的组织特异性,可较好地辨别正常组织与功能亢进的甲状旁腺组织。但 99mTc-MIBI 双时相平面显像对甲状旁腺增生进行诊断时,会受到病灶大小、位置等因素的影响。而采用 99mTc-MIBI SPECT/CT 断层融合显像进行诊断时,由于 CT 提供了较为清晰的解剖影像和定位功能,同时利用 CT 对核素显像进行衰减校正,改善核素显像质量,明显提高了检测准确性。

2. **CT** 该技术速度快、分辨率高、定位准确,一般在甲状旁腺腺体增生 5mm 以上时多能清楚显示,薄层扫描 + 三维重建可提高病灶的显示率。动态增强 CT 能准确定位继发性甲状旁腺增生,通过各种 CT 后处理方法能够清楚显示病灶的特点及其与周围结构的关系,同时可以评价有无肾性骨病。甲状旁腺增生在动态增强 CT 图像上表现为第 1 期明显强化,第 2 期进一步强化,第 3 期强化减退,但各期的密度均低于邻近相应层面甲状腺的密度。

3. **MRI** 与正常甲状腺组织相比,甲状旁腺增生在 T_1WI 上一般表现为等信号或稍低信号,T_2WI 上则表现为高信号。在 MRI 图像上病灶形态与超声类似,但部分病例可见明显的低信号包膜,病灶内部以均匀性信号多见;当合并出血、钙化或囊变时,信号不均匀。增强扫描时病灶解剖分辨率更高,与正常甲状腺组织相比,病灶主体强化程度略强;与平扫信号相比,病灶主体多表现为轻中度的均匀强化,而囊性变、钙化区域则无强化。

4. **实验室检查** 原发性甲状旁腺增生的特征性实验室检查是高钙血症、低磷血症、高钙尿症、高磷尿症和高 PTH 血症。继发性甲状旁腺增生最多见于慢性肾衰竭透析的患者，由于肾小球滤过率下降、尿内排出减少使得血磷浓度逐渐升高，使血钙降低，加之肾 1α- 羟化酶缺乏使钙吸收不足、钙的摄入减少等，进而抑制近曲小管产生骨化三醇，刺激甲状旁腺增生，从而导致 PTH、碱性磷酸酶（ALP）升高。

（六）鉴别诊断

甲状旁腺增生主要与甲状旁腺腺瘤、甲状旁腺癌等鉴别，具体鉴别方法见"甲状旁腺腺瘤"相关内容。

（七）临床意义

超声检查不但有助于甲状旁腺增生的诊断，还有助于甲状旁腺弥漫性增生或结节性增生的鉴别。由于结节性增生对常规药物治疗有抵抗性，通常选择手术或乙醇注射治疗，因此超声检查对甲状旁腺治疗方法的选择有一定帮助。组织学提示重量大于 0.5g 的腺体通常为结节性增生，或者是单个的结节，通过二维灰阶超声测量获得增生甲状旁腺的体积，继而换算成重量，对治疗有一定的指导意义。近来，一些研究发现弥漫性增生和结节性增生腺体的血流显像也有差别。除此之外，对腺体血流进行分析可能对治疗疗效的评估也有一定意义。

三、甲状旁腺囊肿

（一）概述

甲状旁腺囊肿（parathyroid cyst，PC）是指原发于甲状旁腺的囊性肿块，临床上比较少见，常发生于老化的甲状旁腺。甲状旁腺囊肿的形成机制目前尚无定论，可分为功能性和无功能性两种，其中，无功能性囊肿约占 85%，功能性囊肿约占 15%；前者以女性多见，而后者以男性多见。甲状旁腺囊肿的可能病因有：①在胚胎发育过程中连接第 3 鳃囊胸腺、甲状旁腺原基的 Kursteiner 管残留，由甲状旁腺组织的局部退化或分泌物在小囊泡内潴留形成；②正常甲状旁腺内多个微小囊泡扩大或融合形成囊肿；③第三和第四鳃裂残留，PTH 产生过多或分泌受阻导致潴留性囊肿形成。甲状旁腺囊肿大多位于甲状腺下极的背侧部，位置较深，而常常又是无功能的，临床上常无明显症状，常常引起临床漏诊或误诊。

（二）病理

大部分甲状旁腺囊肿直径 1～10cm，平均 4cm。甲状旁腺囊肿通常为单房性，偶尔也可呈多发性。

壁薄光滑，囊内有澄清液体，PTH 含量高。甲状旁腺囊肿常见的组织学类型有先天发育性囊肿、融合性囊肿和假性囊肿等。镜下：被覆单层立方上皮的结缔组织囊壁，其中有甲状旁腺主细胞成团分布，主细胞均匀一致，呈现淡染、颗粒状的胞质；免疫组织化学检查嗜铬素、突触素、神经元特异性烯醇化酶阳性。

（三）临床表现

无功能性甲状旁腺囊肿一般无明显临床症状，偶尔囊肿较大时可引起一些压迫症状，包括颈部不适感、咳嗽和吞咽困难等。功能性甲状旁腺囊肿可表现为甲状旁腺功能亢进的症状，早期可有肌无力、食欲减退、恶心、腰疼、多尿等；晚期表现为全身骨痛、自发性骨折、肾多发性结石、肾功能不全及高血压等；也可以出现甲状旁腺危象，这是由于囊壁内的甲状旁腺细胞分泌的 PTH 经周围丰富的毛细血管直接进入血循环所致。

（四）超声检查

1. 二维灰阶超声 甲状旁腺囊肿常发生于下甲状旁腺，囊肿大小变化较大，一般在 1～10cm 之间；由于张力较低，一般为椭圆形。由于有包膜，边界清晰，并且与甲状腺间有高回声分隔界面，不过甲状旁腺囊肿的囊壁较薄，一般壁厚＜1mm（图 3-3-3-13）。甲状旁腺囊肿后方回声增强效应明显，易与实质性病变相鉴别。当甲状旁腺囊肿内有出血或感染时，可以发现内有点状或絮状回声。

2. 彩色多普勒超声 由于是液性病变，甲状旁腺囊肿无回声内部无血流信号，但周边可探及血流信号（图 3-3-3-14）。

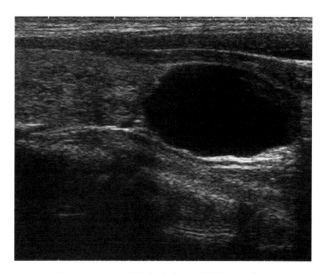

图 3-3-3-13 甲状旁腺囊肿二维灰阶超声图
甲状腺下极下方无回声肿块，形态椭圆，边界清晰，内部透声可

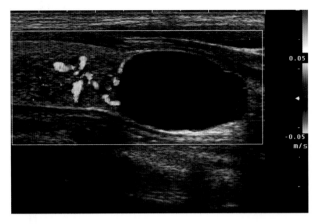

图 3-3-3-14　甲状旁腺囊肿彩色多普勒超声图
甲状旁腺囊肿内部无血流信号，上极囊壁外见点状血流信号

3. **超声造影**　超声造影显示甲状旁腺囊肿内部无造影剂充填，但囊肿的囊壁轮廓清晰，可呈细线状等增强。对于功能性囊肿，超声造影可显示囊壁不光滑，发现囊壁上细小的实性凸起或分隔，可表现为高增强或等增强。

（五）相关检查

1. **放射性核素显像**　^{99m}Tc-MIBI 双时显像对于功能性甲状旁腺囊肿能够显示特异性的显影剂浓聚，而对于非功能性的甲状旁腺囊肿没有应用价值。

2. **CT**　对于较大的、位置较典型的甲状旁腺囊肿，CT 可以作出较明确的诊断，特别是三维重建可以更好地观察病变与周围结构的关系；但对于较小的甲状旁腺囊肿，因 CT 的组织分辨率较低，甚至不能分辨病灶是否为囊性病变。CT 图像上，甲状旁腺囊肿表现为位于气管食管沟、气管旁与颈总动脉之间的间隙；较大甲状旁腺囊肿部分可以进入纵隔。甲状旁腺囊肿多为规则的圆形或椭圆形，与甲状腺交界区呈平直的线征。甲状旁腺囊肿的 CT 值较低，一般为 7～30Hu。因甲状旁腺囊肿与甲状腺之间存在脂肪间隔，故增强前、后囊性病变与甲状腺边界情况相仿。

3. **MRI**　在显示甲状旁腺囊肿的大小、周围结构关系及辨别病灶性质时，MRI 具有 CT 和超声的综合优势，甲状旁腺囊肿呈长 T_1 长 T_2 信号，在 T_2WI 和 FIETA 序列均呈高信号，在 FLAIR 和 DWI 序列呈低信号，边缘较光滑、锐利，但 MRI 费用较高，并且很多甲状旁腺囊肿是因甲状腺病变而偶然发现。因此，MRI 在甲状腺病变诊断中的价值远低于超声及 CT 检查。

4. **实验室检查**　功能性甲状旁腺囊肿的实验室检查一般表现为甲状旁腺功能亢进的指标异常，

比如高钙血症、低磷血症、高钙尿症、高磷尿症和高 PTH 血症等。无功能性甲状旁腺囊肿的实验室检查一般无明显异常。

（六）鉴别诊断

1. **与甲状旁腺起源的其他肿块鉴别**　甲状旁腺囊肿一般表现为薄壁无回声肿块，较容易与甲状旁腺腺瘤、甲状旁腺增生或甲状旁腺癌等实质性病变鉴别开来，这些实质性病变多表现为低回声。当囊肿发生感染或出血时，内部可见絮状回声，如果不能排除实质性病变的可能，可借助彩色多普勒超声或超声造影，内部无血流灌注是其特征。

2. **与甲状腺后突性囊性结节鉴别**　甲状旁腺囊肿有包膜，边界清晰，囊肿壁较薄，与甲状腺组织之间有高回声界面分隔，其包膜与甲状腺的包膜之间呈锐角，无回声内部一般透声较好，并且探头加压可见其与甲状腺同步运动；而甲状腺囊性结节壁稍厚，瘤体边缘与甲状腺包膜之间的夹角呈钝角，无回声内部一般可有细点状回声、纤维带状分割或团状高回声漂浮。

3. **与颈部其他囊性肿块鉴别**　颈部常见的囊性肿块还有甲状舌管囊肿和鳃裂囊肿等，甲状舌管囊肿位于颈部正中，与舌骨关系密切；鳃裂囊肿常位于上颈部，大多在舌骨水平、胸锁乳突肌上 1/3 前缘附近。

（七）临床意义

超声诊断囊性病变具有较大的优势，很容易对甲状旁腺囊肿作出准确诊断。无功能性甲状旁腺囊肿大多无临床症状，一般是在做甲状腺、颈部血管等超声检查时被发现。若有压迫症状，可行超声引导下化学消融治疗。对于有功能的甲状旁腺囊肿亦可行超声引导下化学消融治疗或外科手术治疗。

第四节　甲状旁腺癌

一、概述

甲状旁腺癌（parathyroid carcinoma，PC）是一种罕见的内分泌系统恶性肿瘤，发病率占全身肿瘤的 0.05%，占原发甲状旁腺功能亢进患者的 0.5%～5%。男女发病比例为 2.25∶1。甲状旁腺癌的国外平均发病年龄为 45～55 岁；国内平均发病年龄较低，约为 34 岁。甲状旁腺癌较良性病变引起的原发性甲旁腺亢进提前了约 10 岁。病因尚不明确，但多项高风险因素提示可能与甲状旁腺癌的发生有关，高危因素包括放射线的接触、家族性甲状旁腺功能亢进和遗传性因素等，分子病理基础发现 CyclinDl 表达异常以及 *HRP12* 基因突变可能与甲状旁腺癌的发生有关。

二、病理

肿瘤体积一般较大，直径 1.3～6.2cm，平均重量为 12g，切面红褐色或灰白色、质硬、形状不规则、分叶状或有伪足，常常可见灰白色致密纤维样物质与周围组织粘连，包膜被侵犯，内部坏死亦常可见。镜下：①肿瘤细胞常以主细胞为主，偶见嗜酸性细胞癌；②核/质比增大，出现核仁，核分裂象较多（>5 个/10HPF）；③粗纤维束将细胞分隔成团，呈团索状排列，团索之间有厚的纤维间隔；④肿瘤穿透包膜并在周围组织内生长，可侵犯包膜上或包膜外的血管、神经；⑤肿瘤内散在、灶状凝固性坏死。

三、临床表现

根据临床表现可分为功能性甲状旁腺癌和无功能性甲状旁腺癌，功能性甲状旁腺癌占 90% 以上，无功能性甲状旁腺癌不到 10%。

（一）功能性甲状旁腺癌

功能性甲状旁腺癌早期可能有疲劳、乏力、食欲减退、消瘦、恶心、呕吐、烦渴和多尿等非特异性症状。后期主要表现为与高钙血症相关的症状，这与良性病变引起临床表现相似，但往往更为严重，表现更为复杂：30%～76% 的患者可触摸到质硬、固定的颈部肿块；多数患者的血钙 >3.5mmol/L，部分患者可出现甲状旁腺危象；39%～73% 的患者有骨损害，表现为骨质疏松、囊状纤维性骨炎、棕色肿瘤及骨折；27%～64% 的患者发生肾脏损害，表现为肾结石或肾钙质沉着症；11%～32% 的患者发生颈部淋巴结转移；17%～32% 的患者发生远处转移，常见的转移部位包括肺和骨等；36%～65% 的患者术后出现局部复发；部分患者可侵犯甲状腺、气管和食管等邻近器官，若肿块累及喉返神经可有声嘶表现，少数患者可并发胰腺炎、消化性溃疡等。

（二）无功能性甲状旁腺癌

无功能性甲状旁腺癌是临床上更为少见的一种亚型，它主要表现为颈部肿块，肿块较功能性甲状旁腺癌患者更大，容易累及喉返神经引起声嘶，而高钙血症和 PTH 血症常不明显。

（三）甲状旁腺癌合并其他疾病

临床上亦常见甲状旁腺癌合并慢性肾功能不全，该类患者的甲状旁腺常表现为不同的病变，往往是甲状旁腺增生、腺瘤、癌合并存在。由于慢性肾功能不全疾病本身及长期规律血液透析，该类患者的高钙血症常不显著。

四、超声检查

（一）二维灰阶超声

1. **大小与形态**　甲状旁腺癌发展快，因此直径较大，平均可达 24mm，形态不规则，多呈分叶状，也有少数呈圆形或椭圆形，往往浸润周围组织。Hara 等对比了 16 例甲状旁腺癌和 61 例甲状旁腺瘤的超声表现后发现，两者的平均纵横比（A/T）分别为 1.21 和 0.64，其中 94% 的甲状旁腺癌纵横比大于 1.0，而在甲状旁腺瘤中仅为 5%。以纵横比≥1 诊断甲状旁腺癌的敏感性为 94%，特异性为 95%。

2. **部位与边界**　甲状旁腺癌几乎都只累及一个甲状旁腺，以下旁腺多见，异位者极罕见。瘤体边缘模糊、边界不清多见，这是由于肿瘤常浸润包膜而且成纤维反应明显，与周围组织粘连严重。在许多病例，甲状旁腺癌和腺瘤及增生在超声上无法鉴别，对周围结构（如肌肉和血管）的浸润是超声诊断甲状旁腺恶性病变唯一可靠的标准（图 3-3-4-1）。

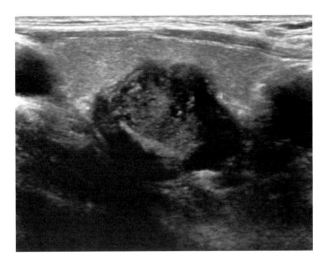

图 3-3-4-1　甲状旁腺癌二维灰阶超声图
肿瘤边界不清，向周围组织浸润，内部回声不均匀，可见液性无回声和钙化强回声

3. **内部回声**　甲状旁腺癌多表现为实质性低回声，后方可有声衰减，由于瘤体内含有大量纤维小梁结构，因此内部回声不均匀。此外，还可发生囊变而呈无回声区，且易钙化，钙化率可达 25%，故甲状旁腺肿块内有钙化强回声伴声影者应怀疑甲状旁腺癌可能（图 3-3-4-1）。

（二）彩色多普勒超声

甲状旁腺癌血流信号较丰富，有时类似于甲状腺功能亢进时的"火海"征（图3-3-4-2）。

（三）频谱多普勒超声

肿块内可以探及动脉和静脉流速曲线，而动脉流速曲线通常表现为低速（25～35cm/s）低阻血流（图3-3-4-3）。

（四）超声造影

超声造影有助于甲状旁腺癌的诊断，一般表现为不均匀高灌注病灶。

（五）超声弹性成像

甲状旁腺癌质地较硬，弹性成像显示甲状旁腺癌一般硬度偏高，改良分类法为4～5分（图3-3-4-4）。

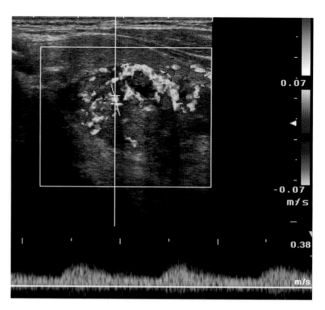

图3-3-4-3　甲状旁腺癌频谱多普勒超声图
肿瘤内部血流信号呈现低速低阻特征

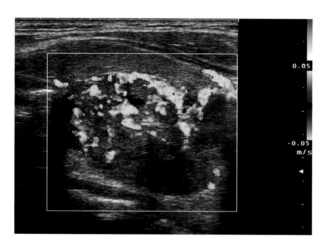

图3-3-4-2　甲状旁腺癌彩色多普勒超声图
肿瘤内部可见丰富的花色血流信号

五、相关检查

（一）放射性核素显像

^{99m}Tc-MIBI双时相显像显示甲状旁腺癌表现为病灶区域异常放射性浓聚，有助于甲状旁腺癌的术前定位，但无法对甲状旁腺癌与甲状旁腺来源的其他良性肿块进行鉴别。有研究认为甲状旁腺癌对^{99m}Tc-MIBI的摄取程度明显低于甲状旁腺腺瘤，病灶部位的放射性浓聚程度与周围组织本底相差不大。Campenn等的研究中，部分甲状旁腺癌表现为阴性，而Cakir等报道的5例甲状旁腺癌均表现为阳性。

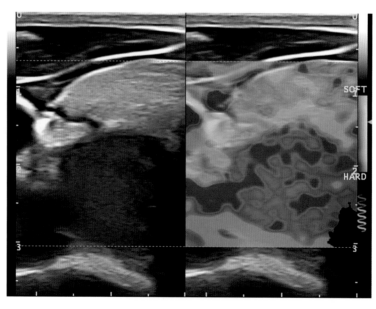

图3-3-4-4　甲状旁腺癌超声弹性成像图
肿瘤硬度评分4分，瘤体以红色为主，而邻近组织以绿色为主，说明肿瘤硬度高于邻近组织

（二）CT

CT检查可见甲状旁腺区形态不规则或分叶状肿块，边界清或不清，密度不均匀；如果肿块体积较大，可见肿块对邻近组织造成的推挤效应。巨大甲状旁腺肿块内常可出现钙化，对甲状旁腺癌的诊断有提示作用。注射造影剂后，肿块可出现明显的不均匀强化。CT显示范围广，大体解剖显示清晰，在发现局部和远处转移方面均有较大优势。

（三）MRI

MRI对甲状旁腺癌的诊断价值与CT相仿，多表现为信号不均匀的实质性肿块。

（四）实验室检查

实验室检查可表现为多个指标的异常，主要有血钙 > 3.5mmol/L，PTH明显升高，血碱性磷酸酶异常升高、血磷降低、尿钙持续增高。

六、鉴别诊断

甲状旁腺癌为起源于甲状旁腺的恶性肿瘤，主要与甲状旁腺增生、甲状旁腺腺瘤等良性疾病辨别，具体鉴别方法见"甲状旁腺腺瘤"相关内容。

七、临床意义

超声检查是评估甲状旁腺癌最基本的手段，超声声像特征结合临床症状、生化检查和其他影像学检查有助于甲状旁腺癌的诊断。甲状旁腺癌最基本的治疗手段是手术治疗，然而术后复发率高达50%，大多数复发的病例发生在首次术后的2~3年内，但是也有长达23年未复发的病例报道，因此坚持超声随访和血钙测定非常重要。

第五节　多发性内分泌肿瘤

一、概述

多发性内分泌腺肿瘤（multiple endocrine neoplasia，MEN）为一组常染色体显性遗传病，通常累及2个或2个以上的内分泌腺体。MEN有很明显的家族遗传倾向，患病率无明显性别差异。MEN表现为多个内分泌腺同时或相继发生肿瘤或增生，伴有功能亢进和恶性病变。应该注意的是不少MEN患者其首发症状为甲状旁腺功能亢进，经追溯病史和进行综合影像学检查而发现其他部位的内分泌肿瘤，因此MEN并不是十分少见。

二、病理

MEN可分为MEN Ⅰ型和MEN Ⅱ型，MEN Ⅱ型又可分为MEN Ⅱa和MEN Ⅱb二型。MEN Ⅰ型也称为Wermer综合征，受累的腺体通常包括甲状旁腺、胰腺胰岛细胞、垂体前叶，伴有的肿瘤包括面部血管纤维瘤、胶质瘤、肾上腺皮质肿瘤、脂肪瘤和前肠类癌等。甲状旁腺腺瘤和增生是MEN Ⅰ型最常见的病变，可见于95% MEN Ⅰ型患者，一般累及4个腺体。MEN Ⅱ型中MEN Ⅱa型常发生甲状腺髓样癌、嗜铬细胞瘤和甲状旁腺肿瘤；MEN Ⅱb型常发生甲状腺髓样癌、嗜铬细胞瘤及可伴有口唇多发黏膜神经瘤、胃肠道节细胞神经瘤、马方综合征、巨结肠等。

三、临床表现

MEN是指同一个体在多个不同的内分泌腺体中先后或同时发生肿瘤（增生），其临床表现以功能亢进为特征。MEN的临床表现各异，MEN Ⅰ型最先受累的是甲状旁腺，症状是甲状旁腺功能亢进，其次是胰腺内分泌肿瘤和垂体腺瘤。MEN Ⅱ型最先受累的是甲状腺，表现的症状是甲状腺髓样癌，其次是嗜铬细胞瘤和有或无甲状旁腺功能亢进。

四、超声检查

（一）二维灰阶超声

MEN Ⅰ型主要病变为甲状旁腺腺瘤或增生、胰腺内分泌肿瘤和垂体肿瘤。超声图像上主要表现为甲状旁腺不同程度或均等性的甲状旁腺增生，甲状旁腺体积增大，内部呈弥漫性或结节样增生，形态规则，内部血流信号少许，体积较大时血供较丰富，以边缘型为主（图3-3-5-1、图3-3-5-2）；胰腺内分泌肿瘤的绝大多数肿瘤体积小，超声表现为低回声，回声均匀，边界清楚。

MEN Ⅱa型的主要病变为甲状腺髓样癌、嗜铬细胞瘤和甲状旁腺腺瘤或增生。典型甲状腺髓样癌的超声特点包括：低回声结节，边界相对清晰，边缘不规则，内部回声通常不均匀，结节内伴微钙化或粗大钙化，无声晕，血供较丰富，以混合型多见。嗜铬细胞瘤超声表现为圆形或椭圆形，边界清楚，边缘呈高回声，肿块较大时可出现囊性变或出血，血流信号丰富。甲状旁腺腺瘤或增生超声图像同MEN Ⅰ型。

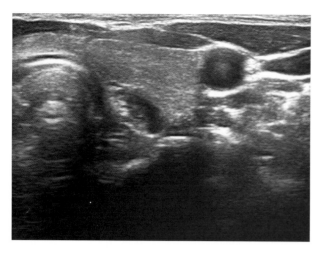

图 3-3-5-1　MEN 甲状旁腺增生二维灰阶超声图（横切面）
横切面显示甲状旁腺呈椭圆形

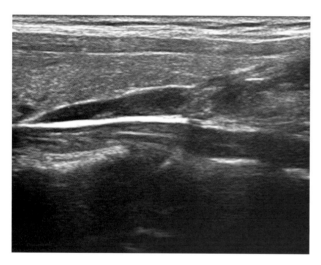

图 3-3-5-2　MEN 甲状旁腺增生二维灰阶超声图（纵切面）
显示甲状旁腺呈长条形

（二）彩色多普勒超声

增生的甲状旁腺内部血流信号少许，体积较大时血供较丰富，以边缘型为主（图 3-3-5-3）。

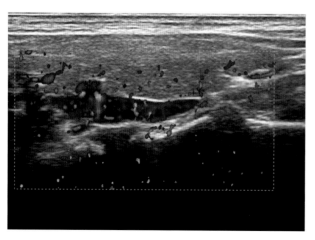

图 3-3-5-3　MEN 甲状旁腺增生彩色多普勒超声图
病灶内部见丰富血流

（三）频谱多普勒超声

甲状旁腺为无导管腺体，当甲状旁腺增生或腺瘤发生时，组织代谢活跃，血供增加。腺瘤频谱可表现为高速低阻型。

五、相关检查

（一）放射性核素显像

正常甲状旁腺 ^{99m}Tc-MIBI 核素显像阴性；甲状旁腺病变在早期和延迟显像上可见异常放射性浓聚灶。^{99m}Tc-MIBI 核素显像定位异位甲状旁腺是当前最简便、常用的影像学方法，既能观察甲状旁腺的位置形态，又能反映其功能状态，在诊断多发性内分泌腺肿瘤综合征中起到了重要作用。

（二）CT

CT 检查的优势在于空间分辨率高，显示范围广，大体解剖显示清晰。在发现其局部病灶和远处转移灶方面有较大优势，对垂体、胰腺、肾上腺等病变定位、定性准确，弥补了超声检查的不足。

（三）MRI

MRI 的应用价值与 CT 类似，对于 MEN 患者非甲状旁腺病变的评估极具优势，其对垂体、胰腺、肾上腺等部位病变定位、定性准确率极高，弥补了超声检查的不足。

（四）实验室检查

MEN Ⅰ 型的定性诊断主要依据生化检测，包括空腹胃泌素、胃酸、血糖、血钙、胰岛素水平测定等，定位诊断相对困难。MEN Ⅱ 型可通过测定血钙、降钙素、血尿儿茶酚胺、五肽胃泌素试验等实验室检查诊断。MEN 累及甲状旁腺时，PTH 可有不同程度的增高，部分患者出现血钙增高，1,25-（OH）$_2$-D3 降低。

六、鉴别诊断

（一）继发性甲状旁腺增生

临床上多见于维生素 D 缺乏症、严重肾功能不全、骨软化症、妊娠或哺乳期妇女等患者，由于体内存在刺激甲状旁腺的因素，刺激甲状旁腺增生肥大。与多发性内分泌肿瘤中甲状旁腺增生的鉴别主要依靠临床症状以及其他影像学检查手段。

（二）颈部淋巴结

多发性内分泌肿瘤患者超声评估甲状旁腺有无病变需要与甲状腺结节、颈部淋巴结等鉴别，其中如果能够观察到甲状腺后方淋巴门高回声，则容易鉴别；淋巴结位置相对固定，甲状旁腺病变一般可随着吞咽移动。

（三）与甲状旁腺腺瘤、甲状旁腺癌的相互鉴别

超声图上很难鉴别增生、腺瘤和癌三者，腺瘤常累及单个腺体，有包膜；甲状旁腺癌肿瘤体积一般较大，形状不规则，质硬，包膜侵犯周围组织。与多发性内分泌肿瘤中甲状旁腺增生的鉴别还需结合患者的临床症状以及其他影像学检查手段。

七、临床意义

MEN 可累及包括甲状旁腺在内的多个内分泌器官，超声检查具有方便、快捷、图像分辨率高等特点，可以对全身多个部位进行连续多次反复扫查，以检出 MEN 的可能病变。然而，超声对于垂体、胰腺等部位的显示不如 CT 和 MRI，因此必要时多个检查方法联合应用，可以提高 MEN 的定位和定性诊断。

（陈　林）

参 考 文 献

1. 巩莉. 彩色多普勒超声对继发性甲状旁腺功能亢进症的诊断及心功能评价价值分析 [J]. 影像研究与医学应用，2021，5（04）：243-244.

2. 刘立志，李建国. 多模态超声在继发性甲状旁腺增生诊断中的临床意义 [J]. 医学理论与实践，2021，34（05）：844-846.

3. 怀宙阳，董冰子，王颜刚，等. 颌下腺内侧异位甲状旁腺腺瘤 1 例 [J]. 精准医学杂志，2021，36（01）：93-94.

4. 颜炜，周彦，张微，等. 甲状腺内异位的甲状旁腺功能亢进症一例 [J]. 中华普通外科学文献（电子版），2021，15（06）：450-451.

5. 郭良云，刘炜佳，刘燕娜，等. 超声弹性成像技术在鉴别诊断甲状旁腺增生和腺瘤中的应用价值 [J]. 中国超声医学杂志，2020，36（11）：976-979.

6. Cakir B，Cuhaci Seyrek FN. Topaloglu O，Ultrasound elastography score and strain index in different parathyroid lesions [J]. Endocr Connect，2019，8（12）：1579-1590.

7. 吕京敏，张俊花. 高频超声对无功能性甲状旁腺囊肿的应用价值 [J]. 实用医技杂志，2019，26（08）：969-970.

8. Dai HX，Li JW，Zhang YQ，et al. Screening of parathyroid gland by high frequency ultrasound and the relationship between recurrent urinary calculi and primary hyperparathyroidism [J]. Eur Rev Med Pharmacol Sci，2018，22（17）：5447-5451.

9. Xue J，Liu Y，Ji T，et al. Comparison between technetium-99m methoxyisobutylisonitrile scintigraphy and ultrasound in the diagnosis of parathyroid adenoma and parathyroid hyperplasia [J]. Nucl Med Commun，2018，39（12）：1129-1137.

10. 薛勤，陈则君，赵可，等. 甲状旁腺腺癌合并乳头状甲状腺微小癌超声表现 1 例 [J]. 中国医学影像技术，2018，34（10）：1599.

11. 吕朝阳，曹文，卢瑞刚，等. 术前及术中超声在甲状旁腺腺瘤诊疗中的价值研究 [J]. 临床耳鼻咽喉头颈外科杂志，2018，32（17）：1339-1342.

12. 赵璐璐，章建全. 多模式超声在无功能性甲状旁腺囊肿诊断中的应用 [J]. 海军医学杂志，2018，39（02）：155-157，161.

13. 于宏，赵艳辉. 超声诊断甲状旁腺腺瘤的临床应用 [J]. 内蒙古医学杂志，2015，47（02）：211-212.

14. Chandramohan A，Sathyakumar K，John RA，et al. Atypical ultrasound features of parathyroid tumours may bear a relationship to their clinical and biochemical presentation. [J]. Insights Imaging，2014，5（1）：103-111.

15. Cristina G. Thyroid and parathyroid ultrasound [J]. Med Ultrason，2011，13（1）：80-84.

16. 陈淼，沈嫱. 超声诊断甲状旁腺腺癌术后连续复发 1 例 [J]. 实用医学杂志，2011，27（21）：3972.

17. Ishibashi M，Nishida H，Hiromatsu Y，et al. Comparison of technetium-99m-MIBI，technetium-99m-tetrofosmin，ultrasound and MRI for localization of abnormal parathyroid glands [J]. J Nucl Med，1998，39（2）：320-324.

第四章 介入超声诊断与治疗

第一节 穿刺活检

一、概述

随着超声普查及高频超声的广泛应用，越来越多的甲状腺结节被筛查出来，超声检查发现人群中甲状腺结节的患病率为22%～76%。其中，大部分结节为良性，无明显症状，约5%为恶性，需要进一步处理。高分辨率超声虽然可以测量结节大小，对其危险度进行分层，但在术前明确性质还需要通过穿刺取得病理依据。1930年，Martin和Ellis最早开始研究甲状腺和颈部肿块的细针穿刺活检。1977年，Walfish等报道了超声引导下经皮甲状腺结节穿刺的研究工作。目前，超声引导下细针穿刺抽吸活检（ultrasound-guided fine needle aspiration biopsy, US-FNAB）技术日臻完善，已在临床上广泛开展和应用，是甲状腺结节诊断与鉴别诊断的重要手段。以US-FNAB细胞学检查结果为基础，可以大大减少不必要的甲状腺手术。在超声引导下既能清晰显示结节的位置、内部回声、血供、与周围组织脏器的位置关系，又可实时显示针尖的位置及进入结节的动态过程，保证采样准确。US-FNAB操作简单易行、准确性高、安全性好，禁忌证少，可作为结节后处理的主要依据，已成为临床判断甲状腺结节良恶性最重要、最有效的方法。

二、适应证和禁忌证

（一）适应证

对于甲状腺结节US-FNAB的适应证，国内外制定的指南内容不尽相同。虽然都强调超声征象对结节危险分层的重要性，但对于何种大小的结节需要进行穿刺，国内外差异较大。综合国内外各个指南，适应证可以归纳为以下几点：

1. 结节不论大小，伴相关的可疑淋巴结病变。

2. 结节需要手术或经皮消融治疗前。

3. 最大径＞10mm的超声可疑结节。

4. 最大径＜10mm的超声可疑结节，可予超声随访观察，一般不常规推荐US-FNAB。但具有以下一项，可进行US-FNAB：①多个可疑病灶；②对侧结节确诊为甲状腺癌，需手术保留另一侧甲状腺时；③血清降钙素水平异常升高；④高度疑似病灶甲状腺包膜外侵犯；⑤可疑结节邻近"危险三角"区，或伴有相关临床症状（如声音嘶哑或发音困难等）；⑥可疑结节与甲状腺被膜紧贴；⑦随访中，超声显示可疑结节明显增大，即至少两个径线测值最少增加2mm，或者体积增大超过50%；⑧强烈意愿需明确可疑结节性质者。

（二）禁忌证

甲状腺结节US-FNAB的安全性高，禁忌证非常少，主要包括：

1. 结节显示不清或位置特殊无合适的穿刺路径。

2. 严重的凝血机制障碍，有严重的出血倾向者。

3. 长期服用抗凝药物。

4. 意识障碍不能配合检查或颈部伸展障碍不能耐受的检查者。

三、术前评估

（一）询问病史

穿刺前应仔细询问患者的既往史，如药物过敏史、心血管病史、出血性疾病史及是否有晕针等病史，应特别关注是否长期使用华法林、硫酸氢氯吡格雷、阿司匹林、肝素等抗凝血药物。为了避免穿刺引起明显的出血，一般要求穿刺前停用抗凝药物4～7d。

（二）甲状腺结节超声评估

患者头部后仰，充分暴露颈前区，选用彩色多普勒超声诊断仪和高分辨率线性探头进行扫查。需对甲状腺左、右侧叶及峡部分别自上而下、自内向外全面扫查，并存储动态图像。仔细观察甲状腺回声和血流，确定穿刺目标结节后，观察病灶大小、位置、内部结构、回声、钙化、边界、血流及与周围组织的毗邻关系等，标记位置并存储图像，并对目标结节进行风险分层评估。另外，需对双侧颈部淋巴结，特别是颈侧组淋巴结进行仔细扫查，判断是否存在可疑淋巴结以决定是否需要一并穿刺。

（三）相关影像学检查

1. CT 增强 CT 可反映肿块内部的血供情况，但诊断甲状腺癌的敏感性和特异性均不及超声，尤其对微小癌。术前联合 CT 评估，可进一步明确病灶与周围组织器官的关系，是否侵犯气管、食管及环状软骨等，特别是对于较大的病灶，使操作者对穿刺操作将更有信心。另外，术前 CT 检查可提高一部分颈部淋巴结的检出率，尤其是通过横断位、冠状位、矢状位三维重建，可以发现部分超声漏诊的淋巴结。

2. 核素扫描 传统的甲状腺静态显像可用于排除甲状腺功能亢进患者可能的高功能腺瘤，但对结节良恶性的鉴别意义不大，穿刺前无太多参考价值；穿刺前行核素扫描的价值主要体现在甲状腺癌术后怀疑复发的患者，SPECT-CT 定位下行再次超声检查（第二眼超声检查）可提高诊断转移性淋巴结的敏感性。

（四）实验室检查

穿刺前可进行凝血功能相关检测以评估患者的凝血功能，有条件者可另行甲状腺功能检查，评估有无甲状腺功能亢进，这些检查均有助于降低术中、术后的出血风险，但不作为常规必查项目。另外，每位患者穿刺前均应进行血清降钙素的测定，这将有助于筛选髓样癌病例，细针穿刺细胞学结果中部分髓样癌病例可能会被误判为乳头状癌。

四、术前准备

（一）检查告知与知情同意

穿刺前术者应充分告知患者或其家属穿刺活检的价值，由于穿刺活检属于有创性操作，具有一定的创伤性，相关风险应充分告知。另外，细针穿刺活检技术存在一些固有的缺陷，如穿刺失败、穿刺标本不足或无法诊断需要重复穿刺、穿刺结果假阴性和假阳性的可能性等，这些都应充分获得患者及家属的理解。如需额外行超声造影检查，则需告知造影的价值和相关风险。在各项内容均取得患者的知情同意后，应签署规范、有效的知情同意书。

（二）穿刺针具选择与准备

目前对于用何种规格的穿刺针进行穿刺国内外指南尚未给出明确的建议，一般而言，根据结节的具体超声图特征，可选用不同长度（针长 5～10cm）和不同粗细（外径 22～25G）的穿刺活检针。外径为 25G、23G、22G 的甲状腺穿刺针，分别与国内 5 号、6 号和 7 号注射针（图 3-4-1-1）外径相似。国外文献报道中使用的主要是 21～27G 的注射针头，其中以 23G 较常用，国内使用的主要是 22～25G 的穿刺针。有经验表明，对于富血供结节，穿刺针越细，标本中的血液成分越少，从而含有较少的血细胞，对涂片标本镜下判断干扰也小。反之，穿刺针越粗，虽然会增加超声显示穿刺针的清晰度，但标本中可能会有更多的血细胞，将对肿瘤细胞形成稀释作用，导致实际有用成分不足而无法诊断。

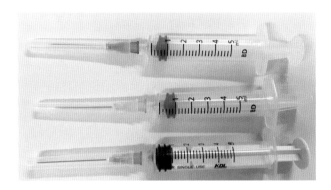

图 3-4-1-1 常用的甲状腺穿刺针（细针）
灰色针帽为 7 号针，浅蓝色针帽为 6 号针，橙色针帽为 5 号针，针的长短略有不同

（三）消毒铺巾

1. 探头消毒 既往探头消毒多使用浸泡或熏蒸消毒法，但这些消毒方法耗时长、操作烦琐、效率较低，现已基本不用。目前探头消毒多使用灭菌套隔离法，该法简便、快速、实用。操作时将灭菌处理后的一次性塑料套包裹隔离探头和电缆线，再向探头端灭菌套内注入适量生理盐水，封闭固定灭菌套即可。另外，也可使用灭菌手套包裹探头，虽然这种方法更为方便，但应注意手套较短，不能完全包裹探头部分及电缆线（图 3-4-1-2）。

2. 皮肤消毒 术者应严格遵守无菌操作原则，戴一次性口帽、无菌手套。一般使用碘伏消毒液对穿刺操作区域皮肤进行消毒，以拟定的穿刺进针点为中心，依次行三次消毒，消毒范围分别为 5cm、10cm 及 15cm，消毒完毕后可铺无菌巾，以保证在有效的清洁术野内进行无菌操作。

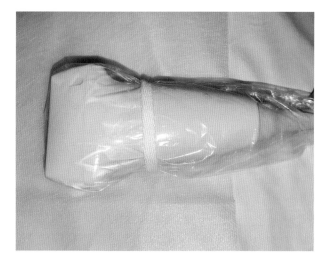

图 3-4-1-2　塑料套包裹隔离探头
灭菌塑料套厚薄适中，注意固定位置避免滑动

（四）穿刺体位

1. **患者体位**　通常患者取仰卧位穿刺，颈后垫枕头，保持颈部轻度过伸位以充分暴露术区。如果结节位置特殊或患者不能平卧，也可以采用侧卧位或坐位。

2. **穿刺者位置**　穿刺者操作站位可以选择两种：①"头侧朝向位"，操作者位于患者右侧或左侧，正面朝向患者头部，背后朝向患者足部。该站位方式位于患者的身体一侧，与普通超声检查类似，无需移动超声仪器。其优点是穿刺时与常规检查超声图显示保持一致，有利于操作者准确判别结节及其方位，不易发生混淆。缺点是操作者站位距离颈部较远，操作有所不便，穿刺者长久操作容易造成上臂和腰部肌肉疲劳。②"足侧朝向位"，即操作者位于患者头侧，面向患者足侧，患者的头脚方向与常规甲状腺超声检查正好相反。其优点是操作者位于患者头侧，距离甲状腺位置较近，易于有效掌握进针角度和深度，且不易疲劳。缺点是超声图与常规检查超声图方位正好相反，易搞错穿刺结节的左、右和 / 或上下方位，穿刺时需予以警惕，应仔细核对所需穿刺的目标结节。

五、穿刺操作过程及技巧

（一）麻醉

为了减少多次进针引起的疼痛与不适，可使用局部麻醉。这种方法简单、方便，不需要额外增加手术时间。一般使用 1%～2% 利多卡因 1～2ml，行皮肤穿刺点、皮下软组织直至甲状腺包膜外的局部麻醉。如细针穿刺次数在 3 次以下，术者可视情况不予局部麻醉。

（二）超声引导穿刺方法

超声引导下的穿刺方法主要有"穿刺架"法和"徒手"法两种。使用穿刺架辅助引导穿刺操作简便，能有效控制穿刺的方向和进针角度。而且，超声显示穿刺针较容易，无需操作者过多调整方向，穿刺精准度高，初学者较容易上手操作。其缺点是穿刺角度固定，穿刺架上角度选择范围有限，无法自由变换角度和路径。另外，需购置专业的"穿刺架"，清洗消毒也耗时、费力。"徒手"法穿刺不依赖"穿刺架"进行穿刺，操作者需要左手和右手紧密配合以清晰显示穿刺针尖、针道进行穿刺。虽然本法穿刺操作自由度好，穿刺过程中可视具体情况灵活调整穿刺的角度和方向，但对操作者的熟练度要求高，术者需要积累一定的超声引导穿刺经验，才能熟练掌握"徒手"法穿刺技巧。

（三）超声引导穿刺进针位置

根据探头和进针点的不同位置关系，超声引导下穿刺进针点位置主要有两种：①进针点在探头平面的一端外侧，平行于探头平面进针，即"端侧式"进针（图 3-4-1-3）；本法可清晰显示穿刺针穿刺的全程，安全性高，有助于提高穿刺者信心，但常需以较大角度进针，进针距离有所延长，可能会增加穿刺路径上的组织损伤机会。②穿刺进针点在探头中部的一侧进针，即"边侧式"进针（图 3-4-1-4），一般只能以"徒手"法引导完成穿刺操作。"边侧式"进针的优点是穿刺进针角度较小、距离较短，可减少组织损伤。其缺点主要是穿刺针道显示往往不够清晰，针尖位置不容易观察，进针深度不容易判断，初学者不易掌握这种穿刺技巧。

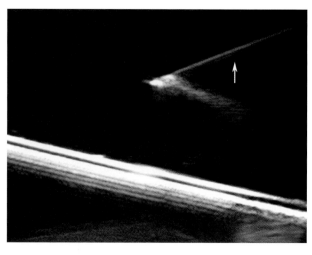

图 3-4-1-3　穿刺时"端侧式"进针
穿刺针与探头处于同一平面内，针道（箭）显示非常清晰

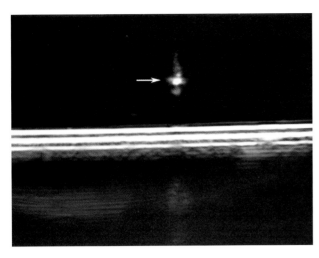

图 3-4-1-4 穿刺时"边侧式"进针
穿刺针与探头处于交叉状态,图像只能显示穿刺针横断面,图示针尖(箭)

(四)取材方法

穿刺针进入结节后,准确、优质和足量的取材直接关系到病理结果的判断,目前的取材方法主要有两种:抽吸法和非抽吸法。两者各有优缺点,在获得标本的充足性、满意度和诊断效能等方面,哪种方法更好尚有争议,可基于操作者的经验和习惯选择。

1. **抽吸法** 又称"负压法",穿刺针进入结节后,利用穿刺针连接的注射器抽吸,使针道内呈现一个较大的负压。在负压状态下,穿刺针反复多次、小幅度、来回移动位置,抽吸动作至少重复 5 次以上,退针离开病灶时,停止抽吸,放开负压。这种方法主要依靠强大的负压作用吸取标本,优点是可获取足量的细胞液,缺点是标本中易混入过多的血细胞,影响镜下观察。对于血供少、质地较硬或伴有粗大钙化的结节推荐采用本法。

2. **非抽吸法** 又称"无负压法",穿刺针进入结节内,拔出针芯,穿刺针不连接注射器,仅作上下、来回提插运动,并适时旋转穿刺针。当局部形成一定量的细胞液后,依靠针管的毛细作用使标本进入针腔。在细胞液上升至穿刺针底部后,迅速退出穿刺针。这种方法穿刺时无负压抽吸,主要依靠毛细作用,优点是标本中不易混入过多的血细胞,有利于细胞学检查。但缺点是对于较小或质地致密的结节,针腔内不足以采集足量的标本,本法适用于较大的、血供丰富的结节。

(五)穿刺针数

对每个结节应穿刺多少针数,目前国内外尚无统一标准。穿刺次数少,标本的质量和数量都达不到诊断要求。理论上,增加穿刺次数可以降低标本

不足的发生率,但次数太多耗时长、容易引起出血等。一般认为细针抽吸获得足够标本的次数是 3 次,穿刺 3 次可获得较高的诊断符合率。但是,具体操作时,可根据穿刺样本量,适当增加穿刺针数。国外研究中一般选择的是每个结节 4～6 针,而国内一般是 2～6 针。

(六)穿刺过程及技巧

为了最大化、全面化地获取目标结节的样本量,应选择合适的进针方向、角度与距离,及时调整探头方向,左、右手灵活配合,清晰显示针道和针尖。到达目标结节后,针尖需较大幅度地来回提插移动,特别是对于小结节,要保证针尖从结节的一端到达并穿透至另一端,以保证针尖的斜面开口在针道上获得最大的标本量。提插的速度不应过快,不宜在结节内近似原地快速、小幅度"颤动式"地提插。在整个穿刺过程中,所有针尖在结节内的运动轨迹,应尽可能始终显示清晰,始终坚持"不见针尖不动针"。

穿刺富血供结节时,可使用 25G 或更细的针,适当采用非抽吸法,避开明显的大血管区域,提插时动作轻柔,尽量减少取材后在结节内的停顿时间。第一针穿刺后手动压迫穿刺点,可预防血肿的发生,亦可避免再次穿刺时进针路径上血细胞的污染。对于囊性为主或实性部分位于背侧的混合性结节,可带针芯进针,到达实性部分后再拔出针芯提插或抽吸。也可用粗针将黏液抽出后,再从实性部分或可疑病变区域取样。对于质地较硬的结节,需要使用 23G 或更粗的针,宜在负压吸引下抽吸,并适当增加抽吸次数保证取样充足。

六、穿刺术后处理

(一)标本处理

1. **穿刺涂片或液基细胞学检测** 细针穿刺后取得的标本可用两种方法制片:①直接涂片法,即将穿刺提取物快速喷打于专用的黏附载玻片的表面,用另一载玻片轻轻覆盖,随之推拉制成片。动作要轻柔,防止用力过度挤压而破坏细胞。涂片要求标本新鲜,故取材后应立即涂片,避免血凝块形成。涂片制作要厚薄均匀、适度(图 3-4-1-5),使样本在显微镜下呈现出单层、均匀、完整的细胞形态,涂片制作完成后立即用 95% 的酒精固定。②薄层液基细胞学检测,将针腔内标本喷打于液基细胞保存液内,并反复抽吸利用保存液冲洗针道,尽量洗净依附于针道内的标本,注意观察散布于保存液内的颗粒物是否足量,如颗粒物较少可再次取材。

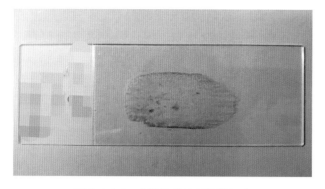

图 3-4-1-5　直接涂片法制作的标本
用载玻片推拉形成一椭圆形薄膜,厚薄适中,呈半透明状

应用传统的直接涂片技术处理细胞标本更为快速,使用快速染色可即时评估样本量是否充足,而且对细胞结构和胶质的评估较液基细胞学更为精确。液基细胞学可使处理细胞样本的背景更清晰,可避免红细胞的干扰,病理医生观察更为方便,也为分子标志物检测节省了取材样本。

2. US-FNAB 快速现场评估　快速现场评估是指在穿刺后立即对细胞学标本进行快速染色,并镜下微观分析,可由训练有素的细胞学技师或细胞病理学专家完成。即刻染色观察,可及时评估穿刺所得标本的满意程度,评估取材量是否充足,对标本不满意者可现场指导重复穿刺。从而提高当次穿刺的诊断效能,减少日后重复穿刺,而且可有效减少当场穿刺次数,主要的缺点在于等待评估结论需要一定时间,穿刺过程有所延长。

如果不具备细胞学快速现场评估条件,可培训非细胞学评估医生,对涂片进行裸眼现场评估,也具有一定的实际效果。研究显示,涂片稠厚意味着标本中所含的细胞更多、更丰富,有利于镜下诊断。反之,涂片稀薄则提示标本中细胞量少,甚至可能不足,无诊断率会升高。涂片中有颗粒者,镜下细胞量则较多,往往都能有效诊断,阳性结果的比例也更高;无颗粒者,则反之。尽管裸眼的评估并不能代替显微镜观察,但通过长期培训,对涂片内容裸眼的初步判断有利于对穿刺针数进行调整,提高穿刺成功率。

3. 穿刺后的洗脱液检测　甲状腺结节 US-FNAB 后进行洗脱液检测是细胞学诊断的有效补充,也是目前研究的热点。特别是对于细胞学结果为意义不明确的非典型病变/滤泡性病变、滤泡性肿瘤/可疑滤泡性肿瘤和可疑恶性结节,往往需要分子标志物的检测进一步判断。

(1)甲状腺癌最常见的是 *BRAF* 突变:*BRAF*V600E 基因突变在乳头状癌中的突变率为 40%～45%,而在甲状腺良性结节、滤泡状癌和髓样癌中则少见。在乳头状癌的不同亚型中,经典型突变率为 35%～70%,而滤泡型突变率仅为 5%～20%。FNAB 联合 *BRAF* 基因检测可提高诊断能力,且术前 FNAB 标本与术后大体标本具有较好的一致性。*BRAF*V600E 突变不仅可帮助鉴别良恶性病变,同时可能还与颈部淋巴结转移、术后复发等相关,突变患者的复发风险更高,被认为是预后不良的独立危险因素。

(2)*TERT* 启动子突变:最早发现于黑色素瘤中,C228T 和 C250T 位点突变在未分化癌和低分化癌中最常见,发生率分别为 46.3% 和 37.5%,在乳头状癌中的发生率是 7.5%～27%,滤泡癌为 13.9%,在良性肿瘤和髓样癌中不突变。TERT 突变也是甲状腺癌预后不良的相关标志物,其突变与 *BRAF*V600E 突变具有正相关性,可能存在某种协同作用,预示更强的侵袭性。研究发现,联合突变的患者往往年龄大,肿瘤体积大,易发生甲状腺外侵犯、颈部淋巴结转移和远处转移,TNM(Ⅲ/Ⅳ)分期往往较高,与复发和死亡也有一定相关性。因此,*BRAF*V600E 和 *TERT* 启动子联合突变在甲状腺癌的诊疗中具有重要的临床应用价值,对于评估预后有重要的参考意义。

(3)甲状腺滤泡癌相关的分子标志物主要有 *Ras* 和 *PAX8/PPARγ*:目前研究发现 *Ras* 基因突变可引起甲状腺滤泡癌的早期发生,尽管对细胞的恶性转化并非起决定作用。其在甲状腺肿瘤中的突变率为 20%～80%,主要发生于滤泡状肿瘤中,而乳头状癌中相对少见。*PAX8/PPARγ* 在滤泡癌中约有 35% 发生率,而在乳头状癌、结节性甲状腺肿中呈阴性。因此,穿刺细胞学检查结合 *Ras* 或 *PAX8/PPARγ* 的检测对于甲状腺滤泡癌的早期诊断具有一定的作用。

(4)穿刺洗脱液降钙素的测定:甲状腺髓样癌起源于甲状腺滤泡旁细胞 C 细胞,可分泌降钙素。血清降钙素的测定是诊断甲状腺髓样癌的敏感指标,但受到多种因素影响,如肾功能不全、服用质子泵抑制剂、小细胞肺癌、类癌及淋巴细胞性甲状腺炎等。FNAB 洗脱液降钙素检测可提高甲状腺髓样癌的诊断率,具有较高的敏感性及特异性,因此当怀疑髓样癌时应常规进行洗脱液降钙素测定,但目前 FNAB 中降钙素诊断的阈值标准尚不统一,需参考具体的制备方法而确定阈值。

(5)颈部淋巴结 US-FNAB 洗脱液甲状腺球蛋白(thyroglobulin,Tg)和降钙素测定:甲状腺癌转移性淋巴结 FNAB 取样时,可能存在取材部位不当、标本量不足、转移灶小和囊性成分多等情况,造成取材有效成分少,无法诊断。FNAB 洗脱液 Tg 及降钙素检测分别对于乳头状癌和髓样癌转移灶诊断的准确性、敏感度和特异度多在 90% 以上,是诊断甲状腺癌淋巴结转移、复发的必要补充,能有效减少假阳性和假阴性率。

（二）术后患者处理

1. 术后注意事项　穿刺后伤口碘伏消毒包扎,患者应暂时留院观察,并向患者本人及家属详细交代注意事项。伤口处应至少按压 20min,凝血功能异常的患者适当增加按压时间,并避免颈部剧烈活动。按压结束后再次超声检查,确认穿刺部位有无出血,如发现血肿应继续按压,并再次超声检查,必要时可给予冰敷等处理。患者离院前应告知术后的观察事项,如出现颈部肿胀、持续疼痛等体征应及时就医。

2. 并发症　甲状腺结节 FNAB 是一项安全、易耐受的检查,在超声引导下由经验丰富的医师操作,并发症发生率低,严重并发症罕见,主要的并发症包括:

（1）局部疼痛和不适:是 FNAB 术后最常见的并发症,在穿刺时及穿刺后,穿刺点周围可出现轻微疼痛,可放射至耳后。出现较大的血肿时,疼痛较明显,特别是做吞咽动作或按压时为甚,必要时可进行冷敷处理。

（2）血肿:也是较常见的并发症,发生率约 8.6%。一般而言,血肿通常较轻微,可出现于结节内、甲状腺表面或实质内,采用局部压迫止血 20～120min,一般 1～2 周可吸收。少数情况下,出现大血肿压迫气管或假性动脉瘤时,可能需要进一步治疗。

（3）感染:较少见。由于甲状腺丰富的血供、淋巴回流,碘含量较高,因此甲状腺内发生感染的情况少见,术后不推荐常规使用抗生素。皮肤穿刺点轻微感染一般无需特殊处理,但需注意有食管憩室的患者,一定要注意与伴钙化的结节鉴别诊断,防止误穿刺食管引起周边感染,感染较重形成脓肿时,需外科处理。

（4）针道播散:肿瘤细胞因细针穿刺而沿针道播散的发生率极低,约为 0.000 12%。一般而言,穿刺针口径越粗、穿刺次数越多、拔针时未放开负压、侵袭性高的结节更易发生肿瘤细胞针道播散。

（5）其他:损伤气管、食管及喉返神经等,较罕见。

七、超声引导下甲状腺粗针穿刺活检

尽管 US-FNAB 对甲状腺结节有较高的诊断特异性及安全性,文献报道甲状腺结节 US-FNAB 的特异度为 72%～100%,阳性预测值 50%～96%。但由于细胞学检查的自身局限性,其诊断敏感性约为 83%,假阴性率为 2%～18%,首次穿刺的无诊断率近 10%。因此,部分患者可选择超声引导下甲状腺粗针穿刺活检（core needle biopsy,CNB）进行组织学检查作为补充的检查手段。CNB 是一项有效的甲状腺结节诊断方法,可以克服 FNAB 的局限性,获得更丰富的组织标本,具有更高的诊断率。

CNB 的适应证尚不统一,但是多数指南推荐 CNB 可作为 FNAB 无诊断结果、诊断意义不明确结节的补充检查手段。而当怀疑甲状腺淋巴瘤、髓样癌、未分化癌和转移性病灶时,CNB 可作为首选的检查手段。尽管 CNB 无诊断结果的情况的发生率为 1.1%～7.2%,但是,与重复 FNAB 相比,再次穿刺时使用 CNB 可明显减少无诊断结论的病例,减少不必要的手术。对于细胞学异型性诊断意义不明确的结节,CNB 有助于判断肿瘤的细胞核异型性和结构异型性,可作为此类结节再次穿刺首选的诊断方法。

虽然 CNB 也是一项安全性较高的检查,但安全性较 FNAB 差,应由经验丰富的操作者在超声引导下进行。操作者应通过术前超声评估确定合适的 CNB 活检枪、针头类型和进入路径,这对于提高安全性和诊断准确性非常重要。可以用全自动或半自动活检枪进行甲状腺结节 CNB 操作,前者切割效果好,容易穿透坚硬组织,但也容易损伤周围组织,而后者相对更安全,但操作稍烦琐,切割效果不如前者。甲状腺 CNB 穿刺针通常可选择:直径 18～21G、针长 6～10cm、切割的长度 1.1～2.0cm。CNB 的主要并发症与 FNAB 相似,但由于穿刺针直径相对较粗,取材切割方式不同,对血管损伤的潜在风险更大,应防止误伤大血管而引起严重的出血,故穿刺时应格外谨慎,穿刺后亦需要注意术后管理。

（周　伟）

第二节　微创治疗

一、术前评估

（一）概述

甲状腺结节的临床症状类型多与结节形成的颈部隆凸、局部压迫、局部牵拉有关,少数与结节合成与分泌过多的甲状腺激素有关,良性结节是否需要治疗的关键在于结节直接或间接的临床表现。无论是良性结节还是恶性结节，外科治疗都是主体。超声引导下热消融治疗（射频消融、微波消融、激光消融）均属于外科治疗方法学范畴，热消融术前同样需要进行结节的术前评估，包括临床症状、影像学和手术操作并发症风险的评估。

（二）评估内容

首先，在热消融前应评估是否存在包括颈部隆凸、局部压迫、局部牵拉以及甲亢等临床症状，这是结节是否需要热消融治疗的重要依据。其次，术前超声评估的重点在于甲状腺及甲状腺内结节的各项信息，但超声扫查范围必须包括颈前区和侧颈区的重要神经、血管、气管及颈部肌群结构。同时结合 X 线、CT、MRI 等综合影像学检查手段整体评估甲状腺结节的部位、大小、数目、结节内部成分以及结节与重要脏器之间的距离；整体评估颈部淋巴结情况以及肺部、纵隔淋巴结、骨骼等远处转移情况。最后，甲状腺结节热消融虽然是微创治疗，但因颈部结构复杂、重要器官繁多，需重视手术操作风险的术前评估，包括出血风险、神经损伤风险、过敏反应、消融不全、复发与转移等，有助于并发症的预防和处置。

二、治疗方法

（一）甲状腺囊性结节化学消融

甲状腺结节化学消融主要应用于甲状腺囊性结节的微创硬化治疗，硬化剂多采用无水乙醇或聚桂醇等。甲状腺囊性结节是临床中非常多见的一种甲状腺病变。大多数是由于结节性甲状腺肿或甲状腺腺瘤发生退行性变、出血或缺血坏死液化所致，绝大部分甲状腺囊性结节为良性病变，恶性率为 0.5%～3.0%。大部分甲状腺囊性小结节一般不需要治疗，但当结节伴出血体积明显增大压迫周边结构进而引起相应压迫症状时或患者有美容需求不接受手术切除时，可以采用超声引导下囊肿穿刺硬化剂化学消融。相对于外科手术切除，超声引导下穿刺化学消融的治疗效果确切，复发率较低，技术要求及费用适中。

1. 适应证

（1）囊肿增大压迫周边结构引起相应压迫症状。

（2）因外观美容需求。

（3）拒绝手术。

2. 禁忌证

（1）有严重出血倾向，出血、凝血机制障碍（血小板 $<50\times10^9$/L，凝血酶原时间 > 正常对照 3s）。

（2）对乙醇或聚桂醇过敏。

（3）患者一般状况差，体质虚弱，不能耐受固定体位者，或存在严重心、肺疾病，不能配合呼吸，剧烈咳嗽等，不能配合完成穿刺或难以承受治疗过程者。

（4）复杂囊肿怀疑恶性可能者。

3. 穿刺前准备 告知患者或其亲属甲状腺囊肿诊断、治疗目的、方法、疗效、并发症等情况及治疗费用，并签署手术知情同意书。穿刺前应先了解病史（包括麻醉药品、乙醇过敏史），确定有无明确禁忌证存在。禁食 4～6h，高血压患者服用抗高血压药物控制血压。精神紧张患者，应进行心理安抚，消除或缓解紧张心情，必要时可给予适量镇静剂。穿刺进针前嘱患者在操作期间不要咳嗽、吞咽和讲话。测量囊肿三径并根据长（cm）× 宽（cm）× 厚（cm）×π/6 计算囊肿体积（cm³）（图 3-4-2-1、图 3-4-2-2）。

常用穿刺针有 18～23G PTC 针或静脉留置针。穿刺引流硬化时配合使用带软管的三通管有利于穿刺针位置的固定，便于抽液硬化治疗的进行。

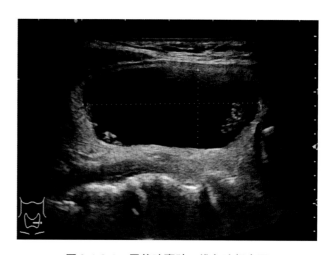

图 3-4-2-1　甲状腺囊肿二维灰阶超声图
十字标识为囊肿长径及前后径测量

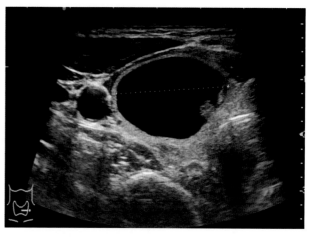

图 3-4-2-2　甲状腺囊肿二维灰阶超声图
十字标识为囊肿左右径测量长度

4. 微创治疗体位 患者取仰卧位，垫高肩部，颈部适当后仰，以暴露颈部，常规消毒铺巾，超声探头包裹无菌保护套。超声定位穿刺点后，用 2% 利多卡因局部皮下浸润麻醉。在超声引导下用千叶针穿刺进入囊性结节内（图 3-4-2-3），抽出少量囊液分别做薄层液基细胞学检查和甲状旁腺素检测，囊液甲状旁腺素显著升高者，可诊断为甲状旁腺囊肿。

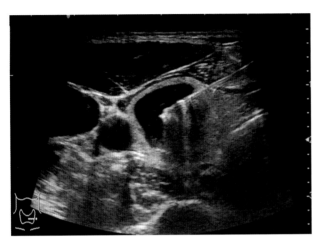

图 3-4-2-3 穿刺针进入甲状腺囊性结节
穿刺针强回声进入囊肿无回声区中部

再将囊液抽出剩 0.5～1.0ml，清晰显示针尖，再注入无水乙醇或聚桂醇原液（注射量为抽出囊液量的 1/5～1/3），反复冲洗数十次至抽出液澄清（图 3-4-2-4）。最后抽尽囊内残余液体，治疗结束。穿刺抽液时调整穿刺针针尖方向尽量抽尽大部分囊液，由于金属千叶针针尖锐利，使用其作为穿刺针抽取囊液时应保留少许液体，避免针尖划破囊壁引起出血。

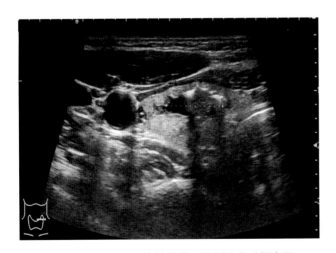

图 3-4-2-4 甲状腺囊性结节硬化剂治疗后超声图
甲状腺囊性结节硬化剂治疗后结节缩小（与图 3-4-2-2 比较），内伴混杂回声

当甲状腺囊性结节内囊液稠厚抽液困难或完全无法抽出时，可向囊腔内注射聚桂醇或 5% 碳酸氢钠溶液等其他有化解黏液效果的药物 1～2ml 进入囊腔内，溶解后再抽取囊液，并可在抽吸过程中不断调整针尖方向并重复上述溶解、抽吸操作至抽尽囊液再行化学消融。

（二）甲状腺良性结节射频消融

甲状腺良性结节射频消融治疗能显著缩小结节体积，甚至使结节消失，同时明显改善相关临床症状。Kim 等首次报道了对 30 例患者中的 35 个结节行射频消融术，结果提示射频消融治疗安全、有效，能使结节体积明显缩小，并显著改善结节引起的相关症状。Faggiano 等采用对照法治疗 40 例甲状腺良性结节，其中包括 22 例无功能性结节、18 例毒性结节性甲状腺肿，术后 12 个月随访显示射频消融组结节体积明显缩小，对照组结节体积无缩小甚至变大；射频消融组临床上结节压迫症状明显改善，而对照组则无改善甚至加重；40% 毒性结节性甲状腺肿 RFA 术后甲状腺功能转为正常，另 40% 术后甲状腺功能明显改善，而对照组中则无甲状腺功能改善。Kim 等发现射频消融术后 3 个月，富血供甲状腺结节明显比低血供结节效果差（残留体积率分别为 68.9%，48.8%），可能受血管热沉效应作用而影响消融疗效。综上研究，甲状腺良性结节射频消融治疗效果可靠，可以作为无法手术或拒绝手术的甲状腺良性结节治疗的有效手段之一。

1. 适应证 需满足 1～3 条并满足第 4 条之一者：

（1）超声提示良性结节，细针穿刺活检细胞学病例 FNA-Bethesda 报告分级为Ⅱ类或术前组织学活检病理证实为良性结节。

（2）患者儿童期无放射治疗史。

（3）患者充分知情的情况下要求做微创介入治疗或拒绝外科手术及临床观察。

（4）同时满足以下条件之一：自主性高功能性甲状腺腺瘤引起甲亢症状的；患者存在与结节明显相关的自觉症状如异物感、颈部不适或疼痛等，或影响美观要求治疗的；手术后残余复发结节或结节体积明显增大的。

2. 禁忌证

（1）严重凝血功能障碍。

（2）重要脏器功能不全。

（3）病灶对侧声带运动异常。

（4）甲状腺结节与周围重要结构严重粘连无法有效分离，不能确保免受热损伤者。

（5）穿刺路径难以规避粗大血管。

3. 术前准备 完善术前检查，包括血常规、凝血功能、肝肾功能、术前四项、心电图、超声检查和病理结果。术前 6h 禁食、禁水，并于手术开始前排空膀胱，准备好静脉留置针，开通静脉通路。向患者解释热消融治疗的目的和大致过程。有明显咳嗽者，可于术前 1h 服用可待因 30mg。如有使用抗凝药物（如阿司匹林等），至少应在药物停用 1 周后施行手术。

4. 物品准备 包括手术包和气管切开包、1% 利多卡因、碘酒和棉签、无菌手套、吸氧装置、吸引器、心电监护仪和除颤仪，备好抢救药品。热消融系统：射频消融仪或微波消融仪或激光消融仪（图 3-4-2-5～图 3-4-2-7）。

5. 患者准备 患者取仰卧位，肩背部垫高 5～7cm，便于颈部后伸，较好地暴露颈部术区。如使用专用手术床，也可通过降低头部垫板满足暴露要求。术者通常位于患者头侧，不容易产生腰部扭曲疲劳，但初学者可能会因为超声扫查方位与平时检查方位相反而产生不适应。

6. 热消融治疗原则 超声引导热消融治疗全过程必须时刻观察穿刺针尖部位，由于消融过程中局部组织升温产生的强回声可能覆盖针尖显示，并使针尖及深部组织显示困难，必须遵循由深及浅、由远及近的消融顺序，以清晰显示消融针尖，避免强回声覆盖尚未消融区域。根据肿瘤部位、大小及周围组织结构关系，选择不同的消融模式，并选择最佳进针路径。

7. 液体隔离技巧 指在消融前，在超声引导下将 2% 利多卡因稀释液或生理盐水注射到甲状腺包膜外与周围潜在间隙内，使甲状腺周围间隙充满液体，形成隔离保护带，增大甲状腺与周围重要组织结构之间的距离，尤其是结节所在位置与甲状腺周围间隙的液体隔离（图 3-4-2-8、图 3-4-2-9）。其临床意义在于营造出安全的穿刺或热消融空间，保护周围重要组织与器官免受热传导损伤。减少神经、气管、食管、颈部血管等严重并发症的发生。

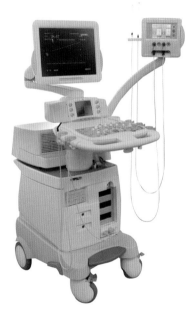

图 3-4-2-7 激光消融仪

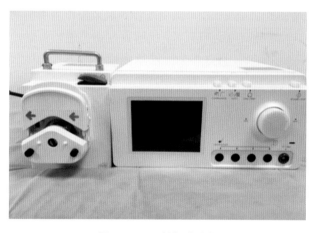

图 3-4-2-5 射频消融仪

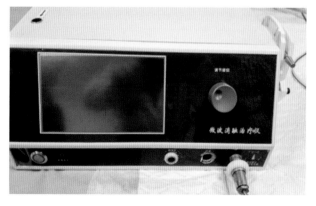

图 3-4-2-6 微波消融仪

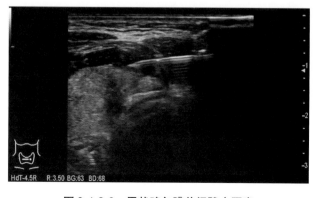

图 3-4-2-8 甲状腺包膜前间隙水隔离
超声引导下将隔离液注射到甲状腺前包膜与甲状腺前方组织之间的间隙形成隔离带

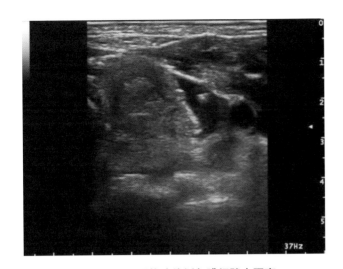

图 3-4-2-9 甲状腺外侧包膜间隙水隔离
超声引导下将隔离液注射到甲状腺外侧包膜与颈动脉鞘之间的间隙形成隔离带

8. 热消融治疗模式

（1）移动式消融模式：通常应用于直径大于 2cm 的良性结节。先将射频或微波消融针针尖穿刺到结节的远端（特别注意激光消融主要为前向消融，将光纤穿刺到前向消融区能够覆盖结节远端时即可，不需要将光纤穿刺到结节远端以免消融范围超出结节包膜损伤重要结构），启动消融，待针尖消融热场强回声达到预期覆盖范围后缓慢向近端逐步移动消融针，超声下可见强回声消融区从远端向近端延伸，移动消融针时速度不宜过快，应保证每个消融区域之间无遗漏，避免术后残留的发生（图 3-4-2-10）。

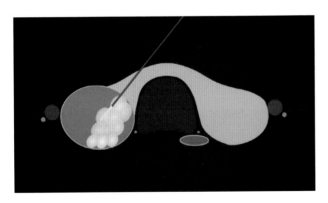

图 3-4-2-10 甲状腺结节移动式消融模式示意图
移动式消融时消融针按照由深到浅、由远到近的模式逐层消融

（2）固定式消融模式：通常应用于直径小于 1cm 的结节。将射频或微波消融针的针尖穿刺到结节远端 1/3 处（特别注意激光消融主要为前向消融，将光纤穿刺到前向消融区能够覆盖结节远端时即可，不需要将光纤穿刺到结节远端以免消融范围超出结节包膜损伤重要结构），启动消融，不移动消融针尖持续消融直至消融区强回声覆盖整个结节时终止。

实际工作中，可根据结节性质、大小、部位、数目的不同，将移动式消融模式和固定式消融模式两者有机结合，使结节整体完全消融，减少消融区之间的热场遗漏。

（三）微波消融

其原理是在微波辐射场内极性分子和带电粒子的激烈振动导致分子之间和带电粒子之间的相互摩擦碰撞，将一部分动能转化为热能，使局部组织温度升高。微波消融技术在医学领域里的应用可以追溯到 20 世纪 50 年代，自 20 世纪 90 年代后，国内外肿瘤微波消融技术得到了迅速发展。在 1990 年前后，我国以董宝玮等为代表的医疗专家在国内最先开展微波消融治疗肝癌的研究。2010 年前后，梁萍、王淑荣、章建全等国内学者先后开展微波消融治疗良性甲状腺结节，并在国内外发表数十篇论文。目前，我国在微波消融治疗甲状腺肿瘤、子宫肌瘤等良性疾病方面发展迅猛，在国际上异军突起。

甲状腺结节微波消融的适应证、禁忌证及操作方法参见甲状腺结节射频消融部分。

（四）激光消融

其原理是利用激光与人体的热作用，即通过 21G 千叶针穿刺到肿瘤部位，再将激光光纤导入肿瘤内，经过 300μm 激光光纤将光子入射到生物组织内，光子能量转化为生物组织分子动能、分子振动能和转动能即为通常意义上的热能，从而使被照射组织的温度升高（图 3-4-2-11）。热效应主要是热致组织凝固变性，随着入射激光的增强，温度升高而加剧，导致局部生物组织凝固坏死、炭化、气化甚至蒸发。

2000 年，Pacella 等首次将激光消融应用于人体甲状腺肿瘤中，证实了激光消融治疗甲状腺肿瘤的安全性及有效性，同时也总结了不同消融能量和消融范围之间的关系，随即掀起了对甲状腺良性结节激光消融的治疗及研究热潮，2014 年一项前瞻性多中心随机对照研究发现绝大部分患者可以耐受激光消融治疗，同时，该治疗手段可使大部分（67.3%）甲

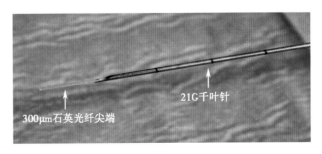

图 3-4-2-11 激光光纤及穿刺引导针
激光消融时，可将激光光纤通过 21G 千叶针导入肿瘤进行治疗

状腺结节的体积减小 50% 以上，局部症状减少，美容效果显著，且不影响甲状腺功能及自身免疫功能。当前荟萃研究证实激光消融对甲状腺高功能腺瘤的消融可显著降低血清甲状腺激素水平，缓解甲亢症状。

甲状腺结节激光消融的适应证、禁忌证及操作方法参见甲状腺结节射频消融部分。

三、术后评估

甲状腺肿瘤消融治疗根据其良恶性不同，治疗目的也不尽相同。良性肿瘤消融治疗的主要目的是缩小结节体积，改善临床症状（压迫、局部隆凸、对于高功能腺瘤能消除甲状腺功能亢进）。而恶性肿瘤的消融治疗目的则包括彻底消除病灶或缩小肿瘤体积，延缓疾病进展。因此，甲状腺肿瘤消融术后评估的主要内容是有无并发症、对甲状腺功能的影响等治疗安全性评估以及结节是否消融完全、体积缩小率、消失率、有无复发等治疗有效性的评估。

（一）安全性评估

热消融治疗尽管是微创治疗，但仍为有创，最常见的并发症为热损伤，这与治疗过程中温度高、甲状腺体积小、颈部解剖结构复杂、神经走行变异等有关。热损伤可导致疼痛、皮肤烫伤，严重者可导致气管、神经、血管、食管等重要器官的损伤。应在消融过程中及消融后密切观察消融区域消融针的针尖位置、目标结节的部位、结节内部及周边血管的超声图改变及消融后强回声弥散的情况。尽早发现异常，及时采取降低功率、停止消融、水隔离等措施。术后记录手术相关并发症及其治疗、恢复情况。

Berardi S 等报道甲状腺消融术后患者疼痛可给予适量镇痛剂，1～2d 后疼痛可消失；少量出血可通过按压止血，必要时给予止血药物，甲状腺血肿保守治疗 1～2 个月后可逐渐吸收消失。若出血较多，如能在彩色多普勒超声或超声造影下发现出血点，可在超声引导下行热消融止血（图 3-4-2-12、图 3-4-2-13），效果显著。热消融并发症往往与操作者经验不足有关，可通过规范化培训提高消融技巧，降低并发症发生率。另外，随访期间应注意监测甲状腺功能指标、相应的肿瘤标志物及生化指标等。

（二）有效性评估

1. 术后 1 个月、3 个月、6 个月、12 个月行超声检查随访，其后每半年至 1 年随访 1 次，可行甲状腺超声造影检查观察消融疗效。消融疗效评价标准：病灶体积缩小，彩色多普勒观察消融结节内无血流，造影示病灶内无造影剂灌注（图 3-4-2-14）。

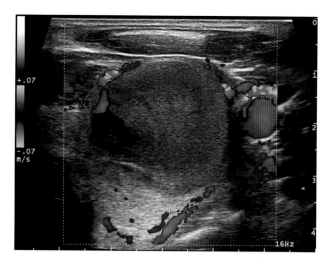

图 3-4-2-12　甲状腺结节穿刺出血彩色多普勒超声图
甲状腺囊性结节硬化治疗时穿刺针损伤结节旁一支小动脉导致局部出血并向囊内喷射

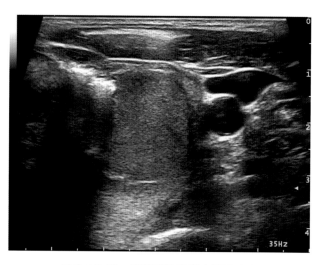

图 3-4-2-13　甲状腺结节出血消融止血
将微波消融针穿刺到出血部位进行热消融止血，消融后强回声覆盖出血点

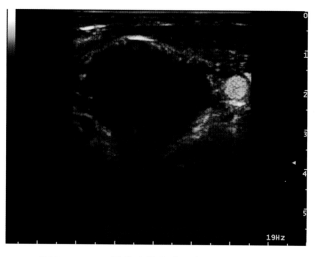

图 3-4-2-14　甲状腺结节消融术后超声造影图
甲状腺结节消融术后超声造影显示结节内无造影剂灌注，提示消融完全

计算结节体积公式为：体积 = 前后径 × 左右径 × 上下径 × π/6（π：圆周率）。结节体积缩小率（volume reduction ratio，VRR）=（术前体积 − 随访时体积）/术前体积 × 100%。有研究认为射频消融治疗后第一个月，结节体积即出现明显缩小，缩小率为33%～58%，6个月后缩小率51%～58%。韩国一项射频消融治疗126个良性结节的研究结果表明4年后结节体积平均缩小93.4%。有文献报道微波消融治疗6个月后结节的最大径缩小率、体积缩小率较射频消融组小，可能与微波消融中心温度高于射频中心温度，炭化程度大于射频，导致吸收缓慢有关。

2. 恶性结节消融后应定期进行甲状腺超声检查，特别是观察有无新发可疑恶性病灶。另外，除了进行甲状腺区的超声随访外，还应采用头颈部、胸部薄层CT对头颈部淋巴结、肺等其他部位随访，密切关注有无复发灶、转移灶。对怀疑复发者，可进行超声引导细针穿刺活检。

（赵齐羽）

超声作为首选的影像学检查方法，在甲状腺疾病中的应用范围越来越广泛，无论是在甲状腺弥漫性疾病，还是在甲状腺结节性疾病方面都能发挥无可比拟的诊断作用；并且超声在甲状腺结节穿刺活检和热消融治疗中也扮演着不可或缺的引导作用，相信随着经验的不断积累和研究的不断深入，超声在甲状腺疾病中的应用价值将更加突出。

（詹维伟）

参 考 文 献

1. Gharib H，Papini E，Garber JR，et al. American Association of Clinical Endocrinologists，American College of Endocrinology，and Associazione Medici Endocrinologi Medical Guidelines for clinical practice for the diagnosis and management of thyroid nodules--2016 update[J]. Endocr Pract，2016，22（5）：622-639.

2. Barczynski M，Konturek A，Stopa M，et al. Prophylactic central neck dissection for papillary thyroid cancer[J]. Br J Surg，2013，100（3）：410-418.

3. Jung CK，Hong S，Bychkov A，et al. The Use of Fine-Needle Aspiration（FNA）Cytology in Patients with Thyroid Nodules in Asia：A Brief Overview of Studies from the Working Group of Asian Thyroid FNA Cytology[J]. J Pathol Transl Med，2017，51（6）：571-578.

4. Tessler FN，Middleton WD，Grant EG，et al. ACR Thyroid Imaging，Reporting and Data System（TI-RADS）：White Paper of the ACR TI-RADS Committee[J]. J Am Coll Radiol，2017，14（5）：587-595.

5. Melany M，Chen S. Thyroid Cancer：Ultrasound Imaging and Fine-Needle Aspiration Biopsy[J].Endocrinol Metab Clin North Am，2017，46（3）：691-711.

6. Wang D，Fu HJ，Xu HX，et al. Comparison of fine needle aspiration and non-aspiration cytology for diagnosis of thyroid nodules：A prospective，randomized，and controlled trial[J]. Clin Hemorheol Microcirc，2017，66（1）：67-81.

7. Lee YH，Baek JH，Jung SL，et al. Ultrasound-guided fine needle aspiration of thyroid nodules：a consensus statement by the korean society of thyroid radiology[J]. Korean J Radiol，2015，16（2）：391-401.

8. 章建全，詹维伟，徐辉雄. 超声引导下甲状腺结节细针穿刺细胞学检查实践指南（2019版）[J]. 中华超声影像学杂志，2020，29（05）：369-383.

9. Wang J，Liu J，Liu Z. Impact of ultrasound-guided fine needle aspiration cytology for diagnosis of thyroid nodules[J]. Medicine（Baltimore），2019，98（38）：e17192.

10. 周丹，詹维伟，董屹婕，等. 涂片裸眼评估对超声引导下甲状腺结节细针穿刺诊断的影响 [J]. 中华超声影像学杂志，2018，27（6）：491-495.

11. Jiang D，Zang Y，Jiang D，et al. Value of rapid on-site evaluation for ultrasound-guided thyroid fine needle aspiration[J]. J Int Med Res，2019，47（2）：626-634.

12. Nabahati M，Moazezi Z，Fartookzadeh S，et al. The comparison of accuracy of ultrasonographic features versus ultrasound-guided fine-needle aspiration cytology in diagnosis of malignant thyroid nodules[J]. J Ultrasound，2019，22（3）：315-321.

13. Lee YJ，Kim DW，Jung SJ，et al. Factors that Influence Sample Adequacy in Liquid-Based Cytology after Ultrasonography-Guided Fine-Needle Aspiration of Thyroid Nodules：A Single-Center Study[J]. Acta Cytol，2018，62（4）：253-258.

14. 周伟，周丹，詹维伟. 超声引导下甲状腺结节细针穿刺抽吸活检术后出血发生的原因分析 [J]. 外科理论与实践，2018，21（2）：146-149.

15. Mendes GF，Garcia MR，Falsarella PM，et al. Fine needle aspiration biopsy of thyroid nodule smaller than 1.0cm：accuracy of TIRADS classification system in more than 1000 nodules[J]. Br J Radiol，2018，91（1083）：20170642.

16. Hamid Reza H，Banafshe S，Majid F. The Effect of Fine needle aspiration on Detecting Malignancy in Thyroid Nodule[J]. Biomol Concepts，2019，10（1）：99-105.

17. Jinih M，Foley N，Osho O，et al. BRAF（V600E）mutation as a predictor of thyroid malignancy in indeterminate nodules：A systematic review and meta-analysis[J]. Eur J Surg Oncol，

2017，43（7）：1219-1227.

18. Vuong HG，Altibi AMA，Duong UNP，et al. Prognostic implication of BRAF and TERT promoter mutation combination in papillary thyroid carcinoma-A meta-analysis[J]. Clin Endocrinol（Oxf），2017，87（5）：411-417.

19. Na DG，Baek JH，Jung SL，et al. Core Needle Biopsy of the Thyroid：2016 Consensus Statement and Recommendations from Korean Society of Thyroid Radiology[J]. Korean J Radiol，2017，18（1）：217-237.

20. Ha EJ，Baek JH，Lee JH，et al. Complications following US-guided core-needle biopsy for thyroid lesions：a retrospective study of 6,169 consecutive patients with 6,687 thyroid nodules[J]. Eur Radiol，2017，27（3）：1186-1194.

21. 陈志江，王龙，黄怡静，等. 良性甲状腺囊肿超声引导聚桂醇硬化治疗效果及其相关因素分析 [J]. 南方医科大学学报，2016（12）：1694-1699.

22. 朱贤胜，程琦，王莎莎，等. 黏稠性甲状腺囊肿两步法无水乙醇硬化治疗研究 [J]. 中国超声医学杂志，2015（12）：1064-1066.

23. 吴玉梅，王慧娟，王栋，等. 超声导引无水乙醇硬化治疗甲状腺囊肿疗效观察 [J]. 临床和实验医学杂志，2012（03）：182-183，185.

24. In H S，Kim D W，Choo H J，et al. Ethanol ablation of benign thyroid cysts and predominantly cystic thyroid nodules：factors that predict outcome[J]. Endocrine，2014，46（1）：107-113.

25. Basu N，Dutta D，Maisnam I，et al. Percutaneous ethanol ablation in managing predominantly cystic thyroid nodules：an eastern India perspective[J]. Indian journal of endocrinology and metabolism，2014，18（5）：662.

26. Cooper D S，Doherty G M，Haugen B R，et al. Management guidelines for patients with thyroid nodules and differentiated thyroid cancer：The American Thyroid Association Guidelines Taskforce[J]. Thyroid，2006，16（2）：109-142.

第四篇

乳　腺

第一章 总 论

乳腺癌是全球女性发病率最高的癌症，死亡率位居全球第二，我国第五，是威胁女性生命安全的头号"杀手"。早期乳腺癌 5 年生存率可达 90% 以上，因而，"早期诊断、及时治疗"对疾病的预后尤为重要。乳腺筛查是发现早期乳腺癌的主要手段，欧美国家首选乳腺 X 线检查，经过多年规范筛查，其乳腺癌死亡率显著降低。相较于欧美女性，亚洲女性的乳腺往往较小、腺体更致密，且乳腺癌的发病年龄高峰提前 10 年左右。乳腺 X 线对致密型腺体的诊断敏感性明显降低（降低率 >20%），且应用于体积较小的乳腺时痛感更强烈，因而限制了乳腺 X 线在亚洲女性群体中的应用。超声检查具备实时、无辐射、痛感低、诊断效能不受腺体密度影响等优势，是国内重要的乳腺癌筛查工具。

近 20 年来，超声技术不断发展，后处理技术（复合成像、微血管成像）、超声造影、超声弹性成像、三维超声、全自动乳腺容积超声及光声成像等相关技术的应用，使超声能够显示细微的乳腺结构及病变，对病变的形态、血流、硬度等进行全面评估，从而大大提高了对乳腺疾病诊断的敏感性及特异性。此外，超声技术还广泛应用于乳腺肿物活检、切除及相关治疗中（射频及微波消融治疗）。随着计算机技术的进步，大数据、计算机辅助诊断及人工智能与超声技术联合，有望进一步提高超声对乳腺疾病的诊断效能。

然而，超声检查也有其局限性：操作者依赖性强、重复性差、缺乏标准结构化存图、受制于物理特性而对微小钙化的显示较差、受制于骨性结构（肋骨及胸骨）而对内乳淋巴结的显示不佳，容积效应及复合成像可能导致较小的囊、实性病灶鉴别困难等。为了克服以上不足，在超声技术更新发展的同时，超声医生也需要不断提高自身诊断水平。

第一节　乳腺及周围组织解剖

一、乳腺外形及结构

（一）乳腺位置及外形

成年人乳腺位于胸前方，外形及体积个体差异较大，多为圆锥形，哺乳期增大成半球形，经产妇稍下垂，老年人体积缩小且松弛。通常乳腺上下缘为第 2 肋及第 6 肋，内侧缘为同侧胸骨内缘，外侧缘为同侧腋前线或腋中线，大部分位于胸大肌前方，少部分覆盖于前锯肌、腹外斜肌或腹直肌，约 95% 女性乳腺向外上方延伸向腋窝，形成腋尾部（axillary tail）。乳头凸起于乳腺中央（锁骨中线），为乳腺输乳管开口的汇聚点，周围由色素沉着明显的皮肤构成乳晕区，含有乳晕腺，又名蒙格马利腺（Montgomery's gland），可分泌油脂样物质，起润滑保护作用。

（二）乳腺组织结构

乳腺由皮肤、皮下组织及腺体组织构成。乳腺腺体由皮下组织的浅筋膜分为浅、深两层包裹，乳腺悬韧带穿行其中（图 4-1-1-1、图 4-1-1-2）。腺体又分为间质及实质，间质包括纤维结缔组织、脂肪、血管及淋巴管等，实质包括导管、小叶及腺泡。

1. **皮肤及皮下组织**　乳腺皮肤屏障可保护乳腺，具有适度延展性。皮下组织富含脂肪，弹性良好，可缓冲外力对乳腺的损伤。外伤或感染可导致脂肪坏死，若并发较严重的纤维化、钙化，可表现为质硬肿块，牵拉周围组织，导致皮肤凹陷，与"酒窝征"类似，较难与乳腺癌鉴别，多需要活检。

2. **乳腺腺体**　由纤维组织包裹，向上连接浅筋膜浅层及皮肤，向下连接浅筋膜深层，中间垂直贯穿于各腺叶之间形成网状结构，称为乳腺悬韧带（suspensory ligament of breast），又称库珀韧带（Cooper ligament），对乳腺起支撑及固定作用。乳腺癌侵犯 Cooper 韧带导致其僵硬、缩短，牵拉皮肤，使之凹

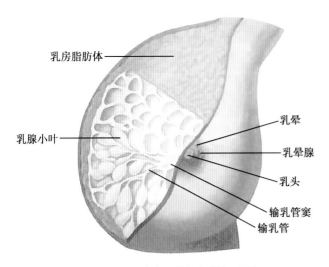

图 4-1-1-1　乳腺正常解剖图（正面）

图中标注：乳房脂肪体、乳腺小叶、乳晕、乳晕腺、乳头、输乳管窦、输乳管

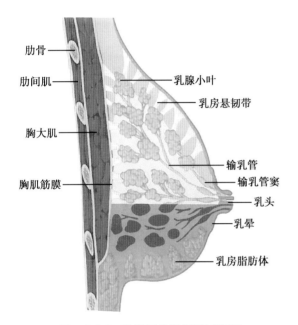

图 4-1-1-2　乳腺正常解剖图（侧面）

图中标注：肋骨、肋间肌、胸大肌、胸肌筋膜、乳腺小叶、乳房悬韧带、输乳管、输乳管窦、乳头、乳晕、乳房脂肪体

陷，形成"酒窝征"。随着年龄增长，Cooper 韧带致密，包裹脂肪组织形成脂肪小叶，可被误认为肿块。

3. **乳腺小叶**　每侧乳腺由 15～20 个腺叶构成，呈放射状排列，每一腺叶分为 20～40 个小叶，每一小叶包含 10～100 个腺泡。乳腺的基本结构及功能单位为乳腺小叶，由腺泡、小叶内间质及终末导管组成，即终末导管 - 小叶单元（terminal duct-lobular unit，TDLU），其中腺泡分泌乳汁（图 4-1-1-3）。TDLU 是许多乳腺疾病及正常乳腺发育和复旧异常（aberrations of normal breast development and involution，ANDI）的起源，大部分乳腺癌起源于小叶内外交界处的终末导管。乳腺前半部分的 TDLU 密度更高，故起源于 TDLU 的乳腺疾病更常见于邻近浅筋膜浅层的乳腺区域。男性乳腺无小叶结构，故不会发生小叶癌。

4. **乳腺导管系统**　每个腺叶含有自身的导管系统，由汇入乳头的输乳管反复分支形成，逐渐变细，终末导管连接小叶，最终通过腺泡管与腺泡相连，为乳汁排出的通道。各级分支导管的命名尚未统一。乳头下方约 5mm 处存在壶腹样膨大区，称为乳窦，可储存乳汁。导管系统伴随腺叶环绕乳头排布，故手术切口应做成放射状，避免损伤输乳管。单根导管的上皮细胞增生，可形成导管内乳头状瘤；多根导管扩张并上皮细胞增生，可形成导管内乳头状瘤病，癌变可能性高。乳腺癌细胞可通过导管系统转移到腺体内其他区域。乳腺癌侵犯输乳管或周围淋巴管时，使其硬化、挛缩，牵拉乳头内陷，形成"乳头凹陷征"。

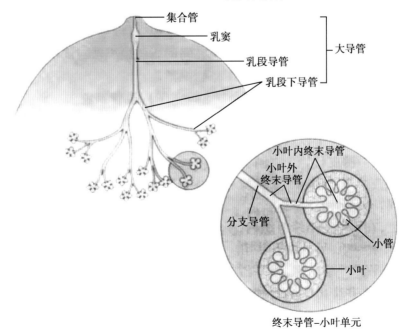

图中标注：集合管、乳窦、乳段导管、乳段下导管、大导管、小叶内终末导管、小叶外终末导管、分支导管、小管、小叶、终末导管-小叶单元

图 4-1-1-3　乳腺终末导管 - 小叶单元示意图

5. **乳腺纤维结缔组织**　乳腺小叶内纤维结缔组织伴随月经周期发生增生及复旧；小叶间纤维结缔组织则相对固定、致密，不随月经周期变化。小叶内纤维细胞可分泌一些较为特殊的酶促进乳腺癌细胞的增殖及转移。上皮下结缔组织或管周及腺泡周围结缔组织过度增生，可形成纤维腺瘤，分别为管内型或管周型。乳腺肉瘤起源于管周及腺泡周围结缔组织。

二、乳腺血管、神经及淋巴引流

（一）乳腺动脉供血

乳腺胸廓内动脉又名内乳动脉，起自锁骨下动脉，下行至第6肋间发出穿支供应乳腺中央及内侧区，负责约60%的乳腺血供。胸外侧动脉又名乳腺外侧动脉，起自腋动脉，供应乳腺上部及外侧区，负责约30%的乳腺血供。此外，第3～5肋间动脉穿支、胸肩峰动脉、肩胛下动脉及胸背动脉也供应部分区域，主要为乳腺下部区。

（二）乳腺静脉回流

乳腺静脉分为浅静脉及深静脉，是乳腺癌血行转移的主要途径。乳腺浅静脉网主要分布于浅静脉浅层，横向静脉汇聚至胸骨边缘，注入内乳静脉，纵向静脉向上途经锁骨上窝，注入颈根部浅静脉。

乳腺深静脉主要分为3条途径：①胸廓内静脉穿支汇入无名静脉；②腋静脉汇入锁骨下静脉及无名静脉；③肋间静脉汇入奇静脉或半奇静脉，再汇入上腔静脉。以上三者均途经右心入肺毛细血管网，乳腺癌细胞可经此路径转移至肺。此外，肋间静脉与脊椎静脉系统相通，向上连通硬脑膜窦，向下连通盆底静脉丛，癌细胞可转移至脊柱、骨盆、股骨上段、颅骨、肩胛骨及肱骨上段、脑等部位。

（三）乳腺神经支配

乳腺上部神经支配来源于第3、4颈神经，下部及内外侧来源于第2～6肋间神经。第4肋间神经是支配乳头的唯一神经，如果损伤会导致乳头及乳晕区皮肤感觉麻痹。第2肋间神经与上臂内侧神经吻合成肋间臂神经，支配上臂内侧皮肤感觉，乳腺癌手术时应注意保留，避免引起上臂麻木及疼痛。乳头及乳晕处神经末梢丰富，感觉敏锐，穿刺活检时应尽量避免途经乳头下方。

（四）乳腺淋巴引流

75%～97%的乳腺淋巴引流从深部到浅部，流经皮下淋巴网，汇入乳晕下丛（Sappey subareolar plexus），最后流入腋窝淋巴结。当乳腺癌阻塞皮下淋巴引流时，引起对应区域皮肤水肿，而毛囊及皮脂腺处水肿不明显，产生点状凹陷，形成"橘皮征"。传统解剖学将腋窝淋巴结分为：尖群及锁骨下群，位于乳腺内侧至胸小肌；腋群，沿腋动静脉分布于胸小肌与胸外侧静脉之间；胸肌间淋巴结（interpectoral lymph node），位于胸大、小肌之间；肩胛群，沿肩胛下血管分布；中央群，位于胸大肌后外侧及胸小肌下方。此外，外乳淋巴结位于腋尾部，28%的乳腺存在腺体内淋巴结。

随着手术方式的进步，根据乳腺癌的转移特征，以胸小肌水平为标志的腋窝淋巴结分类方法目前更广泛应用于临床（图4-1-1-4）。位于胸小肌外侧缘以外的淋巴结称为第Ⅰ水平或腋下组淋巴结（图4-1-1-5）；位于胸小肌内、外侧缘之间的淋巴结称为第Ⅱ水平或腋中组淋巴结（包括胸肌间淋巴结）；位于胸小肌内侧缘以内的淋巴结称为第Ⅲ水平或腋上组淋巴结，又名锁骨下淋巴结（图4-1-1-6）。

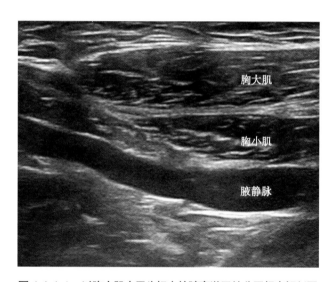

图4-1-1-4　以胸小肌水平为标志的腋窝淋巴结分区超声解剖图
以胸小肌的位置进行Ⅰ、Ⅱ、Ⅲ组的分区

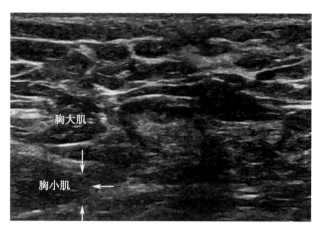

图4-1-1-5　第Ⅰ水平/腋下组淋巴结二维灰阶超声图
淋巴结位于（左侧）胸小肌外侧缘以外，箭头示胸小肌外侧缘

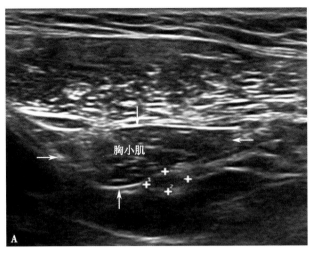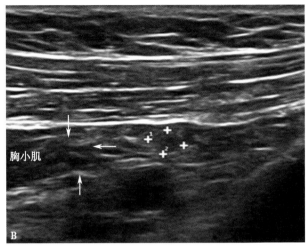

图 4-1-1-6　第Ⅱ水平/腋中组及第Ⅲ水平/腋上组淋巴结二维灰阶超声图

A. 第Ⅱ水平/腋中组淋巴结(胸小肌内、外侧缘之间)，胸小肌(箭头示其边缘)；B. 第Ⅲ水平/腋上组淋巴结(右侧)胸小肌内侧缘以内，胸小肌内侧缘(箭头)

内乳淋巴结位于胸骨旁肋间隙，沿内乳动静脉分布，汇入胸导管(左侧)或右淋巴干(右侧)，收纳乳腺3%～25%的淋巴引流，主要为乳腺中央及内侧区。乳腺癌最常转移至第2、3肋间淋巴结。超声探查时，多以胸廓内动脉为标志，进行内乳淋巴结的扫查。

如果以上常规淋巴引流通路阻塞，次要通路可能开放，包括腺体深部、胸骨旁及对侧内乳淋巴结；浅部交通支、肋间横向支及纵隔淋巴结；通过腹直肌鞘到达膈下及腹膜下丛(Gerota路线)；直接播散到肝及腹膜后淋巴结。

前哨淋巴结是原发肿瘤区域淋巴引流的首站淋巴结，判断前哨淋巴结有无转移对手术方式的选择非常重要。目前乳腺癌腋窝的主流手术方法是先进行前哨淋巴结活检，若无转移则无需进行腋窝淋巴结清扫，多年随访结果显示二者预后无显著区别。乳腺癌前哨淋巴结通常为第Ⅰ水平淋巴结，沿第Ⅰ、Ⅱ、Ⅲ水平淋巴结依次转移，再向上可转移至锁骨上或颈内淋巴结，跳跃转移少见，仅为2%左右。如果肿瘤位于乳腺内侧区，内乳淋巴结为前哨淋巴结的情况也较为常见。

第二节　乳腺超声检查方法

一、超声仪器及探头

乳腺超声检查多采用彩色多普勒超声诊断仪，选择高频线阵探头(频率高于7.5MHz)，随着相关技术的发展，常规使用的探头频率均大于10MHz。

扫查时，应聚焦于腺体深部，图像调节至下缘刚好显示胸膜。根据病变位置实时调节深度、焦点(数目及位置)及频率，使病变位于图像中央，清晰显示病变及其周围结构。目前的超声设备大多具备动态聚焦功能，无需对焦点进行调节。对于病灶较大者，可采用宽频模式、全景成像或换用频率更低的探头。对于病灶较小者，可采用局部放大功能。如因皮肤溃烂或局部隆起、凹陷影响检查者，或是病灶位于非常表浅的部位(距离皮肤<5mm)，可采用导声垫，能够更好地提高显像效果，尤其是进行彩色多普勒超声、超声弹性成像或是超声造影检查时。灰阶图像应以皮下脂肪为等回声参照物。进行彩色多普勒超声检查时，取样框应包含病变周围至少1cm的正常腺体，速度标尺常规设置为3～5cm/s。

二、检查前准备

乳腺超声检查前通常无需特别准备。如果时间充裕，尽量选择月经后3～7d进行检查，此时卵巢激素对乳腺的影响最小。超声检查应优先于X线检查，避免挤压导管，影响超声对导管扩张及其内容物的观察。

三、受检者体位

患者一般采用仰卧位进行检查，双手置于头顶，充分暴露双侧乳腺及双侧腋窝区。对于乳腺较大或过于松弛者，应辅以侧卧位扫查，避免遗漏。进行术前体表定位，应嘱患者手臂外展，与肩部呈一水平线，与手术体位保持一致。

四、适应证

(一)筛查

乳腺X线检查是国际公认的乳腺癌筛查首选工具,与欧美国家不同的是,亚洲地区女性乳腺通常更小、更致密,发病年龄高峰也更早。乳腺X线在致密型腺体的乳腺癌检出率明显降低,且致密型腺体本身也是乳腺癌的风险因素之一。手持超声具有实时、经济、痛感低、无辐射及基本不受腺体密度影响等特点,是我国目前使用的重要乳腺体检筛查方式。

(二)诊断

乳腺超声诊断的主要适应证包括:

1．与乳腺相关的主诉及症状,包括乳腺、腋窝或胸骨旁区发现可触及肿块,乳腺胀痛、变形、乳头凹陷及溢液等。

2．乳腺先天及后天发育异常。

3．其他影像学发现的乳腺或腋窝可疑病变。

4．女性生殖系统疾病,排查乳腺受累情况。

5．乳腺疾病术前评估及治疗后随访,包括其他系统病变可能转移到乳腺的情况。

6．乳腺假体植入术后评估(外溢、破裂、感染等)。

7．乳腺疾病的相关治疗,如超声引导下穿刺或介入治疗等。

五、检查方法

(一)放射状扫查(旋转扫查)

为乳腺超声检查最常用的方法,以乳头为中心,从乳腺边缘至乳头,或从乳头至乳腺边缘做放射状扫查,顺时针或逆时针连续扫查一周。

(二)横向或纵向扫查

从乳腺边缘开始,横向或纵向依次扫查整个乳腺,可作为放射状扫查的补充。

(三)乳头及乳晕处扫查

乳头及乳晕处皮肤不规则且致密,可引起后方回声衰减,而此处又是病变高发部位,应多角度仔细扫查。对于乳头溢液的患者,应仔细观察乳头本身有无病变,深面导管有无扩张,管壁是否增厚及管腔内有无沉积物或肿块等。如果扫查有困难,可厚涂耦合剂填充凹陷区或使用导声垫。

(四)腋窝淋巴结扫查

应沿长短轴对腋窝进行全面扫查,通常可探及第Ⅰ水平的正常淋巴结。乳腺癌患者应注意扫查锁骨上淋巴结。此外,亦要注意观察腋窝区是否有副乳房结构或占位病变。

超声扫查时应注意扫查切面之间要互相重叠,以免遗漏病变。扫查时应保持压力适度,留意扫查手感,结合患者年龄、主诉、病史等个体情况,灵活运用各种超声技术提高检查的敏感性及特异性。

六、超声检查新技术

(一)超声造影

超声造影是通过静脉注射造影剂,利用造影剂提高后散射回声,增强血流信号,有利于超声对于组织微循环灌注信息的观察。使用超声造影,可以通过乳腺病灶的增强模式进行定性诊断,亦可以通过乳腺病灶增强的时间-强度曲线进行定量分析。目前临床应用最广泛的是第二代商品化造影剂,其主要成分为有外壳包裹的大分子气体,稳定性好,微泡粒径均匀,为纯血池显像,安全性较高。良性结节的超声造影特征包括:结节呈均匀/不均匀高增强,形态规则,边界清晰(图4-1-2-1);结节与周边乳腺组织呈同步等增强,无清晰肿物轮廓;结节全程无造影剂进入(考虑为囊性)。恶性结节的超声造影特征包括:结节增强范围明显大于二维所示,病灶周边出现"蟹爪征"或"太阳征",病灶出现灌注缺损,增强后病灶形态不规则,边缘欠规整(图4-1-2-2)。

相关研究表明,单独使用超声造影诊断乳腺癌的敏感性为89%,特异性为85%;超声造影联合常规二维灰阶超声可提高乳腺癌诊断的敏感性(87% vs 93%)及特异性(80% vs 93%)。推荐超声造影与传统超声联合使用,能够提高常规二维灰阶超声诊断的特异性。一项纳入235例乳腺结节的研究显示,超声造影可将约49%的结节由BIRADS 4A降为BIRADS 3,可明显降低假阳性率,避免不必要的穿刺。超声造影也可用于对乳腺癌新辅助化疗的效果评价、术前转移性腋窝淋巴结评估、淋巴管造影定位前哨淋巴结等(图4-1-2-3)。

尚未有任何指南将超声造影纳入或提供规范化评价体系。目前较为权威的是2011年欧洲医学生物学超声联合会(欧超联,European Federation of Societies for Ultrasound in Medicine and Biology,EFSUMB)发布的肝脏超声弹性成像相关临床应用指南非肝脏部分中有所提及,尚未推荐临床常规使用。以下可能是限制超声造影广泛使用的部分原因:病理相同的病灶造影表现多样化;超声造影的描述方式、诊断效能及对美国影像放射学院的乳腺影像报告和数据系统(American College of Radiology Breast Imaging Reporting and Data System,ACR

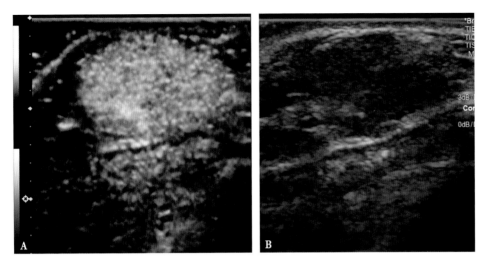

图 4-1-2-1　乳腺良性病灶典型超声造影图与二维灰阶超声图
A.超声造影图表现为肿块呈均匀高增强，形态规则，边界清晰；B.二维灰阶超声示病灶范围与超声造影一致

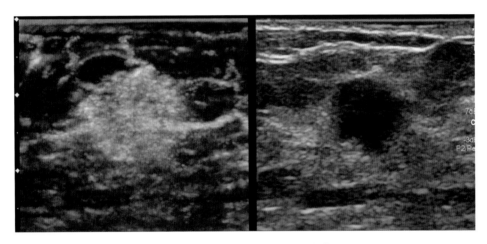

图 4-1-2-2　乳腺恶性病灶典型超声造影图
肿块内造影剂呈不均匀高增强，范围明显增大，可见粗大扭曲血管进入病灶（蟹爪样增强模式）

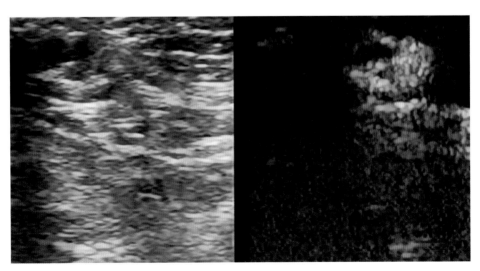

图 4-1-2-3　腋窝淋巴结超声造影图（经皮注射造影剂）
淋巴结为不均匀高增强，局部充盈缺损，考虑为转移性淋巴结

BI-RADS）分类的临床意义尚存较大争议；操作者依赖性强，对个人经验要求较高。

（二）超声弹性成像

超声弹性成像可定性或定量评估组织的硬度或弹性，目前最常用的两种技术是应变弹性成像及剪切波弹性成像。2015 年世界医学生物学超声联合会（世超联，World Federation of Ultrasound in Medicine and Biology，WFUMB）发布的相关指南是现阶段最为权威的指南，超声弹性成像结合 BIRADS 分类，可将诊断特异性从单独使用二维灰阶超声的 57.4% 提升至 76.4%。2013 版 BI-RADS 指南也纳入了病灶弹性这一指标。

1. 应变弹性成像 应变弹性成像（strain elastography，SE）最先应用于临床，通过探头施加压力于组织，测量组织产生的应变，计算杨氏模量 E，最常用的评价指标为弹性评分（定性）、弹性与二维模式比（定性）及应变比（半定量）。

最常用的弹性评分法为筑波评分法（Tsukuba score），根据乳腺结节及周围乳腺组织硬度色彩（绿色与蓝色的比例）划分 5 点量表，分数越高，病灶硬度越大，恶性风险越高，其敏感性、特异性及准确性分别约 86.5%、89.9% 及 88.3%。筑波评分法的具体评分标准如下：1 分，病灶软，与周围组织一致（图4-1-2-4）；2 分，病灶呈软硬混合模式（图 4-1-2-5）；3 分，病灶中央硬，周边软（图 4-1-2-6）；4 分，病灶硬度大，弹性图像上病灶范围与二维显示范围一致（图 4-1-2-7）；5 分，病灶及其周边组织硬度大，弹性乳腺上病灶范围比二维显示范围大（图 4-1-2-8）。评分为 1～3 分考虑为良性，4～5 分则需要进行活检。囊性病灶可能显示为蓝色、红色及绿色（BGR）的三层表现。国内罗葆明团队在此基础上提出改良评分法，其敏感性、特异性及准确性分别约 87.2%、94.1% 及 92.7%。改良评分法为：1 分，病灶整体或大部分质软；2 分，病灶中央质硬，周边质软；3 分，病灶内软硬比例接近；4 分，病灶整体质硬，可伴 / 不伴有局部质软；5 分，结节及周围组织质硬，伴 / 不伴局部质软。

弹性与二维模式比（EI/B-mode ratio）由 Hall 团队提出，认为在弹性模式下，良性病灶的显示范围小于二维模式，而恶性病灶则大于二维模式。结节

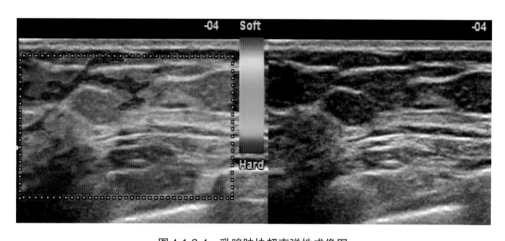

图 4-1-2-4　乳腺肿块超声弹性成像图
病灶评分 1 分

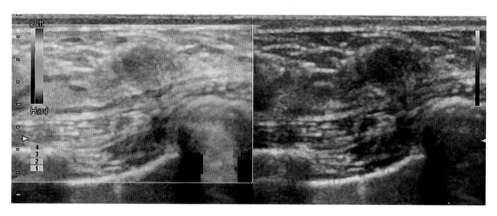

图 4-1-2-5　乳腺肿块超声弹性成像图
病灶评分 2 分

长度比或面积比都可采用,推荐使用双幅图像测量。EI/B 的值与浸润性导管癌分级相关,级别越高,EI/B 的值也越高。世超联指南认为 EI/B 是最有价值的超声弹性成像指标。一项多中心研究显示,将 EI/B≥1 作为恶性阈值,诊断乳腺肿物的敏感性及特异性分别约 99% 及 87%。一项纳入 15 项研究的 Meta 分析显示,EI/B 在三种弹性评价方法中的敏感性最高,有助于将 BI-RADS 4B 及 4A 类结节降至 3 类。

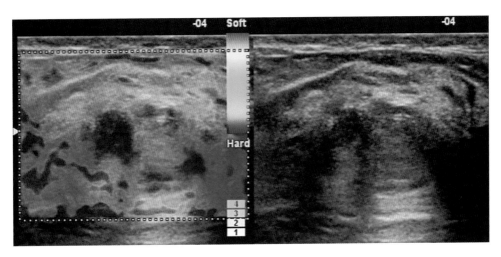

图 4-1-2-6　乳腺肿块超声弹性成像图
病灶评分 3 分

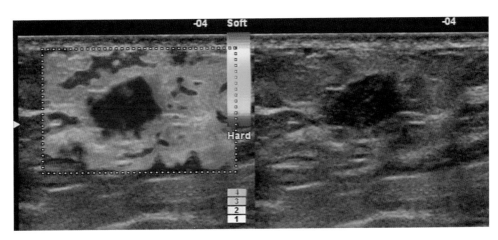

图 4-1-2-7　乳腺肿块超声弹性成像图
病灶评分 4 分

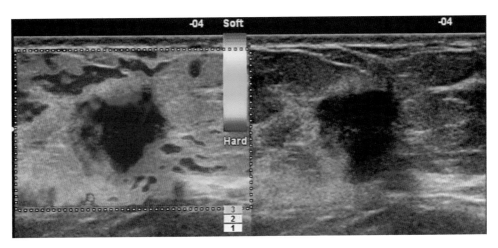

图 4-1-2-8　乳腺肿块超声弹性成像图
病灶评分 5 分

弹性应变比（strain ratio，SR）由上野团队提出，为乳腺结节与皮下脂肪的应变比率。所选参考脂肪区域应与结节深度近似且不包含纤维组织。一项纳入 15 项研究的 Meta 分析显示，SR 鉴别良恶性结节的敏感性及特异性分别约 87%、81%。各研究间的 SR 阈值相差较大，目前也尚无统一标准。

2. 剪切波弹性成像　剪切波弹性成像（shear wave elastography，SWE）发展于近 10 年间，通过声辐射脉冲叩击组织，在组织内产生高速剪切波，可测量剪切波的速度或计算杨氏模量 E，乳腺色阶的设置范围通常从 0（蓝色，软）（图 4-1-2-9）～180kPa（红色，硬）（图 4-1-2-10）。常用的评价指标包括杨氏模量最大值（E_{max}）、最小值（E_{min}）、平均值（E_{mean}）、标准差（SD）及弹性比值（结节最硬处 / 周围正常组织，E_{ratio}）等。一项网状 Meta 分析显示，SWE 鉴别乳腺癌的敏感性及特异性分别约 84% 及 86%。一项纳入 14 项研究的 Meta 分析显示，SWE 联合传统超声

使用的敏感性、特异性及曲线下面积分别约 88%、85% 及 0.92，显著高于传统超声，提示 SWE 可提高乳腺诊断价值。然而，SWE 的各项指标诊断阈值争议较大，不同设备、不同研究中各有定义。

世超联对乳腺超声弹性成像有如下建议：①超声弹性成像应与二维灰阶超声联合使用。②最有意义的评价指标为弹性评分 5 分与结节内部及周边的 E_{max}。③基于欧美一项大型多中心研究提出的弹性评价的积极及保守策略即所有 BI-RADS 3 类结节，当弹性评分为 5 分或 $E_{max} > 160kPa$（7.3m/s）时，应上调分类；所有 BI-RADS 4A 类结节，弹性值较低可下调分类并随访，此处分为积极及保守策略，积极策略阈值为 $E_{max} < 80kPa$，保守策略阈值为 $E_{max} < 30kPa$。积极策略可提高特异性，但可能遗漏部分恶性结节，保守策略则几乎保留所有原 BI-RADS 4A 类结节。国内一项多中心研究显示，SWE 联合传统超声，下调时选择保守策略阈值，可将特异性从 54.8%

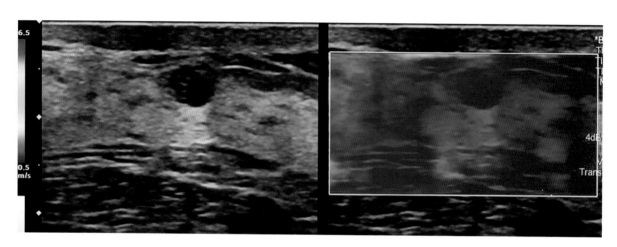

图 4-1-2-9　乳腺肿块剪切波弹性成像图
病灶质地软，呈均匀的蓝色

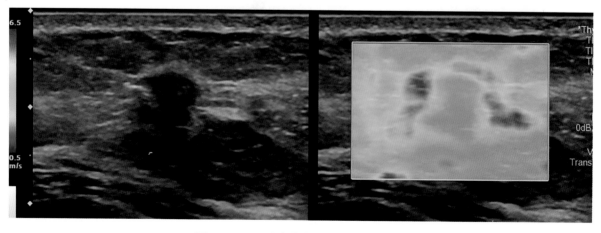

图 4-1-2-10　乳腺肿块剪切波弹性成像图
病灶质地硬，呈现红色硬环征

提升至 66.1%，敏感性则从 97.5% 轻微降至 96.9%。④超声弹性成像只建议 BI-RADS 3 类及 4A 类结节的上调或下调，不可改变 2 类或≥4B 类结节的分类。

（三）全自动容积乳腺超声

为了克服手持超声对操作者依赖性强、重复性差、缺乏标准化存图等缺陷，全自动乳腺容积超声（automated breast ultrasound，ABUS）应运而生。ABUS 的优点包括：①存储标准三维图像，可重复阅读且支持远程会诊，优化医疗资源；②提供更为准确全面的病变方位、大小、导管扩张等信息；③通过重建获得冠状面（C 平面）信息，提高诊断信心；④标准图像对机器辅助或人工智能的适用度更高等。ABUS 也存在局限性，包括：①对疼痛明显、皮肤破溃者的使用受限；②病变较大、较硬时易出现伪像；③无血流信息；④无法评价腋窝淋巴结情况；⑤花费时间较长、收费较高等。

ABUS 目前主要推荐应用于筛查方面，多项研究显示，ABUS 联合乳腺 X 线可额外检出 1.9～7.7 例／千人乳腺癌，在致密型腺体中可明显提高病灶检出率，与手持超声的检出效能相当。恶性肿瘤在冠状面可表现为"汇聚征"，诊断特异性达 95% 以上，有助于识别小癌灶（图 4-1-2-11）。相关研究认为，ABUS 与手持超声诊断恶性病变的效能基本持平，但对良性病变的敏感性较低；冠状面可提供更多诊断信息，如汇聚征、高回声晕、跳跃征等，对导管病变及微钙化分布的显示更为全面；医师间的判读基本较为一致。一项国内基于医院人群的多中心研究显示，ABUS 及手持超声对 BI-RADS 4～5 类乳腺病变的诊断准确性远高于乳腺 X 线。另外，不

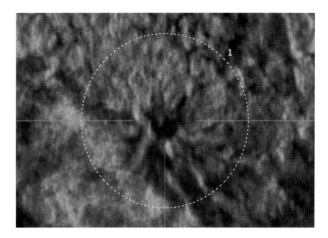

图 4-1-2-11　乳腺肿块 ABUS 冠状切面图
病灶在冠状面呈现"汇聚征"

少学者致力于将机器辅助、人工智能应用于 ABUS，或与其他影像技术联合，也取得了一定成果。

（四）超微血管成像

超微血管成像是一种新兴的多普勒超声技术，采用自相关技术，能够更好地区分运动伪相和低速血流，可以提供更多的微血管信息。

相关研究表明，超微血管成像技术对于血流的检测能力高于常规彩色多普勒超声，对乳腺良恶性病变的鉴别价值亦较高。国内罗葆明团队将微血管结构分为 5 种模式：无血管（图 4-1-2-12）、线状（图 4-1-2-13）、树枝状（图 4-1-2-14）、残根状（图 4-1-2-15）及蟹爪状（图 4-1-2-16），前 3 种模式常见于良性病变，而后 2 种常见于恶性病变，其诊断能力与超声造影近似。将 SMI 联合二维灰阶超声，可改善 BI-RADS 分类的准确性。

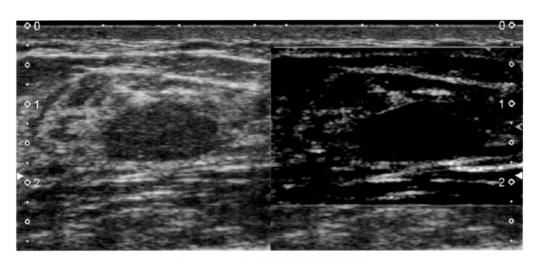

图 4-1-2-12　乳腺肿块超微血管成像图
病灶内未见明显血管

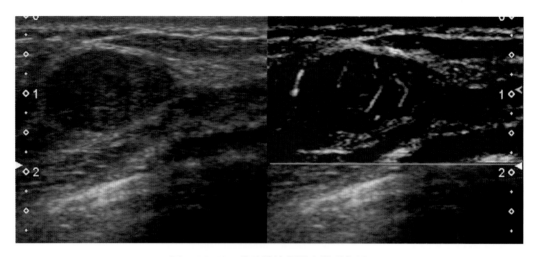

图 4-1-2-13 乳腺肿块超微血管成像图

病灶内血管呈"线状"分布

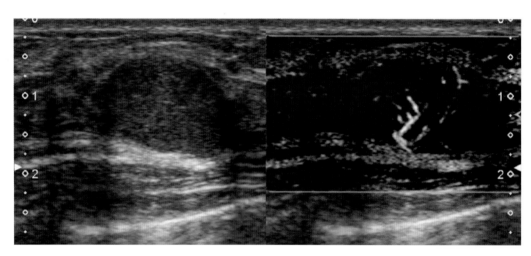

图 4-1-2-14 乳腺肿块超微血管成像图

病灶内血管呈"树枝状"分布

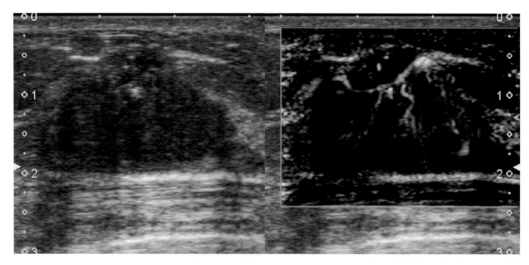

图 4-1-2-15 乳腺肿块超微血管成像图

病灶内血管呈"残根状"分布

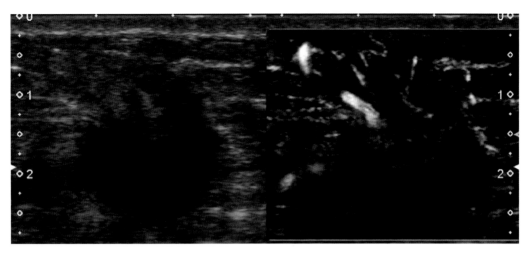

图 4-1-2-16　乳腺肿块超微血管成像图

病灶内血管呈"蟹爪状"分布

第三节　正常超声图及规范书写报告

一、正常超声图

（一）女性正常乳腺超声图

经皮肤超声检查，乳腺由浅至深分为以下结构（图 4-1-3-1）：

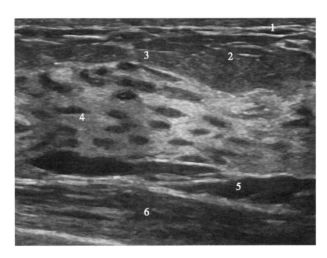

图 4-1-3-1　正常腺体二维灰阶超声图

1. 皮肤层；2. 皮下组织层；3. 乳腺悬韧带；4. 腺体层；5. 乳房后间隙；6. 肌层

1. 皮肤层　表现为一条平滑的高回声带，通常厚约 2mm，乳晕区、绝经期前后、妊娠及哺乳期可达4mm。乳头声像与年龄、发育及生育史相关，未生育者乳头较小、回声均匀，哺乳后乳头增大、回声增高。

2. 皮下组织层　皮下组织以脂肪小叶为主，呈均匀等回声，覆盖于乳头以外的腺体表面。皮下组织层厚度个体差异大，一般伴随年龄增长而增厚。

Cooper 韧带穿行其中，上连皮肤及浅筋膜浅层，下连浅筋膜深层，在老年女性及脂肪成分较多时更容易显示。Cooper 韧带呈线状高回声，顶端处常有后方声影，该声影从韧带与浅筋膜浅层交界处向下延续，加压或侧动探头扫查可消失，可与乳腺病变形成的声影鉴别。青春期乳腺可表现为紧邻乳头后方的低回声结构，为乳腺发育的胚芽，不可误认为病变。

3. 腺体层　乳腺腺体回声高于皮下脂肪，呈相对均匀的等回声及高回声交织结构，高回声主要为筋膜、Cooper 韧带及小叶间致密的纤维结缔组织，等回声为脂肪、小叶及导管的上皮成分、小叶内及管周疏松的纤维结缔组织。因无明确包膜结构，超声无法明确区分腺叶及小叶结构。腺体结构受年龄、内分泌影响，通常随年龄增长而变薄、回声减低。腺体内血流信号通常较为稀少，Cooper 韧带周围偶尔可探及条状血流。

4. 导管系统　非哺乳期导管系统常呈闭合状态，正常超声图上难以显示，偶尔探及等号状的管壁高回声结构，管径通常不超过 2mm，乳头下方导管可稍宽，不超过 3mm。妊娠晚期及哺乳期腺体增厚、回声增强，导管可扩张，呈多发条状无回声区，管壁呈线状高回声，内可见絮状沉积物。

5. 乳腺后间隙　表现为腺体后方两条线状高回声结构（浅筋膜深层及深筋膜）间的条状低回声区，在年轻女性中不易显示，在老年女性，尤其是脂肪较厚者中较为清晰。

6. 胸壁肌层及肋骨　胸壁肌层为低回声，肌纤维结构可显示。肌筋膜为光滑的线状高回声。肋骨为强回声，后方回声衰减。肋软骨为低回声，短轴呈椭圆形或类圆形。

（二）乳腺引流淋巴结超声图

1. 腋窝淋巴结 超声通常可探及几个正常的腋下组淋巴结，大小不一，长轴可超过 3cm，短轴多低于 1cm，椭圆形，边界清楚，皮质菲薄，淋巴门结构清晰，血流为门型。随着年龄增长，内部脂肪成分沉积，回声可减低。腋中组及腋上组淋巴结通常较小，不易显示，如果探及需结合病史判断。一项回顾性研究显示，乳腺癌改良根治术后，常规二维灰阶超声随访约 4% 的患者可探及腋中组或腋上组淋巴结，其中约 14% 证实为复发，随访过程中淋巴结变圆、短径或长径增大需引起重视。

2. 内乳淋巴结 超声扫查区域为胸廓内动脉旁第 2～6 肋间。通常情况下内乳淋巴结较小，不易显示。若乳腺可疑病变位于内侧区时，需重点扫查该区域。

3. 锁骨上淋巴结 锁骨上淋巴结通常不易显示，一般小于 5mm。有时乳腺癌会跳跃转移至锁骨上淋巴结，故乳腺癌术前及术后随访都应扫查。

二、超声图像描述方法

（一）乳腺腺体背景分型

根据 ACR BI-RADS 指南，腺体背景可分为均匀脂肪型、均匀纤维腺体型及不均匀型。

1. 均匀脂肪型 均匀的脂肪小叶回声构成大部分腺体组织，纤维腺体菲薄，多见于老年女性（图 4-1-3-2）。

2. 均匀纤维腺体型 均匀的纤维腺体回声位于较薄的低回声脂肪下方，皮下组织层、腺体层及胸壁肌层的界限较清晰，大部分病灶位于脂肪层与纤维腺体交界处（图 4-1-3-3）。

3. 不均匀型 乳腺由纤维组织与脂肪交错组成，回声高低不均。不均匀区也可局部存在。有研究表明不均匀腺体背景可能影响小病变的检出，在该背景下，乳腺癌的发病率也更高（图 4-1-3-4）。

（二）乳腺病变定位

1. 钟点定位法 以乳头为中心，乳腺整体为钟面，按 12 时钟制表的位置、病变与乳头间距离及病灶距离皮肤距离来描述病变方位，一般按顺时针方向定位。此法定位准确，是目前主流的定位方法，适用于定位体积较小的肿块。

2. 象限定位法 以乳头为中心，经过乳头分别做水平线及垂直线，将乳腺分为外上象限、外下象限、内上象限及内下象限，乳头及乳晕区域为中央区，乳腺外上象限延伸至腋窝部分为腋尾部。此法

多用于描述范围较大的病变。

3. 乳腺解剖层次定位法 如果病变并非位于腺体层，此时定位解剖层次尤其重要，如脂肪瘤等。

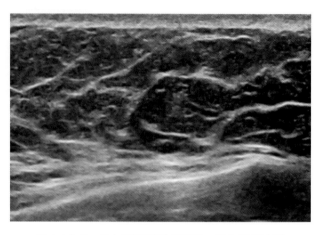

图 4-1-3-2 均匀脂肪型乳腺背景二维灰阶超声图
均匀的脂肪小叶回声构成大部分腺体组织

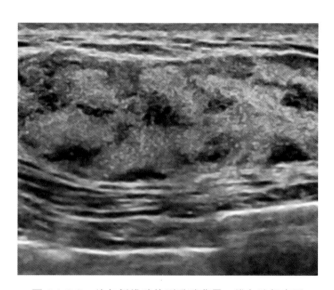

图 4-1-3-3 均匀纤维腺体型乳腺背景二维灰阶超声图
均匀的纤维腺体回声构成大部分腺体组织

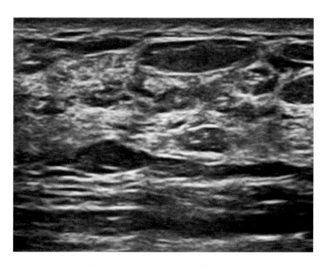

图 4-1-3-4 不均匀型乳腺背景二维灰阶超声图
乳腺由纤维组织与脂肪交错组成

（三）乳腺肿块描述术语

根据 BI-RADS 词典，肿块（mass）是指具有三维空间占位效应的结构，二维灰阶超声扫查在 2 个不同的平面均可探及，三维超声则可以显示 3 个平面。乳腺肿块描述术语包括形状、方位、边缘、内部回声模式及后方特征。

1. **形状**

（1）椭圆形：肿块长径大于短径，边缘可有 2~3 个起伏（大分叶状）（图 4-1-3-5）。

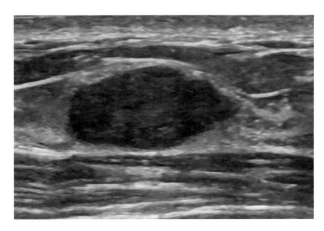

图 4-1-3-5　乳腺肿块二维灰阶超声图
病灶形状呈椭圆形，病理：纤维腺瘤

（2）圆形：肿块呈球形或环状，前后径等于横径（图 4-1-3-6）。

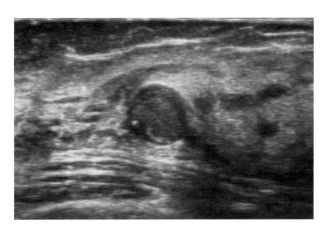

图 4-1-3-6　乳腺肿块二维灰阶超声图
病灶形状呈圆形，病理：纤维腺瘤

（3）不规则形：肿块形状既非椭圆形，也非圆形（图 4-1-3-7）。

通常良性肿块呈椭圆形或圆形，恶性肿块呈不规则形。部分特殊类型的乳腺癌也可呈椭圆形或圆形，如包裹状乳头状癌、黏液癌及恶性叶状肿瘤等。

2. **方位**

（1）平行（水平生长或纵横比 >1 或高大于宽）：

肿块长轴平行于皮肤，如果只是轻度倾斜，也可认为是平行方位（图 4-1-3-8）。

（2）非平行（垂直生长或纵横比 <1 或宽大于高）：肿块长轴与皮肤不平行，肿物前后径（垂直径）大于横径（水平径），圆形肿物也归于此类（图 4-1-3-9）。

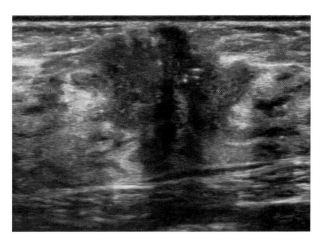

图 4-1-3-7　乳腺肿块二维灰阶超声图
病灶形状呈不规则形，病理：浸润性导管癌

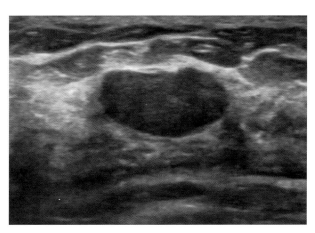

图 4-1-3-8　乳腺肿块二维灰阶超声图
病灶方位呈平行，病理：纤维腺瘤

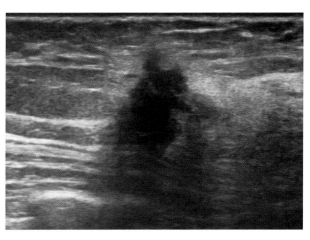

图 4-1-3-9　乳腺肿块二维灰阶超声图
病灶方位呈非平行，病理：浸润性导管癌

通常良性肿块尤其是纤维腺瘤呈平行方位。部分恶性肿块体积较大时，亦呈平行方位，故在结节较小时其预测价值更高，特别是大小为1cm左右的结节。有研究认为非平行方位的乳腺癌具有更强的增殖行为，转移可能及复发率更高。

3. 边缘

（1）局限（易于分辨/锐利）：肿块与周围组织有清晰锐利的分界。整个肿块边缘均易于分辨、锐利，才可称为边缘局限。大部分边缘局限的肿块形状为椭圆形或圆形（图4-1-3-10）。

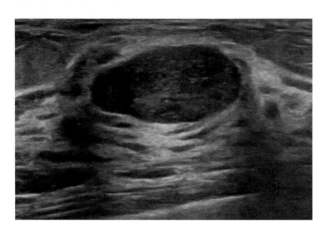

图4-1-3-10 乳腺肿块二维灰阶超声图
病灶边缘局限，病理：纤维腺瘤

（2）不局限：可细分为模糊、成角、微分叶及毛刺4个特征，这几个特征可单独或以不定项组合形式出现。①模糊（图4-1-3-11）：肿块部分或全部与周围组织分界不清，难以辨认准确的肿块边缘，声晕也归于此类；②成角（图4-1-3-12）：肿块部分或全部边缘表现为锋利的角，通常为锐角；③微分叶（图4-1-3-13）：肿块边缘可见锯齿状起伏；④毛刺（图4-1-3-14）：肿块边缘向外伸出锐利的细线。

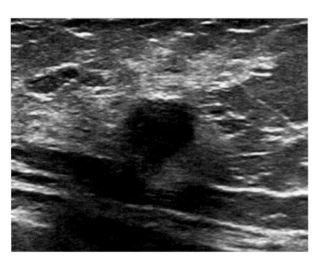

图4-1-3-11 乳腺肿块二维灰阶超声图
病灶边缘模糊，病理：纤维囊性乳腺病

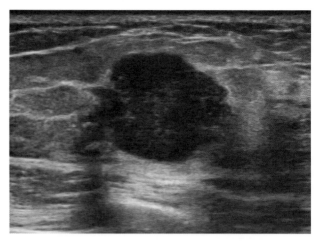

图4-1-3-12 乳腺肿块二维灰阶超声图
病灶边缘成角，病理：浸润性导管癌

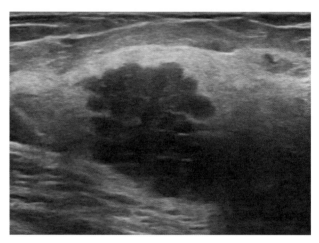

图4-1-3-13 乳腺肿块二维灰阶超声图
病灶边缘微分叶，病理：浸润性导管癌

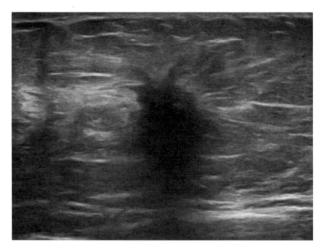

图4-1-3-14 乳腺肿块二维灰阶超声图
病灶边缘毛刺，病理：浸润性导管癌

边缘是鉴别良恶性肿块的重要特征，通常良性肿块边缘局限，恶性肿块边缘不局限。书写报告时应首先描述肿块边缘是否局限，如果不局限，再具体记录其特征（模糊、成角、微分叶及毛刺）。在乳腺浸润性癌中,边缘成角代表癌细胞向周围侵犯,因脂肪对浸润的抵抗力低,如果病变周围是脂肪,成角可以出现在边缘的任意方向;如果周围是纤维腺体,成角倾向于出现在病变的水平两侧,向导管周围疏松的结缔组织延伸;Cooper韧带下方的病变易于沿着韧带方向成角。微分叶通常代表肿块的原位癌成分,导管因肿瘤及坏死而扩张形成或表示癌小叶本身。如果微分叶周围伴有高回声晕,通常代表浸润性癌成分。微分叶通常1～2mm,与肿瘤的组织学分级相关,高级别病变倾向于具有较大的分叶,低级别病变则分叶较小。有研究显示,边缘成角有较高的敏感性及阳性预测值,微分叶及毛刺是诊断恶性肿块的独立特征。

4. **内部回声模式**　二维灰阶超声以皮下脂肪为等回声参考。大部分肿块回声都为低回声,通过回声模式进行诊断特异性不高。

（1）无回声:肿块内部没有回声,多见于囊性成分（图4-1-3-15）。

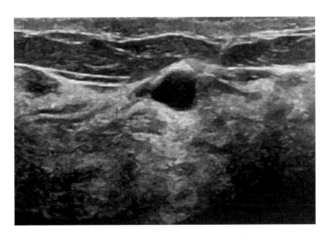

图 4-1-3-15　乳腺肿块二维灰阶超声图
病灶内部呈无回声,病理:单纯性囊肿

（2）高回声:肿块内部回声高于脂肪或等于纤维腺体（图4-1-3-16）。

（3）复合囊实性回声:肿块内部同时具有无回声（囊性）及有回声（实性）成分（图4-1-3-17）。

（4）低回声:肿块内部回声低于脂肪,多见于复杂性囊肿及纤维腺瘤（图4-1-3-18）。

（5）等回声:肿块内部回声与脂肪相等。该类肿块相对不明显,尤其是当肿块位于脂肪小叶内时,可能会降低超声检出病变的敏感性（图4-1-3-19）。

（6）不均匀回声:肿块内部回声不均匀,良恶性肿块中均可见,其鉴别价值有限（图4-1-3-20）。

5. **后方特征**　肿块后方回声与同等深度的乳腺组织对比,其诊断价值不高。

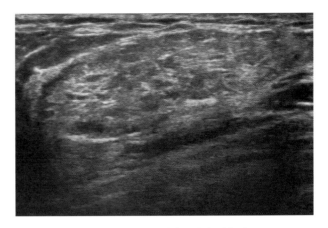

图 4-1-3-16　乳腺肿块二维灰阶超声图
病灶内部呈高回声,病理:错构瘤

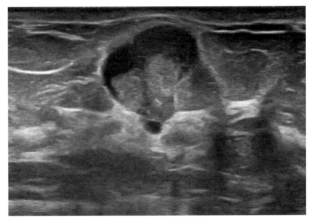

图 4-1-3-17　乳腺肿块二维灰阶超声图
病灶内部呈复合囊实性回声,病理:导管内乳头状瘤

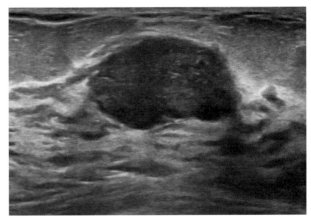

图 4-1-3-18　乳腺肿块二维灰阶超声图
病灶内部呈低回声,病理:纤维腺瘤

（1）无改变:肿块后方回声与周围组织没有明显差别（图4-1-3-21）。

（2）增强:超声波在肿块内阻力很小,肿块后方回声比周围组织回声高,多见于囊性病变,肿块内部成分极低且均一时也常见,如淋巴瘤等（图4-1-3-22）。

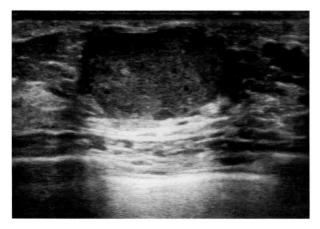

图 4-1-3-19　乳腺肿块二维灰阶超声图
病灶内部呈等回声,病理:导管内乳头状瘤

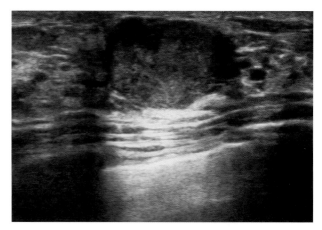

图 4-1-3-22　乳腺肿块二维灰阶超声图
病灶后方回声增强,病理:导管内乳头状瘤

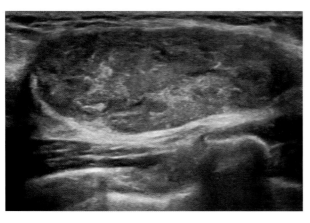

图 4-1-3-20　乳腺肿块二维灰阶超声图
病灶内部呈不均匀回声,病理:纤维腺瘤

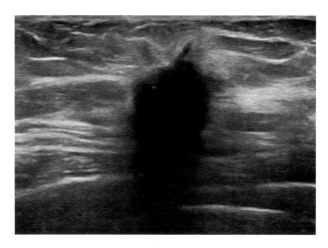

图 4-1-3-23　乳腺肿块二维灰阶超声图
病灶后方回声衰减,病理:浸润性导管癌

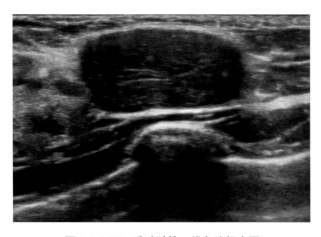

图 4-1-3-21　乳腺肿块二维灰阶超声图
病灶后方回声无改变,病理:纤维腺瘤

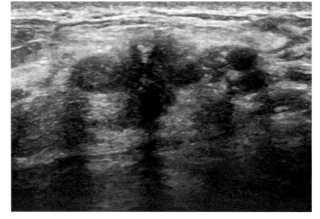

图 4-1-3-24　乳腺肿块二维灰阶超声图
病灶后方呈复合征象,病理:浸润性导管癌

（3）衰减:超声波在传输过程中明显衰减,表现为肿块后方回声明显低于周围组织,常见于伴有钙化、纤维化的病变(图 4-1-3-23)。

（4）复合征象:肿块后方回声同时出现上述两种或三种征象(图 4-1-3-24)。

近年的研究提出了一种有趣的观点,乳腺肿瘤的恶性程度常与超声特征表现"矛盾",即恶性程度越高、复发风险越高的肿瘤,往往超声特征更倾向于良性表现。如高级别乳腺癌更常表现为边缘光滑局限及后方回声增强,低级别乳腺癌更常出现边缘毛刺，后方回声增强的恶性肿块复发风险更高等。由于研究多为回顾性且样本量较小，该假说有待未来进一步证实。

（四）钙化

相较于乳腺 X 线，钙化在超声检查中较难辨认。以 0.5mm 为界，钙化可分为粗大钙化及微钙化，后者常提示恶性病变。典型良性钙化无需报告，如果临床有怀疑时可进行描述。

1. 肿块内钙化　因位于低回声肿块内，钙化较易识别（图 4-1-3-25、图 4-1-3-26）。肿块内钙化常提示包含原位癌成分，钙化源于扩张导管或管腔中心的坏死碎片。

2. 肿块外钙化　位于脂肪及纤维腺体中的钙化不易辨认，单个散在钙化不足以形成声影，如果聚集较多时可能会被识别（图 4-1-3-27）。

3. 导管内钙化　位于表浅的导管内微钙化聚集成簇时也容易检出（图 4-1-3-28），可进行超声引导下穿刺，最好使用真空辅助活检装置，也可经 X 线定位后再穿刺。

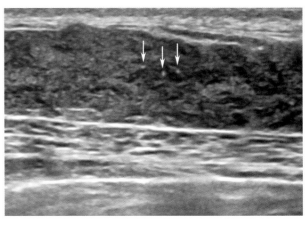

图 4-1-3-27　乳腺腺体内的肿块外钙化二维灰阶超声图
箭头示点状强回声，为腺体内钙化

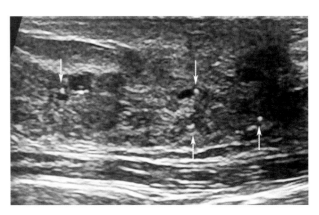

图 4-1-3-28　乳腺导管内钙化二维灰阶超声图
箭头示导管内多个点状强回声，为导管内钙化，病理：导管内癌

（五）相关特征

1. 结构扭曲　肿块向周围组织压迫或浸润破坏组织结构，导致 Cooper 韧带僵硬、短缩及增厚，包括周围导管结构异常及高回声晕等（图 4-1-3-29）。这类特征在乳腺 X 线中统称为结构异常，在磁共振中被归类为非肿块特征。三维超声及 ABUS 冠状面上的汇聚征也归于此类。

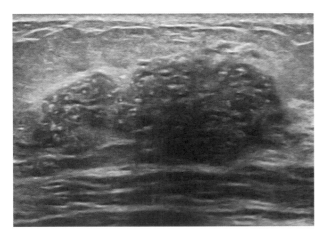

图 4-1-3-25　乳腺肿块内微小钙化二维灰阶超声图
病灶内可见较密集分布的点状强回声，病理：浸润性导管癌

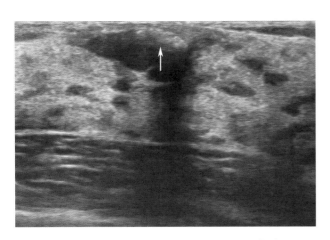

图 4-1-3-26　乳腺肿块内粗大钙化二维灰阶超声图
箭头示斑块状强回声，为肿块内粗大钙化，病理：纤维腺瘤

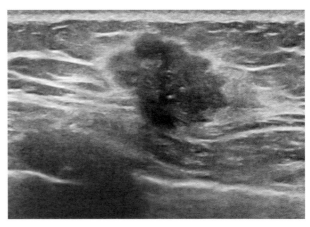

图 4-1-3-29　乳腺肿块二维灰阶超声图
病灶周围结构扭曲，病理：浸润性导管癌

2. 导管改变　正常导管为边缘平滑、走行规则的管道状结构，从乳头向腺体边缘分支，逐渐变细。导管异常改变主要表现为囊状扩张、管径增宽、分支形状不规则（图4-1-3-30），起源于或延伸至恶性肿块处的异常导管，导管内肿块、血栓或细胞碎屑等。

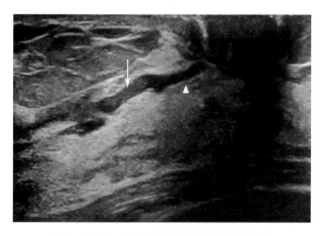

图 4-1-3-30　乳腺导管改变二维灰阶超声图
三角示扩张导管，箭头示导管内低回声病变，病理：导管内乳头状瘤

3. 皮肤改变　①增厚：皮肤厚度大于 2mm，可局限性或弥漫性存在（图4-1-3-31）。需要注意的是，乳头及乳晕处皮肤在正常情况下也可达 4mm；②回缩：皮肤表面不平整，向下凹陷。

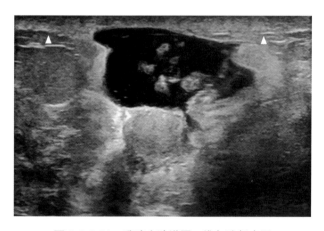

图 4-1-3-31　乳腺皮肤增厚二维灰阶超声图
三角示增厚的皮肤层，病理：浸润性导管癌

4. 水肿　皮下组织层回声增强，呈网格状改变，网状低回声线表示扩张淋巴管或组织液（图4-1-3-32）。乳腺水肿及皮肤增厚常见于乳腺炎、炎性乳癌、放疗或全身系统病变，如充血性心衰等。

5. 血流情况　判断乳腺病变是富血供还是乏血供，需与乳腺正常部分进行对比。由于能量及彩色多普勒超声高度依赖于超声仪器性能及操作者手法，血流情况无法作为任何乳腺病变的独立诊断因

素。血流情况包括①无血流（图4-1-3-33）：囊肿是最常见的无血流病变。彩色多普勒超声的灵敏度（如脉冲重复频率适用于低速血流）可能会影响血流显示，造成无血流假象。此外，表浅小血管可能因压力过大而闭塞，因此检测血流时应注意尽量不施加压力。②内部血流（图4-1-3-34）：肿块内部存在血管，走行可规则也可不规则，可穿行至肿块边缘；③边缘血流（图4-1-3-35）：肿块边缘存在血流，可部分或完整环绕于肿块周围，导管内乳头状瘤常出现边缘血流。

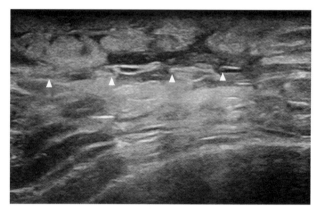

图 4-1-3-32　乳腺二维灰阶超声图
三角示水肿的皮肤

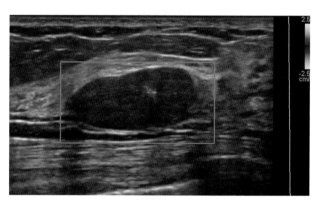

图 4-1-3-33　乳腺肿块彩色多普勒超声图
病灶内无血流

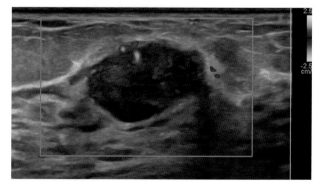

图 4-1-3-34　乳腺肿块彩色多普勒超声图
病灶可探及内部血流

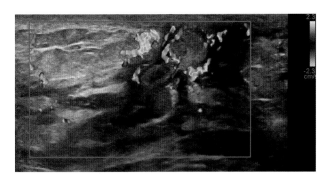

图 4-1-3-35　乳腺肿块彩色多普勒超声图
病灶以周边血流为主

Adler 分级法可半定量评价血流丰富程度,其评价标准为① 0 级:无血流;② I 级:少量血流,可探及 1~2 处点状或短棒状血流,短棒状血流不超过病变的 1/2;③ II 级:中量血流,可探及一条主要血管或 3~4 处点状血流;④ III 级:多量血流,可探及 2 条或以上主要血管或 5 处或以上点状血流。

6. 超声弹性成像评价　超声弹性成像可评价肿块及周围组织硬度及弹性。目前最常用的弹性方法包括应变弹性成像及剪切波弹性成像。超声弹性成像取样框必须包含部分正常的腺体组织。超声弹性成像评价术语为软、中等硬度或硬,具体彩色编码根据仪器设定有所不同。通常认为恶性肿块及其周围组织较硬,良性肿块较软,但二者常有交叉。目前认为超声弹性成像的价值不可独立于二维灰阶超声图像的形态学评价之上。

(六)特殊病例

1. 单纯性囊肿　典型良性病变,具有 4 个特征:边缘局限、椭圆形或圆形、内部呈无回声及后方回声增强(图 4-1-3-36)。

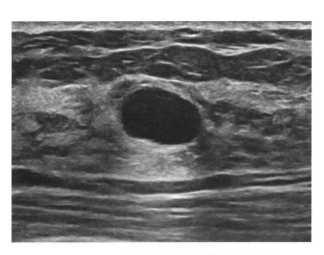

图 4-1-3-36　乳腺单纯性囊肿二维灰阶超声图
椭圆形的无回声,平行方位,边缘局限,后方回声增强

2. 簇状微小囊肿　由多个无回声聚集而成,每个病变 <2mm,病变间距 <0.5mm,无分散实性成分,整体病变边缘呈微分叶,与周围分界清晰(图 4-1-3-37)。组织学诊断标准为纤维囊性改变及顶浆分泌化生。

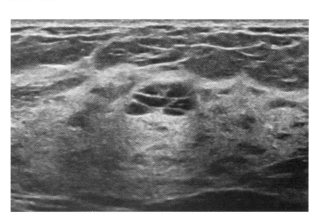

图 4-1-3-37　乳腺簇状微小囊肿二维灰阶超声图
相邻几个细小的无回声聚集,之间分隔纤细,后方回声稍增强

3. 复杂性囊肿　囊肿含有碎屑,通常表现为均匀、壁薄的低回声区,不含独立实性成分(图 4-1-3-38)。伴随患者体位改变,囊肿内可能出现缓慢的分层现象,也可出现一些闪烁的点状强回声。此类病变应与"复合囊实性病变"进行区分。

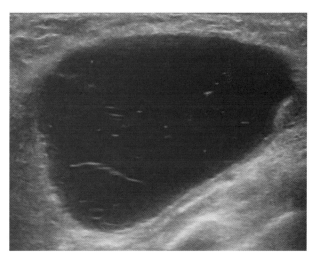

图 4-1-3-38　乳腺复杂性囊肿二维灰阶超声图
椭圆形无回声,内可见点状、条索状高回声

4. 皮肤表面或皮肤内肿块　此类病变临床检查易于发现,包括皮脂腺囊肿、瘢痕疙瘩、痣、丘疹、神经纤维瘤及副乳头等。皮肤转移瘤罕见,尤其是乳腺切除术后呈现瘢痕状态时,原发肿瘤的病史尤为关键。诊断皮肤病变时,准确识别皮肤与软组织间的界限及确定病变位于皮肤的两层高回声带间非常重要(图 4-1-3-39)。详见本书第七篇(皮肤篇)。

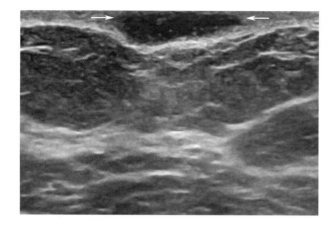

图 4-1-3-39　乳腺皮肤内结节二维灰阶超声图
箭头示皮肤层内的低回声病灶

5. 异物（包括置入物）　包括定位夹、线团、导丝、导管套、注射或外溢的硅胶、金属物、导致创伤的玻璃等，也包括假体（图 4-1-3-40），结合病史非常关键。软组织层内的硅胶常表现为"暴风雪征"，呈密集的点状高回声，后方回声衰减严重。外漏的硅胶可沿淋巴管传播到淋巴结（多为腋窝淋巴结），也可出现上述征象。

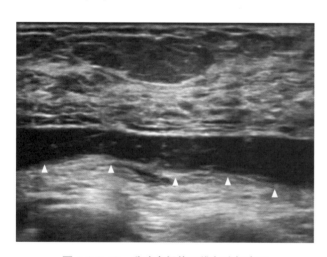

图 4-1-3-40　乳腺内假体二维灰阶超声图
三角示注射式假体位于腺体层与肌层间的无回声，内可见絮状高回声

6. 乳腺内淋巴结　乳腺内出现淋巴结回声，多形态规则，淋巴门结构清晰（图 4-1-3-41）。淋巴结可出现在腺体的任何位置，以外上象限多见（尤其是腋尾部），通常为 3～10mm。

7. 腋窝淋巴结　腋窝淋巴结需要结合病史进行综合评估。正常淋巴结通常呈椭圆形，边界清，皮质菲薄，淋巴门结构清晰（图 4-1-3-42）。正常淋巴结大小不等，长径可超过 4cm，应注意双侧对比。彩色多普勒多显示为无血流或门型血流信号（图 4-1-3-43）。淋巴结乳腺癌转移通常表现为皮质不均匀增厚，皮

质回声不均匀，淋巴门偏心或消失（图 4-1-3-44）。彩色多普勒可见边缘型或混合型血流信号（图 4-1-3-45）。目前尚未有相关特征对淋巴结微转移有独立的诊断价值。

描述淋巴结主要包括以下特征：①大小；②形状：椭圆形、圆形及不规则形；③边界：清晰或不清

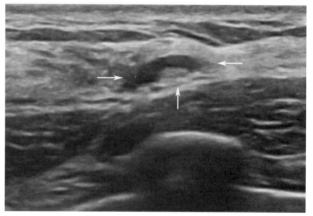

图 4-1-3-41　乳腺腺体内淋巴结二维灰阶超声图
箭头示门结构清晰的腺体内淋巴结

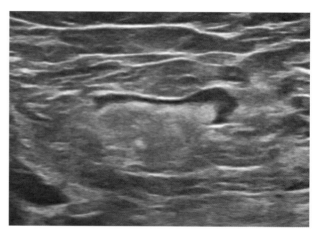

图 4-1-3-42　正常腋窝淋巴结二维灰阶超声图
椭圆形，边界清晰，皮质菲薄，门结构清晰

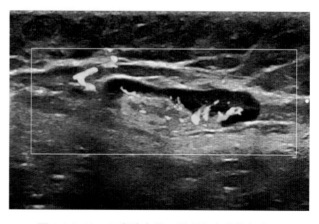

图 4-1-3-43　正常腋窝淋巴结彩色多普勒超声图
可见门型血流信号

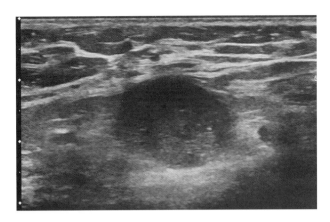

图 4-1-3-44　乳腺癌腋窝淋巴结转移二维灰阶超声图
淋巴门结构消失，皮质增厚，呈椭圆形不均质低回声

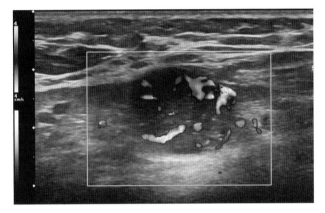

图 4-1-3-45　乳腺癌腋窝淋巴结转移彩色多普勒超声图
淋巴结可见丰富非门型血流信号

晰；④皮质：菲薄、均匀增厚及不均匀增厚；⑤淋巴门：正常、偏心或消失；⑥血流模式：无血流、门型、边缘型及混合型。

淋巴门结构存在不能排除转移性淋巴结，肿瘤细胞浸润淋巴结呈逐步变化的过程，常常需要定期随访观察。腋窝第Ⅱ、Ⅲ水平淋巴结通常较小，不易检出，也难以辨认皮质及淋巴门情况，随访过程中淋巴结增大或变圆需引起重视。有研究认为，在淋巴结较小时，形状呈圆形具有最高的鉴别价值。

8. 血管异常　包括动静脉畸形、假性动脉瘤及 Mondor 病（胸壁浅表血栓性静脉炎）等。

9. 术后改变　典型良性术后病变包括术后积液及血肿（可合并沉积物）（图 4-1-3-46）。术后瘢痕常可表现出可疑超声征象，包括不规则形、边缘不局限（偶尔伴有毛刺）、后方声影或结构扭曲等，结合病史尤为重要。术后皮肤增厚、水肿等表现常可随着时间推移而逐渐减轻。乳腺 X 线可帮助鉴别部分术后改变。

10. 脂肪坏死　通常有明确的手术史或外伤史，可表现为片状高回声，边缘可不光整，有时可伴钙

化，常常难以与恶性肿块鉴别（图 4-1-3-47）。乳腺 X 线可帮助鉴别，脂肪坏死在 X 线上常表现为典型良性改变。

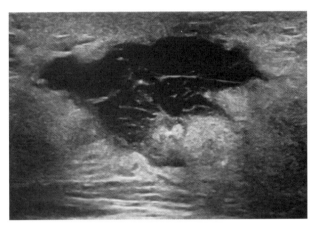

图 4-1-3-46　保乳术后局部积液二维灰阶超声图
二维灰阶超声可见形态不规则的混合回声，无回声区内可见絮状、条索状高回声

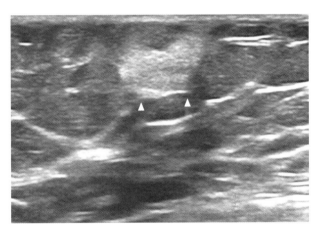

图 4-1-3-47　乳腺脂肪坏死二维灰阶超声图
脂肪层内高回声（三角）

（七）BI-RADS 分类

每个乳腺病变都应进行单独的 BI-RADS 分类（表 4-1-3-1）。

0 类　不完全——需要进一步影像评价 / 与既往影像学资料对比

超声检查不能完全评价病变，需要其他影像学补充，此分类较常用于筛查。可能出现的情况包括：临床症状明显（疼痛 / 扪及肿物）但超声检查阴性，超声检查怀疑钙化但难以肯定，或保乳术后需鉴别瘢痕及复发时需要增强检查等。

1 类　阴性

超声检查未发现可疑病变。国内曾用"乳腺增生症"这一名词描述，根据 BI-RADS 指南及专家共识更新，已不建议超声报告中继续出现此概念。

2 类　良性

此类病变包括单纯性囊肿、乳腺内淋巴结、术后积液、假体、腺体内脂肪及长期随访无变化的纤维腺瘤等。

评价为 1 类及 2 类的病例均无恶性风险，只需常规筛查。

3 类　良性可能性大

乳腺病变恶性可能≤2%，需进行短期随访（6 个月）。此类病例包括复杂性囊肿、簇状微小囊肿、无恶性风险的术后瘢痕，以及椭圆形、呈平行方位且边缘光整的肿块，多为纤维腺瘤（图 4-1-3-48）。经过 2～3 年的随访且无明显改变的 3 类病变可降至 2 类。

4 类　可疑恶性

乳腺病变恶性可能性介于 2%～95% 之间，需进行活检（图 4-1-3-49）。以恶性风险 10% 及 50% 为截点，又分为 4A、4B 及 4C 三类。伴有任意可疑超声特征的肿块都应分为 4 类，而 4 类的具体亚分类尚无明确标准，依赖于医生经验。国内专家共识推荐，40 岁以上女性的乳腺新发病灶都应分到 4 类以上。

5 类　高度提示恶性肿瘤

乳腺病变恶性可能≥95%，需进行活检（图 4-1-3-50）。

6 类　活检证实的恶性肿瘤

乳腺恶性肿瘤已经活检证实，包括经皮穿刺活检及切除活检，应考虑进一步进行手术或放化疗治疗。

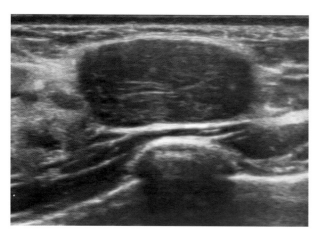

图 4-1-3-48　BI-RADS 3 类乳腺肿块二维灰阶超声图
肿块呈椭圆形，平行方位，边缘光整，内部为低回声，后方回声无明显改变。病理：纤维腺瘤

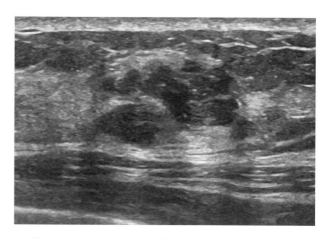

图 4-1-3-49　BI-RADS 4 类乳腺肿块二维灰阶超声图
肿块呈不规则形，平行方位，边缘不局限，可见微分叶，内部为不均匀回声，后方回声呈复合改变。病理：纤维囊性乳腺病

表 4-1-3-1　BI-RADS 分类恶性风险及管理建议

评估	管理	恶性病变可能性
0 类：不完全	召回进一步检查	N/A
1 类：阴性	常规筛查	无
2 类：良性	常规筛查	无
3 类：可能良性	短期（6 个月）随访或持续观察	0＜恶性病变可能性≤2%
4 类：可疑恶性	组织活检	2%＜恶性病变可能性＜95%
4A 类：低度可疑恶性		2%＜恶性病变可能性≤10%
4B 类：中度可疑恶性		10%＜恶性病变可能性≤50%
4C 类：高度可疑恶性		50%＜恶性病变可能性＜95%
5 类：高度提示为恶性肿瘤	组织活检	恶性病变可能性≥95%
6 类：活检证实的恶性肿瘤	手术切除	N/A

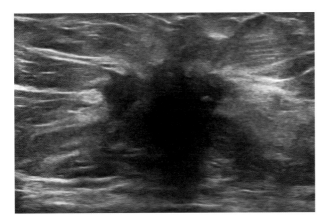

图 4-1-3-50　BI-RADS 5 类乳腺肿块二维灰阶超声图
肿块呈不规则形，边缘不局限，可见成角、微分叶改变，内部为低回声，后方回声呈混合型改变，肿块周围结构扭曲。病理：浸润性乳腺癌

三、规范书写超声报告

为改善国内超声描述多样化、结构不统一、结论欠规范的不足，应建立适合国内使用的规范化存图及结构化报告，本段内容在 ACR BI-RADS 的基础上，主要根据国内《乳腺疾病超声检查质量控制专家共识（2019 版）》及《乳腺超声若干临床常见问题专家共识（2018 版）》撰写。

（一）临床资料

超声检查应为解决临床问题服务，超声医师检查时应充分发挥能与患者直接沟通的优势，重视患者的主诉及自检情况，并留意扫查时的手感。高危因素可能影响对病变的评估，主要包括临床症状（肿块、疼痛、溢液及皮肤改变等）、个人情况（性别、年龄、身高及体重等）、生育史（初潮年龄及初次生产年龄等）、既往史（乳腺病变活检史、手术史及结果）及家族史等。

（二）图像采集

检查时，超声医师应根据患者的个体情况及时调节仪器参数，尽量清晰显示乳腺病变特征。采集图像时应使用体表标记，探头方向正确。乳腺检查无异常时，应标准化留取双侧乳腺腺体同一位置包含腺体较多的切面（≥2 幅）。如果临床怀疑腋窝淋巴结异常，应额外留取双侧腋窝淋巴结图像。

若探及乳腺病变，可不留取同侧腺体正常切面图，只需采集包含病变图像。针对乳腺病变，应采集最大径线切面（纵切面）及与之垂直的最大切面（横切面），并在图像上测量三个直角坐标径线，以 a×b×c 为形式记录，同一报告中应使用统一单位，即 mm 或 cm。如果病变具备典型或可疑恶性特征，

如边缘成角、微钙化、毛刺等，常规最大切面无法显示上述特征时，应额外留取包含该特征的切面。同时，应采集病灶血流最丰富切面，必要时可测量动脉频谱。条件允许者，应采集病灶弹性成像和 / 或超声造影等信息。最后，应采集病变同侧腋窝淋巴结最大切面及血流最丰富切面。

如果患者已行乳腺切除术或假体植入等，应采集同侧胸壁图像进行标准化存图，如果存在病变应同上述记录。

（三）结构化报告

超声结构化报告应包含乳腺组织构成及超声表现两部分（超声描述及结论），书写时应保证报告的清晰、简洁且全面，并使用规范的超声术语。

1. 超声描述　首先应描述乳腺腺体组织背景，可分为均匀脂肪型、均匀纤维腺体型及不均匀型。探及乳腺病变时，应在描述中记录其位于左侧或右侧、钟点、距乳头距离、距体表距离及大小，如"左侧乳腺 1 点方向、距乳头 30mm、体表 18mm 处可见一个结节，大小约 a mm×b mm×c mm"，再按 BI-RADS 指南记录其形状、方位、边缘、内部回声类型及后方回声特征，最后记录钙化（无钙化、肿块内钙化、肿块外钙化或导管内钙化）及相关特征（结构扭曲、导管改变、皮肤改变、水肿、血流情况、弹性评估及同侧腋窝淋巴结情况）等。

2. 超声结论　如果患者处于青春期或哺乳期等特殊生理时期，应在结论的第一段说明，下一段再按普通报告记录。如果乳腺扫查未见明显病变，结论可写为：双侧乳腺未见明显异常，BI-RADS：1 类。曾经常用的"乳腺增生症"一词不应该再出现于结论中。针对乳腺病变应体现其单发或多发、物理性质及 BI-RADS 分类，如"左侧乳腺 1 点单发实性结节，BI-RADS：3 类"。存在特殊病例（如簇状微小囊肿或复杂性囊肿等）时，应给予说明。

如果存在多个乳腺病灶，声像表现及 BI-RADS 分类一致者可合并记录，只需测量最大者径线，结论可写为"左侧乳腺多发囊性结节，BI-RADS：2 类，考虑单纯性囊肿"。如果病变 BI-RADS 分类或声像不一致时，应分别描述并记录。如仅凭超声无法评估，可分为 0 类，建议乳腺 X 线或其他进一步检查。

（四）随访

如果在进行超声检查之前，患者已行乳腺 X 线或 MRI 检查等，应充分结合现有检查结果，对乳腺病变提供最佳评估。若为随访患者，应与既往超声报告结果进行对比，如病变有无增大或缩小、超声

特征有无变化及 BI-RADS 分类是否需要上调或下调等。超声医师应定期追踪乳腺报告与病理的符合率，查缺补漏，总结规律，对疑难病例进行分享及讨论，提高自身诊断水平。

（罗葆明 唐郭雪）

参 考 文 献

1. Ohuchi N，Suzuki A，Sobue T，et al. Sensitivity and specificity of mammography and adjunctive ultrasonography to screen for breast cancer in the Japan Strategic Anti-cancer Randomized Trial（J-START）：a randomised controlled trial[J]. Lancet，2016，387（10016）：341-348.

2. 张建兴. 乳腺超声诊断学 [M]. 北京：人民卫生出版社，2012.

3. Sencha A N，Evseeva E V，Mogutov M S，et al. Breast Ultrasound: Radiologic Clinics of North AmericaBreast Imaging[M]. New York Dordrecht London：Springer Heidelberg，2013.

4. 岳林先. 实用浅表器官和软组织超声诊断学 [M]. 北京：人民卫生出版社，2017.

5. Rumack C M，Levine D. Diagnostic ultrasound[M]. Philadelphia：Elsevier，2018.

6. Huang T W，Su C M，Tam K W. Axillary Management in Women with Early Breast Cancer and Limited Sentinel Node Metastasis：A Systematic Review and Meta analysis of Real-World Evidence in the Post-ACOSOG Z0011 Era[J]. Ann Surg Oncol，2021，28（2）：920-929.

7. 丁文龙，刘学政. 系统解剖学 [M]. 北京：人民卫生出版社，2018.

8. 朱强，李杰. 浅表器官超声诊断学 [M]. 北京：人民卫生出版社，2020.

9. Piscaglia F，Nolsoe C，Dietrich C F，et al. The EFSUMB Guidelines and Recommendations on the Clinical Practice of Contrast Enhanced Ultrasound（CEUS）：update 2011 on non-hepatic applications[J]. Ultraschall Med，2012，33（1）：33-59.

10. 姜玉新. 乳腺疾病超声检查质量控制专家共识（2019 版）[J]. 中华超声影像学杂志，2020，29（1）：1-5.

11. Jiang T，Jiang Y，Chen W，et al. Chinese association of ultrasound in medicine and engineering，superficial organs and peripheral vessels committee expert consensus on clinical frequently asked questions in breast ultrasonography，June 2018[J]. Journal of Cancer Research and Therapeutics，2018，14（7）：1463-1468.

12. American College of Radiology（2013）BI-RADS: ultrasound. Breast imaging reporting and data system atlas. 5th ed. American College of Radiology，Reston.

13. Barr R G，Nakashima K，Amy D，et al. WFUMB Guidelines and Recommendations for Clinical Use of Ultrasound Elastography：Part 2：Breast[J]. Ultrasound in Medicine & Biology，2015，41（5）：1148-1160.

14. Barr R G，De Silvestri A，Scotti V，et al. Diagnostic Performance and Accuracy of the 3 Interpreting Methods of Breast Strain Elastography：A Systematic Review and Meta-analysis[J]. Journal of Ultrasound in Medicine，2018，38（6）：1397-1404.

15. Luo J，Cao Y，Nian W，et al. Benefit of Shear-wave Elastography in the differential diagnosis of breast lesion：a diagnostic meta-analysis[J]. Med Ultrason，2018，1（1）：43-49.

16. Huang R，Jiang L，Xu Y，et al. Comparative Diagnostic Accuracy of Contrast-Enhanced Ultrasound and Shear Wave Elastography in Differentiating Benign and Malignant Lesions：A Network Meta-Analysis[J]. Frontiers in Oncology，2019，9：102.

17. Zhou S C，Le J，Zhou J，et al. The Role of Contrast-Enhanced Ultrasound in the Diagnosis and Pathologic Response Prediction in Breast Cancer：A Meta-analysis and Systematic Review[J]. Clin Breast Cancer，2020，20（4）：e490-e509.

18. Wubulihasimu M，Maimaitusun M，Xu X L，et al. The added value of contrast-enhanced ultrasound to conventional ultrasound in differentiating benign and malignant solid breast lesions：a systematic review and meta-analysis[J]. Clinical Radiology，2018，73（11）：936-943.

19. Tang G，An X，Xiang H，et al. Automated Breast Ultrasound：Interobserver Agreement，Diagnostic Value，and Associated Clinical Factors of Coronal-Plane Image Features[J]. Korean Journal of Radiology，2020，21（5）：550.

20. Xiao X，Chen X，Guan X，et al. Superb microvascular imaging in diagnosis of breast lesions：a comparative study with contrast-enhanced ultrasonographic microvascular imaging[J]. The British Journal of Radiology，2016，89（1066）：20160546.

第二章　乳腺疾病

第一节　女性乳腺良性疾病

一、乳腺炎性病变

（一）概述

本病多是由于乳头及周围的破损，使细菌沿淋巴管侵入蔓延至乳管，乳汁淤积有利于细菌的生长繁殖，继而炎症扩散至乳腺间质引起感染。急性乳腺炎起病急，以哺乳期女性多见，以初产妇为多，大多发生于产后哺乳最初 6 周、断奶期间。非哺乳期炎症以浆细胞性乳腺炎比较常见，也称导管扩张症，是导管阻塞等原因造成导管扩张及腔内脂质溢出导致导管周围发生的一种特殊的无菌性炎症。

（二）病理生理

乳腺炎的致病菌多为金黄色葡萄球菌，少数为链球菌。感染初期以渗出、组织水肿为主，病理学表现为腺体组织中大量中性粒细胞浸润。炎症可累及一个、几个腺小叶或整个乳腺组织。实验室检查常有白细胞总数及中性粒细胞数升高。

（三）临床表现

1. **急性单纯性乳腺炎**　乳房胀痛，皮温高，触诊可出现压痛或扪及边界不清的肿块。

2. **急性化脓性乳腺炎**　皮肤红、肿、热、痛，乳腺内出现较明显的硬结，压痛明显，可伴有发热、寒战、乏力、脉快等全身症状。患者腋下可出现肿大、有触痛的淋巴结。

3. **脓肿形成**　由于治疗不及时或病情进一步加重，局部组织发生坏死、液化，大小不等的感染灶融合形成脓肿。肿块逐渐增大变硬，疼痛加重，多为搏动性跳痛，甚至持续性剧烈疼痛，乳房局部皮肤发红、灼热。

4. **乳腺导管瘘**　乳晕旁或乳晕下的脓肿，破溃或引流后形成慢性窦道。表现为乳晕部的脓肿，皮肤微红，局部疼痛，自行破溃后流出少量脓液，当窦口闭合后又可再次急性发作。

（四）超声检查

1. **二维灰阶超声**　急性期病变常累及乳腺的某一区域或全乳，病变区域皮肤层增厚，皮下脂肪层回声增高，腺体回声弥漫性减低，内部回声不均匀，边界不清；脓肿形成期肿块内部可见多发的液性暗区，挤压探头时有流动现象，脓液稠厚时无回声腔内出现星点状或云雾状弱回声（图 4-2-1-1）；发生乳腺导管瘘时，病变处可见条形管状结构，上端与皮肤相通，下端与扩张的导管相通，管壁增厚、毛糙，管腔内透声差；慢性炎症通常肿块较大，形态不规则，呈隧道样，向皮肤层"成角样"延伸，边界清或不清。内部回声多为混合回声，无回声区透声差，可见细小点状回声，挤压后可见点状回声漂浮。

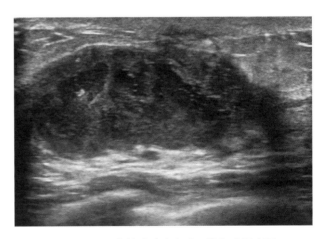

图 4-2-1-1　急性乳腺炎积脓二维灰阶超声图
病灶呈椭圆形，边界尚清，内部可见云雾状弱回声

2. **彩色多普勒超声**　急性期可探及炎性肿块周边以及内部散在的点状血流信号；脓肿形成期脓肿壁可被周围组织包绕或有肉芽组织生成，血管粗细不等，血流丰富（图 4-2-1-2），呈低速低阻型频谱。

3. **超声弹性成像**　病灶软硬程度不一，蓝绿渲染不均，弹性评分≤3 分（图 4-2-1-3）。

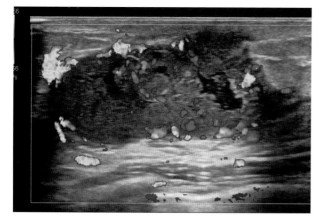

图 4-2-1-2　急性乳腺炎积脓彩色多普勒超声图
病灶内部及周边可见丰富血流信号

4. 超声造影　由于病灶内部动脉血管充血水肿、内径增厚，血流加快，超声造影时，微泡多呈快进方式，迅速达到峰值，弥漫灌注分布广，继而缓慢下降，而坏死液化区无造影剂充填。

（五）相关检查

1. X线　乳房皮肤肿胀增厚，间质阴影增生扭曲，血管阴影明显增加，应用抗生素后，病灶有明显改变。

2. 磁共振　T_1WI上表现为片状低信号，T_2WI上为高信号，且信号强度不均匀，边缘模糊，增强检查表现为轻至中度强化，且以延迟强化为主。

（六）鉴别诊断

1. 乳腺囊肿　囊肿边界光滑，壁薄，内部呈均质无回声。有时可见病灶与导管相连。

2. 炎性乳癌　病变范围较为广泛，往往累及整个乳腺 1/3 或 1/2 以上，尤以乳腺下半部为甚。皮肤颜色为一种特殊的暗红色或紫红色，皮肤肿胀，呈"橘皮样"，患者乳腺一般并无明显的疼痛和压痛，全身症状较轻。

3. 晚期乳腺癌　浅表的乳腺癌因皮下淋巴管被癌组织阻塞可有皮肤水肿现象，癌组织坏死将近破溃时，表面皮肤常有红肿现象，有时会被误诊为低度感染的乳腺脓肿。晚期乳腺癌的局部表现往往非常突出，如皮肤粘连、乳头凹陷、腋窝淋巴结异常肿大等，可进行鉴别。

（七）临床意义

超声检查作为一种无创性的检查方法，对乳腺炎的诊断以及鉴别诊断具有一定的价值，并且能够较好地反映乳腺炎的炎症病理过程，对炎症各期病变的敏感性较高但是明确乳腺炎诊断不能单纯依靠超声检查，还需要结合其他检查及临床病史来综合判断。

（田家玮　杜国庆）

二、纤维腺瘤

（一）概述

乳腺纤维腺瘤是最常见的良性肿瘤，是由上皮和间叶组织构成的良性肿瘤，好发于 20～39 岁的育龄女性。一般为单发，有 10%～25% 的病例可以为多发。外上象限为乳腺纤维腺瘤的好发部位。纤维腺瘤的病因及发病机制尚未完全明确，但与雌激素水平失衡、局部乳腺组织对雌激素过度敏感、饮食及身体等因素相关。遗传倾向是纤维腺瘤易发因素。

（二）病理

1. 大体标本　与周围乳腺组织分界清晰，可活动，质韧，表面光滑。肿瘤多为圆形或椭圆形，表面常有完整的薄层纤维包膜。纤维成分较多时，瘤体

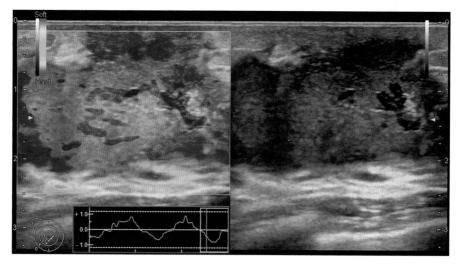

图 4-2-1-3　急性乳腺炎积脓超声弹性成像图
病灶呈蓝绿混合，弹性评分 3 分

切面为灰白色，半透明性，富有弹性；当其上皮成分丰富时，切面呈淡粉红色，细颗粒状，或乳头状，质地偏软。

2. **镜下特征** 根据纤维及上皮成分的生长程度及相互的结构关系，可以分为管内型、管周型、混合型。

（三）临床表现

乳房扪及肿块，是乳腺纤维腺瘤最主要的临床症状，而且多数情况下，是唯一的临床症状。肿块一般不伴有疼痛感，且不随月经周期而发生变化。少数病例，患者可伴发经前乳房胀痛不适等症状。触诊病灶，肿块光滑，边界清晰，活动性好，触之有橡胶感，无疼痛。

（四）超声检查

1. **二维灰阶超声** 椭圆形或类圆形，平行方位，边界清晰。内部以低回声为主，亦可有部分为等回声，分布均质/不均质，部分病灶后方回声增强，可见侧边声影（图4-2-1-4）。伴有钙化的病灶，大多表现为病灶内斑块状强回声（图4-2-1-5）或病灶周边的弧形强回声。由于病灶的膨胀效应，对于周围乳腺组织的压迫，在病灶周边可以观察到一层薄的回声，如果该薄层回声增厚，则提示病灶存在恶性的可能。边缘不局限，分叶及后方回声衰减较少见于纤维腺瘤。

2. **彩色多普勒超声** 病灶显示为无血流或是病灶内血流。较大的病灶，血流稍丰富，但大多位于病灶内（图4-2-1-6），亦可见周边环形的血流。部分病灶微血管成像可见纤细血管，管径粗细一致，走行正常（图4-2-1-7）。其微血管模式为：直线型、树型为主，偶可见残枝状。

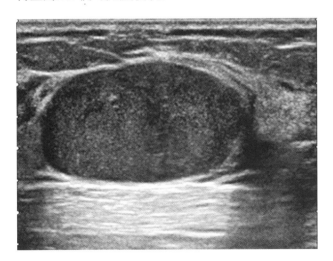

图4-2-1-4 乳腺纤维腺瘤二维灰阶超声图
病灶呈低回声、椭圆形，平行方位，病灶后方回声增强，可见侧边声影

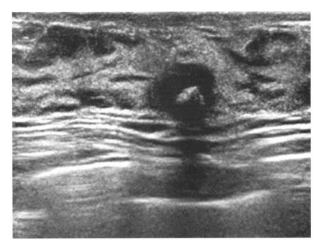

图4-2-1-5 乳腺纤维腺瘤二维灰阶超声图
病灶内钙化，表现为斑块状强回声伴声影

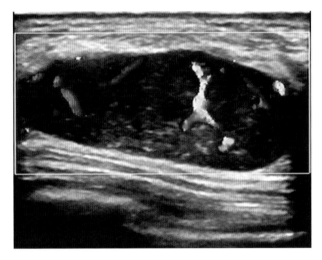

图4-2-1-6 乳腺纤维腺瘤彩色多普勒超声图
病灶内见条状及点状血流

3. **超声弹性成像** 大多数病灶质地较软，应变弹性成像评分不高于3分（图4-2-1-8）。病灶的硬度，与其病理类型密切相关。广泛的黏液样变/透明样变，会降低管周型纤维腺瘤的硬度。管内型/混合型的纤维腺瘤，间质增生丰富会提高其硬度。

4. **超声造影** 病灶大多增强早于周边乳腺腺体，呈均匀高增强，形态规则，边界清晰，部分可见环形增强，增强后病灶范围无增大（ER 4-2-1-1、图4-2-1-9）。少部分病例，可显示为不均匀高增强，或与周边乳腺腺体同步等增强，轮廓模糊。

ER 4-2-1-1 乳腺纤维腺瘤超声造影动态图
病灶呈均匀高增强，形态规则，边界清晰，增强后病灶范围无增大

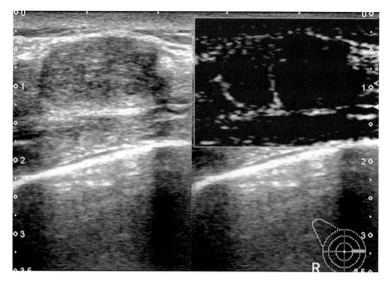

图 4-2-1-7　乳腺纤维腺瘤超微血管成像图
病灶内可见纤细血管，管径粗细一致，走行正常

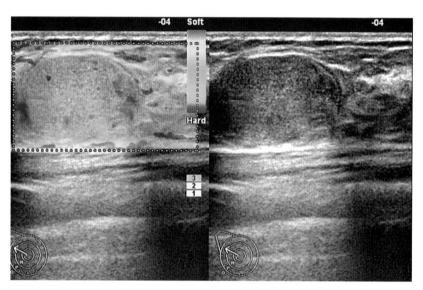

图 4-2-1-8　乳腺纤维腺瘤超声弹性成像图
病灶显示质地较软，应变弹性成像评分 1 分

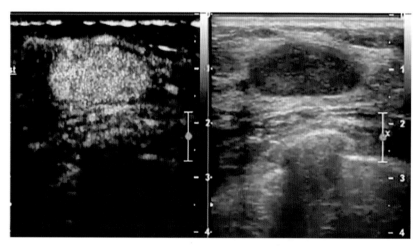

图 4-2-1-9　乳腺纤维腺瘤超声造影静态图
病灶呈均匀高增强，形态规则，增强后病灶范围无增大

（五）相关检查

1. **X线** 常见表现为圆形或类圆形肿块，与腺体等密度，直径为 1～3cm，边界清晰，可有分叶及薄层晕环，可见粗大钙化。少见表现为部分边界与腺体分界不清而部分边界清楚的肿块，或是仅仅表现为"爆米花样"钙化。

2. **CT** 致密型乳腺内的纤维腺瘤在平扫时容易漏诊。增强后，其CT值可以增高 30～40Hu。

3. **MRI** 病灶形态规则，边缘规整，T_2 加权高信号，动态增强时，大多为持续性高增强，病灶中间常见无增强分隔，为纤维腺瘤的典型表现，极少见环形增强。

（六）鉴别诊断

1. **乳腺囊肿** 单纯性囊肿，其内为一致性无回声，易与纤维腺瘤鉴别。复杂性囊肿，囊内出现密集点状低回声，需与纤维腺瘤相鉴别。它们的共同表现为椭圆形/类圆形回声，边界清晰，后方回声稍增强，可见侧方声影。复杂性囊肿内无血流信号，可以通过超微血管成像技术或超声造影技术进行鉴别。

2. **乳腺癌** 典型的乳腺癌，形状不规则，非平行方位，边缘不局限（微分叶、毛刺、成角），可伴有后方衰减或是微钙化，较易鉴别。一些特殊类型的乳腺癌，如：三阴性乳腺癌，其发病年龄较轻，病灶较小时，二维灰阶超声特点为椭圆形/类圆形，边缘局限、光滑，极少出现晕环，可有后方回声增强，难与纤维腺瘤鉴别。超声弹性成像，乳腺癌的硬度较大，而纤维腺瘤大多数较软，可以鉴别。通过微血管成像/超声造影技术，对肿瘤的血流进行实时评估，可以发现供应恶性肿瘤的迂曲血管。

3. **叶状肿瘤** 良性叶状肿瘤与纤维腺瘤通过影像学进行鉴别诊断比较困难。良性叶状肿瘤一般病史较短，病灶有短期内迅速增大的情况，二维灰阶超声显示，病灶呈"分叶状"，病灶内出现无回声区的概率高于纤维腺瘤。由于病灶迅速增大，常可见局部皮肤变薄。超声弹性成像，多为中间弹性较大，周边弹性较小的"戒指征"。

4. **乳腺淋巴瘤** 与纤维腺瘤类似的是，肿块型的淋巴瘤，大多为椭圆形或分叶状，低回声，部分后方回声增强，超声弹性成像示病灶质地软。可鉴别点：淋巴瘤的回声取决于淋巴细胞浸润的程度，浸润越多，回声越低，一般比纤维腺瘤回声低。彩色多普勒超声可检测到病灶丰富血流信号。注意患者病史及是否伴有全身其他部位的淋巴结肿大。

（七）临床意义

对于典型的纤维腺瘤，常规二维灰阶超声的诊断效能较高。随着近年来，乳腺筛查的普及，越来越多的亚厘米级病灶被检出，对于小病灶和一部分二维灰阶超声不典型的病灶，通过超声弹性成像和超声造影检查，能够进一步对其弹性力学及血流灌注特征进行评估，有利于纤维腺瘤的诊断。同时，常规二维灰阶超声与超声弹性成像、超声造影相结合，也有利于对患者的随诊监测，有助于早期发现可疑病变。对于需要进行手术的纤维腺瘤患者，超声引导下的真空负压吸引切除或消融治疗，实时、便捷、创伤小，美容效果好，在一定程度上，可以取代开放性手术。

（罗葆明　肖晓云）

三、乳腺囊肿

（一）概述

乳腺囊肿通常为女性乳房部位的良性病变，囊腔内充满液体。该病可能发生在任何年龄段，常见于中青年女性人群，绝经后妇女接受雌激素替代治疗也可能发病。

（二）病理

1. **大体标本** 数目不等，一般直径 2～3cm，大者 4～5cm。①囊壁较薄，表面光滑，有的可见颗粒或乳头状物突入腔内；②囊壁较厚，内容物多为淡黄色清液、棕褐色血性液，或浑浊乳样；③大囊周围分布小囊、囊壁间乳腺间质明显增厚，其中有扩张的乳管；④乳腺组织内散在含棕色内容物的小囊区及微囊，边界不清。

2. **镜下所见** 囊内为立方或柱状上皮及肌上皮细胞，在早期尚可见两层细胞结构，继而部分或全部呈萎缩状态；有时在上皮萎缩消失处可见溃疡或肉芽组织形成；有时上皮增生，上皮细胞呈柱状，体积增大，增生的上皮构成筛状，或呈多发性乳头瘤样增生，当若干扩张的导管和囊肿内均有乳头状增生时，则称为乳头瘤病。

（三）临床表现

1. **单纯性囊肿** 病变较小时，无症状，多以乳房肿块就诊。初诊肿块为圆形或椭圆形，表面光滑，边界清楚。囊内张力高，触之有弹性。

2. **积乳囊肿** 乳腺肿物为初始表现，单侧多见，肿物多位于乳晕区以外的乳腺周围部位。乳腺肿物呈圆形或椭圆形，边界清楚，表面光滑，稍活动，触之囊性感，且有轻度触痛，直径常在 1～3cm。腋下淋巴结一般不大。

（四）超声检查

1. 二维灰阶超声

（1）单纯性囊肿：无回声团块，单发或多发，呈圆形、椭圆形或叶状，囊肿可大可小，包膜完整且光滑，后方回声增强（图 4-2-1-10）。

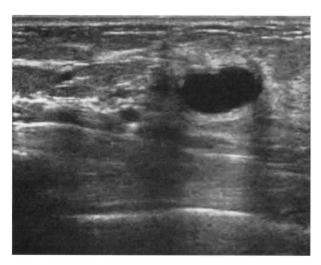

图 4-2-1-10　乳腺单纯性囊肿二维灰阶超声图
乳腺内见椭圆形无回声团块，包膜完整，边界清晰，后方回声增强

（2）积乳囊肿：乳腺腺体内见囊性肿块，绝大多数单发，多数位于乳晕区以外。囊性肿块有完整包膜，较薄，边界光滑，其后方回声无明显增强，乳汁未完全浓缩时，内部回声不均匀，可见密集的点状回声（图 4-2-1-11）；乳汁完全浓缩，内部呈偏强回声，后方可有轻度声衰减，有时可出现水 - 脂分离现象；有时可见囊性肿块与乳腺导管相连通。

（3）非典型囊肿：超声表现较为复杂，可为圆形、椭圆形、分叶状或不规则形，单发或多发，边缘平

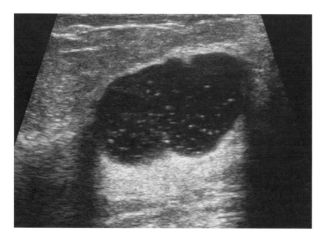

图 4-2-1-11　积乳囊肿二维灰阶超声图
乳腺内见囊性团块，包膜完整，壁薄较光滑，内部可见密集点状回声

滑、清楚或模糊，囊壁较厚或不规则，内部回声不均匀，可伴分隔（图 4-2-1-12），囊肿内可出现液体与碎片间界面，后方回声轻度增强或衰减。

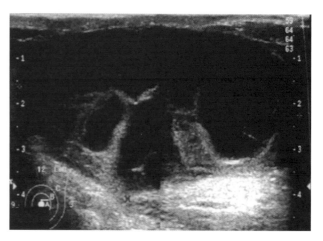

图 4-2-1-12　非典型囊肿二维灰阶超声图
病灶边缘模糊，囊壁较厚，内部回声不均匀，其内可见分隔

2. 彩色多普勒超声　囊内无血流信号，周边可有点状血流信号（图 4-2-1-13）。囊肿周围伴炎细胞浸润或继发感染时，可表现为血流丰富。

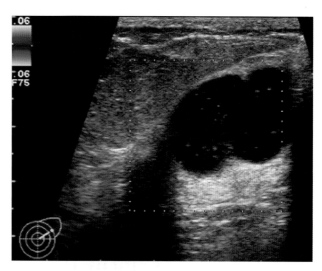

图 4-2-1-13　乳腺积乳囊肿彩色多普勒超声图
病灶内未见血流信号

3. 超声弹性成像　超声弹性成像呈"RGB"现象，即呈红色、绿色、蓝色的分层状结构（图 4-2-1-14）。

（五）相关检查

1. X 线

（1）单纯性囊肿：圆形或椭圆形等密度肿块，不能与纤维腺瘤区分，部分囊肿 X 线不能显示。

（2）积乳囊肿：圆形或卵圆形肿块，边界清楚或被遮蔽，病变内部密度多样，部分密度为混杂密度（早期密度均匀致密，晚期内容物脂化呈脂肪密度）。

（3）复杂性囊肿：囊肿合并慢性炎症或术后改

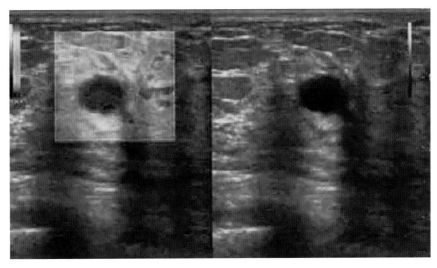

图 4-2-1-14 乳腺单纯性囊肿超声弹性成像图
病灶呈红色、绿色、蓝色分层结构

变时，与周围腺体粘连，结构紊乱，容易误认为"毛刺"或浸润性表现。

2. MRI 单纯性囊肿平扫 T_1WI 呈低信号，T_2WI 呈高信号，圆形或类圆形，边缘清楚。增强扫描，病变不强化。如合并感染，囊壁及周围组织轻度强化。当发现大小不等的囊肿积聚分布时，MRI 对小囊肿的显示优于 X 线。

（六）鉴别诊断

1. **乳腺脓肿** X 线表现为圆形或卵圆形等密度肿块，边缘可伴有毛刺影；超声下见囊壁增厚，边界不规整且粗糙，患侧腋窝常伴有肿大淋巴结。

2. **乳腺导管内乳头状瘤** 超声表现为囊状扩张的导管内中等或稍强回声的乳头状实性团块，基底部常有蒂与囊壁相连，回声不均匀，强弱不等，偶有钙化。彩色多普勒超声：乳头状实性团块内常可见血流信号。

3. **乳腺纤维腺瘤** X 线表现为圆形、卵圆形、形态规则、边界清楚的等密度肿块，边缘可见"晕环征"。超声显示肿块多有包膜，薄而光滑，呈强回声，内部一般为低回声。

4. **脂肪瘤** X 线表现为边界清晰的肿块，体积一般较囊肿大，呈脂肪密度，内有纤细的纤维分割，内部也可出现钙化；超声显示脂肪层或腺体内稍高回声肿块，边界清楚。

（七）临床意义

超声是我国女性乳腺疾病的首选检查方法。乳腺囊肿是一种十分常见的乳腺病变，其具有典型的超声图特征：无回声、边界清晰、有薄的高回声壁或包膜、后方回声增强以及薄的侧方声影等，因此，超声对典型囊肿的诊断率很高。部分非典型囊肿缺乏以上表现，高频超声可以显示出其内的颗粒样物等特殊结构，使得该类囊肿的诊断率也不断提高。超声在囊肿与实性结节的鉴别诊断中起到了很大的作用，为临床选择合适的治疗方案提供更为精确的影像学依据。

（田家玮 杜国庆）

四、硬化性腺病

（一）概述

硬化性腺病属于乳腺良性增生紊乱腺病，主要特征为小叶中央或小叶间的纤维组织增生使小叶腺泡受压而扭曲变形，一般无囊肿形成。影像学检查极易和癌混淆。临床上以 35～40 岁女性多见。硬化性腺病患者发生浸润性癌的相对风险增高，是对照组的 1.5～2.0 倍，所以被视为癌前病变。病因及发病机制目前尚未明确，主要与内分泌功能紊乱相关。

（二）病理

1. **大体标本** 肉眼观：灰白质硬，与周围乳腺界限不清。

2. **镜下特征** 每一终末导管的腺泡数目皆增加，小叶体积增大，轮廓尚存。病灶中央部位纤维组织呈程度不等的增生，腺泡受压而扭曲，病灶周围的腺泡扩张。腺泡外层的肌上皮细胞明显可见。在偶然情况下，腺泡明显受挤压，管腔消失，成为细胞条索，组织学特征和浸润性小叶癌极为相似。

（三）临床表现

硬化性腺病一般都存在不同程度的乳腺增生，

故临床可表现为乳腺疼痛、结节或肿块,部分患者可合并乳头溢液。肿块本身一般无疼痛,无明显界限。也有些病灶因位置较浅可使皮肤形成皱褶,类似肿瘤样病变。查体时可见肿块较光滑,边界欠清,活动度一般,触之较硬,无触痛。

(四)超声检查

硬化性腺病可以有一系列不同的超声表现,且随病程不同图像也会出现多样性和复杂性。国内外有学者根据其超声图特征将其分为 3 种类型,包括类似恶性肿块特征型、良性结节特征型以及腺体结构紊乱型。总结其超声特征如下:

1. **二维灰阶超声**　腺体结构紊乱区或低回声肿块,形态不规则,边缘不局限(模糊、微分叶、成角或毛刺),后方回声可衰减,内部回声不均质,部分肿块中央高回声的部分代表硬化区域(图 4-2-1-15),肿块内可见不定型、多形性、点状或粗大钙化(图 4-2-1-16),呈簇状或散在分布。

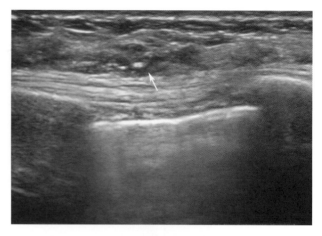

图 4-2-1-16　乳腺硬化性腺病二维灰阶超声图
箭头示病灶内粗大钙化

2. **彩色多普勒超声**　病灶内部无血供或可见点状、条状血流信号,Adler 血流分级多为 0~1 级,频谱多普勒多为低速低阻型(图 4-2-1-17)。

3. **超声弹性成像**　病灶的硬度与其病理成分密切相关。大多数硬化性腺病中央部分为硬化区域,所以较硬,周围部分相对较软。应变弹性成像评分,多不高于 3 分(图 4-2-1-18)。

(五)相关检查

1. **X 线**　表现为形态不规则肿块、腺体非对称性致密、结构扭曲及钙化等。钙化形态较规则、分布较松散,常为较粗大沙砾状、杆状或小弧状,分布于乳腺局部,也可弥漫分布于整个乳腺腺体。

2. **MRI**　病灶在 T_1WI 序列多为低信号,T_2WI 序列多为不均匀高信号。增强后病灶多呈肿块样强化,边界不清,呈星芒状肿块样改变。病灶 TIC 曲线多为 I、II 型曲线,以 II 型多见。DWI 图像轻度或无扩散受限,ADC 值无明显减低。

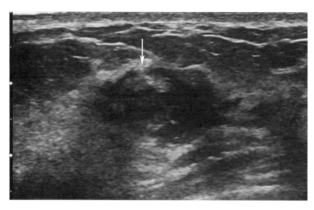

图 4-2-1-15　乳腺硬化性腺病二维灰阶超声图
病灶中央部分(箭头)呈稍高回声、边缘为低回声,形态不规则,边缘不局限(微分叶),后方回声轻度增强

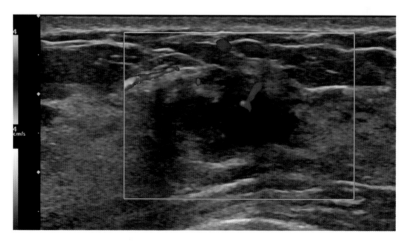

图 4-2-1-17　乳腺硬化性腺病彩色多普勒超声图
病灶内见点状血流

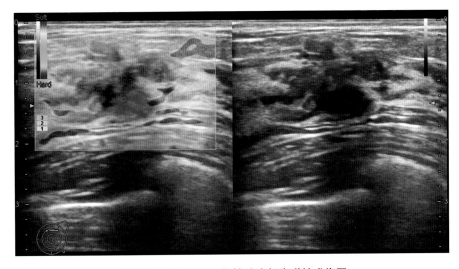

图 4-2-1-18　乳腺硬化性腺病超声弹性成像图
病灶显示中央部分质地较硬,周围部分质地较软,应变弹性成像评分 3 分

（六）鉴别诊断

1. 纤维腺瘤　纤维腺瘤多为椭圆形或大分叶状,与脂肪组织比呈等回声或稍低回声,有包膜,常伴侧方声影。彩色多普勒显示肿块内部无血流或条状及点状血流,血管较为纤细,管径粗细一致,走行正常,血流多为低速低阻。超声弹性成像大多数病灶质地较软。硬化性腺病多为边界不清,形态不规则的低回声肿块,可有成角及毛刺,无包膜,多无侧方声影。超声弹性成像硬化性腺病多为病灶中央部分较硬,周围部分则相对较软。超声造影显示纤维腺瘤多为形态较规则的高增强,而硬化性腺病为轮廓感不明显的等增强或是形态不规则的高增强。

2. 乳腺癌　乳腺癌与硬化性腺病的相似点为形态不规则的低回声病变,边缘不局限,部分可伴有钙化。区别点在于乳腺癌常呈蟹足样改变,后方回声衰减,病灶内部多为簇状分布的微钙化;硬化性腺病成角多见,常无后方回声衰减,病灶内部多为良性钙化表现。多普勒超声和超声弹性成像也能加以鉴别:乳腺癌血流多较丰富,呈高速高阻型,超声弹性成像整个病灶都较硬;硬化性腺病病灶内部无血供或可见点状、条状血流,多为低速低阻型,超声弹性成像多为病灶中央部分较硬,周围部分则相对较软。

（七）临床意义

超声具有无创、无辐射、方便、快捷以及可反复多角度、多切面动态观察的优势,在乳腺疾病的普查以及首诊中应用最多。硬化性腺病具有某些恶性肿瘤的超声图特征,超声容易误诊。然而,相关的研究较少、医师对于本病的认识不足也是造成误诊

的部分原因。近年来,随着多模态超声技术的发展,超声弹性成像、超声造影等为乳腺疾病的鉴别诊断提供了新的思路。对于常规二维灰阶超声难以诊断的硬化性腺病,通过对其弹性力学特征、血流状况等进行综合评估,可为临床医生提供一个更加准确的良恶性肿块的初步诊断,减少过度医疗,也能消除患者的焦虑情绪。

（罗葆明　肖晓云）

五、导管内乳头状瘤

（一）概述

乳腺导管内乳头状瘤是一种起源于乳腺导管上皮细胞的良性肿瘤,发病率相对较高,仅次于乳腺纤维腺瘤与乳腺癌,好发于产后、40～50 岁绝经前的妇女。根据病灶的发生部位分为两型:中央型和外周型。中央型乳头状瘤起源于乳管开口的大导管,通常位于乳晕下,常单发;外周型乳头状瘤则起源于终末导管小叶单位,常多发,较中央型少见。

（二）病理

1. 大体标本　典型瘤体多呈半球形、球形、桑葚样或舌形,大小不等,多带有蒂,表面光滑,有时呈毛绒状,质地脆,易出血。瘤体可为黄色、黄白相间,少数表现为黄红色。较小瘤体肉眼无法观察到。

2. 镜下特征　根据乳头状瘤细胞分化程度及间质细胞的多少,可分为以下 3 种类型:

（1）纤维型管内乳头状瘤:乳头短粗,间质内纤维组织层丰富,乳头的表面被立方或柱状上皮覆盖,也可为上皮与肌上皮双层细胞。细胞排列整齐,分化良好,无异型性,是临床上较为常见的一种。

（2）腺型管内乳头状瘤：导管增生的上皮细胞构成细小的乳头，反复分支、迂曲、相互吻合形成不规则的腺样结构，间质内纤维组织较少，常呈细条索状夹杂在上皮细胞之间。

（3）移行型管内乳头瘤：导管上皮高度增生，形成乳头，突入导管腔。增生的上皮为立方或低柱状上皮细胞，细胞排列均匀一致，无异型性，排列似移行上皮。

（三）临床表现

中央型乳腺导管内乳头状瘤多以单侧乳头溢液为主要表现，常为血性或浆液性。部分患者查体时可触及乳腺肿物，多位于乳晕周边。挤压肿瘤所在区域，部分患者乳头可有血性或其他性质液体溢出。外周型导管内乳头状瘤多表现隐匿，有时可有血性或浆液性溢液，当乳头状瘤成簇生长时有时可触及肿物。

（四）超声检查

1. **二维灰阶超声**　常分为5型，Ⅰ型：导管扩张伴导管内乳头状低或中等实性回声；Ⅱ型：囊实混合型回声团，不规则的囊性暗区常为局限性导管扩张，囊壁可见中等实性回声（图4-2-1-19）；Ⅲ型：局限性导管扩张，管壁较平整，其远端导管壁不规则或中断；Ⅳ型：导管扩张伴远端中断处实性回声；Ⅴ型：乳腺实质内出现低回声结节而无导管扩张，低回声结节边界清，似有包膜，周边有较强的壁样回声，内部呈中等均质回声（图4-2-1-20）。

2. **彩色多普勒超声**　瘤体内可见点、棒状血流信号（图4-2-1-21），部分病例无血流信号或血流较丰富，有时可见穿入样血流，可测及动脉频谱，RI多 <0.7。

3. **超声弹性成像**　单纯乳腺导管内乳头状瘤

多数病灶质地较软到中等，应变弹性成像评分，大多数不高于3分（图4-2-1-22、图4-2-1-23）。当其伴不典型增生或恶变时，病灶质地中等到硬，应变弹性成像评分可达4分。

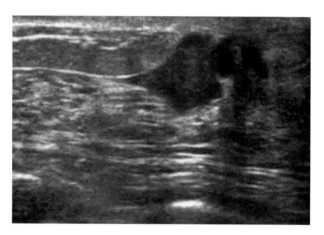

图4-2-1-19　乳腺导管内乳头状瘤二维灰阶超声图
病灶呈低回声，边界清，形态不规则，似沿导管生长

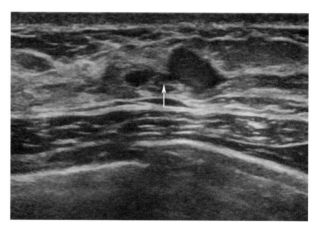

图4-2-1-20　乳腺导管内乳头状瘤二维灰阶超声图
病灶呈低回声，椭圆形，边界清，形态规则，箭头示与周边扩张导管相连

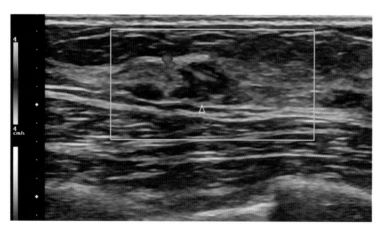

图4-2-1-21　乳腺导管内乳头状瘤彩色多普勒超声图
病灶（△）内见条状及点状血流

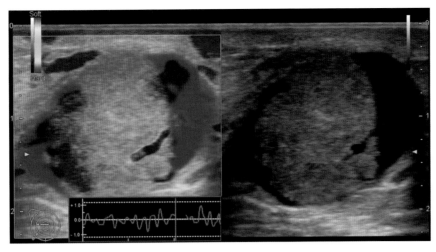

图 4-2-1-22　乳腺导管内乳头状瘤超声弹性成像图
病灶显示质地较软,应变弹性成像评分 2 分

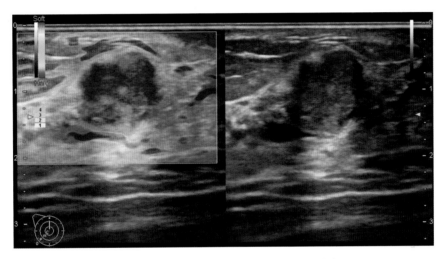

图 4-2-1-23　乳腺导管内乳头状瘤超声弹性成像图
扩张导管内低回声团,质地较软,应变弹性成像评分 2 分

4. **超声造影**　与周围腺体比,病灶较多表现为均匀高增强;彩色多普勒超声显示病灶内有粗大血管时,可首先观察到增强的粗大血管,增强后瘤体边界清晰,形态规则,无增大表现(图 4-2-1-24)。少数不典型病例增强后边界不清晰,形态不规则,瘤体增大,高度提示病灶存在恶变的可能。

（五）相关检查

1. **X 线**　钼靶可见圆形或卵圆形、边界清晰的结节状均匀致密影,典型者位于乳晕周围。部分可表现为多发肿物。外周型乳头状瘤钼靶片中常无异常改变,部分可表现为外周型微钙化或多发小结节。

2. **乳腺导管造影**　导管近端不同程度扩张,病变处导管突然中断或其内充盈缺损,断端呈光滑的"杯口状""分叶状"或不规则形,导管扭曲但光滑完整,走行及形态较柔和。当充盈缺损伴导管壁线中断破坏时,应考虑导管内乳头状瘤伴有恶变的可能。

3. **MRI**　T_1WI:瘤体为低或中等信号结节,形态规则;T_2WI:瘤体为稍高信号结节,扩张积液的导管为高信号。增强 T_1WI:乳头附近明显强化的结节,时间 - 信号强度曲线缺乏特异性。

4. **纤维乳管镜**　乳腺导管内红色、淡红色、红白黄相间的实质性占位,新生物表面呈光滑或小颗粒状,可突出于乳腺导管壁或堵塞乳腺导管,触之易出血,部分新生物带有细蒂,可在管腔内小范围移动,周围管壁光滑有弹性。

（六）鉴别诊断

1. **乳腺囊肿**　当囊肿合并感染时,囊壁增厚,回声毛糙,囊内透声差,与以囊实混合性肿块为主的 Ⅱ 型导管内乳头状瘤较难鉴别,乳头状瘤是由扩张的导管围成的囊腔,而乳腺囊肿的囊腔与导管不相通。

2. **导管内乳头状癌**　超声图显示扩张的导管

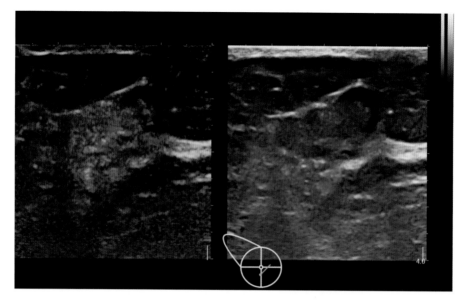

图 4-2-1-24 乳腺导管内乳头状瘤超声造影静态图
病灶呈均匀高增强,边界清晰,形态规则,增强后病灶范围无增大

内见乳头状结节,与乳头状瘤相似,但乳头状癌的结节大,边缘多不规则,内部回声不均,血流丰富,呈高速高阻型。导管内病变通过穿刺活检取样确诊的准确性较低,大多建议病灶完整切除进行诊断。

3. 导管扩张症 两者都可出现乳晕附近大导管扩张,导管扩张症中扩张的导管粗细不均,枝样结构紊乱,其内透声较好,有时见管腔内布满密集高回声光点,可缓慢流动,有炎症反应时管壁血流信号丰富,管腔内未见血流信号。

4. 纤维腺瘤 纤维腺瘤与V型的无扩张导管型乳腺导管内乳头状瘤有时很难区别,超声图上两者均为实性结节,纤维腺瘤边界清,边缘光整,有完整包膜,有时可有小分叶存在,可见侧方声影。

(七)临床意义

近年来,高频彩色多普勒超声结合超声弹性成像技术及超声造影技术大大提高了乳腺导管内乳头状瘤的检出率。在治疗方面仍以手术治疗为主。如果组织病理学检查证实病变为良性且直径≤2mm的患者,可避免手术,采用短期影像学随访。对于怀疑恶变的肿瘤,超声引导下病灶术前体表标记、导管置入及亚甲蓝注射等定位方法对确定手术范围及治疗方案尤为重要。同时,超声引导下介入治疗也在不断发展,乳腺微创旋切术能够快速切除病灶,术中超声实时引导穿刺并观察肿瘤切除情况,创伤小且并发症少,对于部分孤立性导管内乳头状瘤可达到治疗目的,为一种外科微创治疗新方法,有着广阔的临床应用前景。

(罗葆明 肖晓云)

六、放射状瘢痕/复杂硬化性病变

(一)概述

放射状瘢痕/复杂硬化性病变,是一类少见的上皮增生性病变,其形态学特征、大体病理均与乳腺癌(主要是小管癌)类似。这类病变被认为是癌前病变,与不典型增生/低级别的导管原位癌密切相关。该病极少见于30岁以下的女性,常见于30~60岁的女性。放射状瘢痕/复杂硬化性病变的病因尚不明确,可能起源于局部炎症或是在硬化性增生过程中积聚形成。

(二)病理

放射状瘢痕/复杂硬化性病变,是以病变的直径来界定的,病变直径<1cm的被称为放射状瘢痕,病变直径≥1cm的被称为复杂硬化性病变。大体病理表现,可分为"皱褶样"结节和"毛刺状"结节两种,前者代表结节病变的早期阶段,以外周实质增生为主,后者代表结节病变的晚期阶段,以中央弹性组织增生为主。镜下以纤维和弹性组织变性为核心,周边包绕放射状/毛刺状分布的增生导管和小叶。

(三)临床表现

患者无特异性的主诉,临床上也大多不能扪及肿物,大多是在进行乳腺超声或X线检查时发现。

(四)超声检查

放射状瘢痕/复杂硬化性病变的超声表现,与其病理基础密切相关。以中央纤维弹性增生为主导、外周增生退化的病灶,难以通过超声检查发现,容易漏诊。以外周增生为主的病变，则较易在超声检查时被发现。

1. 二维灰阶超声 主要表现为一个低回声、形态不规则的肿块，边缘不局限（模糊／成角／毛刺状），伴后方回声衰减（程度取决于病灶外周增生的情况）（图4-2-1-25）。放射状瘢痕亦可表现为圆形／椭圆形、边缘局限的肿物，抑或不伴有肿物的局部声衰减。

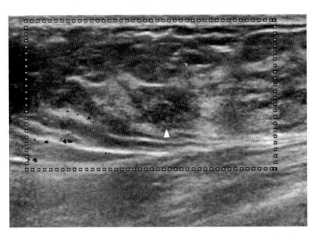

图4-2-1-26 放射状瘢痕／复杂硬化性病变彩色多普勒超声图
病灶（三角）内未见明显血流信号

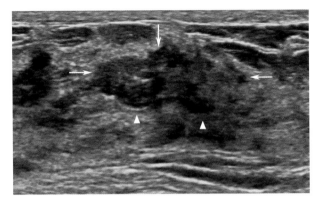

图4-2-1-25 放射状瘢痕／复杂硬化性病变二维灰阶超声图
形态不规则的低回声（三角），边缘模糊（箭头），平行方位

2. 彩色多普勒超声 病灶内部大多未见明显血流信号，周边可以探及少许血流信号（图4-2-1-26）。

3. 超声弹性成像 对该病的辅助诊断意义不大，部分质地较软，部分硬度较大，与恶性病灶鉴别困难（图4-2-1-27）。

（五）相关检查

1. X线 放射状瘢痕／复杂硬化性病变很难与恶性病变（尤其是浸润性小叶癌）相鉴别。相关研究指出，倾向于放射状瘢痕／复杂硬化性病变的表现包括：病灶中心具有一定程度的脂肪密度；病灶在不同切面的表现有所不同；没有观察到实性、密度

大的肿块；可以观察到很长、稍粗卷曲的毛刺[射线可透的线样结构（黑）与射线不可透的线样结构（白）交替分布]；病灶浅层皮肤未能观察到增厚或挛缩；无论钼靶上观察到的病灶有多大或位置多表浅，临床上都无法扪及病灶。

2. MRI 放射状瘢痕／复杂硬化性病变的表现多样化。部分在MRI图像上无法显示，部分表现为肿块、结构扭曲或非肿块型病变。增强的模式部分表现为良性肿物增强模式，部分表现为恶性肿瘤的增强模式。MRI可以显示的放射状瘢痕／复杂硬化性病变，其BI-RADS分类均为4～5类，提示该病从形态学到增强模式，均与恶性肿瘤有较大的重叠。动态增强，可用于识别术后瘢痕与放射状瘢痕。

（六）鉴别诊断

1. 乳腺癌 均表现为不均质的低回声，形态不规则，边缘不局限（成角及毛刺），放射状瘢痕／复杂硬化性病变大多数为平行方位，乳腺癌较常见非平行方位，放射状瘢痕／复杂硬化性病变的病灶中心

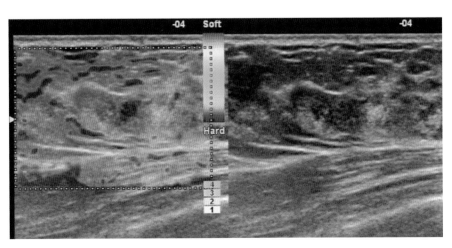

图4-2-1-27 放射状瘢痕／复杂硬化性病变超声弹性成像图
病灶以绿色渲染为主，质地较软，弹性评分2分

低回声区一般范围较小，病灶占位效应不如乳腺癌明显，即使是位于浅层的病灶，亦不会引起皮肤的增厚或挛缩。

2. 术后瘢痕 同样可以表现为局部低回声，形态不规则，边缘不局限，彩色多普勒超声显示的血流情况，取决于瘢痕所处的阶段。相关的手术史可以协助鉴别。

（七）临床意义

1. 超声可以发现以外周增生为主的放射状瘢痕／复杂硬化性病变，但其影像学表现与恶性病变重叠度高，需通过组织活检进行鉴别。

2. 大量研究报道，经皮穿刺结果为放射状瘢痕／复杂硬化性病变的病变，在随后的手术标本中，都被证实为乳腺癌。而超声引导下真空辅助肿物切除，能够获得充足的标本，避免了漏诊，如若病理结果并未出现伴随的不典型增生，则无需进一步手术治疗。若病理结果出现了不典型增生，则进一步的手术治疗是必要的。

（罗葆明 肖晓云）

七、错构瘤

（一）概述

错构瘤（hamartoma）是少见的乳腺良性病变，占乳腺良性肿瘤的 0.7%～5%，Arrigoni 在 1971 年首次采用"hamartoma"对错构瘤进行描述，文献中多为个案报道或者小样本量的研究。

不同年龄段的女性均可能罹患乳腺错构瘤，但文献报道的患者年龄似乎集中于育龄期。错构瘤可出现在乳腺的任何象限，有文献报道外上象限相对较多。

（二）病理生理

错构瘤通常由正常乳腺的腺体组织及间质成分（脂肪组织、纤维组织，甚至平滑肌或软骨组织等）以不同比例构成。根据其构成成分不同，病理上曾采用不同的名称，例如：腺脂肪瘤（adenolipoma）、软骨样脂肪瘤（chondroid lipoma）、平滑肌错构瘤（myoid hamartoma）。对于错构瘤究竟属于肿瘤还是发育异常，尚存在不同的观点。由于错构瘤多为散发病例，相关的研究资料有限，病因及发病机制尚未明确。有文献报道，错构瘤存在染色体异常和抑癌基因（phosphatase and tensin homologue deleted on chromosome ten gene，PTEN gene）缺失。

1. 大体标本 边界清楚，有完整包膜的肿物，圆形或卵圆形，直径可达 20cm，切面可与正常乳腺组织、脂肪瘤或纤维腺瘤相似。肿物内部纤维成分较多时切面呈灰白色，脂肪成分较多时呈淡黄色，腺体成分较多时呈淡粉色。

2. 镜下特征 肿物由纤维包膜包绕，呈分叶状，内可见比例不一的乳腺导管、乳腺小叶及脂肪组织，小叶内可出现明显纤维化或小叶萎缩的表现。当肿物内部为正常导管／小叶与脂肪组织混杂时，也称为腺脂肪瘤；以平滑肌成分为主时称为平滑肌错构瘤；脂肪组织内见到软骨样岛时称为软骨样脂肪瘤。如果组织标本来自空心针活检而非手术切除，病理诊断往往需要建议结合影像学及临床表现。

（三）临床表现

通常在乳房扪及肿物，或无症状而通过影像学检查时发现。体格检查特点：乳房内扪及质地软或韧的肿物，多为单发，活动度好，与周围组织无粘连，无疼痛感。

（四）超声检查

1. 二维灰阶超声 多表现为边缘局限的椭圆形或类圆形肿物，有完整包膜，内部回声不均质（图 4-2-1-28）；多为单发，多发者可见于 Cowden 综合征（多发性错构瘤综合征）。肿物内部的回声因所含细胞成分比例不同表现各异，多呈不均质回声，无后方回声改变（图 4-2-1-29）。尽管肿物在二维灰阶超声上符合良性病变表现，超声医生却很难直接做出错构瘤的诊断。

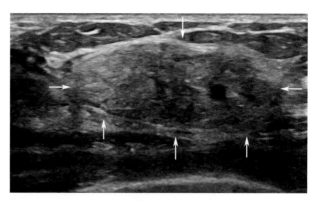

图 4-2-1-28 右乳错构瘤二维灰阶超声图
乳腺腺体内不均质回声肿物，内见少许无回声区（箭头所示为病灶边缘）

2. 彩色多普勒超声 肿物内部血供一般不丰富（图 4-2-1-30、图 4-2-1-31）。

3. 超声弹性成像 大多数病灶质地较软，可与周围乳腺腺体组织相似（图 4-2-1-32、图 4-2-1-33）。

4. 超声造影 造影后病灶边界清晰，范围无增大，呈同步或快速增强、等或高增强。

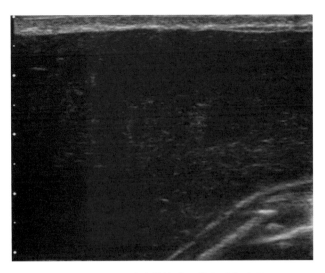

图 4-2-1-29　乳腺错构瘤二维灰阶超声图
乳腺内巨大肿物，以低回声为主，内部回声分布不均

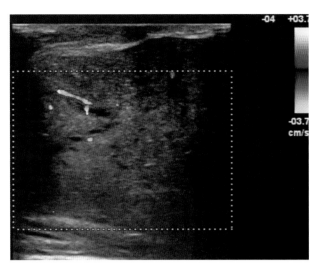

图 4-2-1-31　乳腺错构瘤彩色多普勒超声图
肿物内部可见点状、条状血流信号，Adler 分级 2 级

（五）相关检查

1. **X 线**　肿物边界清晰，内部密度不均，分叶状的致密影分布在透光的脂肪中，类似"香肠切片"。

2. **CT**　圆形或椭圆形影混杂密度肿块影，其间可见中等密度的腺体及低密度的脂肪影，界限清晰，有完整的包膜。

3. **MRI**　脂肪组织在 T_1WI 序列呈高信号，在抑脂 T_1WI 及 T_2W-SPIR 序列呈低信号，而腺体成分在 T_1WI 序列呈等或稍低信号，在 T_2W-SPIR 序列呈高信号，因此错构瘤在 MRI 上表现为 T_1WI、T_2W-SPIR 高低混杂信号影，边界清楚，可见完整的包膜，表现具有较高特异性，诊断准确性高于超声和 X 线。

（六）鉴别诊断

1. **乳腺纤维腺瘤**　当错构瘤内部成分多样、表现为混杂回声时，与纤维腺瘤较易鉴别。部分错构瘤内部回声相对均匀，与纤维腺瘤在常规二维灰阶超声上表现相似，不易鉴别。

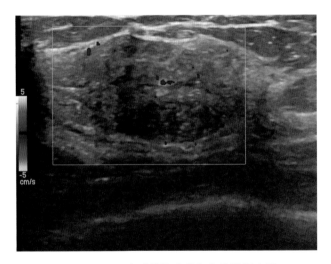

图 4-2-1-30　右乳错构瘤彩色多普勒超声图
肿物内部可见少许血流信号，Adler 分级 1 级

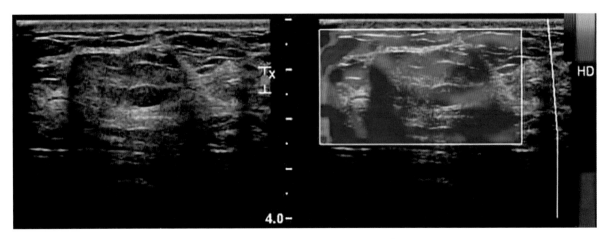

图 4-2-1-32　左乳错构瘤超声弹性成像图
肿物质地软，弹性评分 1 分

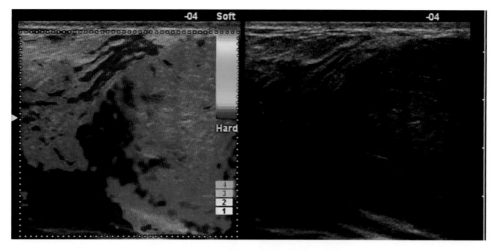

图 4-2-1-33　右乳错构瘤超声弹性成像图

肿物巨大,应变弹性成像单切面上仅能显示部分区域的硬度,大部分区域质地软,边缘部分区域质地偏硬

2. 脂肪瘤　多数位于乳腺的皮下脂肪层,少数位于腺体内部,表现为高回声或低回声,边界清楚,包膜不明显,内部可见条索状或编织样高回声,一般不表现为混杂回声。

（七）临床意义

近年来,随着乳腺超声筛查的普及,越来越多无症状的乳腺小病灶被检出。有学者认为乳腺错构瘤的发病率是被低估的。超声能够检出错构瘤病灶,并根据常规二维灰阶超声特征将病灶定性为良性,与乳腺癌等恶性肿瘤相鉴别,但由于错构瘤超声表现多样,术前往往难以做出准确的病理诊断,需要超声科医生提高对该病的诊断意识。错构瘤有完整包膜,较易切除,完整切除术后复发的比较罕见。

（罗葆明　吴　欢）

八、纤维瘤病

（一）概述

乳腺纤维瘤病（fibromatosis）,又称乳腺韧带样纤维瘤病（desmoid-type fibromatosis of the breast）,1923 年由 Nichols 首先报道,是一种向纤维母细胞和肌纤维母细胞方向分化的梭形细胞肿瘤,临床罕见,发病率约占原发性乳腺肿瘤的 0.2%,属于低级别、具有浸润性的肿瘤。

原发性乳腺纤维瘤病起源于乳腺的间质,肿瘤常为单发。非原发性乳腺纤维瘤病则起源于胸壁的胸肌筋膜,蔓延至乳腺内。

乳腺纤维瘤病在不同年龄段均可发病,相对集中在 30～40 岁,超过 90% 的病例为散发,其余约

10% 的病例发生于家族性腺瘤性息肉病（familial adenomatous polyposis, FAP）患者中。病因尚未明确,可能与 *β-catenin*（β 联蛋白）基因、家族性腺瘤基因突变等遗传因素或既往乳腺组织损伤相关。

（二）病理

1. 大体标本　肿物边界不清,直径从小于 1cm 到大于 10cm 不等,切面为黄白或灰白色,可见旋涡样结构。

2. 镜下特征　肿物无包膜,由形态温和一致的细长或纺锤形的细胞互相交织构成,细胞弯曲成簇状深入邻近组织（例如乳腺导管、小叶、脂肪或肌肉组织）,细胞的有丝分裂罕见甚至缺失,可见大量胶原。单凭形态学特征,难以将乳腺纤维瘤病与叶状肿瘤或化生性癌相鉴别,需要依靠免疫组化甚至分子生物学来辅助鉴别诊断。多数纤维瘤病标本的 β-catenin（β 联蛋白）染色呈阳性,部分标本平滑肌肌动蛋白（smooth muscle actin, SMA）染色阳性提示含有肌纤维母细胞。细针穿刺活检往往因为标本量不足难以做出诊断。

（三）临床表现

乳腺内可触及质韧或质硬的肿物,边界不清,无压痛,病灶生长缓慢,多为单侧乳腺发病。罕见体征为皮肤回缩或酒窝征、乳头溢液以及疼痛。

（四）超声检查

1. 二维灰阶超声　肿物通常为低回声,边界不规则,内部回声不均。当内部纤维母细胞和肌纤维母细胞向周边侵袭性生长时,超声图上可出现边缘毛刺成角、非平行生长的特征,容易与乳腺癌相混淆（图 4-2-1-34）。

2. **彩色多普勒超声** Adler 血流分级，血流信号以0级、1级多见，并且以周边血流为主（图4-2-1-35）。

3. **超声弹性成像** 病灶内大量纤维造成病灶质地较韧或者硬，弹性评分以4～5分为主（图4-2-1-36）。

4. **超声造影** 以周边增强为主，内部呈均匀或不均匀低增强，边界不清，部分可呈放射状增强（图4-2-1-37）。

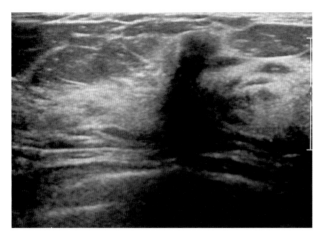

图 4-2-1-34　纤维瘤病二维灰阶超声图
低回声肿物，形态不规则，非平行生长

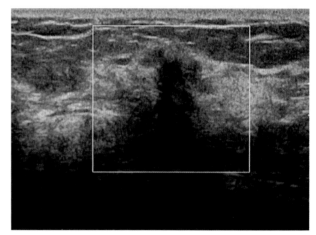

图 4-2-1-35　纤维瘤病彩色多普勒超声图
肿物内部血流贫乏，仅周边部分见点状血流

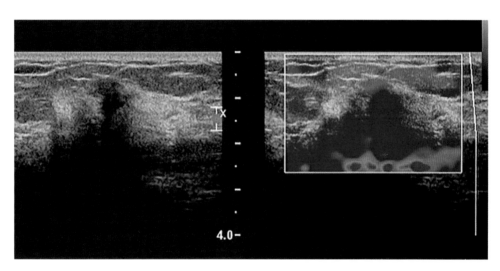

图 4-2-1-36　右乳纤维瘤病超声弹性成像图
肿块质地硬，蓝色区域范围大于二维灰阶超声所示病灶范围，弹性评分5分

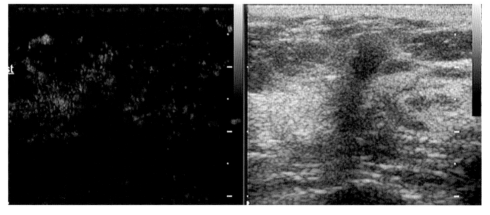

图 4-2-1-37　纤维瘤病超声造影图
肿物呈周边低增强，中央几乎未观察到造影剂灌注

（五）相关检查

1. **X 线**　典型表现为不规则形或毛刺样肿块，与恶性肿瘤相似，常被乳腺影像报告及数据系统（BI-RADS）评估为 5 类，但肿物内部钙化较为罕见。

2. **MRI**　乳腺纤维瘤病在 T_1WI 上可表现为不规则的等信号，T_2WI 呈不均质的高信号。在增强 MRI 上，呈渐进性强化，不同于乳腺癌的廓清型强化。也有报道称，乳腺纤维瘤病呈平台型、廓清型强化。MRI 可有效评估肿物是否侵犯胸大肌、肋骨、胸壁组织等。

（六）鉴别诊断

1. **乳腺癌**　乳腺纤维瘤病好发于年轻女性，多数为平行皮肤生长，肿物纵横比 <1，钙化罕见，内部血流信号以 0 级、1 级多见，血管走行自然。而浸润性乳腺癌好发于 40 岁以上女性，纵横比往往 >1，钙化常见，血流信号以 2、3 级多见，血管走行僵硬、扭曲，可伴腋窝淋巴结肿大。

2. **硬化性腺病**　来源于乳腺实质的纤维瘤病与硬化性腺病极为相似，诊断及鉴别诊断困难。硬化性腺病好发于 35～40 岁女性，超声表现为形态不规则，边缘毛刺成角的肿物，与周围乳腺组织分界不清，可出现后方回声衰减，二者在超声上均可出现肿物周围腺体纠集的表现，但纤维瘤病的边缘常有纤维条索样回声向外延伸。

3. **乳腺纤维瘤病样化生性癌**（fibromatosis like metaplastic carcinoma of the breast，FLMC）　二者的鉴别主要依靠病理学。

4. **浸润性小叶癌**　早期仅表现为结构扭曲或局部结构错乱，形成肿块后，超声上表现为边缘毛刺成角，周围可见高回声晕，血流也相对丰富，常伴腋下淋巴结转移。

（七）临床意义

乳腺纤维瘤病为交界性或生物学行为未定肿瘤，呈侵袭性生长，但是一般不发生转移或进展为高级别恶性肿瘤，因此一般采用外科手术切除。由于肿物本身无完整包膜，呈浸润性生长，难以准确评估切缘，20%～30% 的患者术后可出现局部复发，与肿瘤切除不完全有关，故临床多采用扩大切除术，术后需长期密切随访。

（罗葆明　吴　欢）

九、叶状肿瘤

（一）概述

乳腺叶状肿瘤（phyllodes tumor of the breast，PT）起源于小叶内或导管周围的间质，最早于 1838 年由 Müller 提出"乳腺叶状囊肉瘤"的术语进行描述，1981 年正式被 WHO 更名为"叶状肿瘤"。欧洲人群中，叶状肿瘤占乳腺原发性肿瘤的 0.3%～1.0%，占纤维上皮性肿瘤的 2%～3%。叶状肿瘤具有上皮及间叶细胞双向分化特征，叶状组织增生是其诊断的重要鉴别点。

叶状肿瘤主要发生在中年女性，平均年龄 40～50 岁，比纤维腺瘤平均晚 15～20 年，可发生于任何象限，包括乳头位置。

部分叶状肿瘤在术前难以与乳腺纤维腺瘤（breast fibroadenoma，BF）相鉴别，但其具有潜在恶性，术后复发的概率高，因此日益得到临床的重视。

（二）病理

1. **大体标本**　局限、质硬、带突起的肿物，边界清楚，切面呈黄褐色、粉灰色，囊性变时呈黏液样，大的肿物内部可以观察到叶芽样弯曲裂隙的旋涡状结构，可合并出血或坏死。良性叶状肿瘤大多形态规则，边缘光整，分叶较少，交界性叶状肿瘤多表现为形态不规则，边缘不光整，分叶较多。

2. **镜下特征**　肿瘤呈叶状生长、延伸入不同程度扩张拉长的管腔内，管腔上皮及肌上皮细胞构成上皮成分，覆盖于裂隙中，可见分泌性或鳞状上皮化生以及正常的导管增生。在组织学上，根据乳腺叶状肿瘤的界限、间质细胞异型性、核分裂象、间质过度增生及有无出血坏死等征象，可将叶状肿瘤分为良性、交界性及恶性三种病理亚型。

（三）临床表现

乳腺内可触及质硬的无痛性肿块，多为单侧，与皮肤无粘连，大的肿瘤（>10cm）可使皮肤紧绷，出现浅表静脉扩张，但很少出现皮肤溃疡。

（四）超声检查

1. **二维灰阶超声**　肿物边界清晰，内部回声多为低回声且分布均匀，可呈圆形、椭圆形或分叶状（图 4-2-1-38～图 4-2-1-40）。良性叶状肿瘤与纤维腺瘤鉴别困难，当肿物内部出现囊性成分时，有助于诊断叶状肿瘤。当肿物体积较大、形态不规则、边缘不光整、出现囊性区域、血流丰富时，需要警惕为交界性甚至恶性叶状肿瘤。叶状肿瘤患者中，由于肿瘤坏死或感染所致的腋窝反应性淋巴结肿大较常见，但是腋窝淋巴结转移并不多见。

2. **彩色多普勒超声**　肿物内部血流相对丰富，Adler 分级 2～3 级（图 4-2-1-41），少数肿物血供不丰富，为 0～1 级（图 4-2-1-42、图 4-2-1-43）。

3. **超声弹性成像** 良性叶状肿瘤质地较软,应变弹性成像多为1~2分(图4-2-1-44),交界性叶状肿瘤质地软或中等(图4-2-1-45、图4-2-1-46)。

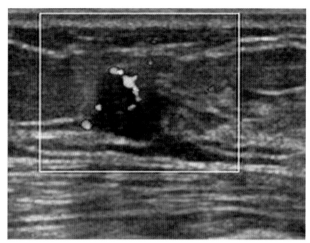

图4-2-1-41 交界性叶状肿瘤彩色多普勒超声图
病灶内部血流较丰富,Adler分级2级

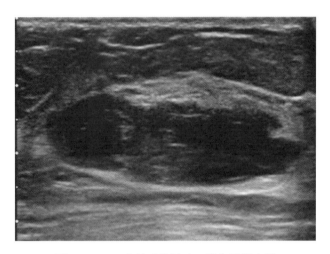

图4-2-1-38 良性叶状肿瘤二维灰阶超声图
分叶状、低回声肿物,平行生长

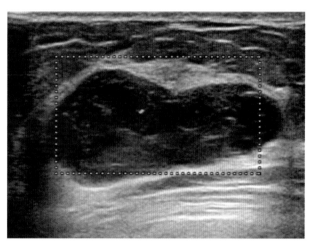

图4-2-1-42 右乳良性叶状肿瘤彩色多普勒超声图
病灶内部血流不丰富

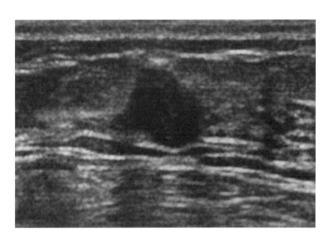

图4-2-1-39 交界性叶状肿瘤二维灰阶超声图
形态欠规则的低回声肿物,边缘不局限(似有微分叶)

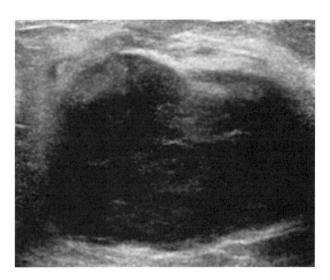

图4-2-1-40 右乳交界性叶状肿瘤二维灰阶超声图
大分叶实性肿物,内部回声高低不均,后方回声增强

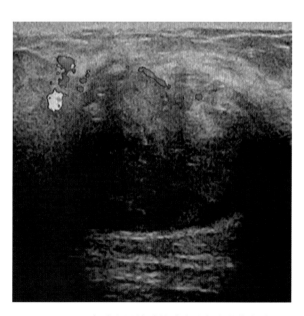

图4-2-1-43 右乳交界性叶状肿瘤彩色多普勒超声图
病灶血流以边缘为主

4. 超声造影　叶状肿瘤的超声造影表现为增强后边界清楚、离心性不均匀低增强(图4-2-1-47、

图4-2-1-48)。交界性叶状肿瘤的时间-强度曲线可呈"快进快出"型。

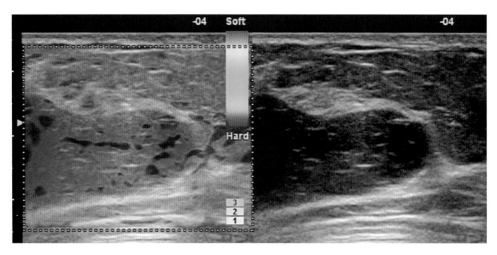

图4-2-1-44　良性叶状肿瘤超声弹性成像图
病灶质地软,弹性评分1分

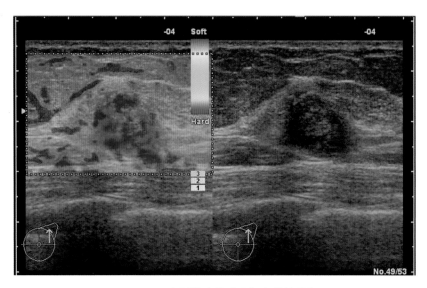

图4-2-1-45　交界性叶状肿瘤超声弹性成像图
病灶质地中等,弹性评分3分

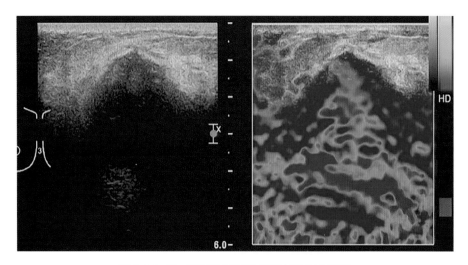

图4-2-1-46　交界性叶状肿瘤超声弹性成像图
病灶中央部分质地偏软、边缘部分质地偏硬

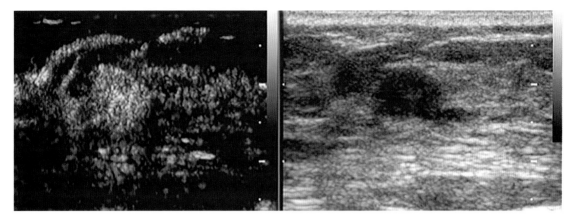

图4-2-1-47 交界性叶状肿瘤超声造影图
病灶呈均匀高增强,范围较二维灰阶超声略大

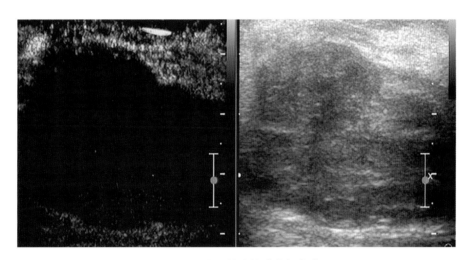

图4-2-1-48 交界性叶状肿瘤超声造影图
病灶以边缘部分增强为主,中央大片无增强区

(五)相关检查

1. **X线** 表现为圆形或分叶状高密度影,出现囊性变时密度不均,边界多数清晰可辨,但缺乏特征性,良性、交界性及恶性叶状肿瘤之间表现存在较大重叠,难以鉴别。

2. **CT** 肿物边缘呈分叶状,密度不均,可见钙化,增强扫描呈不均匀明显强化,腋窝可见肿大淋巴结。

3. **MRI** 表现为圆形和分叶状肿物,T_1WI呈低或等信号,T_2WI呈高信号,内部信号分布不均。动态扫描均明显强化,良性叶状肿瘤的时间-强度曲线以上升型为主,与其他乳腺良性肿瘤相似。

(六)鉴别诊断

1. **纤维腺瘤** 良性叶状肿瘤与纤维腺瘤鉴别起来比较困难,在发病年龄、形态、边缘及内部血流分级方面无显著差异,但良性叶状肿瘤通常偏大,且肿物内部可出现囊性变。与纤维腺瘤比较,交界性叶状肿瘤发病年龄偏大,肿块体积较大,形态不规则,边缘多呈分叶状,内部囊性区出现率较高,血流丰富。超声造影叶状肿瘤多表现为不均匀低或高增强,而纤维腺瘤多为均匀高增强。

2. **乳腺癌交界性叶状肿瘤** 可呈分叶状,但多为大分叶,钙化少见。乳腺癌边缘可见小分叶或者毛刺成角,病灶内部可出现钙化。

3. **恶性叶状肿瘤** 肿块体积较大,形态不规则,呈分叶状,内部囊性变高发,发病年龄偏大,血流信号丰富。

(七)临床意义

叶状肿瘤存在一定恶性生物学行为,即使是良性的叶状肿瘤,也可能向交界性和恶性转变,因此一般采取外科手术切除的方法进行治疗。局部复发常常发生在首次诊断切除后的2~3年内,复发时可能是原来的肿瘤级别或者更高级别肿瘤,最可靠的预测复发的因素是肿瘤切除时的边缘状态。

（罗葆明 吴 欢）

十、脂肪瘤

（一）概述

乳腺脂肪瘤（mammary lipoma, mammary adipoma）多发生于肥胖的女性，可发生于任何年龄，但常见于中年以上妇女，发病年龄以 40～60 岁多见，由不具有细胞异型性的成熟脂肪细胞构成。乳腺脂肪瘤的病因及发病机制不明，可能与脂肪组织代谢异常、炎症刺激以及激素分泌状态相关，部分患者还发现存在染色体重组。

（二）病理

1. **大体标本** 圆形或扁圆形肿物，质地软，有一层菲薄的完整包膜；切面呈灰黄色、黄色，油腻感，直径可达 10cm 以上。

2. **镜下特征** 肿物由成熟的脂肪细胞组成，呈明显分叶状，外有薄层纤维性包膜，细胞不具有异型性。

（三）临床表现

体积小的乳腺脂肪瘤多无症状，体积大的脂肪瘤多为患者无意触及或体检时发现。体格检查可见乳房内扪及圆形或分叶状柔软或质稍韧肿块，边界清楚，活动度好，病灶大多生长缓慢。

（四）超声检查

1. **二维灰阶超声** 与其他部位脂肪瘤相似。肿物常位于皮下脂肪内，少数位于腺体层内或乳房后间隙。肿物为单发或多发，圆形、椭圆形或大分叶状，边缘规则，边界清晰，包膜可能因为菲薄而不易识别。病灶内部以高回声最多见（图 4-2-1-49），也可表现为低回声，内见条带状高回声呈编织状、栅栏状分布，后方回声多无改变。腺体内的高回声脂肪瘤由于与周围腺体回声相似而容易漏诊，检查时应注意问诊，必要时进行触诊检查。

2. **彩色多普勒超声** 肿物周边及内部多无血流信号（图 4-2-1-50），或检出少许血流信号（图 4-2-1-51）。

3. **超声弹性成像** 瘤体质地柔软，与周围脂肪组织相似（图 4-2-1-52）。

（五）相关检查

1. **X 线** 表现为圆形、椭圆形或分叶状低密度影，边缘可能有高密度包膜，内部条索状高密度影。肿瘤位置不同，密度也不同。位于皮下脂肪层的脂肪瘤为均匀低密度，腺体内脂肪瘤为不均匀低密度，而位于乳房后间隙者表现为均匀低密度。对于小病灶，或者特别大的病灶，或者乳腺组织基本被脂肪取代者，钼靶的诊断价值不高。

2. **CT** 肿物密度与皮下脂肪相似，边界清楚，形态规则。

3. **MRI** 肿物与皮下脂肪层信号相同，抑脂序列上高信号被抑制。注射造影剂后一般无明显强化。

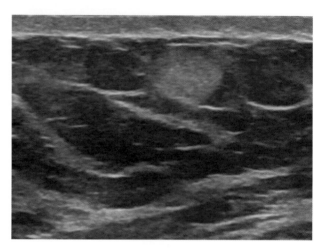

图 4-2-1-49 乳腺内脂肪瘤二维灰阶超声图
乳腺脂肪层内椭圆形高回声，平行方位，边缘局限

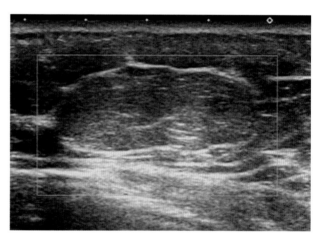

图 4-2-1-50 乳腺内脂肪瘤彩色多普勒超声图
病灶内未见明显血流信号

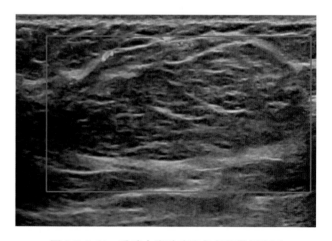

图 4-2-1-51 乳腺内脂肪瘤彩色多普勒超声图
病灶内部回声与周围脂肪组织回声相似，并可见条索状高回声；内部未见明显血流信号，周边可见少许血流信号

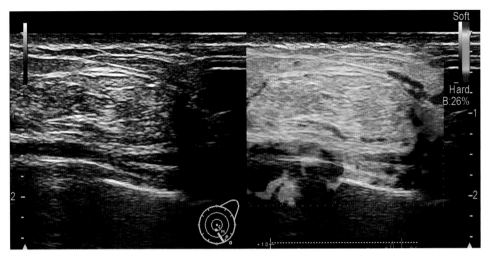

图 4-2-1-52　乳腺内脂肪瘤超声弹性成像图
病灶质地软,弹性评分1分

（六）鉴别诊断

1. 纤维腺瘤　位于腺体内,回声均匀或不均匀,以低回声为主,有包膜,触诊光滑,质地韧,可滑动,硬度较脂肪瘤高。腺体内脂肪瘤有时难以与纤维腺瘤相鉴别。

2. 错构瘤　典型表现为内部回声混杂的肿物,当肿物内以脂肪成分为主时,与脂肪瘤不易鉴别。

3. 乳腺组织内脂肪组织　位于乳腺组织内,无包膜,内部回声中等或呈低回声,与腺体组织回声相似者在超声上往往难以识别,与皮下脂肪层回声相似者容易鉴别。

4. 乳腺脂肪肉瘤　临床表现为缓慢增大、可伴有疼痛感的肿物,一般不伴有腋窝淋巴结肿大。需要依靠活检病理证实。

5. 脂肪变性坏死　可同样表现为皮下脂肪层高回声,需结合局部外伤、注射史。

（七）临床意义

脂肪瘤为良性肿瘤,多无症状,体积小的肿物临床可以随访观察,也可选择手术切除。肿物体积较大者影响美观,多采用外科局部切除手术。

（罗葆明　吴　欢）

第二节　女性乳腺恶性疾病

一、原位癌

（一）概述

原位癌是一种肿瘤性导管内病变,特征为上皮增生明显,轻度到重度的细胞异形。具有发展为浸润性癌的趋势。又称导管内癌、导管上皮内肿瘤。随着乳腺钼靶成像的普及,导管内原位癌的检出率逐年提高,占所有新发乳腺癌的20%～25%。如果不进行有效干预,20%～50%的导管原位癌可能发展为浸润性导管癌。小叶原位癌好发于45～55岁的中年女性,每年发病人数占乳腺癌新发病例的1%～2%,是相对少见的一种病理类型,占病理活检良性结果的0.5%～3.8%。近年来,其发病率显著提升,从1970—2009年,其发病率从0.09%增加至0.28%。原位癌被认为是一种具有不可避免或非不可避免地发展为浸润性癌的前驱病变,病变的大小和范围对于原位癌的质量非常重要,有证据表明,行肿瘤局部完全切除手术通常可治愈。

（二）病理特点

1. 大体标本　导管原位癌存在不同的组织学亚型,多数亚型缺乏特异性的肉眼改变而与乳腺腺病类似,仅粉刺型原位癌可通过肉眼识别。粉刺型原位癌区域乳腺组织质地略硬,可见多灶性灰黄色点状病灶,挤压时有粉刺样坏死物流出,故得其名。

2. 镜下特征　导管原位癌主要依据核异形程度,结合管腔内坏死、核分裂及钙化等特征,通常分为三级：低级别、中间级别和高级别导管内癌。目前,国际上统一的意见是提倡从以下几个方面对导管原位癌进行半定量分析,包括癌细胞的核级,有无合并坏死、癌细胞的极性等。对于低核级的导管原位癌,主要的组织学诊断标准是①细胞特征：导管内出现单一或相对单一的“克隆性”细胞群,细胞多分布均匀,核常常深染;②结构特征：细胞间形成有张力的冲凿状筛孔或形成缺乏纤维血管轴心的微乳头；③范围：病变累及 2 个或以上彼此分离的导管。对于高核级导管原位癌，凭借细胞异形性和常常伴发的坏死不难诊断（图 4-2-2-1）。

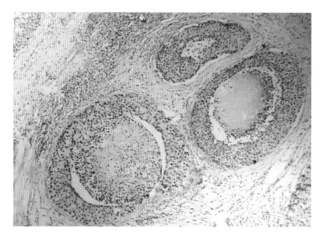

图 4-2-2-1　导管原位癌(高核级)HE 染色(×40)
癌性导管内有大片坏死，超过导管直径的 50%。导管周围可见纤维化及少量炎细胞浸润

（三）临床表现

少数患者表现为乳头溢液，特别是出现乳头溢血时，要高度重视，可通过影像学检查判断有无导管扩张和导管内病变以及有无乳腺肿块。少数患者因扪及肿块就诊。大多数导管原位癌无症状，由影像学检查偶然发现。

（四）超声检查

1. 二维灰阶超声　依据超声图像特征，原位癌可表现为单纯性导管扩张（图 4-2-2-2）、扩张导管内结节伴微小钙化（图 4-2-2-3）、扩张导管与肿块相连（图 4-2-2-4）、单纯乳腺肿块（图 4-2-2-5）、腺体结构紊乱，偶尔扪及肿块超声图像未见肿块（图 4-2-2-6）。

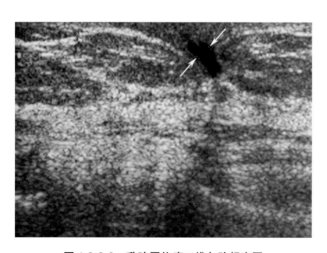

图 4-2-2-2　乳腺原位癌二维灰阶超声图
乳头内陷，乳头内单纯性导管扩张（范围 6mm×2.5mm），内壁不光滑，箭头示扩张的导管

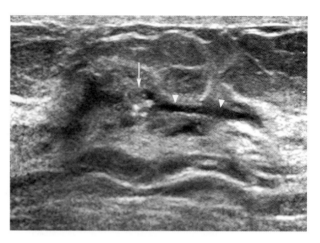

图 4-2-2-3　乳腺原位癌二维灰阶超声图
左侧乳头上方导管扩张（三角），内径 1.5mm，近乳头侧的导管内见大小为 6mm×6mm×5mm 的等回声结节，形态不规则，边缘不光整，结节内可见多个点状强回声（导管扩张伴导管内结节型，箭头）

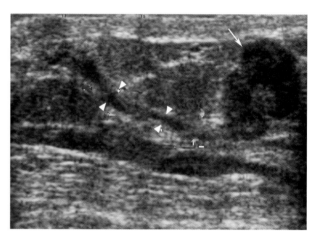

图 4-2-2-4　乳腺原位癌二维灰阶超声图
右侧乳头内侧 3 点钟位置导管扩张（三角），管径 1~2mm，乳晕旁低回声肿块（箭头），大小为 12mm×9mm×12mm，边界清楚，形态不规则，内部低回声，肿块方位不平行。扩张导管一端与肿块相通，另一端与乳头相通，导管内壁不光滑，管腔内壁不光滑（肿块与导管相通型）

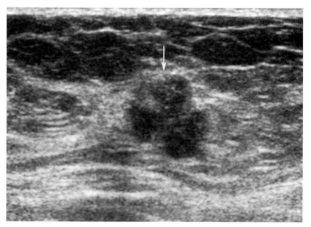

图 4-2-2-5　乳腺原位癌二维灰阶超声图
不规则低回声，形态不规则（箭头），未见明显导管扩张（单纯乳腺肿块型）

2. **彩色多普勒超声** 可表现为肿块内无血流，少量血流信号，2 级或 3 级血流信号。大多数导管内癌表现为少量血流信号（图 4-2-2-7）。

3. **超声弹性成像** 大多数原位癌超声弹性成像硬度评分 4 分或 5 分（图 4-2-2-8），剪切波弹性成像弹性模量值增高或剪切波速度增高（图 4-2-2-9）。

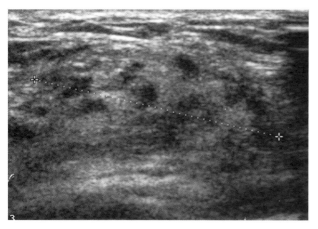

图 4-2-2-6 导管内癌二维灰阶超声图
临床可扪及肿块，相应位置超声扫查未见明确肿块图像

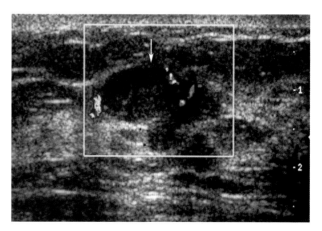

图 4-2-2-7 导管内癌的彩色多普勒超声图
肿块（箭头）内少量点状血流信号，Adler 血流分级 1 级

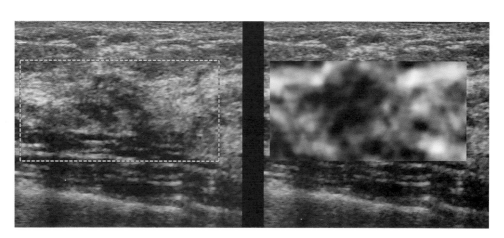

图 4-2-2-8 导管内癌应变弹性成像图
病灶质硬，质硬的范围大于二维灰阶超声图像肿块的大小，弹性评分 5 分

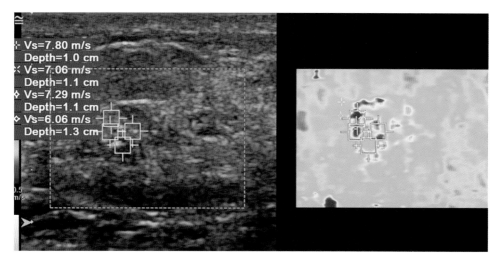

图 4-2-2-9 导管内癌剪切波超声弹性成像图
病灶质硬，呈多彩征，剪切波速度增高，最高达到 7.80m/s，提示恶性可能

4. 超声造影 超声造影常常表现为高增强,增强范围明显大于二维灰阶超声的肿块大小,此征象提示肿块可疑恶性,对原位癌的诊断非常重要。(图4-2-2-10)

(五)相关检查

1. X线 大多数的导管原位癌是通过X线检查被发现的,X线上72%的病例仅见钙化,12%表现为钙化伴软组织异常,10%仅软组织异常,6%在X线上表现为无阳性发现。DCIS的典型钙化特点为细小、线样、不连续的、直径<0.5mm的分支状钙化。其他征象包括:病变导管周围的肿瘤细胞伴炎症、水肿及纤维化形成实性肿块,不对称致密影,扩张的乳晕后导管,结构扭曲以及进行性致密影等。

2. CT 肺CT检查时可发现乳腺内钙化灶或肿块。

3. MRI 段样、导管分支样、成群样强化等非肿块样强化是DCIS的特征性表现(图4-2-2-11)。

(六)鉴别诊断

1. 腺病 腺病是乳腺最常见的良性病变,超声图像表现多种多样,当表现为不规则低回声肿块时,容易与导管内癌混淆。如果肿块区有多个或密集的微小钙化,提示恶性可能。难以鉴别时,多模态超声检查,腺病超声弹性成像多表现为质软,剪切波速度不高,或杨氏模量低于恶性。腺病超声造影多表现为低增强或等增强,而导管内癌超声弹性成像多表现为质硬,超声造影评分4分或5分。多模态超声有助于腺病和导管内癌的鉴别诊断。

2. 浸润性乳腺癌 浸润性乳腺癌常常具有较为典型的恶性征象,形态不规则,方位不平行,边缘模糊、毛刺、细小分叶、成角,肿块呈低回声或极低回声,后方回声衰减,肿块内出现微小钙化,肿块血流丰富和/或高阻动脉血流频谱。导管原位癌可能不具备典型恶性肿瘤的征象,鉴别困难时,可行穿刺活检辅助诊断。

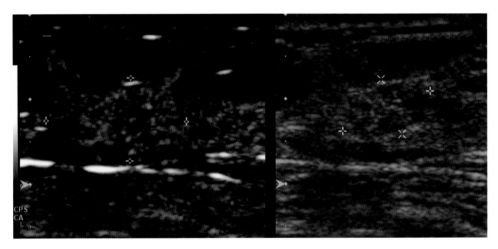

图4-2-2-10 导管内癌超声造影静态图

肿块呈不均匀高增强,增强后肿块大小17mm×10mm,明显大于二维灰阶超声的肿块大小(12mm×10mm),边缘呈放射征增强,超声造影评分5分,提示恶性可能

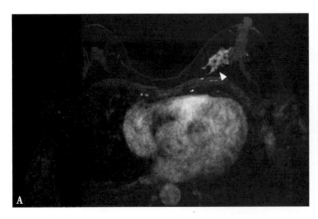 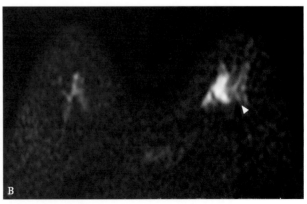

图4-2-2-11 导管内癌增强MRI图

左乳内象限见楔形非肿块样强化(A中三角),大小约4.5cm×2.3cm×2.6cm(AP×RL×SI),DWI高信号,T_1WI低信号(B中三角),T_2WI高信号。诊断:左乳内象限段样分布非肿块样强化,多系乳腺Ca,考虑BI-RADS 5类

（七）临床意义

原位癌大多无症状和无体征，多于乳腺癌筛查、健康体检或乳痛症行乳腺超声检查或乳腺 X 线检查时偶然发现。因此，随着健康意识的提高，对 35 岁以上女性进行常规的每年一次的影像学检查是值得推荐的。

（彭玉兰）

二、浸润性导管癌

（一）概述

乳腺癌是女性最常见的恶性肿瘤（约占女性恶性肿瘤的 24%，占人群恶性肿瘤的 11.6%），是全球女性恶性肿瘤中居首位的致死原因。近十年来，在低至中等收入国家，浸润性乳腺癌的发病率逐渐增加。随着人口老龄化，全球乳腺癌的疾病负担整体增加，2018 年约有 210 万新增乳腺癌病例，以及 62.7 万乳腺癌死亡病例。

大多数浸润性乳腺癌为单发（90%），可出现在任何象限，外上象限相对更多。双侧乳腺同时发现浸润性乳腺癌的患者约占 2%，有 0.1% 的患者未发现明确的乳腺病灶，以腋窝淋巴结转移为表现。

浸润性导管癌（infiltrating ductal carcinoma，IDC）是浸润性乳腺癌中最大的一组异型肿瘤，曾被认为是来自乳腺导管上皮细胞，曾用名"硬癌"。根据 WHO 最新版的乳腺肿瘤分类，浸润性导管癌有了新的术语名称：非特殊型浸润性癌（invasive breast carcinoma of no special type，ductal NST）；浸润性癌，非特指型（invasive carcinoma，not otherwise specified，ductal NOS）。

乳腺癌病因为多因素的，机制尚未完全明确，与生活方式、环境因素、激素刺激、遗传因素及个人孕产、哺乳、月经史等密切相关。

（二）病理

1. **大体标本**　可明显触及肿物，呈不规则、放射状或者结节状的外形，边界中等或者难以界定，无包膜，切面呈灰白色鱼肉状，切割时可有沙砾感。

2. **镜下特点**　不同病例组织学特征差距较大，需要先排除可识别的特殊类型浸润性癌。肿瘤细胞形态存在一定差异，结构上可呈条索状、丛状、小梁状，或者以浸润性生长为主、缺乏间质，甚至出现中心管腔结构、呈腺样分化，多数浸润性导管癌标本中可观察到伴有原位癌。病理需关注肿瘤的以下特点：生物学特征、诺丁汉等级（Nottingham grade）、有无血管淋巴系统的播散、与原位癌的关系。

（三）临床表现

无痛性乳房肿物是最常见的临床征象，触诊肿物质地硬，活动度差，可伴发皮肤挛缩、乳头内陷、乳头溢液、乳房大小或形状的改变，乳房皮肤颜色改变，甚至可出现皮肤破溃、并发疼痛，于患侧腋窝可以扪及肿大的淋巴结。

（四）超声检查

1. **二维灰阶超声**　表现为低回声肿物，内部回声不均，形态不规则，边缘不局限，可见小分叶、毛刺、成角，平行或非平行生长，周围结构扭曲、纠集，可出现肿物内钙化及后方回声衰减，部分肿物周边可见高回声晕，可合并腋窝淋巴结肿大（图 4-2-2-12～图 4-2-2-14）。对于致密型乳腺的女性，超声能够提高诊断的敏感性，是 40 岁以下女性进行乳腺影像学检查的首选方法，钼靶联合超声的假阴性率非常低（0～3%）。

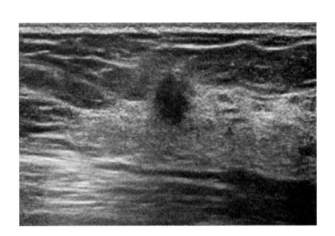

图 4-2-2-12　乳腺浸润性导管癌二维灰阶超声图
低回声肿物，边缘可见成角，非平行皮肤生长

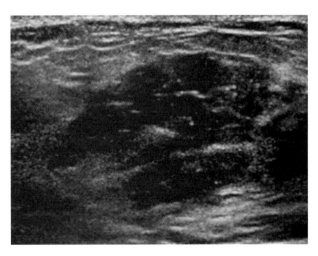

图 4-2-2-13　乳腺浸润性导管癌二维灰阶超声图
低回声肿物，形态不规则，可见成角，内部可见点状钙化，后方回声无明显衰减

2. 彩色多普勒超声 肿物内部血流可稀少或丰富,从0~3级均可出现,内部或周边可见粗大扭曲血管(图4-2-2-15、图4-2-2-16),频谱多普勒呈高速高阻型(图4-2-2-17)。

3. 超声弹性成像 肿物质地多数较硬,弹性评分4~5分(图4-2-2-18~图4-2-2-20)。

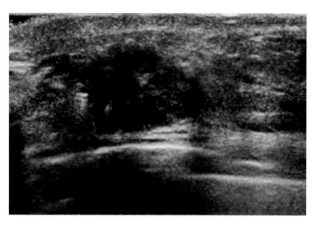

图4-2-2-14　乳腺浸润性导管癌二维灰阶超声图
形态欠规则,可见小分叶,内可见钙化,与深部胸肌关系密切

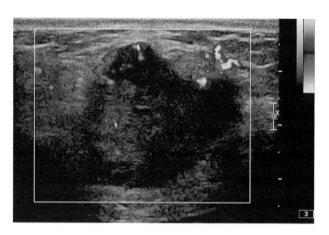

图4-2-2-16　乳腺浸润性导管癌彩色多普勒超声图
肿物周边可见较粗大、扭曲的血管

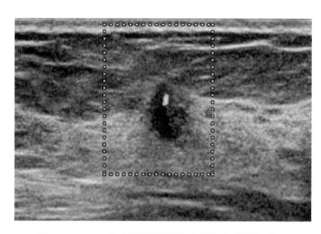

图4-2-2-15　乳腺浸润性导管癌彩色多普勒超声图
内部可见少许血流,Adler分级1级

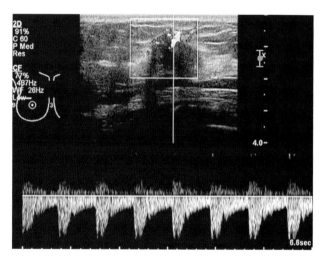

图4-2-2-17　乳腺浸润性导管癌频谱多普勒超声图
肿物内可探及动脉频谱,阻力指数增高

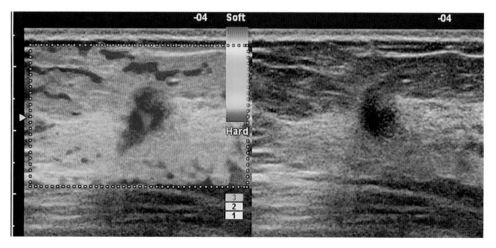

图4-2-2-18　乳腺浸润性导管癌超声弹性成像图
病灶质地硬,弹性评分5分

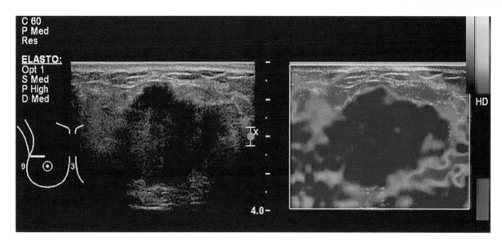

图 4-2-2-19 乳腺浸润性导管癌超声弹性成像图
病灶质地硬,评分 4 分

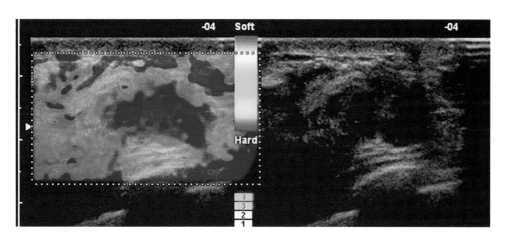

图 4-2-2-20 乳腺浸润性导管癌超声弹性成像图
病灶质地硬,评分 4 分

4. **超声造影** 肿物呈均匀或不均匀强化,造影后范围比二维灰阶超声所示明显增大,可见蟹足样边缘增强(ER 4-2-2-1、图 4-2-2-21～图 4-2-2-23)。

ER 4-2-2-1 乳腺浸润性导管癌超声造影动态图

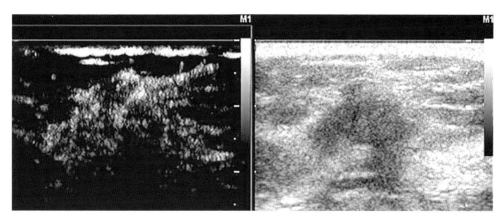

图 4-2-2-21 乳腺浸润性导管癌超声造影静态图
肿物呈不均匀高增强,周边可见蟹足样增强

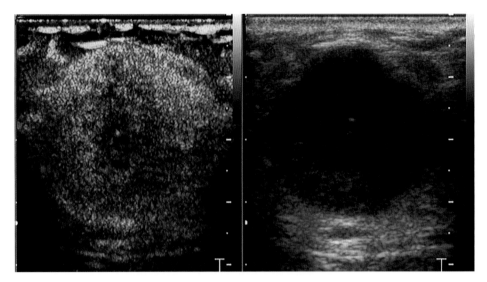

图 4-2-2-22　乳腺浸润性导管癌超声造影图
肿物呈不均匀高增强,增强后测量前后径、左右径均较二维灰阶超声明显增大

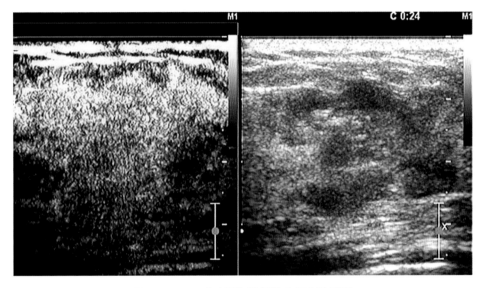

图 4-2-2-23　乳腺浸润性导管癌超声造影图
肿物呈均匀高增强,范围明显大于二维灰阶超声所示

（五）相关检查

1. X线

（1）直接征象：表现为形态不规则的致密影,边缘可见长短不一的毛刺（星芒征）,可伴有微小钙化尤其是细小簇状钙化,局部结构紊乱。

（2）间接征象：表现为导管扩张,皮肤增厚,乳头凹陷,乳房后间隙模糊,腋窝淋巴结肿大,异常血管影。

2. CT

（1）直接征象：平扫 CT 显示肿物边界模糊、密度较高且分布不均。增强 CT 可见肿物明显强化,边缘呈毛刺样。

（2）间接征象：皮肤增厚、周围导管增粗、与胸肌粘连、腋窝淋巴结肿大,肺内出现转移性结节。

3. MRI 检测乳腺癌最敏感（非最特异）的方法,一般用于筛查高危女性。肿物在 MRI 上的表现多为不规则形,边缘呈小分叶或毛刺样。T_1WI 多呈等或低信号,T_2WI 信号不均,T_2WI 抑脂序列为高信号,DWI 呈明显高信号,ADC 显著低于周围乳腺组织。增强 MRI 大多为高增强,"快进快出",不均匀、向心性强化,时间 - 强度曲线为"平台型"或"流出型"。MRI 能够敏感地发现多中心的浸润性导管癌,评估肿瘤对周围组织例如皮肤、乳头、胸肌等的浸润情况,清晰显示腋窝淋巴结的情况。

（六）鉴别诊断

1. 交界性及恶性叶状肿瘤 均可表现为形态不规则肿物，边缘呈分叶状，但叶状肿瘤合并钙化的相对少见，周围结构扭曲等改变不及浸润性导管癌明显。

2. 乳腺炎性病灶 乳腺炎、乳腺脓肿也可表现为形态不规则的低回声肿物，血供丰富，周边部可出现高回声晕，但一般不合并钙化，临床上可伴有局部"红肿热痛"、血白细胞升高等炎性表现，穿刺抽出脓液有助于诊断乳腺脓肿。给予抗感染治疗后患者症状、体征得到改善。乳腺结核临床上较少见，部分患者既往有肺结核病史，部分患者没有肺结核病史，临床也缺乏低热、乏力、盗汗等结核中毒症状，超声表现类似乳腺癌，需要依靠活检病理来鉴别。

3. 硬化性腺病 与浸润性导管癌极为相似，往往需要依靠病理学进行诊断。

4. 乳腺纤维瘤病 与浸润性导管癌不易鉴别，一般不合并钙化。

5. 乳腺其他恶性肿瘤 肉瘤往往体积巨大，可短期内迅速增大，伴发皮肤颜色改变，超声表现肿物边缘清晰或不清晰，多无边缘成角现象，较少合并钙化，内部血流丰富，多为 3 级。黏液癌为不规则形或分叶状，边缘尚清晰，血供相对不丰富。导管内乳头状癌则多合并乳头溢血或溢液，肿物周围导管扩张，肿物内部血供较丰富。

（七）临床意义

早期发现、早期治疗有助于改善浸润性导管癌的预后。临床上浸润性导管癌的治疗，一般采取外科手术切除的方式。对体积较大的肿物，可根据穿刺活检结果，进行术前新辅助化疗。部分患者需要进行术后局部放疗。根据病理免疫组化及基因检测结果，部分浸润性导管癌的患者可在术后接受内分泌治疗或靶向治疗。

（罗葆明　吴　欢）

三、浸润性小叶癌

（一）概述

浸润性小叶癌是乳腺浸润性特殊癌中最常见的类型，其发病率占浸润性乳腺癌的 5%～15%，是最易累及双侧乳腺的乳腺癌。

（二）病理

1. 大体标本 肿瘤形状多不规则，边界不清，不具备特异的形态学特征。质地中等或偏硬，坏死、钙化和囊性变少见。

2. 镜下特征 由一致的、缺乏黏性的癌细胞组成，生长方式浸润基质，癌细胞可以单个散在弥漫浸润于纤维间质中，也可呈单行线状排列。浸润性小叶癌还有许多变异类型，较为常见的包括实性型、腺泡型、多形型三型（图 4-2-2-24）。

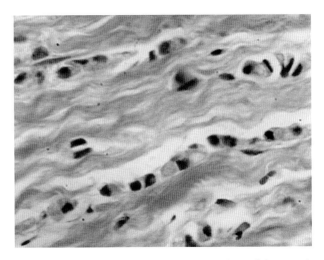

图 4-2-2-24　乳腺浸润性小叶癌镜下特征（HE 染色，×40）
癌细胞呈单排浸润纤维间质

（三）临床表现

主要表现为乳腺肿块，有文献报道浸润性小叶癌较常见多中心发生。双侧乳腺癌的发生率为 8%～19%。

（四）超声检查

1. 二维灰阶超声 乳腺肿块多表现为形态不规则，方位平行或不平行，边缘模糊，低回声，后方回声衰减，钙化少见（图 4-2-2-25）。

2. 彩色多普勒超声 肿块内可有或无血流信号（图 4-2-2-26）。

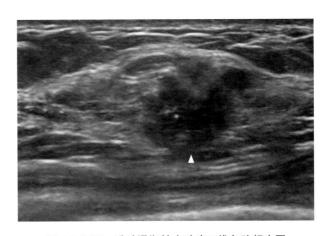

图 4-2-2-25　乳腺浸润性小叶癌二维灰阶超声图
形态不规则，边缘模糊，方位不平行，低回声，内部多个点状强回声，无液化，后方特征无变化（三角）

3. **超声弹性成像**　具有恶性肿瘤的超声弹性成像特征,表现为质硬,弹性评分 4 分或 5 分(图 4-2-2-27、图 4-2-2-28)。

4. **超声造影**　多数浸润性小叶癌超声造影表现为高增强,且范围较二维灰阶超声的肿瘤明显增大。但部分病例患者也可表现为低增强(图 4-2-2-29)。

(五)相关检查

1. **X 线**　表现为不对称致密影,结构扭曲,肿块及钙化等(图 4-2-2-30)。浸润性小叶癌中有 20%～59% 为双侧病变,42%～70% 为多中心性病变,故应仔细观察对侧乳腺并扫查有无第二病灶。

2. **CT**　胸部 CT 发现乳腺增强结节影(图 4-2-2-31)。

3. **MRI**　病变在 T_1WI 上呈较低信号,T_2WI 上呈较高信号,边界不清,动态增强后病变呈明显不均匀强化,在 DW 图像上呈高信号,ADC 值减低(图 4-2-2-32)。MRI 在评估乳腺病变范围方面优于临床扪诊及 X 线摄影。

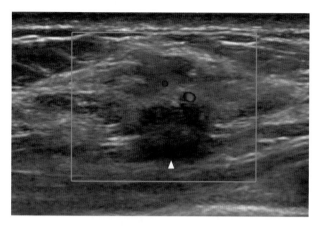

图 4-2-2-26　乳腺浸润性小叶癌彩色多普勒超声图
肿块(三角)内未见明显的血流信号,边缘少许点状血流

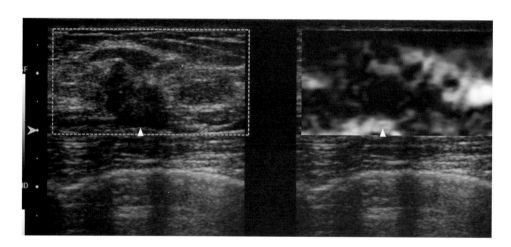

图 4-2-2-27　乳腺浸润性小叶癌应变弹性成像图
病灶(三角)质硬,弹性评分 5 分

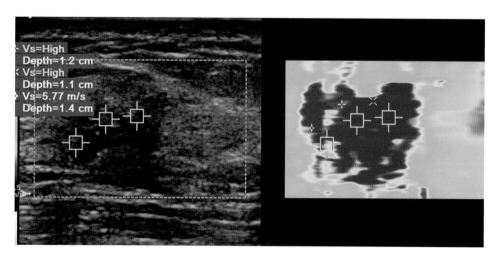

图 4-2-2-28　乳腺浸润性小叶癌剪切波弹性成像图
病灶质硬,最硬处剪切波速度超过最大测量值 10m/s

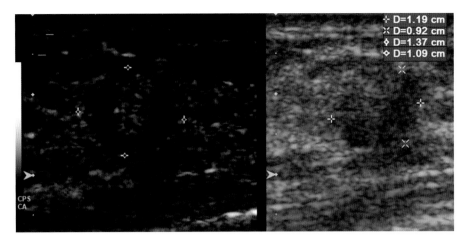

图 4-2-2-29　乳腺浸润性小叶癌超声造影图
超声造影表现为不均匀低增强

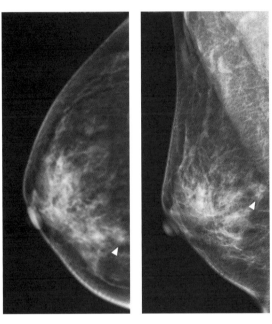

图 4-2-2-30　乳腺浸润性小叶癌 X 线摄影图
右乳内象限后部见不规则肿块影(三角),边缘见毛刺征

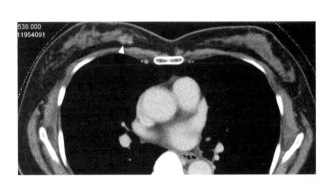

图 4-2-2-31　乳腺浸润性小叶癌胸部 CT 图
右乳腺体内上部见大小约 1.1cm×1.3cm 强化结节影(三角),呈分叶状,右侧腋窝淋巴结增多,部分稍增大。诊断:右乳内上象限肿块,多系肿瘤性病变

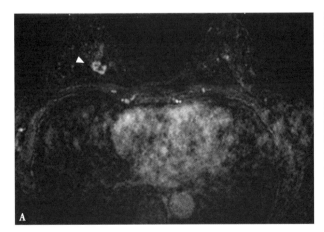

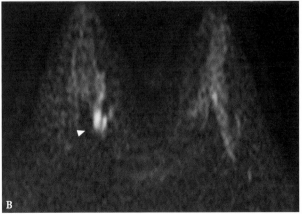

图 4-2-2-32　乳腺浸润性小叶癌增强 MRI 图
右乳内上象限后部可见一不规则形结节(A,三角),大小约 1.1cm×1.2cm×1.3cm(AP×RL×SI),边缘毛刺状,DWI 高信号(B,三角),T_1WI 等信号、T_2WI 等信号,增强扫描明显强化,动态增强曲线呈平台型。周围未见子灶。诊断:右乳内上象限后部结节,BI-RADS 4C 类

（六）鉴别诊断

1. 浸润性癌 浸润性小叶癌和浸润性导管癌通常不具备特征性鉴别诊断表现。临床上怀疑恶性可能时，通常需要行乳腺X线检查和超声引导下行穿刺活检。

2. 腺病 腺病的超声图像表现多种多样，硬化性腺病的超声图像可能具备可疑恶性征象，需要鉴别。超声造影表现为病灶呈低增强或等增强，有助于鉴别诊断。

（七）临床意义

浸润性小叶癌通常无症状、无体征，但早期行影像学筛查或常规乳腺检查可能发现，乳腺肿块可能是患者的唯一症状，行穿刺活检可及时明确肿块性质。

（彭玉兰）

四、髓样癌

（一）概述

髓样癌（medullary carcinoma）是乳腺浸润性特殊癌的一种罕见类型，其发病率仅占浸润性乳腺癌的5%～7%，占乳腺癌的1.1%。1945年，Geschickter首先提出将其作为一种独立的病理类型。在临床诊疗中，髓样癌的误诊率较高。

（二）病理生理

1. 髓样癌癌细胞较多，纤维成分含量较少，肿瘤质地较硬较软，淋巴结转移少见，预后较好。组织学表现为极高的异型性，而淋巴结转移少见。纤维成分含量较少，而癌细胞较多，肿块的体积一般较大，边界欠清，质地较硬较软。

2. 病理特点

（1）大体标本：肿瘤呈分叶状或结节状，膨胀性生长，边界较清楚，平均直径约2.5cm。肿瘤断面呈褐色或灰白实性或类似鱼肉状，质地不均匀，不存在明显浸润周围组织的现象，可有不同程度的小灶性坏死、出血和囊性变。

（2）镜下特征：髓样癌的组织学具有特征性，合体细胞、缺乏腺管结构、淋巴细胞浸润以及少量肿瘤性坏死（<25%）是髓样癌特征性的形态特点和诊断要点（图4-2-2-33）。如果不符合以上全部标准而只具备部分特征，则仅能诊断不典型髓样癌，是指具有髓样癌特征的浸润性导管癌。

（三）临床表现

临床多无自觉症状，部分体积较大者可扪及肿块。髓样癌质地较软，多呈圆形，有较清楚的边界。

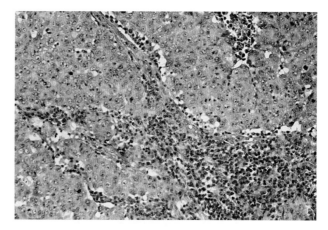

图4-2-2-33 乳腺髓样癌镜下特征（HE染色，×40）
癌细胞呈合体样，核仁突出，癌巢周围有大量淋巴浆细胞浸润

在早期阶段临床触诊、乳腺影像学检查均可能误诊为良性病变。

（四）超声检查

1. 二维灰阶超声 髓样癌早期表现为肿块呈膨胀性生长，形态规则，边界清楚，回声均匀，后方回声增强，容易误诊为良性肿瘤（图4-2-2-34）。髓样癌通常无钙化，通常表现为低回声，容易囊性变，逐渐长大后，肿块可能局部不规则，边缘模糊，回声不均匀，可能是髓样癌不多见的可疑恶性征象。

2. 彩色多普勒超声 髓样癌血流信号相对较丰富，部分患者可测到高阻动脉血流频谱（图4-2-2-35）。

3. 超声弹性成像 超声弹性成像肿块硬度评分多为3～5分，剪切波速度或杨氏模量最大值可能增高。

4. 超声造影 超声造影通常呈高增强，有囊性变者有区域性增强缺失，但通常无放射征，可能增强后无明显体积增大。

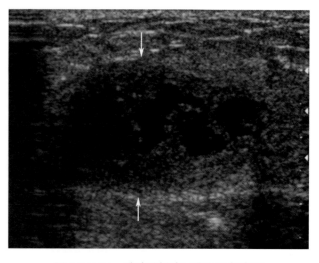

图4-2-2-34 乳腺髓样癌二维灰阶超声图
形态规则，方位平行，边缘（箭头）较清楚，肿块呈低回声，肿块内可见多个不规则无回声区，后方回声无变化

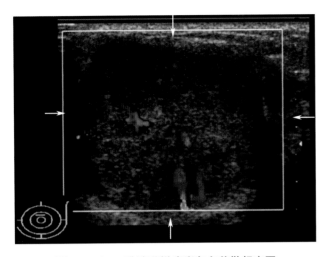

图 4-2-2-35 乳腺髓样癌彩色多普勒超声图
肿块以实性成分为主，低回声，血流信号较丰富，乳腺后间隙消失（箭头示肿块边缘）

（五）相关检查

1. **X 线** 表现为乳腺深部不伴钙化的圆形或卵圆形肿块，边缘呈小分叶、浸润状，多呈等密度，部分可高密度（图 4-2-2-36）。乳腺导管造影可见导管在瘤体处中断和瘤周导管被挤压移位。

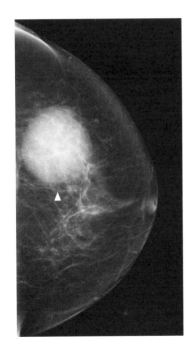

图 4-2-2-36 乳腺髓样癌 X 线摄影图
乳腺深部不伴钙化的圆形肿块（三角），高密度影，边缘呈小分叶、浸润状

2. **CT** 肺 CT 检查可能发现乳腺肿块。

3. **MRI** 表现为肿块影在 T_1WI 上呈低信号，T_2WI 上呈较高信号，内部信号比较均匀，无明显低信号分隔征象，肿物边界清晰。DWI 上呈明显高信号，ADC 值降低。

（六）鉴别诊断

1. **纤维腺瘤** 髓样癌膨胀性生长，类似纤维腺瘤，容易误诊。纤维腺瘤是女性最常见的良性肿瘤，典型的纤维腺瘤超声表现为椭圆形，方位平行，边缘光整，低回声，回声均匀，后方回声无变化或轻度增强，血流信号 0～2 级。对可疑征象的乳腺肿块建议行穿刺活检确诊。

2. **叶状肿瘤** 叶状肿瘤早期阶段具有良性肿瘤的特征，难以与纤维腺瘤、髓样癌甄别。通常长大到扪及肿块后才就诊。体积较大的叶状肿瘤容易发生裂隙状不规则液化，边缘光整或不光整，血流信号增多。

（七）临床意义

髓样癌是乳腺癌的特殊类型，因为膨胀性生长，富含肿瘤细胞，具有良性肿瘤的超声表现，容易误诊。注意肿块容易囊性变，血流信号较丰富，局部不光整等信息，可提高诊断水平。对可疑病变，推荐行穿刺活检确诊。

（彭玉兰）

五、黏液癌

（一）概述

黏液癌（mucinous carcinoma）是乳腺浸润性特殊癌的一种罕见类型，其发病率仅占浸润性癌的 1%～6%，占乳腺癌的 2.6%。黏液癌肿瘤边界多清楚，质地较软，容易误诊为良性肿瘤。

（二）病理生理

乳腺黏液癌，又称黏液腺癌，以产生大量的细胞外黏液为特征，生长缓慢。

1. **大体标本** 肿瘤大都为典型的胶样，有光泽，伴有向周围挤压的边缘。黏液癌大小不等，肿瘤边界多清楚，质地较软。断面根据黏液含量的多少可以呈略带光泽的灰白色到含有纤维间隔的胶冻状。

2. **镜下特征** 黏液癌的诊断主要依靠组织学构象，多少不等的细胞外黏液分泌是其特征。均匀一致的小圆形细胞增殖，排列呈簇状，黏液癌细胞可以呈不规则团巢、腺样、乳头状、筛状，漂浮于黏液湖中，黏液湖之间可见互相吻合或断裂的纤维分隔（图 4-2-2-37）。分单纯型和混合型，后者指黏液癌与非特殊型浸润性导管癌并存或相混。癌细胞异型性多不明显，核分裂象少见。如果黏液癌与非特殊型浸润性导管癌并存或相混，则只能诊断为混合型癌。

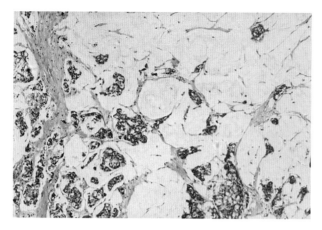

图 4-2-2-37 乳腺黏液癌镜下特征(HE 染色,×40)
不规则癌细胞团巢漂浮于黏液湖中,其间有粗细不一的纤维分隔

(三)临床表现

通常表现为可触及的乳腺肿块。乳腺 X 线或超声影像表现为边界清楚的肿块,容易误诊为良性肿块。

(四)超声检查

1. **二维灰阶超声** 单纯型黏液癌在早期常常表现为肿块呈椭圆形,方位平行,边缘光整,后方回声增强。通常无钙化,容易误诊为良性纤维腺瘤(图 4-2-2-38)。肿瘤内微小不规则囊性变是黏液癌的特征,可能是引起重视的唯一征象。较大的黏液癌或混合型黏液癌具有较多的恶性征象,容易诊断。

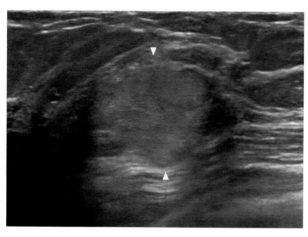

图 4-2-2-38 乳腺黏液癌二维灰阶超声图
椭圆形(三角),方位平行,边缘光整,低回声,内见蜂窝状微小液性暗区,后方回声增强。病灶内细小的蜂窝状无回声是黏液癌的特征

2. **彩色多普勒超声** 早期,肿瘤无明显的血流信号。肿块较大时,可有肿块内血流信号(图 4-2-2-39)。

3. **超声弹性成像** 肿块超声弹性成像质地中等或质硬,剪切波速度增高(图 4-2-2-40)。

4. **超声造影** 肿块内无增强,或不均匀增强伴不增强,肿块周边呈环状增强,环厚度不均匀高增强,提示可疑恶性(图 4-2-2-41、图 4-2-2-42)。

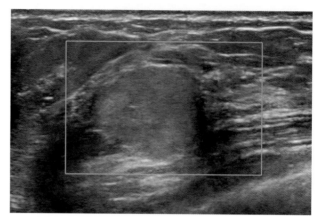

图 4-2-2-39 乳腺黏液癌彩色多普勒超声图
类圆形,形状不规则,等回声,后方回声无变化

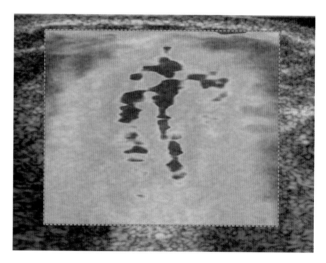

图 4-2-2-40 乳腺黏液癌剪切波弹性成像图
呈多彩征,剪切波速度增高,质硬区域剪切波速度超过 9m/s

(五)相关检查

1. **X 线** 表现为圆形或分叶状边缘清晰的肿块,放大摄影或局部加压点片,常可显示部分边缘模糊不清,少数肿块边缘可见毛刺。因肿块含大量黏液,肿块密度等于或低于正常的腺体密度,若瘤内有出血,密度可增高。黏液癌的黏液间质可发生钙化,钙化的颗粒比较粗大,形态不规则,形似良性钙化,少数呈细小多形性钙化。乳导管造影显示,导管在肿瘤边缘处中断,瘤周导管分支扩张,压迫移位。

2. **CT** 肺 CT 可能发现乳腺肿块。

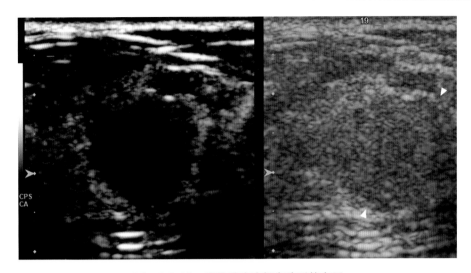

图 4-2-2-41　乳腺黏液癌超声造影静态图

肿块内无增强,肿块周边呈环状增强,环(三角)厚度不均匀高增强,提示可疑恶性

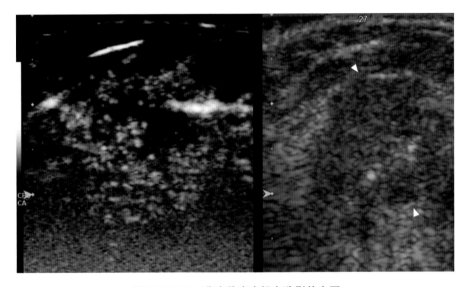

图 4-2-2-42　乳腺黏液癌超声造影静态图

肿块内不均匀增强,伴不规则的不增强区域(黏液湖),增强范围较二维灰阶超声肿块增大,边缘毛刺征明显(三角),提示可疑恶性

3. **MRI**　具有一定的特征性,平扫 T_1WI 呈多样性,主要表现为低信号到等信号,平扫 T_2WI 呈高信号或明显高信号,动态增强扫描常表现为边缘环状强化的向中心渗透的向心性强化。DWI 上也呈明显高信号,但 ADC 值不减低,且稍高于正常腺体 ADC 值(图 4-2-2-43)。

(六)鉴别诊断

1. **纤维腺瘤**　黏液癌早期酷似纤维腺瘤,黏液湖可引起肿块内多发的微小的液性暗区是鉴别两者

的关键点。有可疑征象时,推荐行穿刺活检确诊。

2. **浸润性癌**　黏液癌或混合型黏液癌具有较多恶性特征,形态不规则,边缘模糊,两者不容易鉴别。如果有较多的黏液湖,超声造影可显示肿块内微小的不增强,有助于黏液癌的诊断。

(七)临床意义

黏液癌容易误诊为良性肿瘤,对影像学发现的可疑征象高度重视是减少漏诊和误诊的关键。

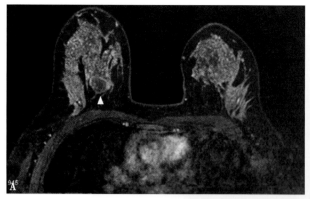
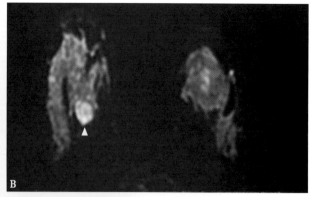

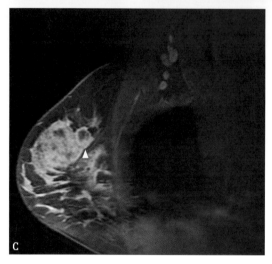

图4-2-2-43 乳腺黏液癌MRI图

A. 右乳内上象限后部见一椭圆形肿瘤（三角），大小约1.5cm×1.4cm×1.3cm（AP×RL×SI），边缘清晰；B. DWI高信号，T_1WI、T_2WI等信号；C. 动态增强扫描常表现为边缘环状强化的向中心渗透的向心性强化（三角）。诊断：右乳内上象限后部结节，BI-RADS 4C类

（彭玉兰）

六、实性神经内分泌癌

（一）概述

乳腺原发性神经内分泌癌是一组形态学特征与发生在胃肠道和肺部的神经内分泌肿瘤相同的肿瘤，肿瘤中有50%以上的癌细胞表达神经内分泌标志。乳腺原发性神经内分泌癌占乳腺癌总数的2%～5%，大多数患者的年龄在60～70岁。

（二）病理

1. **大体标本** 肿瘤呈浸润性生长或膨胀性生长，以膨胀性生长为主，癌巢边缘可见纤维结缔组织包绕形成"假包膜"。26%的神经内分泌肿瘤伴有黏液产生，质地随黏液的增多可变软，呈胶冻状。大多数神经内分泌肿瘤形成腺泡状或实性细胞巢结构。

2. **镜下特征** 根据细胞类型、分级、分化程度和黏液产生情况分为几个亚型。肿瘤细胞呈梭形、浆细胞样或者大的透明细胞，排列成实性癌巢或条索状，间质少，呈纤维脉管束样，有的癌巢呈境界清楚的叶状结构，有的类似假玫瑰花样结构。肿瘤细胞质内含有神经内分泌颗粒，嗜银性是神经内分泌癌的特征。免疫组织化学染色结果可突触素阳性、抗神经特异性烯醇化酶阳性、嗜铬素A阳性。

（三）临床表现

大多是以可触及无痛性乳腺肿块就诊，血中神经内分泌标志物水平可升高，晚期可引起腋窝淋巴结转移或远处转移。

（四）超声检查

1. **二维灰阶超声** 显示乳腺肿块，单发，形态不规则，以实性为主，可有囊性变，边缘光整或不光整（图4-2-2-44A）。腋窝可以探查到结构异常的淋巴结（图4-2-2-44B）。

2. **彩色多普勒超声** 血流信号丰富，可能检测到高速高阻力指数动脉血流频谱（图4-2-2-45）。

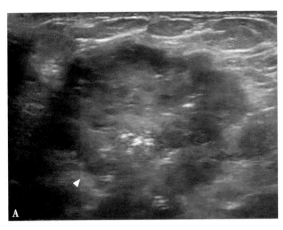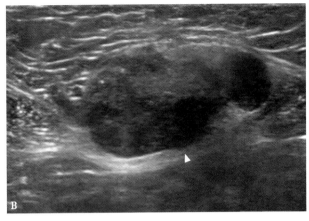

图 4-2-2-44　乳腺神经内分泌癌二维灰阶超声图

A. 肿块形状不规则、边缘模糊、呈低回声，回声不均匀，肿块内有多个微小钙化灶，后方回声衰减。浸润皮肤和乳腺后间隙（三角）。B. 腋窝淋巴结肿大，结构异常（三角）

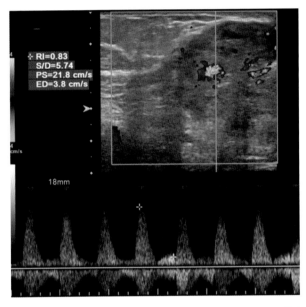

图 4-2-2-45　乳腺神经内分泌癌彩色多普勒 / 频谱多普勒超声图

肿块血流信号丰富，Adler 血流分级 3 级，检测到高速高阻力指数动脉频谱。最大峰值流速 21.8cm/s，阻力指数 RI 为 0.83

3. **超声弹性成像**　弹性成像质地偏硬（图 4-2-2-46）。

4. **超声造影**　乳腺神经内分泌癌超声造影的主要特征是不均匀高增强（图 4-2-2-47）。

（五）相关检查

1. **X 线**　不伴钙化的类圆形肿块及不规则、不对称致密影是最常见表现。

2. **CT**　胸部 CT 检查可能发现乳腺肿块。

3. **MRI**　单发，等信号卵圆形肿块，边界清晰，增强扫描呈明显均匀肿块样强化，时间信号曲线以流出型为主。

（六）鉴别诊断

乳腺浸润癌或其他类型的癌　具有恶性肿瘤的形态学特征，对可疑征象的肿块，建议穿刺活检获得病理组织学结果。

（七）临床意义

影像学检查发现肿块，应引起重视，进一步行多种影像学检查，以及早明确诊断。

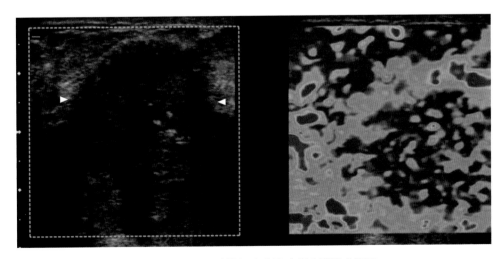

图 4-2-2-46　乳腺神经内分泌癌超声弹性成像图

应变弹性成像显示肿块（三角示肿块边缘）质硬，范围较二维灰阶超声范围明显增大，评分 5 分

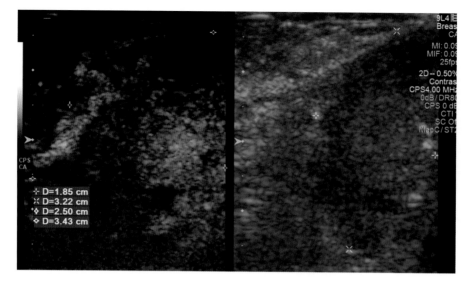

图 4-2-2-47 乳腺神经内分泌癌超声造影图
肿块内部均表现为不均匀增强，边缘呈局限性的厚度不一致的条带状增强

（彭玉兰）

七、浸润性乳头状癌

（一）概述

浸润性乳头状癌占所有浸润性乳腺癌的 1%～2%，大多数情况下是作为浸润性导管癌的部分形态结构，而并非是癌的全部成分。浸润性乳头状癌好发于绝经期女性，有相对较好的预后。

（二）病理生理

1. 在世界卫生组织（世卫组织）第 4 版的乳腺肿瘤分类中，乳腺恶性乳头状肿瘤包括浸润性乳头状癌（invasive papillary carcinoma，IPC）、导管内乳头状癌、实性乳头状癌、包裹性乳头状癌。IPC 被定义为"浸润性腺癌，浸润性成分中以乳头状形态为主（>90%）"。具有明显乳头状结构的侵袭性成分在乳腺癌中极为罕见。

2. 病理特点

（1）大体标本：2/3 的浸润性乳头状癌大体分界清楚，其余的与乳腺非特殊浸润性导管癌无明显差别，肿瘤切面呈灰白色，质硬，界限不清，大多数呈浸润性生长。

（2）镜下特征：浸润性乳头状癌界限清楚，显示纤细或钝性乳头及局灶性实性生长区域，细胞胞质为典型双嗜性。肿瘤细胞核呈典型的中等级别，多数肿瘤组织学级别为 2 级。多数肿瘤间质并不丰富，偶见丰富的细胞黏液。>75% 的病例伴有导管内癌，且多为乳头型。

（三）临床表现

通常表现为乳腺内的实质性肿块，查体时可见肿块不光滑，边界不清晰，活动性差，触之硬，无疼痛。

（四）超声检查

与浸润性导管癌相比，在影像学表现上无明显差异。

1. 二维灰阶超声 可表现为极低回声区，形态不规则，垂直性生长，边界不清晰，呈分叶状、成角状、毛刺状等，为肿块浸润性生长侵蚀周边正常组织所致（图 4-2-2-48、图 4-2-2-49）；微钙化常见。

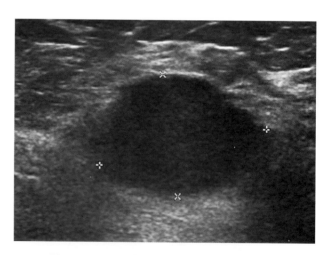

图 4-2-2-48 浸润性乳头状癌二维灰阶超声图
病灶呈低回声，椭圆形，平行方位，局部边缘模糊，病灶后方回声增强

2. 彩色多普勒超声 肿块内可见丰富血流信号（图 4-2-2-50），微血管成像可见血流增粗、走行扭曲。腋下可见淋巴结结构异常，表现为体积增大、淋巴结门偏心或者消失。

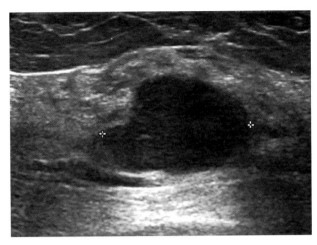

图 4-2-2-49　浸润性乳头状癌二维灰阶超声图
病灶呈低回声，分叶状，平行方位，局部边缘模糊，后方回声增强

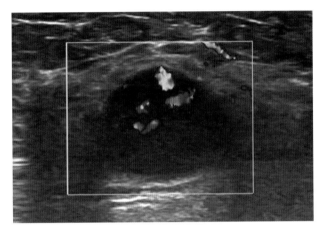

图 4-2-2-50　浸润性乳头状癌彩色多普勒超声图
病灶内可见多个条状血流信号，分布不规则

3. 超声弹性成像　可见肿块硬度明显高于正常组织。

（五）其他检查

1. X线　结节状高密度影，局部结构紊乱、增粗、变直，可伴多发微小钙化，周边常伴有毛刺。

2. MRI　病灶显示肿块边缘不规则，呈锯齿或毛刺状改变。

（六）鉴别诊断

1. 纤维腺瘤　典型表现为椭圆形 / 类圆形，边界清晰，多有完整包膜。可有血流信号，可以通过微血管成像技术 / 超声造影技术进行鉴别。不典型的纤维腺瘤可表现为形态不规则及边界不清，彩色多普勒超声具有重要鉴别价值，纤维腺瘤内血流信号常不丰富，RI 常＜0.7，而乳腺癌内血流信号丰富且分布不均，RI 常＞0.7。此外，超声弹性成像可观察肿块硬度，超声造影可从微血管分布的角度提供帮助。

2. 乳腺囊肿　浸润性乳头状癌需与伴有黏稠沉积物的乳腺囊肿鉴别，注意肿块内是否存在血流信号，有彩色血流信号可以排除乳腺囊肿的可能。

3. 乳腺髓样癌　超声可见边缘较清楚的低回声，大部分形态规则，较常见后方回声增强，病灶内大多可见小片状的无回声或是弱回声，肿瘤内部血流信号丰富，病灶质地软。MR 增强大多表现为边缘增强。

（七）临床意义

近年来，随着乳腺筛查的普及，通过常规二维灰阶超声以及超声弹性成像、超声造影相结合，有利于术前对小病灶定性和定位诊断，早期发现可疑病变、术中定位，同时也有利于对患者的随诊监测。

（朱庆莉）

八、导管内乳头状癌

（一）概述

导管内乳头状癌是导管原位癌的一种，是一种少见的乳腺低度恶性肿瘤，预后较好。肿瘤可以是孤立的，位于乳腺中央区，也可能累及多个导管。

（二）病理生理

1. 大体标本　包块呈推挤状生长，与周围乳腺组织分界不清晰，切面呈灰粉色、实性、质脆。肿瘤由管壁向腔内突出生长，形似乳头状，富于薄壁血管，极易出血。

2. 镜下特征　乳腺导管内乳头状癌发生在导管 - 小叶系统，表现为乳头状结构，乳头被覆单一的腺上皮，90% 以上的乳头完全缺乏肌上皮层，腺上皮单层或多层，与纤维轴心垂直，瘤细胞有不同程度的异型性。

3. 免疫组织化学　免疫组织化学在鉴别诊断中起关键作用。Actin、SMMHC、Calponin、p63、CD10、CK5/6 染色显示≥90% 的乳头缺乏肌上皮层；乳腺导管上皮细胞 AE1/AE3、CK7 阳性、CEA 阳性多见。

（三）临床表现

临床上主要表现为乳头溢液和乳腺肿块。病灶若位于乳腺中央区大导管，常可出现乳头溢液，多呈血性。病灶若是外周型，可表现为肿块。查体：中央型病变可以在乳晕附近触及结节状肿块，并出现单孔血性溢液。外周型病变则是在乳腺周围部位触摸到肿块，常＞1cm，肿块不光滑，活动性差，触之较硬。有时影像学检查发现的肿块较小，常不易触及。

（四）超声检查

导管内乳头状瘤和导管内乳头状癌的影像学特征存在重叠，通过影像学准确鉴别良、恶性乳头状肿瘤往往较困难。

1. **二维灰阶超声**　可分为以下类型：导管扩张伴导管壁上乳头状低回声；不规则囊性区域内的乳头状低回声（图4-2-2-51、图4-2-2-52），边界不清晰、范围较大；不规则导管扩张，其远端不规则中断。低回声内可伴有微钙化。

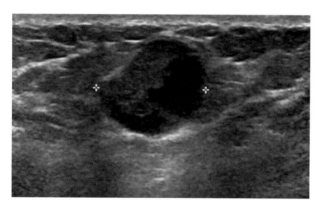

图 4-2-2-51　导管内乳头状癌二维灰阶超声图
病灶呈混合回声、椭圆形，平行方位，病灶后方回声增强

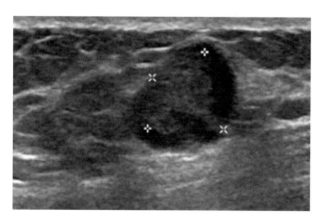

图 4-2-2-52　导管内乳头状癌二维灰阶超声图
病灶内部可见中等回声，呈乳头状，形态不规则

2. **彩色多普勒超声**　乳头状低回声内部存在丰富血流信号（图4-2-2-53），微血管成像可见血管粗大、走行不规则。

3. **超声弹性成像**　大多数病灶质地较硬。

（五）其他检查

1. **X 线**　当肿块较小且不伴有钙化时，X 线显示困难。

2. **CT**　可表现为类圆形囊实性肿块，囊壁局部呈不规则增厚，平扫结节呈中等密度，增强后明显强化，壁轻度强化。

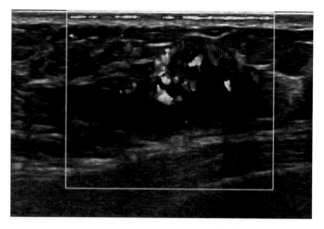

图 4-2-2-53　导管内乳头状癌彩色多普勒超声图
病灶内部血流信号丰富、走行不规则

3. **MRI**　超过 90% 的导管内乳头状肿瘤的 MRI 表现有阳性征象，MRI 有利于发现临床隐匿性导管内乳头状肿瘤，而且 MRI 也被证实能区分部分良、恶性乳头状肿瘤，恶性肿瘤的 MRI 表现多样，可表现为节段性增强。

4. **乳腺导管造影**　对诊断导管内占位性病变具有较高的价值，表现为乳腺扩张导管内圆形或不规则充盈缺损，以及导管的不规则扩张或梗阻中断，中断面不规则，管壁可破坏不完整，导管走行僵硬。

（六）鉴别诊断

1. **导管内乳头状瘤**　导管内乳头状瘤多位于乳晕区，结节形态规则，边界清楚，相关导管扩张，但管壁规则，肿块血流信号少，超声弹性成像显示肿瘤质地较软，腋窝淋巴结形态正常；导管内乳头状癌的病灶范围更大，可累及多个分支导管，病灶形态更趋于不规则，肿块附着处导管壁增厚、不规则，导管走行僵硬扭曲，低回声结节或肿块内血流信号丰富，可探及动脉频谱。超声弹性成像显示病灶质地硬。

2. **典型乳腺癌**　周围导管内乳头状癌与其他病理类型的乳腺癌均可表现为形状不规则，边缘不清晰（微分叶、毛刺、成角），可伴有后方衰减或微钙化，有时不易鉴别。如显示病灶引起显著的导管扩张，有助于提示导管内乳头状癌。

（七）临床意义

影像学检查有利于早期发现病灶，明确肿瘤部位、范围，对手术切除或病理穿刺检查有一定的指导意义。

（朱庆莉）

九、恶性叶状肿瘤

（一）概述

乳腺叶状肿瘤是来源于乳腺纤维上皮的肿瘤，发生率低，占所有乳腺肿瘤的 0.3%～1.0%。根据间质细胞量、细胞异型性和核分裂象的多少分为三种亚型：良性、交界性和恶性。其中良性占 35%～64%，恶性约占 25%。本病病因尚不清楚。被认为起源于小叶内或导管周围间质。叶状肿瘤可以是原发性的，或者由纤维腺瘤演变而来。

（二）病理

1. **大体标本** 切面褐色或淡粉色到灰色，可呈黏液样，可见特征性的旋涡状结构，伴有似叶芽状弯曲的裂隙，恶性叶状肿瘤即便肿瘤较小，亦可出现上述表现。体积较大病变可出现出血或坏死。

2. **镜下特征** 边界呈浸润性，间质显示明确的肉瘤性质，通常为纤维肉瘤改变。异源性分化如脂肪肉瘤、骨肉瘤、软骨肉瘤或横纹肌瘤也可出现。肿瘤出现显著的间质细胞数量增多、间质过度生长，异型性明显，核分裂数量多。

（三）临床表现

本病大多发生于女性，男性极为罕见，发病年龄范围较广，中位发病年龄为 40～50 岁。病变往往是单侧的、质硬、无痛的肿块，短期迅速增大，高度提示恶变。通常肿块较大，但一般不侵犯胸肌和皮肤，活动度较好，肿块巨大时皮肤可受压紧绷伴浅表静脉怒张，恶性叶状肿瘤常见出血和坏死。体格检查：巨大肿块，质韧，边界尚清，可推动。

（四）超声检查

1. **二维灰阶超声** 恶性叶状肿瘤体积较大，多见分叶状或卵圆形实性肿块，内部呈低或中等偏低回声，回声不均匀、可见囊性无回声区，肿块后方回声增强（图 4-2-2-54、图 4-2-2-55）。肿块局部及周围皮肤变薄，肿块内静脉曲张。

2. **彩色多普勒超声** 肿块血供较丰富，管径增粗，分布不均（图 4-2-2-56）。

（五）相关检查

1. **X 线** 乳腺叶状肿瘤的 X 线表现依肿瘤的大小而异，瘤体较小者密度均匀，呈稍高或高密度，边缘光滑，与纤维腺瘤类似；瘤体较大者密度多不均匀，呈高密度，边缘尚光滑，呈分叶状。一些叶状肿瘤也可表现为形态不规则，边缘模糊。

2. **MRI** 恶性分叶状肿瘤的边界清楚，肿瘤壁不规则，在 T_1 加权像上呈高信号，在 T_2 加权像上呈

低信号。也可能出现囊性改变。T_1WI 肿块内部出现高信号、脂肪抑制 T_2WI 信号不均匀、动态增强后不均匀强化及内部出现不规则无强化区均提示肿瘤

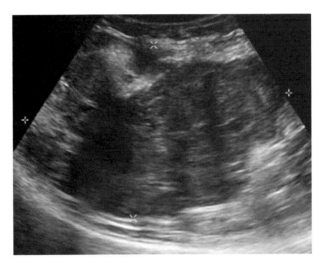

图 4-2-2-54 恶性叶状肿瘤二维灰阶超声图
病灶呈低回声、大分叶状，病灶后方回声增强

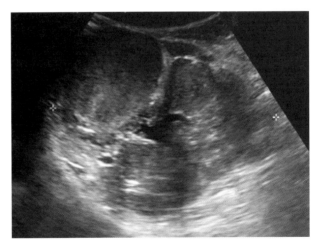

图 4-2-2-55 恶性叶状肿瘤二维灰阶超声图
病灶内部回声不均，可见局部无回声

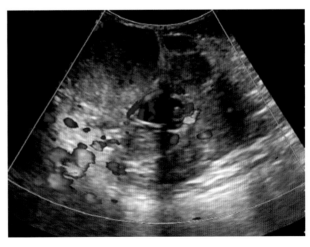

图 4-2-2-56 恶性叶状肿瘤彩色多普勒超声图
病灶内血流信号丰富，走行不规则、分布不均

具有明显的不均质性且容易发生出血囊变,而测量时间-信号强度曲线呈Ⅱ型及Ⅲ型。

(六)鉴别诊断

1. 纤维腺瘤 恶性叶状肿瘤一般病史较短,病灶有短期内迅速增大的情况,二维灰阶超声显示,病灶呈"分叶状",病灶内出现无回声区的概率高于纤维腺瘤。超声弹性成像,多为中间硬度大,周边硬度较小的"戒指征"。

2. 良性叶状肿瘤 影像学不易鉴别,均可表现肿块较大、或行乳腺纤维腺瘤切除术后复发、多次复发。良性、恶性交界性叶状肿瘤均可出现局部复发和转移。

3. 非特殊浸润性导管癌 超声可见不规则低回声肿块,边界不清,浸润性生长,形态不规则,可有多发点状强回声,肿块内血流量信号丰富。

(七)临床意义

影像学检查能全面观察乳腺病变,可对病变形态及内部特征进行评估,提示病灶的大小、范围、病灶信号及强化特点、是否存在腋下淋巴结或转移等,为术前评估及术后随访观察提供了依据。

（朱庆莉）

十、炎性乳腺癌

(一)概述

炎性乳腺癌（inflammatory carcinoma of the breast, IBC）是一种罕见的临床类型,属于局部进展型乳腺癌,发病率低。IBC 具有很高的侵袭性,易发生远处转移,预后差,其 5 年生存率仍然不足 50%。常发生于中青年女性,发病中位年龄 40 岁。高 BMI 与炎性乳腺癌的诊断具有明确相关性。其他一些危险因素也表明与炎性乳腺癌的诊断具有一定相关性,例如初次生育年龄、绝经前状态、种族、社会经济状况等。

(二)病理

炎性乳腺癌的皮肤改变是由于真皮淋巴管内癌栓形成后阻塞淋巴管,从而引起淋巴回流障碍。皮肤表现为红肿热痛,但全身炎症反应不明显,无发热等症状,体温和白细胞多在正常范围之内。炎性乳癌多为低分化腺癌,各类组织学类型均可见于炎性乳腺癌。

(三)临床表现

炎性乳腺癌病情进展迅速,表现为受累乳房弥漫性变硬、变大,皮肤红肿、发热(图4-2-2-57),皮肤呈丹毒样改变,通常不伴有可触及的乳内肿块。

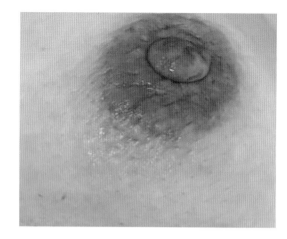

图 4-2-2-57　炎性乳腺癌皮肤外观图
见皮肤红肿

(四)超声检查

1. 二维灰阶超声 常可见皮肤、皮下组织增厚,皮下脂肪组织形态异常,回声增强、紊乱,可见迂曲扩张的淋巴管走行(图4-2-2-58)。乳腺腺体可见正常层次消失,弥漫性回声紊乱,模糊不清,后方回声有不同程度衰减(图4-2-2-59)。此外,也可表现为乳内肿块,呈多中心或多灶性表现。淋巴结转移在炎性乳腺癌中非常常见,可表现为淋巴结受侵犯的征象包括体积增大、皮质增厚、正常淋巴门结构消失。

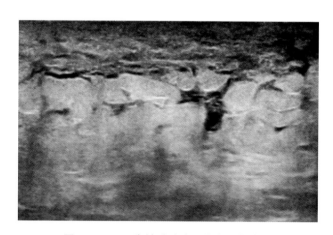

图 4-2-2-58　炎性乳腺癌二维灰阶超声图
皮肤、皮下组织增厚,可见迂曲扩张的淋巴管走行,呈"铺路石样改变"

2. 彩色多普勒超声 血流信号丰富、走行紊乱,内部及周边均可见点状、条状或粗大血流信号(图4-2-2-60)。腋下淋巴结内血流丰富,血管走行迂曲紊乱。超声微血管显示病灶内走行不规则、丰富的血流信号。

3. 超声弹性成像 可见周边及肿块内部质地硬,应变弹性成像评分常大于 3 分。

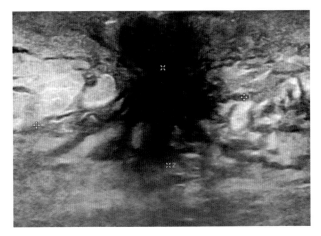

图4-2-2-59　炎性乳腺癌二维灰阶超声图
病灶呈低回声，形态不规则、边界不清，后方回声轻度衰减

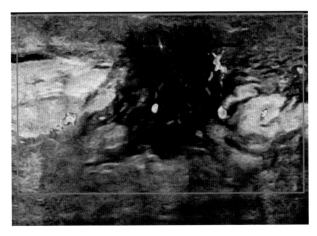

图4-2-2-60　炎性乳腺癌彩色多普勒超声图
病灶内部及周边均可见条状血流信号，走行不规则

（五）相关检查

1. X线　由于淋巴管内癌栓形成，引起皮肤淋巴回流障碍，最常见的X线异常征象是皮肤增厚和小梁增粗，皮肤增厚常出现在乳晕区和下象限，其后迅速蔓延至整个乳腺。乳腺皮肤增厚、小梁增粗，乳腺密度增高、腺体紊乱，皮下脂肪层浑浊、呈索条状或细网状致密影。此外，部分病例在乳腺X线检查中还可能发现乳头凹陷，腋窝淋巴结肿大。

2. MRI　最常见的异常征象为患乳增大，皮肤增厚，皮下脂肪层及乳内间质渗出、水肿；炎性乳腺癌的水肿范围较大，可累及乳后间隙、胸大肌间隙，使局部脂肪间隙模糊。磁共振动态增强检查（DCE-MRI）炎性乳腺癌患者乳内常可见多区域或弥漫性大片状或团片状分布的肿块样和/或非肿块样强化灶，尤以中央区和背侧近胸壁区多见。病灶早期强化明显，时间-信号强度曲线以速升廓清型（Ⅲ型）和速升平台型（Ⅱ型）为主。DWI序列呈高信号表现，表观扩散系数（ADC）降低，同时肿瘤组织灌注分数升高。

（六）鉴别诊断

1. 急性细菌性乳腺炎　多发生于哺乳期妇女，是引起产后发热的原因之一，常见于哺乳初期。超声检查可见肿块形态不规则、边界不清、呈片状，如形成脓肿时，内部呈不均质的无回声区，壁厚、不光滑。慢性炎症或脓肿液化不全时，内部可呈现不均质的光点或光团。彩色多普勒超声血流显像可见肿块周围及内部散在呈点状、条状血流信号。患者常有患侧淋巴结肿大、压痛。实验室检查可见白细胞计数明显升高。

2. 浆细胞性乳腺炎　为非细菌性乳腺炎，常发生于非哺乳期，与炎性乳腺癌均可表现为患侧乳腺红肿热痛等症状，乳房皮肤水肿、呈橘皮样和溢液，并且还会引发乳头内陷，但是浆细胞性乳腺炎病灶一般局限于乳腺某一部分，且其发病过程短于炎性乳腺癌，比炎性乳腺癌具有更加明显的疼痛感。

（七）临床意义

炎性乳腺癌的诊断主要依据其特征性的炎症性临床症状和组织学检查，影像学检查将炎性乳腺癌从良性乳腺炎症中鉴别出来，起到早诊断、早治疗的作用，改善患者预后；指导临床穿刺活检，提高活检阳性率；协助评估多学科综合治疗的疗效，为临床制定个性化治疗方案提供重要依据。

（朱庆莉）

十一、淋巴瘤

（一）概述

乳腺淋巴瘤可分为原发性或继发性，是起源于淋巴网状组织的恶性肿瘤，较为少见，多见于年轻女性，男性发病极少见。

（二）病理

1. 大体标本　最常表现为边缘清楚的肿瘤，大小不等，最大直径达20cm。肿瘤组织呈白至灰白色，质软或硬，偶见出血或坏死灶。

2. 镜下特征　根据WHO分类，大部分原发性淋巴瘤的组织形态为弥漫性大B细胞淋巴瘤。淋巴瘤的浸润与周边乳腺组织的关系存在显著不同。有些病例大部分位于皮下组织内，仅累及乳腺实质周围；另一些病变中，在浸润的淋巴组织中可见许多导管和小叶组织，但与浸润的淋巴瘤组织有明显的分界。

（三）临床表现

淋巴瘤的临床表缺乏特征性，常为无痛性肿块或结节，生长较迅速；近10%的包块为双侧乳腺。

（四）超声检查

1. **二维灰阶超声** 超声图多表现为卵圆形或分叶状、边界清晰低回声或极低回声为主的肿块，内部回声不均，有时可见网状结构，部分肿块伴后方回声增强（图4-2-2-61），常伴同侧腋窝多发淋巴结肿大。

后呈不均匀强化，部分病灶内部有分隔，或非肿块样不均匀强化。时间-信号曲线以平台型及流出型为主。T_1WI呈等低信号，T_2WI呈等高信号，增强后肿块显著强化，部分伴不强化分隔及穿行血管，以及DWI扩散明显受限，ADC值低于乳腺癌。

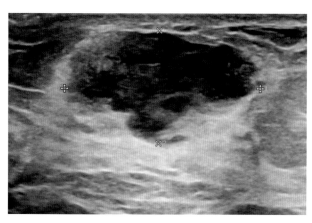

图4-2-2-61 乳腺淋巴瘤二维灰阶超声图
病灶呈低回声、分叶状，局部边界模糊，平行方位，病灶后方回声增强

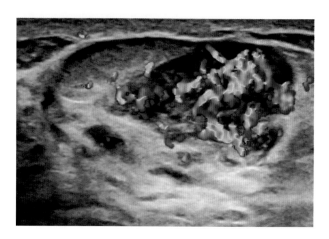

图4-2-2-62 乳腺淋巴瘤彩色多普勒超声图
病灶内见条状丰富血流

2. **彩色多普勒超声** 肿块内可见丰富的条形穿支血流信号（图4-2-2-62），多普勒呈中、低速，多为高阻型。微血管可见丰富血管，走行不规则（图4-2-2-63）。

3. **超声弹性成像** 大多数病灶质地较软，应变弹性成像评分不高于3分（图4-2-2-64）。

（五）相关检查

1. **X线** 病灶可分为结节或肿块型、致密浸润型。结节或肿块型多表现为高密度、边界清楚，部分肿块边界不清楚，但是周围浸润少见。

2. **MRI** 主要表现为边缘不规则的肿块，增强

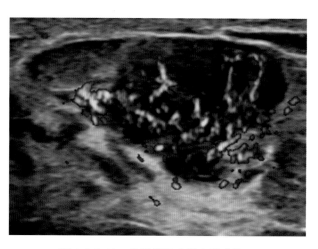

图4-2-2-63 乳腺淋巴瘤微血管成像图
病灶内可见丰富血管，走行不规则

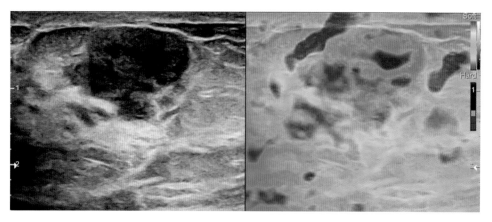

图4-2-2-64 乳腺淋巴瘤弹性成像图
病灶显示质地较软，应变弹性成像评分2分

（六）鉴别诊断

1. 典型乳腺癌　常见形状不规则、非平行方位、边缘不局限（微分叶、毛刺、成角），可伴有后方衰减或是微钙化，较易鉴别。一些特殊类型的乳腺癌，如：髓样癌、黏液癌等也可表现为边界清楚的肿块，因常伴有坏死或黏液湖而表现为肿块内部无回声区及肿瘤后方回声增高，内部常见丰富血流信号，需借助病理学进行鉴别。

2. 髓样癌　表现为形态规则、边界清楚的低回声，后方回声亦有增高或无改变，与淋巴瘤图像难以鉴别，应依据病理学进行确诊。

（七）临床意义

乳腺淋巴瘤的影像学检查具有一定特征性，但是确诊有赖于病理学检查。

（朱庆莉）

第三节　女性乳腺其他类异常

一、副乳房

（一）概述

副乳房是乳腺组织在胚胎发育过程中胸前区以外其他部位的乳腺始基继续发育而形成的乳腺组织，是乳腺先天性畸形中最常见的一种。最常见的部位是腋窝或腋前。副乳房的发生率为 1%～3%。副乳房与正常乳腺一样，在内分泌影响下可显示周期性改变，正常乳腺组织发生的肿瘤在副乳房均可发生。

（二）病理特点

1. 大体标本　副乳房来源于外胚层，形态各异，黄色的脂肪组织内分布着一些灰白色较致密的组织或条索状组织，边界不清楚，部分位置表浅，与皮肤粘连。部分完全性副乳房者，呈块状，质地柔软，无包膜，为乳白色，部分可见乳腺导管及乳头样突起。少数导管内可见乳汁淤积，色黄，稠厚。

2. 镜下特征　可见结构正常的导管和小叶，有时伴有纤维增生性改变（图 4-2-3-1）。

（三）临床表现

副乳房临床较为常见，多表现为腋窝肿块。但临床上，最常见于腋前皮肤，因为小，无症状和体征，不引起患者重视。可多表现为绿豆大小的小乳头，轻度的色素改变。可单侧或双侧，双侧副乳房更多见，就诊患者中，多数以腋窝肿块就诊，可双侧或单侧，无症状，少数有胀痛感，并与月经周期有

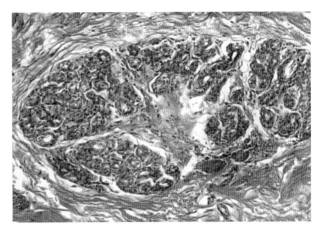

图 4-2-3-1　副乳房镜下特征（HE 染色，×40）
镜下显示纤维间质中可见乳腺小叶

关。偶见哺乳期副乳房突然形成肿块就诊，与妊娠期副乳房发育和泌乳有关。依据发育程度有不同的临床表现：①腺体、乳头和乳晕俱全；②有乳头、乳晕，无腺体；③仅有腺体和乳晕；④仅有腺体和乳头；⑤仅有腺体；⑥多乳头病。

（四）超声检查

1. 二维灰阶超声　①腋窝或腋前副乳房的位置表浅，位于皮下脂肪层内，表现为皮下雾状强回声，与皮肤紧邻。发育较好的副乳房表现为腋窝脂肪梭形增厚，内见正常乳腺腺体样稍强回声，无包膜（图 4-2-3-2）。超声检查腋窝软性肿块超声图怀疑副乳房时，应在光线良好的环境观察有无副乳头，大多数副乳房的乳头只有米粒大小，色素沉着不明显。②妊娠期和哺乳期副乳房可以出现和正常部位乳腺组织相同的变化，明显增生长大，内可见单

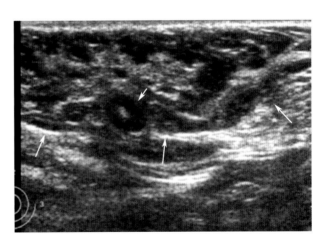

图 4-2-3-2　右侧腋窝副乳房二维灰阶超声图
腋窝皮下类似乳腺腺体样回声（白色长箭头），梭形，无明显肿块的占位效应。副乳房深面显示正常腋窝淋巴结，椭圆形，皮质呈低回声，中央稍高回声为淋巴门（白色短箭头）

个椭圆形或葡萄状无回声肿块,边界清晰,有包膜。妊娠期副乳房表现为团块状低回声,边界不清,多数形态不规则,部分呈椭圆形或菱形。③副乳房和正常部位的乳腺一样,任何乳腺的良性和恶性肿瘤都可能发生,但发病率较低。

2. 彩色多普勒超声 副乳房内未见明显血流信号(图4-2-3-3)。

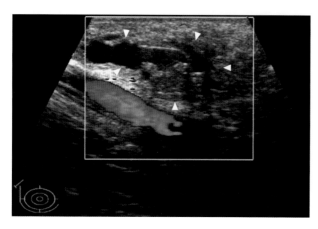

图4-2-3-3 副乳房彩色多普勒超声图
右侧腋窝皮下腺体回声增厚,回声不均匀,内见导管扩张,管径5mm,扩张导管内乳汁淤积,形成类似囊实复合性肿块(三角),大小18mm×5mm×12mm。肿块无明显的血流信号

3. 超声弹性成像 副乳房质地较软,伴发其他病变时其弹性成像同乳腺疾病。

4. 超声造影 取决于副乳房伴发乳腺疾病的病理类型。

(五)相关检查

1. X 线 腋前或腋下区,与正常腺体组织结构相同但与正常腺体组织不相连。

2. CT 腋窝脂肪性或腺体性增厚。

3. MRI 腋前或腋下区,与正常腺体组织信号相同,但与正常腺体组织不相连。

(六)鉴别诊断

腋窝可发生各种良性、恶性疾病,特别是腋窝淋巴结结核、原发性或转移性肿瘤。结核或肿瘤都可以导致淋巴结结构异常,淋巴门结构破坏或消失,淋巴结呈低回声,均可坏死(图4-2-3-4),但淋巴瘤很少坏死。必要时,需通过穿刺活检确诊。

(七)临床意义

副乳房临床容易判断,腋窝肿块超声检查时,可辅助判断是否为副乳房或副乳房的病变,与腋窝原发或继发肿瘤鉴别。对病理性质的判断通常需要穿刺活检确定。

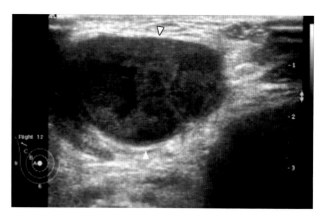

图4-2-3-4 右侧腋窝淋巴结结核二维灰阶超声图
右侧腋窝肿块,低回声,不均匀(三角),系结核干酪样坏死所致

二、术后瘢痕

(一)概述

术后瘢痕大多表现为手术区域局限性的腺体回声紊乱,无明显肿块,扪诊质软。但术后肉芽肿可表现为一种瘤样病变,常常由于乳腺成形手术中的充填剂、保乳手术中的滑石粉和丝线等异物引起异物肉芽肿。灶性的异物反应和不等量的瘢痕组织构成一个硬性肿块,并与周围组织粘连,活动度差,临床上和影像检查时表现与癌相似,只能依靠病理检查确诊。

(二)病理生理

1. 组织学变化 乳腺术后瘢痕组织形成的发生发展过程同组织损伤的病理修复过程一样,为老化的结缔组织,其内血管稀少,胶原纤维增多。

2. 病理特征

(1)大体标本:肿块大小不定,质硬,边界清楚或不清楚。切面肿块中部常可见异物,周围为瘢痕组织。

(2)镜下特征:组织病理学呈慢性肉芽肿图像。肉芽肿中部为异物,周围为大量巨噬细胞、异物巨细胞以及慢性炎细胞。外层有大量的纤维组织。

(三)临床表现

常常在术后扪及手术区域肿块,质硬,活动度差。通常无疼痛等。

(四)超声检查

1. 二维灰阶超声 表现为低回声肿块,形态不规则,边缘模糊,后方回声衰减,内无钙化灶,无明显的血流信号。声图像上缺乏特异性表现,与乳腺癌的图像相似。

2. 彩色多普勒超声 表现为肿块或低回声区域无血流信号。

3. 超声弹性成像 质软或质硬。

4. 超声造影 肿块内无增强或很少的微泡增强信号，与乳腺癌复发的不均匀高增强和放射征有明显的不同。超声造影对术后瘢痕和乳腺癌的鉴别诊断有重要价值。

（五）相关检查

1. X线 X线切线位显示最优，表现为局部皮肤增厚，密度增高，可因局部皮肤凹陷变形，形成双边影。皮下脂肪组织可出现不规则条纹状密度增高影，局部库珀韧带增厚，可合并皮肤钙化及缝线钙化。

2. MRI 手术瘢痕表现为小结节样或斑片状条索状影，T_1WI 呈低信号，T_2WI 呈稍低信号或稍高信号，增强扫描无明显强化或呈斑片状结节样强化。强化的瘢痕组织中时间信号曲线呈I型或II型，DWI呈等信号。MRI可清晰地显示手术瘢痕组织的形态特征、累及范围及所在部位。

（六）鉴别诊断

乳腺癌 术后瘢痕或异物肉芽肿表现为低回声，不规则，后方回声衰减，与乳腺癌表现极为相似。超声造影显示乳腺癌呈高增强，范围增大，异物肉芽肿呈不增强或极少的造影剂进入，可辅助鉴别诊断。

（七）临床意义

乳腺影像学检查特别是超声造影，可鉴别术后异物肉芽肿（瘢痕）和乳腺癌，减轻患者思想负担，提高生活质量。

三、假体植入

（一）概述

发育良好的女性乳房是形体美的重要标志，由于发育不良、产后萎缩、乳腺癌保乳手术等原因，影响了形体曲线，可以通过扩大整形术达到使乳房丰满的目的。近年来，随着生活质量的提高，接受隆乳术的女性逐渐增多。假体破裂或注射假体，可导致凝胶肉芽肿。

（二）病理生理

1. 凝胶肉芽肿的概念 聚丙烯酰胺水凝胶是一种人体软组织填充剂，主要用于注射隆乳，大量文献报道它会引起乳房硬结、感染、凝胶移位、乳房变形、乳腺增生甚至乳腺癌等并发症。植入式假体破裂可刺激周围组织形成无菌性炎症反应及纤维化改变。

2. 病理特点

（1）大体标本：病灶内见大小不等的囊腔，部分囊腔完全由组织细胞、异物巨细胞和纤维组织填充。

病变处和周围乳腺组织、脂肪及横纹肌组织均可见变性坏死，部分呈凝固性坏死。部分病例病变周围乳腺导管部分呈增生性改变，表现为普通型增生、不典型增生、原位癌或浸润癌。病变呈结节状，表面不光滑，黏附着脂肪组织，质软，切面呈多囊蜂窝状，囊腔内有黏液样物。

（2）镜下特征：脂肪组织中见大小不等的囊腔，腔内充满凝胶，HE染色呈紫蓝色、均质、形态和大小不一、边缘锐利的凝胶异物。较大的囊腔由纤维组织包绕，囊壁内有大量异物巨细胞。间质内也含有异物巨细胞和少量炎性细胞（图4-2-3-5）。

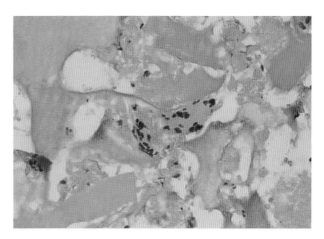

图 4-2-3-5 注射式隆乳术后，胸壁活检镜下特征（HE染色，×40）
显示水凝胶溢出，周围出现肉芽肿反应

（三）超声检查

大多为乳腺腺体与胸肌间（即乳腺后间隙）的异常回声，根据方式（注射式或假体植入）不同、假体是否完整、是否出现渗漏，其表现复杂多样（图4-2-3-6～图4-2-3-14）。

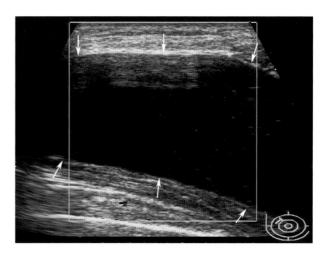

图 4-2-3-6 注射式隆乳术后彩色多普勒超声图
乳腺和乳腺后间隙假体未见异常，假体形态规则，边界清楚（箭头），内呈无回声

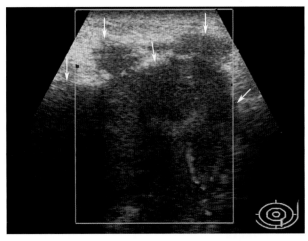

图 4-2-3-7　注射式隆乳术后脓肿彩色多普勒超声图

假体不规则（箭头），乳房结构层次不清，结构紊乱，内部呈不均匀的细弱回声；CDFI 其内见血流信号

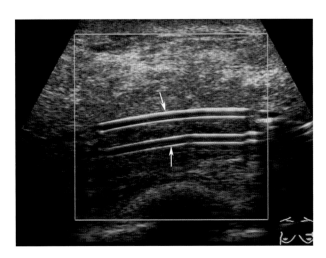

图 4-2-3-8　脓肿引流术后彩色多普勒超声图

箭头示局部引流管声像，未见血流信号

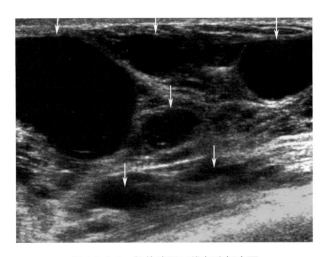

图 4-2-3-9　假体渗漏二维灰阶超声图

假体散在分布，广泛纤维分隔形成，胸肌内和腺体内散在假体回声（箭头）

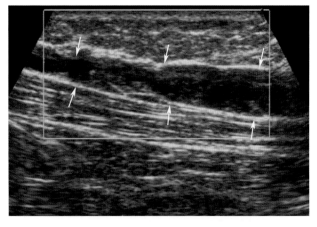

图 4-2-3-10　假体注射后彩色多普勒超声图

箭头示针道内的假体，其内未见血流信号

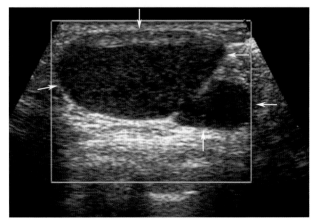

图 4-2-3-11　腋窝内的假体彩色多普勒超声图

箭头示低回声，为假体声像，内未见血流信号

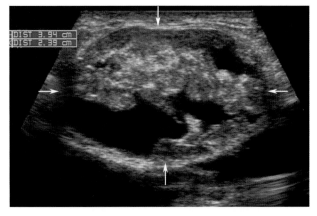

图 4-2-3-12　假体外漏二维灰阶超声图

箭头示团块状混合回声，为渗漏的假体

（四）相关检查

1. X 线　能清晰显示假体的大小、形态以及假体外包膜破裂和硅酮渗出包膜外等异常征象。乳腺内的游离硅酮表现为团块条状或淋巴结样高密度灶。X 线摄影不能显示假体的内膜破裂，也难以辨别覆盖于假体表面的硅酮，应行超声或 MRI 来确定性诊断。

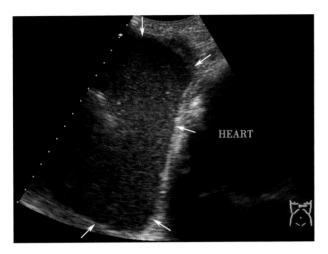

图 4-2-3-13 假体二维灰阶超声图
箭头示假体深达胸膜，邻近心脏（HEART）

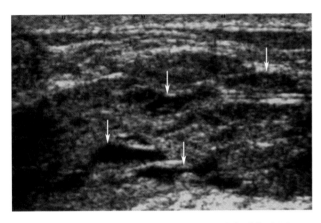

图 4-2-3-14 穿刺和假体取出术后二维灰阶超声图
假体取出术后，肌层内残余的假体（箭头）

2. MRI 是评价乳腺假体完整性最准确的方法，可以准确地评价乳房假体的位置、形态、有无内/外包膜的破裂，内容物包膜外渗漏等。

内膜破裂指假体的弹性外壳破裂，但内容物未漏出纤维包膜外。MRI 表现为低信号的囊壳不同程度分离、断裂征象。表现出"发丝征""包膜下线""匙孔征""泪滴征""意面征"等。外膜破裂表现为纤维包膜外出现局限性游离硅胶影像，少数可以游离至远离部位，如腋窝、腹壁、腹股沟等。

（五）鉴别诊断

与乳腺良性病变鉴别。若有明确的注射隆胸病史，不难诊断。通过超声弹性成像或超声造影可以与乳腺其他良性疾病鉴别。

（六）临床意义

超声检查可及时发现异常，给临床诊治提供依据。

（彭玉兰）

第四节 淋巴结转移相关问题

一、转移性淋巴结扫查与注意事项

（一）概述

90% 以上的乳腺淋巴引流至同侧腋窝，少数引流至内乳淋巴链。行腋窝清扫或乳房切除术延伸至腋窝的妇女，其淋巴引流可到达对侧腋窝。不同个体间腋窝淋巴结的数目和大小相差悬殊。双侧腋窝淋巴结的大小、形态和数目对称有助于区分正常和异常淋巴结。正常腋窝或乳内淋巴结具有高回声脂肪淋巴门和低回声至无回声的皮质。

根据美国癌症联合委员会（American Joint Committeeon Cancer，AJCC）的资料，乳腺的淋巴回流主要有 3 个路径：腋窝、跨胸肌及内乳。乳腺内淋巴结在分期时纳入腋窝淋巴结。锁骨上淋巴结在分期时属于区域淋巴结。转移到其他任何部位淋巴结，包括颈部或对侧内乳淋巴结或腋窝淋巴结都属于远处转移（M1）。区域淋巴结包括（图 4-2-4-1）：

1. 腋窝淋巴结 I 区（低位腋窝），胸小肌外侧缘外侧的淋巴结；II 区（中位腋窝），胸小肌内外侧缘之间的淋巴结以及胸肌间淋巴结（Rotter's 淋巴结）；III 区（高位腋窝）：胸小肌内侧缘内侧、位于锁骨下的淋巴结，也称锁骨下淋巴结（图 4-2-4-2）。此处出现淋巴结转移提示预后不佳。

2. 内乳淋巴结为胸骨旁肋间隙胸内筋膜的淋巴结。

3. 锁骨上淋巴结是由肩胛舌骨肌、颈内静脉、锁骨和锁骨下静脉组成的三角形区域。超过该三角

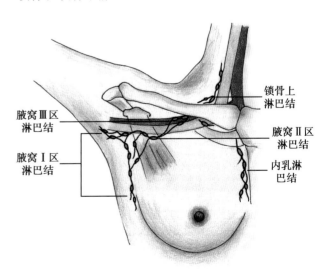

图 4-2-4-1 乳腺区域淋巴结解剖示意图
乳腺区域的引流淋巴结方向

区的毗邻淋巴结属于低位颈部淋巴结(M1)。

4.乳腺内淋巴结为位于乳房内的淋巴结,在分期时纳入腋窝淋巴结。

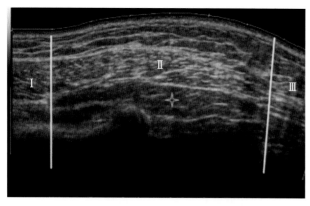

图4-2-4-2　腋窝淋巴结分区二维灰阶超声图

右侧胸部横断面,胸小肌(十字星标记处,两竖线之间)外侧缘为Ⅰ区,内外缘之间为Ⅱ区,内侧缘为Ⅲ区

(二)临床意义

在超声图上,能显示腋窝Ⅰ区数个正常淋巴结,淋巴门宽阔,淋巴结皮质厚度均匀,菲薄,淋巴结内部血供稀少,淋巴结大小相差可以很悬殊,但Ⅱ区、Ⅲ区正常淋巴结一般不能显示;锁骨上淋巴结常可显示,乳腺内淋巴结偶可显示,内乳淋巴结基本不能显示。

二、转移性淋巴结

(一)概述

尽管没有一致统一的测量,但一般认为正常腋窝淋巴结的最大径可达2cm,包含有高回声含脂肪淋巴门。淋巴结远>2cm时,当表现为菲薄环状皮质包绕大块淋巴门脂肪时,这种淋巴结可能也是正常的。淋巴结不显示脂肪淋巴门或脂肪淋巴门受压时,可能是异常淋巴结。而当皮质局限性增厚,或者出现皮质回声改变时,要考虑出现转移。然而,目前尚没有特征性的超声特征能可靠地鉴别转移性淋巴结和良性反应性淋巴结。因为腋窝淋巴结的大小和数目个体差异较大,双侧对比评估应该能提供帮助。

有许多临床医生,也有部分超声医生常误将"增大"的腋窝Ⅰ区淋巴结判定为异常淋巴结。事实上,腋窝Ⅰ区淋巴结的主要评估指标不是大小,而是淋巴结皮质的厚度、形态、结构与回声。但是,腋窝Ⅱ区、Ⅲ区和胸骨旁正常淋巴结难以显示,如果上述区域发现有淋巴结应怀疑异常。

(二)病理生理

由于淋巴结不同区域肿瘤细胞的浸润程度不

一,故淋巴结形态不一。淋巴结癌转移首先发生于皮质,转移往往先发生于淋巴结皮质的一部分,然后才逐步进展、扩大,渐进性地侵犯髓质,并最终累及整个淋巴结。当肿瘤细胞破坏淋巴结包膜,可蔓延至周围组织所致。

(三)临床表现

患者的自觉症状,取决于淋巴结的数目、大小和位置,较大或是位于浅表位置的淋巴结,可以触摸到腋窝区的肿物。

(四)超声检查

1.二维灰阶超声　腋窝Ⅰ区淋巴结大小相差悬殊,仅凭大小难以预测病变,乳腺癌淋巴结转移形状多数为椭圆形、不规则形,可表现为局灶性皮质增厚、边缘不光整,淋巴门受压、移位、变形并最终消失(图4-2-4-3)。

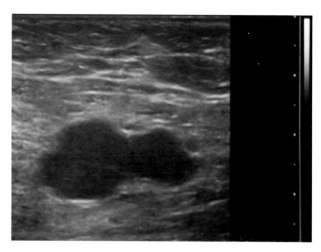

图4-2-4-3　转移性淋巴结二维灰阶超声图

淋巴结呈不规则形,淋巴门消失

2.彩色多普勒超声　通常血供增多,可见淋巴结内丰富边缘血供(图4-2-4-4)。

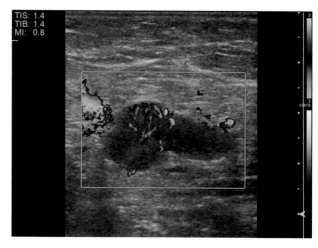

图4-2-4-4　转移性淋巴结彩色多普勒超声图

CDFI可见淋巴结内局部血供明显增多

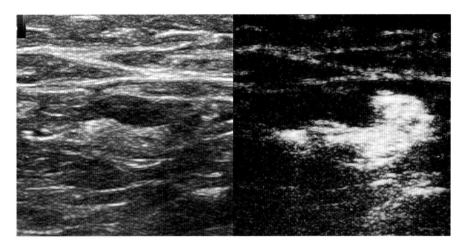

图 4-2-4-5 转移性淋巴结超声造影静态图
皮质不均匀增强，灌注缺损

3. **超声造影** 可表现为由中心增强，随后皮质呈不均匀增强，甚至灌注缺损（图 4-2-4-5）。

（五）鉴别诊断

1. **反应性淋巴结** 由淋巴结所属部位的某些急慢性炎症引起，可表现为椭圆或瘦长形，呈低回声，淋巴门存在，可见较丰富门型血供。而转移性淋巴结形态多不规则，外形趋圆。

2. **淋巴结结核** 可表现为形态趋圆，呈低回声，淋巴门缺失，血管移位，淋巴结内可见囊变坏死、钙化、聚集和邻近组织水肿，可发生融合，这一点可与转移性淋巴结相鉴别。

3. **淋巴瘤** 淋巴瘤发病多为一组淋巴结，或者多处多组淋巴结，常无明显的临床表现和自觉症状，发现浅表淋巴结部位隆起，无触痛，超声表现为形态趋圆，淋巴门结构消失，淋巴瘤血供往往以淋巴门型为主，且呈高灌注表现，不易发生坏死，这一点可与转移性淋巴结相鉴别。

（六）临床意义

美国癌症联合委员会（AJCC）制定的乳腺癌分期是肿瘤学认可和遵守的分期标准，而 N 分期是制定临床治疗决策的重要依据，通过对腋窝淋巴结进行检查，可有效提高临床 N 分期的准确性。

（周建桥）

参 考 文 献

1. Eissing M，Ripken L，Schreibelt G，et al. PTEN hamartoma tumor syndrome and immune dysregulation[J]. Transl Oncol，2019，12（2）：361-367.

2. WHO Classification of Tumours Editorial Board. Breast Tumours，WHO Classification of Tumours，5th ed，Volume 2[M]. Geneva：WHO Press，World Health Organization，2019.

3. Amal Al A，Ignacio G，Sophie Le G，et al. Rapidly growing breast desmoid tumor with intra-thoracic involvement after reconstructive surgery for breast cancer[J].Breast J，2019，25（2）：307-309.

4. Swapna G，Ahkeel A，Alicia H V，et al. Breast fibromatosis：Making the case for primary vs secondary subtypes[J]. Breast J，2020，26（4）：697-701.

5. Turener B，Alghamdi M，Henning J W，et al. Surgical excision versus observation as initial management of desmoid tumors：a population based study[J].Eur J Surg Oncol，2019，45（4）：699-703.

6. Ditsatham C，Chongruksut W. Phyllodes tumor of the breast：diagnosis, management and outcome during a 10-year experience[J].Cancer Manag Res，2019，19（11）：7805-7811.

7. 王殊，洪楠. 乳腺影像报告与数据系统图谱（2013 版）[M]. 北京：北京大学医学出版社，2016.

8. C J Bright，D W Rea，A Francis，et al. Comparison of quadrant-specific breast cancer incidence trends in the United States and England between 1975 and 2013[J].Cancer Epidemiol，2016，44：186-194.

9. Koh V C，Lim J C，Thike A A，et al. Characteristics and behaviour of Screen-detected ductal carcinoma in situ of the breast：Comparison with symptomatic patients [J]. Breast Cancer Res Treat，2015，152（2）：293304.

10. Kuerer HM，Albarracin CCT，Yang WT，et al. Ductal carcinoma in situ: State of the science and rouad map to advance the field. [J]. J Clin Oncol，2009，27（2）：279-288.

11. 薛恩生. 浅表器官超声诊断临床图解. 北京：化学工业出版社，2019.

第三章　介入超声在乳腺的应用

超声具备实时、无辐射、可操作性强的特点，被广泛应用于乳腺各项介入操作中。一共有四种实时方法可以引导乳腺介入操作，分别是：徒手引导、穿刺针引导、虚拟引导和钼靶超声融合引导。应用最广泛、实用性最强的是徒手引导法。该方法不受穿刺引导线的限制，穿刺针沿探头的长轴进入乳腺并前行。操作者可以一手持探头，一手持介入针，在穿刺过程中，根据实时图像，判断针道与目标的相对位置，随时进行调整，获得理想的穿刺结果。徒手操作法可以单人操作，亦可以两人配合。单人操作时则对操作者的经验有较高的要求。徒手引导（长轴切面）要根据病灶的位置来确定穿刺点，浅表的病灶，选取较近的穿刺点，缩短穿刺路径，位于深部的病灶，选取较远的穿刺点，减小穿刺角度。

第一节　穿刺活检

随着民众健康意识的增强，"两癌"筛查的普及，以及超声成像技术的发展，越来越多的乳腺肿物在亚临床期被发现。在结合了二维灰阶超声、彩色多普勒超声、超声弹性成像及超声造影技术后，仍有相当一部分病例，未能做出明确诊断，需要进行活检穿刺。而对于临床发现高度怀疑恶性的病灶，基于后续治疗方案选择的需求，亦需要先行穿刺活检。超声可以实时观察病灶，动态监测进针路径，避开较粗大的血管，同时可以根据取材组织的特点灵活调节穿刺部位以提高穿刺阳性率。超声引导下的乳腺肿物穿刺活检主要包括细针穿刺细胞学诊断和粗针穿刺组织学诊断。

1. 适应证

（1）明确肿物性质，针对影像学无法协助明确诊断的临床可扪及/亚临床期的乳腺病灶。

（2）良性病灶在随诊过程中，出现较明显的大小、形态改变。

（3）有乳腺癌个人史/家族史的患者出现的乳腺新发病灶。

（4）因个人原因无法严格随诊或是随访过程中出现焦虑情绪的患者。

（5）恶性肿瘤患者，为协助临床做出下一步的诊疗计划，需明确分子分型。

2. 禁忌证

（1）神志不清、不能配合者。

（2）凝血功能障碍。

（3）其他影像学检查发现可疑病变，而超声无法探及，ACR BI-RADS 0 类的患者。

一、细针穿刺细胞学诊断

细针穿刺细胞学，其优势是创伤小，患者易于接受，然而所获得的标本量较小，对于病理医师的诊断水平要求较高，诊断敏感性较低，假阴性较高，有 3.5%～11% 的病例因取材不足而造成诊断困难。目前临床上，乳腺肿物细针穿刺大多为粗针穿刺所取代。细针穿刺，则广泛应用于腋窝淋巴结的细胞学诊断。

（一）术前准备

1. 医师准备　对将要进行穿刺的目标（乳腺肿物或腋窝淋巴结）进行全面的扫查，确定其位置、大小及血流情况，选择合适的穿刺点、穿刺路径（避开大的血管）。需要了解患者相关的过敏史（特别是麻醉药物）、凝血功能情况（是否长期服用抗凝药物）。

2. 患者准备　需向患者详细介绍将要进行的操作及其过程，包括潜在风险及必要性，使患者完全了解并签署书面同意书。可能的风险包括局部疼痛、出血、感染（<1%），因标本不理想或病情需要而需改行粗针穿刺。

（二）穿刺准备

细针穿刺所使用的穿刺针孔径为18G 或是21G，配备 10ml 或是 5ml 的注射器，准备好细胞固定液。

消毒所需常规物品：方纱、碘伏、手术巾等。

（三）穿刺操作

根据病灶位置采取平卧位/侧卧位，手臂上举（取决于穿刺侧）。常规消毒铺巾后，选好进针点和进针路径，通过彩色多普勒超声检查，避开血管的位置。局部麻醉后，保持负压，反复多次抽吸，速度适中（ER 4-3-1-1、图 4-3-1-1），将抽吸出的细胞，加入固定液中混匀，送检。

ER 4-3-1-1　超声引导下腋窝淋巴结细针穿刺活检动态图

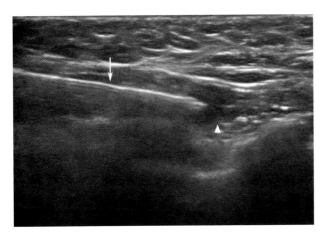

图 4-3-1-1　超声引导下腋窝淋巴结细针穿刺活检二维灰阶超声图

三角示淋巴结，箭头示穿刺针

（四）穿刺要点

穿刺针必须到达目标病灶内，必须保持负压进行反复抽吸。

二、粗针穿刺组织学诊断

粗针穿刺常规应用于乳腺肿物活检，对于一些体积较大的腋窝淋巴结，也可以进行粗针穿刺。粗针穿刺能够同时提供细胞学和形态学的信息，因而，其诊断敏感性、阳性预测值均高于细针穿刺，但同时形成血肿的概率亦大于细针穿刺。

（一）术前准备

1. **医师准备**　对将要进行穿刺的目标（乳腺肿物或是腋窝淋巴结）进行全面的扫查，确定其位置、大小及血流情况，选择适当的穿刺点和进针路径（避开大血管）。需要了解患者相关的过敏史（特别是麻醉药物）、凝血功能情况（是否长期服用抗凝药物）。

2. **患者准备**　需向患者详细介绍将要进行的操作及其过程，包括潜在风险及必要性，使患者完全了解并签署书面同意书。可能的风险包括：局部疼痛、出血、感染（<1%），因病情需要而再次进行粗针穿刺、气胸等。

（二）穿刺准备

粗针穿刺使用一次性穿刺针，穿刺针孔径为 14G 或是 18G（穿刺腋窝），准备好福尔马林固定液。消毒需用的常规物品：方纱、碘伏、手术巾等。

（三）穿刺操作

根据穿刺部位选择体位，一般采取平卧位/侧卧位，手臂上举（取决于穿刺侧）。常规消毒铺巾后，选好进针点和进针路径，可以通过彩色多普勒超声检查避开肿物血管较丰富的位置。对进针路径及进针点进行局部麻醉，在超声动态观察下进行穿刺（ER 4-3-1-2、图 4-3-1-2），重复 3~4 次，以获取足够的组织标本，根据穿刺标本的特点，实时调整穿刺部位。穿刺后对肿物及针道进行压迫，能够有效避免血肿的形成，同时进行加压包扎。

ER 4-3-1-2　超声引导下乳腺肿物粗针穿刺动态图

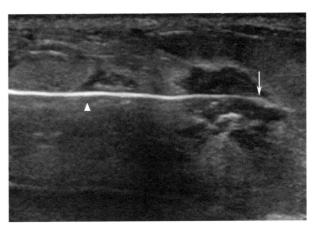

图 4-3-1-2　超声引导下乳腺肿物粗针穿刺二维灰阶超声图
三角示穿刺针，箭头示针尖位置

（四）穿刺要点

应保持穿刺点的一致，穿刺时，可以在病灶的多个切面，不同深度进行取材。对于质地过硬的肿物或是韧性较大的腺体，会出现空针的情况，需将针尖刺入病灶后取材，辅以探头加压或手法固定肿物。

（肖晓云　罗葆明）

第二节　真空负压吸引肿物切除

第一例超声引导下的真空负压吸引肿物切除，是在 1998 年由 Zannis 完成的。真空负压吸引肿物切除活检技术的出现，弥补了粗针穿刺活检的不足，如反复多次重复进针导致患者情绪紧张、位于致密腺体内的肿物易取材不足、肿物异质性导致取材假阴性等。

一、设备

目前常见的真空负压吸引设备（包括国内及进口品牌）均可以实现单次进针、多次切割。穿刺针的内径为 8G、11G 和 14G。即使是创伤性最小的 14G 穿刺枪，其单次取材亦为粗针穿刺的 2 倍以上。

二、适应证

1. **穿刺适应证**　对于 5mm 以下的可疑恶性病灶，可通过真空负压吸引进行活检，避免粗针穿刺活检导致的假阴性结果。超声能够探查到的簇状微钙化，复杂性囊肿，可疑的导管内肿瘤，细针穿刺或粗针穿刺结果不满意的乳腺肿物。

2. **切除适应证**　活检确诊为良性病灶，因地域原因无法随诊或随诊期间病灶大小或乳腺形态出现改变的患者，妊娠期妇女，良性病灶随诊期间感到焦虑或伴有明显的主观症状（如疼痛等）的患者，患者有乳腺癌的个人史或是家族史可以通过辅助真空技术进行病灶的切除。目前没有指南明确指出，适用于真空辅助肿物切除病灶的最大径线，根据相关文献报道，最大径 3cm 以下的病灶，都适合于该技术。

三、禁忌证

神志不清、不能配合的患者或凝血功能障碍的患者，属于绝对禁忌证。病灶位于乳晕区或位置过于表浅的患者，属于相对禁忌证。

四、操作流程

（一）体位

一般采取平卧位或侧卧位。

（二）切入点及穿刺路径的选择

根据目标病灶数目、位置、大小、活动度以及患者腺体的韧度，合理选择切入点，尽量位于乳腺的下象限或是乳晕旁，以期达到较好的美容效果。多

个病灶的切除，可以考虑使用同一个切入点，注意不要路径过长，避免跨越乳晕区，以免破坏主导管。

（三）麻醉

对进针路径，病灶的深部及浅层进行麻醉，一般将麻药注射于乳房后间隙（图 4-3-2-1）。位置比较表浅的病灶，可以将深部的麻药直接注射于病灶底部，同时用麻药分离皮肤层和病灶，避免在切除过程中，造成皮肤层的破损（在切割过程中，可以使用生理盐水，弥补麻药弥散导致的皮肤层与病灶的安全距离不足）。

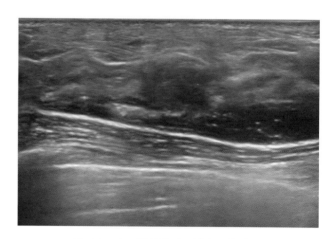

图 4-3-2-1　局部麻醉二维灰阶超声图
通过注射麻药，分离病灶与深部肌层

（四）切割

根据目标病灶的大小和硬度，选择切割模式（全刀槽 / 半刀槽，普通 / 致密）。进针时，探头固定于病灶的最大切面，全程显示穿刺针从进入皮肤到达病灶底部的过程。从病灶深部向浅部逐层切割（图 4-3-2-2）。对于体积比较小的病灶，单个切面的切割就可以实现整个病灶的切除，而对于体积比较大的病灶，则需要进行多个切面的切割。可以通过

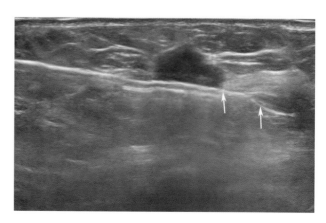

图 4-3-2-2　肿物切除二维灰阶超声图
针尖（箭）位于病灶底部，逐层向上切割

探头切面的切换及穿刺针位置的微调，实现肿物的完整切除。部分微创设备还配备了定位软件，可以直接定位放置定位针。

（五）术后止血及压迫

切除后应对肿物所在的位置及穿刺路径进行有效压迫，避免出血及术后血肿形成，尤其是体积比较大的病灶。使用棉垫及弹性绷带，进行约48h的加压包扎，同时嘱患者避免患侧手臂负重及过度伸展。

五、操作要点

1. 穿刺点及进针路径的合理选择，应在达到美容有效的同时，避免对患者乳管的过多破坏。

2. 利用麻药做好"隔离带"，特别是位置表浅的或是贴近肌层的病灶。

3. 超声动态观察切割的整个过程，保证肿物的完整切除。

4. 根据腺体的柔韧度及病灶的活动度，运用手法或探头加压对病灶进行相对固定，达到有效切除。

5. 有效的压迫止血，避免术后血肿的形成。

（肖晓云　罗葆明）

第三节　积液／囊肿穿刺

乳腺术后（包括乳腺恶性肿瘤术后或是微创术后），在乳腺术区、胸壁或是腋窝区域会出现液体的聚集。少量的积液可以自行吸收或是机化，对于较大量的积液，则需要通过介入穿刺抽液进行引流。单纯性囊肿基本没有恶变倾向，不必进行诊断性穿刺。对于乳腺囊肿（单发或是多发）的患者，如若囊肿体积较大（长径＞2cm），诱发患者疼痛、焦虑，或是抽吸治疗后复发的，可以进行抽液治疗。

对于积液／囊肿穿刺，无需进行特殊的术前准备。根据积液所在的部位，选择适当的体位（平卧位或侧卧位）。做好术区的消毒、铺巾，即可进行抽液治疗。根据局部液体量，选用5ml、10ml、30ml或50ml注射器。对于囊肿的抽液，若为清亮的液体，则无需送检，如果为血性、咖啡色或绿色黏稠液体，则需将囊液送检。

选择合适的进针点，尽可能地缩短进针路径，减少患者的不适感（图4-3-3-1）。对于一些比较黏稠的液体，需要使用口径相对较大（如16G）的针头。动态观察抽液过程，随着囊液的减少，实时调整针尖的位置和方向，避免贴壁、积液（囊内）的纤维条索吸附导致囊液抽吸困难。

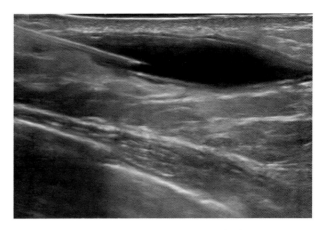

图4-3-3-1　囊肿穿刺二维灰阶超声图
选择尽可能短的进针路线，清晰显示进针路线

（肖晓云　罗葆明）

第四节　乳腺肿瘤消融治疗

乳腺肿瘤是女性最常见的肿瘤，其高发病率和较高的致死率受到人们的关注，包括乳腺良性结节（纤维腺瘤、乳腺腺病等）和乳腺恶性肿瘤。近年来，随着人们对乳腺肿瘤认识的不断加深以及微创诊疗技术的不断发展，越来越多的乳腺肿瘤患者选择微创的治疗方法。超声引导下的乳腺肿物的原位消融治疗作为微创诊疗技术之一近年来得到了快速的发展和应用。消融技术包括微波、射频、激光、冷冻及高强度聚焦超声等，文献报道在对乳腺良、恶性肿瘤治疗中上述方法在安全性及有效性方面都取得了较好的效果，目前已在众多医疗机构推广应用，大量患者从中受益，其中乳腺良性肿瘤消融治疗已有相应的指南建议及专家共识出版。本节将就上述治疗方法在乳腺良、恶性肿瘤治疗中的术前准备、治疗方法及术后评估等问题进行阐述。

一、术前评估

术前评估包括适应证的选择、禁忌证的把握、术前准备等相应内容。微波、射频、激光、冷冻、HIFU等不同的原位消融技术虽原理不同、操作方法略有不同，但原位消融治疗良、恶性乳腺肿瘤的适应证、禁忌证等内容基本相同。良、恶性乳腺肿瘤消融治疗的基本原则为：良性病灶（导管内乳头状瘤除外），以适形消融为主，而恶性肿瘤需扩大消融，消融边缘建议达到肿瘤边界外5～10mm。

（一）乳腺良性肿物消融治疗

1. 适应证

（1）超声可见结节位于腺体内部，超声引导下行穿刺活检证实为良性肿物。

（2）乳腺触及包块、疼痛、乳头溢液等症状性结节。

（3）连续随访结节增大、担心恶变影响日常生活者。

（4）单发或多发。

（5）因美容、惧怕心理等原因拒绝手术或不能耐受手术切除而自愿接受该治疗者。

2. 禁忌证

（1）有较严重的凝血功能障碍。

（2）全身其他任何部位存在急性或活动性的感染性疾病。

（3）严重高血压、糖尿病及心肺功能不全者。

（4）处于妊娠期或哺乳期。

（5）超声不能显示的病变。

3. 相对禁忌证

（1）结节较大，最大径>3cm。

（2）肿物与皮肤、胸肌筋膜、乳晕、人工假体距离<0.5cm。

（二）早期乳腺癌消融治疗

1. 适应证

（1）早期乳腺癌患者，因不能耐受手术切除、美容或恐惧等原因不愿接受手术且有保留乳房需求的患者。

（2）超声可清晰显示病灶位于腺体内，处于临床Ⅰ、Ⅱ期，最大径≤2cm。

（3）单发病灶，无淋巴结及远处转移。

（4）为达到安全消融边界及避免热损伤，建议病灶距离皮肤或乳晕>5mm以上。

2. 禁忌证

（1）严重凝血功能障碍、严重高血压、糖尿病及心肺功能不全者。

（2）全身其他部位存在急性或活动性感染。

（3）超声无法显示的病灶。

（4）穿刺病理诊断不明确、肿瘤较大、病变广泛、存在远处转移或伴有粗大钙化。

（5）距离皮肤或胸大肌距离<5mm且无法通过注射隔离液实现安全消融边界。

（6）处于妊娠期或哺乳期。

（7）不愿意接受乳腺癌原位消融治疗者。

（三）术前准备

乳腺良、恶性肿物消融术前准备基本类似。

1. 对患者进行体格检查、病史询问，了解是否存在严重的基础病变、治疗史及用药史等基本情况，必要时给予相应的处理，如长期使用抗凝药物的患者应在消融治疗前一周停止用药。

2. 超声检查了解肿物的数量、位置、大小、血供、毗邻关系、腋窝淋巴结等情况，并根据肿物所在位置确定穿刺进针路径。

3. 超声引导下行组织穿刺活检，明确组织病理学诊断，建议18G以上组织切割活检针穿刺取材。

4. 常规检查凝血功能、血常规、血生化、心电图等。对于多发结节或者超声显示形态欠规则、边界不清的、疑似钙化的病灶建议术前行MRI/钼靶等其他影像学检查。

5. 对于可疑结节、多发结节建议术前行MRI或CT检查，了解结节数量、位置、特征及其周边毗邻的情况。

6. 术前签署知情同意书包括穿刺活检知情同意书、超声造影知情同意书、消融治疗知情同意书及大额费用告知等相应的医疗文书。

7. 术前需告知患者治疗目的、可能存在的风险及并发症、当前对该疾病的治疗现状及该治疗的替代方案、原位治疗的概念、消融后可能的转归、随访时间等。

8. 建立静脉通道，便于静脉超声造影及必要的临床处理给药。

二、治疗方法

（一）微波消融

微波消融是利用极性分子或离子在电磁波的作用下运动，摩擦生热达到原位高温灭活肿瘤的目的。和射频、激光等热消融技术相比，微波具有升温速度快、热效率高、不受阻抗影响的特点，适用于较大病灶的消融治疗。乳腺良性肿物微波消融操作方法如下：

患者仰卧位，充分暴露乳腺。消融前行超声造影（图4-3-4-1），了解结节的血流灌注情况及结节边界，便于消融后疗效判断及前后对照。常规消毒铺巾，采用1%盐酸利多卡因局部麻醉，当结节距皮肤或胸肌筋膜的距离<5mm时，以5%低温生理盐水作为隔离液注射于皮下或乳腺后间隙内，以增加结节与需要保护组织之间的距离（图4-3-4-2）。

消融功率建议设定为30W，根据患者具体情况制定个体化消融治疗方案，包括进针部位、进针深度、消融次数、消融时间等。由于微波针的针尖相对较粗钝，需利用小尖刀在皮肤上做一2mm左右的小切口，然后在超声引导下将消融针精确穿入预定

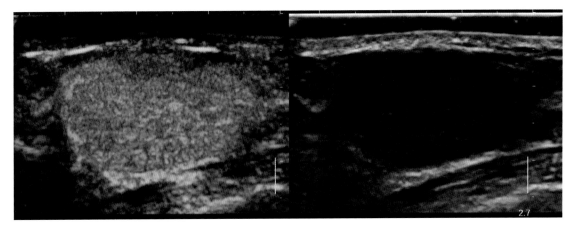

图 4-3-4-1　消融前超声造影图
可见肿物呈边界清晰的均匀高增强

位置启动消融,实时、连续观察结节消融的程度、范围及皮肤温度和颜色的变化,避免消融针偏离靶目标而导致皮肤热损伤等并发症(图4-3-4-3),尤其是对于距离皮肤较近或靠近乳晕的肿物,穿刺点建议选择在距肿物1~2cm处,优先选择远离乳头方向进针,穿刺针尽量与皮肤平行,较小肿瘤直接穿刺

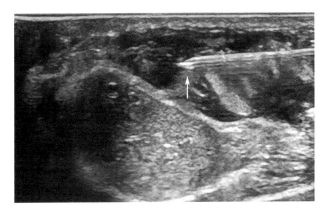

图 4-3-4-2　消融前局部麻醉二维灰阶超声图
皮下注射隔离液,箭头示注射隔离液的穿刺针尖

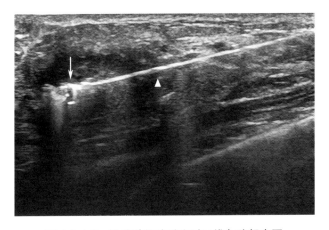

图 4-3-4-3　乳腺肿物消融实时二维灰阶超声图
超声引导下乳腺良性肿物的微波适形消融,可见消融针(三角)前端的强回声气化区域(箭头)

肿瘤中央,固定式消融;直径>10mm者建议采用多点移动式消融,由深到浅逐层消融,对于靠近皮肤、胸肌筋膜、乳晕等重要部位的较大结节消融,建议将连续的、一气呵成的消融模式改为非连续消融模式(即消融一部分后暂停,待热量散去后再继续完成治疗)。多结节消融时,尽量减少皮肤切口数量,合理设计皮肤切口,达到"一口多瘤"的目的。尽量使穿刺活检、隔离液注射、消融穿刺选择同一路径。

消融治疗后即刻行常规二维灰阶超声和超声造影检查,测量消融范围及肿物的大小,并观察消融区域有无造影剂填充及增强范围,用以评判是否完全消融(图4-3-4-4),若靶目标内仍有造影剂灌注,则需即刻行补充消融,以达到完全消融的目的。消融结束后穿刺部位局部用敷料包扎、覆盖,对于靠近皮肤的较大肿物,消融后可配合局部冰敷30min。

(二)射频消融

射频是利用组织中的离子、极性分子在射频交变电场的作用下发生震荡、摩擦生热,从而利用高温达到治疗肿瘤的目的。射频与微波相比,其消融针较锋利且内径相对较细,乳腺肿物消融时可不需小尖刀切皮,便可较轻松地穿过皮肤到达消融病灶。射频时组织炭化导致的阻抗增加,可使射频发射中断,以避免组织过度炭化,然而消融过程也常因阻抗增加的影响,使得较大病灶的射频消融需要较长的时间。乳腺肿物射频消融治疗的方法步骤、注意事项等与微波消融基本相同,在这里不做赘述,请参见上述微波消融。

(三)激光消融

激光消融是利用激光光纤发出的激光束,将光能转化为热能,对组织加热达到治疗的目的。由于激光光纤较软并且消融为前向性,因此其穿刺布针

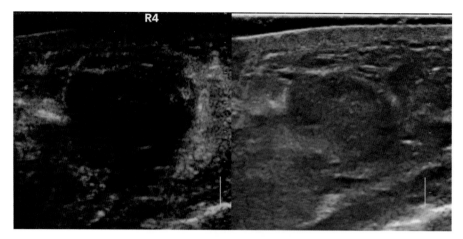

图 4-3-4-4　消融后即刻超声造影图
评估消融范围,原造影剂灌注区域消融后无造影剂充填

方法与微波消融和射频消融不同。首先,乳腺局部消毒、铺巾、局麻后,在超声引导下将 21G 穿刺引导针穿刺进入肿瘤内部,拔出针芯,插入激光光纤并与穿刺套管针固定,然后根据激光前向消融的原理,将套管针后退 5mm 左右,使光纤头端位于肿物的边缘,超声再次确认光纤头端的准确位置后,启动激光控制开关,开始消融治疗,小结节可以单次消融完成,较大结节需多次穿刺布针调整位置或者采取多根光纤同时消融的方法完成消融治疗。消融前后同样需要行超声造影,以评价消融疗效,确定是否消融完全。

（四）冷冻消融

冷冻消融与微波、射频、激光等热消融技术类似,都是通过物理作用,利用低温或者高温达到对肿瘤的治疗目的。冷冻消融的原理主要是通过液态制冷剂的蒸发吸热,带走组织热量,使目标肿物的温度降低,细胞内和细胞外迅速形成冰晶,导致细胞脱水、破裂,达到直接杀伤肿瘤细胞的作用。冷冻消融与其他热消融相比具有较好的镇痛作用。消毒、铺巾、局麻后可在超声引导下将冷冻消融针穿刺进入肿瘤内部,根据肿瘤大小、形状设置相应的治疗参数及降温冷冻 - 复温融化循环的次数,每个冷融循环中冷冻时间大概 10～15min,复温融化时间 3～5min,消融过程中利用常规二维灰阶超声观察冰球覆盖肿瘤的范围,以初步判断消融范围。超声造影在消融复温冰球融化后进行,以判断消融范围。

（五）高能聚焦超声

高能聚焦超声（HIFU）是一种非侵入性的肿瘤热消融技术,其治疗原理是通过聚焦超声换能器将超声波的机械能聚焦到人体组织病变内,利用超声波的热效应、空化效应等生物学效应对局部组织进行破坏,从而达到治疗肿瘤的目的。HIFU 消融治疗前进行局部麻醉,并可利用脱气水去除换能器与治疗区域皮肤间的气体,以避免皮肤烫伤。调整高强度超声的聚焦点,并在超声引导下,根据肿瘤的大小、位置完成肿瘤的消融过程。由于 HIFU 消融过程为由点到线,由线到面,由面到体积地完成整个治疗,因此通常超声焦点首先定位到深层边缘,再由深到浅逐层消融。

三、术后评估

（一）疗效评价

分别于消融后 24h、1 个月、3 个月、半年、1 年进行随访复查。常规二维灰阶超声、超声弹性成像（图 4-3-4-5、图 4-3-4-6）、超声造影和 / 或 MRI 检查评估消融治疗的效果,必要时选择性对消融灶穿刺活检进行病理学检查。了解病灶消融范围、凝固坏死的程度、病灶硬度变化、有无残留或复发、体积缩小率、消失率、美容效果、患者满意度与生活质量等情况。

（二）常见并发症及其预防与处理

1. 皮肤烫伤或冻伤　烫伤常因肿物较大、距离皮肤较近、短时间内导入能量过高、保护措施不当、消融热场外溢至皮下等原因造成。热消融时充分注射隔离液、及时给予局部降温、非连续消融模式等措施可预防皮肤烫伤。冷冻消融时应注意皮肤温度保护防止冻伤。

2. 消融局部胀痛、刺痛　常发生在热消融治疗中,大多可耐受,少数给予局部冰敷等物理治疗数小时后可逐渐消失。

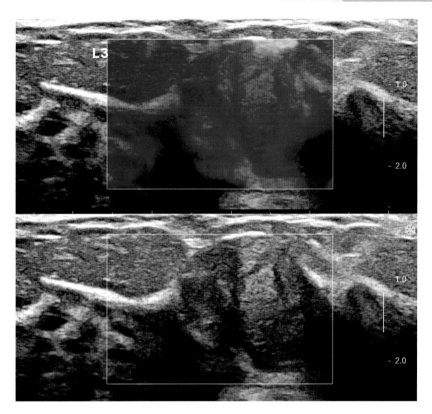

图 4-3-4-5 左乳肿物消融前弹性成像超声图

病灶质地偏软

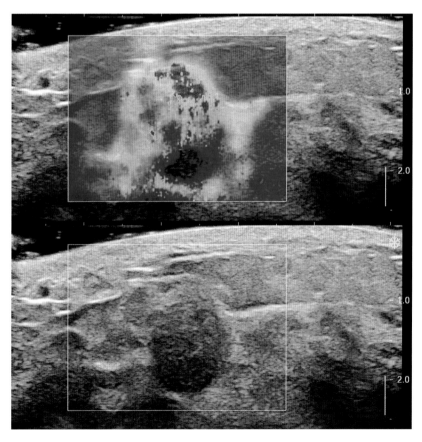

图 4-3-4-6 消融后 24h 左乳肿物弹性成像超声图

消融灶硬度明显增加

3. 局部脂肪液化　少见，较小者吸收消失，较大者可超声引导下行穿刺抽液。

4. 局部硬结　乳腺肿物热消融后一段时间内局部可扪及明显硬结，边界不清，活动度较差，随时间推移，大部分局部硬结会逐渐软化。主要由消融后局部组织脱水、皱缩、损伤修复瘢痕形成等原因导致。消融时可尽量采用移动式低能量消融，通过减少组织炭化及正常组织的热损伤来避免组织损伤修复过度形成的瘢痕硬结，从而利于消融后坏死组织的吸收和转归。

（张　巍）

参 考 文 献

1. 张建兴，徐晓红，轩维锋. 乳腺超声诊断学. 北京：人民卫生出版社，2012.

2. 王知力，唐杰，罗渝昆，等. 乳腺超声经典诊断学（中文翻译版）. 北京：科学出版社，2017.

3. Wei L, Wei L, Ziyao L, et al. Ultrasound characteristics of sclerosing adenosis mimicking breast carcinoma[J]. Breast Cancer Research and Treatment, 2020, 181（1）: 127-134.

4. Visscher D W, Nassar A, Degnim A C, et al. Sclerosing adenosis and risk of breast cancer[J]. Breast Cancer Research and Treatment, 2014, 144（1）: 205-212.

5. Eiada R, Chong J, Kulkarni S, et al. Papillary lesions of the breast: MRI, ultrasound, and mammographic appearances[J]. American Journal of Roentgenology, 2012, 198（2）: 264-271.

6. Cohen MA, Newell MS. Radial Scars of the Breast Encountered at Core Biopsy: Review of Histologic, Imaging, and Management Considerations[J]. American Journal of Roentgenology, 2017, 209（1）: 1-10.

7. Pistolese C A, Tosti D, Citraro D, et al. Probably Benign Breast Nodular Lesions（BI-RADS 3）: Correlation between Ultrasound Features and Histologic Findings[J]. Ultrasound in Medicine & Biology, 2019, 45（1）: 78-84.

8. Bray F, Ferlay J, Soerjomataram I, et al. Global cancer statistics 2018: GLOBOCAN estimates of incidence and mortality worldwide for 36 cancers in 185 countries[J]. CA: a cancer journal for clinicians, 2018, 68（6）: 394-424.

9. Mauri G, Sconfienza L M, Pescatori L C, et al. Technical success, technique efficacy and complications of minimally-invasive imaging-guided percutaneous ablation procedures of breast cancer: A systematic review and meta-analysis[J]. European radiology, 2017, 27（8）: 3199-3210.

10. Zhang W, Jin Z Q, Baikpour M, et al. Clinical application of ultrasound-guided percutaneous microwave ablation for benign breast lesions: a prospective study[J]. BMC cancer, 2019, 19（1）: 345.

11. 中国医师协会超声医师分会. 中国介入超声临床应用指南 [M]. 北京：人民卫生出版社，2017.

12. 周文斌，张毅，王水，等. 超声引导微波（射频）消融治疗乳腺纤维腺瘤专家共识 [J]. 中华乳腺病杂志（电子版），2018, 12（6）: 321-323.

第五篇

阴囊阴茎与不育症

第一章　总　　论

阴囊阴茎为男性生殖器官，位置表浅，临床医师通过触诊或其他简单的检查（如阴囊透光试验等）可以获得一些疾病的初步诊断，但大多数疾病不易获得明确诊断。高频超声具有方便快捷、普及、分辨率高等优点，能够分辨毫米级病灶，具有其他影像技术所不能替代的优势，使得阴囊阴茎的大部分疾病能够获得可靠的诊断，已成为临床检查阴囊阴茎疾病的首选方法。近年来，随着超声造影、弹性成像等新技术在阴囊阴茎疾病检查中的应用，进一步提高了超声诊断的优势与水平。

第一节　阴囊阴茎解剖

一、阴囊

阴囊为一囊袋样结构，位于耻骨联合、阴茎与会阴部之间。阴囊在松弛状态下呈梨形、收缩状态下呈近球形。阴囊由阴囊壁及其内容物构成。阴囊壁软组织结构从外向内依次为皮肤、肉膜、精索外筋膜、提睾筋膜、提睾肌、精索内筋膜和睾丸固有鞘膜壁层。阴囊中隔位于阴囊正中，将阴囊分隔为左右两侧，各容纳睾丸、附睾和精索。正常阴囊壁厚度＜5mm。（图 5-1-1-1）

二、睾丸

睾丸形状呈卵圆形，分内外两面、前后两缘和上下两极。睾丸表面有三层被膜覆盖，自外向内为鞘膜脏层、白膜和血管膜。白膜和血管膜包绕整个睾丸，鞘膜脏层覆盖除后缘、上下两极后部与附睾相附着的部分外的大部分睾丸表面。鞘膜脏层所覆盖的睾丸表面光滑而游离。睾丸鞘膜腔由鞘膜脏层与鞘膜壁层构成，两者在睾丸与阴囊壁附着处相延续。腔内有少量液体。睾丸长为 3.5～4.5cm，宽 2.0～3.0cm，厚 1.8～2.5cm。

睾丸白膜厚而坚韧，睾丸后缘的白膜向睾丸内凹陷，形成条索状睾丸纵隔，位于睾丸后部实质的边缘，邻于附睾。睾丸实质由 250～400 个锥形小叶构成。小叶底部连于血管膜，尖部连于纵隔。小叶内含有生精小管和直精小管，直精小管延续于生精小管，并进入睾丸纵隔交织汇成睾丸网。输出小管有 10 余条，连接睾丸网和附睾头。生精小管主要由生精上皮构成。睾丸间质为疏松的结缔组织，位于生精小管之间，含有血管、淋巴管和睾丸间质细胞。

睾丸动脉的主干分支（睾丸支）穿过睾丸纵隔，进入血管膜层后再分支成睾丸包膜动脉。部分睾丸支也可再分支成穿隔动脉，穿越实质至对侧血管膜

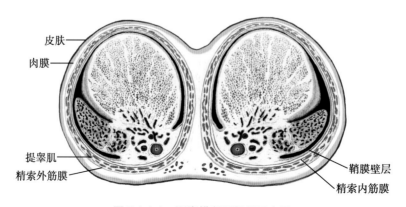

皮肤

肉膜

提睾肌

精索外筋膜

鞘膜壁层

精索内筋膜

图 5-1-1-1　阴囊横断面解剖示意图

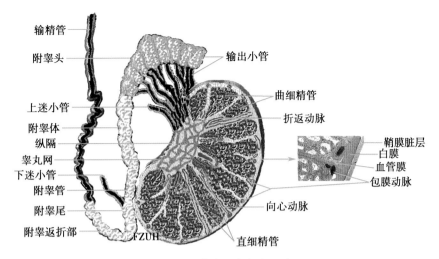

图 5-1-1-2　睾丸附睾解剖示意图

层，再延续为包膜动脉。包膜动脉沿睾丸被膜绕行，沿途向实质发出向心动脉。向心动脉还可折返形成离心动脉。（图 5-1-1-2）

三、附睾

附睾形状呈长扁圆形、粗细不等，分为头部、体部、尾部和折返部。头部、尾部厚度大于体部，头部圆钝、体尾部扁圆。附睾位于睾丸后外侧缘，两者通过系膜相连、并附着于阴囊壁。头部附着于睾丸上极，尾部贴于睾丸下极，附睾尾部向后上返折延续为折返部。附睾的两侧面和顶端为鞘膜脏层所覆盖。附睾头部、尾部厚度＜1.0cm，附睾体部厚度＜0.5cm。

附睾主要由输出小管和附睾管构成，输出小管位于头部、有 8～12 条，每条输出小管极度盘曲形成锥形小叶，输出小管在头部延续为附睾管。附睾管盘曲于体部、尾部、折返部内。

附睾头部的血液由睾丸动脉的附睾支供应，附睾体部、尾部的血液主要由输精管动脉供应。

四、附件

大多数睾丸附睾各有一个附件，睾丸附件附着于睾丸上极，附睾附件附着于附睾头。大多数附件为带蒂的卵圆体，少数呈其他形状。附件内主要由小血管、疏松纤维结缔组织构成，少数附件内充满胶冻样物质。

五、精索

精索始于腹股沟管腹环，经腹股沟及皮下环止于睾丸后缘，为条索状柔软结构。精索直径＜1.0cm，

主要由精索鞘膜、精索内静脉、蔓状静脉丛、动脉及输精管构成。附睾折返部内的附睾管向上延续为输精管，位于精索内静脉、蔓状静脉丛后方。输精管内径＜1.0mm。

睾丸动脉（或称精索内动脉）来自腹主动脉，位于精索内，末段走行弯曲。输精管动脉来自膀胱下动脉，主要供应输精管、附睾体部、尾部和睾丸下部的血液。提睾肌动脉来自腹壁下动脉，分布于阴囊壁内，主要供应提睾肌及其筋膜的血液。睾丸和附睾的血液回流至蔓状静脉丛。静脉丛由 10～12 支小静脉相互吻合而成，围绕睾丸动脉上行，在阴囊根部汇合成数条走向较平直的精索内静脉。正常蔓状静脉丛内径≤1.5mm。提睾肌及其周围组织的血流回流至精索外静脉（或称提睾肌静脉），位于蔓状静脉丛后方，走行平直，在睾丸水平与蔓状静脉丛之间有交通支存在。正常精索外静脉内径＜2.0mm。（图 5-1-1-3）

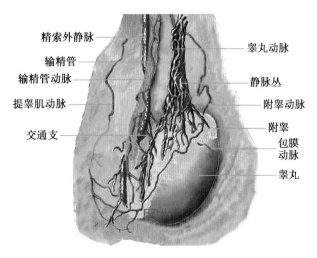

图 5-1-1-3　阴囊血管解剖示意图

六、阴茎

阴茎位于耻骨联合与阴囊之间,主要由一个尿道海绵体和两个阴茎海绵体构成。阴茎上提时,阴茎海绵体位于阴茎背侧,两个海绵体呈左右排列,海绵体后端为阴茎脚,位于尿道球两侧;尿道海绵体位于阴茎腹侧,海绵体两端膨大,前为龟头,后为尿道球。海绵体由外层筋膜和内层白膜包裹。阴茎海绵体之间的白膜亦称梳状隔,厚薄不一,隔的腹侧薄且不完整,有许多裂隙,背侧厚而完整。尿道位于尿道海绵体中央。左右阴茎海绵体之间的背侧有一纵沟,内有血管、神经穿行。

阴茎主要由阴茎深动脉和阴茎背动脉供血。阴茎深动脉走行于阴茎海绵体中央,左右各一条。阴茎深动脉向海绵体垂直分支出若干螺旋动脉,供血液于海绵体窦。阴茎背动脉位于背侧纵沟、白膜与筋膜之间,左右各一条,主要供应阴茎海绵体和被膜的营养。阴茎的血液主要经阴茎背深静脉和阴茎深静脉回流。阴茎海绵体内有3~4条以上静脉,即阴茎深静脉,不与阴茎深动脉伴行。阴茎背动脉之间并行一条静脉,即阴茎背深静脉。(图5-1-1-4)

第二节 适应证及检查技术

一、适应证

阴囊急症发病急,各年龄段均可发生,临床主要表现包括阴囊剧痛和红肿。常见病因有急性睾丸/附睾炎、睾丸扭转、附件扭转、外伤及疝嵌顿等。病因不同治疗方法亦不相同。临床医生仅通过病史和触诊,不易对这些疾病病因做出判断。尤其是睾丸扭转超过24h即可造成睾丸坏死。因而,及时、准确判断阴囊急症的病因是治疗、预后的关键。阴囊肿块是泌尿外科疾病的常见病之一,判断阴囊肿块的来源和性质是超声检查的主要目的。阴囊肿块的病因包括肿瘤、慢性炎症、结核、囊肿等,来源包括睾丸、附睾、精索或阴囊壁。精索静脉曲张、输精管道梗阻、睾丸附睾发育异常等疾病均可导致不育症。高频彩色多普勒超声能够对这些疾病做出诊断,如精索静脉曲张程度的分型,睾丸附睾发育异常的类型,区别梗阻性与非梗阻性的无精症,以及梗阻的原因。高频超声还可用于睾丸微小结石、睾丸鞘膜积液、结石等疾病的检查。实验室检查发现检测指标异常,如 α-FP、β-HCG 等增高时,需要排除睾丸疾病。

阴茎纤维性海绵体炎好发于中年人,临床表现为阴茎斑块状或索状硬结,高频超声能够观察病损的程度和范围。判断阴茎闭合性损伤,包括挫伤、血肿、折断等的损伤程度是超声检查的主要目的。能够对阴茎肿块包括良、恶性肿瘤做出初步判断。器质性阳痿包括血管性、神经性、内分泌性等类型,血管性阳痿的大多数病因是阴茎动、静脉血流循环障碍,药物注入联合高频彩色多普勒超声检查是目前诊断阳痿的主要方法之一。

(一)阴囊急症

1. **睾丸扭转** 判断是否发生睾丸扭转,了解睾丸缺血坏死的程度。

2. **附件扭转** 判断是否发生附件扭转,了解扭转对附睾、睾丸的影响。

3. **炎症** 了解炎症的部位、范围、程度,以及有

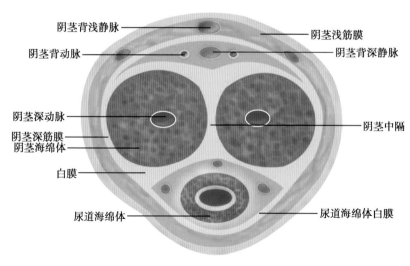

图 5-1-1-4 阴茎横断面解剖示意图

阴茎背浅静脉 —— 阴茎浅筋膜
阴茎背动脉 —— 阴茎背深静脉
阴茎深动脉 —— 阴茎中隔
阴茎深筋膜
阴茎海绵体
白膜
尿道海绵体 —— 尿道海绵体白膜

无脓肿形成。

4. **外伤**　了解外伤的部位、范围及程度。

5. **疝嵌顿**　了解疝内容物嵌顿的程度。

（二）阴囊肿块

1. **阴囊肿块的来源**　阴囊肿块分为睾丸肿块和睾丸旁肿块，睾丸旁肿块的来源包括附睾、精索和阴囊壁。高频超声能够清晰地显示这些结构，通过观察肿块与这些结构的位置关系，以判断肿块的来源。

2. **阴囊肿块的性质**　阴囊肿块分为肿瘤和非肿瘤性肿块。肿瘤包括良性肿瘤和恶性肿瘤，非肿瘤性肿块包括囊肿、结核、慢性炎症、血肿等。通过分析阴囊肿块相应的超声征象，可对阴囊肿块的性质做出判断。

（三）不育症

1. **精索静脉曲张**　检测精索蔓状静脉丛内径、血液反流程度，判断精索静脉曲张的程度并进行分型，指导精索静脉结扎手术方式选择。

2. **无精症**　观察输精管道（阴囊段）是否梗阻、扩张，区别梗阻性与非梗阻性的无精症，还可发现梗阻的部位和原因。

3. **睾丸附睾发育异常**　观察睾丸附睾的位置、形态，区别睾丸附睾发育异常的类型。

（四）阴茎疾病

1. **阴茎纤维性海绵体炎**　高频超声能够判断阴茎海绵体白膜及周围组织硬结的程度和范围。

2. **阴茎闭合性损伤**　判断挫伤、折断的程度和范围，是否形成血肿、假性动脉瘤等。

3. **阴茎肿块**　初步判断肿块的性质，了解肿块的范围，尤其恶性肿瘤浸润的范围。

4. **血管性阳痿**　通过阴茎海绵体扩血管药物的注入，判断血管性阳痿的类型是静脉性、动脉性或混合性。

二、探头选择

目前，临床上常用的高频线阵式探头，其频率为 10～15MHz，并具有宽视野（5.0cm）、梯形成像的功能，是阴囊阴茎超声检查的首选探头。对于明显肿大的阴囊，为了满足病灶完整的扫查，应联合使用低频率探头，常用的是 3～6MHz 的凸阵探头。检查睾丸扭转、精索静脉曲张、血管性阳痿时，尤其应注意调节彩色多普勒的血流速度量程、增益等，保证充分发挥的彩色多普勒血流检测功能。超声造影一般选择频率 3～9MHz 的线阵式探头。

三、检查前准备

（一）患者准备

1. 常规阴囊阴茎超声检查，无需特殊准备。

2. 检查隐睾时膀胱不能高度充盈，以中度充盈为适。

3. 检查精索静脉前，膀胱以中度以下充盈为适。并向患者示范瓦氏动作的动作要领。

4. 受检患者为婴幼儿时应保持安静，不配合者可给予适量镇静剂。

（二）患者体位与检查注意事项

1. 行阴囊阴茎超声检查时，患者一般取仰卧位。行精索静脉曲张检查时，应加用坐位或立位，并辅以瓦氏动作，以可靠判断静脉曲张的程度。检查隐睾、斜疝时需辅以瓦氏动作，以帮助明确诊断。

2. 阴囊可因阴囊壁收缩而产生蠕动，因此，检查时探头要轻放于阴囊皮肤上，以减少阴囊及内容物的蠕动对检查结果的影响。

3. 检查阴囊阴茎时，应充分暴露患者外阴部，并嘱患者将阴茎上提。对于明显下垂的阴囊，可用毛巾等从后方将其托起。

4. 保持安静的环境，注意保护患者隐私。

四、检查技术

（一）阴囊

1. **二维灰阶超声**

（1）探头置于阴囊前壁，行纵断面、横断面扫查，完整显示阴囊壁、睾丸、附睾、鞘膜腔、附件、精索、精索内静脉、蔓状静脉丛及其后方的精索外静脉。双侧对比扫查观察这些结构的形态和内部结构、回声，必要时测量其大小。

（2）为避免遗漏小病灶，除了纵断面、横断面扫查外，还要进行多方位、多切面扫查。

（3）了解睾丸、附睾、附件及精索之间的毗邻关系，按解剖结构序贯扫查，注意这些结构的位置是否正常。

（4）由于阴囊的蠕动，附睾位置不恒定，检查时可根据睾丸纵隔来确定附睾的位置。正常的附睾紧贴于睾丸纵隔一侧，并与之相平行。

（5）纵切面扫查阴囊根部，在精索与阴囊后壁之间寻找输精管。输精管走向平直、管径恒定、管壁厚。

（6）睾丸附睾附件位于睾丸上极、附睾头旁，可将睾丸鞘膜腔内的滑液挤向睾丸上部周围以帮助显示。

（7）记录病灶的部位、范围、数目、大小、边界、内部结构及回声等。

2. 多普勒超声

（1）彩色多普勒应用于观察睾丸、附睾及精索内血流的走行、方向及分布。频谱多普勒可用于识别睾丸动脉、输精管动脉或提睾肌动脉。

（2）在平静呼吸、深呼吸、瓦氏动作等不同呼吸状态下，应用彩色多普勒、频谱多普勒观察蔓状静脉丛、精索内静脉及精索外静脉血流方向与流量。

（3）应用脉冲多普勒检测各动脉的血流速度、搏动指数、阻力指数等血流动力学参数。

（4）观察病灶血流的多寡、分布，并获得相关血流动力学信息。

（二）阴茎

1. 二维灰阶超声

（1）探头置于阴茎腹侧，先将阴茎拉直并平放于阴阜上，分别于纵切面、横切面扫查阴茎，清晰显示阴茎皮下组织、海绵体、白膜及尿道的结构和回声。

（2）为了避免遗漏病灶，行阴茎腹侧扫查后将探头置于阴茎背侧进行扫查。

（3）记录病灶的部位、范围、数目、大小、边界、内部结构及回声等。

2. 多普勒超声

（1）彩色多普勒观察阴茎血管的分布及血流方向，纵切面显示海绵体动脉、阴茎背深动静脉并尽可能显示其全程。

（2）频谱多普勒检测各血管的血流动力学参数。

（3）观察病灶血流的多寡、分布，并获得相关血流动力学信息。

（三）超声造影

1. 目前，常用的造影剂是六氟化硫微泡，剂量依检查目的而定，推荐剂量 2.4～4.8ml。经肘正中静脉团注，并用 5ml 生理盐水冲管。六氟化硫为瓶装冻干粉末，注射前先用 5ml 生理盐水溶解，并充分震荡。

2. 采用双幅显示，确认造影靶目标，实时对比病灶、周围正常组织。机械指数设为 0.05～0.08，适当调节增益，以睾丸附睾实质回声刚刚消失为佳。聚焦点调至病灶后缘或根据实际情况调节。

3. 造影检查开始，启动计时器，同步存储动态造影图像，计时 2～3min。

4. 观察造影过程中的时间、强度及分布等，必要时进行曲线分析。

5. 按照造影剂说明书中的适应证和禁忌证使用。

（四）超声弹性成像

1. 采用双幅显示，确认靶目标，进行实时对比。适当调节增益、扫查深度，以显示最佳的图像。

2. 将弹性取样框置于被观察部位，并使取样框被色彩填充，图像稳定后冻结。

3. 测量感兴趣区的各硬度测值，同一结构在不同切面各测量 3 次，并取其平均值。

4. 由于阴囊的蠕动性，应使用剪切波弹性成像技术。

第三节　正常超声图表现及规范书写报告

一、超声图描述

（一）阴囊

1. **脏器的位置**　睾丸位于阴囊底部，呈纵位附着于阴囊壁。附睾紧贴于睾丸后侧缘或后外侧缘。精索位于睾丸上方、阴囊根部。

2. **脏器的形态与大小**　睾丸附睾形态是否正常，有否肿大或缩小、发育不良。精索是否增粗，蔓状静脉丛有否扩张。输精管是否增粗或是扩张，连续性是否完整。

3. **脏器的回声**　回声是否均匀，回声强度变化可描述为回声减低、回声中等和回声增强。

4. **病灶的定位**　阴囊壁分为前壁、后壁、外侧壁、中隔和底部。睾丸分为上部（上极）、中部、下部（下极），实质内、被膜下、睾丸门（即睾丸网区域）。附睾分为头部、体部、尾部。输精管分为起始段（位于睾丸后方）和阴囊精索段（睾丸上方至腹股沟外环）。

5. **病灶的数目**　分为单个和多个。

6. **病灶的形态**　形态可分为圆形、椭圆形和不规则形，常见的形状有点状、斑片状、条索状、结节、团块、包块等。其中，点状病灶直径＜1.0mm。包块指具有块状结构，但无特定外形（如斜疝），边缘为假包膜（如渗出液体聚集）。

7. **病灶的边界与边缘**　①边界，用于描述病灶与周围组织之间的界限关系，可分为清晰和不清晰。边界清晰，指病灶周边50%以上和周围的组织分界明确；边界不清晰，指病灶周边50%以上和周围的组织分界不明确。②边缘，用于描述病灶周边的形态，可分为圆滑和不圆滑（不规则）。边缘圆滑，指病灶周边呈弧形、光滑；边缘不圆滑，指病灶周边呈不规则形，如凹凸不平、分叶和成角等。也用于描述病灶边界内狭窄地带的回声,如声晕。

8. 病灶的内部结构 分为实性、囊性、囊实性。

9. 病灶的回声 病灶回声均匀性分为均匀和不均匀。病灶回声强度分为无回声、低回声、等回声、高回声和强回声。强回声主要用于描述钙化、结石、气体等。特别指出,无回声病灶不一定就是囊性病灶,而囊性病灶也不能一律描述为无回声病灶,应根据病灶内部是否有回声而定。

10. 病灶的可移动性 在外力的作用下,病灶离开原来位置。

11. 血流信号分布 正常睾丸附睾实质内呈散在的点状、短棒状、条状,睾丸或可见扇形分布。实质内血流信号分布的程度分为正常、增多及减少,增减程度可分为轻微、明显。病灶血流信号分布可分为少量、中等、较丰富、丰富、环绕、杂乱等。

12. 血流方向 根据所显示血流信号的颜色判断血液的流向,以红色信号为主表示血流朝向探头,以蓝色信号为主表示血流背离探头。一般情况下,流向心脏的血流为静脉,离开心脏的血流为动脉。但要注意的是,静脉的反流是离心的血流。

13. 血流速度 适当调节彩色血流速度标尺,一般选择 3.0～6.0cm/s。根据速度标尺颜色的明亮度,可以初步判断血流速度的快慢。血流信号色彩越明亮,血流速度越快。可应用频谱多普勒定量测量血流速度。

14. 血流时相 应用频谱多普勒测量静脉反流的时间。

15. 血流阻力 应用频谱多普勒测量动脉的阻力指数和搏动指数,以判断其前向的血流阻力变化。

16. 超声造影 增强廓清时间,包括快进、慢进、同进、快出、慢出、同出。增强水平,包括高增强、等增强、低增强、无增强。增强分布,包括均匀、不均匀、局灶性。时间 - 强度曲线参数,包括始增时间、达峰时间、峰值强度、廓清时间、曲线下面积等。

17. 剪切波弹性成像 杨氏模量的测值设为≥100kPa,图像色彩从蓝色、蓝绿色、绿黄色、黄橙色至红色,代表病灶从软到硬。杨氏模量的测量值>80kPa 时,图像呈红色。色彩分布分为均匀和不均匀。"硬环征"为出现环绕病灶边缘(其长度超过病灶周长的 2/3)的红色环,杨氏模量 Emax > 80kPa。精索 SWE"硬结征"为精索扭曲段呈红色,杨氏模量 Emax > 80kPa。硬度弹性测量值以 kPa 或 m/s 为单位,包括最大值(Max)、最小值(Min)、平均值(Mean)。

(二)阴茎

1. 位置 是否位于耻骨联合和阴囊之间。

2. 形态与大小 阴茎形态是否正常,3 条海绵体是否呈"品"形排列。海绵体是否完全隐匿于耻骨联合皮下。

3. 回声 回声是否均匀,回声强度变化可描述为回声减低、回声中等和回声增强。

4. 病灶的定位 左右阴茎海绵体、尿道海绵体、龟头、尿道、白膜及周围组织。

5. 病灶的数目、形态、边界与边缘、内部结构、血流状态等 相关描述参见"阴囊超声图描述"内容。

6. 超声造影、剪切波弹性成像 相关描述参见"阴囊超声图描述"内容。

二、正常超声图表现

(一)阴囊

1. 阴囊壁

(1)前壁、侧壁厚薄较一致,厚度＜5.0mm。中膈及后壁的厚度因皮下脂肪堆积程度而不同。

(2)阴囊壁以中等、偏低回声为主。皮肤呈中等回声,肉膜呈低回声,睾丸鞘膜壁层呈高回声。(图 5-1-3-1、图 5-1-3-2)

(3)睾丸鞘膜腔内可见到少量游离液体,透声好。

(4)壁内无明显血流信号显示。

2. 睾丸

(1)双侧睾丸形态大小相似,表面光滑。

(2)纵切面呈卵圆形,横切面呈近圆形。

(3)实质呈中等回声、分布均匀,或可见低回声带、呈扇形分布。

(4)纵隔位于睾丸后外侧的实质边缘,纵切呈条索状高回声,横切呈圆形或三角形高回声。(图 5-1-3-3、图 5-1-3-4,ER 5-1-3-1)

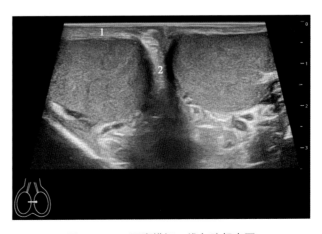

图 5-1-3-1 阴囊横切二维灰阶超声图
1. 阴囊前壁;2. 中膈

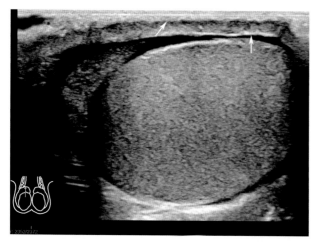

图 5-1-3-2 阴囊纵切二维灰阶超声图
斜箭头:阴囊皮肤;竖箭头:鞘膜壁层;阴囊皮肤与鞘膜壁层之间为肉膜

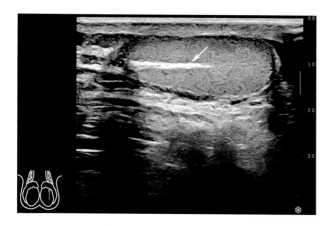

图 5-1-3-3 睾丸纵隔(箭头)纵切二维灰阶超声图

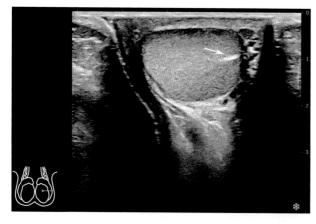

图 5-1-3-4 睾丸纵隔(箭头)横切二维灰阶超声图

ER 5-1-3-1 睾丸纵隔横切动态超声图

（5）包膜动脉位于睾丸被膜下,横切时易显示于睾丸两侧边缘。

（6）穿隔动脉从纵隔穿过睾丸实质至对侧被膜下,常有静脉伴行。(图 5-1-3-5)

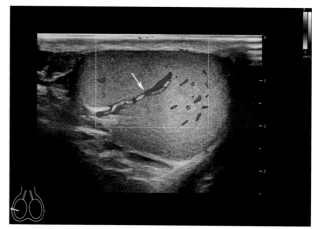

图 5-1-3-5 睾丸穿隔血管(箭头)彩色多普勒超声图

（7）实质内的向心动脉、离心动脉呈点状或条状血流信号,或可见呈扇形分布的条状血流信号。(图 5-1-3-6)

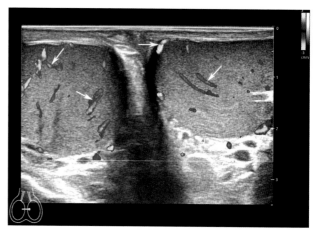

图 5-1-3-6 睾丸彩色多普勒超声图
横箭头:包膜动脉;斜箭头:向心动脉、离心动脉

（8）包膜动脉及向心动脉、离心动脉为低阻型血流频谱(图 5-1-3-7、图 5-1-3-8)。

（9）剪切波弹性成像:睾丸被膜区呈弧形蓝色或蓝绿色,睾丸中部实质呈均匀蓝色。睾丸被膜区 $E_{mean}=(6.01\pm1.68)kPa$,睾丸中部实质 $E_{mean}=(2.99\pm0.79)kPa$。(图 5-1-3-9)

3. **附睾**(ER 5-1-3-2,图 5-1-3-10~图 5-1-3-15)

（1）纵切显示头部和尾部膨大,体部狭小。横切显示附睾各部呈扁圆形。

（2）头部为中至低回声,体尾部回声略低于头部。

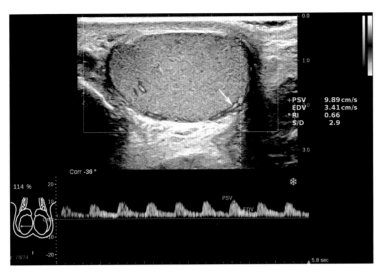

图 5-1-3-7　睾丸包膜动脉（箭头）频谱多普勒超声图
PSV：9.89cm/s；RI：0.66

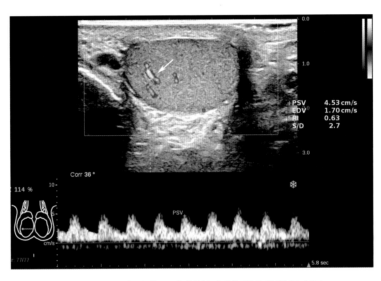

图 5-1-3-8　睾丸离心动脉（箭头）频谱多普勒超声图
PSV：4.53cm/s；RI：0.63

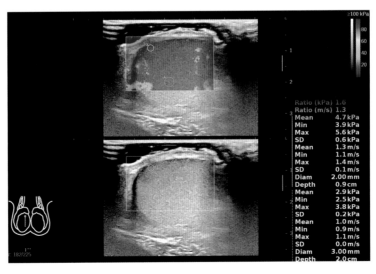

图 5-1-3-9　睾丸弹性成像图
睾丸被膜区 E_{mean}＝4.7kPa，睾丸中部实质 E_{mean}＝3.9kPa

ER 5-1-3-2　附睾纵切二维灰阶超声动态图

（3）附睾实质血流信号呈点状、条状，头尾部容易显示。

（4）附睾实质动脉为中高阻型血流频谱。

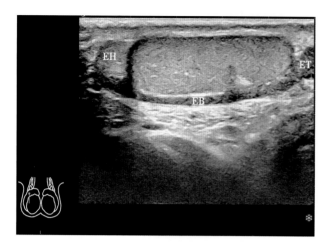

图 5-1-3-10　附睾纵切二维灰阶超声图

EH：附睾头部；EB：附睾体部；ET：附睾尾部

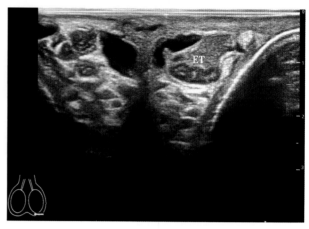

图 5-1-3-13　附睾横切二维灰阶超声图

ET：附睾尾部

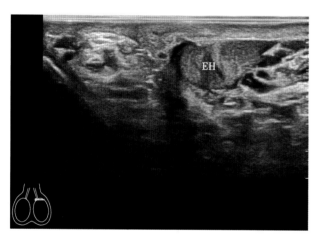

图 5-1-3-11　附睾横切二维灰阶超声图

EH：附睾头部

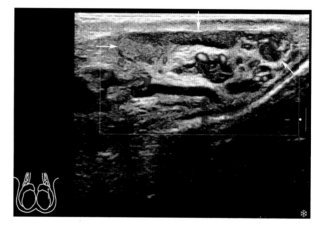

图 5-1-3-14　附睾纵切彩色多普勒超声图

箭头示附睾

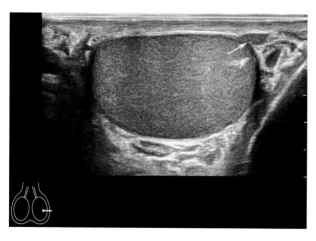

图 5-1-3-12　附睾横切二维灰阶超声图

箭头：附睾体部

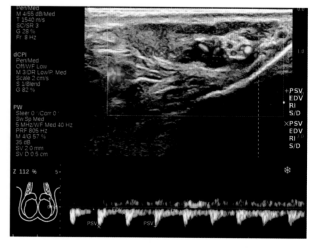

图 5-1-3-15　附睾动脉频谱多普勒超声图

附睾动脉阻力指数（RI）：0.72

4. 附件（图 5-1-3-16～图 5-1-3-18）

（1）睾丸附件附着于睾丸上极，附睾附件附着于附睾头部。

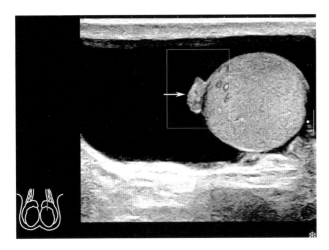

图 5-1-3-16　睾丸附件彩色多普勒超声图
睾丸附件（箭头）内可见少量血流信号

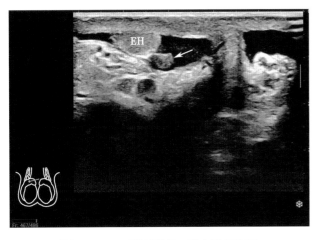

图 5-1-3-17　附睾附件二维灰阶超声图
EH：附睾头部；箭头：附睾附件

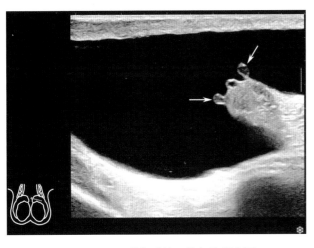

图 5-1-3-18　附睾附件二维灰阶超声图
附睾 3 个囊性附件（箭头）

（2）附件形态大多数呈卵圆形、带蒂，少数呈其他形状。

（3）大多数附件为实性，呈均匀、中等回声，少数呈囊性。

（4）附件内多无血流信号显示。

（5）婴幼儿的附件体积小、不易显示。

5. 精索

（1）纵切面形态呈条索状，走行较平直，下段可能迂曲。横切面形态呈椭圆形。（图 5-1-3-19、图 5-1-3-20）

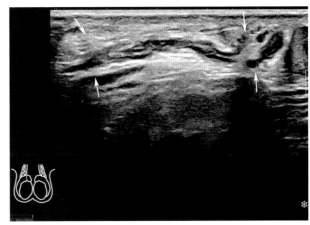

图 5-1-3-19　精索纵切二维灰阶超声图
右侧精索（箭头）呈条索状

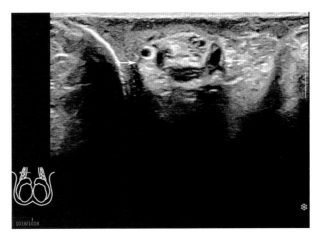

图 5-1-3-20　精索横切二维灰阶超声图
右侧精索（箭头）呈椭圆形

（2）精索内静脉、蔓状静脉丛位于精索内，走行弯曲。平静状态下不易显示其血流信号。深吸气时可见少量回流信号。

（3）精索外静脉位于静脉丛后方，走向平直。仅在深吸气时可见少量回流信号。

（4）输精管位于静脉丛后方，走行较平直，管壁厚、管腔小。

（5）精索内的睾丸动脉上段走向较平直，下段迂曲，血流信号明亮，为中低阻型血流频谱。（图5-1-3-21、ER 5-1-3-3）

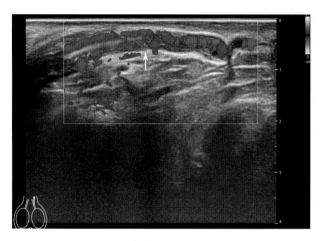

图 5-1-3-21　精索纵切彩色多普勒超声图
睾丸动脉血流信号呈红色，蔓状静脉丛血流信号呈蓝色，箭头示左侧精索

ER 5-1-3-3　精索纵切彩色多普勒超声动态图
睾丸动脉血流信号呈红色，蔓状静脉丛血流信号呈蓝色

（6）精索外动脉位于蔓状静脉丛后方，走行平直，血流方向与睾丸动脉一致，为高阻型血流频谱。

（7）输精管动脉走行弯曲，围绕输精管壁，为高阻型血流频谱。

（二）阴茎

1. 纵断面显示海绵体呈长条状。横断面显示尿道海绵体、阴茎海绵体呈"品"字形排列。

2. 阴茎皮肤呈中等回声、皮下组织呈低回声。

3. 海绵体呈均匀、低回声。白膜呈线状、高回声，纵断面梳状隔呈高低回声相间。

4. 纵断面，尿道呈带状高回声。

5. 阴茎海绵体动脉、阴茎背深动脉走行平直，为高阻型血流频谱。阴茎背深静脉位于背深动脉之间，血流信号不易显示。

6. 阴茎勃起状态，海绵体增粗，各血管明显扩张，海绵体窦扩张，血流信号充盈。动脉流速加快，阻力指数增高。（图5-1-3-22～图5-1-3-27，ER 5-1-3-4）

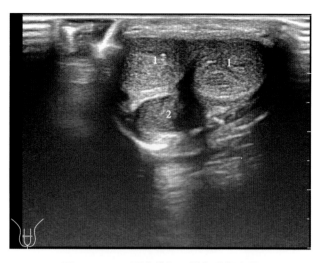

图 5-1-3-22　阴茎横切二维灰阶超声图
尿道海绵体（2）和阴茎海绵体（1）呈倒"品"字形排列

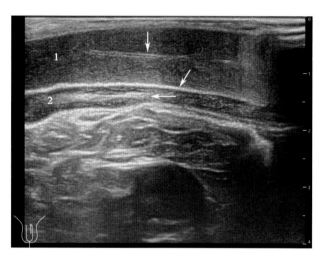

图 5-1-3-23　阴茎纵切二维灰阶超声图
阴茎深动脉（竖箭头）位于阴茎海绵体中央（1），白膜（斜箭头）位于阴茎海绵体（1）后方，尿道（横箭头）位于尿道海绵体中央（2）

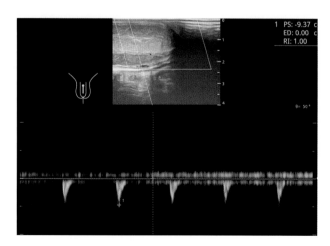

图 5-1-3-24　阴茎海绵体动脉频谱多普勒超声图

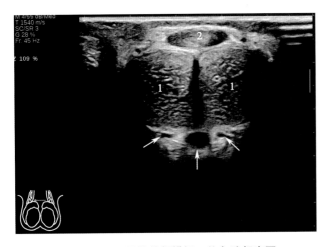

图 5-1-3-25　阴茎勃起横切二位灰阶超声图
阴茎勃起状态,阴茎海绵体(1)内血窦明显扩张,背深静脉(竖箭头)扩张,背深动脉(斜箭头)位于背深静脉两侧。2 为尿道海绵体

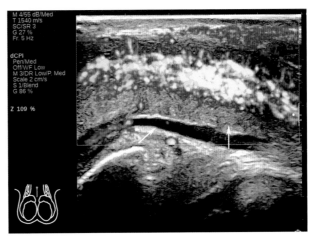

图 5-1-3-26　阴茎勃起纵切彩色多普勒超声图
阴茎勃起状态,阴茎海绵体(竖箭头)内血管明显扩张、血流信号明显增多,背深静脉(斜箭头)扩张,无明显血液回流信号

ER 5-1-3-4　阴茎勃起纵切二维灰阶超声动态图

三、规范书写超声报告

阴囊、阴茎超声检查报告内容包括一般项目、超声图像、文字描述和诊断四部分。

1. **一般项目**　包括受检者的姓名、性别、年龄、申请科室、检查部位,超声影像号、门诊号或住院号、床号,检查时间、报告时间、急诊检查报告时间应准确到分,超声医师、审核医师、记录员或录入员的署名以及超声医师、审核医师的有效签名。

2. **超声图像**　采集阴囊(睾丸、附睾、精索、阴囊壁及附件)或阴茎等各结构的二维灰阶图、彩色多普勒血流图,图像清晰。重点采集病灶的图像,并能够反映病灶的形态、回声、血流灌注等特征以及与周围结构的关系,要有相应的体位标识。

3. **文字描述**　使用正确的超声术语全面、简要、客观、准确地描述所观察到的内容,包括阴囊或阴茎各结构的形态、数目、大小、内部结构、回声、血流分布等,重点描述病灶的位置、形态、回声、血流灌注等具有诊断价值的超声表现。

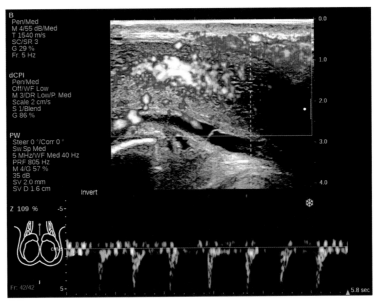

图 5-1-3-27　阴茎勃起纵切面频谱多普勒超声图
动脉流速加快,阻力指数增高

4. 超声检查结果与诊断意见

（1）一级诊断：病变部位及物理性质。

（2）二级诊断：分为肯定性诊断、可疑性诊断、排除性诊断。尽可能做出相关疾病的诊断，一般不超过2个。

（3）诊断不明确时，建议超声随访或进一步其他检查等。

（薛恩生）

参 考 文 献

1. 薛恩生. 阴囊及其内容物疾病超声诊断 [M]. 福州：福建科技出版社，2016.

2. 姜玉新，冉海涛. 医学超声影像学 [M]. 北京：人民卫生出版社，2016.

3. 李泉水. 浅表器官超声医学 [M]. 北京：科学出版社，2017.

4. 谢丽君，薛恩生，林礼务，等. 彩色多普勒超声对睾丸扭转后存活力的预测价值 [J]. 中华超声影像学杂志，2010，19（5）：419-422.

5. 薛恩生，梁荣喜，林礼务，等. 彩色多普勒超声对精索静脉曲张术后生育力指数变化的预测价值 [J]. 中华超声影像学杂志，2010，19（1）：36-39.

6. 薛恩生. 超声技术评价睾丸扭转及其对生精功能的影响 [J]. 中华医学超声杂志，2010，7（6）：1-3.

7. 陈舜，薛恩生，梁荣喜，等. 高频彩色多普勒超声诊断与鉴别诊断附睾肿瘤 [J]. 中国医学影像技术，2012，28（6）：1166-1167.

8. 陈舜，薛恩生，梁荣喜，等. 超声及腹腔镜探查诊断小儿未触及睾丸 [J]. 中国介入影像与治疗学杂志，2014，11（8）：489-492.

9. 林文金，薛恩生，俞丽云，等. 阴囊内腺瘤样瘤的超声表现 [J]. 中华超声影像学杂志，2015，24（11）：992-995.

10. Salihi R，Moerman P，Timmerman D，et al. Reactive Nodular Fibrous Pseudotumor：Case Report and Review of the Literature[J]. Case Rep Obstet Gynecol，2014，2014：421234.

11. Alam K，Maheshwari V，Varshney M，et al. Adenomatoid tumor of testis[J]. BMJ Case Reports，2011，2011：bcr01 20113781.

12. Jedrzejewski G，Ben-Skowronek I，Wozniak MM，et al. Testicular adrenal rest tumors in boys with congenital adrenal hyperplasia：3D US and elastography - Do we get more information for diagnosis and monitoring？ [J].J Pediatr Urol. 2013，9（6 Pt B）：1032-1037.

13. Alshehri FM，Akbar MH，Altwairgi AK，et al. Preoperative duplex ultrasound parameters predicting male fertility after successful varicocelectomy[J]. Saudi Med J，2015，36（12）：1439-1445.

第二章 阴囊疾病

第一节 炎症

一、急性睾丸炎

（一）概述

急性睾丸炎主要继发于急性附睾炎或急性腮腺炎。急性附睾炎主要是因细菌逆行感染所致、并波及睾丸引发急性睾丸炎。流行性腮腺炎在男性儿童最常见的并发症是睾丸炎，腮腺炎病毒经血行播散至睾丸，继发睾丸自身免疫反应。

（二）病理

炎症轻者可致睾丸水肿、充血；重者，若为细菌性炎症，可出现脓肿甚至睾丸梗死，病毒性炎症则可引起睾丸萎缩。

（三）临床表现

急性睾丸炎多发生于一侧睾丸。流行性腮腺炎引发的急性睾丸炎，常发生在腮腺肿大后的1周左右，单侧或双侧发病。睾丸炎急性发作时，患侧阴囊红肿、疼痛，疼痛可波及腹股沟和下腹部。有的患者还伴有高热、寒战、白细胞增高等全身感染症状。患侧睾丸附睾触诊不清，有明显触痛。

（四）超声检查

1. 二维灰阶超声

（1）一侧或双侧睾丸明显肿大，实质回声不均匀，或可见斑片状、放射状低回声。（图5-2-1-1）

（2）细菌性感染重症病例，可出现脓肿，边界不清晰，内为含细点状回声的液性区。

（3）患侧阴囊壁增厚，回声不均匀。

（4）患侧睾丸鞘膜腔少量积液。

（5）细菌性感染，伴有附睾、精索炎症的超声表现。

2. 彩色多普勒超声

（1）睾丸内血流信号明显增多，多呈放射状分布。（图5-2-1-2）

（2）脓肿内无血流信号显示。

（3）阴囊壁血流信号增多。

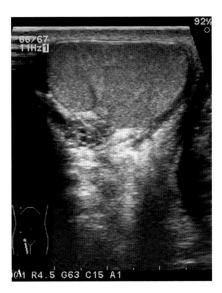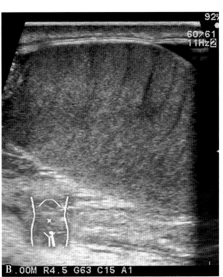

图5-2-1-1　急性睾丸炎二维灰阶超声图

A. 右侧正常睾丸，实质回声均匀；B. 左侧睾丸弥漫性肿大，回声不均匀，可见血管扩张所致的放射状低回声

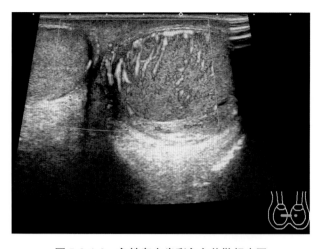

图 5-2-1-2　急性睾丸炎彩色多普勒超声图
横切面：左侧睾丸内血流信号明显增多，呈放射状分布，走向清晰

3. **频谱多普勒超声**　睾丸内血流速度明显加快，动脉频谱呈高速低阻型。（图 5-2-1-3）

4. **超声弹性成像**　剪切波弹性成像显示睾丸实质呈蓝色，分布均匀，弹性值增高，睾丸边缘略高于中央。E_{max} 值睾丸边缘（16.40±4.71）kPa，睾丸实质（9.65±4.85）kPa。（图 5-2-1-4）

（五）相关检查

磁共振可应用于急性睾丸炎的检查，目的是与睾丸肿瘤相鉴别。由于检查费用昂贵、费时，临床很少用。

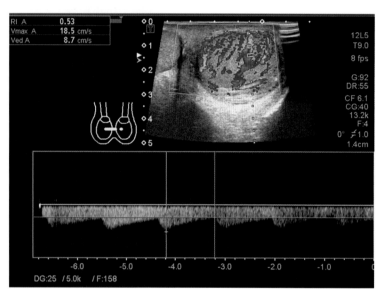

图 5-2-1-3　急性睾丸炎动脉频谱多普勒超声图
患侧睾丸内的动脉血流频谱呈高速低阻型

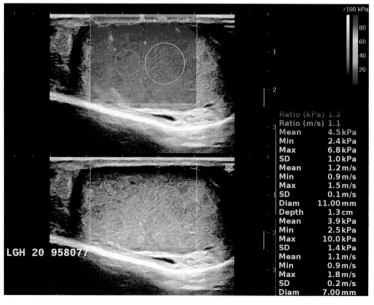

图 5-2-1-4　急性睾丸炎弹性成像超声图
左侧睾丸横切面 SWE：睾丸实质呈蓝色，$E_{max}=10.0kPa$

（六）鉴别诊断

1. 睾丸扭转尤其睾丸扭转松解后　睾丸急性扭转可导致患侧阴囊红肿、疼痛，睾丸也可明显肿大，实质回声不均匀，但彩色多普勒显示血流信号明显减少或消失。睾丸扭转自行松解后睾丸也可明显肿大，实质回声不均匀，血流信号明显增多，但患者疼痛明显减轻。

2. 睾丸肿瘤　睾丸弥漫性肿瘤可占据整个睾丸，表现为睾丸明显肿大，实质回声不均匀，血流信号明显增多，但多为杂乱分布。患侧阴囊也可出现肿痛，鉴别困难时可密切随访，根据疾病的发展予以鉴别。

（七）临床意义

阴囊急症包括急性睾丸附睾炎、睾丸扭转、附件扭转等，病因不同、治疗方式不同。急性睾丸炎的主要临床表现为阴囊肿痛明显，仅靠临床视诊、触诊不易与睾丸扭转相鉴别。超声检查快速简便，有助于阴囊急症的鉴别，还可排除是否合并睾丸肿瘤等其他阴囊疾病，是阴囊急症的首选无创性检查方法。超声诊断急性睾丸炎时，必须结合患者的病史及临床表现，如是否有流行性腮腺炎史，患侧阴囊疼痛肿胀的时间、程度以及发作的形式等。

二、急性附睾炎

（一）概述

附睾炎是男性生殖系统非特异性感染中的常见疾病，多见于中青年。急性附睾炎主要是致病菌经输精管逆行感染所致，其他感染途径包括淋巴蔓延、血行感染、损伤、导管和器械以及药物等。急性附睾炎多始于附睾尾部，若治疗不及时，炎症可扩散至整个附睾，或迁延为慢性炎症。有调查显示，一半以上的附睾炎患者合并睾丸炎。

（二）病理

急性附睾炎早期，附睾组织（多为尾部）呈蜂窝织炎表现；重者可表现为整个附睾肿大，可有小脓肿形成，电镜下观察附睾管上皮水肿、脱屑，脓性分泌物充塞管腔。晚期，形成瘢痕组织可闭塞附睾管腔。

（三）临床表现

急性附睾炎多发生于单侧，起病急。患侧阴囊疼痛且疼痛可向同侧腹股沟、下腹部放射。可伴有寒战、高热及胃肠道症状，如恶心、呕吐等。体检可见患侧阴囊红肿，可触及附睾肿大，有明显压痛；如累及睾丸，睾丸也有压痛，附睾、睾丸二者界限不清。可合并膀胱尿道炎、前列腺炎等。

（四）超声检查

1. 二维灰阶超声

（1）附睾局部或弥漫性肿大，以尾部肿大多见。（图5-2-1-5）

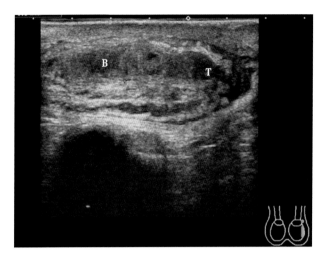

图 5-2-1-5　急性附睾炎二维灰阶超声图
左侧附睾体、尾部纵切，体（B）、尾（T）部肿大，内部回声不均匀减低

（2）病灶回声不均匀，以低回声多见，病灶局限者多无明显边界。

（3）重症者可伴发脓肿，多见于尾部，呈不规则液性区，内透声欠佳，可见细点状高回声（图5-2-1-6）。

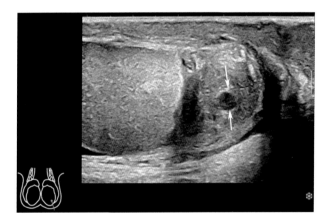

图 5-2-1-6　附睾脓肿二维灰阶超声图
左侧附睾尾部脓肿（箭头）形成

（4）患侧睾丸体积、实质回声多正常，睾丸鞘膜腔可见少量液性区。

（5）患侧精索增粗，回声不均匀增强，其内血管扩张。

（6）患侧阴囊壁增厚，回声不均。

2. 彩色多普勒超声

（1）患侧附睾炎症区血流信号明显增多。（图5-2-1-7）

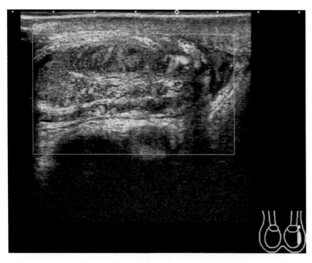

图 5-2-1-7 急性附睾炎彩色多普勒超声图
左侧附睾体、尾部血流信号明显增多

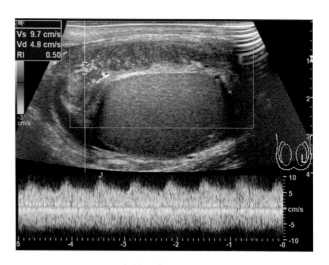

图 5-2-1-9 急性附睾炎频谱多普勒超声图
左侧附睾炎症区动脉血流频谱呈高速低阻型，Vs＝9.7cm/s，RI＝0.50

（2）脓肿内无血流信号显示。（图 5-2-1-8）

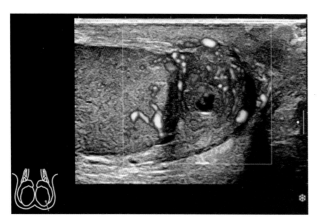

图 5-2-1-8 附睾脓肿彩色多普勒超声图
左侧附睾尾部脓肿，内无血流信号显示，周围组织血流信号增多

（3）患侧睾丸实质血流信号可增多。

（4）患侧精索、阴囊壁血流信号增多。

3. 频谱多普勒超声 患侧附睾炎症区血流速度明显加快，动脉频谱呈高速低阻型。（图 5-2-1-9）

4. 超声弹性成像 剪切波弹性成像（SWE）显示附睾炎症区呈蓝色、黄色、红色镶嵌，分布不均匀，弹性值增高（图 5-2-1-10）。

（五）相关检查

磁共振（MRI）检查显示：

1. 附睾肿胀，信号均匀或不均，T_1WI 呈等、稍低信号，T_2WI 呈稍高信号，增强明显持续强化。

2. 伴脓肿形成时，脓肿在 T_1WI 呈低信号，T_2WI 呈高信号，DWI 呈高信号，增强后明显环形强化。

3. 睾丸不均质改变，T_2WI 信号减低；鞘膜增厚，鞘膜积液。

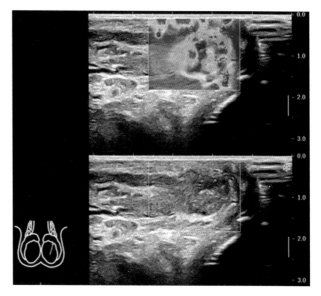

图 5-2-1-10 急性附睾炎弹性成像超声图
SWE 示：左侧附睾尾部呈蓝色、黄色、红色镶嵌，以黄色和红色为主，弹性值增高

4. 常伴精索增粗、阴囊壁增厚等。

（六）鉴别诊断

急性附睾炎应与附睾结核相鉴别：附睾结核病史较长，常有反复发作史，且多合并其他脏器的结核史，如泌尿系统结核、肺结核等，抗结核治疗有效，急性发作期患侧阴囊疼痛感明显；患侧附睾病灶回声减低不均，其不均匀性较附睾炎更甚（尤其慢性期），内可见点状强回声及不规则液性区；病灶边缘不规则，边界不清晰，可与患侧睾丸、阴囊壁分界不清；患侧输精管可不均匀性增粗，呈"串珠样"改变。

（七）临床意义

超声检查是急性附睾炎的首选检查手段,通过超声检查不仅可以明确附睾炎的累及范围、病变程度等,还可对治疗疗效、预后进行评估。当临床初步诊断有困难时,可综合分析患者的超声图和相应病史进行鉴别诊断,降低误诊概率。

三、慢性附睾炎

（一）概述

慢性附睾炎临床上较多见,多认为是严重急性附睾炎不可逆转的终末期,或是由急性附睾炎治疗不彻底迁延不愈而成;某些感染(如衣原体)可直接引发慢性附睾炎。慢性附睾炎常伴有慢性前列腺炎。

（二）病理

病变多局限在附睾尾部,纤维组织形成使附睾变硬。组织上可见广泛的瘢痕组织形成,附睾管闭塞,大量的淋巴细胞和浆细胞浸润。

（三）临床表现

一般无特异性症状,患者可自述发现阴囊硬结、隐痛;急性发作时可有患侧阴囊疼痛、肿胀。体检可触及患侧附睾肿大、变硬,或仅能触及附睾上有一硬块,尾部多见,无压痛或轻度压痛,附睾与睾丸的界限清楚。

（四）超声检查

1. 二维灰阶超声

（1）病灶多局限性于附睾尾部,局部轻度肿大,可呈结节样改变。（图5-2-1-11）

（2）病灶回声不均匀,以稍高回声多见,边界不清。

（3）患侧附睾管可轻度扩张。

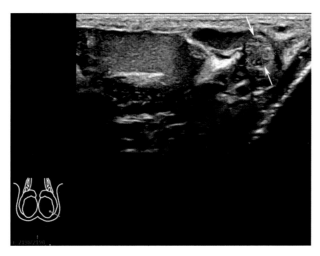

图 5-2-1-11　慢性附睾炎二维灰阶超声图
左侧附睾尾部肿大,回声不均,内见一结节样高回声(箭头)

2. 彩色多普勒超声

（1）病灶内血流信号多无明显增多,可见少量血流信号。（图5-2-1-12）

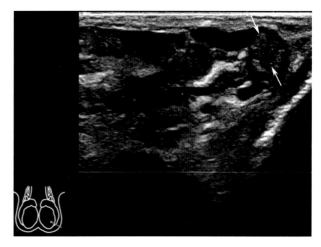

图 5-2-1-12　慢性附睾炎彩色多普勒超声图
左侧附睾尾部结节样高回声(箭头)内见少量血流信号

（2）急性发作时,病灶内血流信号可增多。

3. 频谱多普勒超声　急性发作时,患侧附睾炎症区血流速度加快,动脉频谱可呈高速低阻型。

（五）鉴别诊断

1. 附睾良性肿瘤　附睾肿瘤一般也多无特异性症状,但也无急性炎症史;附睾肿瘤多表现为回声均匀或不均匀结节,边界较清晰,内可见少 - 中等量血流信号。

2. 附睾精子肉芽肿　附睾精子肉芽肿多有外伤或炎症史,急性期可有疼痛感,但其结节感更为明显;病灶内部回声不均匀,边界欠清,内部血流情况依病变不同时期而异。

（六）临床意义

触及睾丸旁肿块常常是慢性附睾炎的首发症状,而附睾精子肉芽肿以及附睾良性肿瘤等均有类似的临床体征。超声检查是鉴别上述疾病的重要手段,其可明确肿块的来源、内部回声、边界、血供情况,结合相应病史,可为临床鉴别诊断提供重要依据。必要时,可在超声引导下对附睾结节行穿刺活检术以明确诊断。

四、精索炎症

（一）概述

精索炎症主要为输精管或其他组织(包括血管、淋巴管或结缔组织)的感染引起。单纯的精索炎较少见,常继发于附睾炎、前列腺炎、精囊炎等生殖系统其他部位炎症。

（二）病理

炎症期可见精索充血、水肿，血管扩张，血流量增加，精索鞘膜分泌增多，严重时可形成脓肿。

（三）临床表现

该病起病较急，一侧或双侧阴囊红肿、胀痛，疼痛可沿精索放射至腹股沟部，甚至耻骨上或下腹部。检查时，触及精索呈纺锤形或条索状增粗，触痛明显；多伴有患侧附睾局限性或弥漫性肿大。脓肿形成后有波动感。

（四）超声检查

1. 二维灰阶超声

（1）精索增粗，走行尚清晰，鞘膜壁增厚，鞘膜腔可出现少量积液。

（2）精索回声增强、不均匀，内血管扩张。（图5-2-1-13）

（3）常伴有急性附睾炎的超声图表现，如附睾肿大、回声不均匀等。

2. 彩色多普勒超声

（1）患侧精索血流信号明显增多。（图5-2-1-14）

（2）伴有急性附睾炎时，附睾血流信号增多。

3. 频谱多普勒超声

患侧精索血管血流速度明显加快，动脉频谱呈高速低阻型。（图5-2-1-15）

（五）鉴别诊断

1. 精索外伤

外伤也可导致精索肿胀、充血，超声图亦表现为精索增粗、回声不均、精索内血管扩张、血流速度加快等，但结合病史（外伤史）及体征（局部皮肤有淤血）不难鉴别。

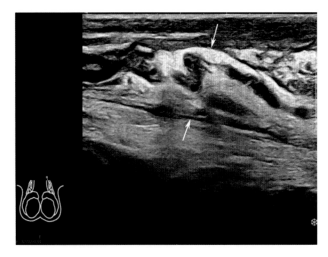

图5-2-1-13 急性精索炎二维灰阶超声图

纵切面扫查示左侧精索增粗（箭头），回声增强、不均匀，内见血管扩张

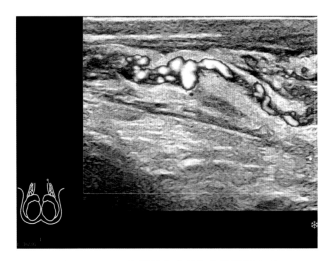

图5-2-1-14 急性精索炎彩色多普勒超声图

纵切面扫查示左侧精索血流信号增多

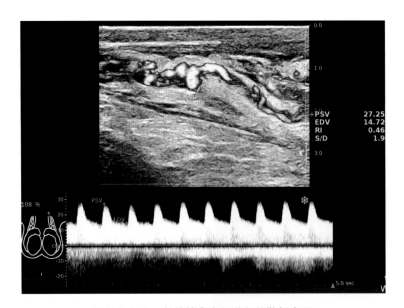

图5-2-1-15 急性精索炎频谱多普勒超声图

纵切面扫查示左侧精索内动脉速度明显加快，PSV = 27.25cm/s，血流频谱呈高速低阻型，RI = 0.46

2. **精索血液病浸润** 血液病浸润精索也可出现精索增粗、回声不均、血流信号增多等超声图改变，但血液病浸润常同时累及患侧睾丸而出现相应的超声图表现。

（六）临床意义

临床上，除了精索炎外，精索扭转、斜疝嵌顿均可出现患侧阴囊胀痛、放射痛，触及精索增粗等类似临床特征；而上述疾病的超声图表现迥异，结合相应病史，可为临床鉴别诊断提供重要依据。此外，精索外伤后反应性炎症、精索血液病浸润等疾病虽然与精索炎有类似的超声图改变，但通过详细询问病史，以及探查其他阴囊内容物的超声图改变，不难鉴别。

五、阴囊炎症

（一）概述

阴囊炎症可因阴囊皮肤损伤或毛囊、皮脂腺、汗腺等被堵塞、破坏，细菌、真菌、病毒等直接侵入感染所致；亦可为继发性，即由其他部位感染直接扩散而来，或通过淋巴系统、血行感染所致。临床上，阴囊炎症常并发于阴囊内容物炎症、扭转性病变。

（二）病理

炎症早期，阴囊壁水肿、充血，多为蜂窝织炎，严重时可形成脓肿，睾丸鞘膜腔渗出液聚积。

（三）临床表现

发病较急，阴囊局部或弥漫性红肿、疼痛，站立或行走时疼痛加剧。阴囊肿胀，皮肤皱襞消失，触痛明显。脓肿形成时阴囊壁局部明显增厚，较大的脓肿触之有波动感，可破溃形成溃疡；可伴有寒战、高热、白细胞升高等全身感染症状。阴囊蜂窝织炎可并发阴囊坏疽、败血症。

（四）超声检查

1. **二维灰阶超声**

（1）阴囊壁局限性或弥漫性增厚，回声不均匀，以低回声为主；炎症局限者大多边界不清。（图5-2-1-16）

（2）脓肿形成时，壁内可见不规则液性区，透声差，内见细点状回声。（图5-2-1-17）

（3）患侧睾丸鞘膜腔可见少量积液，内见细点状回声。

（4）可伴有急性睾丸附睾炎、睾丸扭转的超声表现。

2. **彩色多普勒超声**

（1）阴囊壁炎症区血流信号不同程度增多。（图5-2-1-18）

（2）脓肿内无血流信号显示；依据病情急缓，脓肿周围组织血流信号可有不同程度增多。（图5-2-1-19）

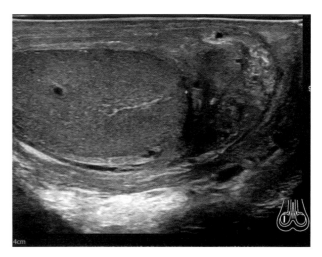

图 5-2-1-16 急性阴囊炎二维灰阶超声图
右侧急性附睾-睾丸炎，患侧阴囊壁稍增厚，回声稍减低、不均匀

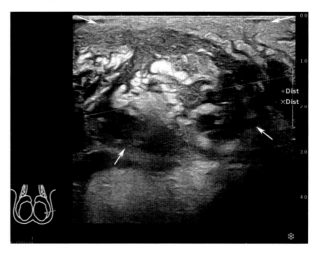

图 5-2-1-17 急性阴囊炎伴脓肿形成二维灰阶超声图
左侧阴囊壁明显增厚，回声杂乱、不均匀，内见不规则液性区（箭头），透声差，可见众多细点状回声

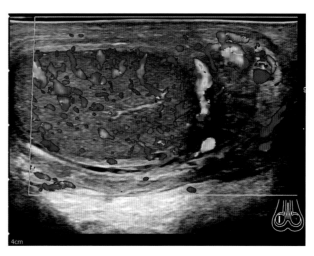

图 5-2-1-18 急性阴囊炎彩色多普勒超声图
右侧急性附睾-睾丸炎，患侧阴囊壁血流信号稍增多

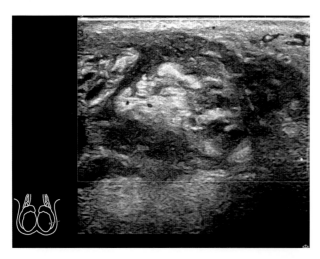

图 5-2-1-19 急性阴囊炎伴脓肿形成彩色多普勒超声图
左侧阴囊壁伴脓肿形成，脓肿周围组织血流信号稍增多

3. 频谱多普勒超声 阴囊壁炎症区可测及高速低阻型动脉血流频谱。

（五）鉴别诊断

1. 阴囊水肿合并感染 阴囊水肿合并感染，也可表现为阴囊壁红肿胀痛，阴囊壁增厚，回声不均匀，血流信号增多等。然而，阴囊水肿由于渗出液较多常可出现典型的"分层"征；此外，阴囊水肿患者通常先以肿胀为主，合并感染者后才出现炎症表现，故病史也有助于鉴别。

2. 阴囊结核 阴囊结核多继发于睾丸附睾结核，故多伴有相应的睾丸附睾结核的超声表现以及结核症状体征。

3. 过敏性紫癜 也可累及阴囊，使阴囊壁肿胀、疼痛，血管扩张、血流量增多，类似急性炎症改变的表现；但一般不累及睾丸附睾，且有相关病史及皮肤紫癜等临床改变。

（六）临床意义

临床上，阴囊壁炎性病变的病因复杂多样，超声检查不仅可协助判断其是否为单纯性阴囊炎症，或是并发于其他疾病，还可进一步评估炎症的累及范围，有无合并脓肿形成等信息，为临床治疗方案的选择提供重要依据。

（陈 舜）

第二节 结 核

一、附睾结核

（一）概述

附睾结核是由结核分枝杆菌感染引起的附睾特

异性感染病变，是男性生殖系统中最常见的结核病变，常继发于泌尿系统结核，即结核分枝杆菌经前列腺及精囊，再沿输精管逆行至附睾尾，由于附睾折返部 180° 向上反折，因而结核分枝杆菌容易滞留于折返部；也可因其他脏器结核（如肺结核）经血行播散而感染，病灶多见于附睾尾，这可能与附睾尾部血管分布较多有关。

（二）病理生理

急性期，附睾小管内可见脱落的上皮细胞，白细胞和大量的结核分枝杆菌浸润，伴有肉芽肿、干酪样坏死及脓肿形成等；附睾的干酪样变易蔓延到附睾之外，与阴囊壁粘连，形成寒性脓肿，破溃流脓，形成窦道。慢性期，病灶局限，以纤维化、钙化为主。

结核侵犯输精管时，可致输精管变硬、变粗呈串珠样；病变可沿输精管蔓延至附睾尾，然后波及整个附睾。血行播散时，病变先侵犯附睾间质，然后侵犯附睾管，输精管多无明显变化。

（三）临床表现

附睾结核一般发病缓慢，附睾逐渐肿大，无明显疼痛，有反复发作病史。少数急性发作者，表现为高热，患侧附睾明显肿痛，附睾迅速肿大，附睾、睾丸触诊分界不清。附睾结核可破坏附睾管和输精管，并导致输精管阻塞，甚至不育，触诊输精管可呈"串珠样"改变。少数患者阴囊壁可有寒性脓肿形成，易继发感染，脓肿破溃可在局部形成窦道，经久不愈。

（四）超声检查

1. 二维灰阶超声

（1）附睾局部或弥漫性肿大。早期，病灶多先位于尾部，在反复发作过程中逐渐增大继而累及整个附睾，严重者可侵犯睾丸及阴囊壁。（图 5-2-2-1）

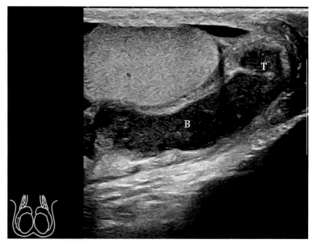

图 5-2-2-1 附睾结核二维灰阶超声图
右侧附睾体（B）、尾（T）部肿大，回声不均匀减低

（2）急性期，病灶回声不均匀，以低回声为主；慢性期，病灶回声杂乱不均匀，以等 - 高回声多见，可见强回声斑。

（3）病灶局限者边缘不规则，边界不清晰。

（4）脓肿形成时，病灶内可见含细点状高回声的液性区，边界多不清晰。（图 5-2-2-2）

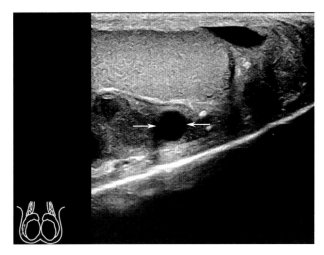

图 5-2-2-2 附睾结核伴脓肿形成二维灰阶超声图
右侧附睾体、尾部肿大，回声不均匀，内见数个小液性区（箭头），透声差，并可见数个点状强回声

（5）患侧输精管受累可增粗且粗细不等，呈"串珠样"改变，管壁增厚，管腔可扩张，内透声欠佳。（图 5-2-2-3）

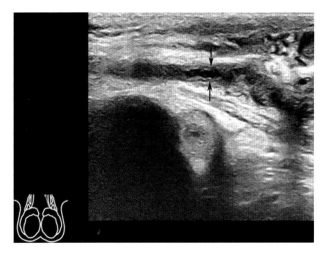

图 5-2-2-3 左侧输精管结核二维灰阶超声图
左侧输精管不均匀性增粗，管壁不规则增厚，管腔轻度扩张，内透声欠佳（箭头）

（6）不同时期，不同回声类型的病灶常混合出现。

2. 彩色多普勒超声

（1）急性期，病灶内血流信号丰富，分布杂乱。（图 5-2-2-4）

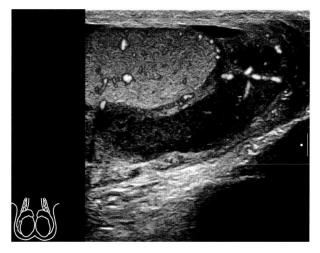

图 5-2-2-4 附睾结核彩色多普勒超声图
右侧附睾体、尾部肿大，内见较丰富血流信号

（2）慢性期，病灶内可见少量血流信号。

（3）脓肿内无血流信号显示。

3. 频谱多普勒超声 病灶内动、静脉血流速度加快，动脉频谱呈高速低阻型。

4. 超声弹性成像 剪切波弹性成像示附睾结核病变区可呈蓝色、黄色与红色相间，分布不均匀，弹性值总体增高。（图 5-2-2-5）

（五）相关检查

磁共振检查显示：

1. 附睾或 / 和睾丸内异常信号灶，T_2WI 呈低信号，DWI 也呈低信号。

2. 动态增强动脉期呈明显持续强化，部分病灶中心无强化，提示可能为结核肉芽肿。

3. 少部分病灶 T_2WI 呈高信号，DWI 扩散受限，动态增强呈单环或多环状强化，提示结核寒性脓肿。

（六）鉴别诊断

1. 附睾炎 详见"急性附睾炎"章节。

2. 附睾肿瘤 附睾结核局限性病灶需与附睾良性肿瘤鉴别，后者病灶占位效应较明显，故边界较清晰，也无结核感染病史与症状。附睾结核弥漫性病变需与附睾恶性肿瘤鉴别，后者也常累及整个附睾，瘤体边界不清晰，回声不均匀且以低回声为主，常侵犯患侧睾丸鞘膜壁层，可见附壁结节。

3. 附睾精子肉芽肿 附睾精子肉芽肿患者多有外伤或炎症史，病灶结节感较明显，无反复发作史，一般抗炎、抗结核治疗无效。

（七）临床意义

临床研究表明，结合临床相关病史，超声检查不仅对附睾结核的诊断及鉴别诊断有重要的价值，还可以进一步指导治疗，其中弥漫型附睾结核容易

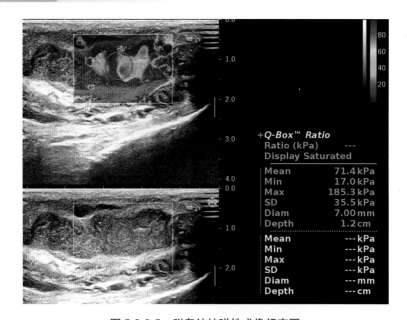

图 5-2-2-5　附睾结核弹性成像超声图

SWE 示：右侧附睾体尾部结核病变区以红色、黄色为主，$E_{max} = 185.3kPa$

累及睾丸，应早期手术；合并脓肿者以手术治疗为主；干酪结节应以药物治疗为主，如治疗效果不佳应手术治疗；钙化结节无需手术。此外，超声首诊怀疑附睾结核时，系统扫查泌尿系统有助于发现无症状的泌尿系统结核。

二、睾丸结核

（一）概述

单纯的睾丸结核临床少见。睾丸结核大多继发于其他脏器的结核，如泌尿生殖系统结核、肺结核等，其中以附睾结核直接蔓延至睾丸最为多见，少部分睾丸结核可经血液途径感染。

（二）病理生理

睾丸结核的主要病理变化为干酪样坏死和纤维化。病变早期，先后形成肉芽肿、结核结节，若病变继续发展，结核结节融合，中心坏死，则形成干酪样坏死，严重者形成脓肿，可破坏睾丸包膜及阴囊壁，形成窦道；若病情得以控制，结核结节则被纤维化、钙化代替，少数可出现整个睾丸钙化。

（三）临床表现

睾丸结核多发生于 20～40 岁的青壮年，患者常有泌尿生殖系统结核及肺结核病史，病程缓慢，有反复发作史。临床主要表现为阴囊部肿胀，疼痛不明显；触诊，睾丸肿大、质地较硬，与附睾分界不清，亦可触及痛性肿块。急性发作时，可出现高热，阴囊迅速肿胀，局部触痛明显。睾丸结核病灶可与阴囊壁粘连形成寒性脓肿，脓肿破溃、流脓，形成窦道。

（四）超声检查

1. 二维灰阶超声

（1）睾丸体积正常或增大。

（2）睾丸实质回声不均匀，内见结节状、团块状或斑片状低回声，呈单发或多发散在分布，边界欠清晰；亦可整个睾丸实质呈均质低回声。（图 5-2-2-6）

（3）干酪样坏死，病灶内可见低 - 无回声区，边界欠清；脓肿形成，病灶内可见含细点状、絮状的液性区。

（4）病灶纤维化，呈高回声；病灶钙化，则呈强回声，伴后方声影。

（5）常伴发于附睾结核，也可伴有阴囊壁结核并窦道形成、鞘膜壁增厚、鞘膜腔积脓、输精管增粗等。

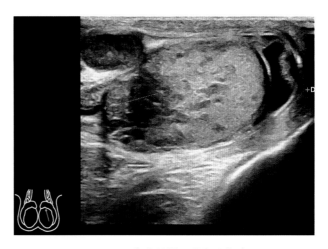

图 5-2-2-6　睾丸结核二维灰阶超声图

左侧睾丸无明显增大，实质回声不均匀，内见多个结节状及片状低回声，边界欠清晰

2. 彩色多普勒超声

（1）活动期或急性期：睾丸病灶内血流信号增多，分布杂乱。（图 5-2-2-7）

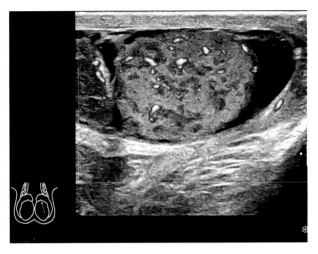

图 5-2-2-7 睾丸结核彩色多普勒超声图
左侧睾丸结核，实质内血流信号明显增多，分布杂乱

（2）干酪样坏死、脓肿内无血流信号显示。

（3）慢性期：病灶内见少量血流信号。

3. 频谱多普勒超声 活动期或急性期病灶内血流速度加快，动脉频谱呈高速低阻型。

4. 超声弹性成像 剪切波弹性成像显示睾丸结核病变区可呈蓝色、黄色与红色相间，分布不均匀，弹性值总体增高。（图 5-2-2-8）

（五）相关检查

磁共振检查：参见"附睾结核"章节。

（六）鉴别诊断

1. 睾丸肿瘤 睾丸结核单发病灶须与原发性睾丸肿瘤鉴别，后者占位感强，血供多较丰富，且无结核病史与症状体征。睾丸结核多发病灶须与继发性肿瘤鉴别，后者也可表现为多发结节，鲜有同时累及同侧附睾，且多有血液病等原发恶性肿瘤的病史。

2. 睾丸局灶性梗死 睾丸结核若出现干酪样坏死或脓肿形成时，病灶亦可呈低 - 无回声区且无血流信号显示，与睾丸局灶性梗死不易鉴别；但睾丸局灶性梗死常有阴囊急性疼痛病史，多并发于睾丸外伤、急性睾丸附睾炎、肉芽肿性炎、血管炎等。

（七）临床意义

睾丸结核大多数继发于泌尿生殖系统结核，当临床怀疑睾丸结核或不能排除时，可利用超声全面检查泌尿生殖系统，有助于获取有价值的诊断信息，亦可初步判断睾丸结核的病因。此外，超声检查还可明确病灶内有无脓肿，病灶累及范围以及血供情况等信息，以指导治疗。

三、阴囊结核

（一）概述

临床上，阴囊结核主要继发于睾丸附睾结核，即由睾丸附睾结核病灶直接累及所致。

（二）病理生理

阴囊结核病灶内可见大量炎性细胞和结核分枝杆菌浸润，伴有肉芽肿、干酪样坏死，重者可致脓肿以及窦道形成。阴囊皮肤破溃、愈合交替发生。

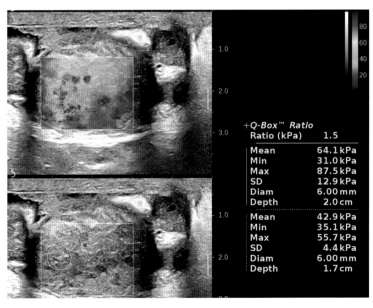

图 5-2-2-8 睾丸结核弹性成像超声图
SWE 示：左侧睾丸结核病变区呈蓝色、黄色与红色相间，分布不均匀，
$E_{max} = 87.5kPa$

（三）临床表现

阴囊肿胀，急性发作或伴发感染时可有疼痛感。触诊，患侧睾丸附睾肿大，与邻近阴囊壁常分界不清。阴囊皮下大脓肿形成时，可触及波动感。脓肿也可侵袭皮肤，使皮肤破溃流脓，并形成窦道。

（四）超声检查

1. 二维灰阶超声

（1）阴囊壁多局限性增厚，内部回声杂乱、不均匀，以低-无回声为主。

（2）干酪样坏死：病灶呈低-无回声，边界不清。

（3）脓肿形成：壁内可见含点状、絮状回声的液性区，边界不清。（图5-2-2-9）

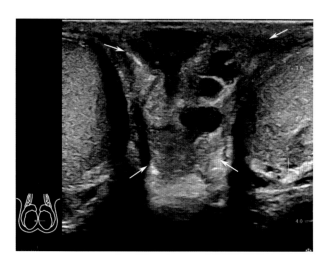

图5-2-2-9　阴囊壁结核伴脓肿形成二维灰阶超声图
阴囊壁中隔明显增厚，内见混合回声不均区（箭头），边界不清，可见不规则液性区，含细点状及絮状回声

（4）阴囊壁内的脓肿可破溃贯穿阴囊壁全层，形成低回声窦道。

（5）多伴有睾丸附睾结核的超声图表现。

2. 彩色多普勒超声　阴囊壁病灶内血流信号总体增多，分布杂乱；低回声干酪样结节、脓肿内均无血流信号显示。（图5-2-2-10）

3. 频谱多普勒超声　病灶内血流速度加快，动脉频谱呈高速低阻型。

（五）鉴别诊断

阴囊炎症　阴囊结核多继发于睾丸附睾结核，病情反复，阴囊疼痛不明显，超声图上病灶可呈多发性、多样性，脓肿并窦道形成较常见；阴囊炎症，常继发于睾丸附睾炎，亦可单独发病，起病较急，阴囊肿痛明显，但壁内脓肿并窦道形成少见。

（六）临床意义

超声检查不仅可明确阴囊结核病灶累及的范围、

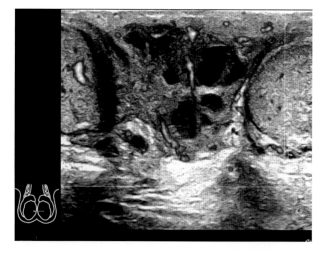

图5-2-2-10　阴囊壁结核彩色多普勒超声图
阴囊壁中隔结核病灶实性区可见丰富血流信号，分布紊乱；脓肿及干酪样坏死区无血流信号显示

层次，以及有无脓肿、窦道形成，还可结合患侧睾丸附睾结核病灶分布状况，指导临床治疗方案的选择。

（陈　舜）

第三节　扭　转

一、睾丸扭转

（一）概述

睾丸扭转，又称精索扭转，是泌尿外科常见急症之一。目前，彩色多普勒超声检查是诊断睾丸扭转的首选方法，其诊断准确性高、价格低廉、患者依从性好，并能够判别扭转睾丸的缺血程度。

根据扭转部位不同，睾丸扭转分为鞘膜内扭转、鞘膜外扭转和睾丸与附睾之间的扭转。

1. 睾丸鞘膜内扭转　发生在鞘膜腔内的睾丸扭转，是睾丸扭转最常见的类型，多见于婴幼儿、青少年。扭转原因主要与解剖异常有关，包括①鞘膜完全包绕睾丸（"钟摆式"睾丸）：正常睾丸的后外缘无睾丸鞘膜覆盖，通过结缔组织贴附于阴囊后外侧壁，当睾丸完全被鞘膜包绕时活动度增加，容易发生旋转；②鞘膜壁层在精索的止点过高；③睾丸引带过长或缺如；④隐睾、睾丸下降不全发生扭转亦与解剖异常有关。在睡眠时迷走神经兴奋、剧烈运动或外伤时，容易使阴囊过度收缩，进而促使活动度过大的睾丸发生扭转。

2. 睾丸鞘膜外扭转　发生在睾丸鞘膜腔上方的扭转，少见，见于围生期、新生儿，由于覆盖睾丸及精索的鞘膜壁层、精索筋膜层与其周围组织连接松弛，导致包括精索内筋膜、提睾肌、精索外筋膜、鞘膜壁层及其内容物在内的扭转。宫腔压力的变化、产道的挤压、提睾肌的收缩可促使扭转的发生。

3. 睾丸与附睾之间的扭转 扭转发生于系膜，临床罕见。睾丸与附睾之间的系膜过长、过窄以及附着变异，导致睾丸扭转。此外，附睾尾未发育或闭锁、附睾尾与输精管呈长样形等，使得睾丸与附睾间连接松弛也易于发生扭转。

（二）病理生理

睾丸扭转可分为急性扭转（包括完全扭转、不完全扭转）、慢性扭转和扭转松解。一般情况下，扭转大于360°、扭转时间超过24h，睾丸难免坏死。

1. 睾丸急性扭转 ①睾丸完全扭转时，精索内的动、静脉同时被快速、完全阻断，睾丸组织缺血坏死；②睾丸不完全扭转时，精索静脉受压，睾丸内血液回流障碍，而动脉供血仍存在，导致睾丸体积逐渐增大，受坚韧睾丸鞘膜的限制，睾丸内压逐渐升高，睾丸组织淤血缺氧；随着病情进展，睾丸动、静脉血流均完全受阻，血管内血栓广泛形成，睾丸组织坏死。睾丸不完全扭转可分为早期、中期、晚期三期。

2. 睾丸慢性扭转 睾丸组织缺血坏死后逐渐发生固缩、纤维化、钙化，睾丸萎缩甚至消失。

3. 睾丸扭转松解 少数病例扭转可自行松解或手法复位松解，扭转的血管松解时，缺血的睾丸组织血管迅速扩张，血流量、血氧突然增多，此现象为缺血组织血流再灌注的"反跳效应"。

4. 睾丸与附睾之间扭转 睾丸、附睾呈现不同程度的肿胀、缺血、坏死。

（三）临床表现

临床上，大多数病例为单侧睾丸急性不完全扭转，其中睾丸鞘膜内扭转发病急骤，多在清晨、剧烈运动或外伤时发生。

1. 睾丸急性扭转 典型症状是一侧阴囊突发持续剧痛、红肿，疼痛可放射至同侧腹股沟或下腹部，常伴有恶心、呕吐或发热等症状。体检发现睾丸横位抬高，质地硬，可触及精索扭结，两者触痛明显，提睾肌反射消失，部分病例托举或移动睾丸疼痛加重，即 Prehn 征阳性。

2. 睾丸慢性扭转 阴囊红肿疼痛逐渐减轻，直至完全消退，睾丸逐渐萎缩，质地变硬。

3. 睾丸扭转松解 一侧阴囊突发剧痛，数小时内，在变换体位或外力作用下，阴囊疼痛突然明显减轻；上述症状可反复发生。

4. 新生儿睾丸扭转 根据扭转发生时间和病程的不同分为①出生前几个月扭转；②出生前几周扭转；③出生前几天至分娩时扭转；④新生儿期扭转。

（四）超声检查

1. 睾丸急性扭转

（1）二维灰阶超声

1）睾丸完全扭转：睾丸轻度肿大，实质回声降低、不均匀；数天后，睾丸体积开始逐渐缩小。（图5-2-3-1）

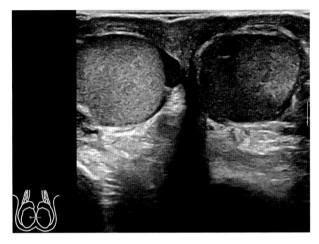

图 5-2-3-1　睾丸完全扭转二维灰阶超声图
左侧睾丸完全扭转，实质回声减低、不均匀

2）睾丸不完全扭转早期（数小时内）：睾丸体积无或轻度增大，实质回声尚均匀；中期（数小时至数天内），睾丸体积明显增大，实质回声不均匀；晚期（数天后），睾丸体积明显增大，实质内出现放射状低回声或小片状低回声区。（图5-2-3-2、图5-2-3-3）

（2）彩色多普勒超声

1）睾丸完全扭转：睾丸实质内血流信号消失。（图5-2-3-4）

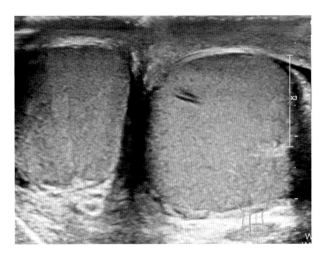

图 5-2-3-2　睾丸不完全扭转早期二维灰阶超声图
左侧睾丸不完全扭转3h，体积轻度增大，实质回声尚均匀

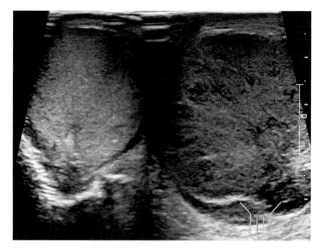

图 5-2-3-3 睾丸不完全扭转晚期二维灰阶超声图

左侧睾丸不完全扭转 8d，体积明显增大，实质回声不均匀，可见放射状低回声

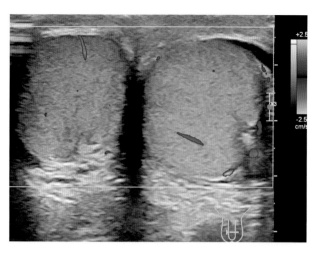

图 5-2-3-5 睾丸不完全扭转早期彩色多普勒超声图

与图 5-2-3-2 为同一病例，左侧睾丸不完全扭转早期，实质内血流信号无明显减少

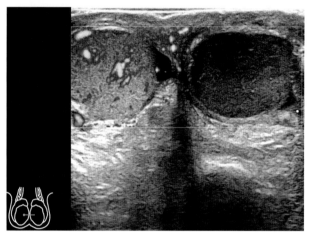

图 5-2-3-4 睾丸完全扭转彩色多普勒超声图

与图 5-2-3-1 为同一病例，左侧睾丸完全扭转，实质内无血流信号显示

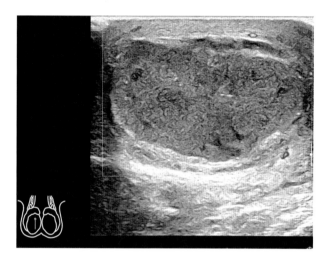

图 5-2-3-6 睾丸不完全扭转晚期彩色多普勒超声图

睾丸不完全扭转晚期，实质内无血流信号显示

2）睾丸不完全扭转：早期，睾丸实质内血流信号较健侧无明显减少或略减少；中期，睾丸实质内血流信号明显减少；晚期，睾丸实质内血流信号消失，周边可探及少量血流信号。（图 5-2-3-5、图 5-2-3-6）

（3）频谱多普勒超声：睾丸不完全扭转早期，睾丸内的动脉血流频谱可呈低阻型；中期，睾丸内的动脉血流频谱呈高阻型，有的动脉可检出舒张期反向血流（RI＞1）。（图 5-2-3-7、图 5-2-3-8）

（4）超声造影

1）睾丸完全扭转：睾丸实质内无造影剂进入，呈"孤岛征"。

2）睾丸不完全扭转：早期，睾丸实质内造影剂分布尚均匀，峰值强度与健侧相当，造影过程呈"慢进慢退"模式；中期，睾丸实质内造影剂分布不均匀，峰值强度较健侧明显减低，造影过程呈"慢进慢退"模式；晚期，睾丸实质内无造影剂进入。（图 5-2-3-9）

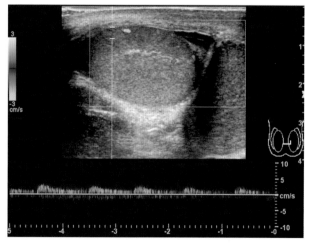

图 5-2-3-7 睾丸不完全扭转早期频谱多普勒超声图

睾丸不完全扭转早期，实质内动脉血流频谱呈低阻型

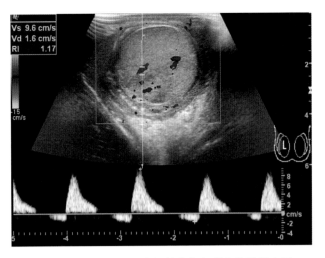

图 5-2-3-8　睾丸不完全扭转中期频谱多普勒超声图
睾丸不完全扭转中期，实质内动脉测及舒张期反向血流频谱

2. 睾丸慢性扭转

（1）二维灰阶超声：睾丸扭转发生数周后，患侧睾丸体积缩小，实质回声不均匀，可见钙化灶或被膜钙化。（图 5-2-3-10）

（2）彩色多普勒超声：患侧睾丸内无血流信号显示。（图 5-2-3-11）

（3）超声造影：患侧睾丸内无造影剂进入。

3. 睾丸扭转松解

（1）睾丸扭转自行松解

1）二维灰阶超声：睾丸扭转自行松解，患侧睾丸体积无增大或轻度增大，实质回声尚均匀或稍增强。（图 5-2-3-12）

2）彩色多普勒超声：患侧睾丸内血流信号较健侧增多。（图 5-2-3-13）

3）频谱多普勒超声：患侧睾丸实质内动脉血流速度加快，血流频谱呈高速低阻型。

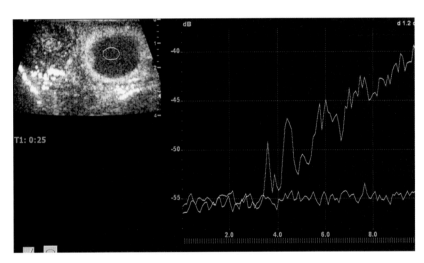

图 5-2-3-9　睾丸不完全扭转晚期超声造影图
超声造影显示，睾丸不完全扭转晚期，实质内无造影剂进入

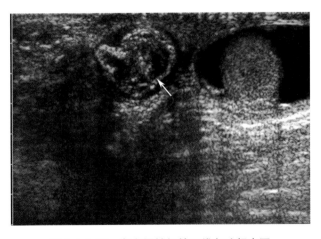

图 5-2-3-10　睾丸慢性扭转二维灰阶超声图
病例为 3 个月婴儿，右侧睾丸（箭头）萎缩，实质回声不均，被膜可见钙化

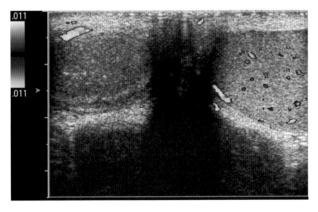

图 5-2-3-11　睾丸慢性扭转彩色多普勒超声图
右侧睾丸体积缩小，实质内未见明显血流信号

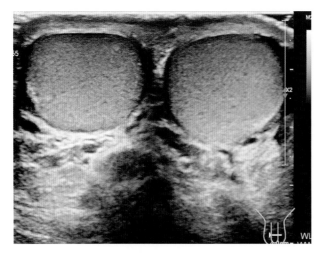

图 5-2-3-12　睾丸扭转自行松解后二维灰阶超声图

左侧睾丸扭转松解,睾丸体积无明显增大,实质回声尚均匀

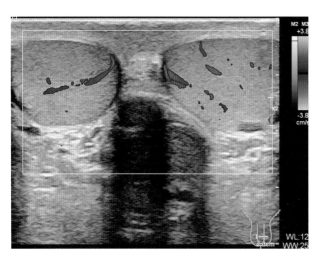

图 5-2-3-13　睾丸扭转自行松解后彩色多普勒超声图

左侧睾丸扭转自行松解:实质内血流信号较右侧增多

　（2）睾丸扭转手法复位松解:超声表现与睾丸自行松解类似。（图 5-2-3-14）

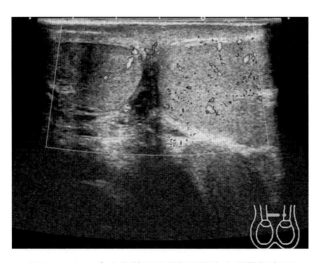

图 5-2-3-14　睾丸扭转手法松解后彩色多普勒超声图

左侧睾丸扭转手法松解:睾丸体积增大,实质回声尚均匀,其内血流信号较右侧增多

4. 睾丸扭转的其他相关超声检查

（1）二维灰阶超声

1）睾丸鞘膜内扭转主要发生于精索末段,末段内血管、输精管扭曲、肿胀,在灰阶切面图上呈现"线团"样改变,扭曲的精索末段嵌入睾丸门（睾丸纵隔处）即形成"镶嵌"征。（图 5-2-3-15、图 5-2-3-16）

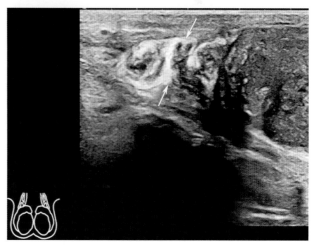

图 5-2-3-15　睾丸扭转二维灰阶超声图

左侧睾丸扭转,患侧精索增粗,走行扭曲,回声增强不均（箭头）

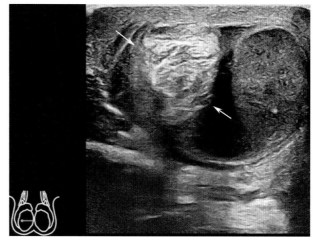

图 5-2-3-16　睾丸扭转二维灰阶超声图

右侧睾丸横切面,睾丸不完全扭转晚期,患侧精索末段呈"线团征""镶嵌征"（箭头）

　2）扭转侧附睾肿大,回声不均匀,部分病例附睾显示不清。（图 5-2-3-17）

　3）部分病例睾丸鞘膜腔可有少量积液或积血。

　4）阴囊壁增厚,回声不均匀。

（2）彩色多普勒超声

1）在不完全扭转早、中期,精索末段可见血流信号,而在睾丸完全扭转、不完全扭转晚期则无血流信号显示。（图 5-2-3-18）

　2）扭转晚期:附睾多无血流信号显示。

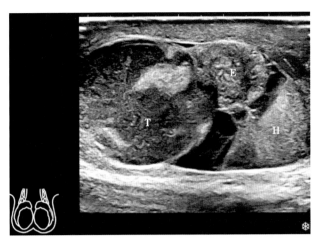

图 5-2-3-17　睾丸扭转二维灰阶超声图
左侧睾丸扭转晚期,患侧附睾(E)肿大,回声不均。
H:积血;T:睾丸

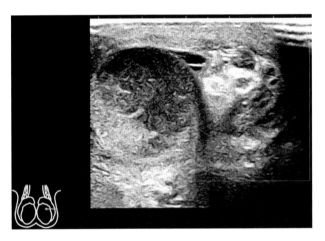

图 5-2-3-18　睾丸不完全扭转晚期彩色多普勒超声图
左侧睾丸不完全扭转晚期:扭转睾丸及"线团"内无血流信号
显示

3)扭转中晚期:阴囊壁血管明显扩张,血流信号增多。(图 5-2-3-19)

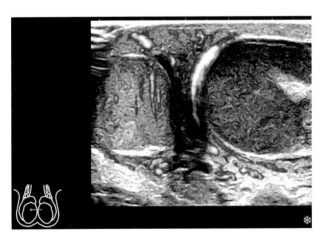

图 5-2-3-19　睾丸不完全扭转晚期彩色多普勒超声图
左侧睾丸不完全扭转晚期:阴囊壁血管明显扩张,血流信号
增多

（3）频谱多普勒超声:不完全扭转早、中期,精索末段内动脉血流频谱呈高阻型,部分病例可检出舒张期反向血流频谱。(图 5-2-3-20)

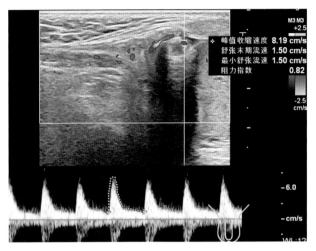

图 5-2-3-20　睾丸不完全扭转早期频谱多普勒超声图
左侧睾丸不完全扭转早期:患侧精索末段内动脉血流频谱呈
高阻型,RI=0.82

5. 睾丸鞘膜外扭转

（1）二维灰阶超声

1）多数情况下,扭转侧睾丸体积增大,实质回声不均匀,鞘膜壁层、阴囊壁增厚,回声不均匀。(图 5-2-3-21)

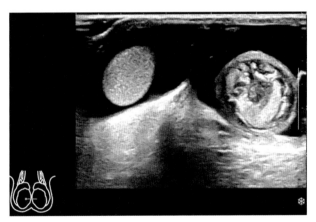

图 5-2-3-21　睾丸鞘膜外扭转二维灰阶超声图
左侧睾丸、附睾肿大,分界不清,实质回声不均匀,鞘膜层增厚

2）睾丸鞘膜腔、鞘膜壁层与肉膜层之间可出现积液。

3）而若扭转发生于出生前几个月,扭转侧睾丸体积则缩小,甚至未探及明显睾丸。

（2）彩色多普勒超声:扭转侧睾丸、附睾以及增厚的鞘膜层均无血流信号显示,增厚的阴囊壁可有血流信号显示。(图 5-2-3-22)

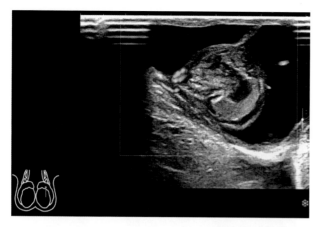

图 5-2-3-22 睾丸鞘膜外扭转彩色多普勒超声图
扭转侧睾丸、附睾无血流信号显示,边缘探及少量血流信号

6. 睾丸与附睾之间扭转

(1)二维灰阶超声:完全扭转时,睾丸、附睾均肿大,回声不均匀。不完全扭转时,睾丸回声均匀或不均匀;附睾肿大,回声不均匀。

(2)彩色多普勒超声:完全扭转时,扭转侧睾丸以及扭转的系膜连接处附睾内均无血流信号显示,系膜连接处以上附睾血流信号可增多。不完全扭转时,扭转侧睾丸血流信号减少,附睾血流信号增多。

(五)鉴别诊断

1. 急性睾丸炎 睾丸扭转自行松解时,睾丸体积可增大、血流信号明显增多,与急性睾丸炎的超声表现类似;但扭转自行松解时,患侧阴囊疼痛明显减轻。

2. 精索末段扭曲与精索末段迂曲走行相鉴别 精索末段扭曲可为灰阶超声诊断睾丸早期扭转的唯一征象,扭曲段精索触痛明显;少数精索末段走行迂曲者,若发生炎性病变,亦有精索区疼痛、触痛等临床表现,故须注意鉴别:①灰阶及彩色多普勒显示,前者精索血管较易显示,呈"波浪状",而后者精索血管呈节段性扭曲,动态扫查呈"麻花状";②频谱多普勒检查,前者精索内动脉血流频谱多呈高速低阻型,后者精索内动脉血流频谱多呈高阻型,部分病例可检出舒张期反向血流频谱。

3. 睾丸与附睾间不完全扭转与急性附睾炎相鉴别 睾丸与附睾间不完全扭转早期,患侧附睾局部血流信号可增多,易与急性附睾炎混淆,此时应密切超声随访,若随着病情进展,睾丸、附睾血流信号逐渐减少,则要警惕睾丸与附睾间不完全扭转的可能。

(六)临床意义

随着彩色多普勒超声检查技术在临床的广泛应用,以及超声医师诊断水平的提高,睾丸扭转的误诊率以及怀疑睾丸扭转而实施的手术探查率均显著降低。须警惕的是,对于部分早期睾丸不完全扭转、间断性睾丸扭转,由于缺乏典型的睾丸扭转的超声表现,极易误漏诊;故检查时须注意观察精索形态、睾丸动脉血流动力学参数的变化,并详细询问完整病史以及相关临床症状综合判断,尽可能避免不良结局。如若一时难以判断,应在数小时内密切超声随访。

二、睾丸附件扭转

(一)概述

睾丸附件扭转是阴囊急症常见病因之一,也是儿童最常见的阴囊急症,其中以年长儿童多见。Colt 于 1922 年首先描述了本病的特征。临床上,附件扭转不易与睾丸扭转相鉴别。随着高频彩色多普勒超声的广泛应用,绝大多数附件扭转能够获得及时、明确的诊断,并通过保守治疗痊愈。

阴囊内附件根据其附着的位置分为 4 个类型,包括①睾丸附件:附着于睾丸上极;②附睾附件:附着于附睾头的附件;③迷走小管:附着于睾丸纵隔旁的附件为上迷走小管,而附着于附睾尾部的附件为下迷走小管;④旁睾:附着于精索末段的附件。其中,以睾丸附件和附睾附件(统称为睾丸附件)多见。

附件扭转的发生可能与其自身形态、附着位置、睾丸活动度以及外力作用等因素有关。

(二)病理

扭转的附件外观呈暗红色或暗紫色,内部见出血、坏死或液化。部分附睾有充血、水肿表现,而睾丸一般无明显或轻微充血、水肿改变。睾丸鞘膜壁层有不同程度的充血、增厚,睾丸固有鞘膜腔内可有少量暗红色液体。

(三)临床表现

附件扭转以小儿多见,8～13 岁是高发年龄。发作时,表现为一侧阴囊突发疼痛、红肿,症状及体征酷似睾丸扭转。扭转附件质地坚硬,有触痛。附件淤血肿胀,可在其阴囊壁局部皮肤表面呈现出"蓝点征"。触痛结节及"蓝点征"是附件扭转的临床特异性诊断依据。

(四)超声检查

1. 二维灰阶超声

(1)扭转的附件多位于附睾头与睾丸上极之间,也可位于附睾头旁、睾丸上极旁,超声图示附件肿大,回声不均匀。(图 5-2-3-23、图 5-2-3-24)

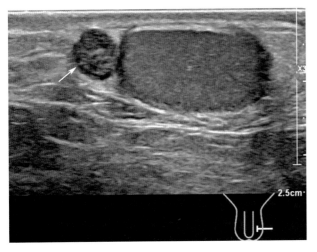

图 5-2-3-23 睾丸附件扭转二维灰阶超声图
左侧睾丸上极旁附件(箭头)扭转,附件肿大、回声不均

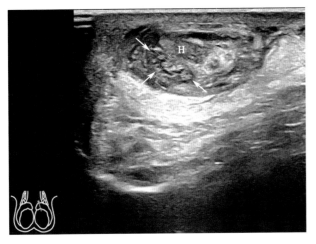

图 5-2-3-24 附睾附件扭转二维灰阶超声图
左侧附睾头(H)旁附件(箭头)扭转,附件肿大、回声不均

(2)附睾附件扭转表现为附睾头肿大,回声不均匀。

(3)睾丸鞘膜积液大多数病例表现为阴囊壁增厚。

2. 彩色多普勒超声 扭转的附件内无血流信号显示,其周边组织(如附睾头、睾丸上部)血供增多。(图 5-2-3-25)

3. 频谱多普勒超声 扭转的附件周边组织血液流速加快,动脉频谱呈高速低阻型。

(五)鉴别诊断

急性睾丸附睾炎若炎症波及附件,亦可使附件肿大,回声增强不均匀,但其内可探及少量的血流信号,且阴囊触痛范围较弥散;而附件扭转者其肿大的附件内无血流信号显示,阴囊局部多有触痛点。

(六)临床意义

高频彩色多普勒超声检查不仅能明确诊断附件扭转,还可根据扭转后附件大小、附睾肿胀程度及

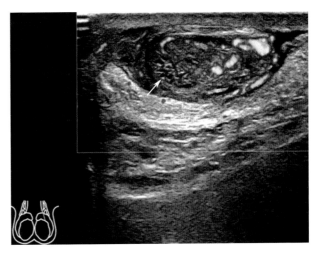

图 5-2-3-25 附睾附件扭转彩色多普勒超声图
扭转附件(箭头)内无血流信号,其周围组织血流信号增多

睾丸鞘膜积液多少等情况,来综合判断附件扭转的程度,从而为临床治疗方案的选择提供依据。

(陈 舜)

第四节 外 伤

一、睾丸外伤

(一)概述

依其损伤方式不同,睾丸外伤分为开放性和闭合性损伤,多发生于青壮年。刀具、枪弹等所致的穿通伤或动物咬伤为开放性损伤,挤压、骑跨等各种外力撞击所致的为闭合性损伤。睾丸的损伤多为闭合性损伤,分为睾丸脱位和原位睾丸损伤,后者包括睾丸钝挫伤、睾丸挫裂伤和睾丸破碎。损伤的原因有直接暴力和间接损伤,以直接暴力为主。

(二)病理

1. 闭合性睾丸损伤 主要分睾丸钝挫伤、睾丸挫裂伤、睾丸破碎和睾丸脱位 4 种病理类型。

(1)睾丸钝挫伤:睾丸被膜完整,可有实质局部充血或血肿形成。

(2)睾丸挫裂伤:睾丸局部被膜破裂,睾丸内容物溢出,血肿形成,可伴发创伤性睾丸炎。

(3)睾丸破碎:睾丸多处被膜破裂,睾丸实质损伤严重,大部分组织碎裂,有明显的血肿。

(4)睾丸脱位:为较少见的创伤类型,由会阴部钝性外力挤压作用而致。睾丸脱位分为深脱位和浅脱位,其脱位位置取决于外力大小、方向与性质,睾丸可被挤至腹股沟、会阴部、腹腔、耻骨前区、大腿根部等。脱位的睾丸,可合并不同程度的损伤。

2. 开放性睾丸损伤　睾丸有不同程度的直接创伤,被膜破裂,实质受损、出血。

(三)临床表现

原位睾丸损伤后,阴囊疼痛、肿胀,疼痛可向腹股沟区、下腹部、同侧腰部放射,阴囊皮肤可见淤血斑,阴囊内可触及坚硬睾丸,触痛明显,或阴囊内容物触诊不清。睾丸脱位者脱位的睾丸常位于腹股沟管、会阴部,表现为外伤后腹股沟区或会阴部剧痛,并可触及痛性肿块,而患侧阴囊空虚。开放性损伤若伤及睾丸动脉,可造成阴囊活动性出血和巨大血肿。

(四)超声检查

1. 睾丸钝挫伤

(1)二维灰阶超声

1)轻度挫伤者,睾丸大小正常,损伤区域大者,睾丸肿大。

2)睾丸被膜线连续完整。

3)损伤区多位于被膜下,呈不均匀低回声,边界欠清晰,间有小液性区,或仅表现为包膜下少量积液,常呈月牙状(图5-2-4-1)。

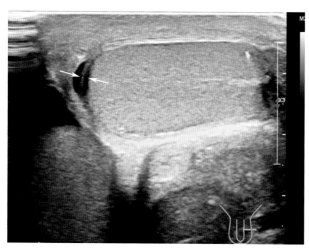

图5-2-4-1　睾丸钝挫伤二维灰阶超声图
左侧睾丸被膜连续完整,中部被膜下见少量积液,呈月牙状(箭头)

(2)彩色多普勒超声:睾丸损伤区未见明显血流信号,其周围实质血流信号可增多(图5-2-4-2)。

2. 睾丸挫裂伤

(1)二维灰阶超声

1)睾丸肿大,形态不规则,局部被膜连续性中断或显示不清;实质内损伤区回声不均匀,边界不清晰,间有液性区。(图5-2-4-3)

2)睾丸损伤区旁、鞘膜腔内可见由溢出的睾丸组织与血肿混合而成的不均匀回声团,形态不规则。

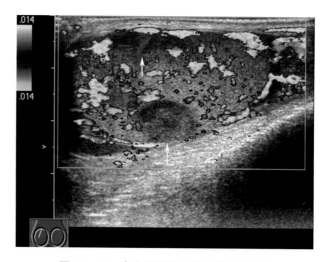

图5-2-4-2　睾丸钝挫伤彩色多普勒超声图
右侧睾丸被膜下损伤区(箭头)均未见明显血流信号,周边睾丸实质血流信号增多

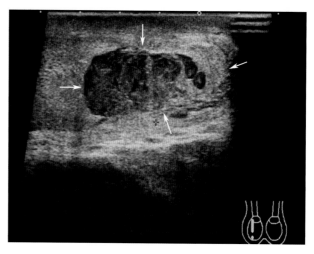

图5-2-4-3　睾丸挫裂伤二维灰阶超声图
右侧睾丸下部局部被膜连续性中断,其深方见一回声不均区,边界不清晰,内以低回声为主,间有液性区(箭头)

(2)彩色多普勒超声:睾丸损伤区、溢出的组织及血肿内无明显血流信号显示;睾丸损伤区周边实质可见血流信号,或明显增多。(图5-2-4-4)

3. 睾丸破碎

(1)二维灰阶超声:睾丸形态不规则,甚至轮廓显示不清,实质回声杂乱不均,间有不规则液性区,或未见明显正常睾丸实质回声。(图5-2-4-5)

(2)彩色多普勒超声:患侧阴囊内病灶多无明显血流信号显示;若尚残存部分睾丸实质,或可探及少量血流信号。(图5-2-4-6)

4. 睾丸脱位

(1)二维灰阶超声

1)患侧阴囊空虚,未探及睾丸回声。

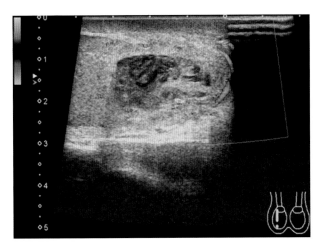

图 5-2-4-4　睾丸挫裂伤彩色多普勒超声图
右侧睾丸下部损伤区血肿内无明显血流信号显示

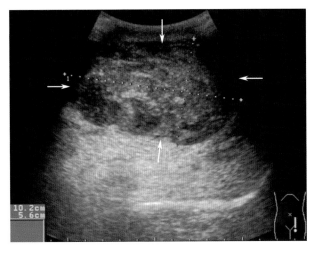

图 5-2-4-5　睾丸破碎二维灰阶超声图
左侧阴囊内未探及明显正常睾丸实质回声,代之以不均匀回声团,内见不规则液性区(箭头)

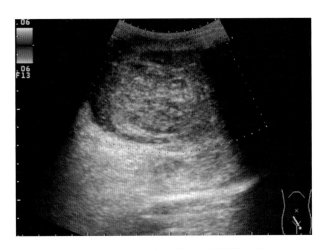

图 5-2-4-6　睾丸破碎彩色多普勒超声图
与图 5-2-4-5 为同一病例,左侧阴囊内不均匀回声团块内未见明显血流信号

2)浅脱位的睾丸多位于腹股沟区、会阴区、耻骨前区及大腿内侧皮下等,深脱位的睾丸多位于腹股沟管、腹腔、股管等。

3)大多数脱位睾丸大小尚正常,实质回声尚均匀,少数可伴有不同程度的损伤表现。

(2)彩色多普勒超声:大多数脱位的睾丸实质内可见不同程度的血流信号。

(五)鉴别诊断

睾丸钝挫伤应注意与睾丸局灶性梗死或良性肿瘤相鉴别,三者超声图表现类似,但结合病史不难鉴别。

(六)临床意义

高频彩色多普勒超声检查可协助判断睾丸损伤的病理类型,以指导临床治疗方案的选择。其中,若出现以下情况须积极手术探查:①睾丸钝挫伤,损伤区域大于睾丸体积三分之一的;②睾丸挫伤合并阴囊血肿、鞘膜腔积血;③睾丸破裂;④睾丸脱位未能手法复位,或合并睾丸破裂等。此外,超声造影有助于判断残余的睾丸组织是否存活。

二、附睾外伤

(一)概述

单纯附睾外伤少见,多合并于睾丸外伤,以闭合性外伤多见,外伤多位于尾部。

(二)病理

附睾被膜完整或局部被膜破裂,实质局部或弥漫性充血、水肿,可伴血肿形成。

(三)临床表现

闭合性原位附睾外伤者患侧阴囊红肿、疼痛,触及附睾局限性或弥漫性肿大,或于附睾旁触及结节。

(四)超声检查

1. **二维灰阶超声**　附睾弥漫性或局部肿大,轮廓不清,回声不均匀。若形成血肿,附睾内或其旁可见不均匀低回声团。

2. **彩色多普勒超声**　轻度损伤,附睾损伤区血流信号增多;重度损伤,附睾损伤区内无血流信号显示;血肿内亦无血流信号显示。

3. **频谱多普勒超声**　轻度损伤,附睾损伤区血流速度加快,动脉频谱呈高速低阻型。

(五)鉴别诊断

附睾外伤多合并其他阴囊内容物外伤,故结合外伤病史和超声图表现诊断并不困难。

(六)临床意义

彩色多普勒超声不仅可明确附睾损伤的部位、

范围,还可通过分析损伤区的内部回声、血供情况以判断损伤的程度,以指导临床决策。此外,通过超声随诊,还可了解附睾外伤的治疗效果以及有无并发症(如外伤性附睾精子肉芽肿)发生。

三、阴囊外伤

(一)概述

阴囊外伤并不少见,依其损伤方式分为开放性和闭合性损伤,以闭合性损伤多见。接受超声检查的多为闭合性损伤,常因骑跨、挤压、肢体撞击等原因导致。

(二)病理

阴囊壁血运丰富,损伤轻者可致阴囊壁充血、水肿,瘀斑形成;重者,极易导致阴囊壁血管破裂而形成血肿、鞘膜积血。其中,阴囊血肿多发生于阴囊肉膜下间隙。

(三)临床表现

发生阴囊外伤后,阴囊局部肿胀、疼痛,出现皮肤淤血斑、阴囊血肿等,重者可伴有睾丸附睾损伤、睾丸鞘膜腔出血,致阴囊体积明显肿大,触诊不清。

(四)超声检查

1. 二维灰阶超声

(1)阴囊壁挫伤,壁局部增厚,回声不均匀,边界不清晰。(图5-2-4-7)

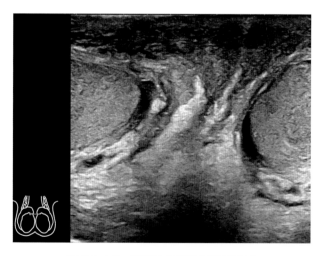

图5-2-4-7　阴囊外伤二维灰阶超声图
阴囊壁明显增厚,以中隔为甚,回声不均

(2)若伴血肿形成,损伤区呈不均匀混合回声区,边界不清晰,可见内含有细点状或絮状回声的不规则液性区。(图5-2-4-8)

(3)大的阴囊壁血肿,尤其是中隔血肿,可挤压、推移睾丸。

(4)患侧睾丸鞘膜腔有不同程度的积液。

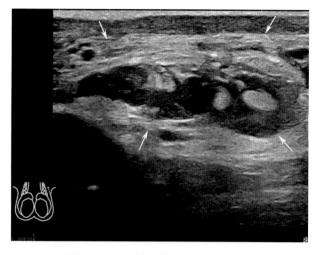

图5-2-4-8　阴囊外伤二维灰阶超声图
左侧阴囊明显增厚,内见不均匀混合回声区(箭头),边界不清晰,可见不规则液性区,透声差

(5)可伴有睾丸、附睾的损伤。

2. 彩色多普勒超声　阴囊壁损伤区或血肿周围损伤区血流信号增多。(图5-2-4-9)

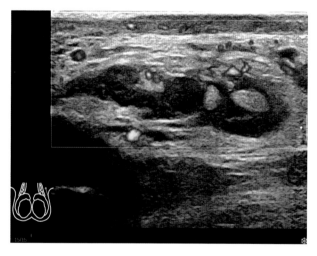

图5-2-4-9　阴囊外伤彩色多普勒超声图
与图5-2-4-8为同一病例,左侧阴囊损伤区内血肿无明显血流信号显示,血肿周围组织血流信号增多

3. 频谱多普勒超声　阴囊壁损伤区或血肿周围损伤区血流速度加快,动脉频谱呈高速低阻型。

(五)鉴别诊断

结合外伤史及阴囊肿胀、淤血斑等,超声检查容易对阴囊外伤做出诊断。

(六)临床意义

彩色多普勒超声不仅可明确阴囊壁损伤的范围、程度,如有无血肿形成、血肿大小等,亦可同时观察睾丸、附睾等阴囊内容物是否损伤以及鞘膜腔积血情况等,以指导临床治疗。

(陈　舜)

第五节 睾丸恶性肿瘤

一、睾丸精原细胞瘤

（一）概述

睾丸精原细胞瘤是最常见的睾丸生殖细胞肿瘤，占睾丸原发性肿瘤的 35%～71%，生长速度较缓慢，对放疗、化疗均较敏感，预后较好。90% 以上的精原细胞瘤肿瘤标志物阴性，5%～10% 精原细胞瘤 HCG 阳性。

（二）病理

精原细胞瘤分为典型精原细胞瘤、间变型精原细胞瘤和精母细胞性精原细胞瘤 3 个亚型，其中 85%～90% 为典型精原细胞瘤。小肿瘤呈实性，质地较均匀。大肿瘤呈分叶状，瘤内可有出血、坏死液化、纤维化及钙化等。镜下为形态单一的原始生殖细胞排列成小叶状、条索状或柱状，被纤细的纤维性间质所分隔，并有不同程度的淋巴细胞浸润。可有微囊、筛孔、小管、印戒细胞、间变等变异型。

（三）临床表现

睾丸精原细胞瘤多发生于 30～50 岁，常见表现是无痛性睾丸肿块，约 20% 患者可出现因肿瘤出血或梗死引起的睾丸疼痛。晚期患者可能表现为体重减轻、腹部出现肿块、腰背部疼痛以及消化道出血等，发生脑转移时可能出现相应的神经症状。

（四）超声检查

1. 二维灰阶超声

（1）精原细胞瘤单发多见，单侧多发少见，双侧多发罕见。

（2）瘤体小者仅数毫米，睾丸体积可正常；大者可占据整个睾丸，睾丸体积明显增大。

（3）大多数瘤体形态较规则，呈圆形、卵圆形，边界清晰，少数可呈相互融合的结节样改变。瘤体较大者呈分叶状，边缘不规则，局部边界不清晰。

（4）大多数瘤体呈均质低 - 等回声，瘤体较大者可呈不均匀回声，可见液性区、条索状高回声、强回声斑等。（图 5-2-5-1、图 5-2-5-2）

2. 彩色多普勒超声
大多数瘤体可见丰富血流信号，呈星点状、短棒状、迂曲条状，分布紊乱。（图 5-2-5-3）

3. 频谱多普勒超声
大部分瘤体内血流速度较正常睾丸实质血流速度快，可测及动脉型、动静脉瘘样血流频谱，RI 测值不一。（图 5-2-5-4）

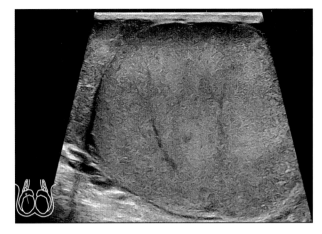

图 5-2-5-1　睾丸精原细胞瘤二维灰阶超声图
右侧睾丸内见一均质低回声团，占据整个睾丸，睾丸轮廓尚清楚

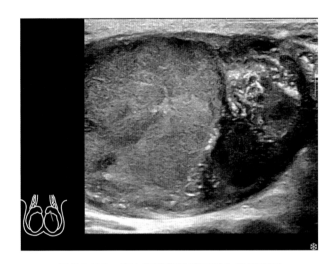

图 5-2-5-2　睾丸精原细胞瘤二维灰阶超声图
左侧睾丸内见数个低 - 等回声不均结节与团块，相互融合，几乎占据整个睾丸，边缘不规则，内见多发钙化

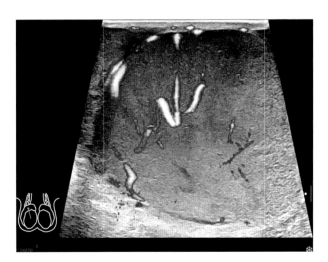

图 5-2-5-3　睾丸精原细胞瘤彩色多普勒超声图
与图 5-2-5-1 为同一病例，瘤体内血流信号较丰富，血管粗细不等、走行杂乱

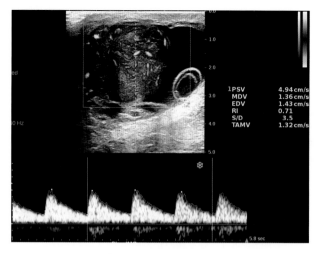

图 5-2-5-4　睾丸精原细胞瘤频谱多普勒超声图

瘤体内测及中等阻力动脉型血流频谱，RI = 0.71

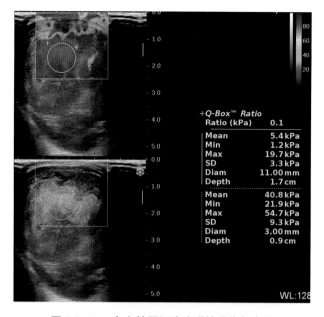

图 5-2-5-5　睾丸精原细胞瘤弹性成像超声图

与图 5-2-5-2 为同一病例，SWE 示左侧睾丸精原细胞瘤瘤体大部分区域呈蓝色，边缘区以红色为主，E_{max} = 54.7kPa

4. **超声弹性成像**　SWE 显示精原细胞瘤瘤体大部分以蓝色为主，局部可呈黄色、红色等相间，弹性值总体高于正常睾丸。（图 5-2-5-5）

5. **超声造影**　瘤体内均可见超声造影剂填充，呈明显增强。瘤体较小者，呈分布均匀或不均匀的高增强；瘤体较大者，内部可见不规则的造影剂无填充区，周围呈分布不均匀的高增强。（图 5-2-5-6）

（五）其他检查

磁共振：

1. 瘤体多呈圆形、类圆形或结节状实性肿块并伴浅分叶状改变。

2. 平扫时，信号均匀或不均匀，实性部分 T_1WI、T_2WI 均呈稍低信号，内可见条状低信号纤维间隔。

3. 增强后，较小瘤体呈均匀强化，较大瘤体则呈不均匀强化，其内可见无强化的坏死、液化区。实质部分增强后动脉期呈轻度强化，静脉期呈持续、渐进的轻 - 中度强化。

4. 瘤体实性部分弥散受限，DWI 呈高信号，ADC 呈低信号。

（六）鉴别诊断

1. **睾丸卵黄囊瘤**　卵黄囊瘤超声表现多呈均质性肿块，回声接近或略低于正常睾丸实质，内部

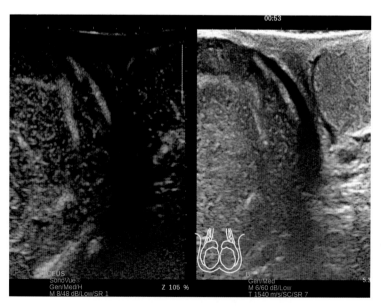

图 5-2-5-6　睾丸精原细胞瘤超声造影图

与图 5-2-5-1 为同一病例，超声造影显示左侧睾丸精原细胞瘤瘤体呈不均匀高增强

血供丰富,肿瘤较大者内部亦可出现坏死液化,故仅凭超声表现难以与精原细胞瘤鉴别。但卵黄囊瘤一般好发于儿童,且所有患者血清 α-FP 阳性。

2. 睾丸间质细胞瘤　良性睾丸间质细胞瘤超声表现多呈较均质低 - 等回声肿块,边界清晰,边缘规则,内部血供丰富,与精原细胞瘤的典型超声图特征类似;但前者肿块多位于睾丸边缘。此外,睾丸间质细胞瘤病患者血清 α-FP、β-HCG 水平多正常,而性激素水平可异常。

3. 睾丸混合性生殖细胞瘤　混合性生殖细胞瘤超声表现复杂多样,瘤体回声杂乱不均,可见液性区或 / 和点状、斑片状强回声,而精原细胞瘤瘤体较大者亦呈不均匀回声,可见小液性区、条索状高回声、钙化斑等,两者不易鉴别;但大部分混合性生殖细胞瘤患者的血清 α-FP 或 / 和 β-HCG 均有不同程度的升高,而仅 5%～10% 精原细胞瘤患者的血清 β-HCG 升高。

（七）临床意义

与其他睾丸生殖细胞肿瘤对比,睾丸精原细胞瘤的常规超声表现具有一定的影像学特征,结合超声造影、弹性成像等表现以及血清肿瘤标志物检测结果,则可初步判断其病理类型。此外,超声还可常规对患侧腹股沟区以及腹膜后的淋巴结进行扫查,以协助判断精原细胞瘤的临床分期。

二、睾丸混合性生殖细胞瘤

（一）概述

睾丸混合性生殖细胞瘤是由 2 种或 2 种以上的生殖细胞肿瘤（包括精原细胞瘤、胚胎癌、畸胎瘤、绒毛膜癌、卵黄囊瘤等）成分构成,约占生殖细胞肿瘤的 1/3,占睾丸非精原细胞肿瘤的近 70%,恶性程度高。睾丸混合性生殖细胞瘤患者肿瘤标志物的升高与其组织学成分密切相关,大部分患者血清 α-FP 或 / 和 β-HCG 升高。

（二）病理

1. 大体标本　肉眼观睾丸混合性生殖细胞瘤多呈类圆形,形态不规则,部分内可见囊性成分、出血、坏死。

2. 镜下特点　睾丸混合性生殖细胞瘤因组成成分的不同而差异较大,常见组合有胚胎癌合并畸胎瘤,卵黄囊瘤并畸胎瘤,精原细胞瘤合并胚胎癌等多种形式。

（三）临床表现

睾丸混合性生殖细胞瘤的临床症状与精原细胞瘤类似,青壮年多见,起病隐匿,通常无特异性的临床表现,大多单侧发病,表现为无痛性渐大的睾丸肿块,当合并出血坏死时可伴有疼痛症状,偶有腹股沟肿块、腹痛等。

（四）超声检查

1. 二维灰阶超声

（1）睾丸混合性生殖细胞瘤的成分及其比例不一,超声图表现复杂多样。

（2）大多数瘤体体积较大,呈分叶状或呈多结节融合,可占据整个睾丸,甚至使睾丸轮廓失去正常形态;瘤体大多边界不清晰,易侵犯被膜致睾丸轮廓模糊不清;瘤体回声杂乱不均,常见液性区、条索状高回声或 / 和斑点状强回声。（图 5-2-5-7、图 5-2-5-8）

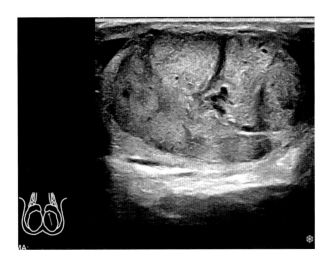

图 5-2-5-7　睾丸混合性生殖细胞瘤二维灰阶超声图
左侧睾丸内见数个回声不均结节融合成团,几乎占据整个睾丸,与睾丸被膜分界不清,内部回声不均匀

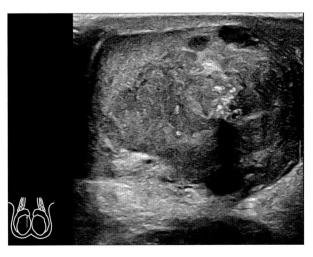

图 5-2-5-8　睾丸混合性生殖细胞瘤二维灰阶超声图
右侧睾丸内见一不均匀低回声团块,与睾丸被膜分界不清,略呈分叶状,内见点状强回声

2. 彩色多普勒超声 大多数瘤体内见丰富血流信号，分布紊乱；液化、坏死区无血流信号显示。（图 5-2-5-9）

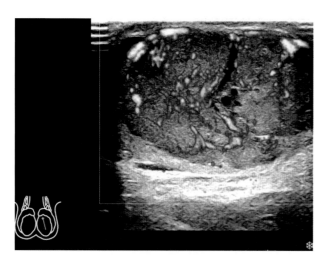

图 5-2-5-9 睾丸混合性生殖细胞瘤彩色多普勒超声图
与图 5-2-5-7 为同一病例，瘤体内探及丰富的血流信号，分布紊乱

3. 频谱多普勒超声 瘤体内血流速度较正常睾丸实质血流速度快，可测及动脉型、动静脉瘘样血流频谱，RI 测值不一。（图 5-2-5-10）

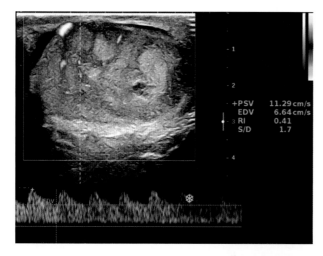

图 5-2-5-10 睾丸混合性生殖细胞瘤频谱多普勒超声图
与图 5-2-5-7 为同一病例，瘤体内探及高速低阻动脉型血流频谱，PSV = 11.29cm/s，RI = 0.41

4. 超声弹性成像 SWE 显示大部分睾丸混合性生殖细胞瘤瘤体内呈红色、黄色、蓝色相间，且多以红色、黄色为主，分布不均匀，弹性值明显高于正常睾丸。（图 5-2-5-11）

5. 超声造影 瘤体内造影剂分布不均匀，局部无增强或呈高增强。

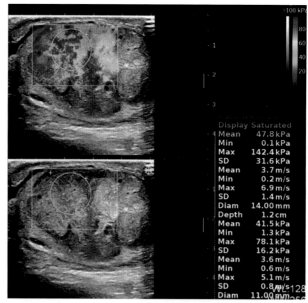

图 5-2-5-11 睾丸混合性生殖细胞瘤弹性成像超声图
与图 5-2-5-7 为同一病例，SWE 示瘤体内蓝色、黄色、红色相间，分布不均匀，E_{max} = 142.4kPa

（五）其他检查

磁共振（MRI）：

1. 肿瘤大多呈单发的类圆形或卵圆形肿块影，轮廓不光整。

2. 瘤体 T_1WI 呈混杂低信号，T_2WI 呈混杂高信号，若伴有液化、坏死的肿块，则表现为以低信号为主的混杂信号。

3. DWI 多呈高信号，ADC 以混杂低信号为主。

4. 增强扫描多表现为不均匀强化。

（六）鉴别诊断

睾丸混合性生殖细胞瘤须注意与睾丸精原细胞瘤相鉴别（见睾丸精原细胞瘤章节）。

（七）临床意义

尽管睾丸混合性生殖细胞瘤的超声表现复杂多样，但也具有一定的特征性，如瘤体大多较大，几乎可占据整个睾丸实质，易侵犯睾丸包膜，内部回声杂乱不均等，结合血清肿瘤标志物检查，不难获得倾向性诊断。此外，超声检查的另一主要目的是了解睾丸混合性生殖细胞瘤对邻近组织的侵犯情况，以指导治疗。

三、睾丸卵黄囊瘤

（一）概述

睾丸卵黄囊瘤又称睾丸内胚窦瘤，多见于婴幼儿，占婴幼儿睾丸生殖性肿瘤的 85%～90%，对化疗较敏感。本病可通过淋巴结转移，亦有血行转移倾向，远处转移以肺部转移多见。患儿血清 α-FP 升高是本病的一个重要生物学特征，测定 α-FP 可以观察患者的治疗效果，是判断有无复发和转移的重要指标。

（二）病理

1. **大体标本**　肉眼观，睾丸卵黄囊瘤呈圆形或椭圆形，一般有包膜，表面光滑，切面呈实性、均质的结节，部分为囊性或黏液变性，并可见不同程度的出血及坏死。

2. **镜下特点**　睾丸卵黄囊瘤组织学形态多样，但一般以 1 种或 2 种成分为主，通常以星芒、多角、扁平、立方或柱状胚胎性异形细胞形成黏液性疏松网状或微囊，排列呈实性、网状、囊泡状、小腺管状部分形成血管套样或肾小球结构及 S-D 小体，细胞内外可见 PAS 阳性的透明小体。

（三）临床表现

一侧阴囊内无痛性肿块，或睾丸肿大，多为家长偶然发现。

（四）超声检查

1. **二维灰阶超声**

（1）睾丸肿大，大多数瘤体呈圆形或椭圆形，瘤体大者形态不规则，可占据整个睾丸，边界多较清晰。

（2）瘤体多为实性，内部呈均匀等回声、低回声；瘤体较大者内部呈不均匀回声，可见液性区、斑点状强回声，可伴有后方回声增强；少数瘤体呈囊性。（图 5-2-5-12、图 5-2-5-13）

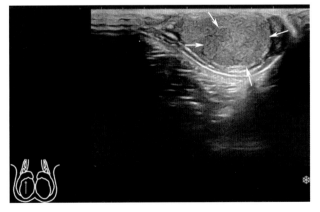

图 5-2-5-12　睾丸卵黄囊瘤二维灰阶超声图
右侧睾丸中下部见一均质等回声结节（箭头），边界尚清晰

2. **彩色多普勒超声**　瘤体大多可见较丰富的血流信号，血管走行杂乱。（图 5-2-5-14）

3. **频谱多普勒超声**　大部分瘤体内血流速度较正常睾丸实质血流速度快，可测及动脉型、动静脉瘘样血流频谱，RI 测值不一。

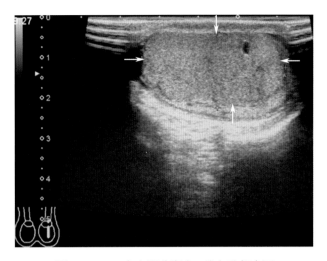

图 5-2-5-13　睾丸卵黄囊瘤二维灰阶超声图
左侧睾丸见一均质稍低回声结节（箭头），几乎占据整个睾丸，边界清晰，后方回声增强

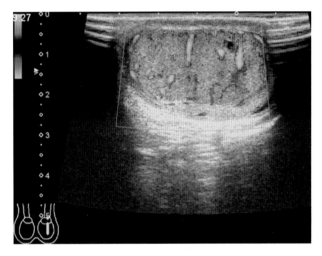

图 5-2-5-14　睾丸卵黄囊瘤彩色多普勒超声图
与图 5-2-5-13 为同一病例，瘤体内探及丰富血流信号，分布紊乱

（五）其他检查

磁共振：

1. 瘤体多数表现为 T_1WI 等低信号，T_2WI 高信号，DWI 表现为扩散受限。瘤体内出现坏死时，病灶信号不均匀。

2. 增强扫描后，瘤体实性成分多表现为明显强化，坏死区可强化不显著。

（六）鉴别诊断

1. **睾丸精原细胞瘤**　详见"睾丸精原细胞瘤"章节。

2. **睾丸间质细胞瘤**　超声图上，睾丸卵黄囊瘤与睾丸间质细胞瘤瘤体均可呈较均质低 - 等回声肿块，边界尚清晰，内部可见较丰富血流信号；但前者好发于婴幼儿，患者血清 α-FP 可有不同程度升高，而后者好发于成年人，部分患者血清性激素水平可异常，血清 α-FP、β-HCG 则均无升高。

（七）临床意义

睾丸卵黄囊瘤和畸胎瘤是婴幼儿睾丸肿瘤的主要病理类型，其中前者属睾丸恶性肿瘤，而后者大部分为良性肿瘤，两者治疗方式截然不同，故术前明确诊断尤为重要。睾丸卵黄囊瘤与畸胎瘤的超声图表现迥异，结合血清肿瘤标志物检测，两者不难鉴别。

四、原发性睾丸淋巴瘤

（一）概述

原发性睾丸淋巴瘤是指以睾丸为主要受侵器官或以睾丸肿块为首发症状的淋巴瘤，临床少见，占睾丸肿瘤的 3%～9%，绝大多数为非霍奇金淋巴瘤，占全部非霍奇金淋巴瘤的 1%～2%。约 10% 为双侧睾丸受累，可同时发生或相继出现，恶性度高，预后差。

（二）病理

肿瘤可弥漫分布，也可为单发或多发结节、团块。肿瘤可侵犯附睾、精索、对侧睾丸及其他组织。

1. 大体标本 肉眼观，瘤体均质、质软、鱼肉状，可伴有出血、坏死。

2. 镜下特点 根据镜下特点可分为以下三型，包括①弥漫性均质型：肿瘤细胞浸润整个睾丸实质，瘤体间质内微小血管组织发生玻璃样变及纤维素样坏死，程度不一；②弥漫性不均质型：瘤体内肿瘤细胞侵蚀、破坏睾丸实质，瘤体间质大血管变性、胶原化形成粗大的纤维组织呈网格状分布；③局灶性结节型：瘤体内肿瘤细胞呈弥漫性分布。

（三）临床表现

原发性睾丸淋巴瘤好发于 60 岁以上男性，主要表现为无痛性睾丸肿胀，偶可伴阴囊胀痛。部分可累及对侧睾丸，也可累及中枢神经系统，还可向结外器官播散，如肺、胸膜、皮肤等。

（四）超声检查

1. 二维灰阶超声

（1）弥漫型：睾丸弥漫性增大，实质呈均匀或不均匀低回声，可见放射状的低回声带。（图 5-2-5-15、图 5-2-5-16）

（2）结节型：睾丸大小正常或增大，内见单个或多个结节、团块；瘤体呈椭圆形或分叶状，边界清晰或不清晰，内部呈较均质低回声。

（3）瘤体内一般无液化、钙化等表现。

（4）被累及的附睾、精索呈弥漫性低回声。

（5）可伴有睾丸鞘膜积液。

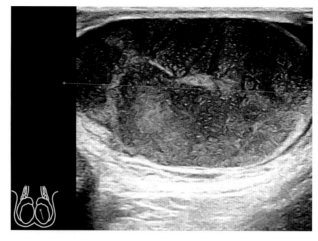

图 5-2-5-15　睾丸原发性淋巴瘤二维灰阶超声图
左侧睾丸增大，实质内见斑片状低回声，边界不清晰

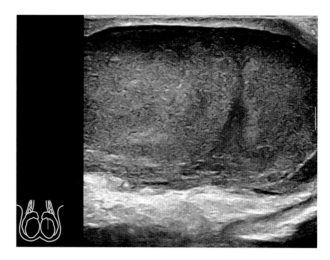

图 5-2-5-16　睾丸原发性淋巴瘤二维灰阶超声图
左侧睾丸增大，实质呈均匀低回声

2. 彩色多普勒超声 大多数瘤体内可见丰富血流信号，呈放射状分布或杂乱分布。（图 5-2-5-17、图 5-2-5-18）

3. 频谱多普勒超声 大部分瘤体内血流速度较正常睾丸实质血流速度快，可测及低阻动脉型血流频谱。

4. 超声弹性成像 SWE 显示大部分原发性淋巴瘤瘤体呈蓝色，分布大多较均匀，弹性值略高于正常睾丸实质。（图 5-2-5-19）

（五）其他检查

MRI 检查

1. 瘤体呈类圆形或卵圆形，呈均匀 T_1WI 等信号，T_2WI 低信号；在 T_2WI 上病变区与睾丸残留区及鞘膜积液表现阶梯分布的不同信号强度。

2. 瘤体增强后呈渐进性强化，无液化坏死区。

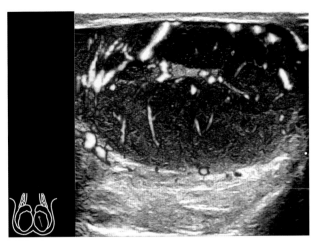

图 5-2-5-17 睾丸原发性淋巴瘤彩色多普勒超声图
与图 5-2-5-15 为同一病例,瘤体内见丰富血流信号,分布杂乱

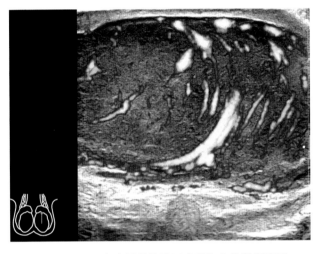

图 5-2-5-18 睾丸原发性淋巴瘤彩色多普勒超声图
与图 5-2-5-16 为同一病例,瘤体内见丰富血流信号,呈放射状分布

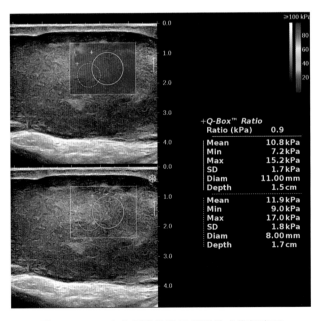

图 5-2-5-19 睾丸原发性淋巴瘤弹性成像超声图
与图 5-2-5-16 为同一病例,SWE 示瘤体呈蓝色,分布较均匀,$E_{max}=17.0kPa$

3. **DWI** 病变呈明显高而均匀信号,ADC 值减低,呈明显扩散受限。

(六)鉴别诊断

1. **睾丸炎** 弥漫型原发性淋巴瘤超声表现为睾丸弥漫性增大,回声减低,其中弥漫均质型瘤体内血流信号呈放射状分布,故超声图表现类似急性炎症改变;但急性睾丸炎多继发于附睾炎,经抗炎治疗后患者症状逐渐减轻,超声动态随访检查可见睾丸实质回声、血流信号逐渐恢复正常。

2. **睾丸结核** 结节型睾丸原发性淋巴瘤超声表现为睾丸内多发较均质低回声结节,边界清晰或不清晰,血流信号分布杂乱,与睾丸结核有相似之处。但大多数睾丸结核有相关病史或症状体征,常伴发于附睾结核,容易获得诊断;而少数睾丸结核若仅表现为睾丸内结节,单凭超声检查难以与睾丸肿瘤相区别,必须依靠病灶的组织病理检查以明确诊断。

(七)临床意义

超声检查可根据原发性淋巴瘤的超声图特征对其进行分型(弥漫型、结节型),结合相关临床资料,有助于其与睾丸急性炎症、结核等疾病进行鉴别诊断。部分原发性淋巴瘤患者在发病初期由于缺乏典型的超声图特征和临床表现,难以明确诊断,可建议在积极对症治疗的基础上密切超声随访,尽可能避免误诊。

五、继发性睾丸肿瘤

(一)概述

继发性睾丸肿瘤临床少见,发病率为 0.02%～2.5%,转移至睾丸的较常见的恶性肿瘤为白血病、恶性淋巴瘤,以及前列腺、肺、肾脏、结肠和胃等脏器的原发癌。继发性睾丸肿瘤的转移途径有以下几种假说:①血行播散;②逆行性静脉扩散或栓塞;③淋巴扩散;④沿输精管或鞘状突扩散;⑤直接浸润。

(二)病理

依原发恶性肿瘤类型而定,其中白血病、淋巴瘤常同时或相继侵犯双侧睾丸,且以多灶性多见,而其他脏器原发癌常仅侵及单侧睾丸,病灶单发为主;其共同特征为弥漫性侵及睾丸间质,明显的血管、淋巴管浸润。

(三)临床表现

继发性睾丸肿瘤以老年人多见,多表现为无痛性睾丸肿大、质硬,或阴囊内无痛性肿块;若出现肿瘤内出血、坏死或梗死等,可伴有急性疼痛表现。

此外,白血病睾丸浸润亦可诱发阴囊红肿、疼痛,类似急性炎症的表现。

(四)超声检查

1. 二维灰阶超声

(1)睾丸可不同程度增大,多为双侧性。

(2)瘤体呈多发结节样,或呈斑片状,边界清晰或不清晰,回声均匀或不均匀。白血病、淋巴瘤转移灶以较均质低回声为主。(图 5-2-5-20、图 5-2-5-21)

2. 彩色多普勒超声 睾丸内血流信号增多,部分转移灶内可见较丰富的血流信号。(图 5-2-5-22、图 5-2-5-23)

3. 频谱多普勒超声 瘤体内血流速度多较正常睾丸实质血流速度快,可测及动脉型、动静脉瘘样血流频谱,RI 测值不一。(图 5-2-5-24)

(五)鉴别诊断

继发性睾丸恶性肿瘤若呈多病灶须注意与睾丸良性多发结节的鉴别:①睾丸肾上腺残余瘤,常为双侧发病,病灶位于睾丸纵隔,皮质类固醇治疗有效,超声随访观察有助鉴别;②睾丸间质细胞结节性增生,表现为双侧睾丸多发结节,直径常<0.5cm,病程长,儿童患者常有假性性早熟,而成人多无症状或因雌激素升高而出现睾丸肿胀、男性乳腺发育、不育等。

(六)临床意义

与原发性睾丸肿瘤不同的是,继发性睾丸肿瘤多为双侧发病,且瘤体常多发,以低回声为主,故超声表现亦具有一定的特征性,若患者有明确的其他脏器原发性癌的病史,常不难诊断。

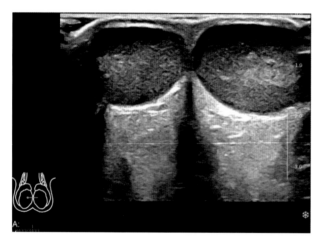

图 5-2-5-20 睾丸白血病浸润二维灰阶超声图
双侧睾丸轻度增大,实质回声弥漫性减低

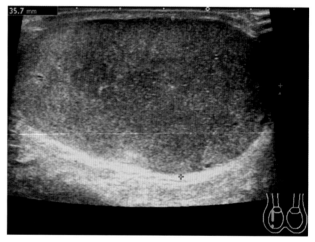

图 5-2-5-21 睾丸淋巴瘤侵犯二维灰阶超声图
右侧睾丸增大,实质中下部见一片状低回声区,境界不清楚

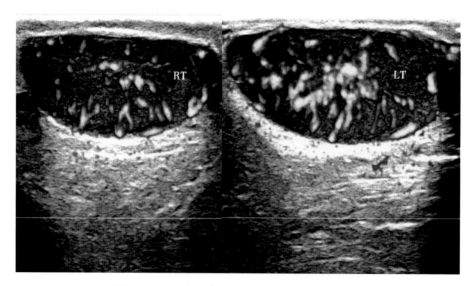

图 5-2-5-22 睾丸白血病浸润彩色多普勒超声图
与图 5-2-5-20 为同一病例,双侧睾丸实质内均探及丰富血流信号,大部分区域呈放射状分布

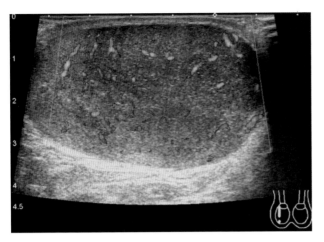

图 5-2-5-23 睾丸淋巴瘤侵犯彩色多普勒超声图

与图 5-2-5-21 为同一病例，瘤体内见丰富血流信号，分布杂乱

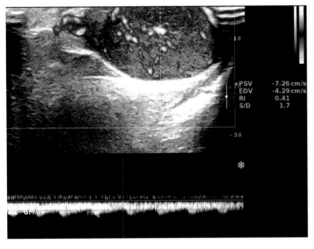

图 5-2-5-24 睾丸白血病浸润频谱多普勒超声图

与图 5-2-5-20 为同一病例，左侧睾丸内测及低阻动脉型血流频谱，RI = 0.41

但须注意的是，原发性和继发性睾丸淋巴瘤的超声表现类似，故仅凭超声图表现两者难以鉴别，须结合其他临床资料综合判断。一般认为，原发性睾丸淋巴瘤的临床诊断标准为首先发现睾丸肿瘤，患侧睾丸切除后 6 个月内无睾丸以外淋巴结及脏器淋巴瘤出现。

（陈　舜）

第六节　睾丸良性肿瘤

一、睾丸表皮样囊肿

（一）概述

睾丸表皮样囊肿（epidermoid cyst of testis, TEC）又称角质囊肿，是一种少见的睾丸良性肿瘤，无恶变倾向，发病率约占睾丸肿瘤的 1%，可发生于任何年龄，3～77 岁均有报道，好发年龄为 20～40 岁。目前该病的发病机制尚不明确，多数认为是向表皮发展的单胚层组织构成的一种最简单的成熟畸胎瘤。

（二）病理

睾丸表皮样囊肿位于睾丸实质内，大体标本上表现为包膜完整、表面光滑、呈灰白色或浅黄色，切开内呈豆渣样，囊内充以大量角化屑或无定形物，呈分层状排列，囊内无毛囊、皮脂腺等皮肤附属器或畸胎瘤的其他成分，囊壁由被覆鳞状上皮的纤维结缔组织构成。

（三）临床表现

睾丸表皮样囊肿多发生于一侧睾丸，左、右侧睾丸均可发生，绝大多数为单侧单发病灶，极少数为单侧多发或双侧病灶。多为偶然发现，多表现为一侧睾丸无痛性包块，肿块较大时可伴有睾丸轻微疼痛，质地坚硬，表面光滑。临床上化验血清肿瘤标志物及生化检查（如 AFP、β-HCG）大多正常。

（四）超声检查

睾丸表皮样囊肿的超声图因角蛋白含量、组织发育成熟程度的不同而表现多样。

1. 二维灰阶超声

（1）病灶大多靠近睾丸包膜下，呈类圆形或不规则形，少部分可呈分叶状，边界清楚。

（2）典型超声图表现为：肿瘤内部可见高回声与低回声呈交替排列的层状结构，呈"洋葱皮"样或"旋涡"状改变，部分结节周边可伴有环状或蛋壳样强回声。（图 5-2-6-1、图 5-2-6-2）

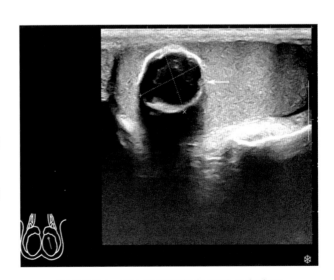

图 5-2-6-1 睾丸表皮样囊肿二维灰阶超声图

睾丸纵切面：左侧睾丸内低回声结节（箭头），形态规则，周边伴环状强回声

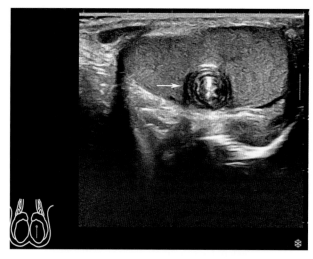

图 5-2-6-2 睾丸表皮样囊肿二维灰阶超声图

睾丸纵切面：左侧表皮样囊肿（箭头）内角化物呈"洋葱皮"样分布

（3）不典型超声图者表现为低回声不均结节，边界清楚，内可见多发小片状液性区及点状、斑状强回声。

2. 彩色多普勒超声

（1）病灶内部未见明显血流信号。（图 5-2-6-3）

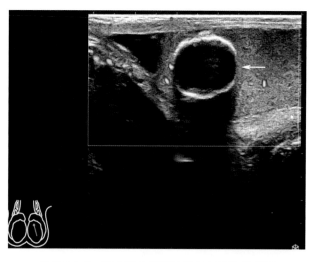

图 5-2-6-3 睾丸表皮样囊肿彩色多普勒超声图

纵切面：左侧睾丸结节（箭头）内未见明显血流信号，周边见少量血流信号

（2）病灶周边可见少量血流信号。

（3）睾丸血流信号无增多。

3. 频谱多普勒超声 瘤体内未探及血流频谱，瘤体周边可探及低速低阻型血流频谱。

4. 超声弹性成像 剪切波弹性成像显示睾丸表皮样囊肿呈绿色为主的混杂颜色，分布欠均匀，病灶弹性值高于睾丸实质。睾丸表皮样囊肿 E_{max} = （43.1±36.0）kPa，睾丸实质 E_{max} =（4.1±0.9）kPa。（图 5-2-6-4）

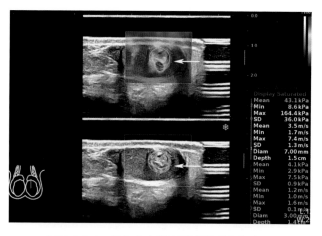

图 5-2-6-4 睾丸表皮样囊肿弹性成像超声图

左侧睾丸横切面：SWE 示病灶（箭头）呈绿色为主的混杂颜色，E_{max} 值 = 164.4kPa

（五）其他相关影像学检查

MRI 检查：

（1）T_1WI 序列显示：①病灶边界均清楚，边缘可见线状低信号环；②内部呈均匀等信号，部分为不均匀稍高信号，中心伴点状、片状低信号，呈"靶征"。

（2）T_2WI 序列显示：①病灶边界均清楚，边缘可见完整的低信号环；②内部呈均匀高信号，部分为不均匀高信号伴中心点片状低信号，呈"靶征"。

（3）增强扫描显示：病灶均未见强化，呈低信号囊性团块，部分病灶仅边缘见轻度强化。

（六）鉴别诊断

睾丸表皮样囊肿应注意与以下疾病相鉴别：

1. 睾丸精原细胞瘤 好发于中青年男性，常表现为患侧睾丸增大，内见低回声团块，回声较均匀，边界清楚，彩色多普勒超声显示内部及周边可见丰富的血流信号；而睾丸表皮样囊肿病灶内常无血流信号。

2. 原发性睾丸淋巴瘤 好发于 60 岁以上的男性，常表现为睾丸内大片状弥漫分布的低回声区，边界不清，形态不规则，彩色多普勒超声显示内见丰富的血流信号；而睾丸表皮样囊肿病灶边界清楚，内部未见血流信号。

3. 睾丸畸胎瘤 好发于 14 岁以下儿童，常表现为患侧睾丸增大，内见囊性、实性或囊实性混合回声团块，内部回声杂乱，常伴有不规则的钙化，内部血流信号不丰富；而睾丸表皮样囊肿病灶内常无血流信号。

4. 睾丸结核 睾丸结核常继发于附睾结核，可伴有低热症状，结核菌素试验呈阳性，超声表现为睾丸内片状低回声区，边界不清，形态欠规则，内常无明显血流信号；吸收期病灶内部可见不规则钙化灶；而睾丸表皮样囊肿边界清楚，部分可伴"洋葱皮"样或"旋涡"状改变，且临床上常无发热症状，结核菌素试验阴性等可加以鉴别。

5. 睾丸血肿 睾丸血肿常伴有外伤史，超声可表现为睾丸内低回声不均区或回声不均结节，但常形态不规则、边界不清，彩色多普勒超声检测未见血流信号，随访动态观察可逐渐吸收变小，可与睾丸表皮样囊肿加以鉴别。

（七）临床意义

睾丸表皮样囊肿是少见的睾丸良性肿瘤，发病率低，临床上多主张肿瘤剜除术，因此术前对睾丸表皮样囊肿的准确诊断显得尤其重要，避免误诊为睾丸恶性肿瘤而导致睾丸的不必要摘除，保留患者的生殖能力，具有重要的临床意义。

二、睾丸畸胎瘤

（一）概述

睾丸畸胎瘤（testicular teratoma）起源于原始性腺生殖细胞，属于生殖细胞肿瘤，占生殖细胞肿瘤的7%～10%，好发于青少年。睾丸畸胎瘤常由内、中、外3个胚层成分构成，根据其分化程度，可分为三种类型：成熟型畸胎瘤、未成熟型畸胎瘤及恶性畸胎瘤3个亚型。发病机制目前尚不明确，可能与胚胎期生殖细胞异常分化等有关。

（二）病理

睾丸畸胎瘤多由两种或两种以上胚层构成，包括内胚层的黏液腺体，中胚层的软骨、骨、肌肉和淋巴组织，以及外胚层的鳞状上皮和神经组织。其中睾丸成熟型畸胎瘤多为良性畸胎瘤，由已分化的成熟组织构成，包括毛发、牙齿、骨骼甚至头节等成分，内部呈皮脂样或胶冻样，其血清α-AFP、β-HCG大多正常。睾丸未成熟型畸胎瘤和睾丸恶性畸胎瘤病灶大多较大，多为囊实性，以实性为主，可见出血、坏死及钙化，实性成分呈灰白色或灰黄色，内含有未成熟的神经、骨骼或软骨成分，其血清α-AFP、β-HCG可升高。当病灶为一厚壁的单一囊腔时，即为皮样囊肿，它是一种特殊类型的良性单胚层畸胎瘤，显微镜下表现为富含毛发、角化物的囊肿伴有皮肤附属器结构。

（三）临床表现

睾丸畸胎瘤发病年龄有1～2岁的儿童及25～35岁的成人2个峰值，是儿童中最常见的良性肿瘤，约占儿童良性肿瘤患者的50%。良性畸胎瘤大

多数生长速度缓慢，大多数患者表现为无痛性的睾丸肿块，质地较硬，呈结节状或不规则状；恶性畸胎瘤大多数生长速度较快，伴有患侧睾丸明显增大及胀痛感。

（四）超声检查

1. 二维灰阶超声

（1）良性畸胎瘤：①患侧睾丸无明显增大或局限性稍增大；②病灶呈圆形或卵圆形，边界清楚，包膜完整；③病灶多为囊实性，实性部分回声不均匀，部分内见点状、斑状强回声，后方可伴有声影。（图5-2-6-5、图5-2-6-6）

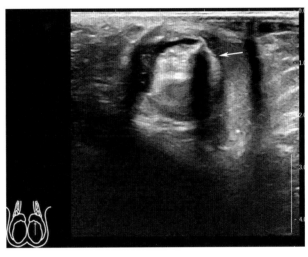

图5-2-6-5 睾丸畸胎瘤二维灰阶超声图
患儿，2岁，睾丸成熟畸胎瘤（箭头），呈卵圆形，界清，内见团状强回声，后方伴声影

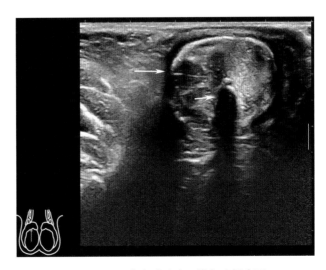

图5-2-6-6 睾丸畸胎瘤二维灰阶超声图
患儿，3岁，睾丸畸胎瘤，瘤体几乎占据整个睾丸（长箭头），内部见强回声钙化（短箭头），后方伴声影

（2）恶性畸胎瘤：①患侧睾丸多明显增大；②病灶呈圆形、卵圆形或不规则形，边界不清，未见明显包膜或包膜不完整；③病灶大多为囊实性团块，以

实性为主，回声强弱不均，可见不规则液性区及点状、斑片状强回声，后方伴有声影；液性区较大时，内见许多较厚的分隔带及部分实性回声。

2. 彩色多普勒超声

（1）睾丸良性畸胎瘤病灶内部及周边见少量点状或短棒状血流信号，以静脉血流频谱为主。（图5-2-6-7、图5-2-6-8）

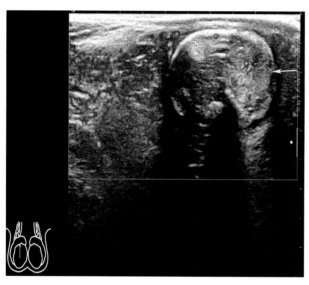

图 5-2-6-7　睾丸畸胎瘤彩色多普勒超声图
纵切面：睾丸瘤体（箭头）内见少量点状血流信号，周边见少量血流信号

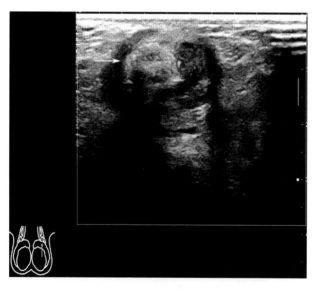

图 5-2-6-8　睾丸畸胎瘤彩色多普勒超声图
瘤体（箭头）内未见明显血流信号，周边见少量血流信号

（2）睾丸恶性畸胎瘤病灶内部及周边见较丰富的条状、环状的粗大血流信号，以动脉血流频谱为主。

（3）阴囊壁血流信号可增多。

3. 频谱多普勒超声

（1）睾丸良性畸胎瘤病灶内部多以静脉血流频谱为主。（图5-2-6-9）

（2）睾丸恶性畸胎瘤病灶内部多以动脉血流频谱为主。

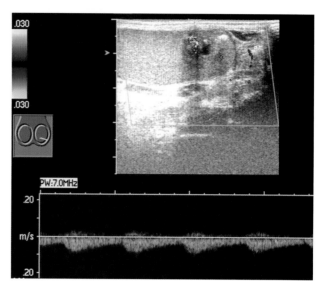

图 5-2-6-9　睾丸畸胎瘤动脉频谱多普勒超声图
睾丸畸胎瘤内的动脉血流频谱呈低速低阻型

4. 超声弹性成像　剪切波弹性成像，睾丸畸胎瘤瘤体呈暗红色，分布欠均匀，弹性值明显较周边睾丸实质增高，睾丸畸胎瘤 E_{max} 值为（156.2±89.1）kPa，周边睾丸实质 E_{max} 值为（3.0±2.9）kPa。（图5-2-6-10、图5-2-6-11）

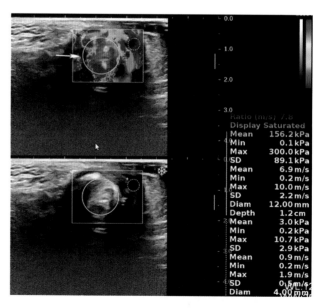

图 5-2-6-10　睾丸畸胎瘤弹性成像超声图
睾丸横切面：SWE 示瘤体（箭头）弹性值明显增高，呈暗红色，分布不均匀，E_{max} 值 = 300.0kPa，睾丸实质呈蓝色，E_{max} 值 = 10.7kPa

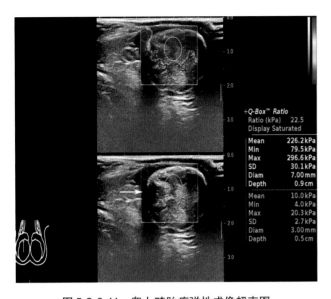

图 5-2-6-11 睾丸畸胎瘤弹性成像超声图

睾丸横切面：SWE 示病灶弹性值明显增高，呈暗红色，分布不均匀，E_{max} 值 = 296.6kPa

（五）相关检查

CT 检查：①睾丸内见一肿块影，密度不均匀，可见脂肪密度影及软组织密度影，伴有点状、斑状钙化影；②增强扫描时，肿块内实性部分可见轻 - 中度增强，低密度影和脂肪成分无增强。

（六）鉴别诊断

1. **睾丸表皮样囊肿** 睾丸表皮样囊肿多发生于 20～40 岁的青壮年，典型者超声表现为睾丸内部回声不均结节，边界清楚，内部可见高回声与低回声呈交替排列的层状结构，呈"洋葱皮"样或"旋涡"状改变，部分结节周边可伴有环状或蛋壳样强回声，彩色多普勒超声未见明显血流信号；不典型睾丸表皮样囊肿超声表现为低回声不均结节，边界清楚，内可见多发小片状液性区及点状、斑片状强回声，彩色多普勒超声内未见明显血流信号；而睾丸畸胎瘤多为囊实性，实性部分回声不均匀，部分内见点状、斑片状强回声，后方可伴有声影，彩色多普勒超声内见少 - 中等量血流信号，恶性者内可见丰富血流信号，两者可通过内部回声表现及彩色多普勒血流信号加以鉴别。

2. **睾丸精原细胞瘤** 睾丸精原细胞瘤超声多表现为睾丸内低 - 等回声团块，部分形态不规则，呈分叶状，部分可呈结节状相互融合，少数内可见小液性区、钙化灶，团块内可见丰富血流信号。而睾丸畸胎瘤多呈囊实性，实性部分回声不均匀，内常见点状、斑状强回声，且血流信号大多较精原细胞瘤少。

（七）临床意义

睾丸畸胎瘤分为良性睾丸畸胎瘤和恶性畸胎瘤，其中，睾丸良性畸胎瘤是儿童常见的睾丸良性肿瘤。超声检查对睾丸畸胎瘤的诊断及鉴别诊断、临床手术方案的制订具有重要的应用价值，对是否保留患侧睾丸正常组织、保留患者的生殖能力，具有重要的指导价值。

三、睾丸囊肿

（一）概述

睾丸囊肿（testis cyst）在临床上少见，可分为：睾丸单纯性囊肿、白膜和睾丸网囊肿。可发生在任何年龄段，以中、老年多见。

（二）病理

睾丸囊肿多由外伤或炎症后粘连导致睾丸精曲小管、精直小管等阻塞，液体潴留而形成。睾丸囊肿部分局限于白膜上，部分位于睾丸内邻近睾丸网，大多为单发单房，周围无异常软组织。

（三）临床表现

睾丸囊肿多无临床症状或仅有轻微的坠胀不适感。位于白膜上的囊肿临床上可触及小结节，位于睾丸内的囊肿临床上多无法触及。

（四）超声检查

1. **二维灰阶超声**

（1）位于睾丸实质内，与包膜分界清楚，多为单发。

（2）囊肿大小不等，呈圆形或椭圆形；囊肿较大时，睾丸可增大，睾丸组织被挤压到囊肿周边。（图 5-2-6-12、图 5-2-6-13）

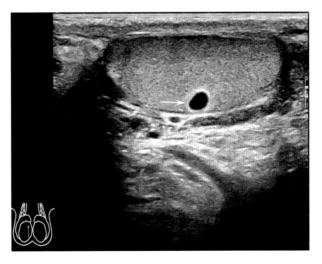

图 5-2-6-12 睾丸单纯性囊肿纵切二维灰阶超声图

睾丸囊肿（箭头）与包膜分界清晰，内透声好，周边睾丸实质回声均匀

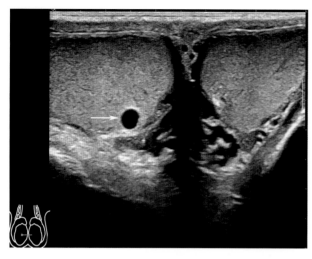

图 5-2-6-13　睾丸单纯性囊肿横切二维灰阶超声图
右侧睾丸囊肿（箭头）边界清楚，内透声好，左侧睾丸实质回声均匀

（3）囊壁薄，囊内透声好，后方回声增强。

（4）囊肿伴感染、出血时，内可见细小点状强回声，无血流信号显示。

2. 彩色多普勒超声

（1）病灶内部未见明显血流信号。（图 5-2-6-14）

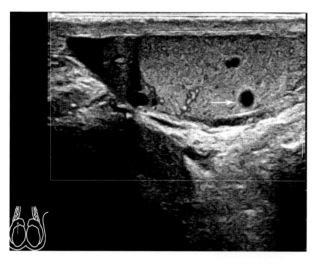

图 5-2-6-14　睾丸单纯性囊肿彩色多普勒超声图
右侧睾丸囊肿（箭头）内未见血流信号，周边睾丸组织内见血流信号

（2）病灶周边可见少量血流信号。

（3）患侧睾丸血流信号无增多。

3. 频谱多普勒超声　睾丸囊肿内未探及血流频谱。

4. 超声弹性成像　剪切波弹性成像显示睾丸单纯性囊肿呈蓝色，分布均匀，弹性值较周边睾丸组织减低。

（五）相关检查

MRI 检查：

（1）T_1WI 序列显示病灶边界均清楚，内部呈均匀低信号，伴出血感染时可呈不均匀等信号。

（2）T_2WI 序列显示病灶边界清楚，边缘可见完整的高信号。

（3）增强扫描显示病灶均未见强化，呈低信号囊性团块。

（六）鉴别诊断

1. 睾丸血肿　睾丸血肿多有明确的外伤病史，早期超声表现为睾丸内高回声或混合回声不均区，边界清或不清，彩色多普勒内未见明显血流信号；随时间的推移，呈睾丸血肿逐渐吸收表现，晚期超声可表现为睾丸内部回声不均区，部分内见少部分液性区或点状、条状高回声，彩色多普勒内未见明显血流信号。而睾丸囊肿超声多表现为睾丸内无回声区，内部透声好，随时间推移大多数囊肿逐渐变大，两者可相鉴别。

2. 睾丸脓肿　睾丸脓肿多继发于附睾炎症，临床上可伴有发热，阴囊壁有红肿热痛等症状，白细胞计数增高，超声多表现为睾丸内片状低回声不均区，边界不清，形态不规则，部分中央部分可伴液性区，内透声差，彩色多普勒超声检查时低回声不均区内可见丰富血流信号。睾丸囊肿临床多无症状，白细胞计数无增高，超声表现为病灶内透声好，边界清楚，彩色多普勒检查内未见血流信号，两者可通过临床症状、白细胞计数及彩色多普勒超声表现等加以鉴别。

3. 睾丸表皮样囊肿　睾丸表皮样囊肿多发生在 20～40 岁的青壮年，超声多表现为睾丸内部回声不均结节，边界清楚，内部可见高回声与低回声交替排列的层状结构，呈"洋葱皮"样或"旋涡"状改变，部分结节周边可伴有环状或蛋壳样强回声，彩色多普勒内未见明显血流信号；睾丸囊肿多发生在中、老年，超声表现为睾丸内无回声区，边界清楚，内透声好，两者可通过内部超声表现加以鉴别。

4. 睾丸良性畸胎瘤　睾丸良性畸胎瘤好发于 14 岁以下的儿童，常表现为患侧睾丸增大，内见囊实性或囊、实性混合回声团块，内部回声杂乱，常伴有不规则的钙化，内部血流信号不丰富；而睾丸囊肿多表现为睾丸内无回声区，内透声好，内部未见明显血流信号。

（七）临床意义

睾丸囊肿临床上少见，发病率低，多主张采用肿瘤剜除术治疗，因此术前对睾丸囊肿的准确诊断显得尤其重要，避免误诊为睾丸恶性肿瘤而导致睾丸的不必要摘除，保留患者的生殖能力，具有重要的临床意义。

四、睾丸间质细胞瘤

（一）概述

睾丸间质细胞瘤（leydig cell tumor，LCT）临床上较为罕见，其起源于睾丸间质细胞即 Leydig 细胞，是最常见的性索间质性肿瘤。1895 年由 Sacchi 首次报道，占睾丸肿瘤的 1%～3%，可发生在任何年龄，其中约 20% 发生于 5～10 岁的男童，约 80% 发生于 30～60 岁的男性。睾丸间质细胞瘤大多数为良性，约有 10% 为恶性。目前该病的发病原因尚不明确，有研究认为与隐睾症及 LH 受体、G 蛋白等编码基因突变有关。

（二）病理

睾丸间质细胞瘤位于睾丸实质的外围部分。

1. **大体标本** 表现为黄色或褐色，包膜完整。

2. **镜下特点** ①由相对单一的、多角形的紧密叠积的细胞组成，排列无序，胞质嗜伊红、细颗粒状，含类脂空泡、褐色素，核较粗，常偏于胞质一侧，偶见特征性包涵体物；②恶性病变者，镜下见细胞核不典型增生，核分裂象增多，>3 个 /10HPF，胞质内可见褐色脂褐素，淋巴管内见瘤栓。由于睾丸间质细胞瘤为间质性病灶，肿瘤细胞可产生类固醇激素、睾酮及雌激素等，可导致睾酮、雌二醇等激素升高，产生"雌性"效应。

（三）临床表现

睾丸间质细胞瘤多发生于一侧睾丸，双侧发生率仅为 3%。缺乏特殊性的临床表现。大多数表现为睾丸无痛性肿大或双侧睾丸不对称性，伴轻微疼痛，内可触及肿物，部分伴有阴囊坠胀感。由于肿瘤产生的性激素的"雌性"效应，少部分儿童可表现为假性性早熟，成人男性可表现为男性乳腺发育、性欲减退、阳痿、男性女性化等症状。

（四）超声检查

1. **二维灰阶超声**

（1）肿瘤位于睾丸实质内，部分靠近睾丸纵隔旁，呈类圆形，形态较规则，边界清楚。

（2）肿瘤较小时常为实性均匀低回声，后方回声无增强或衰减；肿瘤较大时可呈中等回声，伴部分高回声不均区；部分位于睾丸纵隔旁的病灶可表现为高回声，绝大多数肿瘤内未见明显钙化灶。（图 5-2-6-15）

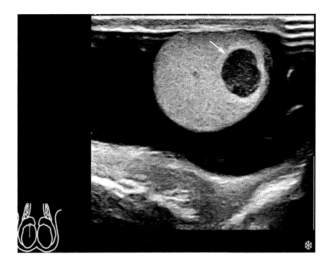

图 5-2-6-15 睾丸间质瘤二维灰阶超声图
睾丸纵切面图：瘤体（箭头）位于睾丸边缘，边界清楚，内部呈均匀低回声，后方回声无增强

（3）恶性病变时肿瘤常较大，大多数 >5.0cm，或短期内增长迅速，睾丸实质回声不均，可见出血坏死的液性区，伴有腹股沟区或腹膜后淋巴结肿大。

2. **彩色多普勒超声**

（1）病灶内部见少量或较丰富血流信号。（图 5-2-6-16）

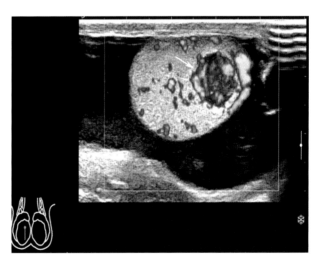

图 5-2-6-16 睾丸间质瘤彩色多普勒超声图
纵切面：睾丸间质瘤瘤体（箭头）内见较丰富血流信号

（2）病灶周边可见较丰富血流信号。

3. **频谱多普勒超声** 病灶内部可探及低速低阻型血流频谱，大多数 RI <0.5。（图 5-2-6-17）

4. **超声弹性成像** 剪切波弹性成像显示睾丸间质瘤瘤体呈蓝色，分布较均匀，弹性值略高于周边睾丸组织。睾丸间质瘤 E_{max} 值为（5.1±2.3）kPa，睾丸实质 E_{max} 值为（2.8±0.5）kPa。（图 5-2-6-18）

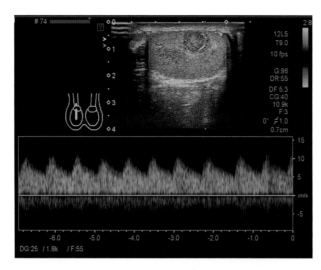

图 5-2-6-17　睾丸间质瘤动脉频谱多普勒超声图
睾丸间质瘤内的动脉血流频谱呈低速中等阻力型

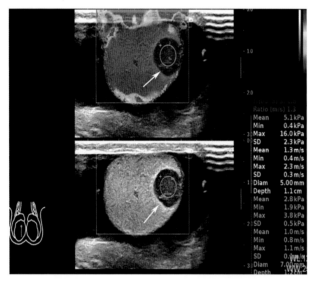

图 5-2-6-18　睾丸间质瘤弹性成像超声图
右侧睾丸纵切面：SWE 示睾丸瘤体（箭头）呈蓝色，E_{max} 值 = 16.0kPa

（五）相关检查

1. MRI　①T_1WI 序列显示：病灶呈等信号或混杂高低信号，边界清楚；②T_2WI 序列显示：病灶呈低信号或以低信号为主的混杂信号，边界清晰；③增强扫描显示：病灶持续显著强化。

2. CT　①病灶呈稍高密度或高低混杂密度，大多边界清晰，肿瘤较大时可几乎占据整个睾丸组织，边界不清；②增强后病灶显著强化。

（六）鉴别诊断

1. **睾丸间质细胞增生（结节状 leydig 细胞增生）**　常为双侧、多灶性发病，病灶小，直径常 <0.5cm，周围的精曲小管正常，无明显的肿块，好发于隐睾症患者；而睾丸间质细胞瘤常为单侧发病，多为单

发病灶，病灶多呈低回声结节，病灶内见少量血流信号，周边见丰富血流信号，根据病灶位置、数目、是否存在结节及血流信号可鉴别两者。

2. **睾丸恶性淋巴瘤**　好发于 60 岁以上的男性，常表现为睾丸内大片状弥漫分布的低回声区，边界不清，形态不规则，彩色多普勒超声显示内见丰富的血流信号，超声造影表现轻度增强，病变可累及附睾、精索；而睾丸间质细胞瘤病灶边界清楚，内部见少量血流信号，超声造影呈显著持续增强；可通过发病年龄、病灶形态、边界、血流信号和超声造影加以鉴别。

3. **肾上腺生殖器综合征的睾丸病变**　肾上腺生殖器综合征的睾丸以儿童及青少年多见，多为双侧睾丸发病，超声表现为睾丸体积增大，形态正常，睾丸纵隔显示不清，内见低回声结节，边界欠规则，可见丰富血流信号，激素治疗有效，瘤体会变小；而睾丸间质细胞瘤多为单侧发病，病灶边界清楚，可位于睾丸纵隔旁，但较少累及睾丸纵隔，激素治疗明显效果；可通过发病年龄、病灶位置、形态、激素治疗效果加以鉴别。

4. **精原细胞瘤**　精原细胞瘤多发生于青壮年男性，超声多表现为睾丸内低 - 等回声团块，部分形态不规则，呈分叶状，部分可呈结节状相互融合，少数内可见小液性区、钙化灶，团块内可见丰富血流信号；而睾丸间质细胞瘤结节形态多较为规则，内部钙化灶很少见，团块内见少量血流信号，可通过病灶形态、内部回声及血流信号丰富程度加以鉴别。

（七）临床意义

睾丸间质细胞瘤是临床上较为罕见的睾丸肿瘤，缺乏特异性的临床表现，术前诊断较为困难。对于睾丸间质细胞瘤的治疗，目前多主张手术治疗，主要的手术方式有根治性睾丸切除和保留睾丸的手术（即肿瘤剜除术），对于儿童、未生育、双侧睾丸发病的患者，目前临床上多主张采用肿瘤剜除术；对于确诊恶性或潜在恶变的患者，特别是老年患者，多主张采用根治性睾丸切除及腹膜后淋巴结清扫术。因此，对于睾丸间质细胞瘤的诊断，特别是良恶性睾丸间质细胞瘤的鉴别诊断，对临床手术方式的选择具有重要的临床意义。

五、睾丸肾上腺残余瘤

（一）概述

睾丸肾上腺残余瘤（testicular adrenal rest tumor, TART）又名肾上腺生殖综合征伴睾丸肿瘤（testicular tumor of adrenogenital syndrome），指睾丸内残留的肾上腺细胞，长期受到体内高水平促肾上腺皮质激素（adrenocorticotropic hormone，ACTH）的刺激而增生形成的一种睾丸良性肿瘤，由 Wilkins 等于 1940 年首次报道，是一类罕见的家族性遗传病，常见于先天性肾上腺皮质增生症（cogenital adrenal hyperplasia，CAH）患者，发生率可高达 94%。

（二）病理

TART 的组织起源目前尚存争议，多数研究认为其来源于胚胎发育第 8 周、随睾丸一起下降的肾上腺皮质组织，这些细胞大部分在 1 岁内逐渐消失，当肾上腺皮质增生时，可刺激残留在睾丸内的肾上腺细胞增生，形成瘤样结节。镜下可表现为中 - 大量不等的多角形细胞，胞质呈嗜酸性。免疫组织化学染色 vim 和 α-inhabin 阳性等。

（三）临床表现

睾丸肾上腺残余瘤多发生于双侧睾丸，左、右侧睾丸均可发生，绝大多数为多发病灶，少部分为单发病灶，可表现为双侧睾丸增大，大多数睾丸无明显疼痛。多为患者伴有 CAH 表现，如促肾上腺皮质激素、孕酮等激素水平增高，皮质醇水平正常或偏低，卵泡刺激素、黄体生成素水平明显减低，其中儿童患者在发育阶段多表现为性早熟，而成年患者多表现为不育症、少精子症或无精子症。

临床上根据 TART 的进程情况可分为 5 期：Ⅰ期，超声检查睾丸未见病灶，而睾丸网内存在肾上腺残余细胞；Ⅱ期，超声检查睾丸内可见病灶，呈单发或多发小病灶，临床上不易触及；Ⅲ期，临床上可触及睾丸结节，肾上腺残余细胞进一步增生压迫睾丸网，引起精曲小管堵塞导致少精症或无精症；Ⅳ期，睾丸内触及明显肿物，肾上腺残余细胞进一步增生、肥大，进行性压迫睾丸网，导致肿瘤内发生纤维化；Ⅴ期，睾丸实质因慢性堵塞梗阻导致不可逆性的损害。

（四）超声检查

1. 二维灰阶超声

（1）双侧睾丸内见多发病灶，少部分为单发病灶，沿睾丸纵隔分布，边界清楚。

（2）病灶多为低 - 中等回声，病灶较小时内部回声均匀，病灶较大时可见小片状低回声区。（图 5-2-6-19）

2. 彩色多普勒超声 病灶内见少 - 中等量血流信号，较周围睾丸实质组织丰富。（图 5-2-6-20）

3. 频谱多普勒超声 病灶内可探及动脉血流频谱，呈低速低阻型，RI 多 <0.5。（图 5-2-6-21）

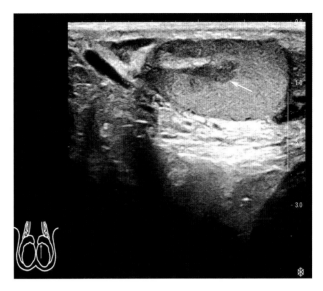

图 5-2-6-19　睾丸肾上腺残余瘤二维灰阶超声图
左侧睾丸纵隔旁低回声区（箭头），边界欠规整

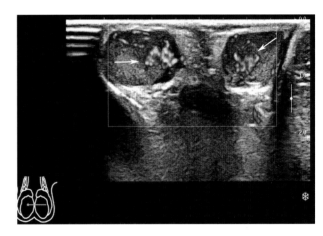

图 5-2-6-20　睾丸肾上腺残余瘤彩色多普勒图
双侧睾丸肾上腺剩余肿瘤，瘤体（箭头）内见丰富血流信号

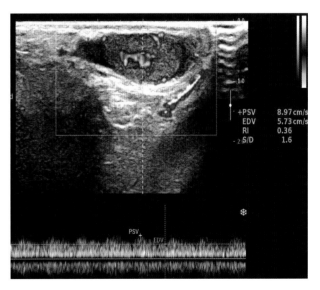

图 5-2-6-21　睾丸肾上腺残余瘤动脉频谱多普勒超声图
瘤体内的动脉血流频谱呈低速低阻型

4. 超声弹性成像　剪切波弹性成像显示睾丸肾上腺残余瘤瘤体呈蓝色，分布均匀，弹性值略低于周边睾丸组织。（图5-2-6-22）

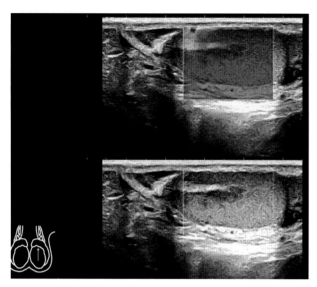

图5-2-6-22　睾丸肾上腺残余瘤弹性成像超声图

左侧睾丸纵切面：SWE 示睾丸肾上腺残余瘤呈蓝色，分布均匀，$E_{max}=10.0kPa$

（五）相关检查

1. MRI　①多为双侧睾丸内见病灶，T_1WI 序列呈等信号或稍高信号，T_2WI 序列呈低信号，周边未见包膜；②增强扫描显示病灶呈较均匀强化。

2. CT　①双侧睾丸内见低密度或稍高密度肿块影，增强扫描可见较均匀的强化；②常伴有双侧肾上腺体积增大，呈不规则结节样增粗；③部分可伴有一侧肾上腺团状混杂密度影，内见斑状钙化影和片状脂肪密度影；④增强扫描示双侧肾上腺内未见明显异常强化灶或不均匀性轻度强化。

（六）鉴别诊断

1. 睾丸间质细胞瘤　绝大多数为单侧发病，好发于5~10岁儿童和30~50岁中青年男性，90%为良性病变，超声表现为睾丸内实性均匀低回声或中等-稍高回声，后方回声无明显变化；病灶可位于睾丸纵隔旁，但较少累及睾丸纵隔；睾丸间质瘤恶变时，病灶生长迅速，可伴有腹股沟区及腹膜后淋巴结肿大；睾丸间质细胞瘤激素治疗无效；而睾丸肾上腺残余瘤多发生在青春期及成年后，双侧睾丸发病，多位于睾丸纵隔旁，累及睾丸纵隔，激素治疗有效，多伴有单/双侧肾上腺增生。两者可通过病灶位置、数量、激素治疗是否有效等加以鉴别。

2. 睾丸支持细胞瘤　可发生在任何年龄，以中年人多见，单侧发病多见，超声表现为睾丸内低回声结节，部分结节可伴有钙化及骨化，但无双侧肾

上腺增生病史，激素治疗无效，而睾丸肾上腺残余瘤多为双侧发病，回声较低，很少伴有钙化及骨化，多伴有双侧肾上腺增生病史，激素治疗有效。两者可通过病灶数量、位置、内部回声及是否伴有肾上腺增生、激素治疗是否有效加以鉴别。

（七）临床意义

睾丸肾上腺残余瘤是临床上极为少见的睾丸良性病变，发病率极低，临床上对该病的认知不足，特别是成年人，容易漏诊及误诊，导致体内激素异常，影响睾丸生精细胞的发育及排泄，影响男性的生育功能。彩色多普勒超声对睾丸的检查及筛查，特别是合并先天性肾上腺皮质增生症患者，对睾丸肾上腺残余瘤的早发现、早诊断及规范化治疗、治疗时的监测具有重要的临床意义。

（梁荣喜）

第七节　附睾肿瘤

一、附睾囊肿

（一）概述

附睾囊肿（epididymal cyst）是临床上比较常见的疾病，发病率约占男性生殖系统疾病的1%，可发生于任何年龄，3~77岁均有报道，好发年龄为20~40岁。附睾囊肿多由外伤或炎症导致附睾内的睾丸输出小管或附睾管阻塞引起，直径可达数毫米至数厘米。

（二）病理

附睾囊肿可发生于附睾头部、体部或尾部，以附睾头部多见，大多数由附睾头部的输出小管局部囊状扩张所致，单发或者多发；少数由附睾管局部囊肿扩张所致，多为单发。附睾囊肿可分为附睾单纯性囊肿和附睾精液囊肿两类，其中精液囊肿多由输出小管阻塞扩张所致，囊液多为乳白色，囊液内见大量死亡精子和淋巴细胞。附睾单纯性囊肿囊液清亮，囊液内多无死亡精子。

（三）临床表现

附睾囊肿大多无明显临床症状，少数患者可出现睾丸胀痛或阴囊坠胀感。<5.0mm 的附睾囊肿临床上不易被触及，大的附睾囊肿容易被触及，表现为质软、表面光滑、无触痛的结节，部分结节张力较大，触诊似类实性结节。

（四）超声检查

1. 二维灰阶超声

（1）附睾囊肿多位于附睾头内，单发或多发。

（2）囊腔多为圆形或类圆形，囊壁薄而光滑，囊内大多呈无回声，后方回声增强。（图5-2-7-1、图5-2-7-2）

2. 彩色多普勒超声　附睾囊肿内部及周边无血流信号。（图5-2-7-3、图5-2-7-4）

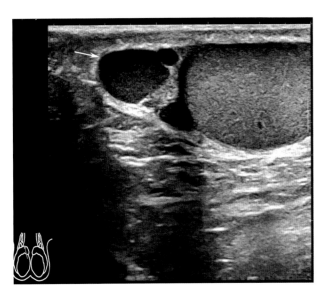

图 5-2-7-1　附睾头精液囊肿二维灰阶超声图
附睾头精液囊肿（箭头），内透声差，可见细点回声

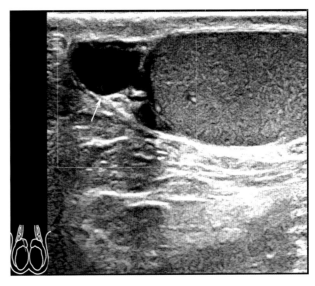

图 5-2-7-3　附睾头精液囊肿彩色多普勒超声图
附睾头精液囊肿（箭头）内未见血流信号

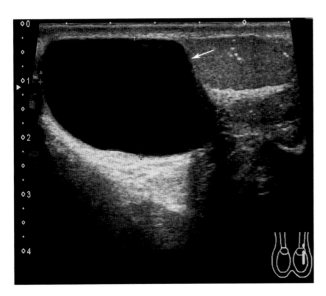

图 5-2-7-2　附睾头囊肿二维灰阶超声图
附睾头囊肿（箭头），内部透声好，略压迫睾丸

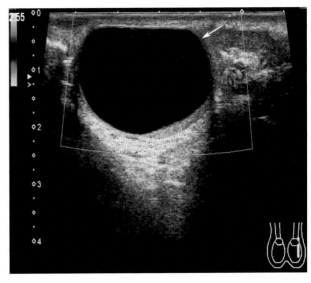

图 5-2-7-4　附睾头囊肿彩色多普勒超声图
附睾头囊肿（箭头）内未见血流信号

（3）输出小管囊状扩张形成的囊肿常为多发，部分可聚集呈多房性囊肿，多位于附睾头部或附睾头部与睾丸上极之间。

（4）大的附睾头部囊肿可压迫输出小管，导致睾丸网扩张，严重者可呈"蜂窝状"。

（5）精液囊肿多位于附睾头内或附睾头旁，囊内见大量细点状回声，少部分可沉淀于囊肿底部呈分层状改变。

3. 频谱多普勒超声　附睾囊肿内未探及血流频谱。

4. 超声弹性成像　剪切波弹性成像显示附睾囊肿呈蓝色，分布均匀，弹性值较睾丸组织低。

（五）相关检查

MRI 检查：

（1）病灶 T_1WI 呈低信号或稍低信号，T_2WI 呈高信号，边界均清楚，部分内见线状分隔带回声。

（2）增强扫描显示病灶均未见强化，周边囊壁呈轻度强化，呈低信号囊性团块。

（六）鉴别诊断

1. 囊性附件 囊性附件多位于附睾头旁或睾丸上极旁，形似囊肿，但其常带蒂，用探头加压时可被推移及漂浮；而附睾囊肿多位于附睾内，探头加压推移时通常不易移动。

2. 精索末段囊肿 精索末段囊肿可位于附睾头旁，部分可压迫附睾头，但其用探头加压时与附睾头间可见相对滑动，且与精索末段相连；而附睾囊肿大多数位于附睾头内，与精索末段未见相连。

3. 附睾肿瘤 附睾肿瘤多为实性或囊实性低回声结节，边界较清晰，部分实性内部可见血流信号；而附睾囊肿多为囊性，内部未探及血流信号。

（七）临床意义

附睾囊肿临床上常见，大的附睾头囊肿可引起压迫症状，引起输出小管扩张，影响精子的排出，严重可影响患者的生育。彩色多普勒超声可以对附睾囊肿的位置、大小、内部回声及对周围组织的压迫情况作出准确判断，为临床诊疗方案的制定提供重要依据。

二、附睾腺瘤样瘤

（一）概述

附睾腺瘤样瘤（epididymal adenomatous tumor of the epididymis，EAT）是临床上少见的附睾良性肿瘤，占附睾良性肿瘤的一半以上。可发生在任何年龄，以20～50岁性功能活跃的青壮年多见。附睾腺瘤样瘤大多数位于附睾尾部，少数位于附睾头部，肿瘤大多生长缓慢。其组织来源目前尚不明确，多数学者研究认为其来源于间皮细胞，故又称间皮瘤。

（二）病理

1. 大体标本 表面光滑、质硬，切开内呈灰白色或灰黄色结节，多呈编织状或旋涡状纹理，少部分内可见小的囊腔。

2. 镜下特点 肿瘤为由上皮细胞和纤维间质细胞构成的大小不等、形态不一的腺样或腔隙样结构，腔隙内衬扁平上皮细胞或立方形上皮细胞，瘤细胞呈空泡状，胞质丰富，呈嗜酸性，细胞核圆形，形态较规则，可见小核仁，未见明显核分裂象，间质伴淋巴细胞浸润。免疫组化见内衬上皮的CK、波形蛋白（vimentin）、calretinin阳性表达。

（三）临床表现

临床多无症状，常为患者无意间发现或体检发现，表现为阴囊肿大、局部触及肿块、病程长，绝大多数生长缓慢。附睾腺瘤样瘤多为单发性，左侧多

见，极少数者为双侧，好发于附睾尾部，其次是附睾头部，直径大多在2.0cm左右，最大者可达16.0cm。临床触诊瘤体常呈圆形或卵圆形，质硬或韧，表面光滑，界限清楚。

（四）超声检查

1. 二维灰阶超声

（1）附睾局部见占位性病变，实性多见，少部分呈囊实性；呈低回声、等回声或稍高回声，以低-等回声多见，回声多较均匀。

（2）病灶多位于附睾尾部，其次为附睾头部，形态较规则，呈圆形或类圆形，边界清楚。（图5-2-7-5）

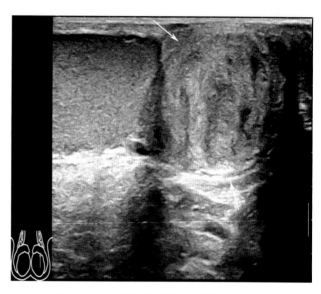

图5-2-7-5 附睾腺瘤样瘤二维灰阶超声图

睾丸纵切面图：附睾尾部腺瘤样瘤（箭头），边界清楚，呈不均匀性低回声结节

2. 彩色多普勒超声 大多数病灶内部血流信号不丰富，少数血流信号丰富。（图5-2-7-6）

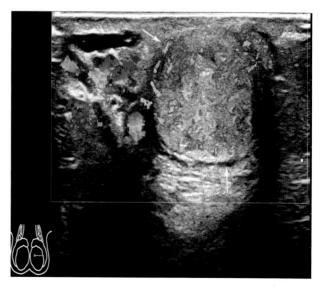

图5-2-7-6 附睾腺瘤样瘤彩色多普勒超声图

横切面：附睾腺瘤样瘤（箭头），内见较丰富血流信号

3. 频谱多普勒超声 病灶内探及中等阻力的低速血流频谱。

4. 超声弹性成像 剪切波弹性成像显示附睾腺瘤样瘤呈绿色与暗红色混合，分布不均匀，弹性值明显较睾丸增高，E_{max} 值为（134.0±37.4）kPa。（图 5-2-7-7）

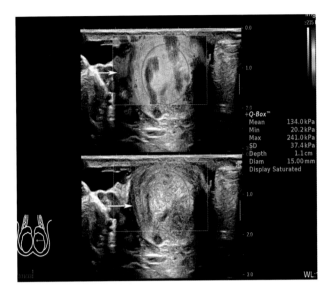

图 5-2-7-7 附睾腺瘤样瘤弹性成像超声图
附睾横切面：SWE 示附睾腺瘤样瘤（箭头）呈以绿色为主的混合颜色，E_{max} 值=241.0kPa

（五）相关检查

MRI 检查：

（1）T_1WI 序列、T_2WI 序列显示：病灶均呈与睾丸类似的中等信号，合并梗死、囊变时，信号分布不均匀。

（2）增强扫描显示病灶呈与睾丸相似的中等程度不均匀性强化，边缘呈稍高强化。

（六）鉴别诊断

1. 附睾囊腺瘤 附睾囊腺瘤多位于附睾头部，单侧或双侧发生，呈椭圆形或分叶状，边界清楚或欠清，瘤内可见多房分隔，有的瘤体以实性为主；而附睾腺瘤样瘤以附睾尾部多见，以实性为主，边界清楚，两者可通过内部回声加以鉴别。

2. 附睾结核 附睾结核可伴有低热、盗汗等结核症状，结核菌素试验呈阳性，超声表现为附睾回声不均结节，可呈实性、囊实性结节，部分可伴强回声钙化，形态不规则，边界不清，内部无血流信号或血流信号减少；当合并干酪样坏死形成结核冷脓肿时，超声表现为结节内不规则液性区，内透声差；而附睾腺瘤样瘤多为边界清楚的实性结节，内部回声较均匀，且临床上常无发热症状，结核菌素试验阴性等可与之鉴别。

3. 附睾炎症 附睾慢性炎常有急性发作病史，多位于附睾尾部，超声表现为边界不清，形态不规则，内血流信号减少或无血流信号；急性附睾炎常有阴囊肿大、明显疼痛，部分伴发热等症状，超声表现为附睾头部、尾部为主的增大，回声减低不均，CDFI 可探及丰富的血流信号；而附睾腺瘤样瘤多为边界清楚，内部回声较均匀，血流信号不丰富，两者可通过临床症状、肿块边界、内部回声及血流信号加以鉴别。

4. 附睾精子肉芽肿 附睾精子肉芽肿多位于附睾尾部，病灶呈低 - 等回声，形态欠规则，边界不清晰，内部回声不均匀，内未见血流信号或可见少量血流信号，常伴有炎症或外伤病史。

（七）临床意义

附睾腺瘤样瘤是附睾最常见的良性肿瘤，临床少见超声表现具有良性肿瘤的特征，如形态规则，边界清楚，内部血流信号不丰富，生长速度缓慢。通过超声对附睾腺瘤样瘤进行诊断与鉴别诊断，对手术方式的选择具有重要的临床意义。

三、附睾恶性肿瘤

（一）概述

附睾肿瘤（tumor of epididymis）在临床上少见，附睾恶性肿瘤则更为罕见，发生率约占男性肿瘤的 0.03%，约占附睾肿瘤的 15%。附睾恶性肿瘤可分为原发性附睾恶性肿瘤和继发性（转移性）附睾恶性肿瘤。其中原发性附睾恶性肿瘤以横纹肌肉瘤、平滑肌肉瘤、恶性间皮瘤及淋巴瘤等多见；附睾继发性（转移性）恶性肿瘤多为转移性腺癌，以前列腺癌转移多见，其次由肾脏、胃肠、胰腺等恶性肿瘤转移而来。

（二）病理

附睾恶性肿瘤因不同的病理来源而不同。其中附睾横纹肌肉瘤来源于横纹肌组织或向横纹肌组织分化的原始间叶组织；附睾恶性间皮瘤是来源于间皮细胞的一种进展性肿瘤。附睾转移恶性肿瘤镜下多表现为肿瘤内大量上皮细胞，细胞核异型明显，可见大量的核分裂象。

（三）临床表现

原发性附睾恶性肿瘤多为单侧发病，双侧少见，以青壮年多见，而继发性附睾（转移性）恶性肿瘤以中老年人多见。附睾恶性肿瘤早期临床多无明显症状，多为无意中触及附睾肿块。原发性附睾恶性肿瘤恶性度高，病灶生长迅速，并在早期出现广泛转移。大多数患者血人绒毛膜促性腺激素（HCG）及甲胎蛋白（AFP）正常。

（四）超声检查

1. 二维灰阶超声

（1）附睾肿大，形态失常，内见弥漫非均匀性低回声，边界不清，形态不规则。

（2）病变可侵及睾丸、精索及阴囊壁，早期即可出现远处转移。（图5-2-7-8）

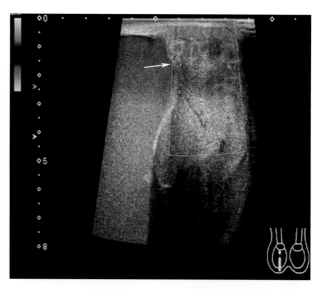

图5-2-7-10 附睾低度恶性纤维源性肿瘤彩色多普勒超声图

附睾低度恶性纤维源性肿瘤（箭头），瘤体内见较丰富血流信号

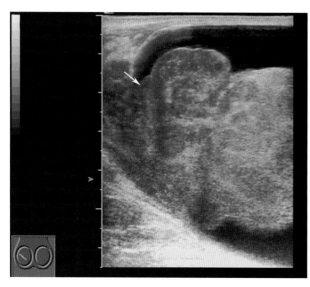

图5-2-7-8 附睾淋巴瘤二维灰阶超声图

淋巴瘤浸润睾丸、附睾：附睾（箭头）弥漫性肿大，与睾丸分界不清，回声不均匀，可见散在低回声区

（3）原发性附睾恶性肿瘤可合并肝、肠、肺等脏器转移。

2. 彩色多普勒超声 病灶内部可探及杂乱的较丰富血流信号。（图5-2-7-9、图5-2-7-10）

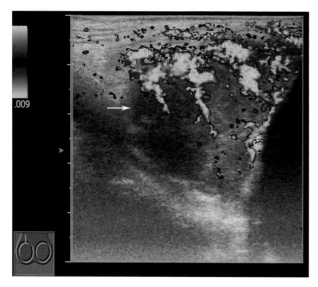

图5-2-7-9 附睾淋巴瘤彩色多普勒超声图

附睾（箭头）增大，瘤体内见丰富血流信号，分布杂乱

3. 频谱多普勒超声 病灶内部可探及低速低阻的动脉血流频谱。

4. 超声弹性成像 剪切波弹性成像显示附睾恶性肿瘤呈以绿色为主的混杂颜色，分布不均匀，弹性值增高。

（五）相关检查

MRI检查：

（1）附睾增大，形态欠规则，T_1WI呈低或等信号，T_2WI呈等或稍高信号。

（2）病灶形态不规则，边界不清，部分可累及睾丸及阴囊壁，T_1WI呈低信号，T_2WI呈等或稍高信号，信号欠均匀，部分出现液化、坏死、出血时，局部呈T_1WI低信号，T_2WI高信号。

（3）增强扫描显示病灶均呈不均匀性明显强化。

（六）鉴别诊断

1. 附睾结核 附睾结核常伴有泌尿系统结核或其他脏器结核病史，临床可伴有低热、盗汗等结核症状，部分患者结核菌素试验呈阳性，超声表现因不同的病理时期（肉芽肿、寒性脓肿、干酪样坏死、钙化等）而不同，可表现为附睾形态失常，内见回声杂乱不均，可伴不规则强回声钙化，内部无血流信号或血流信号减少；当合并干酪样坏死形成结核冷脓肿时，超声可探及不规则液性区，内透声差；而原发性附睾恶性肿瘤临床多无明显症状，继发性（转移性）附睾恶性肿瘤有原发灶病史，超声图可表现为附睾形态失常，内呈不均匀性低回声，边界不清，形态不规则，内血流信号丰富，但较少出现钙化强回声，早期可出现远处转移或存在原发肿瘤病史，如前列腺癌、胃肠道恶性肿瘤等。两者在二维灰阶超声图上有时难以鉴别，但可通过临床症状、病史及彩色多普勒血流信号等加以鉴别。

2. 附睾炎 急性附睾炎发病急，临床症状明显，早期即有明显的阴囊红肿、疼痛，超声表现为附睾增大，以尾部多见，回声不均，血流信号明显增多；部分伴脓肿形成时，内可见液性区伴细点状回声；部分可伴有同侧精索增粗，回声增强，血供增多。急性附睾炎抗炎治疗效果明显，而附睾恶性肿瘤抗炎治疗效果不明显，两者可通过临床表现、有无远处转移及原发灶等加以鉴别。

3. 睾丸肿瘤 附睾恶性肿瘤较大时，可侵犯睾丸及阴囊壁，与睾丸分界不清，不易与睾丸肿瘤相鉴别；睾丸肿瘤常大部分位于睾丸内，肿瘤较大时可压向附睾，内见来自睾丸的血流信号，当睾丸恶性肿瘤较大时可侵犯附睾，与附睾恶性肿瘤不易区分，需要通过手术加以鉴别。

（七）临床意义

附睾恶性肿瘤临床上少见，有时不易与附睾结核、附睾炎症及附睾良性肿瘤等相鉴别，超声对附睾恶性肿瘤的诊断，特别是对原发性附睾恶性肿瘤的诊断，对临床治疗方案的制订，具有重要的临床意义。

（梁荣喜）

第八节 隐 睾

（一）概述

隐睾（cryptorchidism）是指出生后睾丸未降入阴囊而停留于同侧腹股沟皮下环以上的腹股沟内或腹膜后，是临床上常见的男性生殖系统疾病，以婴幼儿及儿童多见，其发病率在早产儿中可高达 45.3%，在健康足月的新生儿中为 3.4%～5.8%，1 周岁时为 0.66%，其中大约有 75% 的隐睾位于腹股沟，25% 位于腹膜后。在胚胎期，睾丸发源于两侧的泌尿生殖嵴上，在胚胎期的 6～7 个月，睾丸在精索、睾丸引带及内分泌激素（如促性腺激素，雄性激素等）的作用下，开始下降。由于某些因素的影响，如精索过短，睾丸引带畸形，腹股沟管发育不全及睾丸系膜粘连等，导致睾丸不能降入阴囊内而形成隐睾。隐睾的发生与内分泌、遗传和解剖学等因素有关。

（二）病理

隐睾会影响睾丸支持细胞（sertoli 细胞）、Leydig 细胞（间质细胞）及生精细胞功能，引起生精小管退变、萎缩，精原细胞数量减少，精曲小管周围纤维

化，导致患者生精功能进一步下降，并随着年龄增大而加重，是导致男性不育的重要因素之一。

（三）临床表现

隐睾可为单侧或双侧，以单侧多见，其临床主要表现为一侧或双侧阴囊内未发现睾丸，部分可在腹股沟区触及滑动的团块，一般无不适感。当隐睾发生恶变、扭转或炎症时，其体积可增大伴有疼痛感。

（四）超声检查

1. 二维灰阶超声

（1）一侧或双侧阴囊内未探及睾丸回声。

（2）盆腔、腹膜后或同侧的腹股沟内探及睾丸样或结节样回声，呈椭圆形，大小常小于正常睾丸，边界清晰，内呈低 - 等回声。（图 5-2-8-1、图 5-2-8-2）

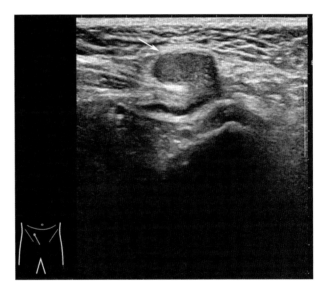

图 5-2-8-1 右侧腹股沟隐睾二维灰阶超声图
患儿，2 岁，右侧腹股沟隐睾（箭头），大小略小于正常睾丸，边界清楚，内部回声均匀

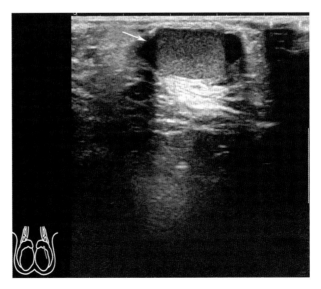

图 5-2-8-2 左侧阴囊内正常睾丸二维灰阶超声图
与图 5-2-8-1 为同一患者，左侧阴囊内睾丸（箭头），大小位置正常，实质回声均匀

（3）部分隐睾内伴有微小结石回声或周边有少量鞘膜积液。

（4）部分隐睾在腹压增加或外力推动下可以上下滑动，但不能滑入阴囊内。

（5）隐睾恶变时，可见隐睾增大，形态失常，内部回声不均，可见低回声结节，边界清楚，肿瘤较大时，可占据整个隐睾，位于盆腔内的恶性隐睾可呈高回声肿块。

（6）隐睾合并急性炎症时，可见其体积增大，回声弥漫性不均匀。

（7）隐睾合并扭转时，可见其体积增大，回声不均。

2. 彩色多普勒超声

（1）大的隐睾内见少量血流信号，小的隐睾及腹膜后隐睾大多内未见明显血流信号（图5-2-8-3、图5-2-8-4）。

（2）隐睾恶变时，内可探及丰富血流信号。

（3）隐睾合并急性炎症时，内可见丰富血流信号。

（4）隐睾合并扭转时，隐睾内未见明显血流信号。

3. 频谱多普勒超声 隐睾内常探及中等阻力型动脉血流频谱。

4. 超声弹性成像 剪切波弹性成像显示右侧腹股沟隐睾，睾丸实质呈蓝色，分布均匀，弹性值较左侧阴囊内睾丸增高。隐睾睾丸实质 E_{max} 值为（11.6±1.7）kPa，阴囊内睾丸实质 E_{max} 值为（6.6±1.0）kPa。（图5-2-8-5、图5-2-8-6）

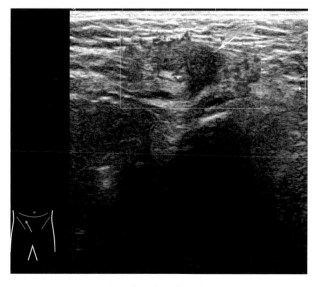

图5-2-8-3 右侧腹股沟隐睾彩色多普勒超声图
右侧腹股沟隐睾（箭头）内见少量血流信号

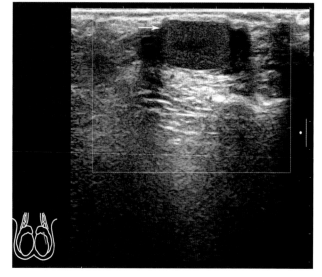

图5-2-8-4 左侧阴囊内睾丸彩色多普勒超声图
左侧阴囊内睾丸（箭头）内见条状血流信号

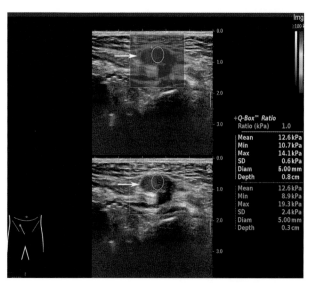

图5-2-8-5 右侧腹股沟隐睾弹性成像超声图
右侧腹股沟隐睾，SWE示睾丸实质呈蓝色，E_{max} 值 = 17.0kPa

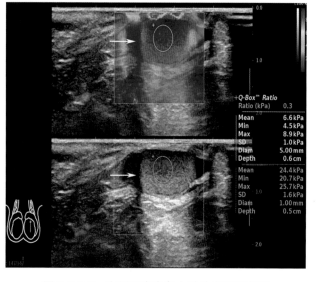

图5-2-8-6 左侧阴囊内睾丸弹性成像超声图
左侧阴囊内睾丸：SWE示睾丸实质呈蓝色，E_{max} 值 = 8.9kPa

（五）相关检查

MRI检查：

（1）与肌肉相比，隐睾位于腹股沟区、盆腔或腹膜后，呈椭圆形、结节状，T_1WI呈等或稍低信号、T_2WI呈高信号或中等信号，信号均匀，边界清楚；DWI序列呈较均匀一致的高信号。

（2）隐睾合并恶变时，平扫呈中等或长T_1、长T_2信号，DWI呈较高信号，各序列病灶信号不均匀。

（六）鉴别诊断

1. 腹股沟、腹腔及腹膜后肿大的淋巴结 股沟淋巴结常多发、大小不等，位置固定，多位于股动脉周围，呈类圆形或椭圆形，典型的淋巴结中央见稍高回声、周边呈低回声，呈"肾型"，易与腹股沟隐睾鉴别。不典型的腹股沟淋巴结，特别是较小、均匀低回声的淋巴结不易与腹股沟隐睾鉴别；腹腔及腹膜后淋巴结也常为多发，位置固定，部分可见中央稍高回声的淋巴门结构；较小、回声均匀特别是单发孤立的腹股沟淋巴结、腹膜后及腹腔淋巴结不易与隐睾相鉴别，需要手术探查才可以鉴别。

2. 滑行睾丸 滑行睾丸大多数体积正常，实质回声及血流分布与正常睾丸无明显差异，腹压增加或在外力作用下，滑行睾丸可在腹股沟管与阴囊之间来回滑动，而隐睾在外力作用下通常无法回至阴囊内。

3. 高位睾丸 阴囊内高位睾丸多位于腹股沟皮下环下方、阴囊根部内，大小、实质回声及血流分布与正常睾丸无差异；肥胖儿童多伴有阴囊脂肪堆积，可伴有睾丸发育不良，两者可通过睾丸的位置、大小、实质回声及血流信号加以鉴别。

（七）临床意义

隐睾是临床上常见的男性生殖系统疾病，可导致睾丸生精功能下降继发不育，且随着年龄增大而加重，并存在恶变的风险，因此，对隐睾的早期发现、早期诊断及治疗显得尤其重要。超声检查具有无创性、快速、简便等优点，是隐睾首选的影像学检查。

（梁荣喜）

第九节　精索静脉曲张

（一）概述

精索静脉曲张（varicocele，VC）是青壮年男性最常见的疾病之一，在一般男性人群中的发生率为10%～20%，在不育症男性中的发生率为35%～40%，而在继发性不育症男性中的发生率则高达70%～80%。近年来，其发生率在青少年男性中呈上升趋势。精索静脉曲张的发病机制目前尚不明确。

（二）病理生理

精索静脉曲张可分为原发性和继发性，以原发性多见。原发性精索静脉曲张是由于精索内静脉瓣缺如或关闭不全引起的；继发性精索静脉曲张是由于精索静脉管壁受压（如左肾静脉胡桃夹征、乙状结肠的压迫等）导致远端静脉管腔的扩张和瓣膜的相对关闭不全所致。由于精索内静脉血液的反流，使蔓状静脉丛迂曲扩张、伸长，血液淤滞在蔓状静脉丛内，使得睾丸内的静脉压及温度增高、氧自由基等有害物质增多，引起睾丸内微循环改变，导致睾丸内生精细胞大量凋亡、数量减少，导致生精功能下降，引发男性不育。

（三）临床表现

精索静脉曲张以左侧或双侧发病多见，大多数患者无明显症状，多在体检时或者不育症就诊时被查出。曲张较重者，可出现下腹部胀痛、阴囊坠胀、潮湿等症状，体检可触及迂曲扩张的静脉丛，久站或劳累后更为明显，平卧位时可缓解或消失。

（四）超声检查

1. 二维灰阶超声

（1）阴囊内及腹股沟区，单侧或双侧精索内静脉及蔓状静脉丛不同程度迂曲扩张，蔓状静脉丛最大内径>1.5mm。

（2）严重曲张者，睾丸后下方、附睾周围甚至阴囊前壁内也可见迂曲扩张静脉，管腔内血流缓慢。（图5-2-9-1、图5-2-9-2）

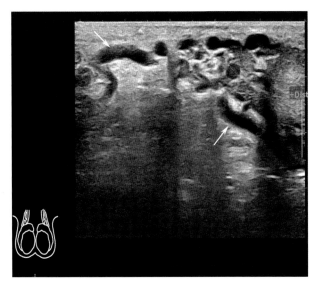

图5-2-9-1　精索静脉曲张二维灰阶超声图
左侧精索静脉曲张Ⅲ级，精索静脉（箭头）迂曲扩张明显

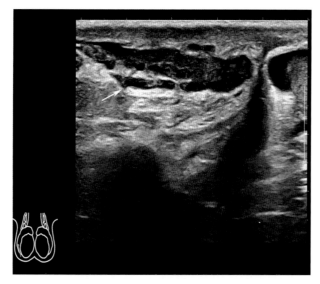

图 5-2-9-2　精索静脉曲张二维灰阶超声图
右侧精索（箭头）静脉曲张 I 级，精索静脉明显轻于左侧精索静脉

（3）部分患者伴有精索外静脉扩张，特别是 II 级、III 级患者，其蔓状静脉丛和精索交通支开放，进行瓦氏动作时，精索外静脉回流增多。

（4）部分曲张严重者可伴有睾丸体积缩小、睾丸鞘膜积液等。

2. 彩色多普勒超声

（1）平卧位时，精索静脉内未见血液反流信号。（图 5-2-9-3、图 5-2-9-4）

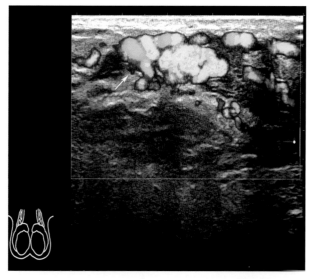

图 5-2-9-3　精索静脉曲张彩色多普勒超声图
左侧精索静脉（箭头）曲张 III 级，平静呼吸时，出现间断性反流，瓦氏动作时反流加重

（2）站立位或者瓦氏动作时，蔓状静脉丛出现不同程度的血液反流信号，时间超过 1s。

（3）精索静脉反流的彩色多普勒超声分级：

0 级：瓦氏动作时蔓状静脉丛血液反流时间 <1s，蔓状静脉丛静脉最大内径 <1.5mm。

I 级：仅在瓦氏动作时出现反流，蔓状静脉丛最大内径 >1.5mm，多在 1.5～2.2mm。

I a 级：瓦氏动作时出现间断反流，蔓状静脉丛最大内径在 1.5～1.8mm。

I b 级：瓦氏动作时出现持续反流，蔓状静脉丛最大内径在 1.9～2.2mm。

II 级：深吸气末，蔓状静脉丛出现反流，瓦氏动作时反流加重，蔓状静脉丛迂曲扩张，最大内径在 2.3～2.6mm。

III 级：平静呼吸时出现反流，瓦氏动作时反流加重，蔓状静脉丛迂曲扩张明显，最大内径多 >2.6mm。

III a 级：平静呼吸时，出现间断性反流。

III b 级：平静呼吸时，出现持续性反流。

（4）精索静脉曲张的彩色多普勒超声分型：根据蔓状静脉丛血液的回流途径，将精索静脉曲张分为：

1）回流型：多见，瓦氏动作时精索内静脉的血流由正向变为反向，瓦氏动作后，精索内静脉恢复正向血流；瓦氏动作时和结束后，精索外静脉的血流信号均无明显变化。本型多见于 I～II 级的精索静脉曲张，多由精索内静脉瓣关闭不全或缺如引起。

2）分流型：少见，精索内反流的血液部分通过精索外静脉回流至髂外静脉，瓦氏动作时，精索外静脉管腔内的血流回流明显增多，本型多见于 II～III 级的精索静脉曲张，主要原因是精索内静脉瓣关闭不全或缺如，出现大量血液反流淤积，静脉内压力升高，导致蔓状静脉丛与精索外静脉之间的交通支开放。

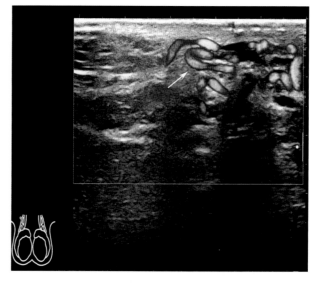

图 5-2-9-4　精索静脉曲张彩色多普勒超声图
右侧精索静脉（箭头）曲张 I 级，瓦氏动作时出现持续反流

3）淤滞型：极少见，蔓状静脉丛明显扩张，但瓦氏动作时反流不明显。可能是由于精索内静脉受压，使血液回流受阻，而导致静脉瓣相对轻微关闭不全。

3. 频谱多普勒超声

（1）患者站立位进行瓦氏动作时，蔓状静脉丛内探及反向静脉型反流频谱，反流时间＞1s。（图5-2-9-5）

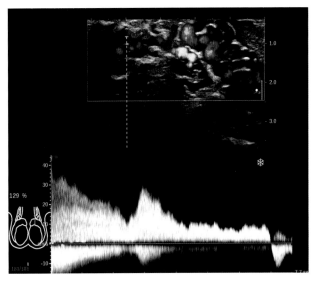

图 5-2-9-5 精索静脉曲张血流反流频谱多普勒超声图
瓦氏动作时，精索静脉内探及血流反流频谱，反流时间＞2s

（2）回流型精索静脉曲张在进行瓦氏动作时和试验结束后，精索外静脉内血流频谱无明显变化。

（3）分流型精索静脉曲张在瓦氏动作时，精索外静脉内血流频谱显示静脉流速增快，流量增多。

4. 超声弹性成像 精索静脉曲张时，精索静脉为扩张的静脉管腔，很少行弹性成像。

（五）相关检查

1. 放射静脉造影 通过局部穿刺入扩张的精索静脉内，向扩张的精索静脉内局部注射造影剂，行 X 线摄影下检查，可见迂曲扩张的精索静脉，由于穿刺局部创伤大，在早期，临床上少量应用。

2. CT 平扫＋增强及三维重建 可见精索血管如蚯蚓状迂曲、增粗，局部可扭曲成团。

（六）鉴别诊断

1. 扩张的精索外静脉和阴囊后壁静脉 精索外静脉位于蔓状静脉丛周围，走行比精索内静脉直，其血液通过髂外静脉回流，回流型患者进行瓦氏动作时和试验结束后，精索外静脉内的血流信号无明显变化，两者可通过彩色多普勒血流信号及瓦氏动作加以鉴别。

2. 阴囊后壁静脉 阴囊后壁静脉位于蔓状静脉丛旁，血流速度缓慢，其血液回流至阴部内静脉，瓦氏动作时阴囊后壁静脉内径虽会增宽，但未出现反向血流，两者可通过彩色多普勒血流信号加以鉴别。

（七）临床意义

精索静脉曲张是临床上常见的疾病，由于精索静脉曲张可通过多种机制引起睾丸内的静脉压、温度增高，氧自由基等有害物质增多，导致睾丸内微循环改变，睾丸内生精细胞大量凋亡、数量减少，引起生精功能下降，从而导致男性不育。超声作为一种快速、简便的检查手段，可对精索静脉曲张的严重程度进行快速、准确地判断，在精索静脉曲张的临床检查中具有重要意义。

（梁荣喜）

第十节 鞘膜积液

（一）概述

鞘膜积液（hydrocele）是指鞘状突在不同部位未闭锁或闭锁不良，或因鞘膜分泌吸收功能失衡，导致鞘膜腔内的液体超出正常量而形成鞘膜积液，是临床上常见的疾病，特别是小儿的常见病。

（二）病理生理

在胚胎期 7～9 个月时，位于腹膜后的睾丸自腹腔内经过腹股沟管下降至阴囊内，下降时，局部腹膜形成一盲袋，即鞘状突，并随着睾丸下降通过腹股沟管进入阴囊内，包容精索的鞘状突形成精索鞘膜，包容睾丸的鞘状突形成睾丸鞘膜的脏层和壁层，形成睾丸鞘膜腔。出生前，在睾丸进入阴囊后，鞘状突的近端（精索鞘膜）开始闭锁，随后鞘状突的远端也开始闭锁，闭锁过程是从两端向中间延续，由于某些原因导致鞘膜腔闭合不全或者不闭合，分泌量超过吸收量时，即形成了鞘膜积液。依据未闭合部位的不同，鞘膜积液可分为睾丸鞘膜积液、精索鞘膜积液、睾丸精索鞘膜积液、交通性鞘膜积液等 4 种类型，其中以睾丸鞘膜积液最为常见。

（三）临床表现

鞘膜积液可为单侧或双侧发病，以单侧多见，临床因不同的鞘膜积液类型而表现不同。睾丸鞘膜积液量少时，临床不易发现，其睾丸附睾可触及；积液量大时，睾丸附睾触诊不清，透光试验阳性。精索鞘膜积液表现为腹股沟区或阴茎根部无痛性包块，触诊呈囊性感，睾丸可触及。睾丸精索鞘膜积液多见于婴幼儿，其精索鞘膜腔不与腹腔相通，而与睾丸鞘膜腔相通。交通性鞘膜积液又称先天性鞘膜积液,积液量可随体位改变而改变,表现为站立位包块出现或增大,平卧位或挤压时,包块缩小或消失。

(四)超声检查

鞘膜积液因不同的积液类型而表现不同。

1. 二维灰阶超声

(1)睾丸鞘膜积液:阴囊内见片状无回声液性区,液体量少时,平卧位时液性区位于睾丸上下极周围;液体量中等时,液性区包绕睾丸周围(除后缘外),液体深度小于睾丸的横径;大量积液时,睾丸位于液性区的一侧,液体深度大于睾丸横径。(图5-2-10-1、图5-2-10-2)

(2)精索鞘膜积液:睾丸上方或腹股沟区见一类椭圆形或梭形液性区,边界清楚,与睾丸不相通,挤压时积液大小无明显变化。

(3)睾丸精索鞘膜积液:精索下段周围及睾丸鞘膜腔内见液性区,两者相通,呈梨形。

(4)交通性鞘膜积液:精索或睾丸鞘膜腔内见片状液性区,平卧位或挤压时,积液量明显减少或消失,常合并斜疝,即液性区内见网膜或肠管回声。

(5)通常情况下,液性区内透声好;若合并炎症、出血时,液性区内透声差,可见大量细点状、絮状物回声,严重者可见网格状高回声,鞘膜壁弥漫性增厚。

2. 彩色多普勒超声

(1)液性区内未见明显血流信号。(图5-2-10-3、图5-2-10-4)

(2)大量积液且明显压迫周边组织时,可见睾丸或精索内血流信号减少。

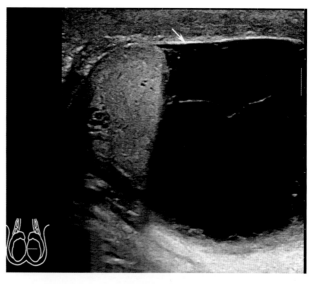

图5-2-10-2　睾丸鞘膜积液二维灰阶超声图
睾丸鞘膜腔大量积液(箭头),内透声差,可见分隔回声

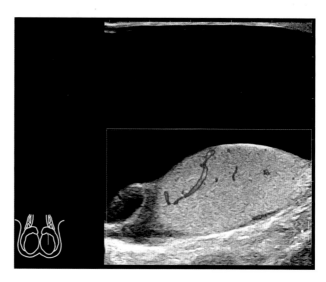

图5-2-10-3　睾丸鞘膜积液彩色多普勒超声图
纵切面:睾丸内血流信号无明显减少

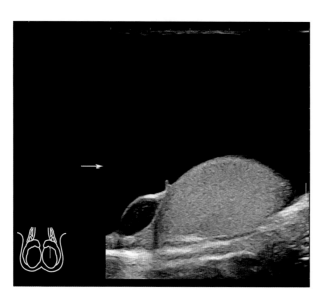

图5-2-10-1　睾丸鞘膜积液二维灰阶超声图
睾丸鞘膜腔内见大量液性区(箭头),内透声好

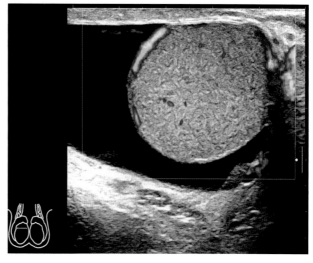

图5-2-10-4　睾丸鞘膜积液彩色多普勒超声图
横切面:睾丸内血流信号无明显减少

3. **频谱多普勒超声** 睾丸鞘膜积液未探及血流频谱，受压的睾丸组织内探及低速高阻型血流频谱。（图 5-2-10-5）

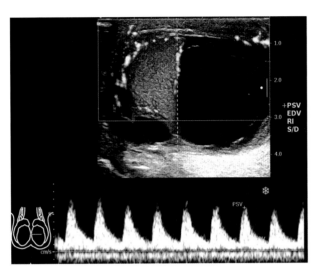

图 5-2-10-5 睾丸鞘膜积液动脉频谱多普勒超声图
睾丸鞘膜积液压迫睾丸，睾丸动脉阻力指数增高

（五）相关检查

很少用 CT、MR 检查睾丸鞘膜积液，常规超声即可清晰显示睾丸鞘膜积液。

（六）鉴别诊断

腹股沟疝伴疝囊突入腹股沟区：腹股沟疝表现为可见疝囊经过腹股沟区突入睾丸上方，内常伴有肠管或网膜回声，可随腹压改变而上下移动；而精索鞘膜积液位置固定，内透声好，未见肠管及网膜回声，两者可通过位置是否移动及囊腔内容物加以鉴别。

（七）临床意义

鞘膜积液是一种临床上的常见疾病，既往对鞘膜积液的诊断主要靠触诊及临床透光试验，具有一定的假阴性及漏诊率，而且无法对鞘膜积液进行分型、测量。彩色多普勒超声作为一种快速、无创、简便的检查手段，能对鞘膜积液作出快速、准确的诊断，并对其进行分型及积液量评估，是诊断与鉴别诊断鞘膜积液的最佳影像学检查方法。

（梁荣喜）

第十一节 阴囊精索肿瘤

一、精索肿瘤

（一）概述

精索肿瘤（tumor of spermatic cord）临床上少见，位居阴囊内肿瘤的第二位。其发病原因目前尚不明确。精索肿瘤可分为原发性肿瘤和继发性肿瘤，其中继发性肿瘤罕见，多为来自胃肠道和泌尿系统的恶性肿瘤。

（二）病理

精索肿瘤分类复杂，成分多样，肿瘤的组织来源有输精管、横纹肌、筋膜和血管等。在精索肿瘤中，约 70% 为良性肿瘤，主要以来自中胚层的脂肪瘤、纤维瘤、平滑肌瘤、黏液瘤、淋巴管瘤等多见，多为单发，形态呈球形或分叶形，或条索状；约 30% 为恶性肿瘤，包括精原细胞瘤、肉瘤、恶性间叶瘤等，以肉瘤多见。可通过局部浸润、淋巴系统和血行而转移，大多数恶性肿瘤形态不规则，表面不平滑，边界不清，质地较硬。大的精索肿瘤可伴有坏死、液化等。

（三）临床表现

精索肿瘤多表现为阴囊或腹股沟区肿块，以阴囊内精索末端肿瘤多见。精索良性肿瘤多无明显疼痛感，肿瘤生长缓慢，恶性肿瘤伴或不伴有疼痛，生长速度快，活动度差，与睾丸、附睾分界不清。临床上化验血清肿瘤标志物及生化检查（如 AFP、β-HCG）大多正常。

（四）超声检查

1. **二维灰阶超声**

（1）肿瘤多位于阴囊根部、睾丸上方，部分位于腹股沟内。

（2）形态不一，可为圆形、椭圆形或条索状。

（3）以实性肿瘤多见，大的肿瘤内可伴有液化、坏死，呈蜂窝状改变，精索囊性淋巴管瘤可呈多房囊性。

（4）良性肿瘤多形态规则，边界清楚，呈均匀低 - 等回声，少部分表现为高回声。（图 5-2-11-1、图 5-2-11-2）

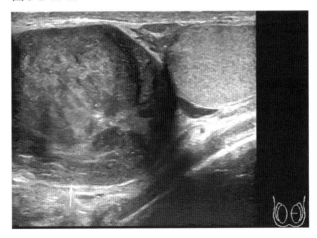

图 5-2-11-1 精索间质纤维组织增生伴慢性炎症二维灰阶超声图（横切面）

病灶（箭头）与睾丸分界清楚，可见包膜回声，内部回声欠均匀

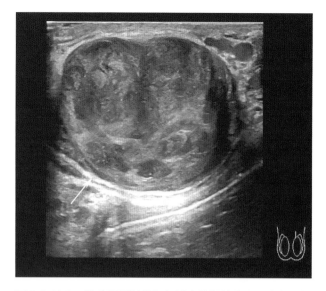

图 5-2-11-2 精索间质纤维组织增生伴慢性炎症二维灰阶超声图（纵切面）

病灶边界清晰，可见包膜回声（箭头），内部回声欠均匀

（5）恶性肿瘤多形态不规则，边界不清楚，多呈不均匀低 - 等回声，可伴有腹股沟区、腹膜后淋巴结转移。（图 5-2-11-3）

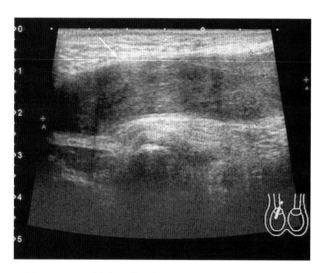

图 5-2-11-3 精索血管肌纤维母细胞瘤二维灰阶超声图

精索区血管肌纤维母细胞瘤（箭头），瘤体体积大，呈长条状，边界尚清晰，内部回声尚均匀

2. 彩色多普勒超声

（1）良性肿瘤内血流信号不丰富。（图 5-2-11-4、图 5-2-11-5）

（2）恶性肿瘤内大多见丰富血流信号。

3. 频谱多普勒超声

（1）良性肿瘤内可探及低速中等阻力血流频谱。（图 5-2-11-6）

（2）恶性肿瘤内大多探及低速低阻血流频谱。

4. 超声弹性成像 剪切波弹性成像显示精索良性肿瘤呈蓝色，分布较均匀；精索恶性肿瘤呈以

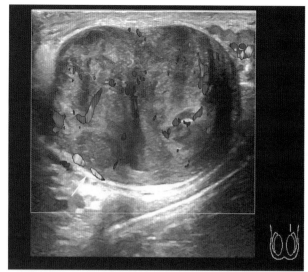

图 5-2-11-4 精索间质纤维组织增生伴慢性炎症彩色多普勒超声图

病灶（箭头）内见较丰富血流信号

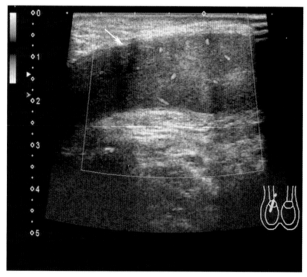

图 5-2-11-5 精索区血管肌纤维母细胞瘤彩色多普勒超声图

瘤体（箭头）呈长条状，内见较丰富血流信号

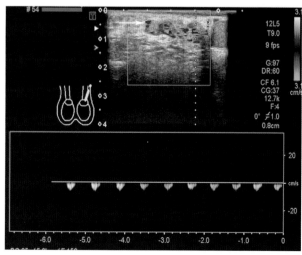

图 5-2-11-6 精索血管瘤动脉频谱多普勒超声图

精索血管瘤内可探及低速高阻动脉血流频谱

暗红色为主的混合颜色,分布不均匀,弹性较睾丸组织明显增高。

（五）相关检查

MRI 检查：

（1）精索良性肿瘤如纤维瘤、平滑肌瘤等 T_1WI 呈低信号，T_2WI 呈低或等信号，边界清楚，增强扫描显示病灶轻度强化。

（2）精索恶性肿瘤如纤维肉瘤等 T_1WI 呈低信号，T_2WI 呈低或等信号，边界不清楚，形态不规则，信号不均匀，增强扫描显示病灶呈明显不均匀性强化。

（六）鉴别诊断

1. 大网膜斜疝（特别是大网膜斜疝伴有肿瘤） 斜疝时大网膜由腹腔内突入腹股沟区，其位置可随腹压改变而上下移动，伴有肿瘤时，可见肿瘤亦随腹压改变而上下移动，而精索肿瘤位置较固定，不随腹压改变而移动。

2. 精索鞘膜积液、精索囊肿 精索鞘膜积液大多数包绕于精索周围，精索囊肿多为单房，少见分隔回声。精索囊性淋巴管瘤儿童多见，成人罕见，大多数内见分隔回声。

3. 附睾肿瘤 附睾肿瘤特别是附睾头部肿瘤，大多为位于附睾内，邻近睾丸，压迫精索，而精索肿瘤特别是精索末端肿瘤，压向附睾头部，两者可通过肿块与精索、睾丸附睾及阴囊壁的关系加以判断。

（七）临床意义

精索肿瘤临床上少见，病理成分复杂多样，超声对精索肿瘤的诊断及鉴别诊断，特别是良恶性精索肿瘤的诊断及鉴别诊断以及临床治疗方案的制定具有重要意义。

二、阴囊肿瘤

（一）概述

阴囊肿瘤（scrotal tumor）临床上少见，其发病原因目前尚不清楚，有研究认为可能与职业有关，如与经常接触煤烟、沥青、酚油等致癌物质有关。阴囊肿瘤分为良性肿瘤与恶性肿瘤，以恶性肿瘤多见，其中良性肿瘤常见为囊肿、血管瘤、淋巴管瘤、脂肪瘤、纤维瘤、间皮瘤等；恶性肿瘤常见为佩吉特（Paget's）病、癌、肉瘤（脂肪肉瘤，横纹肌肉瘤）、黑色素、转移性肿瘤等。

（二）病理

①阴囊脂肪瘤主要由成熟脂肪细胞构成，内伴有少量纤维组织和血管，包膜完整；②阴囊脂肪肉瘤可有包膜或假包膜，边界清楚，切面呈灰白色或淡黄色，局部伴有黏液样变，含有胶原纤维组织、间质细胞、脂肪母细胞等；③转移癌多位于阴囊壁内层，多继发于胃肠、泌尿系统的恶性肿瘤。

（三）临床表现

良性阴囊肿瘤生长缓慢，多为无意中触及，临床表现为无痛性结节或肿块，可向阴囊表面隆起，肿瘤大者可伴有阴囊疼痛及坠胀感。部分如蔓状血管瘤者，阴囊局部皮肤可呈紫色，肿块边界不清，可延伸至阴茎及会阴部区。

阴囊癌表现为无痛性疣状或丘疹状隆起，质硬，可伴有出血、坏死、表面溃疡，可伴有腹股沟、腹膜后等远处淋巴结转移。

（四）超声检查

1. 二维灰阶超声

（1）阴囊脂肪瘤、腺瘤样瘤：多位于阴囊内，肿瘤呈不均匀高回声，边界清楚，内部见线状高回声带，质软，加压可变形。（图 5-2-11-7、图 5-2-11-8）

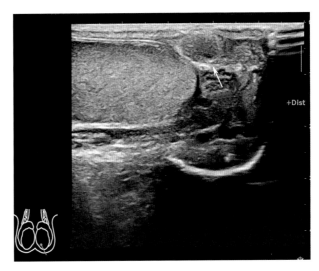

图 5-2-11-7 阴囊壁腺瘤样瘤二维灰阶超声图（纵切面）
阴囊壁腺瘤样瘤，呈等回声结节（箭头），与睾丸分界清楚，回声均匀

（2）阴囊蔓状血管瘤：阴囊壁局部或弥漫性增厚，瘤体沿阴囊壁生长，形态不规则，边界不清楚，内可见蔓状迂曲管状结构，部分可伴有静脉石。瘤体质地较软，加压可发生明显形变。

（3）阴囊癌：多为单发，早期瘤体较小，位于阴囊皮肤肉膜层，呈低回声结节，边界不清；晚期瘤体增大可侵犯阴囊壁全层，形态不规则，边界不清，内部回声不均匀，部分可伴有腹股沟、盆腔及腹膜后淋巴结转移。

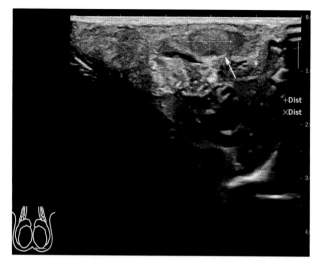

图 5-2-11-8　阴囊壁腺瘤样瘤二维灰阶超声图（横切面）
阴囊壁腺瘤样瘤（箭头），边界清楚，回声均匀

（4）转移癌：肿瘤位于阴囊壁内层，突向鞘膜腔，多发或单发，呈低回声结节，边界较清楚。（图5-2-11-9）

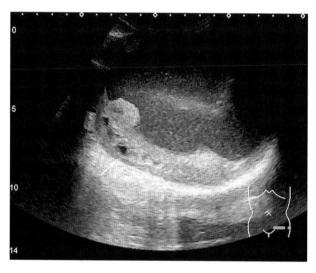

图 5-2-11-9　阴囊鞘膜壁神经内分泌癌二维灰阶超声图
阴囊鞘膜壁神经内分泌癌（胃癌转移），瘤体（箭头）较大，回声不均，可见大片状坏死区

（5）阴囊肉瘤：大多数单发，呈不均匀低回声，脂肪肉瘤可呈不均匀高回声，部分呈高低回声相间的不均匀性团块。肿瘤较小时，边界清楚，形态较规则；肿瘤较大时，边界不清楚，形态不规则，可包绕、挤压睾丸，常伴有睾丸鞘膜积液。可伴有腹股沟、盆腔及腹膜后淋巴结肿大。

2. 彩色多普勒超声

（1）阴囊蔓状血管瘤、腺瘤样瘤等良性肿瘤病灶内可见少量血流信号，周边可见少量血流信号。（图5-2-11-10）

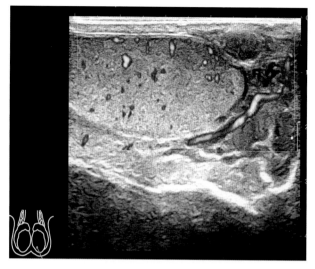

图 5-2-11-10　阴囊壁腺瘤样瘤彩色多普勒超声图
纵切面：阴囊腺瘤样瘤，内见少量血流信号

（2）阴囊癌及阴囊肉瘤内常可见较丰富血流信号。

3. 频谱多普勒超声

（1）阴囊蔓状血管瘤、腺瘤样瘤等良性肿瘤病灶内可探及低速低阻型血流频谱。（图5-2-11-11）

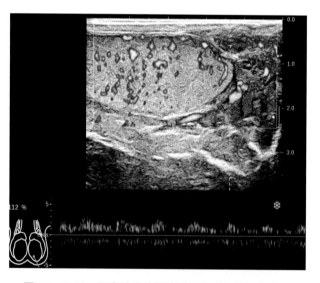

图 5-2-11-11　阴囊壁腺瘤样瘤动脉频谱多普勒超声图
阴囊壁腺瘤样瘤呈低速低阻型动脉血流频谱

（2）阴囊癌及阴囊肉瘤内常可探及低至高速低阻型血流频谱。

4. 超声弹性成像　剪切波弹性成像显示阴囊肿瘤呈暗红色，分布欠均匀，弹性值较周边阴囊壁明显增高，阴囊肿瘤 E_{max} 值为（93.6±11.1）kPa，周边阴囊壁 E_{max} 值为（3.5±3.3）kPa。（图5-2-11-12）

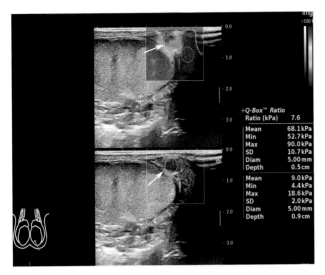

图 5-2-11-12　阴囊壁腺瘤样瘤弹性成像超声图
左侧睾丸纵切面：SWE 示阴囊腺瘤样瘤呈暗红色，E_max=90.0kPa

（五）相关检查

MRI 检查：

（1）阴囊壁良性肿瘤如纤维瘤、平滑肌瘤等 T_1WI 呈低信号，T_2WI 呈低或等信号，边界清楚，增强扫描显示病灶轻度强化。

（2）阴囊恶性肿瘤如纤维肉瘤、脂肪肉瘤等 T_1WI 呈低信号，T_2WI 呈低或等信号，边界不清楚，形态不规则，信号不均匀，增强扫描显示病灶明显不均匀性强化。

（六）鉴别诊断

阴囊肿瘤应注意与阴囊象皮肿相鉴别：阴囊象皮肿是由于阴囊淋巴管炎反复发作、肿瘤、放射性损伤或外伤等原因导致阴囊壁内淋巴管堵塞，导致淋巴回流障碍而引起的，病程较长，反复发作，阴囊壁皮肤逐渐增厚、变粗、变硬；晚期阴囊明显肿大，皮肤及皮下结缔组织增厚坚韧，超声多表现为阴囊壁不规则弥漫性增厚，回声不均，内可见液性区及扩张的管状结构，阴囊壁内血流信号不丰富。而阴囊肿瘤是逐渐增大、加重的，良性肿瘤多无症状，生长速度慢，恶性肿瘤生长速度快，触诊结节或肿块感，可伴有淋巴结转移，两者可通过病程、临床症状及内部回声加以鉴别。

（七）临床意义

阴囊肿瘤临床少见，但其病理类型复杂多样，缺乏特异性的征象表现，超声较难对肿瘤的病理性质做出诊断，但超声检查可发现阴囊肿瘤的大小、边界、侵犯范围及内部血流情况，为临床治疗方案的制定提供重要参考依据。

（梁荣喜）

第十二节　其他疾病

一、睾丸微小结石

（一）概述

睾丸微小结石（testicular microlithiasis，TM）是以睾丸内多发钙化为特点的一种疾病，由 Priebe 于 1970 年首次描述。目前该病的发病原因尚不清楚，研究认为可能与男性不育症、隐睾、睾丸发育不良、精索静脉曲张等疾病有关，这些疾病容易出现精曲小管萎缩、小管直径的减少和管内上皮碎屑的沉积，而碎屑正是结石形成的主要因素。

（二）病理生理

睾丸微小结石呈多发性，常位于退化的精曲小管内，外观呈球形，中心为精曲小管上皮细胞的碎屑，糖蛋白和钙盐呈环形分层沉积在碎屑上，外周包绕数层胶原纤维样组织。由于结石的形成，导致精曲小管堵塞，严重者可阻塞 60% 的精曲小管，阻碍精子的发育与运动，从而进一步影响睾丸的生精功能。

（三）临床表现

睾丸微小结石是一种良性疾病，患者多无明显的临床症状，多由其他疾病就诊或体检偶然发现。Doherty 于 1987 年首次描述睾丸微小结石的超声图特征。随着高频探头分辨率的不断提高及广泛应用，睾丸微小结石的检出率呈上升趋势。

（四）超声检查

1. 二维灰阶超声

（1）睾丸实质内见众多细小点状强回声，直径大多在 2.0mm 以下，可密集分布，也可稀疏散在分布，后方无声影。

（2）多位于双侧睾丸，少数可仅分布于一侧睾丸，睾丸体积可正常（图 5-2-12-1、图 5-2-12-2）。

（3）常并发于隐睾、睾丸发育不良及精索静脉曲张等疾病，伴有相关的睾丸超声图表现。

（4）少数病例伴有肾实质钙化、肺纤维化等。

2. 彩色多普勒超声　睾丸内血流分布无明显异常。（图 5-2-12-3）

3. 频谱多普勒超声　睾丸微小结石内血流频谱未见明显异常，睾丸内见中等阻力动脉血流信号频谱。

4. 超声弹性成像　剪切波弹性成像显示睾丸微小结石呈蓝色，分布均匀，弹性值与睾丸相似。（图 5-2-12-4）

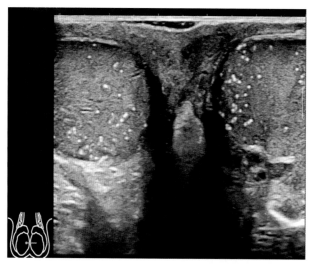

图 5-2-12-1 双侧睾丸微小结石二维灰阶超声图(横切面)
双侧睾丸内散在弥漫分布细点状强回声

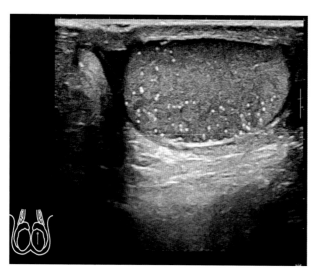

图 5-2-12-2 睾丸微小结石二维灰阶超声图(纵切面)
左侧睾丸内散在分布细点状强回声,分布不均匀

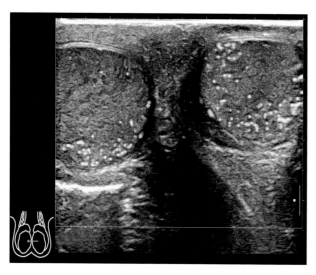

图 5-2-12-3 双侧睾丸微小结石彩色多普勒超声图

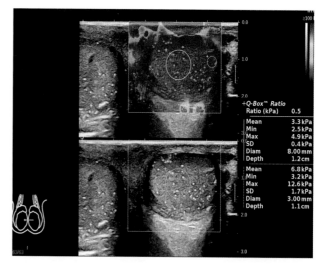

图 5-2-12-4 睾丸微小结石弹性成像超声图

(五)相关检查

由于睾丸微小结石颗粒细小,常规 CT 及 MR 检查无法清晰显示睾丸内的微小结石,且检查费用昂贵,临床上很少采用 CT 及 MR 检查来诊断睾丸微小结石。

(六)鉴别诊断

睾丸微小结石应注意与睾丸钙化相鉴别:睾丸钙化多见于外伤、结核或部分肿瘤性疾病,其钙化局限于病变组织内,呈局灶性分布,大小不等,分布凌乱,常为短棒状、斑点状、小片状强回声或其他形状,部分可伴有声影,两者可通过结石大小、分布情况加以鉴别。

(七)临床意义

睾丸微小结石是一种良性疾病,但随着研究的深入,部分学者认为睾丸微小结石与睾丸肿瘤、不育症之间存在一定的联系,因此,对睾丸微小结石的诊断及随访具有重要的临床意义。彩色多普勒超声对睾丸微小结石的诊断快速、准确,具有特异的超声图表现,是睾丸微小结石诊断及随访的首选影像学检查方法。

二、睾丸异位

(一)概述

睾丸异位(testicular ectopia)是指睾丸在下降过程中进入到正常下降路线以外的其他部位,是一种罕见的先天性泌尿系统疾病。该病的发病机制目前尚不明确。

(二)病理生理

睾丸异位于对侧腹股沟、阴囊内或腹膜后称为横过异位睾丸;也可异位于会阴部、阴阜或同侧大腿根部内侧皮下软组织内。由于睾丸异位，被周围脂肪、筋膜等组织覆盖，处于相对较高温度的环境内，影响睾丸的发育及生精功能。

（三）临床表现

睾丸异位多表现为一侧或双侧阴囊空虚，伴或不伴对侧阴囊增大，部分患者可于腹股沟区、会阴部或阴阜等处触及睾丸样肿物。

（四）超声检查

1. 二维灰阶超声

（1）一侧阴囊内未探及睾丸回声。

（2）对侧腹股沟、阴囊内、腹膜后探及异位睾丸回声，部分也可位于阴阜、会阴部或同侧大腿根部。（图5-2-12-5）

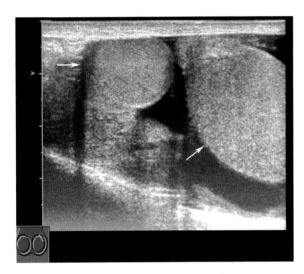

图5-2-12-5 睾丸异位二维灰阶超声图
两个睾丸（箭头）均位于同一侧阴囊内，呈上下排列

（3）异位在对侧阴囊内的睾丸大小与健侧睾丸相似，而异位于其他部位的睾丸大小常小于正常同龄组的睾丸。

（4）异位的睾丸呈卵圆形，包膜光滑，边界清楚，内部呈均匀低-等回声。

2. 彩色多普勒超声 异位于对侧阴囊内的睾丸血流信号与健侧睾丸相似，而异位于其他部位的睾丸血流信号不易显示。

3. 频谱多普勒超声 异位于对侧阴囊内的睾丸内探及中等阻力血流频谱，而异位于其他部位的睾丸内未探及血流频谱。

4. 超声弹性成像 剪切波弹性成像显示异位的睾丸实质呈蓝色，分布较均匀，弹性值较正常睾丸稍增高。

（五）相关检查

1. CT 一侧阴囊内未见睾丸密度影，对侧腹股沟、阴囊内、腹膜后见一低密度影，大小、密度与对侧睾丸相似。

2. MRI 一侧阴囊内未见睾丸信号，对侧腹股沟、阴囊内、腹膜后见一肿块影，T_1WI呈低信号，T_2WI呈低或等信号，大小、信号与对侧睾丸相似；增强扫描时异位的睾丸可为轻度增强，增强模式与对侧睾丸相似。

（六）鉴别诊断

1. 隐睾 隐睾常表现为一侧阴囊内未触及睾丸回声，而在同侧腹股沟内、盆腔或腹膜后探及睾丸回声；腹压增高或在外力推动下，可轻微地上下移动，但不滑入同侧阴囊内；而睾丸异位常位于对侧阴囊内或腹股沟区、阴阜或腹膜后，两者可根据位置的不同加以鉴别。

2. 异位萎缩的睾丸与肿大的淋巴结相鉴别 婴幼儿腹膜后、腹股沟区肿大的淋巴结常多发，位置固定，部分良性肿大的淋巴结内可见高回声髓质样结构；而萎缩的异位睾丸常位于精索末段并呈膨大的低回声结节或条索状，彩色多普勒超声可显示精索内的动脉血流信号，两者可通过彩色多普勒血流信号鉴别是否与精索相连加以鉴别。

3. 会阴部的异位睾丸与阴囊高位睾丸相鉴别 阴囊高位睾丸多由于精索过短、引带发育异常导致睾丸固定于阴囊根部，但其位于同侧皮下环下方，可追踪到精索位于同侧腹股沟区经同侧内环口进入腹腔，睾丸大小和血流信号分布与健侧睾丸相似；而会阴部异位睾丸位置较正常睾丸更深，可出现在阴茎根部背侧、阴囊和肛门之间、阴囊左右侧脂肪层中，因温度影响，异位睾丸发育常较健侧睾丸偏小。两者可通过位置不同及连接的精索情况加以鉴别。

（七）临床意义

目前，睾丸异位临床上尚罕见，临床及超声检查均易漏诊，或怀疑为睾丸萎缩、缺如等。因此，超声检查在原睾丸下降通道上未找到睾丸时，应考虑到异位的可能，以避免不必要的手术探查。

三、附睾淤积症

（一）概述

附睾淤积症（epididymal stasis syndrome）是由于输精管梗阻后，精子、睾丸及附睾分泌液无法经输精管排出及附睾管完全吸收而淤积于附睾管内，导致附睾肿大、附睾管扩张，是输精管结扎术后最常见的并发症之一，也可见于输精管梗阻或缺如等情况。

（二）病理生理

由于各种因素导致输精管梗阻后，睾丸分泌液、精子及附睾分泌液不能经附睾管排出而滞留于附睾管内，主要靠附睾吸收，当附睾的分泌和吸收功能失衡，即吸收功能减弱时，使得分泌液淤积，引起附睾增大、附睾管扩张。

（三）临床表现

双侧或单侧附睾胀痛，可放射至腹股沟、腰骶部，尤其是劳累、长时间站立、行走或性交后更为明显。当机体抵抗力下降时，容易合并附睾炎症，症状加重。查体时可见附睾弥漫性肿大，质较硬，表面光滑或不光滑，伴有触痛。根据临床症状，附睾淤积症可分为单纯性附睾淤积症和附睾炎伴淤积，前者多无明显的泌尿生殖道存在，临床症状较轻；后者多由感染引起，临床症状较重。

（四）超声检查

1. 二维灰阶超声

（1）附睾淤积症可为双侧或单侧，输精管结扎术后多为双侧。

（2）附睾呈均匀、弥漫性增大，回声减低，附睾管扩张，呈"细网格样"改变。（图5-2-12-6）

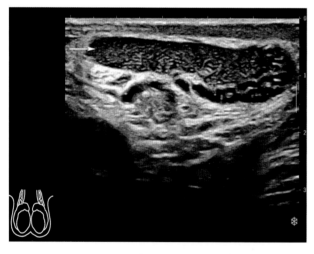

图5-2-12-6　附睾淤积症二维灰阶超声图
附睾管扩张（箭头），呈"细网格样"

（3）部分迂曲扩张的附睾管内可见细点状回声沉积物漂浮、游动；部分沉积物呈细点状高回声，淤积成团状高回声，或充满整条迂曲的附睾管，形似"酥糖麻花"。

（4）合并附睾炎症时，附睾回声不均匀，附睾管显示不清。

（5）可伴有输出小管、输精管扩张。

2. 彩色多普勒超声

肿大的附睾内见少量血流信号，合并炎症时，附睾血流信号增多。（图5-2-12-7）

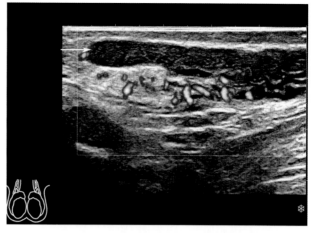

图5-2-12-7　附睾淤积症彩色多普勒超声图
纵切面：扩张的附睾管（箭头）内未见明显血流信号

3. 频谱多普勒超声

肿大的附睾内探及低速中等阻力的血流频谱。

4. 超声弹性成像

剪切波弹性成像显示附睾淤积症附睾实质呈蓝色，分布均匀，弹性值较睾丸低。附睾淤积症 E_{max} 值为 (2.1 ± 0.2) kPa，睾丸实质 E_{max} 值为 (10.1 ± 1.5) kPa。（图5-2-12-8）

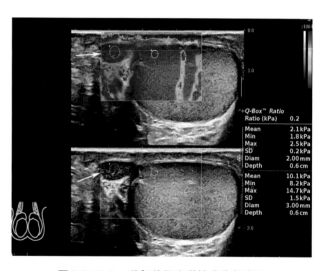

图5-2-12-8　附睾淤积症弹性成像超声图
睾丸横切面：SWE示附睾淤积症附睾头呈蓝色，分布较均匀，弹性值较睾丸组织低，附睾头 $E_{max}=2.5$ kPa

（五）相关检查

由于附睾管扩张呈"细网格状"，管腔小，常规CT及MR检查分辨率较彩色多普勒超声低，无法清晰显示扩张的附睾管，因此，临床上很少用CT及MR检查来诊断附睾管淤积症，但可用于辅助判断附睾管扩张梗阻的部位和原因，如精囊腺缺如等。

（六）鉴别诊断

1. 弥漫性急性附睾炎

弥漫性急性附睾炎表现为发病急，患者疼痛明显，附睾管无扩张，内部回声不均，血流信号丰富，而附睾淤积症伴有明显附睾管扩张，血流信号相对不丰富。两者可通过检查附睾管是否扩张及血流信号加以鉴别。

2. **附睾结核** 附睾结核可伴有低热症状，部分结核菌素试验呈阳性，超声表现为附睾增大，内见低回声不均区，边界不清，形态欠规则，未见明显血流信号；吸收期病灶内部可见不规则钙化灶，附睾管无扩张或仅有头、体部附睾管轻度扩张；而附睾淤积症附睾边界较清，内伴有明显附睾管扩张，呈"细网格状"，未见明显钙化回声。两者可通过附睾管的扩张程度、是否钙化及内部回声情况加以鉴别。

3. **附睾尾部炎性病灶或肿瘤引起的附睾管扩张** 附睾尾部炎性病灶特别是慢性炎性肉芽肿性病灶，超声可表现为附睾尾部低回声不均区，边界不清，形态不规则，内见少量血流信号或无血流信号，附睾尾部肿瘤如腺瘤样瘤等，常边界清晰，形态较规则，可伴有近端附睾管扩张，而附睾淤积症可见附睾管扩张，附睾尾部可淤积成团状高回声，呈"酥糖麻花"状。两者可通过病灶的形态和内部回声加以鉴别。

（七）临床意义

附睾淤积症具有较特征性的超声表现，特别是高频超声和经直肠超声的应用及推广，可清晰地显示睾丸、附睾、输精管、精囊及射精管的细微结构，发现梗阻的原因及部位，对附睾淤积症的诊断及鉴别诊断具有重要的临床意义。

四、附睾精子肉芽肿

（一）概述

附睾精子肉芽肿（sperm granuloma）是一种肉芽肿性慢性炎症，多见于青壮年。其发病原因目前尚不明确，研究认为与附睾、精索、睾丸炎症、外伤及梗阻等因素有关。

（二）病理生理

附睾精子肉芽肿是由炎症或外伤导致附睾管壁发生变性、溃疡、破裂等损伤，引起精子自附睾管内溢出进入到周围间质内，或者精子淤积、附睾管内压增高、精子动能增强等引起精子外溢，溢出的精子及其内含有的耐酸性类脂引起了肉芽肿性反应。

大体病理：附睾精子肉芽肿多为灰黄色或灰白色，无包膜。根据病情进展情况，附睾精子肉芽肿可分为：①炎症浸润期，病灶内见散在分布的新鲜肉芽肿，肉芽肿中间为溢出的精子及中性粒细胞，周边为单核细胞和淋巴结细胞，间质纤维增生不明显；②肉芽肿期，病灶内肉芽肿散在分布，内见类上皮细胞、多核巨细胞等聚集，成熟度不一，间质纤维

增生程度不一；③纤维化期，肉芽肿周围成纤维细胞增生，逐步被纤维组织替代，形成玻璃样变的致密纤维组织，最后形成瘢痕。

（三）临床表现

附睾精子肉芽肿多表现为附睾局部硬结，边界欠清，可伴有阴囊部闷痛、胀痛或坠胀感，抗炎治疗效果差，持续时间长，极少数可自愈，双侧发病者可伴有无精子症。

（四）超声检查

1. **二维灰阶超声**

（1）附睾局部肿大，内可见结节状回声，以附睾尾部多见。

（2）病灶呈圆形或椭圆形，边界尚清晰；部分形态欠规则，边界欠清晰。（图5-2-12-9）

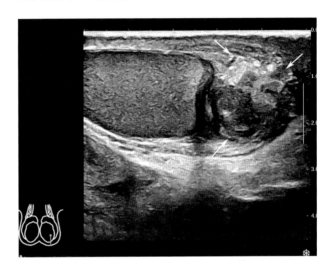

图5-2-12-9 附睾精子肉芽肿二维灰阶超声图
附睾精子肉芽肿（箭头），位于附睾尾部，呈不均匀低回声，边界清晰

（3）病灶内部回声常杂乱、不均匀。炎症浸润期，病灶多呈低回声；肉芽肿期，病灶呈低-等回声；纤维化期，病变多呈高回声，可伴有钙化灶。

（4）少部分病灶呈囊实性，周边伴有不规则厚壁。

2. **彩色多普勒超声** 病灶内部血流信号丰富程度不等，炎症浸润期、肉芽肿期可见丰富血流信号；纤维化期，病灶内常为少量血流信号或无血流信号。（图5-2-12-10）

3. **频谱多普勒超声** 病灶内可探及高阻力型动脉血流频谱。

4. **超声弹性成像** 剪切波弹性成像显示附睾精子肉芽肿呈以暗红色为主的混合颜色，分布不均匀，弹性值明显高于睾丸组织。附睾精子肉芽肿 E_{max} 值为（82.2±33.3）kPa，睾丸实质 E_{max} 值为（5.6±1.0）kPa。（图5-2-12-11）

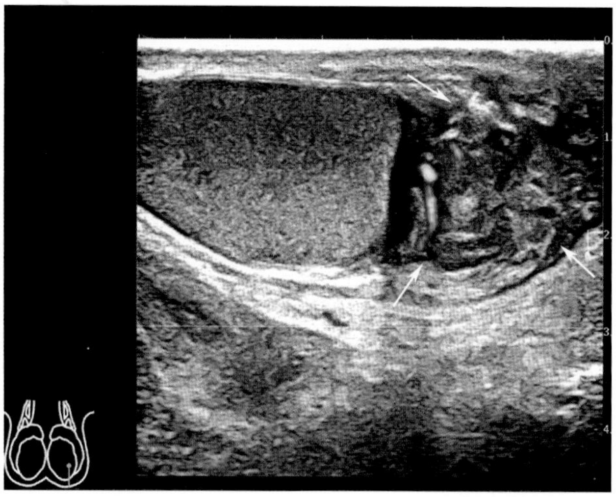

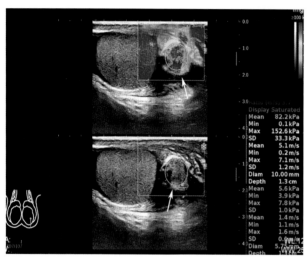

图 5-2-12-10 附睾精子肉芽肿彩色多普勒超声图

睾丸纵切面：附睾精子肉芽肿（箭头）内见少量血流信号，走行较规则

图 5-2-12-11 附睾精子肉芽肿弹性成像超声图

左侧睾丸横切面：SWE 示附睾精子肉芽肿呈以暗红色为主的混杂颜色，E_{max} = 152.6kPa

（五）相关检查

MRI：①附睾局部稍增大，内见一结节状信号，T_1 呈稍低信号或等信号，T_2 呈低信号；② DWI 结节扩散未见明显受限；③增强扫描早期病灶轻度强化，晚期病灶边缘呈明显环形强化，中心不强化。

（六）鉴别诊断

1. **附睾结核** 附睾结核常有结核病史，如肺结核或泌尿系统结核，表现为午后低热，结核菌素试验可呈阳性，且有反复发作史，病灶边界不清，形态欠规则，内常未见明显血流信号，两者可结合病史、结核菌素试验等加以鉴别。

2. **附睾肿瘤** 附睾良性肿瘤内部回声可均匀或不均匀，可见少量血流信号，但肿瘤边界清晰；附

睾恶性肿瘤内部回声不均匀，边界不清，其生长速度较快。两者可通过病灶边界及病史长短加以鉴别。

3. **慢性附睾炎** 慢性附睾炎病灶结节感不明显，边界不清，多发生于急性炎症之后，部分患者抗炎治疗有效；而附睾精子肉芽肿结节感较明显，可伴有外伤史，消炎治疗无明显疗效。

（七）临床意义

附睾精子肉芽肿在临床上并不少见，缺乏特异性的临床表现，容易误诊。不同回声的精子肉芽肿与病理学改变密切相关，彩色多普勒超声对精子肉芽肿的诊断及鉴别诊断、临床治疗方案的制定具有重要的意义。

五、睾丸鞘膜腔结石

（一）概述

睾丸鞘膜腔结石在临床上并不罕见，其发病原因目前尚不明确，研究认为可分为先天性原因和后天性原因，先天性原因多认为是胚胎期的胎粪随睾丸下降至鞘膜腔，逐渐包裹形成钙化；后天性原因包括炎症、外伤、手术及寄生虫等。

（二）病理生理

睾丸鞘膜腔结石是由于睾丸鞘膜积液内的部分成分（如胆固醇、蛋白质、纤维等）在炎症、外伤、手术等因素作用下沉淀析出形成钙盐，也可为附件等胚胎残留物萎缩坏死、扭转脱落等钙化而成。

（三）临床表现

睾丸鞘膜腔结石患者大多无明显症状，小的结石只有在阴囊超声检查时才被发现，大的结石可触及，质硬，位置不固定，可在睾丸内游动。睾丸鞘膜腔结石多伴有鞘膜积液，可引起阴囊坠胀或疼痛，但不影响睾丸附睾的功能。

（四）超声检查

1. **二维灰阶超声**

（1）结石位于睾丸鞘膜积液内，可单个或多个，探头推压或体位变动时，结石可移动、下沉。

（2）结石直径多小于 1cm，呈圆形、椭圆形，也可为不规则形（图 5-2-12-12、图 5-2-12-13）。

（3）结石呈点、团状强回声，少数呈等 - 高回声，大的结石后方可伴声影。

（4）常伴有睾丸鞘膜积液。

2. **彩色多普勒超声** 睾丸鞘膜腔结石内部均未见明显血流信号，部分结石后方可伴快闪伪像。

3. **频谱多普勒超声** 睾丸鞘膜腔结石内部未探及血流频谱。

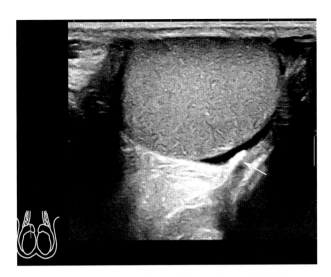

图 5-2-12-12　睾丸鞘膜腔结石二维灰阶超声图
睾丸纵切图：睾丸鞘膜腔见一团状强回声（箭头）

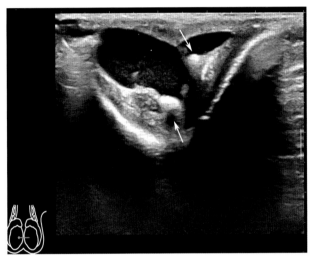

图 5-2-12-13　睾丸鞘膜腔结石二维灰阶超声图
睾丸横切图：睾丸鞘膜腔内见多发团状强回声（箭头）

4. 超声弹性成像　剪切波弹性成像显示睾丸鞘膜腔结石质地较硬，不容易发生形变，剪切波成像很少采用。

（五）相关检查

CT 检查辐射大，费用较贵，临床上很少单独因睾丸鞘膜腔结石而行 CT 检查，多因其他疾病检查时偶然发现，多表现为睾丸鞘膜腔内的高密度影。

（六）鉴别诊断

1. 睾丸附件或附睾附件钙化　睾丸附件与附睾附件钙化均位于睾丸上极旁或附睾头旁，位置固定，通过蒂部与睾丸或附睾相连，移动度很小，两者可通过结石的位置与活动度加以鉴别。

2. 睾丸、附睾鞘膜壁钙化灶　睾丸、附睾的鞘膜壁钙化位于鞘膜壁脏层，位置固定，挤压或体位

变化时不移动，两者可通过结石的位置与是否移动加以鉴别。

3. 阴囊壁钙质沉着症　阴囊钙质沉着症临床罕见，结节位于阴囊壁皮肤内，可单发或多发，质硬，偶伴瘙痒，可发生破溃并排出灰白色沙砾状物，两者可通过位置不同加以鉴别。

（七）临床意义

睾丸鞘膜腔结石具有特征性的超声表现，应用彩色多普勒超声可对其做出快速、准确的诊断及鉴别诊断，且超声具有无创性、可重复检查等优点，是睾丸鞘膜腔结石的首选影像学检查方法。

六、阴囊壁水肿

（一）概述

阴囊壁水肿（scrotal adema）临床上并不少见，多由低蛋白血症、肿瘤或淋巴及下腔静脉回流障碍等疾病导致。

（二）病理生理

阴囊组织疏松，阴囊壁内有丰富的毛细血管，由于多种原因导致阴囊壁毛细血管通透性增加，组织液渗入组织间隙内，引起阴囊增厚、水肿，部分患者可合并睾丸鞘膜积液。

（三）临床表现

阴囊肿胀、增厚，局部皮肤变浅、透亮，无明显触痛，严重者可同时伴有下腹壁、阴茎、会阴部、大腿肿胀，阴茎被包埋，患者活动受限，部分可合并阴囊感染、破溃。

（四）超声检查

1. 二维灰阶超声

（1）阴囊壁弥漫性增厚，回声不均，内可见渗出的液体弥漫分布于各层组织间，呈"分层"状；渗出严重者，加压时阴囊壁分层内的高回声带可飘动，犹如"水草"摆动。（图 5-2-12-14）

（2）常伴有睾丸鞘膜腔不同程度积液。（图 5-2-12-15）

（3）可伴有腹股沟淋巴结肿大。

2. 彩色多普勒超声

（1）肿胀的阴囊壁内多无明显血流信号。（图 5-2-12-16）

（2）伴有阴囊壁感染时，阴囊壁内血流信号增多。（图 5-2-12-17）

3. 频谱多普勒超声　肿胀的阴囊壁内多未探及血流频谱，伴有阴囊壁感染时，阴囊壁内可探及低速低阻型血流频谱。（图 5-2-12-18）

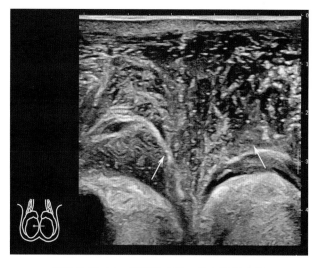

图 5-2-12-14　阴囊壁水肿二维灰阶超声图

双侧阴囊水肿增厚,呈分层状(箭头)

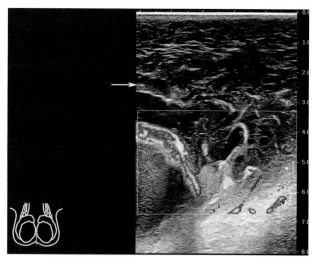

图 5-2-12-17　阴囊壁水肿彩色多普勒超声图

阴囊壁纵切面:水肿的阴囊壁(箭头)内未见明显血流信号,
近睾丸鞘膜壁上见丰富血流信号

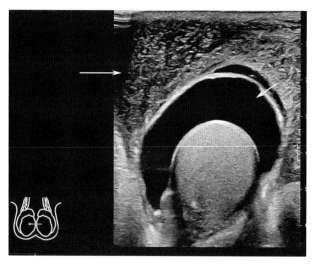

图 5-2-12-15　阴囊壁水肿二维灰阶超声图

阴囊壁(长箭头)水肿增厚,呈分层状,伴睾丸鞘膜腔大量积
液(短箭头)

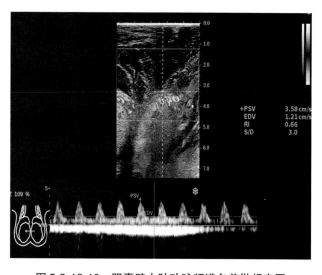

图 5-2-12-18　阴囊壁水肿动脉频谱多普勒超声图

阴囊壁水肿内呈低速低阻型动脉血流频谱

4. **超声弹性成像**　剪切波弹性成像显示水肿的
阴囊壁呈以蓝色为主,分布欠均匀,弹性值与睾丸实
质相近。阴囊壁 $E_{max}=(5.0\pm1.4)$ kPa。(图 5-2-12-19)

(五)相关检查

MRI 检查:

(1)阴囊壁增厚,信号不均匀,T_1WI 呈低信号,
T_2WI 呈等或稍高信号,中间夹杂着不均匀高信号
影,部分可呈分层状。

(2)增强扫描显示水肿的阴囊壁轻度不均匀性
强化,伴炎症感染时,可见较明显的不均匀性强化。

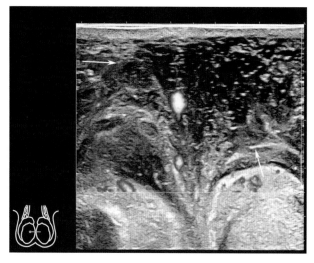

图 5-2-12-16　阴囊壁水肿彩色多普勒超声图

阴囊壁横切面:水肿的阴囊壁(箭头)内未见明显血流信号

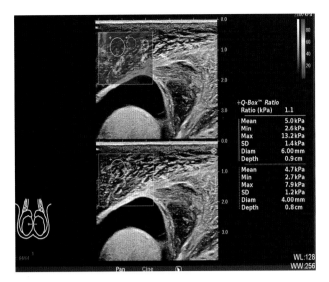

图 5-2-12-19　阴囊壁水肿弹性成像超声图
睾丸横切面：SWE 示水肿的阴囊壁实质呈以蓝色为主，
$E_{max} = 13.2kPa$

（六）鉴别诊断

　　阴囊壁水肿应注意与阴囊壁炎症相鉴别：阴囊壁炎症临床多表现为阴囊壁红、肿、热、痛，症状较明显，伴明显触痛感，严重者伴有脓肿形成时，阴囊壁触诊有明显的波动感，多见于急性睾丸附睾炎，也可见于阴囊皮肤的外伤感染、毛囊炎等，超声多表现为阴囊壁增厚，回声不均，血流信号明显增多；伴脓肿形成时，内见不规则液性区，边界不清，内见细点状回声，周边组织血流信号明显增多，两者可通过阴囊壁层次、内部回声及血流信号加以鉴别。

（七）临床意义

　　彩色多普勒超声可以清晰显示阴囊壁的层次、内部回声及彩色多普勒血流信号，可对阴囊壁水肿做出准确的诊断及鉴别，为临床治疗方案的制定提供重要的依据。

（梁荣喜）

参 考 文 献

1. 薛恩生. 阴囊及其内容物疾病的超声诊断 [M]. 福州：海峡出版发行集团 / 福建科学技术出版社, 2016.

2. 唐秀斌, 薛恩生, 林礼务, 等. 原发性睾丸淋巴瘤的超声表现 [J]. 中华超声影像学杂志, 2019, 28（11）：990-993.

3. 陈力博, 刘志洪, 王豪, 等. 睾丸混合性生殖细胞肿瘤的诊断和治疗（附 27 例报告）[J]. 中华男科学杂志, 2018, 24（11）：987-991.

4. Akiyama S, Ito K, Kim WJ, et al. Prepubertal testicular tumors: a single-center experience of 44 years[J]. J Pediatr Surg, 2016, 51（8）：1351-1354.

5. Chen ST, Chiou HJ, Pan CC, et al. Epidermoid cyst of the testis: An atypical sonographic appearance. J Clin Ultrasound, 2016, 44（7）：448-451.

6. Anheuser P, Kranz J, Stolle E, et al. Testicular epidermoid cysts: a reevaluation. BMC Urol, 2019, 19（1）：52.

7. 高良, 王晶, 袁佳妮, 等. 二维灰阶超声联合超声造影对睾丸表皮样囊肿的诊断价值 [J]. 安徽医学, 2020, 41（4）：386-388.

8. Ghazle H, Apeland T. Epidermoid Cyst of the Testis: Sonographic Characteristic Appearance[J]. Journal of Diagnostic Medical Sonography, 2019, 35（1）：58-61.

9. Chen S T, Chiou H J, Pan C C, et al. Epidermoid cyst of the testis: An atypical sonographic appearance[J]. J Clin Ultrasound, 2016, 44（7）：448-451.

10. Michalski W, Jonska-Gmyrek J, Poniatowska G, et al. Testicular teratomas: a growing problem?. Med Oncol, 2018: 35（12）：153.

11. Akiyama S, Ito K, Kim WJ, et al. Prepubertal testicular tumors: a single-center experience of 44years. J Pediatr Surg, 2016, 51（8）：1351-1354.

12. 卞东林, 王学梅. 睾丸恶性卵黄囊瘤伴未成熟畸胎瘤超声表现 1 例 [J]. 中国临床医学影像杂志, 2019, 30（3）：224.

13. Paffenholz P, Held L, Loosen SH, et al. Testis Sparing Surgery for Benign Testicular Masses: Diagnostics and Therapeutic Approaches. J Urol, 2018, 200（2）：353-360.

14. 林满霞, 徐辉雄, 谢晓燕, 等. 睾丸卵黄囊瘤、畸胎瘤、精原细胞瘤的超声诊断标准再探讨及应用价值 [J]. 中国超声医学杂志, 2009, 25（3）：308-311.

15. Duliban M, Gorowska-Wojtowicz E, Tworzydlo W, et al. Interstitial Leydig Cell Tumorigenesis-Leptin and Adiponectin Signaling in Relation to Aromatase Expression in the Human Testis. Int J Mol Sci, 2020, 21（10）：3649.

16. Fankhauser CD, Grogg JB, Hayoz S, et al. Risk Factors and Treatment Outcomes of 1, 375 Patients with Testicular Leydig Cell Tumors: Analysis of Published Case Series Data. J Urol, 2020, 203（5）：949-956.

17. Lock G, Schröder C, Schmidt C, et al. Contrast-enhanced ultrasound and real-time elastography for the diagnosis of benign Leydig cell tumors of the testis - a single center report on 13 cases. Ultraschall Med, 2014, 35（6）：534-539.

18. 杜敏联, 王竹, 郭松, 等. 先天性肾上腺皮质增生症 21- 羟化酶缺陷儿童青少年期并发睾丸内残余瘤致睾丸功能减退风险因素和糖皮质激素强化治疗疗效分析 [J]. 中华内分泌代谢杂志, 2019, 35（5）：391-397.

19. Engels M, Span PN, van Herwaarden AE, Sweep FCGJ,

Stikkelbroeck NMML，Claahsen-van der Grinten HL. Testicular Adrenal Rest Tumors: Current Insights on Prevalence，Characteristics，Origin，and Treatment. Endocr Rev，2019，40（4）：973-987.

20. Dumic M，Duspara V，Grubic Z，et al. Testicular adrenal rest tumors in congenital adrenal hyperplasia-cross-sectional study of 51 Croatian male patients. Eur J Pediatr，2017，176（10）：1393-1404.

第三章 阴茎疾病

第一节 阴茎炎性外伤疾病

一、阴茎纤维性海绵体炎

（一）概述

阴茎纤维性海绵体炎，又称为阴茎硬结病或者 Peyronie 氏病，1743 年法国学者 Peyronie 对该病进行了详细的临床报道，并命名为 Peyronie 氏病。目前认为该病是一部分遗传相关的易感个体，在阴茎创伤后发生的一种创伤修复障碍，表现为阴茎白膜无弹性的纤维瘢痕形成。有研究认为该病与自身免疫相关。该病的发病率大约为 9%，其中 80% 的患者伴有阴茎勃起弯曲，50% 的患者伴有勃起疼痛，5%～13% 的患者伴有勃起功能障碍。流行病学的研究显示，该病与糖尿病明显相关，此外也有报道该病与肥胖、高血压、高血脂、吸烟等相关。

（二）病理生理

该病的发病机制目前并不十分清楚，较为广泛接受的理论是，阴茎勃起过程中阴茎局部反复损伤或者微损伤导致一部分遗传学易感的人群出现创伤修复障碍，病理表现为创伤局部的组织发生纤维化、弹性纤维的紊乱以及程度不一的炎症反应。动物实验显示，转移生长因子 β 及肌成纤维母细胞在结节的形成中发挥着重要作用。

依据病理改变，阴茎纤维海绵体炎可分为活动期和静止期两期。活动期即为急性期，病程大多在 3 个月之内，病理表现以炎症为主，纤维增生较少，疗效相对显著；静止期即为慢性期，病理改变为纤维组织增生，甚至可以发生钙化、骨化，此期患者疗效相对较差。

（三）临床表现

阴茎纤维性海绵体炎的早期表现为阴茎结节、勃起后阴茎弯曲、阴茎变短或出现勃起疼痛，还有部分患者出现勃起功能障碍。阴茎内的结节表现为触诊时阴茎内有大小不一、硬度不同的可触及的硬结，一般位于阴茎的背侧，两侧和腹侧相对少见。勃起时阴茎疼痛是患者就诊的主要原因，但是疼痛症状可在 12～18 个月后消失，而阴茎弯曲多不能缓解。部分患者首次就诊原因为勃起后阴茎弯曲或者变短，还有部分患者以勃起功能障碍前来就诊。鉴于以上临床表现，部分患者还伴有明显的沮丧等精神症状。

（四）超声检查

1. 二维灰阶超声

（1）早期通常表现为阴茎白膜下与深筋膜间低回声、稍低回声结节或者条索状回声，边界较清晰（图 5-3-1-1A）。后期随着纤维组织增生、钙化，结节可伴有明显的钙化和声影（图 5-3-1-1B）。

（2）部分患者表现为阴茎海绵体内局部回声降低且分布不均匀，没有明确的边界，或者出现局部白膜的增厚，回声增强，但连续性正常。

病变常常位于白膜下或白膜与深筋膜间，高频二维灰阶超声表现通常与硬结的成分及进展有很大关系。结节大多位于阴茎背侧，占到该病的 2/3，腹侧和两侧面相对较少。在触诊的协助下，二维灰阶超声可以帮助临床明确触诊硬结病阳性患者结节的大小、数量、有无钙化及其血流分布情况，有助于临床判断病程及选择合适的治疗方案。此外，在约 1/3 的结节触诊阴性患者中，借助高频二维灰阶超声检查也可发现明显的结节。

2. 彩色多普勒超声　彩色多普勒超声大多没有明确的阳性特点。可以利用彩色多普勒特别是微血流显像，观察以结节为表现的阴茎纤维性海绵体炎结节内的血流分布情况，通过血流信息的变化为该病药物治疗后的疗效判定提供可靠依据（图 5-3-1-2）。

3. 超声弹性成像

（1）硬结病早期，以炎症为主，结节表现为低回声，弹性等于或稍低于周围组织（图 5-3-1-3）。

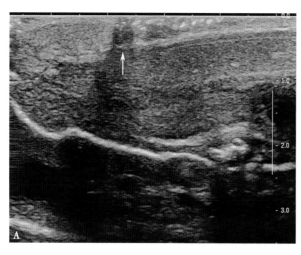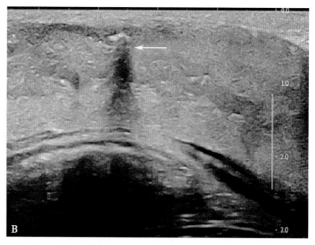

图 5-3-1-1 阴茎硬结病的二维灰阶超声图

A. 阴茎白膜下低回声结节（箭头），边界欠清晰；B. 阴茎白膜下不均质回声结节伴钙化（箭头），后伴声影

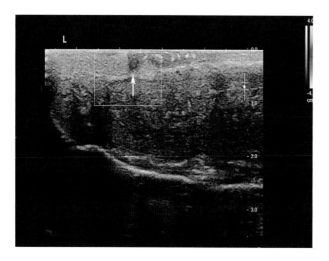

图 5-3-1-2 阴茎硬结彩色多普勒超声图

CDFI 示阴茎硬结处（箭头）未见明显血流信号

（2）晚期以纤维化钙化为主，病变区域弹性值高于周围组织。

剪切波弹性成像（SWE）在阴茎纤维性海绵体炎的诊断中研究较少，少量文章指出其具有一定的价值，主要应用于二维灰阶超声没有明确结节的早期患者中，可通过弹性成像发现二维灰阶超声无法显示的局部病变。

（五）相关检查

1. 磁共振 可以清晰显示阴茎纤维海绵体炎的软组织结构，能够精准显示结节的大小、部位、数量。此外，相对于超声检查，在没有结节形成的、以炎性改变为主要表现的早期，磁共振可清晰显示炎性改变的区域，具有明显的优势。但磁共振对钙化型结节的显示不如高频超声敏感，同时，由于其扫描时长、价格昂贵等因素限制了其临床应用。

2. CT 仅在钙化结节的显示中敏感性较高，但

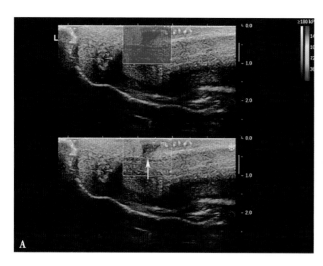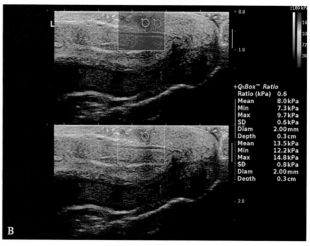

图 5-3-1-3 阴茎硬结病弹性成像超声图

A. 阴茎硬结病弹性成像（箭头）；B. SWE 显示阴茎硬结处杨氏模量值稍低于周围组织

是，其放射损伤以及对软组织的显示不如磁共振以及高频超声，在该病的诊断中没有明显优势。

（六）鉴别诊断

特殊部位比如靠近龟头、冠状沟部位的阴茎纤维性海绵体炎的结节需与阴茎癌鉴别，后者往往侵犯皮肤，并向外突出，二维灰阶超声表现为边界不清晰，形态不规则。

（七）临床意义

阴茎纤维性海绵体炎的首选影像诊断技术是高频超声检查，超声不仅可以帮助临床明确结节的位置、大小、数量及回声情况，帮助临床判断结节的成分及疾病的进展，还有助于发现临床不能触及的硬结，此外，利用彩色多普勒超声，可以对该病伴发的勃起功能障碍进行评估，在该病的诊断中具有重要的价值。

二、阴茎闭合性损伤

（一）概述

阴茎闭合性损伤，一般特指阴茎断裂（penile fracture），是阴茎在勃起状态下外力导致的阴茎白膜的破损，伴或不伴有阴茎海绵体及尿道的损伤，大多与粗暴的性活动有关。是泌尿外科一种少见的急症。

（二）病理生理

在松软状态下，阴茎白膜的厚度约为 2mm，但是当阴茎勃起后，白膜受充血海绵体的挤压，张力明显增大，厚度明显变薄，为 0.25～0.5mm，弹性减低，此时受外力作用极易破损撕裂且在破损处形成大小不等的血肿。如果损伤导致阴茎深筋膜破裂，出血可从阴茎干沿着阴茎深筋膜蔓延至阴囊及会阴部，形成典型的"蝴蝶征"。如果损伤尿道，可出现

血尿。如果损伤阴茎海绵体动脉及其分支，可形成阴茎海绵体动脉假性动脉瘤或动静脉瘘。

（三）临床表现

阴茎断裂一般发生在阴茎勃起状态受到粗暴外力时，可出现断裂声响，并发生阴茎的弯曲，同时出现剧烈的疼痛，进而勃起的阴茎快速疲软，损伤较轻者，可无明显形态改变，较重者可出现阴茎局部肿胀。损伤阴茎深筋膜者，可出现会阴以及阴囊皮肤的皮下出血青紫，呈典型的"蝴蝶征"。10%～15% 患者出现明显血尿，说明伴有尿道的损伤。部分患者可出现勃起功能障碍。

（四）超声检查

1. 二维灰阶超声

（1）二维灰阶超声沿阴茎长轴显示，损伤的部位出现白膜连续性线样强回声中断，中断处有血肿形成，急性期表现为强回声出血，延迟就诊后，局部血肿表现为杂乱低回声；如果保守治疗，局部可出现血肿的机化，出现无回声暗区。该损伤二维灰阶超声表现最为常见。

（2）如果阴茎深筋膜出现损伤，损伤较重者，可出现阴囊会阴部皮下的增厚水肿，呈现明显低回声。

（3）如果阴茎海绵体并发损伤，可在海绵体内出现不规则低回声或者血肿形成，部分表现为阴茎海绵体回声杂乱。对于有明确血尿或者尿道口滴血的患者，超声仔细探查尿道，也可发现损伤处尿道线样连续性中断。

（4）如果损伤阴茎海绵体动脉，可在阴茎海绵体内出现囊样无回声，常伴有搏动感。部分患者可出现多处白膜连续性中断，但也有部分患者症状明确但超声无法找到损伤点（图 5-3-1-4）。

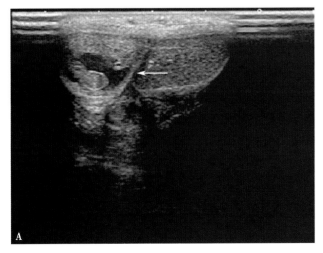
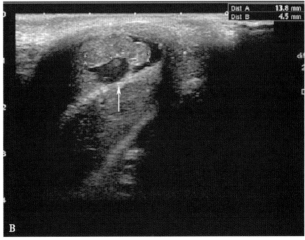

图 5-3-1-4　阴茎闭合性损伤二维灰阶超声图
A. 横断面显示白膜下方血肿（箭头）；B. 纵断面显示白膜下方血肿（箭头）

2. **彩色多普勒超声**　表现为液性暗区内出现五彩血流信号或者红蓝相间旋转血流信号（图5-3-1-5）。

由于损伤会导致阴茎水肿，受水肿的挤压，可能导致部分阴茎背静脉损伤患者的受伤静脉无法显示。但是，彩色多普勒对阴茎断裂导致的假性动脉瘤或者动静脉瘘的诊断具有特异性。

3. **频谱多普勒超声**

（1）动脉瘤内红蓝旋转血流处探及方向相反的湍流频谱。

（2）动静脉瘘时于暗区内探及异常高速低阻的湍流频谱（图5-3-1-6）。

频谱多普勒主要用于阴茎外伤后假性动脉瘤和动静脉瘘的判定。

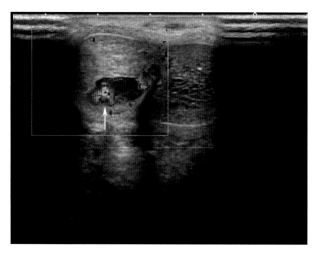

图5-3-1-5　阴茎闭合性损伤彩色多普勒超声图
彩色多普勒可见闭合性损伤处动静脉瘘五彩血流信号（箭头）

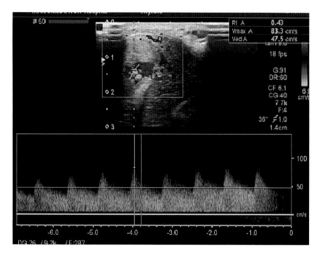

图5-3-1-6　阴茎闭合性损伤频谱多普勒超声图
呈高速低阻的动静脉瘘血流频谱（$V_{max}=83.3cm/s$，$RI=0.43$）

（五）相关检查

磁共振：可应用于阴茎外伤，能够清晰精准地显示受损伤的阴茎组织的改变，明确损伤部位，但是，因为费用高且无法急诊检查，其临床应用受到很大限制。

（六）鉴别诊断

阴茎闭合性损伤主要与血管损伤、阴茎假性损伤相鉴别。血管损伤主要指单纯阴茎的动静脉损伤，阴茎假性损伤主要指白膜完整，阴茎皮下阴茎浅筋膜及阴茎深筋膜的损伤，都常发生于粗暴性交，均表现为伤后勃起阴茎逐渐疲软。高频二维灰阶超声结合多普勒超声或MRI检查有助于鉴别。

（七）临床意义

阴茎断裂的首选影像诊断技术是超声检查，二维灰阶超声可以发现大部分的损伤位点，帮助临床选择合适的手术切口，同时，利用彩色多普勒超声可以对阴茎断裂导致的假性动脉瘤和动静脉畸形进行特异性评估，在该病的诊断中具有重要的价值。

（阮骊韬）

第二节　男性勃起功能障碍

（一）概述

男性勃起功能障碍（erectile dysfunction，ED）又称阳痿，是一种常见的男性疾病，定义为持续或者反复不能达到或者维持足够阴茎勃起以完成满意的性生活。常常发生于中老年男性，有研究统计在40～70岁男性中，不同程度的ED发病率可高达52%，并且随着年龄的增加可明显增长。按病因可将其分为心理性、器质性和混合性三大类，混合性ED最常见；器质性ED包括血管性（动脉性、静脉性、混合性）、神经性、内分泌性和解剖性等。超声的主要作用是区分器质性ED中血管性和非血管性ED。彩色多普勒超声结合阴茎海绵体血管活性药物注射对血管性ED有很高的诊断价值。

（二）病理生理

阴茎的勃起是一个复杂的生理现象，由动脉、静脉、神经三个系统协同完成，缺一不可。阴茎由尿道海绵体和两个阴茎海绵体组成，海绵体内部由许多海绵体小梁和与血管相通的窦隙构成，外敷一层薄而致密的白膜。阴茎的血液由阴部内动脉供应，该动脉是髂内动脉的一个分支，阴部内动脉向阴茎发出阴茎背动脉、海绵体动脉、球动脉和尿道动脉，其中海绵体动脉是阴茎勃起的主要动脉，位于双侧阴茎海绵体中央。阴茎静脉引流系统可分为背浅静脉、中层静脉、深层静脉（浅、中、深三层）。当阴茎受到性刺激时，副交感神经末端以及血管内皮细胞释放一氧化氮，一氧化氮是阴茎勃起的关键活性物质，它可以使平滑肌细胞内的钙离子外流，引起平滑肌细胞松弛，进而导致大量的动脉血进入阴茎海绵体。海绵体动脉的分支螺旋动脉直接连通于海绵体窦，阴茎勃起时，螺旋动脉扩张伸直，大量动脉血流入海绵体窦，海绵体窦膨胀。随着海绵体窦的膨胀，海绵体小梁对白膜的压力增加，从而压迫白膜下静脉，使窦状隙内血流回流受阻，海绵体内压力逐渐增高，使得阴茎勃起。当螺旋动脉收缩迂曲，血流减少时，海绵体窦萎陷，阴茎疲软。当阴茎动脉供血不足或者勃起后存在静脉漏时，海绵体小梁舒张和腔隙内血液充盈不足，从而影响阴茎勃起的硬度和持续时间。正常的勃起功能需要心理、激素、神经、血管、海绵体等多方面的协调才能完成，任何一个因素的不足都可导致勃起功能障碍。该疾病常伴有糖尿病、高血压、神经系统疾病等慢性疾病。有研究认为该病早期与内皮依赖性舒张功能明显相关，因此，阳痿被认为是心血管疾病的预警信号。

（三）临床表现

男性性功能过程主要包括性欲、性兴奋、阴茎勃起、性交、射精和性欲高潮等，其中 ED 是最常见的男性性功能障碍。临床上主要通过了解患者的性生活史、测量阴茎硬度、男性勃起功能问卷评分表进行诊断。男性勃起功能问卷主要通过对过去 6 个月中患者性生活的实际情况进行量化评分，主要包括性生活时阴茎的硬度、勃起可持续时间以及对性生活的满意程度等方面问题赋予不同分值进行打分，再根据最终得分对阴茎勃起功能的严重程度进行评估，其总分为 25 分，重度：1～7 分，中度 8～11 分，轻～中度：12～16 分，轻度：17～21 分，正常：22～25 分。此外，阴茎夜间勃起试验、海绵体活性药物实验、勃起神经检测以及阴茎血流状态检测等对区分器质性和心理性 ED 有很大帮助。各种原因所致的 ED 在临床表现上没有太大差别，但是在治疗方式上存在较大差异，因此寻找 ED 的病因可为患者的后续治疗提供依据。

（四）超声检查

1. 二维灰阶超声

（1）松弛状态下：阴茎海绵体通常呈中等均匀致密回声，而尿道海绵体较阴茎海绵体回声稍高，

三个海绵体周围有白膜呈线样强回声包绕。长轴切面，尿道海绵体中心可探及连续线样强回声，即为尿道壁回声，两侧阴茎海绵体中心可探及连续性双线样海绵体动脉壁回声，内径约 0.6mm，在松弛和不同程度勃起状态下阴茎的回声及结构略有不同。通过对阴茎松弛状态下二维灰阶超声的评估，可以了解阴茎超声的解剖结构，从而排除阴茎纤维性海绵体炎、阴茎白膜破裂、假性动脉瘤、动静脉瘘等器质性病变。

（2）勃起状态下：通常在 ED 患者的阴茎根部注射 10μg 的前列腺素 E，同时辅以视听刺激，诱导阴茎勃起并进行超声检查。注射药物后阴茎勃起到达最大硬度的时间存在较大的个体差异，可持续 2～30min 不等。在勃起后，海绵体体积明显增大，回声降低，阴茎海绵体较尿道海绵体变化更明显，由致密等回声转变为疏松网格状回声。同时，海绵体动脉内径明显增粗（图 5-3-2-1）。

2. 彩色多普勒超声

（1）超声图像上可以清晰显示阴茎海绵体动脉（图 5-3-2-2A）。

（2）同时或分别显示阴茎背动脉（图 5-3-2-2B）

彩色多普勒超声可用于评估血流的方向、大致流量及血流分布情况。有助于快速寻找阴茎海绵体动脉，还可以进行频谱多普勒的速度测量。

3. 频谱多普勒超声　阴茎的勃起过程分为五个阶段：松弛期，充盈期，膨胀期（早期、后期），完全勃起期，刚性勃起期。在阴茎的勃起过程中阴茎动脉血流频谱波形会随着阴茎的勃起程度而发生改变。（图 5-3-2-3）

（1）松弛期：收缩期阴茎动脉血流频谱波形呈单相，舒张期不存在或者极小。

（2）充盈期：阴茎动脉收缩期和舒张期血流量均增加。

（3）膨胀期：又分为早期和后期，早期收缩期末出现切迹波，舒张期血流速度开始降低；后期舒张期血流逐渐消失。

（4）完全勃起期：舒张期血流速度降为零或倒置。

（5）刚性勃起期：收缩期峰值流速减低，舒张期消失或倒置。

频谱多普勒超声可以定量测量阴茎动静脉血流参数，为诊断提供更多定量指标，在 ED 的诊断中发挥着重要的作用。阴茎勃起与阴茎动脉和阴茎海绵体小梁关系密切，当动脉和小梁内平滑肌舒张时，动脉血流灌注增加、静脉回流减少，阴茎勃起，反

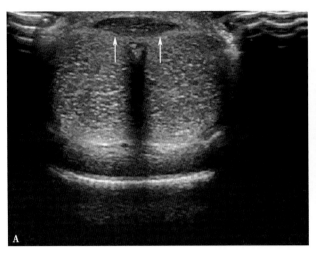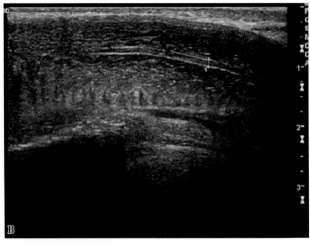

图 5-3-2-1　阴茎勃起状态的二维灰阶超声图

A. 横断面：尿道海绵体（箭头）位于腹侧，勃起后相对变小；B. 纵断面：阴茎海绵体位于背侧，呈中等均匀回声，其中间"＝"样强回声为阴茎海绵体动脉，如测量标示所示

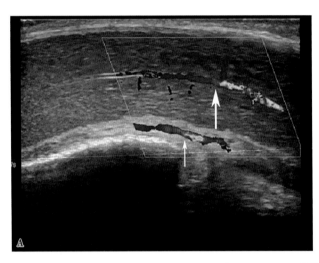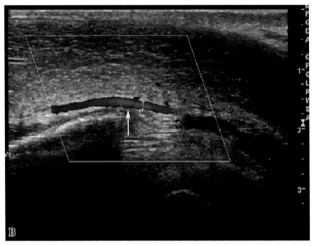

图 5-3-2-2　阴茎的彩色多普勒超声图

A. 纵切面显示阴茎海绵体动脉（粗箭头）和阴茎背动脉（细箭头）；B. 纵切面显示阴茎背动脉（细箭头）

之，则阴茎松弛。多普勒超声可对阴茎松弛状态到勃起过程中血流状态的改变进行动态检测。

频谱多普勒超声主要依据收缩期峰值流速（PSA）、舒张末期速度（EDV）和阻力指数（RI）进行阴茎血流评估。通过对阴茎海绵体血管进行活性药物注射结合频谱多普勒超声对阴茎海绵体动脉血流参数的测定，可将其分为动脉性 ED、静脉性 ED 及混合性 ED。PSA 是诊断动脉性 ED 的最佳指标，正常状态下，阴茎勃起后阴茎海绵体动脉 PSA 应 >30cm/s，PSA<25cm/s 为动脉性 ED，PSA 在 25～30cm/s 为部分动脉性 ED。也有文献报道，两个海绵体动脉 PSA 相差 >10cm/s 也可诊断为动脉性 ED。EDV 和 RI 被认为是诊断静脉性 ED 的最佳指标，EDV>5cm/s 或 RI<0.8 被认为是存在静脉闭合障碍，但是在动脉供血

不足的状态下，利用该界值诊断静脉漏缺乏特异性（图 5-3-2-4）。混合性 ED 通常和损伤及手术相关，常常需结合海绵体造影等其他检查。有研究指出，对部分患者，尤其是青少年患者在通过注射阴茎海绵体血管活性药物诱发阴茎勃起功能试验时，由于易受环境及心理因素影响，可能会影响阴茎的勃起状态，从而出现假阳性。

4. 超声弹性成像　勃起硬度评分（erection hardness score，EHS）依赖患者的主观感受、采用半定量分级的方法，将阴茎硬度分为四度：Ⅰ度为阴茎增大但不硬，呈不举状态，状如豆腐，为重度 ED；Ⅱ度为阴茎虽有勃起但硬度不足以插入女性阴道，似剥皮香蕉，为中度 ED；Ⅲ度阴茎硬度可勉强性交但是硬度差强人意，像带皮香蕉，为轻度 ED；Ⅳ度则是最

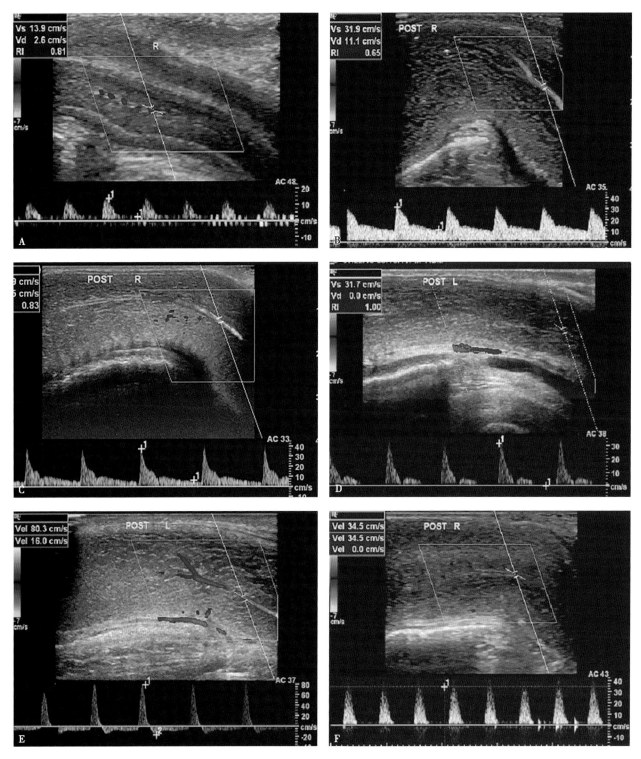

图 5-3-2-3　阴茎勃起过程中的频谱多普勒超声波形变化图

A. 松弛期：收缩期阴茎动脉血流频谱波形呈单相，舒张期不存在或者极小；B. 充盈期：收缩期和舒张期血流速度均增加；C. 膨胀早期：收缩末期出现切迹波；D. 膨胀后期：舒张晚期血流消失；E. 完全勃起期：舒张期血流倒置；F. 刚性勃起期：收缩期峰值流速减低，舒张期消失或倒置

好的坚硬状态，硬度似黄瓜。利用阴茎白膜的杨氏模量值可以定性及定量评估阴茎的勃起硬度，由于临床判定阴茎Ⅰ～Ⅱ度不能完成性交，Ⅲ～Ⅳ度可以完成性交，因此剪切波弹性成像评估是否能完成性生活的临界点为81.60kPa（图5-3-2-5）。

（1）松弛状态：白膜和海绵体呈现相同的均匀蓝色。

（2）勃起Ⅰ度：白膜亮度增加，高于海绵体亮度。

（3）勃起Ⅱ度：白膜亮度明显增加，呈亮黄色，明显高于海绵体。

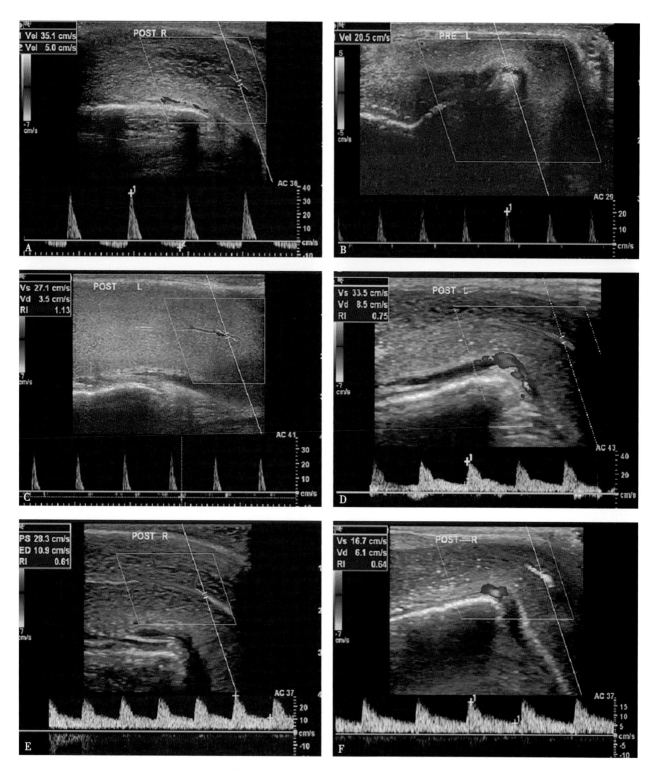

图 5-3-2-4　药物注射后阴茎海绵体的动脉血流频谱多普勒超声图

A. 正常阴茎海绵体动脉血流频谱：PSV = 35.1cm/s，EDV = −5.0cm/s；B. PSV = 20.5cm/s，EDV = 0cm/s，RI = 1.0，考虑为动脉性勃起功能障碍；C. PSV = 27.1cm/s，EDV = −3.5cm/s，考虑为部分动脉性勃起功能障碍；D. PSV = 33.5cm/s，EDV = 8.5cm/s，RI = 0.75，考虑为静脉性勃起功能障碍；E. PSV = 28.3cm/s，EDV = 10.9cm/s，RI = 0.61，考虑为临界混合性勃起功能障碍；F. PSV = 16.7cm/s，EDV = 6.1cm/s，RI = 0.64，考虑为混合性勃起功能障碍

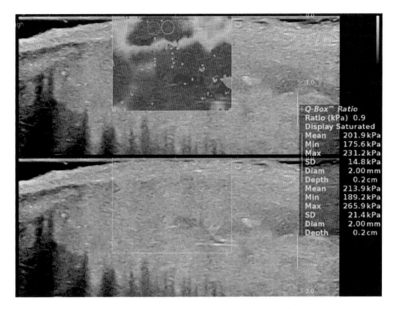

图 5-3-2-5 阴茎白膜的剪切波弹性成像图

SWE 显示完全勃起时阴茎白膜的 E_{mean} = 201.9kPa，硬度判定为Ⅳ度

（4）勃起Ⅲ度：白膜由亮黄色变为逐渐出现红色，红色逐渐不断增多。

（5）勃起Ⅳ度：白膜转变为红色，甚至为暗红色（图 5-3-2-6）。

有研究指出，剪切波弹性成像技术对血管性 ED 有一定的诊断价值。随着阴茎充血、海绵体平滑肌舒张、阴茎逐渐勃起，海绵体内的结构成分逐渐发生变化，因此可以通过 SWE 技术对组织硬度定量评估，从而反映其海绵体的结构成分及血流充盈情况。研究认为，疲软状态下的阴茎海绵体的杨模量值与年龄明显正相关，年龄越大，海绵体弹性值越大，提示阴茎海绵体的硬度增加，变形能力减弱。此外，利用弹性技术，可以量化评估 ED 的疗效，为 ED 的诊断和治疗提供了一个新的量化方法。弹性成像对 ED 的诊断只有少量的文献报道，尚处于研究的阶段。

（五）相关检查

ED 是一种性功能障碍疾病，磁共振和 CT 仅仅对排除器质性 ED 有一定的价值。动脉造影以及动态海绵体灌注造影是诊断 ED 的传统方法，但因其为有创性操作且易造成海绵体纤维化，主要用于外科手术前的检查，不作为常规的检查方式。

（六）鉴别诊断

超声的主要作用是区分血管性和非血管性 ED。通过频谱多普勒结合高频超声的方法可以对血管性 ED 进行诊断，同时利用二维灰阶超声还可以排除一些器质性病变，如由阴茎硬结病等原因导致的 ED。

（七）临床意义

超声作为一种无创性、可重复的检查方法，在 ED 的诊断中有着不可或缺的作用，尤其是对于血管性 ED。高频超声能够清晰显示阴茎各部分结构

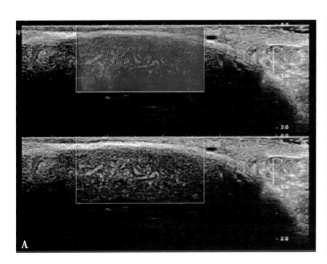

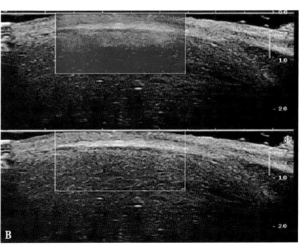

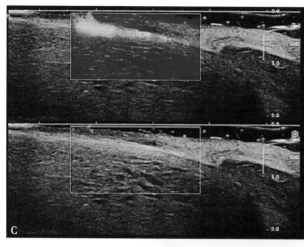
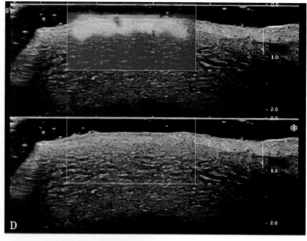
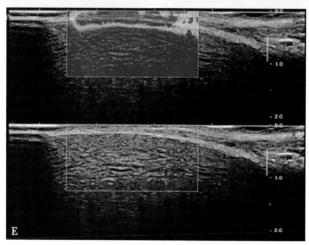

图 5-3-2-6　SWE 对阴茎勃起硬度的定性评估

A. 松弛状态：阴茎白膜弹性成像颜色同周围组织；B. I 度：阴茎白膜处弹性成像颜色开始变亮，弹性值高于周围组织；C. II 度：开始出现黄色，阴茎白膜处弹性值明显高于周围组织；D. III 度：弹性颜色开始出现深红色，以黄色为主；E. IV 度：以深红色为主

并对阴茎各部分结构进行准确评估。此外，彩色多普勒超声可对阴茎从松弛到完全勃起过程中的血流状态进行检测。超声结合阴茎海绵体血管活性药物注射的方法对血管性 ED 有重要的诊断及鉴别诊断价值。另外，超声对于评估阴茎再植、外伤术后等治疗效果的评估同样具有重要的作用。

（阮骊韬）

第三节　阴茎肿块

一、阴茎囊肿

（一）概述

阴茎囊肿是一种相对少见的疾病，多以个案形式报道。可发生于阴茎任何部分，其中以阴茎头、冠状沟及包皮腹侧较为多见。可单发，亦可多发，常可于皮下触及包块，光滑，有囊性感，阴茎皮肤常无异常改变。部分囊肿可合并感染，可出现局部疼痛、肿胀等表现。通过对阴茎囊性疾病进行文献检索发现，外文文献报道相对较多的主要为阴茎中线囊肿，中文文献中有个别关于表皮样囊肿的报道。

（二）病理生理

阴茎囊肿多为囊性或以囊性为主，通常是由内附上皮腔内流动的液体、黏性蛋白及固体颗粒构成。绝大多数表现为良性，而非赘生性肿物。通常可根据其组织学来源、部位或可能的发病机制进行分类。

阴茎中线囊肿为先天性疾病，确切的发病机制尚不明确，常由于胚胎发育停止或尿道褶皱融合缺陷所致。最早在 1895 年由 Mermet 所描述。多发现于青少年时期，较少发生于幼年。阴茎腹侧中线多发，可发生于从龟头至肛门的任何位置，位于皮下，与阴茎皮肤无粘连，囊壁常为假复层柱状或鳞状上皮细胞。

表皮样囊肿可发生于身体各个部位及组织内，阴茎表皮样囊肿是发生于阴茎皮肤或皮下的囊性包块，通常是由创伤或炎症时表皮植入皮下或组织先天性异常所引起，内常为干酪样黏稠角化物，也可合并感染，但其往往呈非浸润性生长。

（三）临床表现

患者通常因阴茎触及圆形肿块前来就诊，可伴有疼痛感，肿块活动度较好，与包皮无明显粘连，患者有性交不适等症状。阴茎中线囊肿多无明显症状，可表现为半透明包块，常常在幼年时期就存在，多因无明显症状而在童年未引起注意，成年后因包块影响美观，出现排尿困难或性交不适等方才就诊。临床上常根据患者的性生活史、囊肿位置及囊肿独特的组织学对其做出诊断。阴茎表皮样囊肿的包皮局部颜色往往无明显异常，若合并感染可出现肿胀、疼痛，甚至形成溃疡。

（四）超声检查

1. **阴茎中线囊肿** 多位于阴茎背侧中线龟头至肛门部任何位置，超声表现为均匀囊性无回声，常不伴有分隔，与尿道不相通。CDFI 显示其内未见明显血流信号。

2. **阴茎表皮样囊肿** 表皮样囊肿根据其内组织成分含量及是否合并感染，超声表现不同，常表现为低回声或不均质回声，伴钙化时可出现强回声，边界清晰。CDFI 显示其内未见明显血流或稀疏血流信号，伴感染时周边可出现较丰富血流信号。

（五）相关检查

MRI 对软组织的分辨力高，但价格昂贵操作时间较长，而且阴茎囊肿通常较小，多为直径 1.0cm 大小的囊性包块，MRI 的诊断价值有限。临床确诊主要依靠临床表现及病理结果。

（六）鉴别诊断

阴茎囊肿需与一些皮肤病相鉴别，如果位置比较低的中线囊肿，需与肛门痔疮相鉴别。皮样囊肿合并感染时需与阴茎癌相鉴别，后者通常为浸润性生长，而皮样囊肿边界清楚，对周围组织无明显浸润感，且内部无血流或有较稀疏血流信号。

（七）临床意义

阴茎囊肿临床较少见，确诊主要依靠临床表现及病理结果。超声因其便捷无创，经济实惠等优势作为临床常用的检查手段。近年来高频超声的应用使得皮下软组织包块显像更加清晰，可为阴茎囊性疾病提供更多的诊断及鉴别诊断信息。

二、阴茎癌

（一）概述

阴茎癌是泌尿系统相对少见的恶性肿瘤，随着人民生活卫生水平的提高，发病率明显降低，为 0.6～6/10 万人。导致阴茎癌的主要诱因有三点：①包皮垢的化学刺激；②包茎或包皮过长导致的局部慢性炎性刺激；③癌前病变，如阴茎乳头状瘤、阴茎白斑、增殖性阴茎红斑症等。

（二）病理生理

阴茎癌大部分为鳞状细胞癌，占 90% 以上，基底细胞癌和腺癌少见。可发生于阴茎的任何部位，大多数发生于阴茎头、冠状沟、包皮内板。根据其生长方式可分为乳头型和结节型，乳头型以向外生长为主，常伴有溃疡，伴发脓臭；结节型以浸润生长为主，可有溃疡，瘤体不大，可累及深部海绵体。阴茎癌的转移方式主要为淋巴结转移，常转移至腹股沟区、股部及髂淋巴结等部位。

（三）临床表现

阴茎癌多发于 40～60 岁包皮过长或包茎的患者。阴茎癌的早期病变为小结节、小溃疡、丘疹、乳头状瘤、湿疹白斑等表现，多隐藏于冠状沟及包皮内板而不易发现，且多无明显自觉症状，少数患者可伴有刺痒、灼痛、性交摩擦等轻度不适。随着病情发展，肿块可逐渐增大，向外侵犯包皮，向内侵犯海绵体，多伴有分泌物、出血及恶臭，常伴有感染。少数患者可因肿瘤侵犯尿道海绵体而造成尿潴留或尿瘘。腹股沟区为最常见的淋巴结转移部位，可在腹股沟触及明显肿大的淋巴结，约 1/4 的患者在初次就诊时已经出现腹股沟淋巴结的转移。

（四）超声检查

1. 二维灰阶超声

（1）常表现为阴茎内低回声结节，边界不清晰，形态不规则，与海绵体分界不清（图 5-3-3-1）。阴茎癌在早期表现为皮肤改变或肿块较小时，超声检查对原发灶的评估价值不大。当有明显占位形成时，高频超声有助于判断肿瘤的浸润程度。

（2）当发生淋巴结转移时，常于同侧腹股沟探及转移至淋巴结（图 5-3-3-2）。超声在阴茎癌 TNM 分级特别是淋巴结转移中发挥着重要的作用。判定淋巴结的性质有赖于超声引导下的穿刺活检。

2. **彩色多普勒超声** 结节内可见少量血流信号，微血流显像效果较常规彩色多普勒更敏感（图 5-3-3-3）。

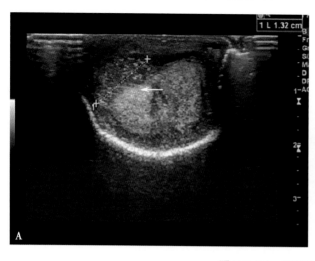 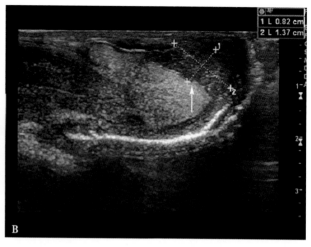

图 5-3-3-1 阴茎癌的二维灰阶超声图

A. 阴茎横断面：可见右侧阴茎海绵体旁低回声结节（箭头），与周围组织分界不清；B. 阴茎纵断面：龟头部低回声（箭头），与周围组织分界不清

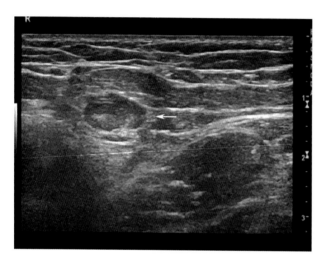 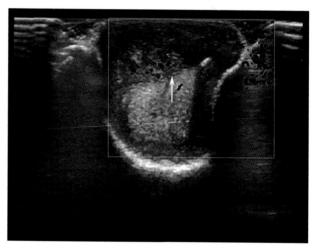

图 5-3-3-2 图 5-3-3-1 患者腹股沟区转移性淋巴结二维灰阶超声图

右侧腹股沟区可见一低回声（箭头），边界清晰，形态饱满，皮质不均匀增厚，淋巴门结构稍偏心

图 5-3-3-3 阴茎癌彩色多普勒超声图

微血流显像可见结节内（箭头）较丰富血流信号

3. **频谱多普勒超声** 对于血流丰富的结节，可能测及高阻力的动脉频谱，在临床诊断中价值不高。

4. **超声弹性成像** 剪切波弹性成像传播图（shear wave propagation imaging，SWPI）表现为肿瘤组织的弹性值较周围正常组织增加（图 5-3-3-4）。

（五）相关检查

磁共振可以清晰显示阴茎癌原发肿瘤的改变，更重要的是磁共振可以较超声更好地显示腹股沟以及盆腔淋巴结的转移情况，对阴茎癌的 TNM 分期有重要的价值。此外，PET-CT 的主要价值在于对阴茎癌淋巴结转移以及全身转移的判定，进而精准进行肿瘤的 TNM 分期。

（六）鉴别诊断

早期的阴茎癌需与一些阴茎表面的皮疹、阴茎头部炎相鉴别，部分早期阴茎癌需与阴茎纤维性海绵体炎的结节进行鉴别，后者的结节不会侵犯表面的皮肤，部分有明显的钙化。

（七）临床意义

超声在阴茎癌的诊断中不具有特异性，因此不作为首选检查手段；超声对阴茎癌的主要价值在于超声引导下对腹股沟淋巴结穿刺活检，病理诊断是判定其是否转移的"金标准"，可以为临床提供精准的 TNM 分期信息。

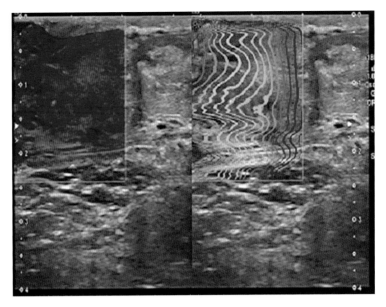

图 5-3-3-4　阴茎癌剪切波弹性成像超声图
显示肿瘤处较正常周围组织硬度高：横波传播等高线波形扭曲、间距加宽，表明该处横波传播速度紊乱、较周围组织传播快

（阮骊韬）

参 考 文 献

1. Carriere SP, Pytell JD, Saltzman AF, et al. Peyronie's disease: A historical perspective[J]. Am J Mens Health, 2014, 8（5）: 434-439.

2. De Luca F, Garaffa G, Falcone M, et al. Functional outcomes following immediate repair of penile fracture: A tertiary referral centre experience with 76 consecutive patients[J]. Scand J Urol, 2017, 51（2）: 170-175.

3. Milenkovic U, Albersen M, Castiglione F. The mechanisms and potential of stem cell therapy for penile fibrosis[J]. Nat Rev Urol, 2019, 16（2）: 79-97.

4. Russo GI, Milenkovic U, Hellstrom W, et al. Clinical efficacy of injection and mechanical therapy for peyronie's disease: A systematic review of the literature[J]. Eur Urol, 2018, 74（6）: 767-781.

5. Bertolotto M, Campo I, Sachs C, et al. Sonography of the penis/erectile dysfunction[J]. Abdom Radiol（NY）, 2020, 45（7）: 1973-1989.

6. Cheng H, Niu Z, Xin F, et al. A new method to quantify penile erection hardness: Real-time ultrasonic shear wave elastography[J]. Transl Androl Urol, 2020, 9（4）: 1735-1742.

7. Kalyvianakis D, Hatzichristou D. Low-Intensity shockwave therapy improves hemodynamic parameters in patients with vasculogenic erectile dysfunction: A triplex Ultrasonography-Based Sham-Controlled trial[J]. J Sex Med, 2017, 14（7）: 891-897.

8. Andipa E, Liberopoulos K, Asvestis C. Magnetic resonance imaging and ultrasound evaluation of penile and testicular masses[J]. World J Urol, 2004, 22（5）: 382-391.

9. de Vries HM, Brouwer OR, Heijmink S, et al. Recent developments in penile cancer imaging[J]. Curr Opin Urol, 2019, 29（2）: 150-155.

10. Hatzimouratidis K, Eardley I, Giuliano F, et al. EAU guidelines on penile curvature[J]. Eur Urol, 2012, 62（3）: 543-552.

11. Tarate DC, Tambe SA, Nayak CS. Median raphe cyst of penis[J]. Indian J Dermatol Venereol Leprol, 2018, 84（3）: 373.

第四章　男性不育症

第一节　超声在不育症诊断中的应用价值

在全球环境恶化、精神压力加剧、性传播疾病上升、滥用药物、不良生活方式和遗传因素等共同影响下，与男性生殖健康息息相关的男性不育症的发病率显著升高，男性生殖健康形势日益严峻。随着超声领域新技术的不断开发，尤其如高频超声、腔内超声的广泛应用，超声医学不仅为男性不育症的诊断提供了可靠诊断依据，同时也使我们对男性疾病的研究和认识提高到一个新的层次，超声已成为男性不育症无创性影像学检查的首选手段。超声可以对睾丸以及生殖输出管道形态结构进行细致观察，主要依靠高频探头的经阴囊检查以及腔内的经直肠检查完成。

（一）经阴囊超声应用价值

1. **睾丸体积**　睾丸的大小是诊断男性不育症的一个重要观察指标，经阴囊超声可以观察睾丸的质地、形态及血流分布特征。测量睾丸的长度、宽度和厚度，应用 Lambert 经验公式：$L \times W \times H \times 0.71$ 测量睾丸体积，是一种无创、快速、准确的方法。

2. **睾丸疾病**　大多数的病变均可以影响男性生育。如睾丸先天性发育异常、隐睾、睾丸肿瘤、睾丸炎、睾丸萎缩、睾丸血肿、睾丸扭转、睾丸囊肿等可以通过超声得到明确诊断。

3. **附睾疾病**　附睾的病变是引起男性不育的重要因素，附睾发育异常、附睾炎、附睾结核、附睾梗阻等均可以造成不育。

4. **精索静脉曲张**　是造成精液质量下降的重要原因，也是造成男性不育的最主要因素，超声主要测量精索静脉内径及反流时间。

5. **输精管阴囊段疾病**　超声可以观察输精管阴囊段有无缺如、发育异常，有无扩张、有无瘢痕组织。

（二）经直肠超声（TRUS）检查应用范围

1. 超声可以显示前列腺的大小、回声及结构特征，有无发育异常、囊肿、钙化、炎症、肿瘤等。因前列腺液是精液的重要组成部分，前列腺的疾病同样可以影响男性生育。

2. 正常的射精管难以在超声上显示，但是有钙化、扩张、囊肿等出现时则可以做出诊断。

3. 超声可观察双侧精囊的大小、形态结构及内部回声，有无缺如、发育异常、炎症、肿瘤等。因精囊液同样是组成精液的重要成分。

4. 超声可检测输精管盆部末段是否存在、有无缺如、钙化、发育异常、扩张等。

超声检查具有实时、动态、无创、无辐射、耐受性好、可重复操作等优点，但是对于输精管的观察，只能扫查输精管的部分结构，即输精管睾丸部、阴囊部、腹股沟管部及盆部末段，出腹股沟管至与输尿管相交处之间的输精管盆部是超声检查的盲区（图5-4-1-1）。

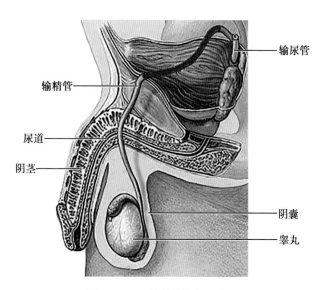

图 5-4-1-1　输精管解剖示意图
红色部分为超声扫查盲区

第二节　超声观察指标

男性不育症的超声检查应当结合病史、精液分析、临床症状等进行全面细致扫查,先进行经阴囊超声检查,检查部位依次为双侧睾丸、附睾、输精管阴囊段、精索静脉;再进行经直肠超声检查,检查部位依次为前列腺、双侧精囊、输精管盆部末段、射精管。检查仪器的探头和患者体位没有特殊要求,已在前文中详述,而扫查方法另有一定的要求。

(一)经阴囊超声检查

1. **睾丸**　睾丸的扫查需要分别进行横切和纵切扫查,除总论介绍的阴囊疾病外,需要测量睾丸的长、宽、厚三个径,计算睾丸体积。

2. **附睾**　于睾丸上方寻找附睾头部,呈半圆形或新月形,与睾丸贴近,其厚度约1cm。附睾体薄,多位于睾丸内侧后方,呈薄条状,上连附睾头,下接附睾尾。正常附睾尾位于睾丸下极的下方,呈新月形。

3. **输精管阴囊部**　输精管是附睾管的直接延续,长度约50cm,管壁较厚,肌层较发达而管腔细小。依其行程可分为四部分:睾丸部、阴囊部、腹股沟管部、盆部。患者行输精管阴囊部的扫查需要处于平卧位,于阴囊部横切扫查,在精索内能找到类似"同心圆"状的管道结构,此为输精管的横切面图像,低回声为管壁肌层结构,中央纤细高回声为管腔内壁。横切找到输精管后由上至下动态全面扫查,也可将探头转为纵切依次观察阴囊内输精管各部位的长轴切面,包括输精管的走行、管径粗细、管腔透声,以及有无瘢痕、钙化、缺失、截断征、有无扩张及纤细等。

4. **精索静脉**　对于精索静脉曲张患者,目前多数文献认为反流时间与精液质量的受损具有一定的关系,因此除总论中所说的方法测量内径外,还应当测量反流时间。观察有无反流时应尽量降低血流量程(测低速血流),训练患者掌握正确的瓦氏动作,并保持2s以上,分别于平静呼吸和瓦氏动作时观察精索静脉有无反流出现,必要时测量流速,并对精索静脉的曲张程度分级。

(二)经直肠超声检查

1. **前列腺**　经直肠超声检查前列腺参照前列腺章节详述。

2. **精囊**　精囊位于前列腺两侧叶的上后方,对双侧精囊行动态扫查时注意观察精囊的形态、大小、回声、有无钙化、是否缺如、扩张(横径>15mm)、萎缩或发育不良(横径<5mm)。

3. **输精管盆部**　末段经直肠检测,在前列腺底部以上平面行横切扫查,可见到两侧输精管壶腹部的横断面。动态扫查能显示输精管盆部末段,观察输精管盆部末段有无扩张、截断或缺如。

4. **射精管**　对前列腺做纵切动态扫查可清晰显示射精管位置及精阜。观察射精管有无扩张、囊肿、钙化等。

第三节　睾丸疾病

睾丸组织的70%~80%是精曲小管组成的,精曲小管发育不良或者损坏是导致男性不育的原因之一。先天性睾丸发育不良、隐睾、后天性由于环境、感染、射线、药物等原因引起的睾丸疾病均可以导致男性不育。隐睾的发病率为0.7%~0.8%,单侧隐睾致不育者达30%~60%,双侧隐睾导致不育者达50%~100%。隐睾的内容详见本篇第二章。

一、先天性睾丸发育不良

(一)概述

70%~80%的睾丸组织由精曲小管组成,由于各种先天性原因造成的精曲小管发育不良或损害是导致不育的重要因素之一。

(二)病理生理

生精功能与睾丸体积密切相关,正常睾丸体积应大于10ml,先天性睾丸发育不良一般都伴有睾丸体积的减小。引起发育不良的因素包括①染色体异常,又称为克氏综合征,是男性存在多余X染色体的遗传学异常;②睾丸生精阻滞,生精阻滞的患者睾丸内生精细胞大部分停留于精母细胞阶段,没有发育成熟的精子;③纯睾丸支持细胞综合征,患者睾丸内没有生精细胞,都是支持细胞。

(三)临床表现

大多数患者有明显的睾丸体积偏小。克氏综合征患者男性第二性征发育不全,血卵泡刺激素(follicle-stimulating hormone,FSH)和黄体生成素(luteinizing hormone,LH)升高,睾酮降低,血雌二醇升高。染色体正常的小睾丸症患者可表现为第二性征发育不全或仅表现为睾丸体积小,FSH及LH升高,精液检查结果为少弱精或无精。

(四)超声检查

1. **二维灰阶超声**　多数患者存在睾丸体积减小,双侧睾丸体积均小于10ml(图5-4-3-1)。生精

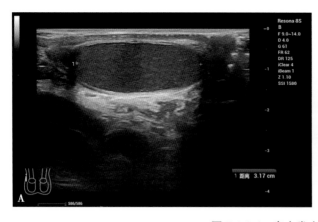
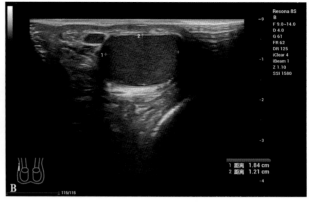

图 5-4-3-1　睾丸发育不良二维灰阶超声图
A. 纵切；B. 横切；睾丸体积为 4.91ml，＜10ml 为睾丸发育不良

阻滞患者可有正常体积的睾丸或睾丸体积略小于正常值。发育不良的睾丸一般回声减低，分布不均匀，或者可以出现小片状的回声减低区，患者的双侧附睾、输精管一般正常，而前列腺和精囊可以表现为体积小或正常。

2. 彩色多普勒超声　发育不良的睾丸内彩色多普勒血流信号可以减少或正常。

（五）鉴别诊断

1. 腮腺炎后睾丸炎性萎缩　患者睾丸体积缩小，回声减低，分布不均匀，血流信号减少。但是睾丸炎性萎缩往往一侧单发，并且有明确的儿时腮腺炎病史，可以有助于鉴别。

2. 隐睾　隐睾的睾丸一般偏小，回声偏低，呈细长形，可以在腹股沟区扫查到，可以仅仅发生于一侧。该病可以根据睾丸的位置予以鉴别。

（六）临床意义

睾丸先天性发育不良是引起男性无精子症的主要原因之一，其主要的超声特征为睾丸体积小。但是引起睾丸发育不良的原因有多种，具体病因无法通过超声区别出来。因临床治疗先天性睾丸发育不良只能借助于睾丸显微取精术，应借助超声将其与梗阻性无精子症进行鉴别诊断，为治疗方案的制定提供依据。

二、精曲小管发育不全

（一）概述

精曲小管发育不全，又称克氏综合征、先天性睾丸发育不全，是一种常见的性染色体异常疾病，是男性不育中较为多见的遗传病。

（二）病理生理

47,XXY 核型为双亲配子在减数分裂时 X 染色体不分离所致，但也不能排除卵裂时出现 X 染色体不分离的可能。90% 的患者染色体核型为 47,XXY，约 10% 的患者核型表现为嵌合体，如 46,XY/47,XXY，偶尔也可见 48,XXXY 或 49,XXXXY。

克氏综合征在新生男婴中的发病率为 1/800～1/600，在不育男性中约占 3%，在无精子症患者中约占 13%。约 10% 的克氏综合征在产前诊断中被确诊。约 25% 的克氏综合征患者因小睾丸、第二性征发育不良等临床表征在青春期被确诊。另约 25% 因性腺功能减低、不育等原因在成年期被确诊。

（三）临床表现

典型的克氏综合征表现为男性第二性征发育不全，睾丸小而硬，外生殖器呈男性型，正常或短小，身材较高，四肢细长，肩部较窄，骨盆类似女性宽大，肌肉不发达。患者体征呈女性化倾向，大部分人无喉结、无胡须、体毛稀少，阴毛呈女性分布、稀少或无毛，皮下脂肪丰富，皮肤细嫩，约 25% 的个体发育出女性乳房，其性情和体态趋向于女性特点。智力发育可正常或轻度延迟。65%～85% 的克氏综合征患者的血清睾酮水平低于正常，但也有一些患者在正常水平之内，FSH、LH 处于较高水平，血清雌二醇（estrogen estradiol，E2）和性激素结合球蛋白水平高于正常，抑制素 B（INHB）水平通常很低甚至无法检出。

（四）超声检查

1. 二维灰阶超声　超声测量睾丸体积的值小于 10.0ml，部分患者表现为小睾丸，体积多 3.0ml（图 5-4-3-2）。有时可见睾丸形态欠饱满，实质回声正常或减低，亦可升高，或者回声强弱不均，呈裂痕样改变。附睾、输精管发育正常。经直肠超声检查可见前列腺精囊体积正常或小于正常。

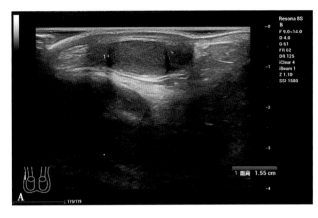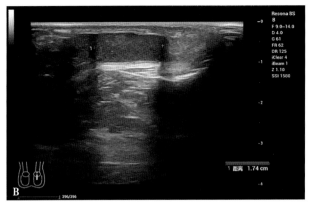

图 5-4-3-2 克氏综合征睾丸二维灰阶超声图
A. 右侧睾丸体积约 1.01ml；B. 左侧睾丸体积约 1.12ml

2. 彩色多普勒超声 双侧睾丸内彩色多普勒血流信号可正常或减少。

（五）鉴别诊断

1. 睾丸生精阻滞 患者同样表现为无精子症，但是生精阻滞患者的睾丸往往轻度减小或大小正常。FSH、LH、睾酮值大多在正常范围。通过睾丸穿刺活检可以进一步明确诊断。

2. 隐睾 克氏综合征患者的睾丸较小，常小于 1.0ml，容易被误认为是隐睾。因此检查时注意扫查的范围，大多数隐睾可以在腹股沟管内找到睾丸。

（六）临床意义

克氏综合征在非梗阻性无精子症中占有较大比例，其超声特点为睾丸体积小，但该特征的特异性并不高。非梗阻性无精子症是由于睾丸生精功能障碍造成的无精子，大多数患者均存在睾丸体积偏小的临床表现，仅通过超声难以直接诊断克氏综合征，应当结合性激素、染色体等实验室检查综合诊断。

第四节 附睾疾病

一、附睾缺如

（一）概述

附睾缺如包括完全缺如和部分缺如，精子从附睾管通往输精管的通路阻断，造成无精，引发不育。可以发生于一侧或双侧，通常同时伴发输精管缺如。

（二）病理生理

附睾部分缺如较完全缺如多见，一般同时伴有同侧输精管缺如。残存的附睾组织由于精子无法排出，聚积于附睾管内，形成附睾管囊管样扩张。附睾部分缺如可表现为以下几种类型：①附睾体尾部

及输精管缺如；②盲端输出小管；③附睾头部孤立性囊肿；④附睾分节；⑤附睾下端发育不良；⑥附睾与睾丸分离。

（三）临床表现

双侧附睾缺如的患者表现为无精子症，单侧缺如的患者一般呈少弱精甚至正常，可合并肾缺如、精囊缺如或发育不良、射精管缺如、隐睾及腹股沟疝等。查体触诊：附睾头部膨大，附睾体、尾部缺失，绝大多数输精管皮下精索段缺如，极少数存在。精液分析：绝大部分精液量<2.0ml，pH<7.0，果糖定性阴性。

（四）超声检查

1. 附睾完全缺如患者的睾丸旁无法探及附睾结构，附睾头、体、尾均缺失，由于睾丸内精子输出受阻，睾丸网出现扩张。

2. 附睾部分缺如多发生在体尾部，主要表现为附睾头多增大，内部回声减低或增强，回声杂乱分布欠均匀，附睾头呈囊管状或细网状扩张，同侧睾丸网可以扩张（图 5-4-4-1），附睾体尾部缺如，可以扫及盲端，多伴有输精管及精囊的异常（图 5-4-4-2）。

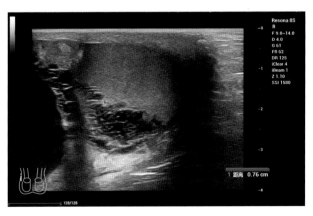

图 5-4-4-1 睾丸网扩张二维灰阶超声图
附睾部分缺如患者，同侧睾丸网扩张

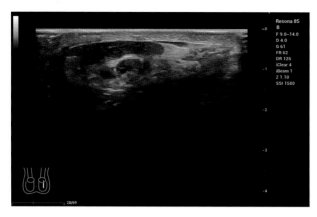

图 5-4-4-2　左侧附睾体尾部缺如二维灰阶超声图
左侧附睾体部可见盲端,附睾尾无法扫及

（五）鉴别诊断

1. 附睾炎性梗阻　附睾炎性梗阻同样会出现附睾管扩张,但是与附睾缺如不同,炎性梗阻的附睾管呈均匀扩张,管壁增强,而缺如的附睾管呈不均匀囊状扩张。最主要的区别在于炎性梗阻的附睾完整存在。

2. 附睾睾丸分离　部分患者,尤其是曾经行隐睾复位术的患者容易出现附睾与睾丸分离,整个附睾位于睾丸上方,甚至位于腹股沟管内,容易与附睾完全缺如混淆。此时应当仔细扫查睾丸周围,观察是否有附睾回声。

3. 附睾发育不良　在无睾症和促性腺功能减退型性腺激素低下症患者中比较多见,因缺少雄激素刺激,容易造成发育不良。可有附睾体积增大,以头部增大为主,附睾局部因附睾管不同程度的梗阻扩张可表现为细网状或囊管状扩张,附睾体尾部纤维化缩窄,形成条索样高回声。

（六）临床意义

双侧附睾缺如是引起梗阻性无精子症的主要原因之一,准确的诊断是治疗开展的必要前提。高频超声可以观察附睾的细微改变,对于不育症患者,超声是首选的检查方法。应按照附睾头、体、尾顺序对附睾进行观察,附睾体部有时会位于睾丸后方,需要仔细观察其结构回声,避免附睾缺如的遗漏。

二、附睾炎性梗阻

（一）概述

附睾炎性梗阻主要来自急、慢性附睾炎,主要致病菌为淋病奈瑟球菌、衣原体和结核分枝杆菌等。

（二）病理生理

附睾炎致病菌多经输精管逆行进入附睾尾部,并可向附睾体部与头部蔓延。附睾炎可波及一侧或双侧,急性炎症多先累及附睾尾部,附睾管上皮水肿、脱屑、管腔内出现脓性分泌物,然后炎症可经间质蔓延至附睾体部和头部,并形成微小脓肿,炎症后期瘢痕形成附睾管腔闭塞。慢性附睾炎多由急性附睾炎未经治疗或治疗不彻底转化而来,病变多局限在尾部,形成炎性结节,也可纤维化增生使整个附睾硬化。附睾炎导致的不育,一方面由于炎症改变附睾内环境而影响精子的成熟,使其受精能力下降;另一方面也因为附睾管阻塞,影响精子输出。

（三）临床表现

急性起病者一侧阴囊肿胀,剧痛,触痛明显,可放射至腹股沟和下腹部。慢性附睾炎症状轻,以阴囊不适与触及结节为主要表现。

（四）超声检查

1. 附睾炎性梗阻具有附睾管梗阻的特征,附睾管扩张,呈细网状改变。

2. 炎性引起的梗阻一般附睾管管壁回声增高,附睾管均匀扩张,扩张程度较附睾缺如轻(图 5-4-4-3)。

3. 附睾整体肿大,可伴有急性或慢性附睾炎改变,炎症的刺激可以使附睾出现炎性结节,多发生于附睾尾(图 5-4-4-4)。

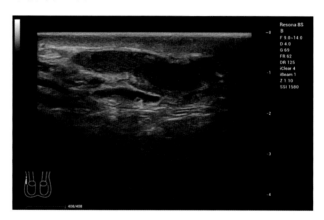

图 5-4-4-3　附睾炎性梗阻二维灰阶超声图
右侧附睾呈细网状改变,附睾管壁回声增强

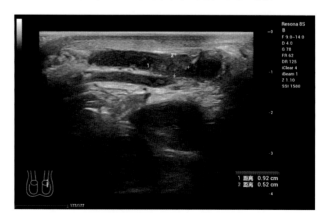

图 5-4-4-4　附睾体炎性结节二维灰阶超声图
附睾炎性梗阻患者,附睾体可见一高回声结节

4. 扩张的附睾管内偶可见细小浮动的点状强回声,有时呈斑片状强回声,形似钙化灶,可发生漂移,是由死亡的精子或脱落的上皮细胞聚积而成,不应误判为附睾钙化(图5-4-4-5)。

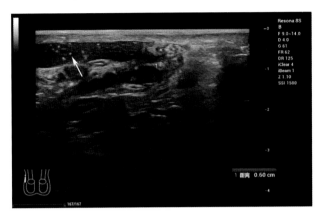

图5-4-4-5 附睾管内坏死物质沉积(箭头)二维灰阶超声图
附睾体尾部可见散在强回声,是死亡的精子或脱落的上皮细胞聚积而成

(五)鉴别诊断

1. **输精管缺如** 输精管缺如的患者同样会出现附睾管的扩张,与炎性梗阻相比,附睾管扩张程度更明显,呈囊管样扩张,扩张程度不规则,附睾管回声减低。炎性梗阻一般呈均匀扩张,附睾管壁由于炎症刺激回声增强。

2. **附睾结核** 附睾结核在发病早期仅表现为尾部增大,后期可累及整个附睾及睾丸,其形态学改变与慢性附睾炎有相似之处,但附睾结核二维灰阶超声表现为较大、边缘不规则的局限性结节,内部回声增强,局部有钙化点形成。

(六)临床意义

临床对于鉴别附睾炎性梗阻和输精管缺如梗阻具有重要的意义,缺如引起的梗阻需要通过睾丸取精配合辅助生殖技术才能生育后代,而附睾炎性梗阻可以通过 V-E 吻合术,将输精管吻合于附睾管,从而建立精子的输出路径得到治疗。发现附睾细网状扩张的患者需要同时扫查输精管,以判定梗阻的部位是否仅存在于附睾中,有利于临床医生制定治疗方案。

第五节 输精管疾病

一、先天性双侧输精管缺如

(一)概述

先天性双侧输精管缺如(congenital bilateral absence of vas deferens,CBAVD)占男性不育症的1%～2%,占无精症的15%～20%,是梗阻性无精子症的重要病因之一。

(二)病理生理

近年来,越来越多的研究证实先天性双侧输精管缺如与囊性纤维化(cystic fibrosis,CF)基因突变有关,囊性纤维化是一种在白种人群中常见的常染色体隐性遗传病,发病率约为1/2 500,人群中突变基因的携带频率大约为1/25,一般由 CFTR 基因变异导致。CBAVD 的发病率约为1/1 000,是一种常染色体隐性遗传病,在男性白种人 CF 患者中有95%～99% 同时合并 CBAVD,而在我国绝大部分为单独发生,无 CF 表现。各种染色体基因突变可导致胚胎早期中肾管发育异常,而输精管、附睾和精囊均源于中肾管,因此表现为输精管道发育异常。

(三)临床表现

大多数患者因不育就诊,少数在体检时偶然发现。可合并肾缺如、精囊缺如或发育不良、射精管缺如、隐睾及腹股沟疝等。

诊断依靠查体触诊,并结合精液分析、激素及精浆生化检查。查体触诊可见附睾头部膨大,体尾部可以存在或缺失,绝大多数输精管阴囊部不能被扪及,极少数则可以扪及。精液分析:绝大部分精液量≤1.0ml,pH < 7.0,果糖定性阴性。性激素FSH、LH绝大部分正常。

(四)超声检查

1. **附睾**

(1)附睾在输精管缺如患者中可以伴随输精管部分缺失,残存的附睾由于输出受阻,造成残余附睾管扩张。

(2)附睾头的超声图表现为囊管样改变、单纯输出管扩张、回声杂乱伴输出管扩张。

(3)附睾体超声图表现分为缺失、附睾管扩张及截断征(图5-4-5-1)。

(4)附睾尾超声图表现分为缺失(图 5-4-5-2)、附睾管扩张及条索样改变(图 5-4-5-3)。

(5)附睾管扩张定义为附睾部位多发管状或囊状结构,按照扩张程度分为①细网状扩张:附睾管扩张最宽处内径≥0.3mm,<1.0mm;②管状扩张:最宽处内径≥1.0mm,<2.0mm,呈迂曲管状扩张(图5-4-5-4);③多囊管状扩张:附睾管扩张内径≥2.0mm,形成多个囊管状结构(图5-4-5-5)。

2. **输精管阴囊段** 大多数的患者输精管阴囊段缺如,无法扫查。少数患者可有部分残存的输精管,超声图表现分为扩张、缺失、截断征及纤细。输精管阴囊段截断征指输精管阴囊段部分缺如,断端呈盲端改变(图5-4-5-6)。阴囊段输精管纤细是指其外径≤1.3mm,扩张指输精管内径≥1mm。

3. **输精管盆部末段** 是指输精管壶腹部及超声可显示的20~30mm盆部输精管部分,超声图表现分为缺如、存在、截断征。截断征是指输精管盆部末段的部分缺如。

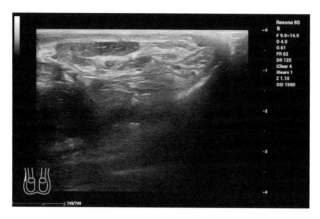

图5-4-5-1 附睾体部截断征二维灰阶超声图
右侧附睾体截断,附睾尾缺如

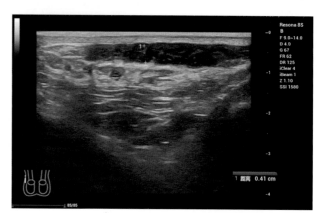

图5-4-5-4 附睾管状扩张二维灰阶超声图
附睾体呈管状扩张,该患者输精管缺如

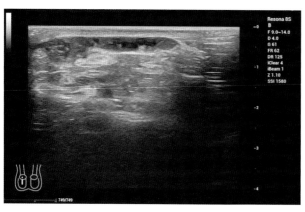

图5-4-5-2 附睾尾缺如二维灰阶超声图
附睾头体部囊管样改变,附睾尾缺如

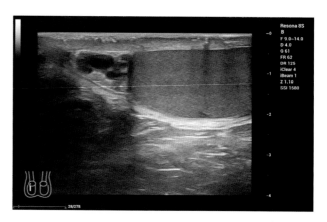

图5-4-5-5 附睾头囊管样改变二维灰阶超声图
附睾头呈多发囊管样结构,该患者附睾体尾部缺如

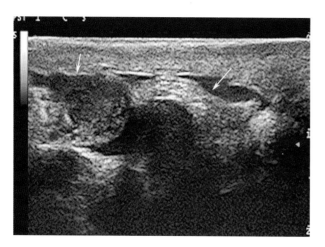

图5-4-5-3 附睾条索样改变二维灰阶超声图
附睾体中下部呈纤维条索状高回声(长箭头),中上部附睾体囊管状扩张(短箭头)

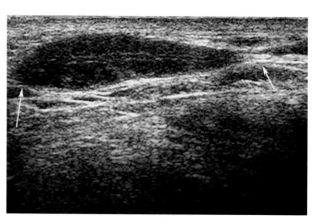

图5-4-5-6 阴囊段输精管截断征二维灰阶超声图
左侧阴囊段输精管截断征(长箭头),外径粗细不等。近附睾端明显变细(短箭头)

4. **精囊** 多数精囊缺如会伴随着输精管缺如，少数超声图表现分为扩张、发育不良以及精囊区囊状畸形结构。通常，将精囊横径 > 15.0mm 定义为扩张，< 5.0mm 定义为发育不良。在精囊区出现膨大扭曲的囊性结构，失去精囊的正常形态或为一盲管状无回声结构，定义为精囊部位囊状畸形结构。

（五）鉴别诊断

1. **附睾炎性梗阻** 患者同样表现为无精子症，并且睾丸大小体积均处于正常范围，附睾可表现为细网状改变。但是炎性梗阻的患者不伴有输精管的缺如，双侧输精管内径一般正常，经直肠超声精囊和输精管末端正常。

2. **输精管医源性损伤** 有输精管结扎史或腹股沟疝手术中误伤输精管的患者会出现输精管梗阻，表现为附睾完整并有细网状改变，输精管损伤处睾丸一侧会出现扩张，而患者的精囊、输精管末端正常。

3. **附睾多发囊肿** 附睾的部分缺如往往会导致残余附睾囊管样扩张，在附睾头处形成的多囊样改变，与附睾多发囊肿征象相似。鉴别方法是输精管缺如患者附睾体尾部同样呈囊样改变，或者附睾部分缺如截断，而单纯的附睾囊肿体尾部较少见。

（六）临床意义

双侧输精管缺如的诊断对确定后续的治疗方案极为重要，患者睾丸具有正常生精功能，而输精管的缺如是无法通过手术矫正来治疗的，只能通过辅助生殖技术，目前超声是该疾病的最佳诊断方法。值得注意的是，部分患者为单侧输精管缺如，表现为一侧输精管缺失，而另一侧正常，该类患者的精液分析结果往往为少精，诊断时应当注意。

二、输精管炎症

（一）概述

输精管炎症的发生多由细菌感染所致。由于炎症改变导致输精管阻塞，继而引发不育症。

（二）病理生理

输精管炎的致病菌大多为白色葡萄球菌、产气杆菌等毒力较低的条件致病菌。其感染途径除血行感染、淋巴感染外，手术感染占比较高。好发于青少年，可单发，也可双侧同时受累，单纯输精管炎少见，常与附睾炎、睾丸炎同时存在。

（三）临床表现

急性期的输精管炎可有患侧阴囊坠胀疼痛，疼痛放射至腹部及同侧大腿根部，阴囊局部压痛，输精管触痛明显。慢性输精管炎临床症状较轻，可反复发作。体检阴囊段输精管增粗变硬，病情严重者输精管与周围粘连，提睾肌紧张，阴囊及睾丸上缩。

（四）超声检查

1. 输精管外径增宽，管壁增厚，管壁回声增高，管腔扩张，内见细密的点状回声浮动，为管腔内坏死的精子及细胞碎片。

2. 部分患者管腔内部回声浑浊，回声强度高于输精管壁，在腹股沟呈现高回声带，超声下容易识别（图5-4-5-7）。

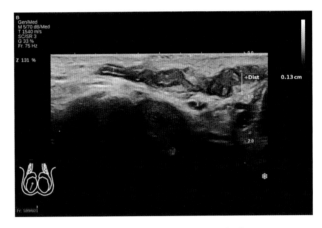

图5-4-5-7 输精管炎二维灰阶超声图
左侧腹股沟段输精管扩张，内部回声浑浊

3. 另可见输精管梗阻的间接表现，如：附睾体积增大，附睾管扩张呈细网状改变，此外，常合并附睾炎的超声图表现。

（五）鉴别诊断

1. **附睾炎** 附睾炎有明显的阴囊部位的触痛，超声下可见炎症表现仅仅局限于附睾，一般以附睾尾为著，输精管形态正常。

2. **输精管钙化** 慢性输精管炎管腔扩张，内部细点状回声为坏死物质，部分患者管腔内可见强回声斑块，其为坏死物质积聚形成，与钙化灶十分相似。仔细观察该强回声位于管腔内，后方不伴声影，可漂动，可以鉴别。

（六）临床意义

急性输精管炎可有疼痛，超声可以对该疾病做出诊断，并且排除睾丸扭转等急性严重疾病。而慢性输精管炎可能有死精，输精管梗阻等表现，也是引起男性不育的一种原因，超声可以及时对梗阻的原因做出诊断，引导准确治疗。

第六节 精囊及射精管疾病

一、精囊发育不良

（一）概述

单纯的精囊发育不良较为少见，常见于先天性输精管缺如患者，伴有输精管及部分附睾的缺如或发育不全，因为附睾、输精管及精囊均起源于中肾管。

（二）病理生理

促性腺激素低下型性腺功能减退症患者由于缺乏雄激素的刺激，可以造成附属性腺的发育不良甚至不发育。囊性纤维化患者也可以发生精囊发育不良。精囊发育不良可表现为双侧精囊发育不良或一侧精囊发育不良伴对侧精囊缺如，常导致男子不育症的发生。

（三）临床表现

单纯精囊发育不良多以少弱精或无精子为常见症状，常伴性功能减退。在合并输精管发育不良或缺如时触诊可发现输精管异常，促性腺激素低下型性腺功能减退症患者体检可发现性腺、第二性征发育不良。精液量明显减少，精液量一般少于 1.0ml，果糖定量值低于正常，pH < 7.0，提示精囊存在分泌功能障碍。促性腺激素低下型性腺功能减退症患者可出现相应的激素水平异常，单纯精囊发育不良或囊性纤维化患者的性激素可正常。

（四）超声检查

1. 单侧或双侧精囊外形偏小，内部结构不清，表现为细管状结构，横径 < 5.0mm（图 5-4-6-1）。发育不良的精囊亦可表现为大的囊性畸形结构，无皱襞回声（图 5-4-6-2）。

2. 常伴有附睾体部的截断、附睾尾部缺如、双侧输精管缺如，伴对侧精囊缺失者于对侧精囊部位未扫及精囊图像。

3. 部分患者可以合并睾丸、输精管发育不良。

4. 双侧睾丸、精索静脉、前列腺未见明显异常。

（五）相关检查

CT、MRI 有助于明确患者是否有精囊缺如或发育不良；肾脏畸形、发育不良、一侧肾脏缺如等。

（六）鉴别诊断

1. **青春期发育迟滞** 发生在男性青少年，结合性激素水平（FSH 及 LH 升高，T 低于正常值，染色体核型分析 46,XY）及超声检查发现睾丸、前列腺、双侧精囊外形均偏小，考虑青春期发育迟缓。虽然，

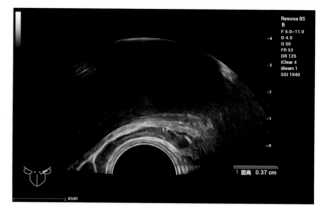

图 5-4-6-1 左侧精囊发育不良二维灰阶超声图
精囊外形偏小，内部结构不清，表现为细管状结构，横径 3.7mm

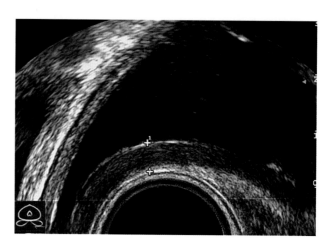

图 5-4-6-2 左侧精囊发育不良二维灰阶超声图
左侧精囊呈巨大囊性结构，壁厚 5mm，无皱襞回声

青春期发育迟滞患者双侧精囊外形小，但双侧输精管无缺失表现、精囊结构仍存在，可与精囊发育不良相鉴别。

2. **后天性精囊囊肿** 多见于成年人，常系生殖系感染、射精管结石或精囊憩室口的狭窄造成精囊内液体潴留和内压的升高而形成囊肿。经直肠超声可见精囊区无回声的囊性结构伴有钙化，多见于炎性梗阻性无精子症。

（七）临床意义

经直肠超声检查可以对精囊进行扫查，从而为明确诊断精囊疾病提供确切的影像学资料。精囊发育不良常伴发先天性生殖系发育异常导致的睾丸、输精管、输精管及前列腺的多处器官先天发育不良或部分输精管的缺如，结合实验室检查及超声表现可以为临床提供有价值的诊断信息。

二、精囊缺如

（一）概述

精囊缺如所致的梗阻性无精子症主要是由于先天发育异常引起，常见于先天性双侧输精管缺如（congenital bilateral absence of vas deferens，CBAVD）或先天性单侧输精管缺如（congenital unilateral absence of vas deferens，CUAVD）的患者，可表现为单侧或双侧先天性精囊缺如。约有 50% 的 CBAVD 患者合并一侧或双侧精囊缺如；CUAVD 患者几乎均合并同侧精囊缺如，约 20% 合并对侧精囊缺如。

（二）病理生理

本病病因不明，可能与囊性纤维化跨膜转导调节子基因突变有关，导致胚胎早期中肾管发育异常，而输精管、附睾和精囊均源于中肾管，因此表现为输精管发育异常。精囊的缺失不会单独出现，常合并输精管缺如或输精管末端异位开口。

（三）临床表现

多以无精子为常见症状，常伴性功能减退。查体：一般情况下体格检查可无明显异常表现，男性第二性征表现正常，睾丸体积、质地、男性激素水平均正常。精液常规显示无精子或严重少弱精，精液量少，pH 低，精浆果糖缺乏或含量低。

（四）超声检查

1. 经直肠超声显示前列腺，在精囊及输精管相应部位未扫及精囊及盆部末段输精管，可表现为单侧或双侧的精囊或末段输精管缺失（图 5-4-6-3）。

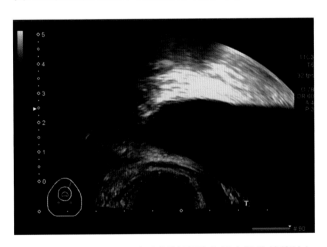

图 5-4-6-3　CBAVD 患者左侧精囊及盆部末段输精管缺如二维灰阶超声图
经直肠超声检查左侧精囊及盆部末段输精管未探及

2. 常伴发附睾、输精管的截断、缺如。

（五）相关检查

1. **精道造影检查**　可以确诊精囊缺如，了解有无输精管异位开口及其解剖关系。

2. **腹盆腔 CT 及 MRI**　可显示精囊缺如或发育不良；肾畸形、发育不良、一侧肾缺如等。

3. **腹部超声、排泄性尿路造影检查**　有时可发现肾缺如、肾异位、肾旋转不良等畸形。

（六）鉴别诊断

精囊发育不良表现为单侧或双侧精囊外形偏小、内部结构不清、细管状结构，当精囊结构不清时，需要与精囊缺如相鉴别。

（七）临床意义

经直肠超声检查可以对精囊进行扫查，若在精囊部位未发现双侧或单侧精囊，可明确诊断双侧或单侧精囊缺如。对输精管缺如或发育不全的患者及血精症患者，可先行经直肠超声检查，必要时再做盆腔 CT、MRI 检查，以了解有无精囊异常；对于可触及输精管的患者，有必要进行精道造影检查。

三、射精管梗阻

（一）概述

射精管梗阻（ejaculatory duct obstruction，EDO）是梗阻性因素引发男性不育的原因之一，也是可经外科手术治愈的男性不育症之一，在所有男性不育症中占 1%～5%。病因可分为先天性和后天性因素。先天性因素包括发育缺失、狭窄、米勒管发育异常等，后天性因素包括手术、创伤、感染、结石及肿瘤等。射精管的先天性囊肿、闭锁是射精管梗阻的少见原因。射精管先天性闭锁是在胚胎发育过程中，起始于 Wolffian 管的射精管发生发育上出现障碍，造成射精管全部或部分缺如、阻塞或于尿道精阜开口处闭塞。射精管炎性囊肿多因后天性输精管梗阻继发射精管扩张形成，为泌尿生殖系感染后引起，当射精管完全阻塞时导致无精子症。

EDO 的临床表现多样，典型的精液呈现量少、果糖缺乏、酸性。经直肠超声是 EDO 筛查的重要影像学检查手段和手术治疗中的引导，磁共振检查提供生殖系统更清晰的影像依据。以经尿道射精管切除术为代表的经尿道微创手术是治疗 EDO 的经典式式，而各式经尿道精道镜技术的应用成为治疗 EDO 的趋势，最新出现的精囊输精管软镜或输精管镜技术有望进一步改进 EDO 的诊治。

（二）病理生理

先天性因素中胚胎发育异常或遗传因素与 EDO 的关联研究较少，Meschede 等发现双侧 EDO 和精囊腺发育异常与囊性纤维化跨膜转导调节因子

（cystic fibrosis transmembrane conductance regulator，CFTR）基因突变相关，该基因突变被广泛证实出现在50%～82%的先天性双侧输精管缺如患者中。

（三）临床表现

EDO患者缺乏特异性的临床症状，双侧完全性EDO常以不育就诊，少数因血精、会阴部不适、射精疼痛就诊。不完全性梗阻患者可有血精、精液量少、射精无力、射精痛、盆腔疼痛等主诉，继发性因素引起的EDO可有尿道炎、前列腺炎、精囊炎、尿道手术史等。查体时常缺乏特征性体征，部分患者可触及梗阻侧附睾及输精管扩张或直肠指检可触及扩张精囊或有前列腺压痛。精液分析：不完全性梗阻性无精子症患者可表现为少精或者精子活力降低，可伴有射精量减少，低于正常值（2.0～5.0ml），严重者射精量＜1.0ml，pH＜7。一些轻度部分梗阻性无精子症患者精液分析可接近正常。完全性梗阻性无精子症患者的精液分析中，果糖测定为阴性。患者第二性征也发育正常，血中激素水平正常；仅精液化验发现少精子或无精子。而血清性激素FSH、LH、PRL、T显示绝大部分正常，睾丸活检生精细胞发育正常。

（四）超声检查

EDO的TRUS典型表现为精道远端囊肿、钙化或精囊、射精管扩张，目前应用广泛的诊断标准为Turek标准：①精囊扩张横径＞1.5cm；②射精管扩张直径＞2.3cm；③精阜内或射精管钙化结石形成；④在近精阜中线或偏离中线处有囊肿。以上4条中有其中1条者即可确立EDO的TRUS诊断。

1. 射精管先天性闭锁造成梗阻　能探测到梗阻上方的部分扩张射精管，如果是射精管开口闭塞，则全程射精管呈现扩张，另外可探测到精囊的扩张

以及末段部位输精管尤其是壶腹部的扩张。

2. 射精管单纯囊肿　表现为前列腺中央出现泪滴样或椭圆形的无回声结构，一侧与同侧精囊相连，另一侧延伸至精阜。纵切面表现为囊肿尖端指向精阜的倒置水滴状，囊肿与后尿道之间存在前列腺组织，底部与精囊腺相连，横切面呈圆形（图5-4-6-4）。

3. 射精管炎性囊肿　表现为射精管囊肿的囊壁存在点状及条状强回声钙化灶，沿射精管的钙化向精阜方向延伸，可以直接导致梗阻性无精子症的发生。部分射精管囊肿的囊壁较厚，囊液透声较差，附壁并可见强回声斑点（图5-4-6-5）。

4. 射精管钙化引起的射精管梗阻　于前列腺纵断面可见条带样强回声，沿射精管排列，指向精阜。

5. 典型的射精管梗阻　可见输精管及精囊明显扩张，尤其是输精管壶腹部的扩张，双侧精囊呈囊状增大，长径＞15.0mm，内部皱襞减少。当存在梗阻性无精子症时由于压力的传导也可能引起近段附睾的细网状改变。

（五）相关检查

输精管造影是射精管梗阻性无精子症诊断的"金标准"。但是，输精管造影存在有创检查、医源性损伤、放射性辐射、麻醉意外等风险。

目前，TRUS检查因其具有无创伤、无放射辐射、操作方便、成本低廉的特点成为远端输精管主要的检查手段，成为临床医师的首选。

（六）鉴别诊断

1. 米勒管囊肿　射精管囊肿与米勒管囊肿的鉴别诊断主要在于囊肿内是否含有精子。通过囊肿穿刺病理学检查可加以鉴别，含有精子的囊肿为射精管囊肿，不含有精子的囊肿通常为米勒管囊肿。射精管囊肿起源于中胚层，超声图上射精管囊肿位

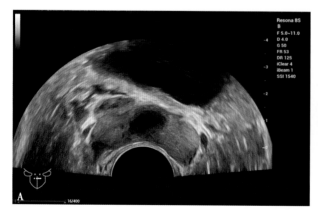
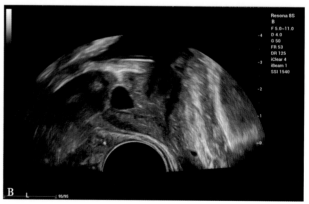

图5-4-6-4　射精管单纯囊肿二维灰阶超声图

A. 前列腺横切面底部中线囊肿呈类圆形；B. 前列腺纵切面示囊肿呈泪滴状尖端指向精阜

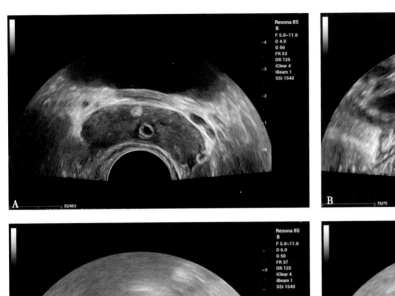
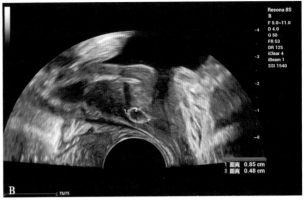
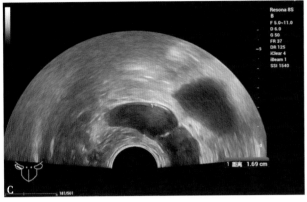
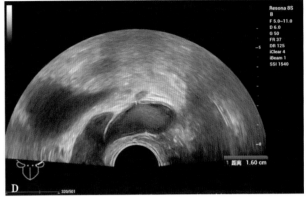

图 5-4-6-5　射精管炎性囊肿二维灰阶超声图

射精管囊肿壁较厚，囊壁钙化，囊液透声差，双侧精囊体积增大；A. 前列腺横切面底部中线囊肿伴囊壁钙化；B. 前列腺纵切面显示囊肿呈泪滴状伴囊壁钙化；C. 右侧精囊增大；D. 左侧精囊增大

于前列腺底部，米勒管囊肿起源于内胚层，超声图上接近精阜，但两者根据超声图特征鉴别较困难。

2. 精囊炎伴射精管钙化　早期超声图表现为精囊外形增大，精囊壁毛糙，内部透声较差，囊壁血流信号增多；晚期表现为精囊外形缩小，精液内点状回声增多，如果同时合并射精管炎症，继而伴发射精管管壁钙化引起阻塞，更易导致不育。精囊是分泌精浆的主要腺体，精囊炎可导致精囊腺分泌功能下降，造成精浆 pH 下降，精液量减少，精囊炎也使果糖浓度降低，与射精管梗阻临床表现相似，经直肠超声检查观察精囊、射精管囊肿和钙化等表现，有助于两者的鉴别。

（七）临床意义

典型的射精管梗阻可见输精管及精囊明显扩张，尤其是输精管壶腹部的扩张，然而射精管末端可成为盲端或呈现囊性扩大。但是，由于输精管造影为有创检查，存在医源性损伤、放射性辐射、麻醉意外等风险，而 TRUS 检查具有无创伤、无辐射、操作方便、成本低廉的特点，明确成为诊断精道梗阻的首选检查手段。TRUS 检查的另一优势在于能较好地显示前列腺囊肿和扩张的精囊、射精管，在经

尿道射精管切除术或精道镜技术中可进行实时引导，降低操作难度，术中方便观察囊肿或扩张病变的变化情况。

（杜　晶）

参 考 文 献

1. Armstrong JM，Keihani S，HotalingJM. Use of Ultrasound in Male Infertility：Appropriate Selection of Men for Scrotal Ultrasound. CurrUrol Rep，2018，19（8）：58.

2. Ammar T，Sidhu PS，Wilkins CJ. Male infertility：the role of imaging in diagnosis and management. Br J Radiol，2012，85：S59-68.

3. Moon MH，Kim SH，Cho JY，et al. Scrotal US for evaluation of infertile men with azoospermia. Radiology，2006，239（1）：168-173.

4. Carol MR，Stephanie RW，J William C，et al. Diagnostic Ultrasound. 4th ed. Saint Louis：Mosby，Inc. 2011.

5. 杨建华. 实用男性不育诊疗学. 上海：第二军医大学出版社，2002.

6. Singh R，Hamada AJ，Bukavina L，et al. Physical deformities relevant to male infertility. Nat Rev Urol，2012，9（3）：156-174.

7.　Rocher L，Moya L，Correas JM，et al. Testis ultrasound in Klinefelter syndrome infertile men：making the diagnosis and avoiding inappropriate management. AbdomRadiol（NY），2016，41（8）：1596-1603.

8.　Aksglaede L，Wikström AM，Rajpert-De Meyts E，et al. Natural history of seminiferous tubule degeneration in Klinefelter syndrome. Hum Reprod Update，2006，12（1）：39-48.

9.　白松，吴斌. CFTR 基因在先天性双侧输精管缺如中的研究进展。中华生殖与避孕杂志，2018，38（11）：957-961.

10.　Liu J，Wang Z，Zhou M，et al. Scrotal Ultrasonic Features of Congenital Bilateral Absence of Vas Deferens. Ultrasound Q，2017，33（2）：153-156.

11.　刘桂梅，葛辉玉，冉维强，等. 经直肠超声对男性不育症患者的诊断价值分析研究. 中国全科医学，2018，21（20）：2506-2510.

12.　乔迪，吴宏飞，华立新，等. 先天性精囊缺如的临床特点和诊断分析. 中国综合临床，2007，23（3）：273-274.

13.　李铮，李湘平，陈慧兴. 射精管梗阻的临床诊疗现状与进展. 中华男科学杂志，2017，23（6）：483-487.

14.　Li L，Liang C. Ultrasonography in Diagnosis of Congenital Absence of the Vas Deferens. Med Sci Monit，2016，26（22）：2643-2647.

15.　Sakamoto H，Yajima T，Suzuki K，et al. Cystic fibrosis transmembrane conductance regulator（CFTR）gene mutation associated with a congenital bilateral absence of vas deferens. Int J Urol，2008，15（3）：270-271.

第六篇

软组织肿物及疝

第一章 总 论

软组织在人体内分布广泛，形态多样，除上皮组织、内脏器官的支持组织和造血／淋巴组织外，体内所有的骨外组织均属于软组织的范畴，一般包括脂肪组织、纤维组织、肌肉、血管、淋巴管、腱鞘滑膜组织以及外周神经系统。从组织的发生上看，除外周神经由神经外胚层发育而来以外，大多数软组织都由中胚层演化而来。

淋巴结是一种大小不一、无压痛的淋巴组织小体，多沿血管排列，位于关节屈侧和体腔的隐藏部位，如肘窝、腋窝、腘窝、腹股沟、脏器门和体腔大血管附近。淋巴结数目不定，年轻人有 400～450 个。在胚胎发育的早期，起源于间充质的早期淋巴管在一些部位扩大、合并形成 6 个淋巴囊，周边形成大量的淋巴管。在发育过程中，除乳糜池上部外，其余的淋巴囊均分化为淋巴结。按位置不同，淋巴结分为浅淋巴结和深淋巴结，前者位于浅筋膜内，后者位于深筋膜深面。浅淋巴结主要分布于头颈部、腋窝和腹股沟，可触及的淋巴结质地柔软，表面光滑，与周围组织无粘连。淋巴结的主要功能是滤过淋巴、产生淋巴细胞和进行免疫应答。淋巴结内的淋巴窦是淋巴管道的一个组成部分，故淋巴结对于淋巴引流起着重要作用。

疝的定义是体内脏器或组织通过先天或后天形成的薄弱点、缺损点或空隙进入另一部位，离开其正常解剖部位。疝多发生于腹部，其中以腹外疝最为多见，是腹腔内的脏器或组织连同壁腹膜经腹壁薄弱点或孔隙，向体表突出造成，如腹股沟疝、白线疝等。切口疝发生于手术切口处，因切口愈合不良、感染等导致腹壁强度降低而形成。肌疝相对少见，多见于剧烈运动、强体力劳动或外伤后，以小腿胫骨前肌容易受累。

随着超声技术的日益更新，新技术的出现更能多角度、深层次地评估软组织肿物、淋巴结病变及疝。普通高频（7～20MHz）及超高频（20～50MHz）超声能显著提高灰阶超声的空间分辨力，清晰显示浅表病变的组织结构和血流动力学信息。弹性成像可以定量或定性评估病变和组织的硬度信息，为判断良恶性提供参考依据。超声造影能实时动态高效地显示正常组织结构或病变区域的微循环灌注，无辐射、无肾毒性，是超声诊断史的一次重大革命。超声引导介入性活检是对影像学诊断的强有力补充和完善，在做出准确的组织病理学诊断的同时，操作便捷、高效，很少出现并发症，已经成为应用广泛的高效诊断方法。

第一节 解 剖

一、软组织

软组织是体内非上皮性骨外组织结构的总称，种类众多，成分复杂，主要包含脂肪组织、纤维组织、肌肉、血管和淋巴管、腱鞘滑膜组织以及外周神经。

脂肪组织是一种由大量群集的脂肪细胞构成的结缔组织，内部常被疏松结缔组织分隔成大小不均、数目众多的脂肪小叶。依据细胞结构和功能的不同，主要分为两类：黄色脂肪组织，即通常所说的脂肪组织，主要分布于皮下组织、网膜和系膜内，是体内最大的能量储存库；棕色脂肪组织，成人极少，主要局限于新生儿的肩胛间区、颈后部、纵隔、肾周等部位，主要功能是寒冷刺激下产生大量热能。

纤维组织广泛分布于器官或组织之间，根据结构功能不同又分为疏松结缔组织和致密结缔组织。前者又称蜂窝组织，细胞种类多，纤维数量较少，结构排列疏松，富含血管及神经（末梢）；后者纤维成分丰富，排列致密，构成肌腱、腱膜、韧带、真皮及多数器官的被膜。

肌组织由具有收缩功能的肌细胞（又称肌纤维）组成，肌细胞间有少量结缔组织、血管、淋巴管及神经。根据结构和功能特点，肌组织分为骨骼肌、心肌和平滑肌三种，前两者因有横纹，属横纹肌。其中，骨骼肌受躯体神经支配，属随意肌，主要分布于头颈、躯干和四肢，借助肌腱附着于骨骼上；心肌和平滑肌受自主神经支配，为不随意肌。

血管和淋巴管属于循环系统，都是连续而封闭的管道系统。血管分为动脉、静脉和毛细血管。动脉和静脉管壁从内到外依次分为内膜、中膜和外膜三层结构。毛细血管是管径最细、分布最广的血管，代谢旺盛的器官（如心、肝、肺等）毛细血管网密集，代谢较低的器官（如骨、肌腱、韧带等）则分布稀疏。淋巴管管道的主要功能是引流淋巴液回归血液循环，分为毛细淋巴管、淋巴管、淋巴导管。淋巴管管壁内瓣膜众多，瓣膜之间的管壁膨大呈结节状或串珠状。

腱鞘是指套在活动性较大部位（如腕、踝、手指和足趾）的长肌腱表面的管状滑膜囊，由纤维层和滑膜层构成，能起到牢靠固定肌腱、减少肌腱与骨面间直接摩擦的作用。

外周神经系统联系中枢神经系统与全身各系统、器官，由脑神经节和脑神经、脊神经节和脊神经、自主神经节和自主神经组成。众多的神经纤维集聚成大小不同的神经束，外面以神经束膜包裹，神经束膜深入神经束内，形成神经内膜并分隔神经纤维成群以及发出疏松结缔组织。若干神经束集聚并由结缔组织包裹在一起形成神经干，外面以神经外膜包裹。

二、淋巴结

正常情况下淋巴结质软，不易触及，是外观呈

豆形的灰红色小体。淋巴门含有输出淋巴管、动静脉和神经，位于淋巴结凹陷的一侧。淋巴结分为皮质区和髓质区，皮质区位于淋巴结周围，内有小梁、淋巴小结、弥散淋巴组织和皮窦。淋巴结的中央区域为髓质区，内有髓索和髓窦，髓窦与皮质相通。输入淋巴管有数条，经淋巴结隆凸的一侧进入淋巴结。淋巴液经输入淋巴管流入皮质，再通过髓窦汇入输出淋巴管，引流至下一群，可成为另一淋巴结的输入淋巴管。

（一）颈部淋巴结分区

目前，学术界广泛采用Ⅶ区法划分颈部淋巴结（图6-1-1-1）。

Ⅰ区：颏下区及颌下区淋巴结组，以二腹肌前腹为界，分为ⅠA区和ⅠB区：内前方为ⅠA区（颏下区）：外后方为ⅠB区（颌下区）。

Ⅱ区：上颈淋巴结组，相当于颅底至舌骨水平，前界为胸骨舌骨肌侧缘，后界为胸锁乳突肌后缘。以副神经为界，分为前下方的ⅡA区和后上方的ⅡB区。

Ⅲ区：中颈淋巴结组，位于舌骨水平至肩胛舌骨肌与颈内静脉交叉处，前后界与Ⅱ区相同。

Ⅳ区：下颈淋巴结组，位于肩胛舌骨肌、锁骨上和胸锁乳突肌侧缘所围成的区域，前后界与Ⅱ区相同。

Ⅴ区：枕后三角区淋巴结组，前界为胸锁乳突肌后缘，后界为斜方肌前缘，下界为锁骨。Ⅴ区以肩胛舌骨肌下腹为界，上方为ⅤA区，下方为ⅤB区。

Ⅵ区：颈前淋巴结组，位于舌骨下缘或颌下腺下缘、胸骨柄上缘、颈总动脉内缘之间。

Ⅶ区：上纵隔淋巴结组，位于胸骨柄上缘、主动脉弓上缘、颈总动脉内缘之间。

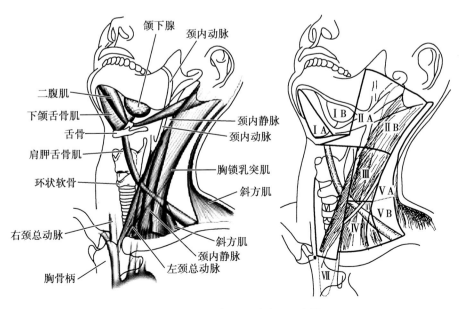

图6-1-1-1　颈部淋巴结分区示意图

（二）腋窝淋巴结分区

以胸小肌为界分为3区：

Ⅰ区：腋下组，位于胸小肌外下侧，包括外侧群、前群、后群、中央群以及胸大小肌间的 Rotter 淋巴结。

Ⅱ区：腋中组，位于胸小肌深面的腋静脉周围淋巴结。

Ⅲ区：腋上组，位于胸小肌内上侧的锁骨下静脉周围淋巴结。

（三）腹股沟淋巴结分区

分为浅群和深群：

浅群：位于腹股沟韧带、大隐静脉末端周围。

深群：位于股静脉周围。

三、疝

典型的疝由疝囊、疝内容物和疝外被盖等组成。以腹外疝为例，疝囊是壁腹膜的憩室样突出部，由疝囊颈和疝囊体组成。疝囊颈是疝囊比较狭窄的部分，是疝环所在的部位，代表了腹壁薄弱区或缺损所在，是疝突向体表的通道。各种疝通常以疝环部位作为命名依据，例如腹股沟疝、股疝、白线疝、脐疝、切口疝、肌疝等。疝内容物是进入疝囊的腹内脏器或组织，腹外疝以小肠为最多见，大网膜次之。疝外被盖是指疝囊以外的各层组织。疝有易复性、难复性、嵌顿性、绞窄性等类型。儿童疝因疝环组织一般比较柔软，嵌顿后很少发生绞窄。此外，肌疝还可依据疝出部位肌筋膜的完整性分为肌筋膜中断型肌疝和肌筋膜完整型肌疝。

第二节　适应证及检查技术

一、适应证

软组织超声检查的适应证：①外伤相关病变，如软组织异物、软组织血肿等；②运动相关损伤，如肌肉肌腱断裂、肌肉牵拉伤等；③软组织占位性病变，包括肿瘤及瘤样病变；④软组织的炎症或脓肿以及软组织弥漫性病变如肢体肿胀等；⑤其他影像学检查发现的软组织异常；⑥超声引导下介入诊断。

淋巴结超声检查的适应证：①淋巴结疾病相关临床症状或体征；②辅助检查发现淋巴结异常；③外科手术术前、术中及术后评估；④淋巴结病变的随访；⑤超声引导下介入诊断；⑥常规体检。

疝的超声检查适应证：①扪及腹壁肿块或者局

部疼痛酸胀不适；②其他影像检查发现腹壁肿块；③疝修补术前评估疝内容物及与周围重要解剖结构的关系；④疝修补术后随访及复查；⑤超声引导下疝修补术后血肿的抽吸穿刺。

二、探头选择

软组织肿物位置表浅，使用高分辨率彩色多普勒超声诊断仪，一般使用高频或超高频线阵探头，频率≥7.5MHz。有时肿物过于表浅，高频探头频率应选用高于14MHz的，条件允许的话，可选用超高频探头检查。某些情况下，肿物体积较大远场显示不清，或者肿物本身位置较深，为明确显示肿物边界及范围，可调低探头频率或切换高穿透（Pen）检查模式，若效果仍不佳，可选用5MHz凸阵探头进行探查，以免漏诊。

三、检查前准备

软组织病变及疝的超声检查前无需特殊准备，受检时，患者取仰卧位，必要时配合其他体位，要求患者充分暴露检查部位，若有体表敷料或首饰等装饰品的遮盖，应尽量去除。对于有开放性皮肤损伤的部位，为避免感染和交叉感染，应使用无菌探头套；若病变过于表浅，应准备好涂布大量耦合剂或导声垫产品来减少近场伪像。

四、检查技术

（一）X线摄影检查

1. X线摄影的优势是快速、廉价，能初步判断软组织肿物的可能来源，但对于准确的诊断和分期作用有限。对于肿物体积较大的病变，因改变软组织结构的X线表现而容易被发现，但对于皮下较小的软组织肿物，尤其是可透X线的肿物，X线检查很难检出。一些在X线摄影上很明显的特征可以帮助缩小诊断范围，包括钙化的静脉瘤（血管瘤）、积云状外观（骨外骨肉瘤）、成熟的周围骨小梁（骨化性肌炎）。

2. 由于软组织间缺乏对比，X线摄影对于淋巴结的显示能力有限，正常淋巴结形态呈卵圆形，内可见偏心性脂肪中心，周围脂肪线清晰。淋巴结发生病变时，X线上多表现为肿大或融合，有时脂肪中心消失。若转移性淋巴结、淋巴结核等合并钙化，则X线具有较强的显示价值。

3. X线摄影一般无法直接判断疝相关疾病，大多仅能显示疝嵌顿引起的肠梗阻。

（二）超声检查

1. 超声检查是一种便捷、廉价、无辐射的检查方式，临床使用广泛，对于软组织肿物尤其是浅表病变的检查和评估具有一定的灵敏度。超声检查具有以下优势：①了解病变的形态、边界、血供、硬度、内部的钙化以及解剖层次来源情况；②评估肿物内的血流情况；③用于检测软组织内的异物，当小的异物进入体内后产生炎症反应，其外形及触诊类似软组织肿瘤，尤其是对于透 X 线检查的异物，如木头，超声的诊断能力突出；④特别适用于年幼的患儿，因为他们比成年人更容易发生体内异物的状况，并且部分患儿无法耐受 MRI 检查；⑤超声造影可以评估肿物边缘、肿物的血供分布及灌注方式。随着超声造影组织灌注定量评估技术及分析软件的成熟，有关软组织占位性病变以及肌肉等组织灌注的研究也逐渐成为超声检查的内容。超声弹性成像对于组织硬度的评估，目前主要集中应用在肌腱、肌肉方面。

2. 超声是浅表淋巴结的首选检查方法。灰阶超声可以分析淋巴结的大小、形态、长短径比值、边界、内部结构与回声、血流分布、血流阻力指数。超声弹性成像可以评估被检查组织的软硬度。主要分为助力式弹性成像和剪切波弹性成像，前者可以定性或者半定量地评估淋巴结的硬度，后者可以用杨氏模量值定量评估淋巴结的硬度。超声造影可以显示淋巴结血流灌注及血供分布状况，为有效鉴别肿大淋巴结的良恶性提供依据。Rubaltelli 的研究将淋巴结内出现灌注缺损、不均匀增强或无灌注作为恶性指标，均匀高增强作为良性诊断标准，超声造影诊断恶性淋巴结的敏感性 92%、特异性 93%、准确性 92.8%。

3. 大部分腹股沟疝可以通过病史和临床体格检查明确。单纯依靠体格检查无法满足诊断要求，如隐匿疝、其他特殊类型疝，辅助检查有一定的协助诊断价值。超声作为一种方便快捷的检查方式可以较好地应用于腹股沟区不适或肿块等急诊患者的诊断，能够较准确地判断鞘膜积液、淋巴结肿大的严重程度、隐睾和腹股沟疝，指导急诊的治疗。体格检查配合超声的动态扫查，可以明显提高腹股沟疝检查的灵敏度，降低漏诊率。但超声对于组织结构细节显示不佳，尤其是疝修补术后的评估，存在一定的劣势。

（三）MRI 检查

1. MRI 检查被认为是最适合确诊软组织肿物位置、特征和分期的检查手段。它具有高度敏感性，可以准确地显示软组织肿物的解剖位置以及它与相邻神经血管结构和骨组织之间的关系。由于具有较高的空间分辨率，T_1 加权 MRI 可以很好地显示解剖结构，T_2 加权的 MRI 显示组织的异常改变、细胞外游离的水和组织水肿。脂肪抑制技术去除脂肪组织、高亮异常变化和组织水肿所产生的信号（比传统的 T_2 加权像更好）。另外，不同的序列可以反映不同组织结构的特点。

增强 MRI 已经成为诊断软组织肿物的重要检查手段，可以帮助区分肿物的囊性和实性病变。囊性病变具有典型的环形强化。此外，增强 MRI 可以区分肿瘤内部具有活性的组织和坏死组织，用于评估治疗的效果；也可被用于协助临床医生辨别肿瘤复发，将手术部位残留的肿瘤组织和肉芽组织进行区分。但是，对于软组织钙化、骨性浸润、气体的显示，MRI 的检查效果不如 X 线和 CT 检查，而且与超声相比，检查费用昂贵、检查方式复杂、禁忌证较多。

2. MRI 比 CT 有更强的组织分辨力，无辐射，少或不使用造影剂，较增强 CT 更安全。随着高场强 MRI 及各种快速扫描序列的广泛应用，MRI 被更多地应用于淋巴结成像上。检查方式包括：动态增强 MRI、磁共振波谱成像、磁共振弥散成像、等效交叉弛豫率成像等。MRI 除了像超声、CT 一样能够显示淋巴结的大小、形态、分布、增强特征外，由于含水量、蛋白含量的不同，MRI 还能在一定程度上区分淋巴结肿块中的残余肿瘤组织与治疗后的纤维化改变。

3. MRI 检查可清楚显示疝的位置、大小和疝内容物及疝外被盖与腹腔内器官之间的关系，对隐匿疝的诊断价值较大，但因部分患者因急腹症入院检查，且 MRI 禁忌较多、扫描时间长、相关费用昂贵等劣势，临床中应用较少。

（四）CT 检查

1. 随着高频超声和 MRI 检查的快速发展，CT 在软组织病变中的诊断作用逐渐减少，一般是将其作为超声或 MRI 检查的辅助方法。其优势是检查时间短、患者耐受性好。对于病灶较深或较大超声无法完全探查、装有心脏起搏器或支架不能行 MRI 检查的患者，可以进行 CT 检查。CT 检查可以评估软组织肿物的四个特征：矿化方式、病灶密度、是否浸润到骨骼和血管。软组织肿物的矿化可以是钙化或者成骨改变，MRI 无法很好地区分其信号的差异，而 CT 可以显示病灶上成骨改变上存在骨小梁，因此可以很好地区分两者。另外，软组织密度的灵活运用可以进行鉴别诊断。例如，由于密度较低的特点，脂肪组织在 CT 上有特殊的表现，表现为密度均匀的透亮低密度区，CT 值在 −90～−30HU 之间，而借助肿瘤内部脂肪组织的特点可以帮助诊断含有脂肪成分的肿瘤或脂肪相关的肿瘤。

增强 CT 可以针对内部含有液体成分的软组织肿瘤进行鉴别诊断。边缘高强化、中心部位没有强化是囊性病变的特征，如腱鞘囊肿、血肿或滑膜囊肿。增强 CT 可用于判断肿物的血供及内部血运，有助于提高诊断能力和术前计划。

2. CT 平扫和增强是常用的淋巴结检查方法。随着多排螺旋 CT 的应用，扫描速度快、层厚薄，无层间距，可获得多时相的动态增强图像，有利于淋巴结的观察。CT 检查的突出优点是具有很高的密度分辨力，对于检出淋巴结早期病变或转移、确定肿瘤的侵犯范围与分期有重要价值。增强 CT 对淋巴结病变性质的判别价值较大。例如淋巴结结核可有多种强化表现，环形强化伴钙化是其特征性征象。但单凭影像学表现不易鉴别淋巴结转移瘤与淋巴瘤，需结合临床病史及体征。CT 对于淋巴结的显示受限于周围脂肪的多少，在脂肪少的条件下，与周边软组织区分困难。

3. CT 检查可以依据疝环、疝囊的位置确定疝的种类，清楚显示疝内容物的性质（如腹腔脂肪、小肠、大肠、系膜、肌肉等）。增强 CT 可显示腹壁下动脉，有助于斜疝与直疝的鉴别，同时还可以明确嵌顿情况和肠管有无血供。利用 CT 多平面重建技术可以明确疝的大小、计算疝囊疝颈的比值，显示与周边组织的关系。关注疝本身的同时，不能忽视继发征象的变化，如肠梗阻的典型表现为肠管扩张伴气液平面，组织坏死表现为肠壁水肿、脂肪间隙模糊、腹腔积液等。

（五）PET-CT 检查

1. PET-CT 是将 PET 与 CT 融为一体的检查方式，CT 提供病灶的精确、全方位的解剖位置和断层图像，PET 提供病灶的功能与代谢的分子信息。与传统的影像学检查相比，PET-CT 具有灵敏度高、分辨率好、图像清晰等特点。接受一次 PET-CT 检查，可以了解患者的全身状况，整个检查过程安全、无创伤、无痛苦。

细胞内的放射性示踪剂浓度反映了其代谢活跃能力。通常情况下，原发软组织恶性肿瘤、软组织转移瘤和淋巴瘤具有很高的葡萄糖代谢活性。与良性或低度恶性肿瘤相比，高度恶性的软组织肿瘤

和淋巴瘤会摄取更多的 ^{18}F- 氟代脱氧葡萄糖，对于转移性淋巴结检出的敏感性、特异性分别达 91.8%、98.9%。虽然 PET-CT 不是评估软组织肿瘤及淋巴瘤的基本方法，但是它可以被用于评估系统治疗的疗效或确认既往接受放射治疗的患者是否出现肿瘤复发和转移。

2. 因该检查有辐射、费用昂贵、性价比低，一般不用于疝相关疾病的诊断。

第三节 正常超声表现及规范书写报告

一、超声表现描述

（一）软组织肿物

1. **确定有无肿物** 根据患者自述和触诊的位置进行扫查，确定有无明确肿瘤或瘤样病变，排除正常组织结构或先天性变异造成的假象，如剑突、正常淋巴结、局部肋骨隆起等。

2. **空间位置与解剖层次** 使用准确、具体的医学术语描述肿物的空间位置，尤其是与重要器官的毗邻关系；动态、多角度地扫查，尽可能准确地描述肿物的组织层次来源。

3. **大小与分布** 描述肿物单发还是多发还是弥漫性，分布是否均匀，大小是否相似，测量最大肿物的径线，按压后是否缩小。

4. **形态与边界** 形态规则或不规则，边界清晰或不清晰。

5. **内部结构与回声** 内部回声是否均匀一致，有无液性区和钙化。

6. **彩色多普勒** 血流信号是否丰富，内部或边缘有无血流信号，周边有无环绕血管或穿支状血管。

7. **频谱多普勒检测** 判断动脉或静脉频谱，测量流速的最大值和阻力指数。

8. **超声弹性成像** 判断肿物的硬度，提供参考信息。

9. **超声造影** 肿物是否均匀增强，内部有无灌注缺损区域，包膜是否完整，造影后面积有无增大，边缘是否光整。

（二）淋巴结

淋巴结超声表现描述见下文"正常超声表现"内容所述。

（三）疝

1. **确定有无疝的形成** 根据患者自述和触诊的

位置进行扫查，配合屏气增加腹压、站立位或肌肉收缩，判断有无疝的形成。

2. **位置与毗邻关系**　准确描述疝的空间位置，尤其是与重要器官的毗邻关系；动态、多角度地扫查，尽可能准确地描述疝颈的突破口与周边血管、韧带的关系，有助于判断疝的具体类型。

3. **大小与疝内容物**　测量屏气后疝囊的大小，描述疝内容物的回声与结构。

4. **是否还纳**　挤压后或放松屏气后，观察疝是否可以还纳，或部分还纳。

5. **彩色多普勒**　内部疝内容物若为肠管组织，观察肠壁是否有血流信号，判断有无缺血。

6. **周边结构**　扫查疝外被盖组织和周边结构，观察有无积液或积脓，以防疝囊自行穿破形成肠瘘。

二、正常超声表现

软组织涵盖范围广泛，皮肤深方与骨之间均为软组织结构的范畴。

（一）皮下组织

皮下组织由含有脂肪的疏松结缔组织构成，将皮肤连接于深部的深筋膜或骨。脂肪组织表现为较均匀的低回声，内部可见网状分布的线样强回声，代表结缔组织分隔。结缔组织分隔走行与皮肤略倾斜。不施加压力，皮下浅静脉能够被显示，表现为位于分隔内的椭圆形（短轴）或长条形（长轴）无回声结构。在使用高频率探头（>12MHz）的情况下，仔细分辨可见浅静脉旁的细小皮下神经断面结构，呈筛网状表现（图 6-1-3-1、图 6-1-3-2）。正常情况下，结缔组织分隔内的淋巴管不能被显示。

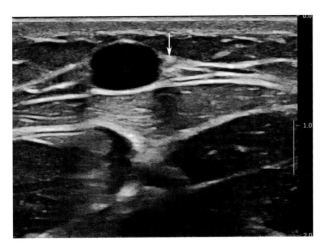

图 6-1-3-1　皮下组织二维灰阶超声图
箭头示皮下神经

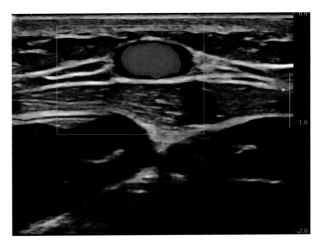

图 6-1-3-2　皮下组织彩色多普勒超声图

（二）骨骼肌

肌肉整体回声与皮下组织回声强度相似或略低，但回声低于肌腱。高频超声不能分辨单根肌纤维，只能显示肌束结构，表现为低回声，肌束膜、肌外膜、肌间隔及薄层纤维脂肪组织均呈较强的线状或条状高回声。纵断面低回声肌束与周围的线条状高回声依次分布，排列自然有序，呈羽状、带状或梭形，轻度倾斜于肢体长轴。横断面上肌束的短轴切面呈多边形的低回声结构，肌束间可见网状、带状及点状强回声分隔。肌肉中较大的血管呈管状无回声，CDFI 和 PDI 可显示彩色血流信号，配合远端挤压动作，肌间静脉可显示得更加清晰。

（三）肌腱与韧带

肌腱与韧带的解剖位置截然不同，均由致密的纤维组织构成，因此超声图比较相似。正常肌腱长轴扫查表现为强回声，内部有多条线状强回声平行排列，强回声之间为纤细的低回声分隔；短轴扫查时内部为细小点状强回声。有腱鞘结构的肌腱在生理情况下鞘内可有少量起润滑作用的液体，超声图上显示为肌腱周围的少量无回声，深度一般小于2mm。

韧带的组织构成与肌腱一致，但其内的胶原纤维呈交织分布。除膝交叉韧带外，韧带的纵断面呈束状或带状高回声。一般正常肌腱及韧带 CDFI 检查无血流信号显示。检查时应注意探头与检查部位垂直，避免各向异性伪像的出现。

（四）外周神经

外周神经长轴扫查表现为多发的相互平行的低回声束，其内可见不连续的强回声分隔；短轴扫查表现为多发小圆形低回声束，周边为强回声线包绕呈筛网状结构。探头频率越高，神经内部结构显示越清晰,其束状结构显示越清晰。当探头频率较低、神经卡压、神经位置深在或神经较纤细时,这种束状结构显示不清,甚至仅表现为带状低回声。

(五)淋巴结

1. **分区与分布**　根据不同的部位与区域(分区),描述淋巴结的位置。

2. **淋巴结大小**　淋巴结厚径<5mm,长径大多<20mm,少数可超过40mm,单一的长径无临床实用价值。

3. **形态**　呈豆形,长径(长轴径L)/厚径(短轴径S)≥2(图6-1-3-3)。

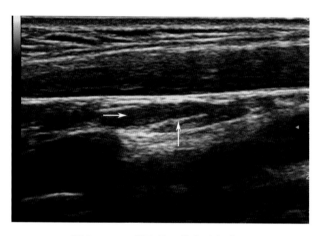

图6-1-3-3　淋巴结二维灰阶超声图

淋巴结呈卵圆形,皮质(实质)呈均匀低回声(水平箭头),髓质(淋巴门)呈线样高回声(垂直箭头)

4. **边界**　淋巴结边界清楚,被膜光滑呈高回声。

5. **内部结构与回声**　Rubaltelli L等在1990年发表的离体淋巴结与组织病理学对照研究证实:正常淋巴结皮质较薄,呈均匀一致的低回声,髓质呈高回声。也有专家把淋巴结外部的低回声命名为实质,内部的高回声区命名为淋巴门结构。皮、髓质的名称更接近组织病理。一般颈部淋巴结髓质较薄,腋窝、腹股沟淋巴结髓质较厚。

6. **血流分布**　动脉经淋巴门向实质呈放射状、树权状分布,或仅显示点状或条状的血流信号(图6-1-3-4)。

7. **频谱多普勒检测**　淋巴结内动脉血流为低速低阻型。

8. **超声弹性成像**　淋巴结弹性质软,呈蓝绿混合,评分2~3分。

9. **超声造影**　造影剂微泡从淋巴门进入淋巴结,呈放射状进入实质,造影中后期呈均匀高增强,无灌注缺损区域,被膜完整。

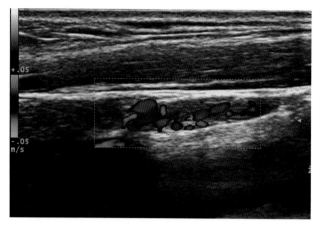

图6-1-3-4　淋巴结内部血流分布彩色多普勒超声图

动脉经淋巴门向实质呈放射状分布

三、规范书写超声报告

超声报告书写时要使用医学专用术语,禁用不规范简体字和自造字或短语。语句要通畅、逻辑性强,并且要正确运用标点符号。

1. **超声报告描述原则**　超声报告应在系统、全面观察和动态扫查的基础上,书写超声表现的内容。超声表现的描述非常重要,是超声报告的核心部分,它为最后的诊断或提示提供依据。在描述时,应注意以下原则:

(1)正常表现:应简单、扼要描述图像上已显示但未发现异常表现的组织结构和器官。这就表明超声医师已经检查并观察这些部位,并排除了病变的可能性,从而避免了这些部位病变的漏诊。

(2)异常表现:要重点叙述异常表现即病灶的部位/分区、组织层次、数目、大小、形态、边缘、内部回声、后方回声以及多普勒超声表现(包括血流丰富程度、动脉峰值流速和阻力指数等),邻近组织结构改变及其与病灶的关系,必要时描述探头加压后是否变形/还纳或者屏气增加腹压后是否脱出。这些征象是疾病诊断的主要依据。需指出的是,在异常表现的描述中,不应出现疾病名称的术语,也就是说不能与诊断或提示相混淆。

(3)其他方面:要注意描述对病变诊断和鉴别诊断有重要意义的阳性与阴性征象。例如,在颈部肿大淋巴结中,其内有无钙化、有无筛网状、有无囊性变区和血流是否呈边缘性等,对病变的良、恶性鉴别非常有帮助,这些征象均应一一描述。

2. **诊断或提示**　诊断或提示是诊断报告的结论部分,要特别注意其准确性。此外,还应注意把握好诊断的度,既不应诊断不足,也不应过度诊断。

在书写诊断或提示时,要注意以下几点。

(1)诊断或提示与表现的一致性:诊断或提示应与超声检查表现所述内容相符,不能相互矛盾,也不应有遗漏,即表现已描述有异常,但诊断或提示却无相应内容的结论,反之亦然。

(2)正常的超声诊断:若超声检查表现的描述中未发现异常,则诊断或提示应为表现正常或未见明显异常。

(3)病变的超声诊断:可分为以下几种情况①在超声检查表现的描述中发现异常,应在诊断或提示中指明病变的部位、范围和性质,例如右侧前臂皮下脂肪层占位性病变,考虑脂肪瘤。②发现异常,但确定病变性质有困难时,则应描述清楚病变的部位、范围,指明病变性质倾向(用语如:可能,倾向,不除外或疾病后直接标记"?")或列出几种可能性,并按可能性大小排序。此外,还可以提出进一步的检查手段(包括其他影像学检查、实验室检查或其他辅助检查等)。③当表现中描述有几种不同疾病异常表现时,诊断或提示中应按照这些病变的临床意义进行排序,如:右侧膝关节内侧副韧带撕裂、右侧膝关节髌上囊积液、右侧腘窝囊肿。

(4)用词的准确性:在书写诊断和提示时,更应注意用词的准确性,疾病的名称要符合规定,不要有错字、别字、漏字及左、右侧之误,否则可导致严重后果。

(董凤林)

参 考 文 献

1. 丁文龙,刘学政.系统解剖学 [M].9版.北京:人民卫生出版社,2018.

2. 岳林先.实用浅表器官和软组织超声诊断学 [M].北京:人民卫生出版社,2011.

3. 李继承,曾园山.组织学与胚胎学 [M].9版.北京:人民卫生出版社,2018.

4. Rubaltelli L, Proto E, Salmaso R, et al. Sonography of abnormal lymph nodes in vitro: correlation of sonographic and histologic findings. AJR Am J Roentgenol. 1990, 155(6): 1241-1244.

5. Rubaltelli L, Khadivi Y, Tregnaghi A, et al. Evaluation of lymph node perfusion using continuous mode harmonic ultrasonography with a second generation contrast agent. J Ultrasound Med, 2004, 23: 829-836.

6. 陈孝平,汪建平,赵继宗.外科学 [M].9版.北京:人民卫生出版社,2018.

7. Jeong H S, Baek C H, Son Y I, et al. Use of integrated 18F-FDG PET/CT to improve the accuracy of initial cervical nodal evaluation in patients with head and neck squamous cell carcinoma[J]. Head & Neck, 2010, 29(3): 203-210.

8. Mayerson Joel L, Scharschmidt Thomas J, Lewis Valerae O, et al. Diagnosis and Management of Soft-tissue Masses [J]. The Journal of the American Academy of Orthopaedic Surgeons, 2014, 22(11): 742-750.

9. 中国医师协会超声医师分会.中国浅表器官超声检查指南 [M].北京:人民卫生出版社,2017.

10. 国家卫生计生委能力建设和继续教育中心.超声医学专科能力建设专用初级教材:浅表器官分册 [M].北京:人民卫生出版社,2016.

第一节　脂肪纤维源性肿瘤

一、脂肪瘤

（一）概述

脂肪瘤是最常见的软组织良性肿瘤,由成熟脂肪细胞组成,约占所有软组织肿瘤的50%,其中5%~8%呈多发性。根据发生部位大致可分为两种类型:浅表脂肪瘤和深部脂肪瘤。浅表脂肪瘤通常位于皮下脂肪层内,以肩背部、颈部、腹壁和四肢近端最为好发;深部脂肪瘤较浅表脂肪瘤少见,如发生于肌肉间隙称为肌间脂肪瘤,如发生于肌肉内部则为肌内脂肪瘤,其中肌内脂肪瘤比肌间脂肪瘤更常见,好发于四肢较大肌肉如股四头肌等。

（二）病理

1. 大体标本　浅表脂肪瘤及肌间脂肪瘤表现相似,可呈圆形、椭圆形或分叶状,大小不一,周边多有菲薄的纤维性包膜,切面呈淡黄色或黄色,质地柔软。肌内脂肪瘤按生长方式可分为边界清晰型和浸润型:边界清晰型表现为脂肪组织挤压肌纤维呈膨胀性生长,边界较清晰;而浸润型则表现为黄色的脂肪组织夹杂于红色的肌肉组织之间,瘤体外形不规则,边界不清晰。

2. 镜下特征　肿瘤由成熟的脂肪细胞组成,内有纤维组织将其分隔成小分叶状。部分瘤体内部除成熟的脂肪细胞外,还含有其他成分:如含有较多增生的毛细血管则为血管脂肪瘤;如含有较多纤维组织成分则为纤维脂肪瘤;如含有大致相等的上述两种成分则为纤维血管脂肪瘤。

（三）临床表现

大多数浅表脂肪瘤表现为局部皮下缓慢生长的圆形或椭圆形肿块,质地较软,活动度较好,很少引起疼痛等症状。肌间及肌内脂肪瘤多在体积较大时方被发现,肌肉收缩时肿块感更为明显;可有轻微胀痛感,肢体活动较多或站立过久后可更为明显。

（四）超声检查

1. 二维灰阶超声

（1）浅表脂肪瘤及肌间脂肪瘤多呈椭圆形或圆形,边界清晰。瘤体多质地较软,探头加压时具有一定的可压缩性。肿瘤内部回声大多表现为较均匀的等回声或稍高回声,并散在多发与皮肤平行的线样强回声(图6-2-1-1)。

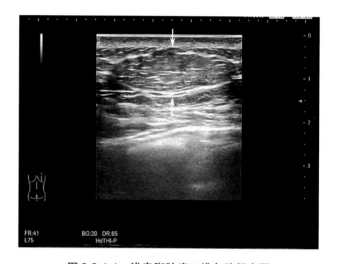

图 6-2-1-1　浅表脂肪瘤二维灰阶超声图
边界清晰的等回声结节(箭头),内部可见多发的条索样强回声

（2）边界清晰型肌内脂肪瘤表现为肌肉内的卵圆形肿物,边界清晰,其内部回声多略高于周围肌肉组织回声(图6-2-1-2、图6-2-1-3),亦可与周围肌肉组织回声接近,此时可令受累肌肉收缩,则肿瘤与肌肉间的分界会表现得更为分明。

（3）浸润型肌内脂肪瘤因脂肪组织与肌纤维交织在一起,超声上表现为局部肌肉组织的梭形膨大,内部回声明显不均匀,可见厚薄不一的高低回声带交织排布,两端亦与周围正常肌肉组织分界不清(图6-2-1-4、图6-2-1-5)。

（4）纤维脂肪瘤及血管脂肪瘤因内部组织成分的不同,回声与普通脂肪瘤有所差别,纤维脂肪瘤

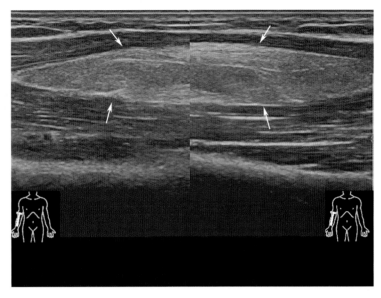

图 6-2-1-2 边界清晰型肌内脂肪瘤二维灰阶超声图（长轴）
肌肉内边界清晰的高回声结节（箭头）

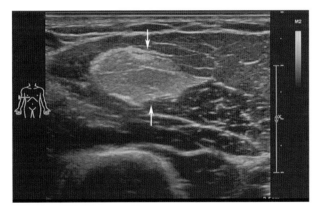

图 6-2-1-3 边界清晰型肌内脂肪瘤二维灰阶超声图（短轴）
肌肉内边界清晰的高回声结节（箭头）

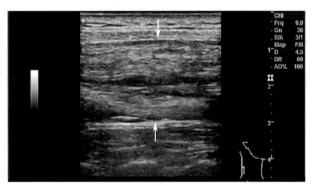

图 6-2-1-5 浸润型肌内脂肪瘤二维灰阶超声图（长轴）
肌肉内见回声不均匀包块（箭头），呈高低回声交织排布，与周围肌肉组织分界不清

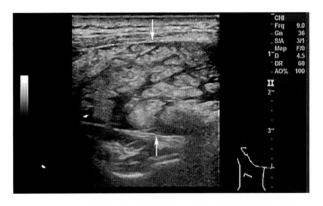

图 6-2-1-4 浸润型肌内脂肪瘤二维灰阶超声图（短轴）
肌肉内见回声不均匀包块（箭头），呈高低回声交织排布，与周围肌肉组织分界不清

多表现为低回声，而血管脂肪瘤往往表现为高回声（图 6-2-1-6）。

2. **彩色多普勒超声** 大多数脂肪瘤的瘤体内部无明显血流信号（图 6-2-1-7、图 6-2-1-8），血管脂肪瘤内常可见少量血流信号。

（五）相关检查

1. CT 呈低密度（CT 值为 80～120HU），与周围的正常脂肪组织密度相一致。

2. MRI T_1WI 和 T_2WI 上均呈高信号，肿块周围有一薄层的低信号包膜围绕，脂肪抑制序列信号减低。对于浸润型肌内脂肪瘤，T_1WI 和 T_2WI 表现为肌肉内肿物边界不清，脂肪组织和肌肉纤维相互混杂，肌肉纤维信号与周围肌肉信号强度一致。

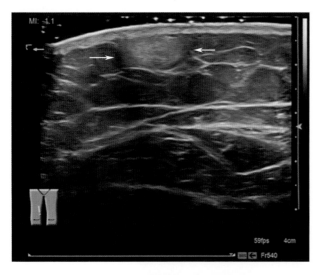

图 6-2-1-6 血管脂肪瘤二维灰阶超声图
呈边界清晰的高回声结节（箭头）

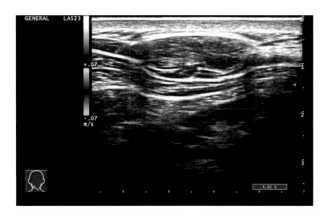

图 6-2-1-7 脂肪瘤彩色多普勒超声图
颈后部皮下脂肪层瘤体未见明显血流信号

（六）鉴别诊断

1. **静脉畸形（海绵状血管瘤）** 亦常表现为具有一定可压缩性的等回声结节，内伴线样高回声。但静脉畸形边界不清晰，内部实际为"蜂窝状"的囊实性结构，有时可见呈强回声的静脉石，瘤体后方回声有增强，探头加压时其内部的血流信号明显增多。

2. **脂肪肉瘤** 单纯从内部回声方面有时很难与脂肪瘤进行鉴别，但脂肪肉瘤多瘤体较大，生长速度较快，内部常可见血流信号甚至血流信号较丰富。

3. **增生性肌炎** 表现为局部肌肉组织梭形膨大，内部呈高低回声带交织排布，与浸润型肌内脂肪瘤表现相似。但增生性肌炎多起病较迅速，常伴有局部疼痛等症状，病变内常可见血流信号，且该病为自限性疾病，多数可逐渐自行恢复至正常。

4. **神经源性肿瘤** 亦表现为边缘清晰的圆形或椭圆形实性结节，但多数病变质硬，加压后形态无明显改变，其内部回声多低于周围脂肪组织，部分较大肿瘤的瘤体边缘可见与神经相连，多数内部可见血流信号。

5. **脂膜炎** 亦表现为脂肪层内的偏高回声结节，但多起病较急，病变边缘不清，局部伴有压痛。患者常有局部外伤、药物注射等病史。

（七）临床意义

超声对浅表脂肪瘤的诊断较为明确，但位置深在的脂肪瘤容易误诊和漏诊，特别是当瘤体无明显包膜、与周围组织分界不清时。实际工作中需密切结合患者的临床表现，扫查时应注意与周围正常软组织进行对比观察，同时注意不同频率探头的灵活转换应用。

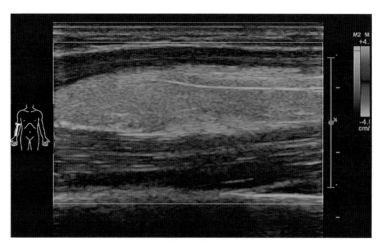

图 6-2-1-8 脂肪瘤彩色多普勒超声图
右上臂肌肉瘤体内未见明显血流信号

二、冬眠瘤

(一) 概述

哺乳动物的脂肪可分为棕色脂肪和白色脂肪,棕色脂肪在体温调节和产热方面起重要作用。人类胎儿自 5 个月起体内便可见棕色脂肪,分布在颈部、腋窝和肩胛区。新生儿也有棕色脂肪的存在,出生后 8 周开始逐渐减少至消失,一些残留的棕色脂肪可能在成年人体内存在。冬眠瘤是指由棕色脂肪组织组成的良性肿瘤,比较少见,仅占所有良性脂肪肿瘤的 1.6%,1906 年首先被 Merkel 描述,称其为"假脂肪瘤",1914 年由 Gery 命名为冬眠瘤,迄今报道不足 200 例,国内个案报道 10 余例。

(二) 病理

1. **大体标本** 肿瘤有包膜,呈分叶状,质地较实,肿瘤外观依瘤体内含脂褐素、脂肪及血管量的多少而分别呈棕色、黄褐色或浅黄色。

2. **镜下特征** 肿瘤组织被纤维性间质所分隔,间质内血管丰富。肿瘤细胞可呈圆形或多边形,胞质丰富,内可见许多细小脂质空泡和嗜酸性颗粒,核小居中,大小较一致。2001 年,Furlong 等回顾美国陆军病理研究所(AFIP)的资料,提出冬眠瘤的 4 种不同形态变化:①经典型,即具有上述典型的冬眠瘤特征;②黏液型,伴有大量黏液样变和肌肉间浸润,主要发生于男性;③梭形细胞型,是冬眠瘤和梭形细胞脂肪瘤的混合;④脂肪瘤样型,在脂肪瘤内散在分布的冬眠瘤细胞,通常发生于大腿部。

(三) 临床表现

多见于成人,约 60% 发生于 30～50 岁,可发生在各个部位,常见于大腿、躯干及头颈部。临床上多表现为缓慢生长的无痛性肿块,但随体积增大可压迫周围组织而出现相应的临床症状,手术切除后不易复发。肿瘤界限清楚,质地软,可推动,多位于皮下软组织,约 10% 位于肌内。因瘤体内富含毛细血管,部分肿瘤表面温度可升高。

(四) 超声检查

1. **二维灰阶超声** 与皮下脂肪瘤相似,表现为边界清晰的等回声或稍高回声结节,内见线样强回声分隔(图 6-2-1-9)。

2. **彩色多普勒超声** 内可探及少许或较丰富血流信号(图 6-2-1-10)。

(五) 相关检查

1. **CT** 冬眠瘤表现为边界清晰的低密度结节,密度比皮下脂肪稍高,介于脂肪和骨骼肌之间,内部

可见线样分隔;增强时分隔或肿瘤整体轻度强化。

2. **MRI** T_1WI 和 T_2WI 表现为比皮下脂肪略低的信号,内部可见线样更低信号。脂肪抑制序列表现为脂肪抑制不完全;增强时分隔增强或整体不均匀增强。

3. **PET-CT** 因其产热作用,PET-CT 上表现为 FDG 摄取增加。

(六) 鉴别诊断

1. **脂肪瘤** 在二维灰阶超声上很难鉴别冬眠瘤与脂肪瘤,但脂肪瘤内部通常无明显血流信号,而冬眠瘤内多可探及血流信号。

2. **脂肪肉瘤** 多表现为病变内血流信号较丰富,但脂肪肉瘤生长较快,瘤体较大。

(七) 临床意义

冬眠瘤的影像学检查缺乏特异性,只可提示脂肪源性肿瘤,很难与其他脂肪源性肿瘤鉴别,明确诊断主要依靠病理检查。部分冬眠瘤含有丰富血管,

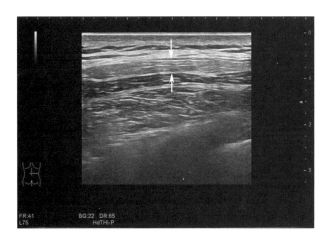

图 6-2-1-9 冬眠瘤二维灰阶超声图
右侧背部皮下脂肪层边界清晰的稍高回声结节(箭头)

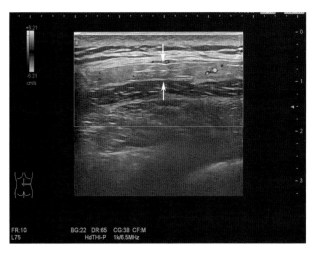

图 6-2-1-10 冬眠瘤彩色多普勒超声图
右侧背部皮下脂肪层瘤体(箭头)内可见少许血流信号

为避免出血不宜行穿刺活检,可于术中行快速冰冻明确肿瘤性质,进而决定进一步诊疗方案。

三、多发性对称性脂肪瘤病

(一)概述

多发性对称性脂肪瘤病又称马德龙病(Madelung's病),是一种罕见的脂肪代谢障碍性疾病,主要表现为脂肪组织弥漫性、对称性沉积于皮下浅筋膜间隙和/或深筋膜间隙。该病多发生在地中海地区,亚洲较为罕见,其病因和发病机制尚不明确,可能与长期酗酒、肝脏疾病、血脂异常、糖代谢异常、染色体遗传等有关。马德龙病分为Ⅰ型、Ⅱ型和Ⅲ型。Ⅰ型最常见,好发于男性,病变分布于颈项部、肩背部及上肢,呈"马颈圈""牛颈"或"驼峰背"等体征;Ⅱ型男女均可发病,脂肪主要沉积于躯干上部及四肢近端,表现为四肢近端肥胖、远端细小,呈"大力水手""假运动员"的特殊外观;Ⅲ型为先天性,主要累及躯干,多发于儿童。大多数马德龙病为散发性,少数有家族性特征。该病不会自然退化,尚无有效的治疗方法。当病变导致患者出现呼吸困难、吞咽困难等压迫症状时,手术是唯一的治疗手段。

(二)病理

病变部位的脂肪细胞在显微镜下表现与正常脂肪细胞相同,但在细胞数量上异常增生,表现为正常大小或相对小的脂肪细胞聚集成结节状或分叶状弥漫分布,内含比一般脂肪组织内数目更多的梭形细胞,并可见细胞间有较多的纤维结缔组织增生。

(三)临床表现

该病好发于长期饮酒的男性,好发年龄为30～60岁,男女比例为15:1～30:1。表现为颌面、颈项、肩背等部位进行性、对称性肿大,质韧,无压痛,皮肤表面色泽正常。早期多数患者无明显症状,但随着病变的不断增大,患者可表现出颈部畸形、功能障碍、活动受限等,影响容貌和日常生活,严重者可压迫气管及食管,出现呼吸困难及吞咽困难。此病还常伴有高血脂、糖尿病、高尿酸、肝功能异常、甲状腺功能减退及神经系统疾病。

(四)超声检查

1. 二维灰阶超声　表现为颌面、颈项、肩背等部位的皮下脂肪呈双侧对称的明显不均匀增厚,边界不清,部分可见深入周围肌肉间隙及肌肉内。病变周边无包膜包绕,内部呈与周围正常脂肪组织一致的等回声,并可见多发线状或网格状高回声间隔。病变可致邻近的肌肉组织受压变薄,亦可压迫甲状腺、包绕周围血管等(图6-2-1-11、图6-2-1-12)。

2. 彩色多普勒超声　病变内部无明显血流信号或仅见少许正常血管穿行(图6-2-1-13)。

(五)相关检查

1. CT　表现为颌面、颈项、肩背等部位弥漫性脂肪堆积增厚,左右对称,无明显包膜,可深入周围组织间隙内,严重者周围肌肉、血管受压移位变形。病变内部密度与正常脂肪相当,并可见线状或网格状纤维分隔,增强未见明显强化。

2. MRI　上述病变区域T_1WI及T_2WI以高信号为主,脂肪抑制序列上呈明显低信号,增强无强化。

(六)鉴别诊断

1. 库欣(Cushing)综合征　表现为向心性肥胖,但该病系糖皮质激素分泌过多导致,患者同时有高血压、紫纹、痤疮、皮肤色素沉着等临床表现,生化检查24h尿17-羟类固醇升高。

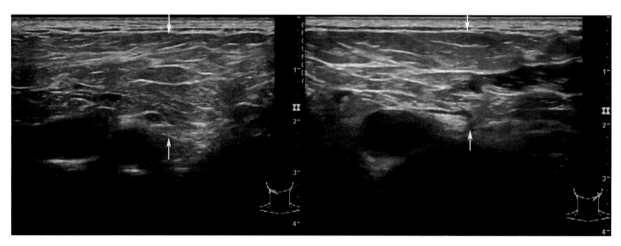

图6-2-1-11　多发性对称性脂肪瘤病二维灰阶超声图
双侧颌下皮下脂肪层(箭头)增厚,增厚脂肪回声与正常脂肪回声一致

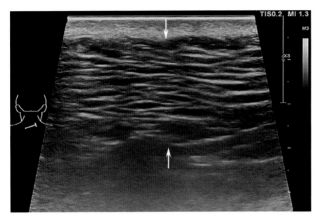

图 6-2-1-12 多发性对称性脂肪瘤病二维灰阶超声图
后颈部皮下脂肪层增厚（箭头），增厚脂肪回声与正常脂肪回声一致

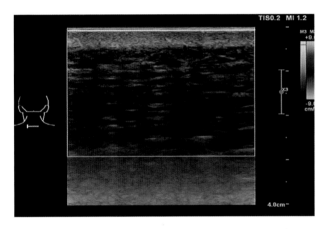

图 6-2-1-13 多发性对称性脂肪瘤病彩色多普勒超声图
后颈部皮下增厚脂肪层内未见明显血流信号

2. **多发性脂肪瘤** 肿瘤发生数目多少不等，但无对称性分布的特点，而是散布于身体的任何部位，均表现为边界清晰，与马德龙病边界不清、呈双侧对称性分布的特点有明显不同。

3. **脂肪肉瘤** 亦可表现为边界不清、体积较大的皮下软组织肿块，但脂肪肉瘤较少累及颈部，虽可体积较大，但为局部的单发包块，内部多可见较丰富血流信号。

4. **肿大甲状腺** 各种原因导致的甲状腺肿大也可表现为颈部对称性增粗，但超声表现为甲状腺体积的弥漫性肿大，腺体内部回声多不均匀，并常伴多发结节，而其周围的脂肪组织无明显增多。

（七）**临床意义**

马德龙病的诊断需结合患者病史、临床表现及影像学检查等进行综合判断。其影像学表现虽缺乏特异性，但却可以为临床提供病变深度、边界、毗邻关系等详细的局部解剖信息，帮助临床确定手术切除范围。

四、脂肪肉瘤

（一）**概述**

脂肪肉瘤是由不同分化程度的异形脂肪细胞组成的软组织恶性肿瘤，发病率在所有软组织肉瘤中居第二位，约占软组织肉瘤的 20%。常见于中老年人，极少发生于儿童，好发于四肢及腹膜后等部位。

（二）**病理**

2013 年 WHO 软组织肿瘤分类将脂肪肉瘤分为以下 5 种类型：

1. **非典型脂肪瘤样肿瘤 / 高分化脂肪肉瘤** 为最常见类型，占脂肪肉瘤的 40%～45%，恶性程度最低。其中"非典型性脂肪瘤样肿瘤"一词多适用于位于皮下或肢体且在手术时能被完整切除的瘤体，而"高分化脂肪肉瘤"一词则适用于发生在深部体腔特别是纵隔及腹膜后（包括精索）的瘤体，常难以彻底清除，容易复发。

2. **黏液样脂肪肉瘤** 为第二常见类型，占脂肪肉瘤的 30%～35%，是一种由圆形至卵圆形原始间叶细胞组成的肿瘤，内可见数量不等的脂肪母细胞，间质常呈黏液样，其内血管呈特征性的丛状或分支状。

3. **去分化脂肪肉瘤** 约占脂肪肉瘤的 18%，指那些在非典型脂肪瘤样肿瘤 / 高分化脂肪肉瘤内出现了向各种非脂肪源性肉瘤转换的肿瘤，可发生在原发肿瘤内（90%），也可见于复发性肿瘤中（10%）。

4. **多形性脂肪肉瘤** 最少见，占脂肪肉瘤的5%，为高度恶性，易复发转移。肿瘤细胞形态多样，呈高度异型性，含数量不等的多形性空泡状脂肪母细胞，无高分化脂肪肉瘤成分。

5. **非特指性脂肪肉瘤** 高分化脂肪肉瘤与其他形态脂肪肉瘤混合存在。

（三）**临床表现**

脂肪肉瘤好发于 50～70 岁男性，儿童极少见。多发生于下肢，特别是大腿，其次是腹膜后、躯干和腹盆腔，还可见于臀部、阴囊、腹股沟等。病程从数月到数年不等，前期多表现为缓慢生长的无痛性肿块，后期增长速度会加快。瘤体较小时一般不引起临床症状，只有增大到对周围脏器产生推挤或侵犯时，才会产生相应的临床症状。

（四）**超声检查**

1. **二维灰阶超声**

（1）肿瘤常体积较大，呈椭圆形或分叶状，多数边界较清晰，部分局部边界不清晰。因不同病理亚型含有的组织成分不同，肿瘤内部回声也有所不同：

非典型脂肪瘤样肿瘤/高分化脂肪肉瘤内部回声与脂肪瘤较为相似，表现为不均匀的高回声，伴散在小片状低回声区及多发强回声分隔（图6-2-1-14、图6-2-1-15）。

（2）黏液性脂肪肉瘤因肿瘤内含有较多的黏液组织，多表现为均匀或不均匀的低至无回声（图6-2-1-16、图6-2-1-17），如瘤内成分以黏液组织为主，可表现为呈无回声的假囊肿型。

（3）去分化脂肪肉瘤瘤体内可见多种回声，以高回声及低回声为主，各种回声之间分界清楚，高回声代表高分化脂肪肉瘤部分，低回声代表去分化脂肪肉瘤部分（图6-2-1-18）。

（4）多形性和非特指性脂肪肉瘤内部回声均缺乏特征性，与其他亚型的脂肪肉瘤及其他病理类型的恶性肿瘤均很难鉴别。

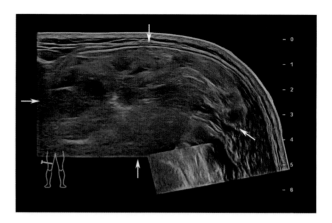

图6-2-1-14 非典型脂肪瘤样肿瘤/高分化脂肪肉瘤二维灰阶超声图
右侧大腿肌肉内高回声包块（箭头），部分区域边界不清晰，内部回声不均匀，可见小片状低回声区及多发强回声分隔

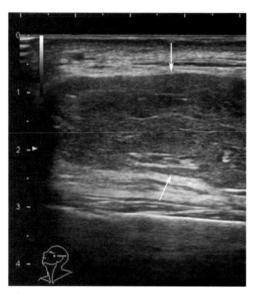
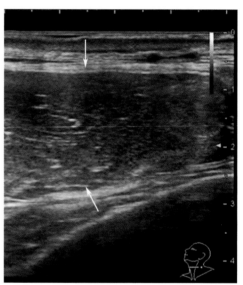

图6-2-1-15 非典型脂肪瘤样肿瘤/高分化脂肪肉瘤二维灰阶超声图
左颞部皮下等回声包块（箭头），边界尚清，内可见多发强回声分隔

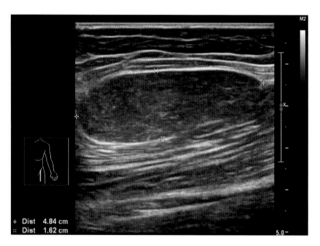

图6-2-1-16 黏液性脂肪肉瘤二维灰阶超声图
左侧大腿内侧边界清晰的低回声包块，内部回声尚均匀

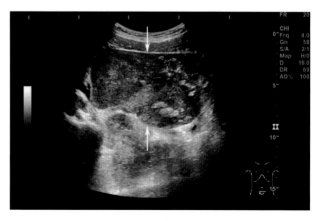

图6-2-1-17 黏液性脂肪肉瘤二维灰阶超声图
盆腔内低回声包块（箭头），边界尚清，内部回声不均

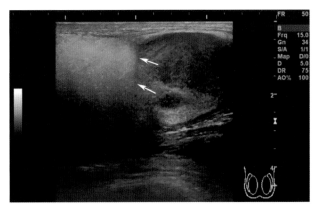

图 6-2-1-18 去分化脂肪肉瘤二维灰阶超声图
左侧阴囊内实性包块，内可见呈高回声的高分化脂肪肉瘤部分及呈低回声区的去分化脂肪瘤部分，两者间可见清晰分界（箭头）

2. **彩色多普勒超声** 非典型脂肪瘤样肿瘤／高分化脂肪肉瘤内部血流信号一般较稀少，黏液性脂肪肉瘤及去分化脂肪肉瘤内的低回声区域多可探及较丰富的血流信号（图 6-2-1-19、图 6-2-1-20）。

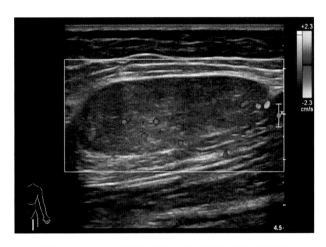

图 6-2-1-19 黏液性脂肪肉瘤彩色多普勒超声图
左侧大腿内侧瘤体内可见少许血流信号

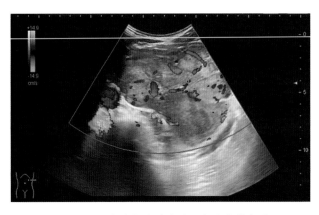

图 6-2-1-20 去分化脂肪肉瘤彩色多普勒超声图
腹膜后瘤体内可见丰富血流信号

（五）相关检查

1. **CT** 非典型脂肪瘤样肿瘤／高分化脂肪肉瘤主要是由分化近乎成熟的脂肪细胞组成，肿瘤组织密度与脂肪相似，并可见不规则分布的纤维样间隔和／或小结节状软组织密度影，增强扫描间隔或结节有强化。黏液性脂肪肉瘤密度接近水，增强扫描时肿块呈网状、片状延迟强化。去分化脂肪肉瘤部分区域呈脂肪密度，部分区域呈软组织肿块，两个区域分界清楚，增强扫描时非脂肪密度区域不同程度强化。多形性脂肪肉瘤以实性软组织密度肿块为主，内可见液化坏死。

2. **MRI** 非典型脂肪瘤样肿瘤／高分化脂肪肉瘤：T_1WI 及 T_2WI 均以高信号为主，其内信号分布不均匀，内可见低或等信号条索状分隔和／或小结节影，抑脂序列信号减低，增强扫描特点与 CT 基本相同。黏液性脂肪肉瘤：T_1WI 为低信号，T_2WI 为高信号，提示内含有大量黏液样物质。肿瘤内有时可含有少量脂肪，信号与皮下脂肪相近。去分化型脂肪肉瘤：去分化区域 T_1WI 为低 - 中等信号，T_2WI 为中 - 高信号，高分化区域信号与脂肪组织相似。

（六）鉴别诊断

1. **脂肪瘤** 内部回声与非典型脂肪瘤样肿瘤／高分化脂肪肉瘤接近，但多数体积相对小，很少呈持续性并加速性增长，内部很少见到血流信号。

2. **肌内黏液瘤** 黏液性脂肪肉瘤亦可表现为边界较清晰的肌内低回声结节，二者鉴别较困难，但肌内黏液瘤好发于中老年女性，主要累及四肢，病变周边可见因肌肉萎缩及脂肪组织浸润形成的"亮帽征"及"亮环征"，内血流信号多不丰富。

3. **其他软组织肉瘤** 部分脂肪肉瘤表现为高回声肿物，较易与其他软组织肉瘤鉴别，但也有部分脂肪肉瘤内脂肪含量少，表现为低回声肿物，则很难与其他软组织肉瘤相鉴别，需进行穿刺活检明确诊断。

（七）临床意义

脂肪肉瘤的超声表现缺乏特异性，不同病理亚型的超声表现差异很大，与脂肪瘤及其他软组织肿瘤在鉴别诊断方面均存在不同程度的困难，明确诊断需依靠病理学检查。

五、弹力纤维瘤

（一）概述

弹力纤维瘤是一种少见的良性增生性疾病，多见于背部肩胛骨下角区，相当于第 6～8 肋骨水平，位于背阔肌、前锯肌和菱形肌深部，肋骨和肋间肌的浅方，与胸壁紧密相连。其发病机制目前尚不清楚，可能系肩胛骨与胸壁之间反复摩擦或反复创伤造成弹力组织退变及增生所致。少数也可发生于肩胛外的部位，如胸壁、坐骨结节、股骨大转子、尺骨鹰嘴等。

（二）病理

1. **大体标本** 质地坚韧，呈扁圆形，边界不清，周边无包膜。切面呈灰白色夹杂淡黄色，略呈纤维脂肪样，局部可有囊性变。

2. **镜下特征** 由退化程度不等的弹力纤维组织组成，基质呈无定形嗜伊红色，内含交织状排列的胶原纤维和少量纤维母细胞，另含数目不等、呈散在或岛屿状分布的成熟脂肪组织。弹力纤维染色呈阳性。

（三）临床表现

好发于 50～70 岁中老年，女性多见，且多见于重体力劳动者。常发生于背部肩胛骨下角区，大多数为单发，约 25% 为双侧发生，少数可多部位发生。临床表现为缓慢生长的质韧肿块，多无明显症状，少数伴局部疼痛或活动受限。发生于肩背部者在做两臂胸前平屈交叉、含胸低头动作时，常可见肿物于肩胛下角内缘突出至皮下。

（四）超声检查

1. **二维灰阶超声** 多数病变位于肩胛下角区的背阔肌、前锯肌和菱形肌深方，肋骨和肋间肌的浅方，为边界不清的扁圆形实性包块，无包膜，内部回声不均匀，呈条索样高、低回声相间排布，此为弹力纤维瘤的特征性表现，高回声为灶状分布的脂肪组织，穿行其中的低回声为粗大的弹力纤维，一般病变内的增生程度越重，低回声结构越多。多数情况下肿块后方无明显声衰减（图 6-2-1-21～图 6-2-1-23）。

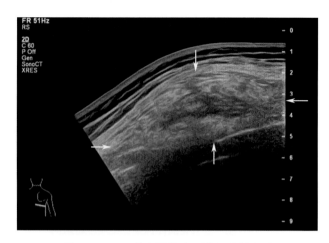

图 6-2-1-21 弹力纤维瘤二维灰阶超声图
右侧肩胛下角区肌肉深方不均回声包块（箭头），内部呈高低回声相间排布

2. **彩色多普勒超声** 病灶内多无明显血流信号（图 6-2-1-24）。

（五）相关检查

1. **CT** 在相应位置表现为肌肉密度影与脂肪密度影条索状间隔分布，增强后多无强化。

2. **MRI** T_1WI 和 T_2WI 均以骨骼肌样低信号为主，内夹杂有条纹状分布的脂肪样高信号，局部脂肪间隙消失，邻近肌肉组织受推挤向外侧移位，脂肪抑制序列上肿块内脂肪样高信号被抑制而呈低信号。

（六）鉴别诊断

1. **脂肪瘤** 内部亦可见条索样强回声穿行，如体积较大并位于肩背部，则可因所在部位的特殊性而被误诊为弹力纤维瘤。但脂肪瘤多位于肌肉浅方的皮下脂肪层内，质软有一定可压缩性，边界清晰，周围常可见包膜，与弹力纤维瘤位于肌肉深方、质韧、边界不清等特点有明显不同。

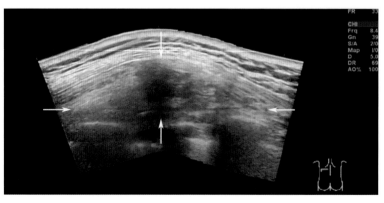

图 6-2-1-22 弹力纤维瘤二维灰阶超声图
左侧肩胛下角区肌肉深方不均回声包块（箭头），内部呈高低回声相间排布

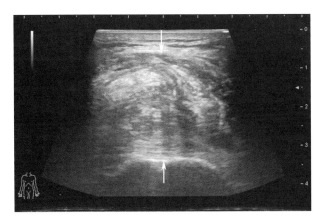

图 6-2-1-23　弹力纤维瘤二维灰阶超声图
右侧髋部股骨大转子浅方不均匀回声包块（箭头），边界不清

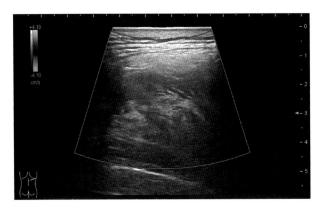

图 6-2-1-24　弹力纤维瘤彩色多普勒超声图
右侧肩胛下角瘤体内部未见明显血流信号

2. **韧带样纤维瘤**　病变多局限于肌肉组织内，内部回声以低回声为主，很少呈高低相间的规律性排布，内常可见多少不等的血流信号。

3. **肌疝**　亦表现为在特殊动作下局部包块突出至皮下，但超声可明确显示该包块为局部隆起的正常肌肉组织，肌肉浅方的筋膜组织可见连续性中断，如配合体位变化进行动态扫查，可显示该包块有明显的体积变化。

4. **神经纤维瘤或神经鞘瘤**　亦可表现为肌肉深方的扁圆形实性包块，但边界清晰，瘤体内部为不均匀低回声，无高低相间的规律性排布，部分瘤体一端或两端可见与神经相连，内常可见血流信号。

（七）临床意义

弹力纤维瘤具有较为典型的超声图特征，结合其好发于肩胛下角区的典型解剖部位，超声多可以明确诊断，并可通过明确病变的解剖层次进行鉴别诊断，是该病首选的影像学检查方法。在进行检查时应注意询问患者是否有长期从事肩背部负重劳动病史，嘱患者摆含胸、弓背体位时，瘤体多显示更为清晰。

六、韧带样纤维瘤

（一）概述

又称纤维瘤病、侵袭性纤维瘤病或硬纤维瘤，是一种发生于筋膜、肌肉腱膜或深部软组织的由纤维母细胞和肌纤维母细胞过度增生而形成的纤维性肿瘤，其生物学行为介于良恶性肿瘤之间，2013 版 WHO 软组织肿瘤分类标准中将其归类为交界性软组织肿瘤。其发病原因尚未明确，与创伤（妊娠、手术或外伤等）、遗传（好发于家族性腺瘤性息肉病患者）和内分泌因素等有关。一般生长缓慢，常向邻近的肌肉组织或脂肪组织内浸润性生长，有时还可侵犯邻近的重要结构或实质脏器，术后易局部复发，但不发生远处转移。韧带样纤维瘤可发生于全身各处，但常见于躯干和四肢，根据发生部位可分为：腹外型（约占 60%）、腹壁型（约占 25%）、腹内型（约占 15%）。

（二）病理表现

1. **大体标本**　腹壁型或腹外型常位于肌肉内或与腱膜相连，多呈梭形，无包膜，边缘不清，形态不规则；腹内型多呈结节状，边界清或不清。瘤体质韧，切面呈灰白色，无变性坏死区域。

2. **镜下特征**　瘤体边界不清，常浸润邻近的软组织，内部为增生的梭形纤维母细胞、肌纤维母细胞以及多少不等的胶原纤维呈束状排列。细胞无明显异形性，核分裂象少见。约 85% 以上的散发型病例存在 *CTNNB1* 基因突变，故部分疑难病例可通过检测 *CTNNB1* 基因协助诊断。

（三）临床表现

腹外型好发部位为肩颈部、胸背部和四肢，还可发生于乳腺实质内，可发生于儿童，但以青春期至 40 岁最为多见；腹壁型好发部位为腹直肌和腹内斜肌，好发于育龄期女性，多发生于分娩后数年内。上述两型在临床上均表现为生长缓慢的无痛性肿块，质韧，活动性差。腹内型好发于肠系膜、盆腔及腹膜后，常伴有加德纳综合征（Gardner syndrome）又称遗传性肠息肉综合征，早期无症状，肿块增大后可引起腹痛或压迫神经、血管及腹腔内脏器而出现相应症状。

（四）超声检查

1. **二维灰阶超声**

（1）腹外型及腹壁型：包块沿筋膜或肌肉腱膜生长，长轴与肌束平行，内部为均匀或不均匀的低回声，多伴斑片状高回声（代表增生的胶原纤维），无明显出血、坏死及钙化。浸润性生长者呈结节状、条索状或爪状生长，与周围肌肉组织分界不清，无完整包膜；膨胀性生长者呈梭形、椭圆形或类圆形，边界尚清，部分边缘可见假包膜。（图6-2-1-25～图6-2-1-28）

（2）腹内型：一般为体积较大、边界清晰或不清的类圆形低回声包块，很少出现出血、坏死及钙化（图6-2-1-29）。

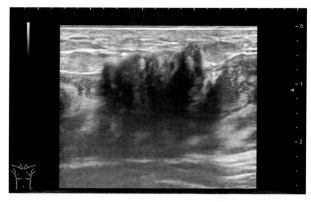

图6-2-1-28　乳腺韧带样纤维瘤二维灰阶超声图
左侧乳腺内低回声包块，边界不清，内部回声不均匀，散在小片状高回声

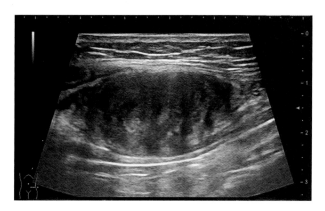

图6-2-1-25　腹壁型韧带样纤维瘤二维灰阶超声图
左侧腹直肌内低回声包块，边界尚清，内部回声不均匀，散在小片状高回声

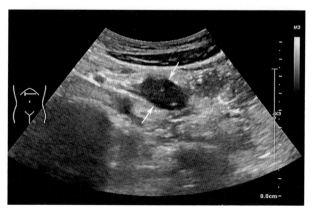

图6-2-1-29　腹内型韧带样纤维瘤二维灰阶超声图
腹腔肠系膜内低回声包块（箭头），边界不清，内部回声尚均匀

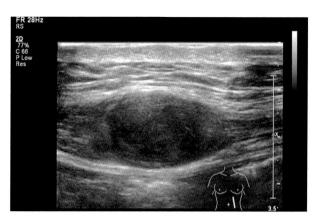

图6-2-1-26　腹壁型韧带样纤维瘤二维灰阶超声图
左侧腹直肌内低回声包块，边界欠清，内部回声尚均匀

2. 彩色多普勒超声　多数病变内可见血流信号，可自少量至较丰富不等（图6-2-1-30）。

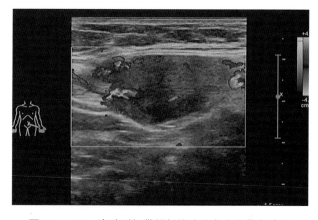

图6-2-1-30　腹壁型韧带样纤维瘤彩色多普勒超声图
左侧腹直肌瘤体内可见较丰富血流信号

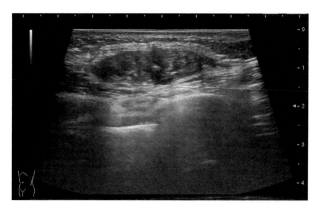

图6-2-1-27　腹外型韧带样纤维瘤二维灰阶超声图
左侧胸壁肌肉内低回声包块，边界尚清，内部回声不均匀，散在小片状高回声

（五）相关检查

1. CT　肿物边界不清，密度略低于或等于肌肉密度，内部密度大多不均匀，很少出现出血坏死及

钙化。动脉期呈轻度不均匀强化，实质期、延迟期呈渐进性强化。

2. **MRI** 肿物边缘不光整，浸润周围肌肉组织，与周围肌肉相比，T$_1$WI 呈等或稍低信号，T$_2$WI 呈不均匀高信号，内可见点状、条索状低信号纤维成分，增强扫描呈不均匀渐进性强化，低信号区域无明显强化。

（六）鉴别诊断

1. **结节性筋膜炎** 该病起自筋膜，可向皮下或肌肉内生长，亦表现为沿筋膜走行的低回声结节。但结节性筋膜炎多生长较迅速，部分伴有触痛，可结合病史进行鉴别。部分向肌肉生长者与韧带样纤维瘤鉴别困难，可行超声引导下穿刺活检明确诊断。

2. **肌内血管瘤** 亦表现为边界不清、内部回声不均匀的低回声结节，但血管瘤有一定的可压缩性，内部常可见静脉石，动态加压扫查时可见血流信号增多及呈往复流动现象。

3. **子宫内膜异位症** 当病变蔓延至深方肌层时，需注意与腹壁型韧带样纤维瘤进行鉴别，但子宫内膜异位症患者有剖宫产史，病变区会随月经周期出现周期性疼痛，病灶更多累及肌肉浅方的皮下软组织层，内部常可见小片状的无回声区。韧带样纤维瘤为无痛性肿块，内部很少见出血坏死区。

4. **神经鞘瘤及神经纤维瘤** 亦表现为低回声包块，边界较清晰，但瘤体多位于肌肉组织旁或肌肉间隙内，如瘤体较大，常可见一端或两端与神经相连。神经鞘瘤易出现囊性变。

（七）临床意义

韧带样纤维瘤多呈浸润性生长，术前超声有助于明确其浸润范围，应重点观察肿瘤对邻近骨骼、血管、神经等结构有无压迫及侵犯，以帮助临床评估其可切除性。韧带样纤维瘤术后易局部复发，超声可在术后随访监测中发挥重要作用。

七、纤维肉瘤

（一）概述

20 世纪 50～70 年代，纤维肉瘤是最常诊断的一种软组织肉瘤，近年来随着免疫组化的普及和细胞及分子遗传学检测的开展，发现过去诊断的纤维肉瘤实际上多是其他梭形细胞肉瘤，真正的纤维肉瘤并不多见。在最新的 2013 版 WHO 软组织肿瘤分类中，纤维肉瘤属于纤维母细胞/肌纤维母细胞性肿瘤，其中隆突性皮肤纤维肉瘤和婴儿型纤维肉瘤为中间性肿瘤（罕见转移），而成人型纤维肉瘤、

黏液纤维肉瘤、低级别纤维黏液样肉瘤、硬化性上皮样纤维肉瘤则归为恶性肿瘤，其中以黏液纤维肉瘤相对常见，本节以此病为例进行介绍。

（二）病理

1. **大体标本** 黏液纤维肉瘤多位于皮下组织内，呈结节状，切面呈胶冻状。少数位于深部肌肉组织内，体积较大，常向周围组织浸润性生长，恶性程度较高时可见坏死。

2. **镜下特征** 根据黏液性区域在肿瘤内所占的比例、瘤细胞的丰富程度、瘤细胞异型性的大小和核分裂象的多少，将黏液纤维肉瘤分为低度、中度和高度恶性三种亚型。三种亚型均呈多结节状生长，结节之间为纤细而不完整的纤维结缔组织间隔，结节内的间质呈黏液样，内含大量的透明质酸。

（三）临床表现

黏液纤维肉瘤多发生于 50～70 岁老年人，青少年和儿童极少发病，男性略多见。好发于四肢和躯干，特别是下肢。近 2/3 的病例位于真皮深层或皮下，1/3 病例位于筋膜下和肌肉内。患者多以缓慢增大的无痛性肿块就诊。黏液纤维肉瘤术后易复发，并有一定的发生转移的潜能。

（四）超声检查

1. **二维灰阶超声** 多数病变位于皮下，少数位于肌层，低度恶性者边界尚清，形态较规则，而高度恶性者边界不清楚，形态不规则。内部为不均匀低回声，少数可出现液化坏死（图 6-2-1-31、图 6-2-1-32）。

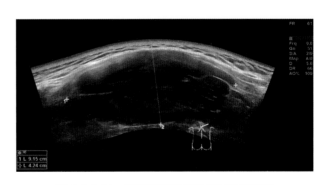

图 6-2-1-31 黏液纤维肉瘤二维灰阶超声图
右侧肩部肌层内低回声包块，边界尚清，形态不规则，内部回声尚均匀

2. **彩色多普勒超声** 病变内可见血流信号，少量或较丰富（图 6-2-1-33、图 6-2-1-34）。

（五）相关检查

1. **CT** 肿块呈分叶状或类圆形，呈等或低密度肿块，部分病灶内部可见条索状软组织密度分隔影，分隔排列较为紊乱，粗细不等。

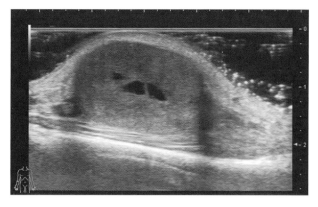

图 6-2-1-32　黏液纤维肉瘤二维灰阶超声图
右侧前臂皮下低回声包块，边界尚清，内部回声不均匀，可见小无回声区

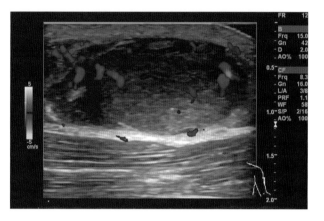

图 6-2-1-33　黏液纤维肉瘤彩色多普勒超声图
左侧上臂皮下瘤体内可见少量血流信号

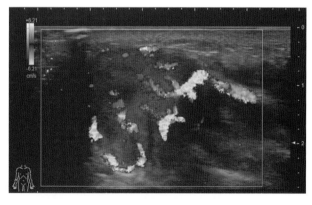

图 6-2-1-34　黏液纤维肉瘤彩色多普勒超声图
右侧前臂皮下瘤体内可见丰富血流信号

2. **MRI**　肿瘤内部信号较混杂，同肌肉信号相比较，T_1WI 主要以低信号、等信号为主，T_2WI 呈高信号，其信号特点与肿瘤内黏液和细胞的含量相关。部分肿瘤呈"筋膜尾征"向浅筋膜或肌间筋膜浸润，增强扫描后呈中度-明显的不均匀强化，强化区与无强化区交织分布，分界不清。

（六）鉴别诊断

1. **肌内黏液瘤**　黏液纤维肉瘤较少位于肌层

内，多边界不清，内部可见血流信号。肌内黏液瘤周边多可见"亮环征""亮帽征"等特征性表现，内部一般无明显血流信号。

2. **隆突性皮肤纤维肉瘤**　更好发于躯干部，皮肤表面多为红色。超声可见病变为自真皮层向下蔓延至皮下层，以低回声为主，但常混杂多少不等的条片状中高回声，多数内部血流信号丰富。

3. **结节性筋膜炎**　亦为好发于肢体、生长较迅速的低回声包块，但该病更好发于前臂屈侧，常数周内长大，多伴有触痛。

（七）临床意义

黏液纤维肉瘤无特异性超声表现，最终确诊依赖于病理，但超声在肿瘤的术前评估方面具有一定的临床价值，可用于帮助临床判断肿瘤是否对邻近骨骼、血管、神经等造成压迫及侵犯。黏液纤维肉瘤具有术后局部复发倾向，可在术后进行超声随访监测。

（陈　文）

第二节　神经源性肿瘤

神经源性肿瘤是起源于神经纤维及附属结构的一类肿瘤，根据起源不同又可分为：神经鞘瘤、神经纤维瘤、节细胞神经瘤、恶性外周神经鞘膜瘤以及从副神经节发生的副神经节瘤等。本节仅包含体表常见的神经鞘瘤、创伤性神经瘤及恶性外周神经鞘膜瘤。神经纤维瘤参见皮肤篇相关内容。

一、神经鞘瘤

（一）概述

神经鞘瘤是常见的神经源性肿瘤，起源于神经鞘膜细胞，可发生于全身任何部位的神经，常见于四肢屈侧、头颈部、腹膜后及脊神经后根等处。神经鞘瘤为良性肿瘤，大小不一，有包膜，瘤体较大者内部可发生黏液变性、出血及囊性变，但极少恶变。神经鞘瘤不侵犯神经束，载瘤神经在肿瘤包膜外或包膜下穿过，瘤体常呈"偏心性"生长，手术时容易将二者完整分离，不损伤受累神经，对神经功能无明显影响。

（二）病理

1. **大体标本**　呈球形或卵圆形，表面光滑，包膜完整，切面呈浅黄色或灰白色，半透明，有光泽，体积较大的肿瘤呈不同程度的退变性改变，包括脂质沉积、囊性变、出血和钙化。

2. **镜下特征** 肿瘤周边可见完整的纤维包膜，瘤体内部由交替性分布的束状区（Antoni A 区）和网状区（Antoni B 区）组成。Antoni A 区由密集排列成平行短束状、洋葱状或旋涡状的施万细胞所构成，一般为富血供区域，Antoni B 区由排列疏松凌乱的施万细胞构成，容易发生坏死囊变，形成微囊或囊腔。典型的神经鞘瘤中，Antoni A 区位于瘤体中心区域且占比空间大，Antoni B 区位于瘤体边缘且占比空间小。如瘤体内 Antoni B 区占比增大，则易出现囊性变，甚至整个瘤体形成一个近乎完全的大囊。

（三）临床表现

神经鞘瘤可发生于任何年龄，以中青年居多，无性别差异，多为单发结节，生长缓慢，早期无明显症状，多以无痛性软组织包块就诊。触诊通常为圆形或椭圆形质韧包块，表面光滑，与周围组织界限清楚。轻压或轻叩包块时受累神经远端可有麻木或疼痛感（蒂内尔征阳性）。

（四）超声检查

1. **二维灰阶超声** 表现为边界清晰、有包膜的椭圆形结节。内部回声因 Antoni A、B 两区在肿瘤中分布的位置及比例不同而有不同表现。典型的神经鞘瘤 Antoni A 区占比大，表现为中心部为均匀或不甚均匀的低回声，周边为较均匀的更低回声，呈类"靶征"样表现；如 Antoni B 区占比增大，则瘤体内常合并大小不一的囊性变，部分体积较大的瘤体内尚可见块状钙化。神经鞘瘤后方回声可增强或无明显变化，如病变生长于较大神经干，则于一端或两端可见与神经相连，呈特征性的"鼠尾征"表现（图 6-2-2-1～图 6-2-2-3）。

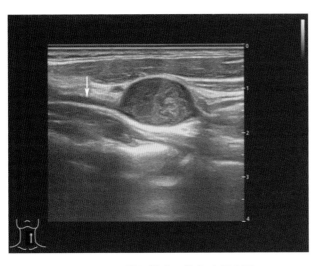

图 6-2-2-1 神经鞘瘤二维灰阶超声图
左侧颈部椭圆形低回声结节，边界清，一端与迷走神经（箭头）相连，呈"鼠尾征"

2. **彩色多普勒超声** 大多数病变内均可探及血流信号，可为少量，亦可表现为较丰富（图 6-2-2-4）。

（五）相关检查

1. **CT** 多表现为边界清楚、沿神经走行的椭

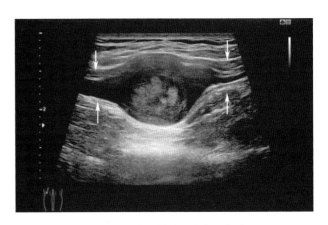

图 6-2-2-2 神经鞘瘤二维灰阶超声图
左侧腘窝瘤体周边回声略低于中心区域，呈"靶征"，两端与胫神经（箭头）相连

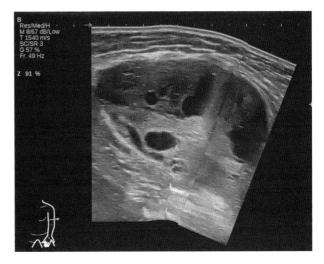

图 6-2-2-3 神经鞘瘤二维灰阶超声图
左上臂皮下瘤体内可见多发囊性变

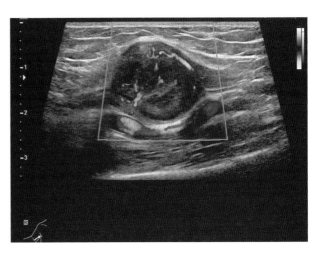

图 6-2-2-4 神经鞘瘤彩色多普勒超声图
右侧肘部尺神经神经鞘瘤内可见较丰富的血流信号

圆形肿块，呈均匀低密度或欠均匀中心稍低密度、周边低密度的类圆形肿块，内可见囊变、出血和钙化，增强扫描表现为中心逐渐延迟强化、周边相对低强化，囊变区域无强化。

2. **MRI**　表现为与神经走行方向一致、边界清楚的椭圆形肿块，T_1WI呈近似肌肉的低或等信号，T_2WI呈不均匀高信号，典型者呈"靶征"（即T_2WI病灶中心呈略高信号，周围呈明显高信号）。沿其长轴方向病灶周围见脂肪环绕（脂肪分离征），并可见肿块与神经相连（神经出入征）或血管与之伴行（血管贴边征）。增强扫描病灶中心团片状强化，周围呈环状无明显强化或低强化。

（六）鉴别诊断

1. **神经纤维瘤**　神经鞘瘤与结节性神经纤维瘤在超声上均表现为与神经相连，两者鉴别较困难。神经纤维瘤形态上更接近于梭形，极少囊变，多数无或仅见稀疏的血流信号。

2. **结节性筋膜炎**　部分病变两端逐渐变细呈"鼠尾状"与深筋膜相延续，容易被误认为是与神经相连，但结节性筋膜炎内部回声更为均匀，极少出现液化，且多为短期内出现的包块，可伴疼痛或触痛，密切结合病史有助于二者的鉴别。

3. **肌内黏液瘤**　部分位于肌间隙的神经鞘瘤周边亦可见新月形的高回声包绕，与肌内黏液瘤周边的"亮帽征"相似，二者鉴别较困难。但肌内黏液瘤位于肌肉组织内，内部回声较均匀一致，与神经不相连，病变内一般无明显血流信号。

（七）临床意义

典型的神经鞘瘤超声诊断比较准确，可为临床的后续处置提供重要依据。但部分体积较小或生长于皮下的神经鞘瘤很难发现相连神经，明确诊断较困难，如发现病变位于神经走行区域，且与动静脉伴行，则其神经来源的可能性加大。

二、创伤性神经瘤

（一）概述

创伤性神经瘤是周围神经损伤后常见的并发症之一，系周围神经受到挤压、切割、撕裂或缺血后致神经纤维发生断裂，神经近端再生的轴突未能长入远端，而是向各个方向甚至反折生长而形成的瘤样增生性肿块，一般神经损伤范围越大或神经切断后对位越差，形成的肿块会越大。创伤性神经瘤可引起疼痛、感觉异常，甚至功能障碍。根据神经的连续性是否存在，创伤性神经瘤分可分为神经不完全损伤性神经瘤和神经完全离断性神经瘤。

（二）病理

1. **大体标本**　在截断神经的近端或沿着受伤的神经形成结节状肿块，切面呈灰白色，直径一般不超过5cm。

2. **镜下特征**　由再生的神经束包括轴突、施万细胞、神经束膜细胞和纤维母细胞组成，以上成分混杂在一起，分布于致密的胶原性间质内。

（三）临床表现

有外伤或手术史，病变多发生于躯干或肢体（如手指或截肢残端），表现为质地较韧的结节，部分伴疼痛、感觉异常，严重者伴有功能障碍，其中约10%的患者会出现顽固性疼痛。创伤性神经瘤也可发生于实质脏器，尤其是胆囊区和胆管等，多发生于胆囊切除数月或数年后。

（四）超声检查

1. **二维灰阶超声**

（1）神经完全离断性神经瘤：表现为神经连续性完全中断，神经近端呈梭形或结节样增大，形态多不规则，与周围组织分界欠清晰甚至粘连，其内部原正常神经的条带样结构消失，代之以不均匀的低回声。（图6-2-2-5、图6-2-2-6）

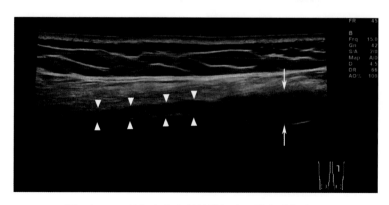

图6-2-2-5　神经完全离断性神经瘤二维灰阶超声图
坐骨神经（三角）远端增粗（箭头）呈梭形，回声减低

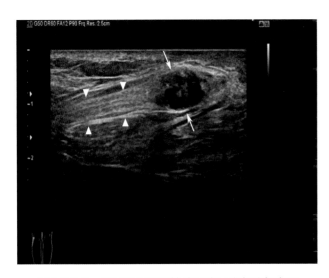

图 6-2-2-6　神经完全离断性神经瘤二维灰阶超声图
腓总神经（三角）连续性完全中断，神经远端增粗呈梭形，回声减低（箭头）

（2）神经不完全损伤性神经瘤：表现为神经干中一部分神经束连续性中断，中断的近端呈低回声梭形膨大，或近、远两端都呈梭形膨大并与中间未中断的纤细神经束共同形成"驼峰状"表现。

2. **彩色多普勒超声**　多数情况下，病变内无明显血流信号（图 6-2-2-7）。

（五）相关检查

1. **CT**　表现为局部神经末端肿胀，病变不规则，中央呈放射状，周边有致密的边缘以及完整的脂肪层包绕。

2. **MRI**　神经末端局部膨大，T₁WI 表现为中等信号，类似于肌肉，T₂WI 表现为不均匀中等或高信号，增强扫描可见不均匀强化。

（六）鉴别诊断

1. **神经水肿**　神经外膜连续，内部神经纤维束肿胀增粗，局部膨大呈瘤样，但边界清晰，形态规则，虽然局部回声减低，但神经束连续性完整。

2. **神经源性肿瘤**　神经鞘瘤或神经纤维瘤部分亦可见与神经相连，但创伤性神经瘤有外伤或手术史，瘤体形态多不规则，多表现为与周围组织分界不清甚至粘连，内部没有明显的血流信号。

（七）临床意义

典型的创伤性神经瘤有较特异的超声表现，因此，外伤或手术后患者如出现损伤区域的疼痛、功能受限等临床症状时，超声可用来帮助临床医师判断是否有创伤性神经瘤的存在，并能对创伤性神经瘤进行准确定位。此外，超声还能明确显示瘤体是否位于残端皮肤瘢痕内、是否被软组织层的瘢痕组织所包绕、是否与活动的肌腱粘连等，并可明确其与血管的位置关系，因而帮助外科医生在创伤性神经瘤手术前进行全面和客观的评估，有助于手术方式及切口的选择。

三、恶性外周神经鞘膜瘤

（一）概述

恶性外周神经鞘膜瘤是指起源于周围神经或病理显示有神经鞘不同成分分化的梭形细胞肉瘤，比较少见，占软组织肉瘤的 3%～10%，曾被称为神经源性肉瘤、神经纤维肉瘤、恶性神经鞘瘤。近半数病例为神经纤维瘤病 I 型（NFI）患者，少于 10% 的病例与放疗有关，其余为病因未明的散发性病例。由于该病的组织学特征并不特异，诊断比较困难，

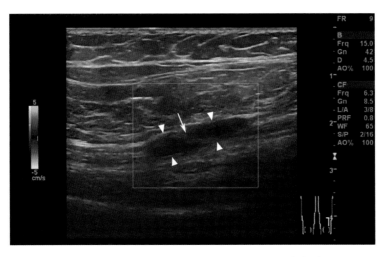

图 6-2-2-7　神经不完全损伤性神经瘤彩色多普勒超声图
胫神经部分连续性中断（箭头），近端与远端均可见膨大（三角），呈"驼峰状"，内未见明显血流信号

一般认为诊断该病变要符合下列条件之一：①NFI患者的神经纤维瘤特别是丛状神经纤维瘤，少数情况下可起自散发的弥漫性神经纤维瘤；②肿瘤起自周围神经；③从良性神经肿瘤发展而来，特别是神经纤维瘤；④患者虽不伴有NFI，但肿瘤细胞的组织学形态与大多数恶性外周神经鞘膜瘤相同，免疫组化和/或电镜观察也提示瘤细胞具有施万细胞分化。

（二）病理

1. 大体标本 典型病例可见肿瘤直接起自周围神经，表现为梭形、类圆形或不规则的肿块，部分病例由NFI进展而来，肉眼看不到与神经有关系或可见与良性神经源性肿瘤并存。肿块体积通常较大，多被覆一层厚薄不均的纤维性假包膜，切面灰白或灰红，常伴有出血和坏死。

2. 镜下特征 大多由排列紧密、条束状增生的梭形细胞组成，呈弥漫状生长或形成交替性分布的细胞丰富区和细胞稀疏区，血管周围常见密集的瘤细胞，尤其在疏松或黏液样区域内的血管周围。高倍镜下瘤细胞再现施万细胞的形态特点，核深染，核不规则，不对称，核端呈圆形或雏形、逗点样、蝌蚪样或子弹头样，核分裂象易见，胞质呈淡嗜伊红色或双色性。免疫组化：不同程度表达S-100和SOX10。

（三）临床表现

多发生于30~60岁成年人，儿童和青少年较为少见，继发于NFI者发生年龄可较早。临床表现为逐渐增大的肿块，可伴有疼痛、压迫症状、运动和感觉功能障碍等。主要发生于大的周围神经，如坐骨神经、臂丛神经等，以四肢、躯干、头颈部、腹膜后等部位多见，与放射治疗相关的病变位置多较表浅。

（四）超声检查

1. 二维灰阶超声 恶性外周神经鞘膜瘤超声缺乏特征性，多数表现为与周围神经关系密切的较大低回声包块，形态不规则（图6-2-2-8），部分边界不清，部分病变内可见囊性变及钙化灶。既往有神经纤维瘤病史的患者特别是NFI患者，如原来比较稳定的结节突然增大，且表现为边界不清并向周围软组织浸润，要怀疑恶变的可能。

2. 彩色多普勒超声 瘤体内血流信号较丰富，分布杂乱（图6-2-2-9）。

（五）相关检查

1. CT 与其他类型的软组织肉瘤相似，表现为密度不均的肿块，外形不规则，可呈浸润性生长，能提示恶性周围神经鞘膜瘤诊断的特点是肿瘤与大神经干或神经丛关系密切。增强扫描呈不均匀强化，实性部分呈斑片状、网格状强化，内可见无强化的坏死区。

2. MRI 肿瘤在T_1WI呈等-低信号，T_2WI呈稍低-等信号，沿神经走行浸润呈多结节状融合或纺锤形，部分肿瘤内可见大小不一的"靶征"，肿瘤内可出现出血坏死、边界不清、侵犯周围软组织等，增强扫描呈不同程度强化，强化不均匀。

（六）鉴别诊断

1. 神经鞘瘤或神经纤维瘤 也可表现为与神经相连，但肿瘤体积较小，边界清晰，形态规则，瘤内血流信号多数不如恶性者丰富。

2. 其他软组织肉瘤 恶性外周神经鞘膜瘤超声表现缺乏特征性，无论其位于浅表还是深部，如不能显示与周围神经的关系，很难与其他软组织肉瘤相鉴别，需进行穿刺活检明确诊断。

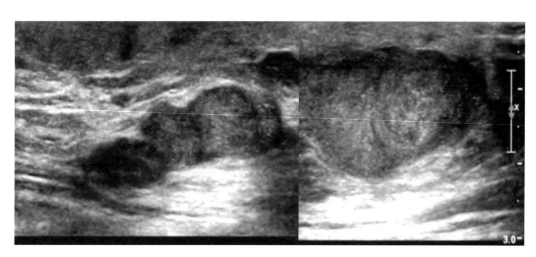

图6-2-2-8 恶性外周神经鞘膜瘤二维灰阶超声图
背部皮下低回声包块，边界尚清，形态不规则

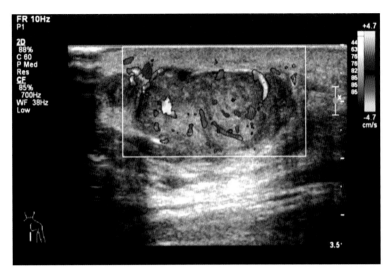

图 6-2-2-9 恶性外周神经鞘膜瘤彩色多普勒超声图
背部皮下瘤体内可见较丰富的血流信号

（七）临床意义

恶性外周神经鞘膜瘤属于高度恶性的软组织肿瘤，虽然超声有时很难与其他软组织恶性肿瘤进行鉴别，但超声可以辨别肿瘤与周围肌肉、血管的关系，术前可协助手术方案的制定。恶性外周神经鞘膜瘤治疗效果不佳，目前治疗手段主要采用肿块切除、局部辅以放化疗的综合治疗手段，但其复发率及远处转移率均较高，超声可用于术后的随访监测。

（陈 文）

第三节 脉管源性肿瘤

一、软组织血管瘤

（一）概述

软组织血管瘤是一种胚胎型良性肿瘤，占良性软组织肿瘤的 7%～8%，以血管内皮细胞增殖为特征。软组织血管瘤女性多发，男女发病率之比为 1:3～1:4，好发于四肢和面部，常位于一组或一条横纹肌内。1982 年，John B. Mulliken 首次提出基于血管内皮细胞生物学特性的分类方法，将此前传统意义的"血管瘤"重新分为血管瘤和脉管畸形。两者最本质的区别是血管肿瘤存在血管内皮细胞的异常增殖，而血管畸形则不存在此现象。婴幼儿期以内皮细胞增殖性血管瘤常见，成人以静脉畸形（海绵状血管瘤、蔓状血管瘤）常见，但也有各种畸形混合的类型。婴幼儿血管瘤是血管瘤的特殊类型，一般于出生后 1 周左右出现，最早期的皮损表现为充血性、擦伤样或毛细血管扩张性斑片，随后瘤体增殖，明显隆起皮肤表面，形成草莓样斑块或肿瘤，部分瘤体在数年后逐渐消退。具体参见皮肤篇脉管异常部分。

（二）病理

血管瘤是成人最常见的脉管源性肿瘤，它可见于全身任何部位，根据部位不同分为皮肤血管瘤、深部血管瘤、混合性血管瘤、肌间血管瘤等。该病病因不明，其发生机制主要与血管内皮细胞、血管生成因子、血管抑制因子、细胞外基质等众多因素有关，其中内皮细胞过度增生是血管瘤的特征性病理改变，亦是血管瘤发生、发展的实质。软组织血管瘤主要是扩张、淤滞、分散或密集的瘤性血管，其中尚有纤维结缔组织增生。

（三）临床表现

临床上表现为局部软组织肿胀、膨隆，严重者可出现软组织硬块，病变小者如拇指大小，广泛者整个肢体呈弥漫性肿胀，皮肤表面凹凸不平。浅表的皮肤血管瘤有颜色改变，容易诊断，但大多数深部血管瘤缺乏皮肤颜色的变化。软组织深部的血管瘤由于生长缓慢，位置较深，多无临床症状。如累及肌肉和神经，在肌肉收缩时可产生疼痛和功能障碍。

（四）超声检查

血管瘤的超声图像分为两种类型：

1. **实性回声型** 表现为实性高回声或低回声团块（图 6-2-3-1），边界欠清晰，形态不规则，内部回声可杂乱、不均匀，彩色多普勒显示团块内部血流信号少，加压试验一般为阴性。

2. **混合回声型** 表现为蜂窝状的低回声或无回声区（图 6-2-3-2），形态不规则，边界不清晰，部分团块内可见静脉石;或呈迂曲扩张的管道或管道与软组织相间的团块状回声。CDFI 显示多数内部有丰富的静脉血流信号(图 6-2-3-3),部分团块内血流显示欠佳。加压试验可呈阳性,即在彩色多普勒检查过程中,探头适当加压后瘤体及腔隙缩小,彩色

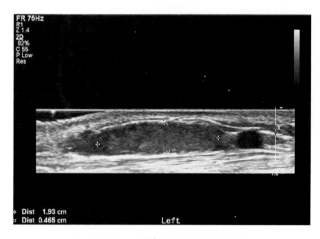

图 6-2-3-1 血管瘤二维灰阶超声图
肿物呈均匀中低回声,边界欠清晰,形态尚规则

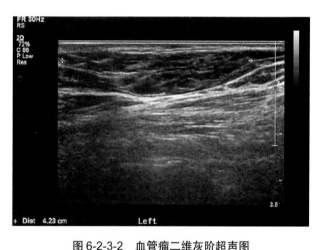

图 6-2-3-2 血管瘤二维灰阶超声图
可见低回声肿物,近椭圆形,内见条索状高回声及散在无回声,呈蜂窝状

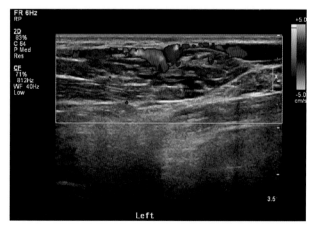

图 6-2-3-3 血管瘤彩色多普勒超声图
肿物内可见条状血流信号

血流以蓝色为主,提示血液自瘤体溢出;探头减压过程中瘤体及腔隙恢复原状,彩色血流以红色为主,提示血液向瘤体内流入。

(五)相关检查

1. CT 瘤体内有多发散在而不规则的低密度透亮影,可见病变内血管或血池在脂肪密度衬托下呈点状和迂曲的线样结构。当血管瘤内有血栓形成并发钙化时,可见小圆形或椭圆形钙化斑。增强后呈不均匀显著强化、轻度强化或不强化,与瘤体内血管成分的比例有关。

2. MRI 病灶可单发或多发,呈结节状、肿块状或弥漫性生长,形态不规则,多无包膜;T_1WI 呈不均匀中等信号,T_2WI 呈不均匀高信号,常伴有脂肪信号;部分病灶内可见迂曲、粗细不均的细条状高信号和低回声间隔;部分病灶内可见血管流空信号或血栓形成所致的斑片状低信号;增强扫描病灶早期增强不明显,延迟期不均匀强化,内见迂曲粗细不等的细条状强化,低信号间隔和斑块状血栓不强化。

(六)鉴别诊断

1. 脂肪瘤 形态规则,边界清晰,有包膜,常为低回声或中高回声,内可见条带状强高回声分隔,CDFI 血流较稀少。

2. 软组织肉瘤 血管瘤相对其他良性软组织肿瘤血供丰富,需与软组织肉瘤鉴别。但恶性软组织肿瘤中,新生血管大多位于肿瘤的周边,在血管瘤中则更均匀地分布在整个病灶中。

(七)临床意义

超声可清晰地显示病变的大小、范围、对周围组织的侵犯及供血血管的部位、内部血管的分布。对于不适合手术的患者,还可行超声引导下硬化剂注射血管瘤栓塞治疗。

二、动静脉畸形

(一)概述

动静脉畸形即蔓状血管瘤,是一种先天性疾病,从胚胎期原始血管在分化动静脉及毛细血管阶段中发生障碍,由动静脉直接交通的血管网发展而来,多位于皮下组织内,由显著扩张的微小动脉与静脉直接吻合,两者间无毛细血管床,血管显著扩张迂曲,相互缠绕成团状。

(二)病理

病变起源于异常血管,由动脉血管或动脉、静脉、毛细血管及淋巴管之间形成的血管巢组成。迂

曲的管道结构聚集成瘤巢,管道之间有分流发生,无毛细血管床存在。血管畸形起源的原始间叶细胞,具有扩大和再生的潜能,可演变成高度破坏性的病变,可以导致手指、肢体畸形及毁容问题。

(三)临床表现

病灶表现为皮下软组织包块,质地柔软,形态不规则,伴有皮肤淡蓝色或红色改变,搏动明显,听诊可闻及吹风样杂音,周围皮肤可见条索状血管隆起。

(四)超声检查

1. **二维灰阶超声** 病灶通常浅在,位于皮下组织,导致皮肤和皮下软组织层出现不同程度增厚。动静脉畸形常无包膜,边界清,整体回声可极不均匀,主要取决于病变内动脉和静脉的数量,可见形态不规则的低回声或无回声区,内呈网格状或"蜂窝样",可探及巢状无回声管道,部分病例中还可发现无回声假囊性结构(图6-2-3-4)。动静脉畸形内部无软组织成分。

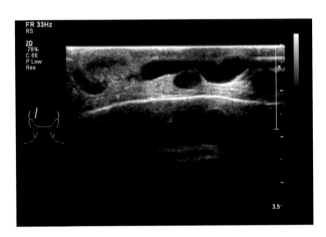

图6-2-3-4 动静脉畸形二维灰阶超声图
病灶位于皮下组织层,无包膜,边界清,以无回声和低回声为主

2. **彩色多普勒超声** 病灶内血流信号异常丰富,无回声区内充满明亮的五彩镶嵌状血流信号(图6-2-3-5),闪烁明显,可有混叠失真。多普勒频谱呈高速低阻的动脉样频谱,RI<0.5(图6-2-3-6)。仔细寻找可在病灶边缘找到供血动脉和引流静脉。

3. **超声造影** 应用微气泡造影剂的对比增强超声可以检出更多的血管和更密集的灌注,可以改善对小的动静脉分流的检测。

(五)相关检查

1. **DSA** 可在逆行或顺行的股动脉导管内进行,常用于确定动静脉畸形中的动脉成分,可显示致密的动脉病灶和早期静脉引流。DSA可同期实时进行血管内治疗。

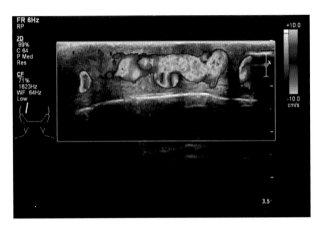

图6-2-3-5 动静脉畸形彩色多普勒超声图
肿物内充满丰富的血流信号

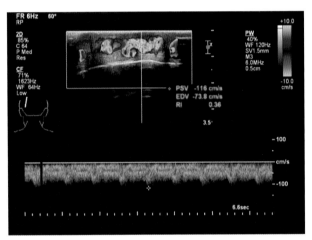

图6-2-3-6 动静脉畸形频谱多普勒超声图
肿物内可探及高速低阻动脉频谱,PSV=116cm/s,RI=0.36

2. **MRI** 对于体积较大或多发的动静脉畸形,MRI可以显示病灶的完整范围及其与周围肌肉、神经、骨骼、肌腱、皮下组织等周围软组织的关系。短时间反转回复序列(STIR)可以很好地将血管畸形与周围的脂肪组织区别开来,动静脉畸形可见匍行结构中出现流空信号,对应高流量的支流。对比增强时间分辨磁共振血管成像(MRA)融合了高瞬时分辨率和血流动态可视化能力,可显示动脉至静脉的快速引流。

(六)鉴别诊断

1. **海绵状血管瘤** 两者常规超声表现相同或相似,但海绵状血管瘤的病变内部血流信号不丰富,彩色血流信号黯淡,无闪烁,尽管在挤压试验后血流信号增多,但持续时间短暂,多普勒频谱常为不规则、连续的低速静脉样频谱。

2. **软组织肉瘤** 有些软组织肉瘤富含血管,动静脉间可形成瘘,需将其与动静脉畸形鉴别。但灰阶超声上动静脉畸形内无软组织成分,而软组织肉瘤内部少见网格状或"蜂窝状"无回声区，而存在于病灶周边的水肿或浸润性边界也是肉瘤的标志之一。同时，病灶内血管分布模式不同：动静脉畸形内的血管及其主要分支集中在病灶中部，而软组织肉瘤中的血管常出现在病灶周边，血流信号远不如动静脉畸形丰富。

（七）临床意义

高频超声检查不仅能够准确判断病变的范围、深度、累及的重要组织，还能检出大部分供血动脉、引流静脉，从而定性诊断动静脉畸形。

三、淋巴管瘤

（一）概述

淋巴管瘤又称淋巴管畸形，是一种淋巴管源性的良性病变，是淋巴管过度增生、畸形或发育障碍形成的一种良性肿瘤，其发病率比血管瘤低，占全部脉管肿瘤的4%，常见于婴幼儿，占儿童良性管状发育不良的25%。该病可累及皮肤及皮下组织、疏松间隙，也可位于内脏器官。70%的病例累及头部及颈部。病因不明，可为先天性或继发于手术、外伤后。有学者认为与淋巴管先天发育异常或继发性淋巴管损伤有关，淋巴管因发育不全、错构、淋巴引流梗阻、管腔异常扩张致淋巴管瘤样增大，形成囊性肿块。

（二）病理

1. 大体标本 淋巴管瘤主要表现为淋巴管的扩张，有的呈大的海绵状腔隙，或大的单一囊肿，病灶周围包绕含数量不等的结缔组织基质。肉眼观为多房性囊性肿块，为圆形、分叶状或海绵状，常较大，直径一般大于10cm，囊壁薄（1～3mm），呈半透明状，质地柔软，有波动感，透光试验阳性。病变边界清楚，可有完整包膜，也可边界不清。多房囊之间液体常相互连通，间隔较薄，内含无色透明或淡黄色淋巴液，若有出血则呈血性浆液。

2. 镜下特征 按增生淋巴管的口径大小不同，淋巴管瘤可分为三型：单纯性淋巴管瘤、海绵状淋巴管瘤及囊性淋巴管瘤。单纯性淋巴管瘤即毛细管型，由细小淋巴管构成，多发生于皮肤及黏膜处，外观可形成乳头状或疣状结节，镜下为增生扩张的淋巴管，管腔较毛细血管稍大。海绵状淋巴管瘤由较大的淋巴管构成，切面呈海绵状，见薄壁的小管或小囊，多见于上肢、胸腹壁、腋部；部分伴发海绵状血管瘤，称为脉管瘤。囊性淋巴管瘤即囊状水瘤，由特别扩大的淋巴管腔隙构成，也可含有平滑肌、

血管、神经和脂肪组织及淋巴细胞，壁内衬以扁平内皮细胞，囊内含清亮淋巴液，与淋巴管相通者为乳糜液。

（三）临床表现

不同部位的淋巴管瘤临床表现可有不同，患者多以软组织肿物就诊，肿物柔软、边界不清，与黏膜、皮肤无牢固性粘连。

（四）超声检查

1. 单纯性淋巴管瘤 肿块整体呈中等回声，实为无数细小囊腔构成多重反射界面，病变边缘区内有少量蜂窝状小囊（图6-2-3-7）；CDFI：肿物内无血流信号。

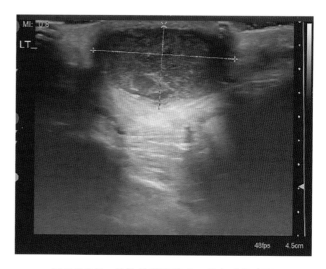

图 6-2-3-7 单纯性淋巴管瘤二维灰阶超声图
可见中等偏低回声肿物，边界尚清，内部回声欠均，可见细小分隔，后方回声增强

2. 海绵状淋巴管瘤 病变呈扁平形、椭圆形或不规则形，多无包膜，边界不清，常浸润周围脂肪、肌肉组织甚至骨组织。内部回声为囊实混合回声，内含无回声和低回声区，可见蜂窝状或扭曲扩张的管道回声。CDFI：肿物内无血流信号。

3. 囊性淋巴管瘤 超声表现为边界清楚的囊性团块（图6-2-3-8），内多有强回声分隔，有包膜，囊壁薄，瘤体常较大，与周围组织分界清楚，一般不浸润肌层，团块较大时可对周围组织产生推挤压迫，探头加压后体积无变化。部分伴出血或感染者可见点状回声漂浮。CDFI：囊内无明显血流（图6-2-3-9），囊壁及分隔处可见点片状血流信号。

（五）相关检查

1. X线及CT 局部软组织增大，密度不均。海绵状淋巴管瘤可见软组织内等/低混杂密度病灶，与周围组织界限不清。囊性淋巴管瘤呈类圆形、

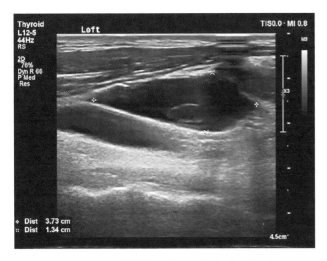

图 6-2-3-8 囊性淋巴管瘤二维灰阶超声图
左侧颈部见数个无回声,边界清晰,内透声好,可见薄分隔

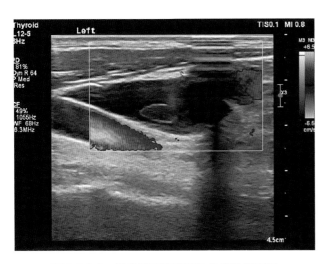

图 6-2-3-9 囊性淋巴管瘤彩色多普勒超声图
肿瘤内未见明显血流信号

椭圆形、巨大不规则形水样低密度肿物,内部可因出血出现稍高密度,增强扫描可见囊壁、分隔轻度强化。单纯性淋巴管瘤呈密度不均肿块,边界尚清,强化扫描增强不明显。

2. **MRI** 海绵状淋巴管瘤,在 T_1WI 表现为弥漫性软组织肿胀,其内可见蚓状低信号,呈蔓状、匍匐状生长,病灶周围脂肪组织增多及深层肌肉移位、萎缩;T_2WI 表现为不均一高信号,见匍匐状生长条状等低信号。囊性淋巴管瘤囊腔内表现稍长 T_1、长 T_2 信号,与周围正常组织对比明显,界限清楚。增强扫描见病灶囊壁、分隔轻度强化。

(六)鉴别诊断

1. **单纯囊肿** 多有外伤史,囊壁光滑,与单纯性淋巴管瘤难以鉴别,但后者多发生在淋巴管汇集区。

2. **鳃裂囊肿** 多发生于颈内三角胸锁乳突肌前缘及颌下,系由胚胎期第二对鳃裂未闭造成,多为单房,常有瘘管形成,范围多局限;而淋巴管瘤多发生于颈外三角口,为沿间隙蔓延生长的多发病变,临床多依据其发生部位予以鉴别。

(七)临床意义

超声检查可以发现病变,了解病变的范围,能对大多数淋巴管瘤做出定性、定位诊断,有利于制定手术方案。由于淋巴管瘤术后常复发,超声也是术后随访的主要手段,也可在超声引导下行淋巴管瘤内药物注射进行硬化治疗。超声以无创、简便、可重复、结果快捷等优势广泛应用于临床,对本病的诊断和治疗具有重要价值。

四、血管肉瘤

(一)概述

血管肉瘤也称恶性血管内皮细胞瘤,起源于血管或淋巴内皮细胞,是一种罕见的高度恶性软组织肿瘤,占软组织肉瘤的 1%~2%,在软组织肿瘤中进展最快,恶性程度最大。主要见于老年人(>50岁,80~90岁为峰值发病年龄),好发部位为头、颈部,尤其头皮,深部软组织血管肉瘤多发生于躯干四肢皮下组织和肌肉,也可见于实质脏器,如乳腺、甲状腺、心脏、肝脏、脾脏等。不同部位的血管肉瘤异质性很大。原发性血管肉瘤绝大多数为散发,可能与接触某些化学物质、放射线照射、慢性感染、长期慢性淋巴水肿等因素有关。仅有极少数为先天性或遗传病。

(二)病理

1. **大体标本** 大体组织病理肉眼观察可见肿物为无包膜实性包块,呈结节状,切面呈灰红色或褐红色,质地软而脆,易碎,似海绵状伴出血及坏死,其间有灰白色鱼肉状组织与其交错。分化较好的区域内可见大小不等的血管形成,呈不规则、迷路样分隔状生长。内部散在的出血、坏死、囊变和散在的灰白色钙化组成不规则组织,质地较实。

2. **镜下特征** 肿瘤细胞体积较大,呈梭形、圆形或不规则形,染色质深,核不规则,核异型性明显,核分裂象较多,可见多核细胞和异型核。瘤细胞呈束状或弥漫排列。血管腔不明显,可见不典型的内皮细胞衬覆不规则吻合的近似血管腔结构,易见形状不规则、大小不一、相互吻合的似血管样腔隙。分化略差的区域可见原始管腔形成或单细胞管腔形成。常见肿瘤内出血和坏死,可见较多的淋巴细胞、浆细胞浸润。

3. 免疫组化 是诊断血管肉瘤的重要辅助手段，至少有一种或几种血管内皮细胞标记阳性，包括 CD31、CD34、FLI-1、ERG 和 D2-40 等。

（三）临床表现

血管肉瘤临床表现常具有非特异性。最初表现类似于瘀血或隆起的紫红色丘疹，易误诊为血管瘤等良性病变；病灶快速生长，近似瘀青的红色或紫色肿胀，有时伴有溃烂。血管肉瘤恶性程度较高，容易复发和转移，20% 的患者局部复发，50% 远处转移，常在早期即可经血循环转移至肝、肺、骨，经淋巴可转移至引流区淋巴结，易导致慢性淋巴水肿；5 年生存率为 12%～20%，50% 的患者死于 1 年内；不良预后因素包括年老、肿瘤体积较大。标准治疗包括完整的肿瘤切除和联合放化疗。早期发现并完整切除肿瘤，患者的存活时间较长。

（四）超声检查

1. 二维灰阶超声 病灶区表现为低回声实性肿块时呈分叶状，形态不规则，边界欠清，无明显包膜回声（图 6-2-3-10）。肿物内部常回声不均匀，可以见到高回声的纤维分隔，可见多处大小不等的囊性、管状无回声区，这与血管肉瘤内存在较多大的血管区、血管窦等病理学改变有关；有时可见钙化和栓塞所致的点状及片状强回声。

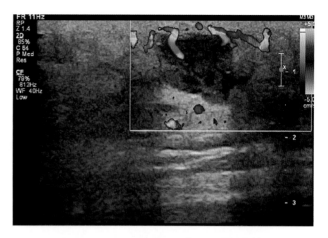

图 6-2-3-11 血管肉瘤彩色多普勒超声图
肿物周边及内部血流信号丰富，分布不规则

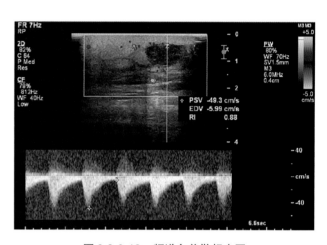

图 6-2-3-12 频谱多普勒超声图
肿物内探及高阻力型动脉血管肉瘤血流频谱，PSV=49.3cm/s，RI=0.88

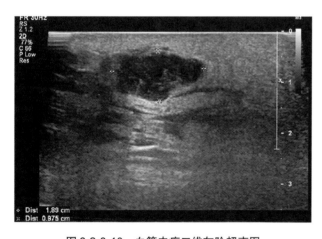

图 6-2-3-10 血管肉瘤二维灰阶超声图
可见低回声肿物，无明显包膜，形态不规则，边界不清，内部回声欠均，周围组织水肿

2. 彩色多普勒超声 肿物周边及内部血流信号丰富，常可检测到不对称和不规则的血管结构（图 6-2-3-11）。

3. 频谱多普勒 可探及高阻力型动脉血流频谱（图 6-2-3-12）。

（五）相关检查

1. X 线与 CT 可见长骨或骨盆周围深部肌群软组织肿块影，密度不均匀，边界不清。肿块较大时可造成周围软组织受压，可包绕骨质生长并挤压邻近骨皮质，骨皮质欠光整，并可见斑点状骨质密度减低区。

2. MRI 可见深部肌群周围软组织肿块影，肿块内不规则，呈高低信号混杂，以低 T_1、短 T_2 信号为主，推挤周围肌肉组织，分界不清。周围软组织可见水肿，内呈现长 T_2 信号，相邻骨质和髓腔内呈现高低混杂信号。

3. PET-CT ^{18}F-FDG PET-CT 软组织肿物呈代谢增高表现，可检出体积较小（<1cm）的肿瘤，并可较早检出淋巴结转移或远处脏器的转移灶，进而对肿瘤分期做出准确的评估。

（六）鉴别诊断

血管肉瘤需与血管瘤进行鉴别。血管瘤为良性增生性病变，超声图亦可表现为软组织内多发不规则或迂曲管状无回声区。其主要鉴别点在于血管瘤管腔内常可见单发或多发的强回声静脉石,血管肉瘤则少见;血管瘤内血流信号多不丰富,而血管肉瘤内部可见丰富血流信号,可探及高阻动脉血流频谱。

(七)临床意义

血管肉瘤是较为罕见的恶性肿瘤,预后较差。当超声鉴别存在困难时,应结合病史综合分析。

(张一休)

第四节　腱鞘巨细胞瘤

(一)概述

腱鞘巨细胞瘤又称为结节性腱鞘炎、局限性腱鞘炎、色素沉着绒毛结节性腱鞘滑膜炎、关节外色素沉着绒毛结节性滑膜炎、黄色素瘤或良性滑膜瘤,占所有软组织肿瘤的1.6%。本病病理性质有争议,多认为是在关节、腱鞘或滑囊的滑膜组织发生的一种生长缓慢的软组织肿瘤,也有学者认为其并不是真正的肿瘤,而是一种与炎症有关的反应性或再生性增生。绝大多数情况下表现为良性、渐进性,但也有少量恶性、急进性病例报告。好发于手部及足部,在手部的发生率仅次于腱鞘囊肿。可发生于任何年龄,但以青壮年高发,女性多于男性。

(二)病理

1. **大体标本**　肿块呈黄褐色肿物,呈球形、分叶状或多结节状,通常<3.0cm。多有良好的完整包膜,切面不均匀,以白色为主,间有黄色、褐色。

2. **镜下特征**　腱鞘巨细胞瘤呈分叶状,小叶由致密、透明化胶原围绕。瘤内细胞由以滑膜样增生的组织细胞样单核细胞为主,伴有数量不等的成骨样多核巨细胞、黄色瘤细胞、泡沫细胞、慢性炎症性细胞、含铁血黄素巨噬细胞和胶原化基质以不同比例混合组成。纤维组织增生,部分可见大小不等的裂隙或玻璃样变。

(三)临床表现

本病发病缓慢,病程较长,可见手指和手部的坚实性肿块,皮损为圆形、椭圆形结节,生长缓慢,通常<3cm,无痛或轻微疼痛,受累关节可有活动受限。肿瘤可侵袭邻近骨骼。术中对病变边缘不规则或突出部分要完整地切除,如切除不彻底可致局部复发。尽可能完整切除,是防止复发的有效方法。

(四)超声检查

1. **二维灰阶超声**　手指或足趾肌腱或关节周围肿物处可见单个或多个边界清晰的低回声实性肿物(图6-2-4-1),呈圆形、椭圆形或不规则形,部分呈

分叶状,瘤体较大时会包绕肌腱,可包绕手指或足趾骨。大部分内部回声均匀,边界清晰整齐,无包膜存在,少数肿块内可见点团状强回声或少许无回声区,后方回声多有不同程度增强。部分病例肿块旁的骨质呈虫蚀样改变或者凹陷,少数可侵及关节。

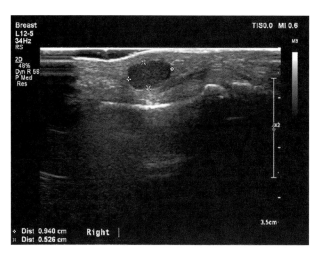

图6-2-4-1　腱鞘巨细胞瘤二维灰阶超声图
右手拇指皮下软组织内肌腱前方见低回声肿物,形态规则,边界清晰

2. **彩色多普勒超声**　大多数肿块内血流信号丰富,部分肿块内血流信号较少(图6-2-4-2),仅可见点状血流信号或无明显血流信号。脉冲多普勒可探及低速低阻动脉血流频谱。

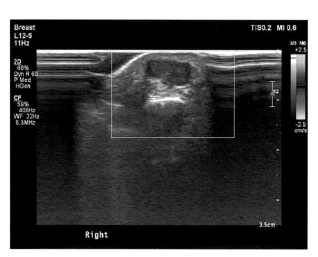

图6-2-4-2　腱鞘巨细胞瘤彩色多普勒超声图
未见明确血流信号

(五)相关检查

1. **X线与CT**　腱鞘巨细胞瘤X线与CT检查早期均表现为无特异性结节状软组织肿块,位于骨旁、关节周围,呈稍高密度,软组织内一般无钙化。伴有骨质侵蚀的病例,邻近骨质有压迫性骨质吸收和破坏,关节间隙狭窄和骨质疏松等。

2. **MRI** MRI 是诊断腱鞘巨细胞瘤的常用影像学检查手段，可多方位显示病变的起源、形态、边界、信号特征、范围及病变和邻近骨组织、关节滑膜以及关节内情况。腱鞘巨细胞瘤在 MRI 中的表现具有特征性，在 T_1WI 上可呈中等信号、略高信号或略低信号，在 T_2WI 上弛豫时间缩短，呈混杂信号，尤其是在梯度回波序列的"盛开效应"，是其特征性表现。

（六）鉴别诊断

1. **腱鞘囊肿** 超声检查可见类圆形或椭圆形规则囊性结构：肿块内部为无回声，透声较好；边界清晰，有明确的囊壁回声；少数可见细小分隔光带。彩色多普勒显示内未见血流信号。

2. **腱鞘纤维瘤** 是一种相对少见的发生于肌腱、腱鞘或关节滑囊的良性纤维母细胞增生性病变，有学者提出腱鞘纤维瘤和腱鞘巨细胞瘤是组织学同源性病变的不同分化阶段的不同表现形式，均为起源于滑膜的无痛性结节。多好发于上肢、掌指部，表现为较硬的低回声实性病变，部分可见血管及异质成分。腱鞘巨细胞瘤更多位于关节旁，可包绕肌腱生长，形态规则或不规则，不均匀伴钙化，可有骨侵蚀。腱鞘纤维瘤位于关节旁，与肌腱关系不密切，为肌腱旁或关节旁生长的形态规则、边界清晰的实性包块。

（七）临床意义

高频超声可有助于确定腱鞘巨细胞瘤的部位、累及范围及深度、病灶数目、大小、形态、边界、内部回声、血供情况，结合临床表现及超声图特点可基本明确诊断，其迅速、可靠、无创伤、可重复性强，对临床治疗具有重要的指导价值，可为术后随访提供帮助。

（张一休）

第五节 横纹肌肉瘤

（一）概述

横纹肌肉瘤是一种侵袭性软组织肉瘤，是起源于横纹肌细胞或向横纹肌细胞分化间叶细胞的恶性肿瘤。横纹肌肉瘤临床相对常见，发病率次于恶性纤维组织细胞瘤和脂肪肉瘤，居软组织肉瘤的第三位，居儿童软组织肉瘤第一位。成人少发，男性多于女性。肿瘤分布部位较广，多发生在人体横纹肌分布的各个脏器，亦可发生在没有横纹肌分布的部位。横纹肌肉瘤发病原因尚不清楚，可能与遗传因素、染色体异常、基因融合等因素有关。

（二）病理

1. **大体病理** 横纹肌肉瘤多表现为软组织内单发、边界清及无包膜的软组织包块，呈椭圆形、不规则形或分叶状，切面呈灰白、灰红色，质软嫩，鱼肉状，部分伴有出血、坏死。

2. **镜下特征** 由未分化的小圆形细胞和不同分化阶段的横纹肌细胞构成，横纹肌肉瘤组织学分为胚胎型、腺泡型、多形型及梭形细胞 / 硬化型四种。胚胎型肿瘤细胞分化程度不一，在疏松黏液或水肿背景中散布中等量的较小瘤细胞，核分裂较少见。腺泡型横纹肌肉瘤肿瘤细胞小，呈腺泡样排列，中央细胞稀少。多形型横纹肌肉瘤常由异型性显著的大圆形细胞、多边形细胞和梭形细胞混合组成。多数病例中可见胞质深嗜伊红色的多形性横纹肌母细胞，具有诊断意义。梭形细胞型肿瘤细胞呈束状或席纹状排列，可见横纹肌母细胞，常见核异型、染色质浓集及核分裂象，间质可不同程度透明变性。间质广泛透明变性的，命名为硬化型横纹肌肉瘤。

3. **免疫组化** HE 染色在光学显微镜下观察横纹肌肉瘤细胞，有时可因细胞分化低及横纹未形成等原因而难以确诊，免疫组织化学染色方法是确诊横纹肌肉瘤的可靠方法：肌肉特异性标志物（Desmin）和横纹肌原标志物（MyoD1 和 Myogenin）阳性，一半以上病例呈 Ki67 阳性。

（三）临床表现

该肿瘤可发生在全身多个部位。胚胎型横纹肌肉瘤占横纹肌肉瘤的 2/3，多发于 8 岁前儿童，好发于头颈和泌尿生殖系统。腺泡型横纹肌肉瘤见于青春期男性，好发于下肢、头颈和躯干。多形型横纹肌肉瘤以成年人和老年人多见，多见于 40～70 岁，好发于四肢，尤以下肢大腿多见，多位于肌肉肥厚处，如股四头肌、大腿的内收肌群和肱二头肌等。此型特点为肿瘤较大，多在 5～10cm，也有达 40cm者。横纹肌肉瘤的主要症状为痛性或无痛性肿块，质硬，皮肤表面红肿，皮温高，肿瘤压迫周围神经和侵犯周围组织器官时可引起疼痛、压迫症状和感觉障碍。本病多转移至所属区域淋巴结，晚期多伴有血行转移，肺部为最常见的远处转移部位。治疗以手术切除为主，尽可能完全地切除肿瘤所在处的全部肌肉；因其极易转移，需辅以化疗及放疗。

（四）超声检查

1. **二维灰阶超声** 横纹肌肉瘤分布部位较广，不同部位肿瘤超声图变化较多。于肌层或肌性组织周边探及低回声肿块（图 6-2-5-1），切面呈椭圆形、结节状或不规则形，边界较清晰，光滑或不光滑，无包膜回声，内部呈不均匀低回声，中心易继发出血、坏死和变性，出现不规则无回声或强回声，后方回声一般不减弱。

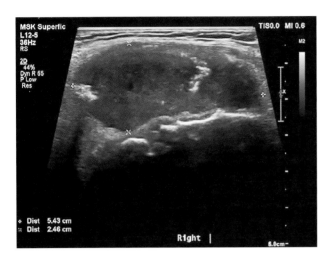

图 6-2-5-1 横纹肌肉瘤二维灰阶超声图
肌层内见低回声肿物，形态欠规则，边界尚清晰，内部回声不均匀，可见不规则强回声

2. **彩色多普勒超声** 病灶周边及内部可见较丰富的血流信号（图 6-2-5-2），由于新生滋养血管血流方向各异、走行迂曲，导致血流速度加快和阻力指数（RI）增加，RI > 0.75。

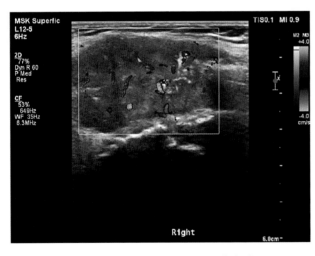

图 6-2-5-2 横纹肌肉瘤彩色多普勒超声图
肿物内见较丰富血流信号，方向各异

（五）相关检查

1. **CT** 平扫检查病灶表现为等、低密度的均匀或不均匀软组织肿块，病灶边界相对欠清晰，病灶周围常见骨质破坏；增强 CT 扫描检查表现为轻度或中度的不均匀强化。

2. **MRI** 常规 MRI 序列检查，T_1WI 呈等回声、等低回声、等高回声，T_2WI 为等高信号或高回声，

DWI 多为高信号。多数病灶内部信号不均匀，常伴有出血、坏死、囊性变的混杂信号，与周围组织关系密切，边界不清，常出现血管包绕。MRI 动态增强检查，病灶强化方式多为速升平台型，多呈中等程度不均匀强化。

3. **PET-CT** 原发灶均为多代谢；当瘤体较大时，肿瘤 FDG 摄取多不均匀，提示肿瘤细胞代谢水平高且活性不一。

（六）鉴别诊断

1. **滑膜肉瘤** 亦是软组织高度恶性肿瘤，可在全身软组织内生长，瘤体边界欠清楚，呈分叶状或不规则形，以不均质低回声为主。单凭超声图难以鉴别，超声引导下穿刺活检有助于诊断。

2. **侵袭性纤维瘤病** 也称硬纤维瘤病，是由成熟纤维结缔组织形成的一种良性纤维组织增生性肿瘤，可发生在全身各部位。该病边缘回声清楚，多有包膜，内部不均匀低回声区因富含较远纤维而出现后方衰减。

（七）临床意义

横纹肌肉瘤是极具侵袭性的恶性软组织肿瘤，生存率低，复发率高，青少年好发，头颈部多见。超声有助于在术前了解横纹肌肉瘤的位置、大小及其与周围组织的关系，有助于发现与辨认内部及周边的血流特点，对临床诊断及手术均有一定的指导意义。超声引导下穿刺活检取组织病理检查可帮助临床确诊。

（张一休）

第六节 滑膜肉瘤

（一）概述

滑膜肉瘤是一种恶性程度较高的软组织肿瘤，占所有软组织恶性肿瘤的 5%～10%。本病多见于青年人（20～40 岁），可见于全身各部位，以四肢的大关节为好发部位，最常见于膝关节周围和大腿远端，其次为足踝和肘部。

（二）病理

病理学上滑膜肉瘤由起源不明的梭形细胞和/或分化程度不等的上皮样细胞巢构成，依两种细胞的组成分为单相型、双相型及未分化型。①单相型肿瘤细胞呈梭形，排成束状，有时形成大小不等的旋涡状，具有特征性；②双相型显示肿瘤组织由梭形细胞及上皮样细胞组成并相互移行；③未分化型内只有低分化纤维型梭形细胞。

单纯根据光镜下的细胞形态很难确诊,必须结合免疫组化及染色体检查。几乎95%的滑膜肉瘤病例发生X染色体和第18对染色体(p11.2;q11.2)易位。

(三)临床表现

滑膜肉瘤多起病隐匿,临床常缺乏典型症状,部分患者进展缓慢。可见于全身各部位,常表现为关节旁软组织肿块,质地为中等,也可偏硬或偏软,稍有疼痛及压痛。晚期可有不同程度疼痛、隐痛或钝痛,后期呈剧烈疼痛,夜间疼痛显著。患者局部肢体活动受限,一般无红肿发热,肿块表面皮肤可有静脉怒张。本病恶性程度较高,易于复发及远处转移,治疗以手术切除为主,争取广泛切除,如有血管受侵需一并切除,同时施行淋巴结清扫术。局部切除不彻底者,可辅以放疗;化疗效果尚不肯定,仅用于术后辅助治疗。

(四)超声检查

1. 二维灰阶超声 滑膜肉瘤多表现为关节附近位置深在的肌层或肌腱周围团块,多为单发,一般体积较大,呈结节状、椭圆形或分叶状,不侵犯关节,边界较清晰。一般内部回声为均匀实性低回声,后方回声不减弱。伴有液化及钙化时内部回声不均匀,可见无回声及点片状或团块状强回声钙化。早期与之毗邻的骨、关节无异常,晚期可见骨皮质侵蚀破坏。(图6-2-6-1)

2. 彩色多普勒超声 滑膜肉瘤内部及周边可见较丰富的血流信号,呈斑块状、树枝状,血流分级以3级为主。(图6-2-6-2)

(五)相关检查

1. X线 无特征性表现,可显示软组织肿胀,邻近关节可见类圆形、椭圆形或多结节状中等密度软组织肿块,肿块可见偏心性或边缘性钙化,伴骨破坏时可见骨质侵蚀或骨膜反应等间接征象。

2. CT 滑膜肉瘤表现为关节旁深在的结节状或分叶状软组织低密度肿块,肿块低于肌肉密度,可见稍高密度分隔或壁结节,部分病例可见内部钙化、出血、囊变,边缘清楚,似见包膜,分叶不明显,无毛刺,晚期可见邻近骨质侵犯。增强CT表现为肿块不均匀显著增强,囊变及坏死区域不强化,少数周围可见异常增粗的血管。

3. MRI 肿瘤多位于邻近关节的肌间隙内,肿瘤的实性部分一般在T_1WI呈中等稍高信号,接近于肌肉信号,可见局灶性出血的片状高信号区,瘤体内的钙化或骨化区表现为相对低信号。T_2WI肿块

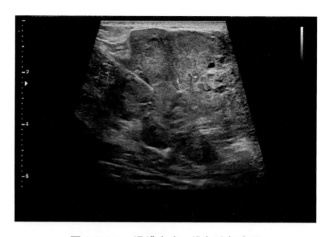

图6-2-6-1 滑膜肉瘤二维灰阶超声图
肌层内见低回声肿物,体积较大,呈分叶状,边界尚清晰,内部回声不均匀,可见片状无回声;本例行超声引导下穿刺活检

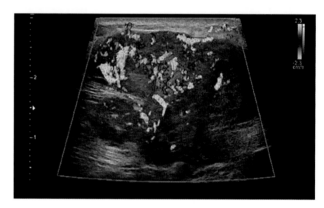

图6-2-6-2 滑膜肉瘤彩色多普勒超声图
肿物内可见异常丰富的血流信号

呈高信号,可见肿瘤内的低信号分隔带;直径>5cm的较大肿瘤,内部出现液化、坏死、出血,内部回声不均匀,可见较为特异的"三重信号征",即肿块内同时出现低信号、等信号及高信号,以高信号为主。由于肿瘤的富血供特点,MRI动态增强检查可见肿瘤呈絮片状明显不均匀显著强化,间隔明显强化。

4. PET-CT 滑膜肉瘤在^{18}F-FDG PET-CT上表现为孤立性软组织肿块,边界较清晰,FDG代谢轻度增高。

(六)鉴别诊断

1. 色素沉着绒毛结节性滑膜炎 该病一般发生于中年,为滑膜良性增生性疾病,多发生于大关节特别是膝关节,多由关节内向外扩张,可见滑膜增厚呈低回声,常有结节状隆起,可伴关节腔积液,CDFI显示血流信号丰富。而滑膜肉瘤常位于关节旁,无明显关节腔积液,彩色血流信号丰富程度弱于色素沉着绒毛结节性滑膜炎,可供鉴别。

2. 腱鞘囊肿 滑膜肉瘤内部出现大片状出血

坏死时，可表现为囊性肿块型，但该病一般位于肌层或肌腱周围，呈分叶状，团块内可见分隔，分隔上有血流信号。腱鞘囊肿常表现为关节旁或肌腱旁囊性团块，边界清楚，形态规则，呈椭圆形，内部无血流信号。

3. 肌间血管瘤 滑膜肉瘤及肌间血管瘤内都可见液性暗区及点状强回声钙化，血流信号较丰富，但前者一般位于关节旁，后者一般远离关节。

4. 纤维肉瘤 中年患者多见，起源于皮下深层或筋膜、肌肉。早期为体积较小、边界清晰的低回声肿物，晚期病灶回声不均，可见片状回声增强，内部液化坏死可呈网状分隔，侵犯邻近周围骨质结构。该病内部较少出现钙化，超声鉴别困难时可行穿刺活检确诊。

（七）临床意义

超声可清晰显示肿瘤形态、大小及其与邻近组织的关系，可实时动态显示病灶血流信号，肿瘤体积较大、多发生液化及钙化、血流丰富等特征性的超声表现有助于提高诊断准确率，适用于多次复查及术后随访。综合分析多种影像学检查能够进一步提高诊断的准确性。

（张一休）

第七节　恶性纤维组织细胞瘤

（一）概述

恶性纤维组织细胞瘤（malignant fibrous histiocytoma，MFH）来源于间叶组织，是一种高侵袭性软组织肉瘤。可发生于全身各个部位，其中以四肢软组织最常见，也可发生于腹膜后软组织和骨骼，其他部位相对少见。MFH 一般发病年龄较晚，好发于50～70 岁，男性较女性多见。

恶性纤维组织细胞瘤是成人最常见的软组织肉瘤之一。根据 2013 年世界卫生组织（WHO）对软组织肉瘤的定义与分类，恶性纤维组织细胞瘤被归为一组未分化的、不能确定分化方向的多形性肉瘤（undifferented pleomorphic sarcoma，UPC）。目前病因尚不明确，可能与染色体异常和四肢恶性肿瘤放疗后继发有关。

（二）病理

1. 大体病理 肉眼见肿瘤呈分叶状或不规则状，切面呈灰白、灰黄或棕褐色，肿瘤较大时可伴有灶性出血、坏死、囊性变。

2. 镜下特征 组织学上，MFH 主要由类圆形组织细胞样细胞及纤维母细胞样梭形细胞混合而成，此外还有原始间叶细胞、肌纤维母细胞、黄色瘤细胞和多核巨细胞等细胞，结构复杂，胞质丰富，核分裂及异型性明显。富含血管的胶原纤维是瘤体间质的主要组成部分，大量富血管胶原纤维呈条索状及席纹状排列，部分可见黏液变性区及炎性肉芽组织区，这也是 MFH 形态及表现多样性的病理基础。免疫组化主要表达波形蛋白（vimentin）和巨噬细胞（CD68）。

（三）临床表现

恶性纤维组织细胞瘤多见于成人四肢的深部软组织，大腿部位最多见，上肢的深部软组织及腹膜后其次，也可发生于骨骼、头颈部等部位。90% 的病变部位较深，常位于肌肉组织内，10% 的病变位于表浅部位。病变一般为在深层逐渐生长的球形肿块，通常无疼痛症状，发生肿胀到确诊的时间从数月至数年不等。肿瘤位于筋膜下者相对较易诊断，肿瘤生长至一定程度即可发现，但有时肿瘤呈囊性变或出现瘤内出血时易误认为是血肿。病变位于腹膜后者诊断较难，由于肿瘤位置较深，早期可无明显临床症状，中晚期可出现厌食、体重下降及腹腔器官受肿瘤压迫而出现的相关症状等。

（四）超声检查

恶性纤维组织细胞瘤的超声表现复杂多样，肿瘤形态及回声差异大，超声图不具有特征性。但超声检查能良好地显示肿块与周围组织器官间的关系，有助于判断肿块来源及压迫推挤邻近组织器官的情况和程度，了解并确定肿瘤是否浸润和转移及其程度。

1. 二维灰阶超声

（1）大小：MFH 瘤体大小不等，诊断时通常在5～15cm。

（2）形态边界：MFH 形态差异较大，大多表现为不规则形，部分可呈分叶状或团块状，边界一般不清，部分可见完整包膜。

（3）内部结构：内部多为低回声，回声可均匀或不均匀，部分可呈混杂回声。当细胞成分单一，内部未见明显分隔及坏死时，主要表现为较均匀一致的低回声；当细胞成分复杂，内部见多发分隔及坏死、出血时，回声多混杂不均匀（图 6-2-7-1、图 6-2-7-2）。

2. 彩色多普勒超声 MFH 肿瘤内部及周边可见强弱不等的彩色血流信号，血流信号通常为点条状。恶性度较高的 MFH 肿瘤实质部分及周边常见较丰富的血流信号（图 6-2-7-3、图 6-2-7-4）。

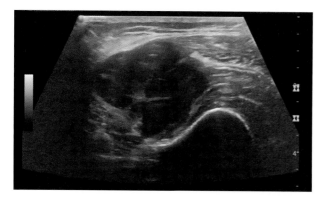

图 6-2-7-1 MFH 二维灰阶超声图
显示瘤体形态不规则,内部呈均匀的低回声

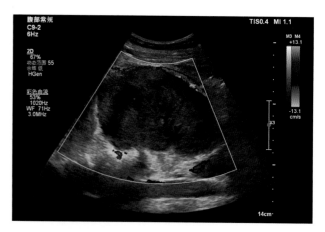

图 6-2-7-3 MFH 彩色多普勒超声图
病灶周围及内部可见少许条状及点状血流

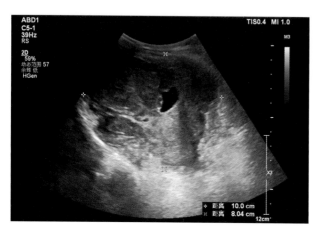

图 6-2-7-2 MFH 二维灰阶超声图
显示瘤体边界尚清,内部以低回声为主且回声混杂不均

（五）相关检查

1. CT CT 是腹膜后 MFH 重要的检查手段之一,能较好地定位肿瘤并显示肿瘤与主要大血管的关系,利于估计手术切除的难度以及手术方案的制定。CT 平扫:肿块常呈类圆形或不规则低密度影,边界较清晰,密度不均匀,其内可见不同时期的出血、坏死及囊变,间隔为等密度的存活肿瘤组织,邻近肌肉或组织呈受压推移改变(图 6-2-7-5)。MFH 也可见瘤内钙化征象,CT 表现为线状、沙砾状或点状钙化灶。增强后肿瘤周边及分隔呈渐进性或持续性轻度或中度强化,囊变、坏死区无强化(图 6-2-7-6)。

2. MRI MRI 对软组织的分辨率较高,可以多参数、多方位成像显示肿瘤的部位、边界、内部成分以及与周边组织的关系,因此可作为软组织恶性纤维组织细胞瘤的首选影像学检查方法。典型的 MFH 肿瘤瘤体在 T_1WI 上表现为低信号或等信号,与周围相邻肌肉信号相近,T_2WI 上瘤体多表现为

3. **超声造影** 在超声造影方面,由于瘤体的血液供应不足,MFH 显示为一种低增强病变,部分病变表现为"慢进慢出"强化模式,这种延迟增强的强度与肿瘤实质内的纤维化程度有关,但目前"慢进慢出"增强模式对 MFH 的诊断特异性还有待证实。

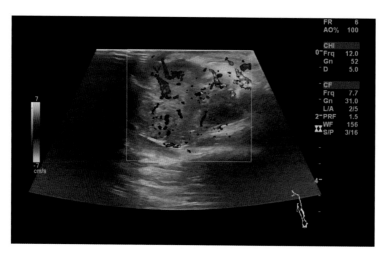

图 6-2-7-4 MFH 彩色多普勒超声图
肿瘤周围及内部可见丰富的血流信号

中、高混杂信号,瘤体可见不同程度的分隔、变性、坏死,坏死囊变区在 T_1WI 呈低信号,T_2WI 呈高信号(图6-2-7-7)。增强扫描,肿瘤瘤体的边缘实性部分强化,而肿瘤内部的分隔、变性、坏死区不强化。若肿瘤呈侵袭性生长,邻近的血管神经束会受到不同程度的侵犯。

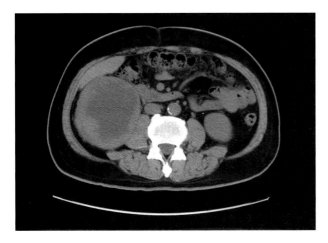

图6-2-7-5　MFH CT 图
可见巨大的瘤体挤压右侧腰大肌

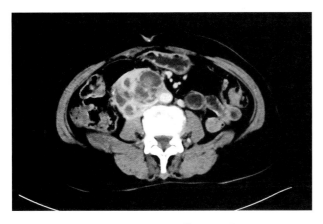

图6-2-7-6　MFH 增强 CT 图
腹膜后囊实性肿物,内可见囊变及粗大钙化,实性区明显强化

(六) 鉴别诊断

1. 平滑肌肉瘤　平滑肌肉瘤常见于40～70岁的女性患者。肿瘤好发于子宫,也可见于腹膜后、皮肤和肾脏。晚期易发生血行转移,最常转移至肺,淋巴转移较少见。患者晚期可出现恶病质、低热、贫血等症状。影像表现上,CT 平扫肿瘤密度多不均匀,实性部分的密度多与邻近肌肉密度相似,瘤体常较大,囊变、坏死常见,出血、钙化较少见。MRI 平扫常呈现出混杂信号,T_1WI 以低信号为主,T_2WI 以高信号为主。增强后瘤体边缘显著强化,中心强化较弱,病变以延迟性强化为主。平滑肌肉瘤在发病年龄、临床表现和 CT 表现与恶性纤维组织细胞瘤极为相似,很难与之鉴别。但 MFH 常出现发热症状,瘤内钙化较为多见,增强见分隔状强化明显,可以作为鉴别点。

2. 脂肪肉瘤　脂肪肉瘤临床少见,多发生于腹膜后及四肢深部组织,临床表现缺乏特征,常在肿块变得相当大或外伤时偶然发现,肿块多为不规则形,浸润生长,边界不清。在 CT 上,其密度取决于脂肪细胞的分化程度及纤维组织或黏液组织的混合程度,脂肪含量多少,肿块密度高低与恶性程度高低呈正相关,在 MRI 上正反相位及抑脂序列容易分辨肿瘤内的脂肪组织,对诊断较有帮助,可与恶性纤维组织细胞瘤加以鉴别。

3. 滑膜肉瘤　滑膜肉瘤好发于青壮年,高发年龄为20～40岁,一般男性多于女性,好发于四肢邻近关节处及腱鞘部位,CT 平扫见肿块多呈结节状或不规则状,平均大小约8cm,肿瘤密度与肌肉相比为等密度或略低密度,常见明显包膜,也可见出血、钙化、液平面及分隔。增强扫描肿瘤呈明显不均匀强化,边界较清楚,部分可伴有骨质破坏。MRI 表

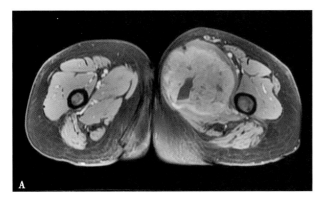

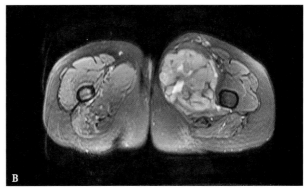

图6-2-7-7　MFH MRI 图
左侧股骨上段内侧肌群内可见肿块样异常信号,边界清晰,A. T_1WI 呈等信号;B. T_2WI 呈中高信号,其内见 T_2WI 囊状及斑片状高信号影及低信号纤维间隔影

现：T_1WI 图像中肿瘤实性部分一般表现为中等或稍高信号，瘤体内出血则可表现为片状高信号，坏死或钙化区则一般表现为低信号，T_2WI 图像信号复杂，可以稍低信号、稍高信号或高信号为主，或三者信号混杂存在。增强扫描肿瘤呈明显不均匀强化，分隔无强化。可根据肿瘤的好发年龄及发病部位与恶性纤维组织细胞瘤做一定的鉴别。

4. 横纹肌肉瘤 横纹肌肉瘤是儿童最常见的软组织肉瘤，肿瘤早期易侵入邻近组织，发生局部淋巴结及远处转移。横纹肌肉瘤的超声图无特异性，表现为不均匀低至中等回声，出血、钙化罕见，肿瘤血流信号丰富。在 CT 上，肿瘤与肌肉密度相等或略低于肌肉密度，增强扫描可见较多肿瘤血管，出血、坏死及钙化罕见。在 MRI 图像上，T_1WI 呈等低信号，T_2WI 呈等、稍高信号，可出现血管流空效应，增强后肿瘤强化明显，内部强化均匀或不均匀。单纯依靠影像方面对横纹肌肉瘤与恶性纤维组织细胞瘤进行鉴别有一定困难，需要结合发病年龄，同时可进行超声引导下穿刺活检以获得肿瘤的病理学诊断。

（七）临床意义

由于恶性纤维组织细胞瘤的临床表现与影像学特点缺乏特异性，目前的诊断主要依靠病理学及免疫组化，其中 vimentin（+）、CD68（+）特异性较强。超声可确切提供恶性纤维组织细胞瘤的形态学信息，包括部位、大小、血供情况、可能的来源及与周围组织的关系等。尤其对于浅表部位的恶性纤维组织细胞瘤，高频超声对于判断肿瘤的良恶性具有一定的优势。超声引导下穿刺活检可以在术前提供较为准确的组织学诊断，从而有助于选择良好的治疗策略。但是恶性纤维组织细胞瘤的超声图表现不具有特异性，因此难以提供确切的病理诊断。

（王 勇）

第八节 软组织转移瘤

（一）概述

软组织转移瘤是指转移至骨骼肌和皮下软组织的肿瘤，又称为淋巴结外软组织转移（extranodal metastasis，EM）。软组织转移瘤相对少见，原发恶性肿瘤转移至软组织的发生率为 0.8%～1.8%，占软组织恶性肿瘤发生率不及 3%。文献报道，27.11%的患者先发现转移灶，后发现原发灶；13.5%的患者通常找不到原发灶。软组织转移瘤的发病机制尚不

明了，文献报道多与组织 pH 值、代谢物的堆积及局部软组织温度等相关。此外，手术切口周围肿瘤对邻近软组织的直接浸润或种植的发生率远远高于远处转移，这也是软组织转移瘤发生的常见原因之一。

软组织转移瘤患者的年龄、性别、症状、部位和肿瘤的大小对生存率几乎没有影响，而肿瘤的数目、发生转移的时间对生存率影响较大，多发病灶的 5 年生存率几乎为 0%，转移发生越早预后越差。

（二）病理

软组织转移瘤的病理特点服从其原发肿瘤的病理类型及特点，最常见的组织学类型为腺癌、其次为肾透明细胞癌及鳞癌。间叶组织来源的肉瘤及神经源性肿瘤发生软组织转移罕见。

（三）临床表现

软组织转移瘤最常继发于肺癌、肾癌、乳腺癌、肠癌、黑色素瘤以及淋巴瘤。发生部位多见于腹壁、后背、大腿、胸壁和肩部等头颈、四肢及躯干肌。其中肌肉内转移较皮下软组织转移多见。软组织转移瘤一般见于恶性肿瘤的进展期，并伴有全身多器官及淋巴结转移，单独软组织转移少见，主要表现为原发癌的临床症状。原发病变不明时常因发现局部结节及包块来诊，浅部肌肉及皮下软组织内转移灶查体可触及单发或多发大小不等的肿块，部分可突出体表，质硬、固定，无痛或有压痛；深部肌肉转移灶一般临床触诊无阳性表现。

（四）超声检查

1. 二维灰阶超声

（1）大小：软组织转移瘤的大小不一，超声发现时往往已较大。

（2）形态边界：软组织转移瘤多呈圆形或椭圆形，形态规则，边界清楚，无包膜（图 6-2-8-1），肿瘤侵犯周围邻近组织时，边界不清（图 6-2-8-2）。

（3）内部结构：软组织转移瘤多表现为皮下或肌肉内单发或多发低回声结节，内部回声均匀（图 6-2-8-1）；转移瘤内部发生液化坏死或出血时，则出现混杂不均匀回声；黏液性结肠癌发生软组织转移，部分结节内可出现钙化等特征性表现。

2. 彩色多普勒超声与能量多普勒血流显像 从血管血流分布来看，软组织转移瘤内部一般可见较丰富血流信号，血管血流色彩丰富，分布广泛，可见迂曲扩张，互相交通成片状或树枝状。软组织转移瘤多显示为高速高阻血流。（图 6-2-8-3、图 6-2-8-4）

CDFI 与能量多普勒血流显像（PDI）能明确肿瘤与附近大血管的关系，也能判定其有无受压、移

位、浸润及肿瘤的包绕情况，可为手术方式提供重要参考价值。肿瘤侧大血管受侵时，频谱形态发生改变，多为舒张末期流速升高。

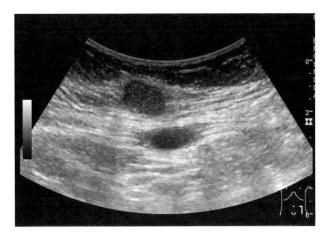

图6-2-8-1 软组织转移瘤二维灰阶超声图
腹壁内可见多发圆形、椭圆形结节，为形态规则、边界清楚的低回声结节，内部回声尚均匀

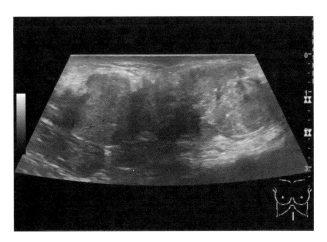

图6-2-8-2 软组织转移瘤二维灰阶超声图
腹壁内巨大软组织肿物，形态不规则，边界不清，侵犯周围组织结构。病理证实为卵巢癌来源转移瘤

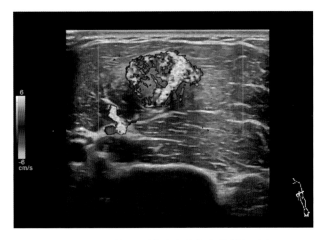

图6-2-8-3 软组织转移瘤彩色多普勒超声图
可见丰富血流信号

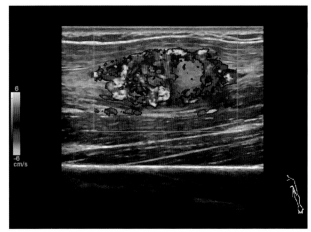

图6-2-8-4 软组织转移瘤彩色多普勒超声图
可见丰富血流信号

（五）相关检查

1. CT 肌肉内转移瘤CT平扫多表现为等密度或略低密度肿块，边界不清，密度均匀或不均匀，大小差异大。约半数病灶侵犯邻近结构，如肌间隙、邻近肌肉和骨骼。少数病灶内可见成簇的颗粒状钙化，甚至广泛钙化，多为腺癌转移的特征。CT增强扫描病灶呈均匀或不均匀轻中度强化，部分病灶呈环形强化，需注意与脓肿鉴别。（图6-2-8-5、图6-2-8-6）

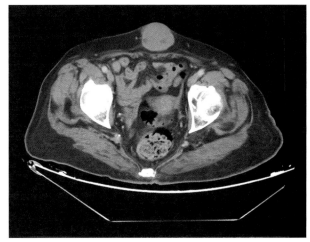

图6-2-8-5 软组织转移瘤CT平扫图
平扫腹壁内可见等密度肿块，边界清楚

2. MRI 平扫表现为不均匀T_1低信号及T_2高信号，边界清楚或不清，可沿肌间隙向周围蔓延，类似炎症和淋巴瘤的表现。增强MRI多表现为不均匀增强、环状增强或结节状增强。（图6-2-8-7～图6-2-8-9）

3. PET-CT PET-CT集解剖与代谢显像于一体，可以非常敏感地显示软组织转移瘤，可为临床肿瘤分期提供更丰富的信息。特别是在软组织密度

及形态未发生改变之前，CT平扫往往难以显示，此时PET可以非常明确地显示软组织内高代谢结节。对于全身微小、多发转移瘤的发现具有重要意义。

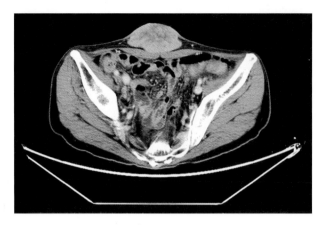

图6-2-8-6　软组织转移瘤CT增强图

肿块呈不均匀强化

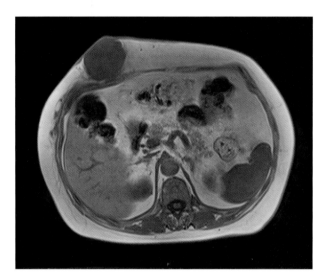

图6-2-8-7　软组织转移瘤MR平扫图

右前腹壁皮下可见类圆形肿物，T_1WI呈低信号

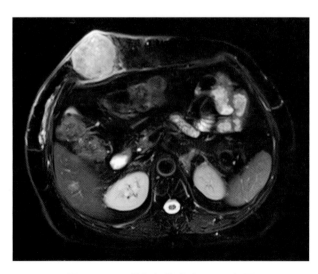

图6-2-8-8　软组织转移瘤MR平扫图

T_2WI呈中高信号

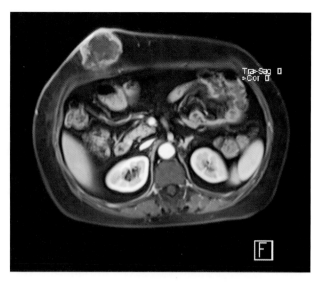

图6-2-8-9　软组织转移瘤MR增强图

增强扫描边缘强化

（六）鉴别诊断

1. 软组织肉瘤　成人多见的软组织肉瘤为纤维肉瘤、脂肪肉瘤，儿童常见的为横纹肌肉瘤。软组织肉瘤多表现为低回声，内部回声不均匀，常见可液化坏死或钙化灶，彩色多普勒多表现为丰富血流信号，频谱多普勒则表现为高速高阻动脉血流。单发软组织内占位时软组织肉瘤与软组织转移瘤常难以鉴别。（图6-2-8-10、图6-2-8-11）

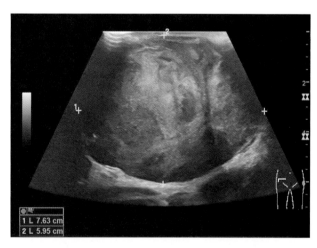

图6-2-8-10　软组织肉瘤二维灰阶超声图

形态不规则，内部回声不均匀

2. 软组织良性肿瘤

（1）脂肪瘤：是成人最常见的良性肿瘤，可位于体表或肌肉间。体表脂肪瘤常呈椭圆形，长轴与皮肤平行，多数内脂肪回声，无包膜。（图6-2-8-12）

（2）血管瘤：占良性肿瘤的7%，多位于皮下、肌肉间或肌肉内。超声多表现为边界不清的混合回声，呈片状分布，有一定的连续性，内部回声不

均匀，可有钙化，具有一定的压缩性（图 6-2-8-13）。CDFI 内可见血流信号。当探头压迫肿物或将患者体位改变时，肿物的回声增强，血流信号减少，松开探头时，血流信号可增多。

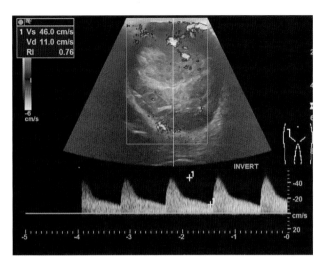

图 6-2-8-11 软组织肉瘤彩色及频谱多普勒超声图
可见丰富血流信号，频谱多普勒则表现为高速高阻动脉血流，RI = 0.76

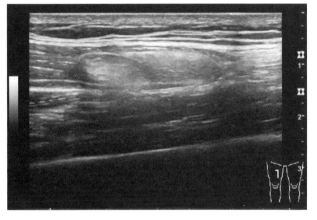

图 6-2-8-12 脂肪瘤二维灰阶超声图
椭圆形，长轴与皮肤平行，多数内脂肪回声

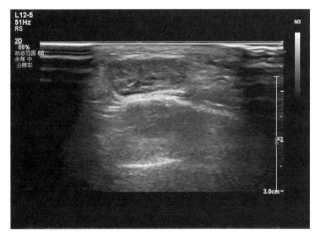

图 6-2-8-13 血管瘤二维灰阶超声图
边界尚清，呈海绵状

（3）神经源性肿瘤：软组织内神经源性肿瘤多为神经鞘瘤，常为肌间隙内沿神经走行的低回声结节，呈"鼠尾征"，边界清楚，内部回声均匀，血流信号不明显。明确结节两端与神经相连较易诊断为神经鞘瘤。（图 6-2-8-14）

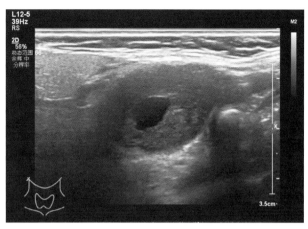

图 6-2-8-14 神经源性肿瘤二维灰阶超声图
右后侧颈肌间隙内沿神经走行的低回声结节，与神经相连呈"鼠尾征"

（4）肌纤维瘤：超声表现为形态不规则，边界清晰的低回声或中强回声，回声强弱往往与结节内的脂肪含量有关，可见较为明确的包膜。一般血流信号不明显。

3. 软组织假性肿瘤 是指由于软组织创伤或感染引起的软组织肿物。

（1）血肿：常有病变部位外伤史，其内回声随时间推移可发生变化，由低回声逐渐变化为无回声。

（2）脓肿：超声可显示较厚的不规则脓肿壁，内为低回声或混合回声，有时可见气体回声，病变部位可有明显的红肿热痛等炎性表现。行超声引导下穿刺抽吸即可确诊。

（3）蜂窝织炎：病变部位可有明显的红肿热痛等炎性表现。超声表现为皮下组织增厚，其内回声减低，内可见多发条片状低回声，CDFI 可见较为丰富的血流信号。

（七）临床意义

超声高分辨率高频线阵探头的应用使得超声成为软组织肌肉骨骼系统疾病诊断的重要检查方法。超声对软组织肿物的诊断不仅仅局限于鉴别囊实性，在多数情况下还能做出明确的诊断。在行超声检查时，超声医师应仔细询问患者的既往病史，有无肿瘤既往史、外伤、感染史，以及肿物的生长速度等。同时应注意鉴别肿物与周围组织的关系，并注重与健侧相同部位的对比。当缺乏肿瘤史时，软组织良性病变、转移瘤与原发软组织肉瘤常常鉴别困难，此时可行超声引导下穿刺。此外，超声对于观察肿瘤的治疗反应、疗效评估及监测术后有无复发均具有较高的临床应用价值。但其局限性在于探测深度有限，深部软组织肿瘤可能需结合其他影像学检查。

（王　勇）

参 考 文 献

1. 王坚，朱雄增. 软组织肿瘤病理学[M]. 2版. 北京：人民卫生出版社，2017.

2. 崔立刚，王金锐. 软组织肿物的声像图分析、诊断与鉴别[J]. 中华医学超声杂志（电子版），2010，07（7）：1081-1097.

3. Liu W，Bui MM，Cheong D，et al. Hibernoma: comparing imaging appearance with more commonly encountered benign or low-grade lipomatous neoplasms. Skeletal Radiol，2013，42：1073-1078.

4. Maximiano LF，Gaspar MT，Nakahira ES. Madelung disease（multiple symmetric lipomatosis）. Autops Case Rep，2018，8：e2018030.

5. 江凌，崔立刚，王金锐，等. 弹力纤维瘤的声像图表现及其病理基础[J]. 中国医学影像技术，2008（09）：1442-1444.

6. 陈文，贾建文，张华斌，王金锐. 高频超声对外周神经纤维瘤的诊断价值[J]. 中国超声医学杂志，2008（01）：86-89.

7. 杨帆，陈贤翔，朱吉发，等. 周围神经鞘瘤超声表现与病理特征的对照研究[J]. 中国现代医学杂志，2018，28（02）：121-123.

8. Ding A，Gong X，Li J，et al. Role of ultrasound in diagnosis and differential diagnosis of deep infantile hemangioma and venous malformation. J Vasc Surg Venous Lymphat Disord，2019，7（5）：715-723.

9. Johnson CM，Navarro OM. Clinical and sonographic features of pediatric soft-tissue vascular anomalies part 1: classification，sonographic approach and vascular tumors. Pediatr Radiol，2017，47（9）：1184-1195.

10. Mulliken JB，Glowacki J. Hemangiomas and vascular malformations in infants and children: a classification based on endothelial characteristics. Plast Reconstr Surg，1982，69（3）：412-422.

11. Bains SK，Imndon NJ. Unilateral lower limb swelling secondary to cavernous lymphangioma. Eur J Vasc Endovasc Surg，2008，35（3）：373-374.

12. Yetiser S，Karaman K. Treatment of lymphangioma of the face with intralesional bleomycin: case discussion and literature review. J Maxillofac Oral Surg，2011，10（2）：152-154.

13. Meis-Kindblom JM，Kindblom LG. Angiosarcoma of soft tissue: a study of 80 cases. Am J Surg Pathol，1998，22（6）：683-697.

14. Huntington JT，Jones C，Liebner DA，et al. Angiosarcoma: A rare malignancy with protean clinical presentations. J Surg Oncol，2015，111（8）：941-950.

15. Koutserimpas C，Kastanis G，Ioannidis A，et al. Giant cell tumors of the tendon sheath of the hand: an 11-year retrospective study. J BUON，2018，23（5）：1546-1551.

16. McCarville MB. What MRI can tell us about neurogenic tumors and rhabdomyosarcoma. Pediatr Radiol，2016，46（6）：881-890.

17. Parham DM，Barr FG. Classification of rhabdomyosarcoma and its molecular basis. Adv Anat Pathol，2013，20（6）：387-397.

18. Dasgupta R，Fuchs J，Rodeberg D. Rhabdomyosarcoma. Semin Pediatr Surg，2016，25（5）：276-283.

19. Thway K，Fisher C. Synovial sarcoma: defining features and diagnostic evolution. Ann Diagn Pathol，2014，18（6）：369-380.

20. O'Sullivan PJ，Harris AC，Munk PL. Radiological features of synovial cell sarcoma. Br J Radiol，2008，81（964）：346-356.

21. 何文，唐杰. 超声医学[M]. 北京：人民卫生出版社，2019.

22. 韩伟，侯新华，姚兰辉. 软组织恶性纤维组织细胞瘤超声及病理特征[J]. 临床超声医学杂志，2014（11）：766-767.

23. 程蕾，陈永安，郭佳. 原发性肝脏恶性纤维组织细胞瘤的超声表现[J]. 中华医学超声杂志（电子版），2014（3）：38-40.

24. Smolle M A，Leithner A，Bernhardt G A. Abdominal metastases of primary extremity soft tissue sarcoma: A systematic review[J]. World journal of clinical oncology，2020，11（2）：74-82.

第三章 淋巴结病变

第一节 淋巴结良性病变

一、淋巴结反应性增生

（一）概述

淋巴结反应性增生（reactive hyperplasia of lymph node）是由各种损伤和刺激引起的，导致淋巴结内淋巴细胞和组织细胞反应性增生的一类疾病，又称非特异性淋巴结炎，分为急性和慢性。常见的原因有细菌、病毒、各种理化因子、变性的组织成分等。

（二）病理

1. **急性非特异性淋巴结炎病理改变** 肉眼观可见受累淋巴结肿大、充血，呈灰红色。组织学表现为淋巴滤泡增生，生发中心扩大，有较多核分裂，为抗原刺激 B 细胞产生体液免疫导致。在散布于滤泡生发中心的组织细胞胞质内含有细胞核碎片，当化脓性病原微生物感染时，淋巴结可形成脓性坏死。

2. **慢性非特异性淋巴结炎病理改变** 因病因而异，可表现为淋巴滤泡增生、副皮质区淋巴增生和窦组织细胞增生等。淋巴滤泡增生常因活跃的体液免疫反应刺激所致，表现为受累淋巴结滤泡数量增加，滤泡生发中心明显扩大，见不等量的中心母细胞和中心细胞及含有核碎片的组织细胞。副皮质区淋巴增生常因导致细胞免疫反应的各种刺激所致，其特征是淋巴结的滤泡间区，即 T 细胞区增生，可见活化 T 细胞（免疫母细胞），可见淋巴窦和血管内皮细胞增生。窦组织细胞增生表现为窦扩张，窦组织细胞数量明显增加，体积增大，多见于肿瘤引流区淋巴结。

（三）临床表现

颈部、腋窝、腹股沟等处触及肿物，是淋巴结反应性增生最主要的临床症状，初期质软、表面光滑、与周围组织无粘连，活动度好，可有酸胀感及轻压痛，可生长迅速，但肿大到一定程度时即停止。慢性者较硬，活动度好，最终可缩小或消失。部分患者可出现反复低热。

（四）超声检查

1. **二维灰阶超声** 淋巴结多呈外形规则的椭圆形，约 85% 的淋巴结 L/S>2。淋巴结被膜完整且规则，淋巴结无融合。淋巴结皮质部呈均匀的低回声，回声强度低于毗邻的肌肉组织回声，多无钙化，通常可见淋巴门，仅 8% 淋巴门回声消失（图 6-3-1-1）。

2. **彩色多普勒超声** 以淋巴门型血供多见，血管无移位，呈树枝状、放射状对称分布（图 6-3-1-2）。

3. **频谱多普勒超声** 显示血流速度明显增高，常呈低阻力状态。

4. **超声弹性成像** 大多数增生的淋巴结质地软或中等硬度。应变弹性成像评分多数为 1～3 分（图 6-3-1-3）。淋巴结的硬度与其病理进程密切相关。滤泡增生并不增加淋巴结本身硬度，但病程较长的反应性增生淋巴结可由于淋巴结内部纤维化明显导致病灶内硬度增大。

5. **超声造影** 造影剂由淋巴门向四周快速增强呈非向心性增强，均匀增强多见（ER 6-3-1-1、图 6-3-1-4）。

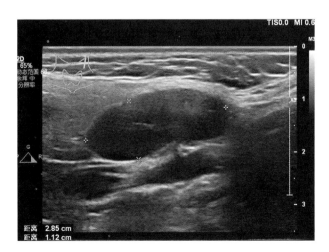

图 6-3-1-1 淋巴结反应性增生二维灰阶超声图
淋巴结呈椭圆形，L/S>2，被膜完整，呈低回声，淋巴门可见

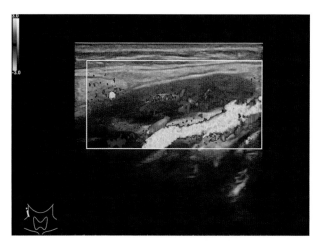

ER 6-3-1-1　淋巴结反应性增生超声造影动态图
造影剂由淋巴门向四周快速增强呈非向心性均匀增强

（五）相关检查

1. CT　CT 不能分辨淋巴结皮质、髓质及淋巴门结构，在淋巴结未发生坏死囊变或钙化时表现为均匀的软组织密度，增强后表现为轻度均匀强化。

2. MRI　评判标准与超声及 CT 类似，在淋巴结发生坏死或囊性变时，显示较为敏感。

图 6-3-1-2　淋巴结反应性增生彩色多普勒超声图

淋巴结内血流信号呈放射状分布

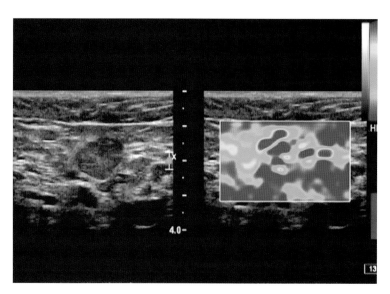

图 6-3-1-3　淋巴结反应性增生超声弹性成像图

淋巴结显示质地较软，应变弹性成像评分为 1 分

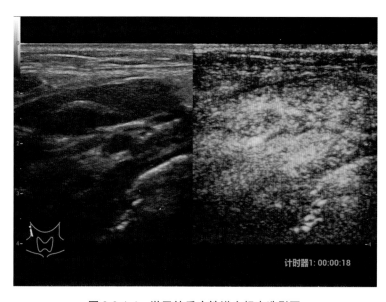

图 6-3-1-4　淋巴结反应性增生超声造影图

淋巴结呈均匀高增强

（六）鉴别诊断

1. 淋巴瘤 淋巴瘤早期病变淋巴结门回声往往存在，仅表现为皮质增厚，以淋巴门型或异常走行的淋巴门型血供多见，需与反应性增生鉴别。反应性增生的淋巴结内血流常呈低阻力状态，因此超声造影可见自淋巴门开始向四周快速增强，淋巴瘤常因淋巴滤泡的大量增生，内部血流呈高阻状态，呈非向心性、搏动性、似"雪花样"或"烟花样"增强。

2. 猫抓病性淋巴结炎 猫抓病性淋巴结炎可有淋巴结皮质增厚，淋巴门增宽呈"靶样"表现，有时与反应性增生的淋巴结不易鉴别。但其常位于抓伤或咬伤部位的引流区域，增大的淋巴结形态多呈类圆形，L/S < 2 多见，淋巴结的门型血供常较反应性增生更为丰富，淋巴结质地较软。

3. 组织细胞坏死性淋巴结炎 反应性增生在内部回声、边界、淋巴门的检出率等方面与组织细胞坏死性淋巴结炎相似，共同表现为均匀低回声，淋巴门多数可见，内部无钙化，无融合现象，组织细胞坏死性淋巴结炎可见淋巴结周边高回声晕，其形成可能是淋巴结周边组织受炎性细胞浸润，由淋巴细胞、组织细胞及一些细胞碎片混合形成，反应性增生这一征象少见。

（七）临床意义

超声是诊断淋巴结疾病的常用手段，具有快速、简单、经济、无辐射的特点，尤其适用于淋巴结良性病变的诊断及随访。淋巴结反应性增生是最常见的淋巴结良性病变，常规超声可提供大小、形态、淋巴门结构及血流等信息，诊断效能较高，结合超声弹性成像所示的淋巴结硬度信息、超声造影所示的淋巴结微灌注信息，可进一步提高诊断准确性。超声以其独特的优势适用于淋巴结反应性增生的诊断及随访，有助于减少不必要的有创检查及减轻患者的精神及经济负担。

（杨高怡）

二、急性细菌性淋巴结炎

（一）概述

急性细菌性淋巴结炎是由于致病菌从损伤破裂的皮肤、黏膜或从其他感染病灶，侵入其引流部位的淋巴结所致，常见致病菌为金黄色葡萄球菌和溶血性链球菌。长期营养不良、贫血及其他慢性疾病使抵抗力明显下降时，容易诱发本病。

（二）病理

受累淋巴结早期内部结构完整，淋巴窦扩张，内含弱酸性蛋白液，并混有大量巨噬细胞及中性粒细胞。后期可形成微脓肿，微脓肿进一步增大融合，形成化脓性淋巴结炎，最终可发展为脓肿或窦道。

（三）临床表现

急性细菌性淋巴结炎多见于头颈部、腋窝及腹股沟，淋巴结增大，有痛感，压痛明显，局部皮肤可见红、肿、热、痛等急性炎性表现，实验室检查以白细胞计数增高最为明显，转为慢性细菌性淋巴结炎时压痛不明显。

（四）超声检查

1. 二维灰阶超声 淋巴结增大，常呈椭圆形，L/S 可 < 2。淋巴结被膜多完整，皮质增厚，呈低回声，坏死时显示片状无回声，内透声差（图6-3-1-5、图6-3-1-6）。淋巴门受压变窄，偏心或消失。淋巴结周围软组织增厚伴回声增强、不均匀，有时可出现细线状或条状无回声，增厚的组织内彩色血流信号较正常组织丰富。淋巴结被膜破溃后，可形成淋巴结周围软组织脓肿或窦道。

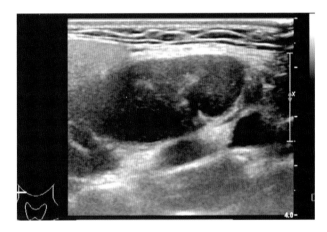

图6-3-1-5 急性细菌性淋巴结炎二维灰阶超声图
淋巴结呈椭圆形，淋巴门偏心，内见片状无回声，周围组织回声增强

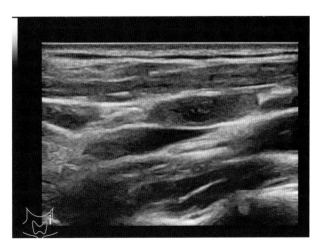

图6-3-1-6 急性细菌性淋巴结炎二维灰阶超声图
淋巴结回声增高，可见条状无回声，周围组织回声增强

2. **彩色多普勒超声**　血流信号可稍增多,亦可不丰富,呈淋巴门型血供(图 6-3-1-7)。

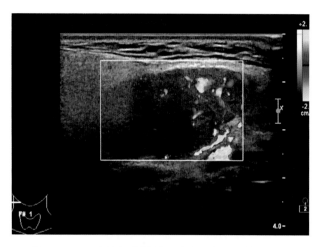

图 6-3-1-7　急性细菌性淋巴结炎彩色多普勒超声图
淋巴结内低回声区内见较丰富的条状及点状血流

3. **超声弹性成像**　多数病变淋巴结质地较软,应变弹性成像评分大多数不高于 3 分。如形成脓肿,淋巴结硬度降低(图 6-3-1-8)。

4. **超声造影**　以非向心性增强为主,表现为由淋巴门向四周增强,内部脓肿形成后,淋巴结呈不均匀增强或环形增强。(ER 6-3-1-2、图 6-3-1-9)

(五)相关检查

1. **CT**　细菌性淋巴结炎形成脓肿时 CT 征象为淋巴结中心性坏死,增强后呈环形强化,但诊断特异性不高。

2. **MRI**　化脓性淋巴结炎坏死区 DWI 呈高信号,ADC 图呈低信号。

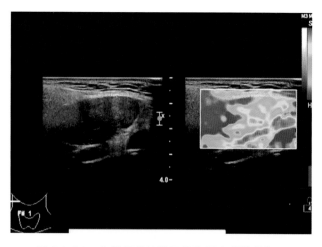

图 6-3-1-8　急性细菌性淋巴结炎超声弹性成像图
淋巴结质地较软,应变弹性成像评分为 2 分

ER 6-3-1-2　细菌性淋巴结炎超声造影动态图
淋巴结呈不均匀增强,内见大范围无增强区

(六)鉴别诊断

1. **反应性增生**　淋巴结多呈外形规则的椭圆形,被膜完整且规则,无融合,绝大多数淋巴门可显示,坏死不常见,周边软组织回声多无改变。而急性细菌性淋巴结炎易发生坏死,淋巴门可偏心或消失,周围软组织常因炎性反应而增厚伴回声增强、不均匀。

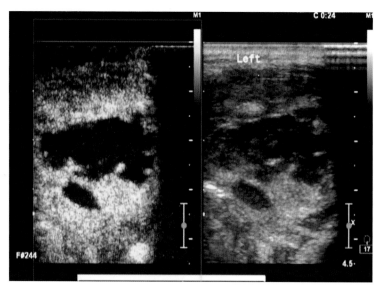

图 6-3-1-9　急性细菌性淋巴结炎超声造影图
淋巴结呈不均匀增强,内见大范围无增强区

2. 淋巴结结核 化脓性淋巴结炎与淋巴结结核形成的结核性脓肿不易鉴别，一般而言化脓性淋巴结炎的炎性反应相对更为剧烈，且起病迅速，脓肿内不易出现钙化，而结核性脓肿钙化较常见，易穿透皮肤形成窦道。

3. 组织细胞坏死性淋巴结炎 两者均可表现为淋巴门偏心或消失、内部无钙化及门型血供，且临床均可伴有发热、淋巴结肿痛等相似症状。但急性细菌性淋巴结炎形成脓肿时超声造影多可见大范围无增强区，而组织细胞坏死性淋巴结多表现为弥漫性增强，无增强区较局限且相对少见。

（七）临床意义

对于典型的急性细菌性淋巴结炎，结合其红、肿、热、痛等急性炎性表现，常规超声诊断往往并不困难，形成脓肿时行超声引导下穿刺活检更可明确致病菌，为进一步选择治疗药物提供依据。而对于二维灰阶超声不典型的淋巴结或慢性淋巴结炎常规超声敏感性不高，常需要结合超声弹性成像和超声造影检查，进一步对其弹性力学及血流灌注特征进行评估，排除恶性病变或特异性感染的可能性。

（杨高怡）

三、病毒性淋巴结炎

（一）概述

病毒性淋巴结炎是指因病毒侵入机体导致的淋巴结增大，常见有 EB 病毒、HIV 病毒感染等。血清学病毒抗体和/或抗原检测是诊断该病的主要方法，某些病毒有特异性的实验室指标，如 EB 病毒感染、血柯萨奇病毒 B2 抗体 IgM 阳性可确诊。

（二）病理生理

早期表现为单核样 B 细胞增生，滤泡增生，继而免疫母细胞增生，成片或窦性分布，易见核分裂，有时还见多核巨细胞，形态学表现似淋巴组织肿瘤，但淋巴结的结构常保存完整，边缘窦开放。

（三）临床表现

病毒性淋巴结炎多发于儿童或青少年，以头颈部为主，常有上呼吸道感染、咽痛等前驱症状，无发热或低热。体格检查：颈部触及多发肿块，质地较硬，触痛不明显，压之不适或轻微胀痛，活动度差，抗病毒治疗后肿块可缩小，质地变软。如 EB 病毒感染全身各脏器都可受累，小儿患者临床症状表现多样。实验室检查以淋巴细胞增高多见，少数可无明显异常。

（四）超声检查

1. 二维灰阶超声 淋巴结增大，常为双侧颈部受累，类圆形或椭圆形常见，L/S 多 <2，淋巴结被膜多连续完整，皮质增厚，可呈中等或偏低回声，内部回声不均匀，如由 EB 病毒引起的传染性单核细胞增多症所致的淋巴结增大，淋巴结体积多明显增大，长径甚至可达 3cm 以上，边界模糊，可融合，多数淋巴门消失（图 6-3-1-10），如淋巴门存在则多增大伴局部回声减低，有学者称为"门中门"样改变。

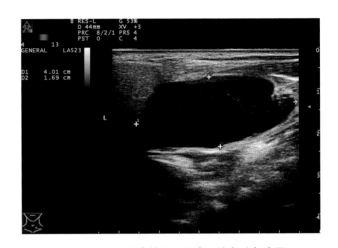

图 6-3-1-10 病毒性淋巴结炎二维灰阶超声图
淋巴结明显增大，长径达 4.0cm，内部回声减低，隐约可见增宽不均的淋巴门样结构

2. 彩色多普勒超声 彩色血流信号多较丰富，以淋巴门型血供多见，呈树枝状分布，即使灰阶图像未显示淋巴门结构，CDFI 仍可见淋巴门血管（图 6-3-1-11）。

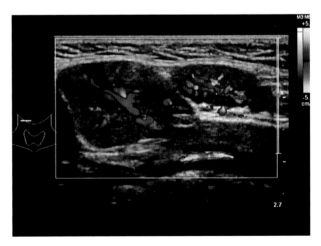

图 6-3-1-11 病毒性淋巴结炎彩色多普勒超声图
淋巴结内经淋巴门进入的丰富树枝状血流信号

3. 超声弹性成像 大多数淋巴结质地软或中等硬度，伴有坏死时硬度下降。应变弹性成像评分多小于 3 分（图 6-3-1-12）。

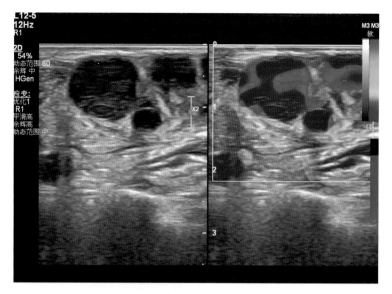

图 6-3-1-12 病毒性淋巴结炎弹性成像超声图
病灶显示质地较软,应变弹性成像评分为 1 分

4. **超声造影** 以非向心性增强多见,多由淋巴门向四周快速高增强,部分淋巴结内可见无增强区(ER 6-3-1-3、图 6-3-1-13)。

ER 6-3-1-3 病毒性淋巴结炎超声造影动态图
淋巴结自淋巴门向四周快速均匀增强,边界清晰,增强后无增大

(五)相关检查

CT 及 MRI 表现类似于细菌性淋巴结炎,发生坏死时可呈不均匀强化。

(六)鉴别诊断

1. **反应性增生** 病毒性淋巴结炎的超声图表现可类似淋巴结良性反应性增生,但前者多为双侧生长,边界模糊,可有融合,且多数淋巴门结构消失,如存在,则多有回声减低或局限性减低的"门中门"改变。

2. **淋巴结结核** 病毒性淋巴结炎与淋巴结结核均可表现为边界模糊、相互融合,但淋巴结结核多发生在单侧,坏死及钙化较常见,以乏血供或边缘血流为主;病毒性淋巴结炎以双侧多见,无钙化,坏死较少见,以淋巴门型血流常见。

3. **淋巴瘤** 与淋巴瘤类似的是,病毒性淋巴结炎亦可表现出部分恶性淋巴结征象如淋巴门消失、

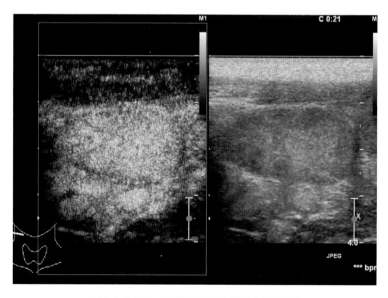

图 6-3-1-13 病毒性淋巴结炎超声造影图
淋巴结呈均匀高增强,边界清晰,增强后无增大

形态呈类圆形等，但后者边界模糊，相互融合，淋巴门型血管走行自然；而淋巴瘤除非病程晚期，一般边缘清晰锐利，虽部分可为淋巴门型血流，但血管可增粗，走行迂曲，血流信号更为丰富。

（七）临床意义

病毒性淋巴结炎的诊断往往需要较长时间的动态观察，超声在随访复查中扮演了重要角色。虽然其超声征象与其他原因导致的淋巴结肿大具有一定的重叠性，甚至可表现出一些恶性征象，但结合超声图、临床表现及实验室检查综合分析仍有助于提高诊断的符合率。因本病为自限性疾病，且好发于儿童，不提倡将超声引导下穿刺活检作为诊断的常规手段，但在临床高度怀疑恶性淋巴结疾病时，仍需酌情应用。

（杨高怡）

四、淋巴结结核

（一）概述

淋巴结结核是由结核分枝杆菌感染导致的淋巴结特异性感染疾病，全身各区域淋巴结均可受累发病，其中尤以颈部区域发病居首位。好发于儿童及青壮年，以年轻女性多见。①淋巴结结核多继发于原发性肺结核血行播散，亦可由邻近脏器的原发结核病灶经淋巴管播散或直接蔓延；②颈部淋巴结结核也可由进食或呼吸时，从外界侵入的结核分枝杆菌在口腔、鼻腔黏膜下形成病灶，继而通过输入淋巴管到达淋巴结，引起颈部淋巴结结核；③腋窝淋巴结结核发生于婴幼儿时多为卡介苗接种导致。

（二）病理

常分三型：干酪型、增殖型和混合型。根据演变过程，淋巴结结核可分为4个病理阶段：第1阶段为单核细胞及淋巴细胞增生，形成结核性肉芽肿，病灶主要由上皮样细胞及淋巴细胞构成；第2阶段为淋巴结干酪样坏死物质形成期，其中心为无结构的干酪样坏死，边缘由淋巴细胞、上皮样细胞、郎格罕细胞及纤维组织构成；第3阶段为淋巴结包膜破坏，互相融合并与周围结外组织粘连，活动受限，主要为淋巴结结内、结外结核性肉芽肿及慢性非特异性炎性反应；第4阶段为淋巴结内干酪样坏死、组织液化，形成结核脓肿，可致皮肤破溃产生窦道。

（三）临床表现

浅表淋巴结结核主要表现为单侧或双侧区域大小不一的肿块，常为多发。患者多无自觉症状，或仅有压迫导致的不适感。触诊时可触及质硬结节，有时活动度差，发生液化形成脓肿时则有波动感。如继发感染可表现为皮肤红、肿、热、痛。形成窦道时，可在皮肤表面见窦道口，挤压可有淡黄色脓液溢出，愈合后常形成瘢痕，并伴有色素沉着。部分患者有全身结核中毒症状，如低热、盗汗、乏力、体重减轻等。

（四）超声检查

1. 二维灰阶超声 多个淋巴结呈串珠状、簇状分布，形态常呈圆形或类圆形。淋巴结内部结构杂乱，以低回声为主，淋巴门形态不规则或消失（图6-3-1-14）。液化坏死时显示无回声，淋巴结中央无回声伴边缘环状低回声是淋巴结结核的特征性超声表现之一（图6-3-1-15）。病程后期常可见强回声钙化，多为粗钙化（图6-3-1-16），偶见微钙化。淋巴结边界模糊，可相互粘连、融合，周围软组织回声可增强，坏死物亦可经破溃包膜侵至周围软组织形成皮下脓肿（图6-3-1-17），继续进展形成窦道为淋巴结结核的另一常见征象。

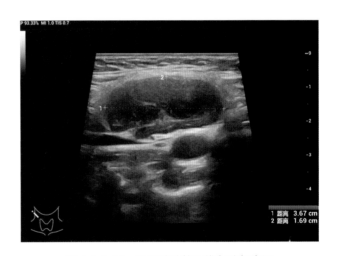

图6-3-1-14 淋巴结结核二维灰阶超声图
淋巴结内部结构杂乱，淋巴门不清，以低回声为主，可见透声差的无回声区

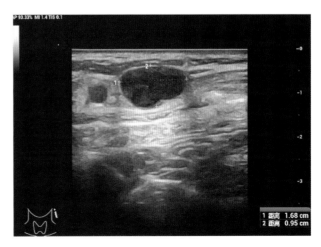

图6-3-1-15 淋巴结结核二维灰阶超声图
淋巴结边缘可见厚薄不均的环状低回声

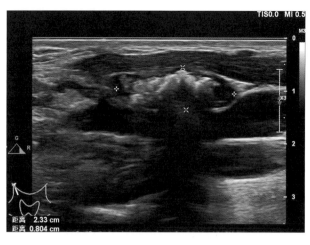

图 6-3-1-16　淋巴结结核二维灰阶超声图
淋巴结内见范围广泛的强回声钙化

2. **彩色多普勒超声**　淋巴结血流分布以边缘型、乏血流型为主，上述类型与淋巴门型、异常走行的淋巴门型、混合型、无血流型可同时在同一病例中的不同淋巴结内出现。当淋巴结中央出现液化坏死时，淋巴结内的门型血流可出现移位现象，当多发淋巴结发生粘连时，血流沿相邻淋巴结间的隔膜走行是其特征性表现（图 6-3-1-18）。

3. **超声弹性成像**　淋巴结的硬度与其病理进程密切相关。①渗出期淋巴结结核硬度可不发生变化，质地中等；②以增生为主的肉芽肿形成期多质地较硬，应变弹性成像评分可≥3 分（图 6-3-1-19）；③以坏死为主的淋巴结结核由于广泛干酪样坏死物形成及进一步液化，质地较前期变软，弹性成像评分多

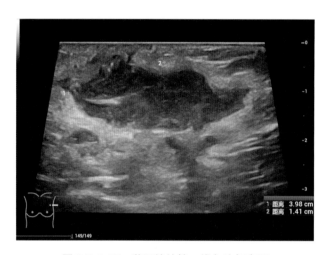

图 6-3-1-17　淋巴结结核二维灰阶超声图
淋巴结周围软组织脓肿

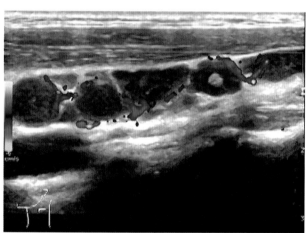

图 6-3-1-18　淋巴结结核彩色多普勒超声图
血流沿相邻淋巴结间的隔膜走行

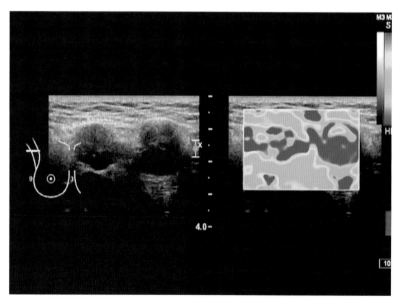

图 6-3-1-19　淋巴结结核超声弹性成像图
淋巴结显示质地较硬，应变弹性成像评分为4分

<3分（图 6-3-1-20）。由于淋巴结结核内以上 3 种病理改变可同时存在或相互转化，因此淋巴结结核的弹性成像评分可多样化。

4. 超声造影 多呈非向心性增强，少部分由淋巴门向周围增强，无搏动感。以不均匀增强居多，表现为蜂窝状增强（ER 6-3-1-4、图 6-3-1-21）、分隔样增强及环形增强（ER 6-3-1-5、图 6-3-1-22），均匀增强及无增强较少见。环形增强是淋巴结结核常见的造影表现，表现为淋巴结的边缘及周边呈环形增强，厚薄不均。

ER 6-3-1-4 淋巴结结核超声造影动态图
淋巴结呈不均匀增强，内见散在无增强区，呈蜂窝状

ER 6-3-1-5 淋巴结结核超声造影动态图
淋巴结的边缘及周边呈环形增强，厚薄不均

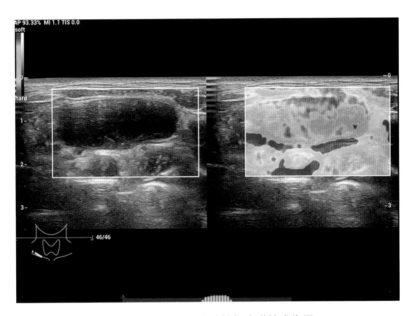

图 6-3-1-20 淋巴结结核超声弹性成像图
淋巴结显示质地中等，应变弹性成像评分为 2 分

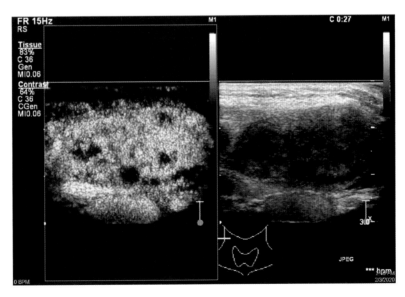

图 6-3-1-21 淋巴结结核超声造影图
淋巴结呈不均匀增强，内见散在无增强区，呈蜂窝状

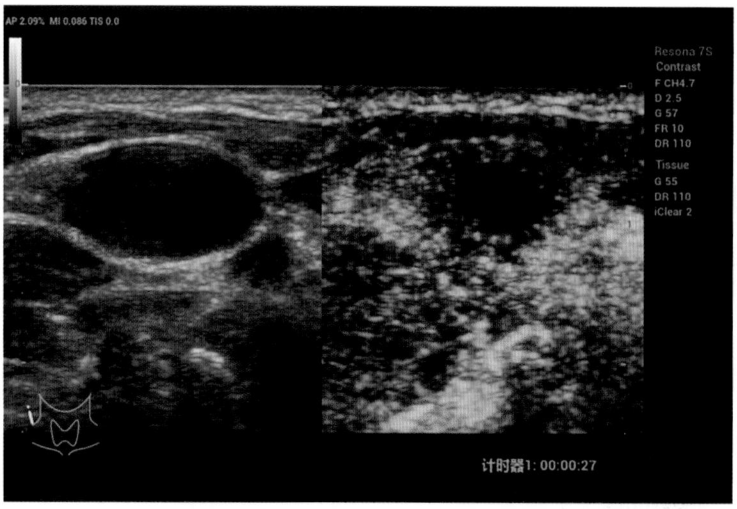

图 6-3-1-22 淋巴结结核超声造影图
淋巴结的边缘及周边呈环形增强,厚薄不均

(五)相关检查

1. **CT** 典型表现为颈部外侧多发结节状软组织密度影,边缘密度高,有时伴小点状钙化,增强后边缘呈环形或分隔样强化,可融合聚集。

2. **MRI** 最为常见的类型为平扫信号不均匀,强化后呈不均匀强化,边缘肉芽肿区 T_1WI 呈中等信号,T_2WI 呈中低信号,坏死区 T_1WI 呈相对低信号,T_2WI 呈明显高信号。

(六)鉴别诊断

1. **转移性淋巴结** 转移性淋巴结内常可出现液化坏死或微钙化,与淋巴结结核表现相类似。相对而言,淋巴结结核出现微钙化的概率较低,常以粗钙化为主且发生淋巴结周围炎性改变及形成脓肿或窦道,转移性淋巴结较少发生淋巴结周围炎及窦道,可以鉴别。

2. **淋巴瘤** 低回声或极低回声的淋巴结实质背景下出现条状或网格状高回声,为淋巴瘤的特征性超声表现之一。极少出现液化坏死或钙化,血流丰富,以异常走行的淋巴门型或混合型血供多见,超声造影以"雪花样"或"烟花样"弥漫性高增强为主,淋巴结结核主要为乏血供表现,超声造影无增强区极为常见。

3. **组织细胞坏死性淋巴结炎** 淋巴结结核与组织细胞坏死性淋巴结炎可有部分征象重叠,但淋巴结结核多伴有坏死、钙化,血供以边缘型或混合型为主,超声造影多可见无增强区,而后者多无钙化,淋巴结内坏死常为微灶性,故灰阶超声图及超声造影时均不易显示,血供以淋巴门型为主。

4. **非特异性感染淋巴结炎** 淋巴结结核有时与非特异性感染淋巴结炎通过影像学进行鉴别诊断比较困难,常需行超声引导下穿刺活检鉴别。

(七)临床意义

目前超声是临床上诊断淋巴结疾病的主要检查手段,淋巴结内钙化、坏死、乏血供及相互融合为诊断淋巴结结核价值较高的指标,典型者常规超声即可做出诊断。对于不典型的淋巴结结核,可进一步结合其弹性成像及超声造影征象,对其质地及血流灌注特征进行评估,有助于早期诊断。对于术后再次复发或其他不宜再次手术的淋巴结结核患者,行超声引导下消融治疗在一定程度上可以取代开放性手术。

(杨高怡)

五、组织细胞坏死性淋巴结炎

(一)概述

组织细胞坏死性淋巴结炎首先由日本学者 Kikuchi 和 Fujimoto 于 1972 年报道,故又称菊池病或 Kikuchi-Fujimoto 病(KFD),是一种良性自限性疾病。多数学者认为 KFD 可能与病毒感染有关,也有学者提出,KFD 是由于感染使机体的免疫平衡受到破坏而发生的自身免疫病或变态反应性疾病样改变。

(二)病理

1. **组织病理学** 可分为三个阶段:

(1)增生期:病变区主要由不成熟组织细胞、T淋巴细胞、浆细胞样单核细胞、少许 B 淋巴细胞和核碎片组成,无明显坏死。

(2)坏死期:在上述改变的基础上有明显的凝

固性坏死，坏死灶由坏死崩解的细胞碎片和组织细胞组成，有明显的细胞吞噬核碎片现象。

（3）黄色瘤样期：病变区可见大量泡沫状细胞，可能开始于增生期，进一步发展为坏死期，最终发展为黄色瘤样期，不同的组织阶段可能与病变发展的不同阶段或病因及宿主的不同反应有关。

三种不同的病理阶段亦可同时出现在同一淋巴结中。

2. **镜下特征** 光镜下可见多少不等、大小不一的凝固性坏死灶，坏死灶中有组织细胞、浆细胞样单核细胞、免疫母细胞浸润及组织细胞吞噬核碎片现象，但缺乏中性粒细胞。

（三）临床表现

KFD好发于年轻女性，亚洲地区高发，以发热、淋巴结肿痛和外周血白细胞下降为基本特征。在临床上分为单纯型和变态反应型两种。①单纯型症状比较典型，常常先发热，而后淋巴结增大伴疼痛或压痛，可自愈，受累脏器少，病程短；②变态反应型除表现为淋巴结受累外，还可能有其他多脏器受累，并可出现一过性再障、肾小球肾炎等疾病的症状，可反复发作，病程通常较长。

1. **浅表淋巴结增大** 约90%累及颈部淋巴结，其次为锁骨下，少数可出现全身淋巴结增大，淋巴结可活动，多有压痛，可有自发痛。

2. **发热** 以中高热为主，热程长（以2～6周多见），常伴畏寒、乏力、消瘦等症状。

3. **其他表现** 肝脾多肿大，非特异性皮肤表现（不定型皮疹或红斑），少数病例伴头痛、腹痛、心悸、胸闷、黄疸、关节痛等。

（四）超声检查

1. **二维灰阶超声** 受累淋巴结较多，淋巴结不同程度增大，但径值多较小，很少>3cm，多呈椭圆形，少数可呈类圆形。淋巴结被膜完整，相互融合现象少见。淋巴结皮质增厚，多呈均匀低回声，有时可见极低回声或无回声，钙化罕见。淋巴门多显示为细窄的高回声，亦可消失，同一病例淋巴门存在或消失可并存（图6-3-1-23）。淋巴结周围组织回声增强，为淋巴结周围组织水肿表现（图6-3-1-24）。

2. **彩色多普勒超声** 多数淋巴结血流信号较丰富，以淋巴门型或混合型血供常见（图6-3-1-25）。

3. **超声弹性成像** 大多数淋巴结质地中等。应变弹性成像评分，分值范围为1～4分（图6-3-1-26）。病灶的硬度与其病理阶段密切相关，坏死范围较广泛时会降低淋巴结硬度。

4. **超声造影** 增强模式常以非向心性增强型多见，可由淋巴门开始向四周增强，亦可呈弥漫性增强，当淋巴结内出现坏死时可出现局部无增强区，与周围组织分界清晰（ER 6-3-1-6、图6-3-1-27）。

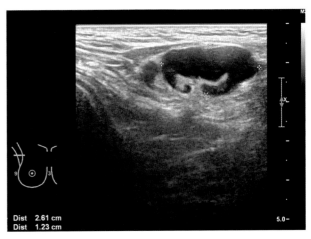

图6-3-1-23 KFD二维灰阶超声图
淋巴结呈椭圆形，被膜完整，皮质增厚，呈低回声，淋巴门细窄

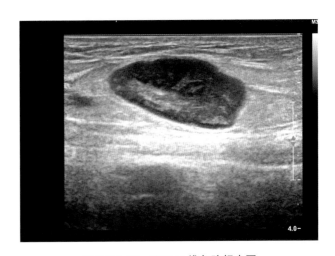

图6-3-1-24 KFD二维灰阶超声图
淋巴结皮质增厚，呈不均低回声，淋巴门结构欠清，周围组织回声增强

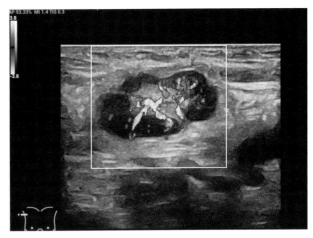

图6-3-1-25 KFD彩色多普勒超声图
淋巴结内见树枝状的淋巴门血流，血流信号较丰富

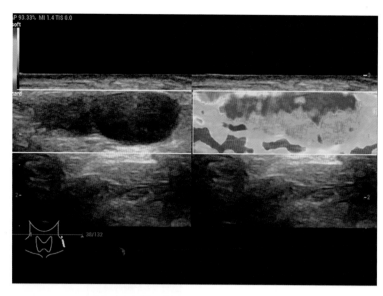

图 6-3-1-26 KFD 应变超声弹性成像图

弹性成像评分 2 分，质软

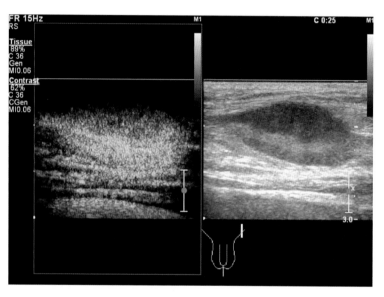

图 6-3-1-27 KFD 超声造影图

淋巴结呈均匀增强，与周围组织分界清晰

ER 6-3-1-6 组织细胞坏死性淋巴结炎超声造影动态图

淋巴结可见自淋巴门开始向四周增强，达峰时呈均匀增强

（五）相关检查

1. CT 淋巴结长径多不超过 2.5cm，边缘欠清楚，平扫时密度均匀或不均匀，以均匀者多见，增强后强化方式多样，以均匀强化多见，部分可为环形强化或强化淋巴结内见局灶性低密度影，周围脂肪间隙模糊。

2. **实验室检查** 白细胞计数减低，分类以淋巴

细胞比例增高为主，同时可伴有轻度贫血和血小板减少，血沉（ESR）增高，超敏 C 反应蛋白升高，肝功能异常。

（六）鉴别诊断

1. **反应性增生** 反应性增生在内部回声、边界、淋巴门的检出率等方面与组织细胞坏死性淋巴结炎相似，共同表现为均匀低回声，淋巴门多数可见，内部无钙化，无融合现象，组织细胞坏死性淋巴结炎可见淋巴结周边高回声晕，其形成可能是淋巴结周边组织受炎性间质细胞浸润，由淋巴细胞、组织细胞及一些细胞碎片混合形成，反应性增生这一征象少见。

2. **细菌性淋巴结炎** 两者均可表现为淋巴门

偏心或消失、内部无钙化及门型血供，且临床均可伴有发热、淋巴结肿痛等相似症状。但急性细菌性淋巴结炎形成脓肿时超声造影多可见大范围无增强区，而组织细胞坏死性淋巴结炎多表现为弥漫性增强，无增强区较局限且相对少见。

3. 淋巴结结核 淋巴结结核与组织细胞坏死性淋巴结炎可有部分征象重叠，但淋巴结结核多伴有坏死、钙化，血供以边缘型或混合型为主，超声造影多可见无增强区，而后者多无钙化，淋巴结内坏死常为微灶性，故灰阶超声图及超声造影时均不易显示，血供以淋巴门型为主。

（七）临床意义

超声可依据淋巴结大小、形态、淋巴门结构及血流等信息初步得出良性淋巴结疾病的诊断，结合超声弹性成像及超声造影，对典型组织细胞坏死性淋巴结炎的临床诊断有一定的指导意义。而对于表现出恶性征象，需要排除恶性淋巴结病变或特异性感染的病例应行超声引导下穿刺活检。

（杨高怡）

六、猫抓病

（一）概述

猫抓病（cat-scratch disease）又称良性淋巴网状内皮细胞增生症（benign lymphoreticulosis），是由汉赛巴通体属（Bartonella henselae）立克次体感染所引起的自限性淋巴结炎。90% 的患者为 18 岁以下的儿童和青少年，多有被猫抓伤或咬破皮肤的病史。

（二）病理生理

由组织细胞演变的上皮样细胞形成肉芽肿，肉芽肿中央中性粒细胞浸润形成微小脓肿。外周有时可见呈栅栏状排列的增生上皮样细胞。

（三）临床表现

常在被猫抓伤或咬破皮肤后 1～2 周出现引流区局限性淋巴结肿大，多数位于腋下、颈部、腹股沟区，也可发生于肘部。皮肤损伤部位可出现红斑状丘疹，少数转为水疱或脓包，愈合后形成痂皮。大多数患者在 2～4 个月内淋巴结肿大自行消退，一般不需要特殊治疗。

（四）超声检查

1. 二维灰阶超声 与猫直接接触部位的近端引流区淋巴结肿大，病变早期呈低回声，形态呈椭圆形或类圆形，被膜清晰完整，内部可见裂隙样无回声区分布；周边可见小淋巴结。病变中晚期进展至脓肿形成甚至液化坏死则内部回声不均匀，内可

见透声差的液性区，淋巴门偏心性缩小直至消失，被膜回声增高，部分包膜模糊，周边软组织回声增高，局部皮肤增厚水肿（ER 6-3-1-7、图 6-3-1-28）。位于肘部者可合并贵要静脉炎。

ER 6-3-1-7 猫抓病二维灰阶超声动态图

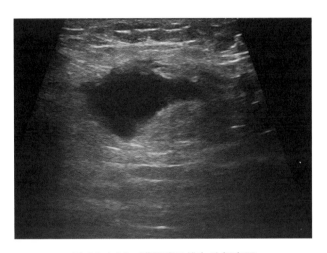

图 6-3-1-28 猫抓病二维灰阶超声图
右侧腋下淋巴结呈椭圆形，形态欠规则，淋巴门回声偏心，部分边界模糊

2. 彩色多普勒超声 早期典型表现为一支粗大血管沿淋巴门进入中央然后向四周放射，呈"树枝状"分布。中晚期若脓肿形成，血流信号呈周边型或混合型；若合并液化坏死，则血流信号稀疏（图 6-3-1-29）。

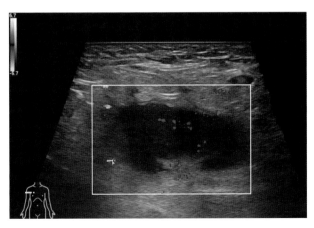

图 6-3-1-29 猫抓病彩色多普勒超声图
右侧腋下淋巴结内部见多发散在的条点状血流信号，整体呈淋巴门型

3. 超声弹性成像 助力式弹性成像显示呈现蓝绿相间，以蓝色为主，弹性评分 2 分（图 6-3-1-30）。

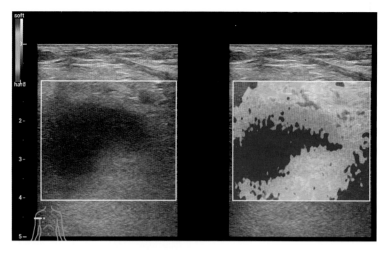

图 6-3-1-30 猫抓病超声弹性成像图（蓝色代表软，绿色代表硬）

右侧腋下淋巴结助力式弹性成像以蓝色为主，弹性评分2分

4. 超声造影 经肘正中静脉注射造影剂后，淋巴结呈快速均匀高增强，呈门型血流灌注模式，内部未见片状灌注缺损区域，若为病变中晚期可见周边软组织灌注增强（ER 6-3-1-8、图 6-3-1-31）。

（五）相关检查

实验室检查部分患者红细胞沉降率升高，白细胞多数正常或轻度升高。

（六）鉴别诊断

1. 淋巴结结核 多见于儿童和青年人，多伴有结核病史。通常为多个淋巴结肿大，呈串珠样或融合成团，常累及整个解剖区域及相邻解剖区域。内部回声不均匀，以低回声为主，随病程进展而多变，可见囊性无回声区、斑片状或团块状强回声，淋巴门结构偏心、变形或显示不清。部分淋巴结结核可表现为周围软组织水肿和边缘性血供信号。

2. 淋巴瘤 常首先出现在颈侧区，为无痛性淋巴结肿大，散在、稍硬、尚活动，进行性生长。超声图表现为多发淋巴结肿大，圆形或类圆形极低回声，边界锐利，大多数淋巴门回声消失，血流信号较丰富，多呈门型血供，分布相对杂乱，走行迂曲。淋巴结内较少出现囊性坏死和钙化。

（七）注意事项

猫抓病的最终诊断主要依靠以下几点：①与宿主密切接触史；②皮肤破口及近端引流区淋巴结肿大的病程；③病理镜检为化脓性肉芽肿性炎，并排除其他病原体感染（如结核等）；④病原学证据：WS染色发现特异性致病菌；⑤血清学检查。

ER 6-3-1-8 猫抓病右侧腋下淋巴结超声造影图

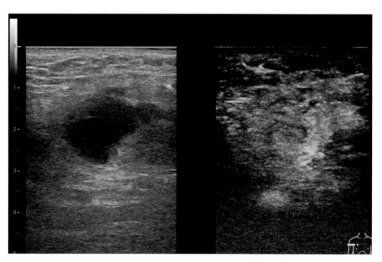

图 6-3-1-31 猫抓病右侧腋下淋巴结超声造影图

右侧腋下淋巴结整体呈均匀高增强，呈门型血流灌注，无明显片状灌注缺损区

（八）临床意义

超声是临床上检查浅表淋巴结的首选方法。紧密结合病史，当患者被猫抓伤或咬伤后出现近端浅表淋巴结肿大，尤其是腋下、颈部和肘部出现淋巴结肿大，彩色多普勒出现典型的丰富淋巴门型血供时，要高度怀疑猫抓病的可能性。

（董凤林）

七、IgG4 相关性淋巴结病

（一）概述

IgG4 相关性疾病（IgG4 related disease，IgG4-RD）的概念由日本学者 Kamisawa T 等在 2003 年首次提出，是一种由免疫介导的慢性、系统性纤维炎性自身免疫病。IgG4-RD 常见于中老年男性，可以累及全身器官，包括胰腺、胆管、泪腺、唾液腺、肺、肾脏、淋巴结、垂体、甲状腺等。淋巴结受累是 IgG4-RD 最常见的病变之一，统称为 IgG4 相关性淋巴结病（IgG4-related lymphadenopathy，IgG4-RLAD）。IgG4-RLAD 一般与其他器官的 IgG4-RD 病变共存，可表现为全身性也可局灶性发病，多为某特定器官的 IgG4-RD 浸润所致，但有时全身淋巴结肿大可能是其唯一症状。

（二）病理生理

IgG4-RD 特征性的病理学表现为：弥漫性淋巴浆细胞浸润，伴有大量的 IgG4 阳性浆细胞增多；受累组织呈现广泛席纹状纤维化；闭塞性静脉炎。与 IgG4-RD 结外病变相比，IgG4-RLAD 中闭塞性静脉炎较为少见。

（三）临床表现

IgG4-RLAD 通常为亚急性起病，可以累及局部，也可以累及全身多部位的淋巴结，主要表现为受累部位淋巴结无痛性肿大，患者血清 IgG4 水平升高（≥1.35g/L），部分患者可有 IgE 升高。多数继发于 IgG4-RD 结外病变，但偶有原发性 IgG4-RLAD 的报道。有症状且病情活动的患者需要临床干预，糖皮质激素是治疗 IgG4-RD 的首选药物。大多数情况下糖皮质激素治疗有效，但易复发，必要时可联合免疫抑制剂或生物制剂。

（四）超声表现

1. **二维灰阶超声** 一般表现为淋巴结肿大，好发于 60～80 岁老年男性，单发或多发，直径一般 <2cm，形态饱满，皮质增厚，淋巴门回声减少或消失，钙化及液化少见。一般淋巴结之间无融合现象（图 6-3-1-32）。

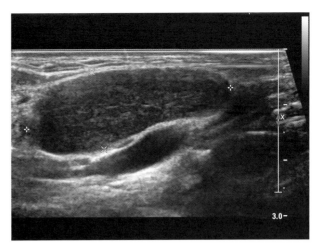

图 6-3-1-32 IgG4-RLAD 二维灰阶超声图
右侧颈部淋巴结皮质明显增厚，淋巴门呈线样

2. **彩色多普勒超声** 活动期通常表现为血流信号增多，呈淋巴门型血供（图 6-3-1-33）。稳定期或激素治疗后可表现为彩色血流信号减少，仍是淋巴门型血供。

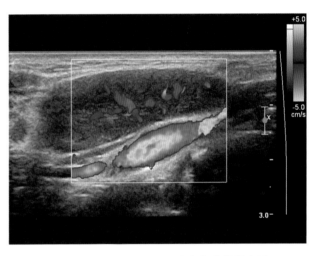

图 6-3-1-33 IgG4-RLAD 彩色多普勒超声图
淋巴结内部血流信号较丰富，呈淋巴门型
（图片来源：本图由北京协和医院张一休教授提供）

3. **频谱多普勒超声** 淋巴结内部动脉 RI、PI 和反应性增生淋巴结相似，而低于恶性淋巴结。

（五）相关检查

1. **实验室检查** 血清 IgG4 水平升高（≥1.35g/L），部分患者可伴有 IgE 水平升高。

2. **其他影像学检查** CT 或 MRI 检查无特异性表现，可见轻 - 中度淋巴结肿大，密度或信号均匀，坏死很少见，多发生于颈部、纵隔、肺门及腹部等。但 CT 及 MRI 对 IgG4-RD 结外病变的显示具有优势，如 CT 可用于诊断肺部、胰腺、肝脏等部位是否受累；MRI 可用于诊断胰腺、胆管、颅脑、腹膜后、肾脏、前列腺等部位受累与否。

（六）鉴别诊断

IgG4-RLAD 要注意与多中心卡斯尔曼病（Castleman disease）、淋巴结反应性增生、结节病、淋巴瘤鉴别。IgG4-RLAD 同时有多个结外器官肿胀或占位性病变，血清 IgG4 水平升高是鉴别要点，但多种影像学表现均缺乏特异性，鉴别诊断主要依赖于组织活检及相关免疫组化分析。

（七）注意事项

目前 IgG4-RLAD 的诊断主要依赖于系统性 IgG4-RD 的确诊。IgG4-RD 主要参考 2011 年日本研究组提出的综合诊断标准：①临床或影像学检查发现单个或多个器官存在弥漫性或局限性肿大或肿块；②血清 IgG4 水平升高（≥1.35g/L）；③病理学结果提示弥漫性淋巴浆细胞浸润和纤维化；IgG4 阳性浆细胞浸润，占 IgG 阳性浆细胞的比例 >40%，IgG4 阳性浆细胞 >10 个 /HPF。当①②③均符合时为确诊；①③符合时为可能性大；①②符合时为可能。当考虑为 IgG4-RD 时，在反应性出现的肿大淋巴结免疫组化检测中，IgG4 阳性浆细胞升高且占 IgG 阳性浆细胞比例 >40% 为诊断 IgG4-RLAD 的重要标准之一。

（八）临床意义

超声在诊断及鉴别诊断 IgG4-RLAD 中有重要意义。尽管 IgG4-RLAD 的超声图缺乏特异性，但行超声实时引导下穿刺组织病理活检及免疫组化分析对确诊发挥着重要作用。当然，结合临床症状、血清学检查及其他影像学检查的综合分析同样是必不可少的。

（董凤林）

八、结节病

（一）概述

结节病（sarcoidosis）由 Besniers 于 1889 年报道，是一种原因不明的慢性肉芽肿性疾病，几乎可累及全身各个器官，但以肺及胸内淋巴结最易受累，其次是皮肤和眼部结节病，浅表淋巴结受累较少见。结节病以中青年发病为主，女性发病率略高于男性，不同地域发病率迥异，诊断主要依靠临床、影像和病理学资料进行综合判断，在受累部位组织活检明确为非干酪样坏死性上皮样细胞肉芽肿的基础上，结合患者的临床、影像学表现，除外其他病因后可确诊为结节病。血清血管紧张素转换酶（SACE）测定作为结节病的辅助诊断和活动性判定指标，目前已被临床广泛应用。大多数患者预后良好，约 25%

表现为慢性、进展性，最终可导致肺纤维化等不可逆病变。结节病病因不明，可能为细胞免疫或体液免疫功能紊乱所致。

（二）病理

典型病理特征为非干酪性上皮样细胞肉芽肿，以淋巴管周围分布为主。肉芽肿病变分为中心区和周边区两部分：中心区主要是由淋巴细胞包绕上皮样细胞或多核巨细胞而成的紧密的、非干酪样坏死性上皮样细胞性肉芽肿，多核巨细胞胞质内常可见包涵体，如舒曼（Schaumann）小体、星状小体、草酸钙结晶等。淋巴细胞以 CD4+ T 细胞为主，而 CD8+ T 细胞则在中心区的周围带。周边区由环状疏松排列的淋巴细胞、单核细胞和成纤维细胞组成。肉芽肿结节可彼此融合，但通常仍保留原有结节轮廓。约 20% 的结节病患者可以出现肉芽肿内的坏死，此时需要与分枝杆菌、真菌等感染相鉴别。

（三）临床表现

结节病的临床表现因起病的缓急、受累组织 / 器官、病变程度等的不同而不同，多数结节病表现为亚急性或慢性过程，临床表现缺乏特异性，可有发热、关节痛、厌食、体重减轻、干咳、呼吸困难以及斑点或丘疹样皮疹等。少数呈急性起病，表现为双侧肺门淋巴结肿大、关节炎和结节性红斑，通常伴有发热、肌肉痛，称为 Löfgrens 综合征或急性结节病。结节病浅表淋巴结受累时常见于颈部，淋巴结多质硬、可活动、不融合，常不与周围组织粘连。

（四）超声检查

1. **二维灰阶超声** 淋巴结增大以多发为主，多呈椭圆形或类圆形，L/S＜2 多见，形态可不规则，部分可见小分叶，淋巴结被膜完整，与周围组织无粘连，淋巴结间无融合，极少发生破溃及形成窦道。皮质增厚，内部回声多不均匀，可出现条索样回声。淋巴结内较少出现钙化及液化，淋巴门可受压偏心、呈线状、点状或消失（图 6-3-1-34、图 6-3-1-35）。

2. **彩色多普勒超声** 淋巴结内部彩色血流信号多丰富，呈淋巴门型血供，少部分可呈乏血供型（图 6-3-1-36）。可测得动静脉血流频谱，动脉阻力指数较低。

3. **超声弹性成像** 大多数淋巴结质地软，应变弹性成像评分多小于 3 分（图 6-3-1-37）。

4. **超声造影** 以不均匀增强多见，增强模式多呈非向心性高增强，当淋巴结内出现坏死时可见无增强区（ER 6-3-1-9、图 6-3-1-38）。

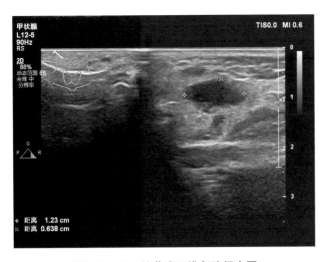

图 6-3-1-34　结节病二维灰阶超声图
腮腺内可见多个肿大淋巴结，较大一个 1.2cm×0.6cm，形态
欠规则，边界欠清，内部回声不均，淋巴门消失

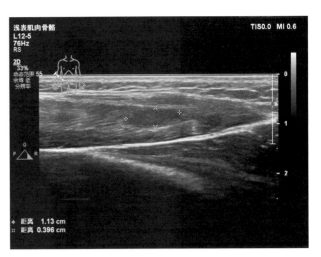

图 6-3-1-35　结节病二维灰阶超声图
同一患者左侧上臂肘部肌层内见淋巴结样回声，边界欠清，
内呈均匀低回声

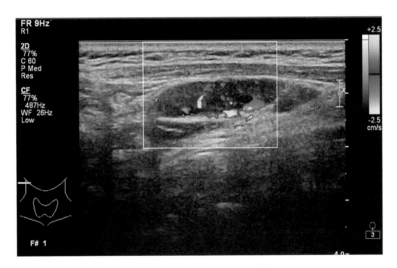

图 6-3-1-36　结节病彩色多普勒超声图
淋巴结内见淋巴门进入的血流信号，走行稍欠规则

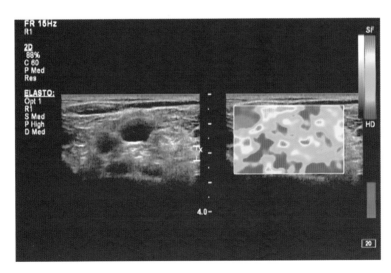

图 6-3-1-37　结节病超声弹性成像图
淋巴结显示质地较软，应变弹性成像评分 2 分

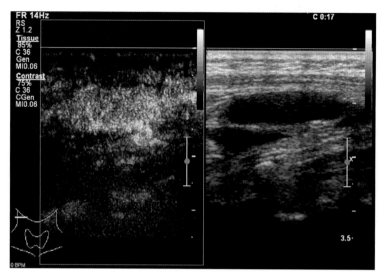

图 6-3-1-38　结节病超声造影图

淋巴结呈不均匀增强

ER 6-3-1-9　淋巴结结节病超声造影动态图

造影剂首先到达淋巴门,后淋巴结弥漫性快速增强

(五) 相关检查

CT　典型病例可见纵隔及双肺门淋巴结对称性肿大,淋巴结多呈圆形/椭圆形、边界清晰、光整、少见融合、坏死,可伴有钙化,^{18}F-FDG PET-CT 显示 FDG 摄取较均匀,PET 显像更易发现受累小淋巴结的活动性。

(六) 鉴别诊断

1. **淋巴瘤**　两者的二维灰阶超声图均可显示有条索状高回声,淋巴瘤早期病变亦可表现为与结节病相似的淋巴门型血供,需要鉴别。相对而言,淋巴瘤累及淋巴结数目更多,增大更明显,血供更丰富,超声造影出现"雪花样"或"烟花样"的搏动性增强是其特点之一,而淋巴结结节病的超声造影多无此表现。

2. **淋巴结结核**　两者均为淋巴结肉芽肿性疾病,淋巴结结核易出现液化坏死,肿大淋巴结互相融合多见,易破溃形成窦道,钙化多见。患者常有全身结核中毒症状,如低热、盗汗、乏力、体重减轻等。淋巴结结节病一般无融合,常不与周围组织粘连,可活动,钙化发生率低。临床无特征性表现。血清血管紧张素转换酶活性升高对诊断有参考意义。

3. **组织细胞坏死性淋巴结炎**　两者在超声图像上鉴别困难,组织细胞坏死性淋巴结炎以局部或

全身淋巴结肿大为主要症状,而结节病可累及全身各脏器,区分两者需结合多器官的影像学检查以及实验室检查,如浅表淋巴结肿大伴有肺部、皮肤、眼等病变时,首先考虑结节病,确诊以活检后病理学诊断为"金标准"。

(七) 临床意义

浅表淋巴结结节病较为少见,但本病发生在浅表任何部位,以颈部及腹股沟多见,其超声图可根据不同病理时期而表现不同。怀疑结节病患者,应行超声引导下穿刺活检,活检部位首选浅表、易于活检的病变部位,如皮肤或皮下组织、鼻结节、结膜结节、浅表淋巴结及肿大的泪腺,对于纵隔淋巴结结节病可经气管镜超声引导下活检,在组织标本中发现非干酪性肉芽肿且排除肉芽肿炎症的其他原因,有助于明确诊断。

(杨高怡)

九、巨大淋巴结增生症

(一) 概述

巨大淋巴结增生症又称血管滤泡性淋巴结增生或淋巴结错构瘤。临床上以无痛性淋巴结肿大为其突出特点。1954 年由 Castleman 首先描述,所以又称卡斯尔曼病(Castleman disease,CD)。CD 的病因尚不十分清楚,多数认为与慢性抗原刺激、病毒感染或药物引起的反应性淋巴组织异常增生有关。该病发病率为 1/700 万~1/60 万,被纳入中华人民共和国国家卫生健康委员会罕见病目录。近年来研究表明 CD 并非一种定性明确的疾病,而是一组病理学和生物学特征完全不同的疾病群。

（二）病理

根据镜下表现，CD 可分为透明血管型、浆细胞型和混合型，其中以透明血管型多见，约占 90%。CD 的淋巴结基本结构保持完整，光镜下滤泡和血管增生明显。透明血管型滤泡血管呈玻璃样变，伴滤泡生发中心萎缩；浆细胞型则表现为滤泡间质中以浆细胞增多为主，而滤泡生发中心增生；混合型则介于两者之间。

（三）临床表现

本病突出的临床表现为无痛性淋巴结肿大，可发生于身体的任何部位，大多数病例表现为局限性淋巴结病变，最常侵犯纵隔淋巴结，颈部、后腹壁、腋窝及盆腔等部位的淋巴结也可被侵犯。有时还可出现于肌肉、喉、肺及眼眶等结外组织。临床上根据累及的范围分为局限型和多中心型。约 90% 的局限型在病理上是透明血管型，该型好发于青年，女性多见，多数无症状，发生于纵隔及后腹壁时可有压迫症状如咳嗽、腹痛等。部分局限型 CD 可以伴发黏膜损害和天疱疮，即副肿瘤性天疱疮。多中心型以浆细胞型多见，该型以老年患者多见、周围淋巴结为主、易合并恶性肿瘤。大部分病例有发热、乏力、盗汗等全身症状。实验室检查有贫血、血沉加快、血清铁蛋白增高、多克隆高免疫球蛋白血症等。患者可以合并肝脾大、淀粉样变性、膜性肾小球肾炎、间质性肺炎等。

（四）超声检查

1. **二维灰阶超声**　局限型通常表现为明显增大，常呈类圆形或分叶状的低回声肿块，最大径可达 18cm，部分内可见条索样高回声分隔（图 6-3-1-39），10% 的病灶内可见分支状或斑点状钙化（图 6-3-1-40），边界清晰，被膜完整，融合少见，大多数病灶淋巴门

结构受压变扁显示困难（图 6-3-1-41）。多中心型呈全身多发淋巴结肿大，内部结构不清，但部分病灶仅表现为皮质增厚，与反应性增生淋巴结超声图类似。

2. **彩色多普勒超声**　局限型血流较丰富，以周围型为主，呈环形或半环形，可伴有向心性分支，

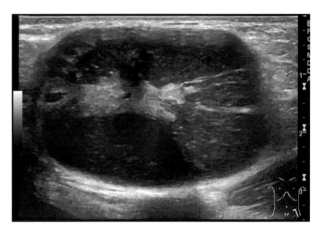

图 6-3-1-39　巨大淋巴结增生症二维灰阶超声图
淋巴结皮质增厚，呈极低回声，皮质内可见条索样高回声

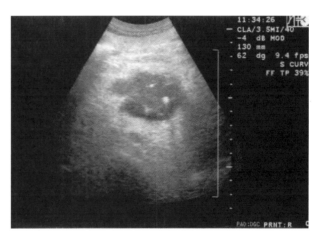

图 6-3-1-40　巨大淋巴结增生症二维灰阶超声图
淋巴结呈极低回声，内部结构消失，并可见粗大钙化

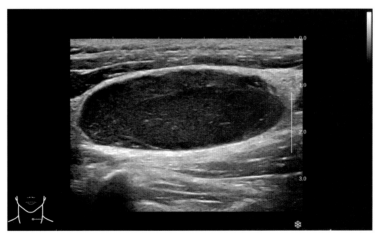

图 6-3-1-41　巨大淋巴结增生症二维灰阶超声图
淋巴结皮质增厚，呈极低回声，淋巴结髓质受压呈线样

Adler 评分多为 3 分（图 6-3-1-42）。部分病例可见粗大血管自切迹处进入肿物并呈分支状分布。多中心型血供相对较少，Adler 评分多在 2 分及以下。

3. 频谱多普勒超声 频谱多普勒于病灶内可探及动静脉频谱，呈中等阻力指数（图 6-3-1-43）。

4. 超声造影 局限型 CD 的超声造影表现为动脉快速均匀增强，液性区表现为无增强。

（五）相关检查

1. CT 局限型的 CT 表现为病变部位软组织密度肿物，部分病例在中央区可见分支状和斑点状钙化。增强扫描 CD 呈早期显著强化和延迟期持续强化。多中心型的 CT 表现复杂多样，CT 扫描显示沿纵隔或腹部淋巴管分布的肿大淋巴结，注射造影剂后病灶呈轻度或中度强化，可见肺内淋巴细胞性间质性肺炎表现、肝脾肿大、胸腹腔积液等。

2. MRI 局限型 CD 在 T_1 加权像呈等信号，T_2 加权像呈均匀高信号。肿块内有扭曲扩张的流空小血管为其典型表现。MRI 增强扫描的增强形式与 CT 类似。

（六）鉴别诊断

局限型 CD 应该与神经鞘瘤，转移性淋巴结鉴别。神经鞘瘤与神经相连，典型表现为"鼠尾征"。局限型 CD 血供较神经鞘瘤丰富。转移性淋巴结一般有恶性肿瘤病史，部分局限型 CD 可以发现被压缩的淋巴门，但转移性淋巴结多数门结构消失。病灶血供丰富程度与原发肿瘤相关。多中心型 CD 主要与淋巴瘤相鉴别，典型的弥漫大 B 型淋巴瘤呈极低回声，内部血流较丰富。多中心型 CD 呈低回声，有时可见淋巴结内有高回声分隔。与不典型的淋巴瘤鉴别比较困难，最终诊断依赖于病理检查。

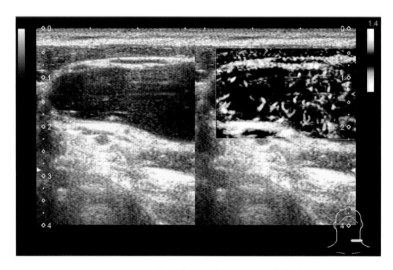

图 6-3-1-42 左侧颈部 CD 超微血流成像超声图
应用低速血流显像技术，淋巴结内见丰富血流

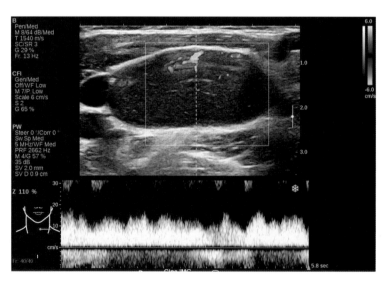

图 6-3-1-43 巨大淋巴结增生症频谱多普勒超声图
淋巴结内见动静脉频谱，阻力指数中等

（七）临床意义

超声能敏感地发现局部病灶，测量大小，判断血供状态。具有丰富血流，类淋巴门结构、淋巴结内钙化等典型表现的 CD 可以被超声提示诊断，但大多数病例仍需病理确诊。

（陈路增）

第二节　恶性淋巴结病变

一、淋巴瘤

（一）概述

淋巴瘤起源于淋巴结和淋巴组织，是免疫系统的恶性肿瘤。淋巴瘤一般首发于淋巴结，但也有相当数量的恶性淋巴瘤首发于淋巴结以外的淋巴组织，即结外淋巴瘤。按照累及的器官或组织发病率频率高低，结外淋巴瘤发生的部位依次为胃肠道、鼻、咽部、扁桃体和皮肤等。因为淋巴结和淋巴组织遍布于全身且与单核 - 巨噬细胞系统、血液系统相互沟通，所以淋巴瘤可发生于身体任何部位。

淋巴瘤是我国最常见的十大肿瘤之一。2019 年我国新发淋巴瘤 10.15 万人，死亡 4.07 万人，男性多于女性（男性约 1.39/10 万，女性约 0.84/10 万），按组织病理学改变，淋巴瘤可分为霍奇金淋巴瘤（Hodgkin lymphoma，HL）和非霍奇金淋巴瘤（non- Hodgkin lymphoma，NHL）两大类。NHL 发病率最高，人群发病率为（6～7）/10 万，并随年龄增长发病增多，城市发病率高于农村。而 HL 多见于青年，人群发病率约为 2/10 万。我国淋巴瘤死亡率排在恶性肿瘤死亡的第 11～13 位。

（二）病理

HL 可以分为经典型和结节性淋巴细胞为主型。根据世界卫生组织（WHO）2016 年发表的造血和淋巴肿瘤分类，NHL 进一步分为 80 多种不同的类型，其中常见亚型有边缘区淋巴瘤、滤泡型淋巴瘤、套细胞淋巴瘤、弥漫大 B 细胞淋巴瘤、伯基特淋巴瘤 / 白血病等。在光镜下，淋巴瘤表现为正常淋巴结结构被破坏，被肿瘤细胞所替代，NHL 为细胞成分单一、排列紧密的异型瘤细胞，大多数情况需要根据瘤细胞的免疫分型鉴别其来源，如 B 细胞来源者 CD19、CD20、CD22 阳性，T 细胞来源者 CD2、CD3、CD4、CD7、CD8 阳性；HL 在多形性、炎症浸润性背景下可找到特征性 Reed-Sternberg 细胞（R-S 细胞）。部分骨髓涂片中可找到淋巴瘤细胞，根据瘤细胞的免疫分型鉴别其来源，并发白血病或溶血性贫血可有相应改变。骨髓涂片找到 R-S 细胞是 HL 骨髓浸润的依据。

（三）临床表现

淋巴瘤可发生在身体的任何部位，淋巴结最易受累，常伴有发热、消瘦等全身症状。霍奇金淋巴瘤多见于青年，儿童少见。首发症状常为无痛性颈部或锁骨上淋巴结进行性肿大（占 60%～80%），其次为腋下淋巴结肿大。发热、消瘦等全身症状较多见。相对于 HL，NHL 随年龄增长而发病增多，男性多于女性，除惰性淋巴瘤外，一般发展迅速。NHL 有远处扩散和结外侵犯倾向，无痛性颈和锁骨上淋巴结进行性肿大为首发表现较 HL 少。NHL 对各器官的压迫和浸润较 HL 多见，常以高热或各器官、系统症状为主要临床表现。

（四）超声检查

1. 二维灰阶超声

（1）大小：淋巴结的大小不应作为良恶性鉴别的依据。因为不同部位淋巴结大小不尽相同，目前尚无统一的判断淋巴结增大的标准。在判断淋巴结大小时，短径较长径意义更大。以短径 > 0.5cm、0.8cm、1.0cm 作为诊断淋巴结肿大标准均有报道。中晚期淋巴瘤患者的淋巴结明显增大。

（2）形态边界：淋巴结明显肿大，呈圆形、类圆形，部分相互融合，通常长短径比 < 1.5。大多数淋巴结包膜清晰。

（3）内部结构：淋巴结皮质明显增厚，呈低回声或极低回声，液化、钙化罕见，髓质受压变形或淋巴门显示不清。当髓质消失时，部分淋巴结内可近似无回声。由于病理分型不同，部分淋巴瘤也可呈中等偏低回声，内部出现类似网格样改变（图 6-3-2-1、图 6-3-2-2）。

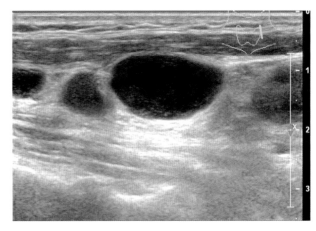

图 6-3-2-1　淋巴瘤二维灰阶超声图
淋巴结呈极低回声，内部结构消失

2. **彩色多普勒超声** 淋巴结内血流信号轻度或明显增多，淋巴结门型血供为主，走行呈分支状，连续、规则血流（图6-3-2-3）。

3. **频谱多普勒超声** 淋巴结内血流以动脉为主，血流速度增加，阻力指数对本病的诊断意义不大（图6-3-2-4、图6-3-2-5）。

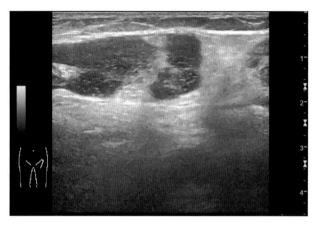

图 6-3-2-2 淋巴瘤二维灰阶超声图
淋巴结呈中等偏低回声，内可见类似网格样改变

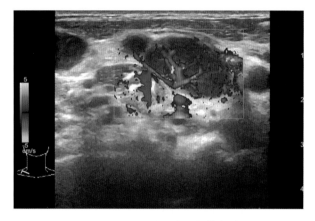

图 6-3-2-3 淋巴瘤彩色多普勒超声图
淋巴结呈门型血供，血流信号明显增多，呈树枝状

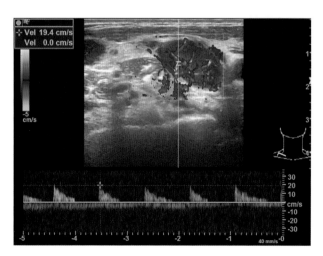

图 6-3-2-4 淋巴瘤频谱多普勒超声图
淋巴结内血流以动脉为主，阻力指数 1.00

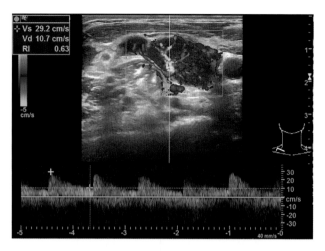

图 6-3-2-5 淋巴瘤频谱多普勒超声图
淋巴结内血流速度增加，阻力指数 0.63

4. **超声造影** 淋巴结增强早于周围组织，造影剂先由淋巴门进入，随即自中心扩展至淋巴结包膜，呈均匀性高增强，增强淋巴结与周围组织分界清楚，多呈快速弥漫性增强，可出现低增强区，但无增强区及钙化少见（ER 6-3-2-1、图6-3-2-6）。

ER 6-3-2-1 右侧腹股沟区淋巴结超声造影动态图
造影剂由淋巴门进入，随即自中心扩展至淋巴结包膜，呈均匀性高增强并快速消退

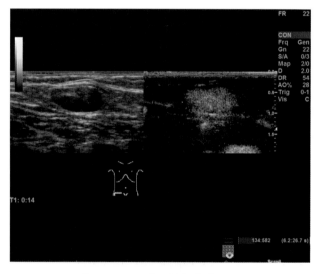

图 6-3-2-6 淋巴瘤超声造影图
动脉期淋巴结呈均匀增强

（五）相关检查

1. **CT** CT 的软组织分辨率低于超声和 MRI，它更多地被应用于淋巴瘤的分期。典型的淋巴瘤

CT 表现为形态规则,边缘大多数清晰,平扫呈低密度,增强后呈轻中度均匀强化(图 6-3-2-7)。

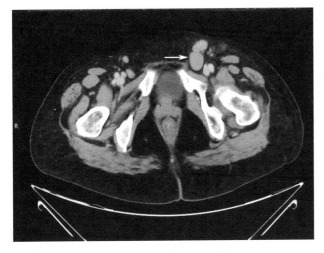

图 6-3-2-7　淋巴瘤 CT 图
左侧腹股沟区淋巴结增大,部分相互融合(箭头)

2. **MRI** MRI 的软组织分辨率比较高,是中枢神经系统、骨髓和肌肉部位淋巴瘤病变的首选检查方法。淋巴瘤的典型 MRI 表现是 T_1WI 为等信号或略低信号,T_2WI 为高信号,病灶信号均匀,液化坏死较少见,增强扫描呈轻度强化。

3. **PET-CT** PET-CT 是淋巴瘤诊断、临床分期、疗效判断的重要手段。它在得到解剖学图像的同时还能得到病灶代谢的功能图像,对疗效及预后的判断优于其他影像学方法(图 6-3-2-8)。

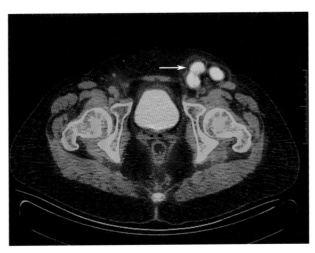

图 6-3-2-8　淋巴瘤 PET-CT 图
淋巴结呈高代谢,SUV 值明显增高(箭头)

4. **实验室检查** HL 患者的实验室检查常有轻或中度贫血,部分患者嗜酸性粒细胞升高。NHL 患者的实验室检查白细胞数多正常,伴有淋巴细胞绝对和相对增多。血清乳酸脱氢酶升高是预后不良的指标。

(六)鉴别诊断

1. **增生性淋巴结** 主要表现为淋巴结增大,一般为多发性;椭圆形,边界清晰;皮髓质均匀性扩大,分界清楚;内部回声通常无钙化或坏死;淋巴结内血管可因炎症刺激数目增多,血流灌注增多,但仍保持正常血管分布形态,单一由淋巴门供血,呈现"门型"血流。

由于局部炎症和全身性疾病,使受到病原体刺激的淋巴结免疫活性细胞产生不同程度的反应性增生,一般局限于被膜内。多数患者无临床症状。

2. **炎症性淋巴结** 一般为急性起病,病程短,淋巴结数天内明显增大,淋巴结触痛明显。随着抗炎治疗而缩小。主要超声表现:淋巴结增大,呈椭圆形或长圆形,边界较为清晰,皮质明显增厚,回声减低,髓质回声增高,相对变薄,内部回声通常无钙化或坏死,血流分布呈"门型",无杂乱型血供。

3. **结核性淋巴结** 属于特殊淋巴结炎症,可为单独淋巴结结核,也可为全身结核的一部分。主要超声表现:淋巴结体积增大,呈长圆形、椭圆形,边界模糊,皮质相对增厚,内部因干酪样坏死为增粗的中等点状回声,髓质被挤压到淋巴结边缘部位,液化后为液性回声,部分淋巴结有较粗大致密钙化,病变早期血流与反应性淋巴结相似,出现坏死时坏死区域无血流信号,淋巴结之间可融合成团块状,可有粘连。

4. **转移性淋巴结** 淋巴结是全身各系统恶性肿瘤转移的主要途径之一,如患者有肿瘤病史,检查时又发现淋巴结肿大应考虑肿瘤淋巴结转移的可能性。主要超声表现:淋巴结早期较小,呈进行性增大,呈类圆形或不规则形,内部回声常与原发灶回声类似,早期内皮质浸润,皮质局部增厚、髓质受压,局部形态不规则,呈"偏心性"改变,浸润整个淋巴结时,髓质消失或呈细线状。转移性淋巴结的另一个特点是超声表现与原发病相关。例如甲状腺癌的淋巴结转移容易出现与原发灶类似的钙化。结内可有多血供或少血供,多血供者血流分布杂乱扭曲、粗细不均。

(七)临床意义

淋巴瘤具有典型的超声影像学特征,超声在淋巴瘤的诊断、疗效监测方面有很大优势。超声造影可以判断淋巴瘤的血供状态,帮助判断疗效。淋巴瘤的治疗以化疗为主,手术治疗一般仅用于出现肠梗阻或者肠穿孔等需要外科干预的情况。化疗药物的选择主要依赖于病理分型。超声引导下穿刺活检具有痛苦小、方便、经济等优点,已经可以部分替代切取活检对淋巴瘤做出病理分型的诊断。彩色多普勒超声及超声造影可以指导确定活检的部位,提高活检的阳性率。少部分患者多次穿刺无法确定病理诊断时也需要进行手术切取活检。

(陈路增)

二、转移性淋巴结

(一)概述

淋巴结转移(lymph node metastasis)是指恶性肿瘤从原发灶脱落,沿淋巴系统转移至引流区域淋巴结或发生远处转移的过程,是恶性肿瘤最常见的转移方式之一,有时可为患者的首发临床表现。

1. 病理 转移性淋巴结大体病理可见淋巴结相对固定、质硬,多个淋巴结可相互融合,镜下可见淋巴结局灶性受累,内部有明确的肿瘤巢团,淋巴管出现实性癌栓等特征。

淋巴结转移的过程主要为:由淋巴结周边包膜侵入内部输入淋巴管和包膜下窦,随后延伸至小梁旁窦和髓窦,浸润和破坏淋巴结结构,致淋巴结皮质不均匀增厚,淋巴结门结构变窄、消失,随后局部可突破被膜向周围组织浸润,并可沿淋巴结的输出淋巴管向远处淋巴结及组织器官蔓延和扩散。

2. 临床表现 转移性淋巴结常首发于病变区域的淋巴引流区,表现为单侧局部淋巴结进行性无痛性肿大。患者常以局部包块来诊,包块触诊质硬。淋巴结较大时可出现局部压迫症状,若不干预则进展较快,短时间内可出现数目增多、体积增大、融合成团,同时肿大淋巴结可突破包膜侵犯周围神经、肌肉、血管等组织,肿块常较固定。

淋巴结转移发生的部位可提示原发肿瘤的所在位置。口腔、鼻咽部、涎腺等部位的恶性肿瘤常引起上颈部淋巴结转移。锁骨上淋巴结的转移常来自肺和乳腺,其中左侧锁骨上淋巴结转移还可能为来源于胃肠道及生殖系统的恶性肿瘤。

3. 超声检查

(1)二维灰阶超声

1)大小:转移性淋巴结体积往往增大,单发或多发,以多发为主,病理上将小于或等于2mm的转移灶定义为微转移,发生微转移时淋巴结体积一般无明显改变,但目前微转移性淋巴结较难通过影像学手段进行诊断。淋巴结的大小对于良恶性诊断尚存在争议,不能作为单独的诊断标准,尚需与其他超声特点及病史结合。长径与厚径之比<2可为转

移性淋巴结的超声特点(图6-3-2-9),但颌下及涎腺(腮腺或颌下腺)内正常、炎性或增生淋巴结的长径与厚径之比亦常<2。在利用超声评估放化疗后淋巴结大小变化时,短径较长径的准确性和可重复性更高。

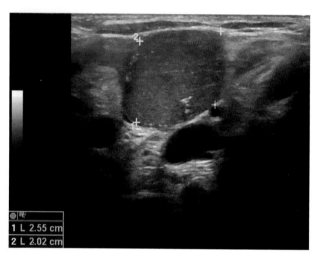

图6-3-2-9 转移性淋巴结二维灰阶超声图
长径与厚径比<2,淋巴门结构完全消失

2)形态边界:转移性淋巴结呈圆形或类圆形,被膜可光滑、清晰(图6-3-2-10),进一步发展可发生淋巴结融合,形态不规则(图6-3-2-11),若转移性淋巴结边界不清、边缘不规则或毛刺样改变提示包膜外或结外扩散,此时可压迫或侵犯周边器官、组织、血管或神经(图6-3-2-12),预后较差,同一患者各种淋巴结形态可共同存在(图6-3-2-13)。

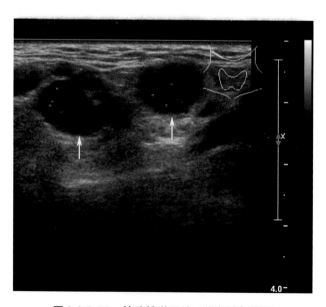

图6-3-2-10 转移性淋巴结二维灰阶超声图
多发肿大淋巴结,边界尚清晰(箭头),可见部分淋巴结门偏心,部分淋巴结门消失

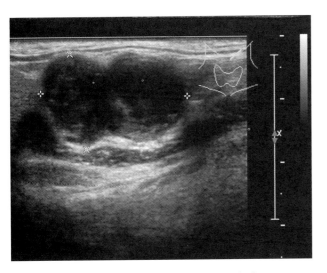

图 6-3-2-11 转移性淋巴结二维灰阶超声图
两个肿大淋巴结发生融合，边界尚清晰

3）内部结构：转移性淋巴结早期出现皮质不均匀增厚，淋巴结门结构可不消失，但淋巴结门受压变窄或偏心（图 6-3-2-14、图 6-3-2-15），进一步发展可表现为淋巴结门完全消失（图 6-3-2-16）。多数转移性淋巴结的皮质明显增厚，增厚呈局限性或弥漫性，回声减低或不均匀，部分呈回声增高改变，淋巴门回声变窄、扭曲或消失，但淋巴门回声存在与否不能作为鉴别良恶性淋巴结的唯一标准。转移性淋巴结内部回声常不均匀，可出现无回声区或高回声区，部分可见点状或粗大钙化（图 6-3-2-17～图 6-3-2-19），液化性坏死的无回声区在甲状腺乳头状癌和鳞状细胞癌转移中较为常见，而腺癌中少见，当液化坏死范围较大时，淋巴结可呈囊性，后方回声增强（图 6-3-2-20）。

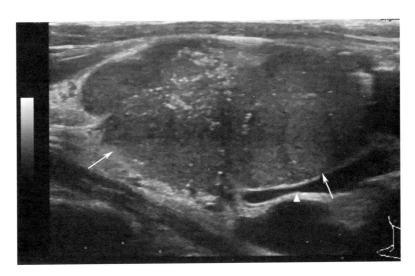

图 6-3-2-12 转移性淋巴结二维灰阶超声图
转移性淋巴结（箭头）压迫后方静脉血管（三角）

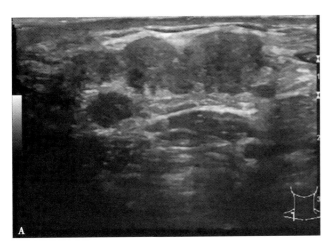
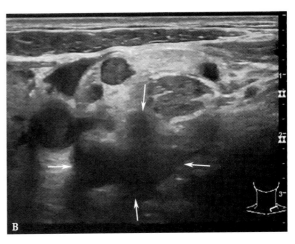

图 6-3-2-13 转移性淋巴结二维灰阶超声图
A. 多发融合，边界不清；B. 可见转移性淋巴结局部与周围组织分界不清，呈结外生长（箭头）

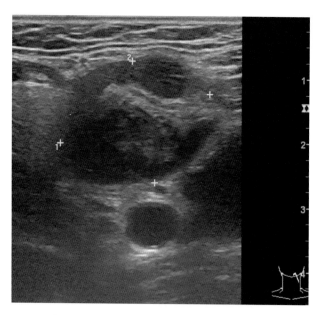

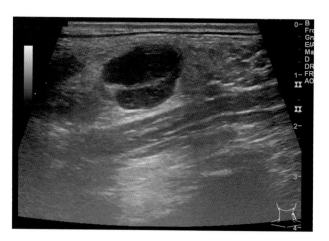

图 6-3-2-15　转移性淋巴结二维灰阶超声图
淋巴结皮质明显增厚，可见淋巴结门受压变窄，呈条形

图 6-3-2-14　转移性淋巴结二维灰阶超声图
淋巴结皮质不均匀增厚，淋巴结门变窄、偏心

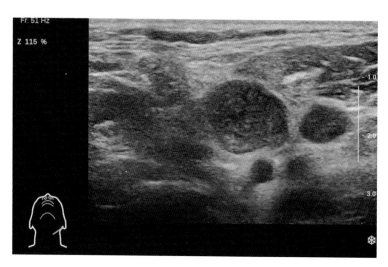

图 6-3-2-16　转移性淋巴结二维灰阶超声图
两个肿大淋巴结，边界尚清，局部回声增高，淋巴结门消失

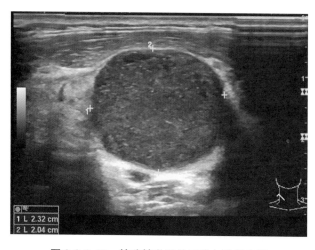

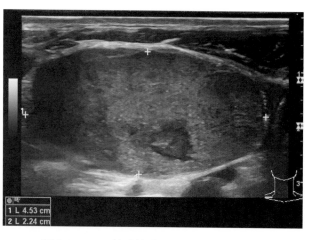

图 6-3-2-17　转移性淋巴结二维灰阶超声图
淋巴结门结构完全消失，内部回声不均，可见高回声区及点状钙化

图 6-3-2-18　转移性淋巴结二维灰阶超声图
淋巴结门结构完全消失，内部回声不均，可见极低回声区及点状钙化

（2）彩色多普勒超声：转移性淋巴结常可见血流信号轻度或明显增多，血流速度加快，血流信号由树枝样门型分布变为杂乱分布，主要分布区域为外周

型血流或混合型血流（图6-3-2-21），淋巴结门消失后可见杂乱分布血流信号（图6-3-2-22、图6-3-2-23）。同时也可见淋巴结门型树枝样血流信号但局部血流增多或血管扭曲，此时提示肿瘤细胞局部浸润。由于外周血流为转移性淋巴结较为特异的征象，故无论淋巴门血流存在与否，出现外周血流时均应高度怀疑转移性淋巴结（图6-3-2-24）。

（3）频谱多普勒超声：转移性淋巴结存在肿瘤细胞浸润，内部结构破坏，血管生长紊乱，同时由于肿瘤的高代谢和快速生长，出现新生血管或由于肿瘤细胞的侵蚀，常有动静脉瘘的形成，导致淋巴结内形成流速快、血流方向和流速不规则的搏动性血流频谱，常可显示为高速高阻的血流频谱。频谱多普勒可评估淋巴结血流阻力指数和搏动指数，但血流阻力在鉴别良恶性淋巴结中的作用仍存在争议，其诊断价值有限（图6-3-2-25）。

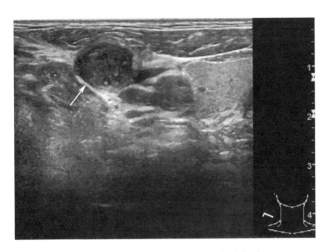

图6-3-2-19 转移性淋巴结二维灰阶超声图
淋巴结门结构完全消失，内部回声不均，可见较多极低回声区及沙砾样钙化（箭头）

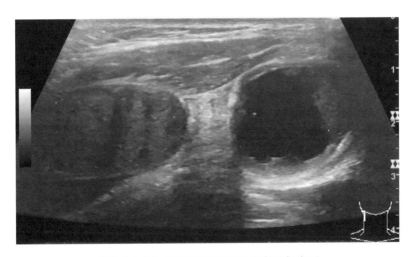

图6-3-2-20 转移性淋巴结二维灰阶超声图
两个肿大淋巴结，右侧者囊性变范围较大，后方回声增强

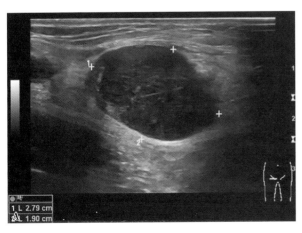

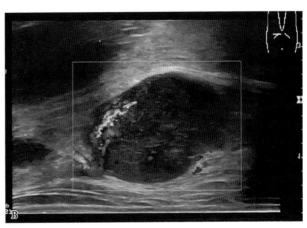

图6-3-2-21 转移性淋巴结二维灰阶及彩色多普勒超声图
A. 二维灰阶超声示淋巴结皮质增厚，淋巴结门结构呈高回声，明显受压偏向边缘；B. 彩色多普勒超声可见被压迫的淋巴结门型血流信号及周边点状血流，为混合型血流信号

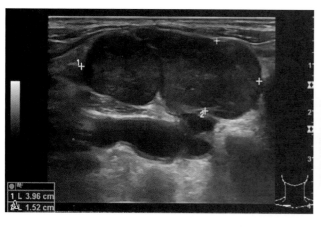
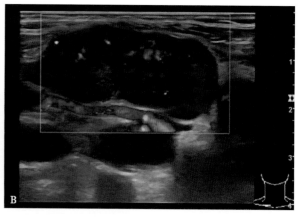

图 6-3-2-22　转移性淋巴结二维灰阶及彩色多普勒超声图

A. 二维灰阶超声示转移性淋巴结融合；B. 彩色多普勒超声可见融合淋巴结内部见血流分布杂乱

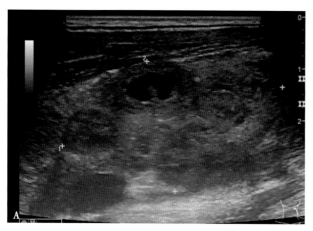
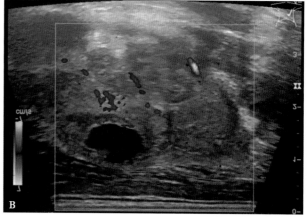

图 6-3-2-23　转移性淋巴结二维灰阶及彩色多普勒超声图

A. 二维灰阶超声示淋巴结边界不清，内可见囊性变区；B. 彩色多普勒超声可见淋巴结实性区内杂乱血流

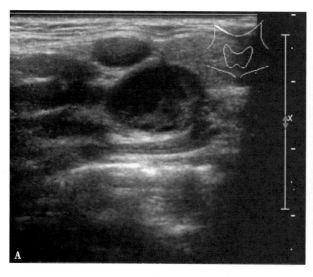
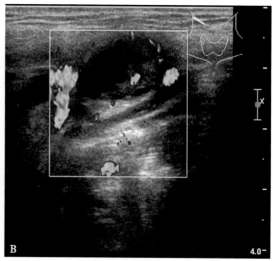

图 6-3-2-24　转移性淋巴结二维灰阶及彩色多普勒超声图

A. 二维灰阶超声可见淋巴结门结构消失，内可见囊性变区；B. 彩色多普勒超声淋巴结实性部分可见外周型血流分布及内部短棒状血流信号

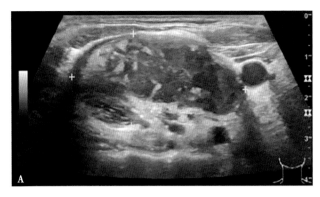
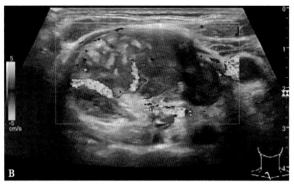
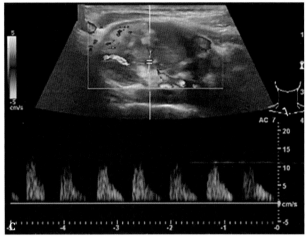

图 6-3-2-25　转移性淋巴结二维灰阶、彩色多普勒及频谱多普勒超声图

A. 二维灰阶超声示淋巴结边界不清,内部回声不均,内可见高回声区;B. 彩色多普勒超声示淋巴结内部血流信号杂乱丰富;C. 淋巴结血流频谱呈高阻血流,RI=0.81

（4）超声造影:转移性淋巴结的超声造影常表现为由淋巴结周边向内部的"向心性"增强特点,内部呈不均匀性增强,可出现局部无增强区域(ER 6-3-2-2、图 6-3-2-26),多为转移性淋巴结内部形成的囊性变或液化坏死区。

ER 6-3-2-2　转移性淋巴结超声造影动态图

淋巴结呈快速不均匀高增强,内见散在小片状无增强区

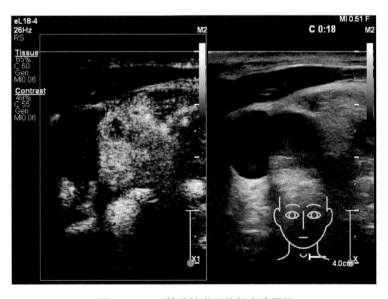

图 6-3-2-26　转移性淋巴结超声造影图

淋巴结内增强不均匀,内见散在无增强区

（二）不同病理类型转移性淋巴结

转移性淋巴结的超声表现具有一定的特征性且与原发病灶的病理类型关系密切，因此，有必要了解不同病理类型的转移性淋巴结的特点，现列举几种常见病理类型转移性淋巴结的特征。

1. 甲状腺癌、乳腺癌淋巴结节转移参见相应章节

2. 鳞状细胞癌淋巴结转移

（1）临床特点：鳞状细胞癌（简称鳞癌）可发生于任何有鳞状上皮细胞的组织和器官，颈部鳞状细胞癌淋巴结转移多来源于口咽、喉部、鼻腔、食管、肺部等。部分器官可由腺上皮鳞状化生而发生鳞癌，如食管腺上皮癌。其预后与发生部位、分化程度及临床分期相关。

（2）病理：淋巴结内可见鳞癌细胞，鳞癌细胞常呈巢状分布，可产生大量角蛋白，常可见角化珠形成，且易发生中心坏死，亦常出现广泛中性粒细胞和其他炎性细胞浸润。另外，目前研究发现少部分鳞癌病例中可见腺体及黏液成分，当该成分广泛出现时称为腺鳞癌。

（3）超声检查：鳞状细胞癌转移性淋巴结具有

其他转移性淋巴结的共有特点，包括常为多发、皮质增厚、淋巴结门偏心或消失、长径与厚径比＞2、可发生融合、血流分布杂乱和阻力指数常增高。由于转移性淋巴结的中心部位易发生坏死或角化，所以可出现囊性液化坏死区（图6-3-2-27），同时常伴有微小钙化，因液化坏死区无血流信号，周边实性成分内可见血流信号增多，血流分布表现为混合型或周围型（图6-3-2-28～图6-3-2-30）。

3. 腺癌淋巴结转移

（1）临床特点：腺癌可发生于任何有腺上皮细胞的组织、器官和腺体，易侵犯血管和淋巴管壁，而出现较多的血行及淋巴转移；颈部腺癌淋巴结转移多来源于乳腺、肺、消化道等器官肿瘤。

（2）病理：淋巴结中见腺癌细胞结构不一，部分呈实性团块或小条索状排列，小条索及小团块之间的结缔组织含量不定，多者与硬癌相似，也可见间质少而癌细胞多者，部分可分泌大量黏液，液化坏死较鳞癌少见，但钙化较鳞癌常见。

（3）超声表现：腺癌转移性淋巴结亦具有恶性淋巴结相关特点，多发常见，皮质增厚，淋巴结门偏心或消失，长径与厚径比＞2，以混合型及边缘型血

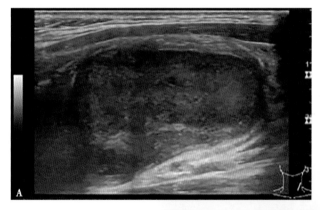
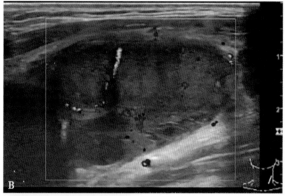
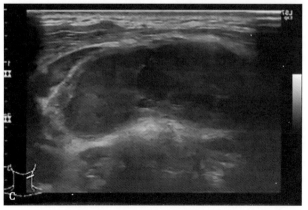

图6-3-2-27 鳞状细胞癌转移性淋巴结二维灰阶及彩色多普勒超声图

A. 二维灰阶超声示淋巴结门结构完全消失，内见较多点状强回声，压迫周围组织；B. 彩色多普勒超声示肿大淋巴结内部较丰富杂乱血流信号，周边见少许短棒状血流信号；C. 二维灰阶超声示肿大淋巴结门样结构完全消失，部分内可见囊性变区

供为主,阻力指数常增高。由于转移性淋巴结易产生黏蛋白成分,转移性淋巴结内部回声常不均匀,可呈团块状或片状高回声表现,同时常伴有微小钙化(图6-3-2-31),但中心液化坏死较鳞状细胞癌少见。

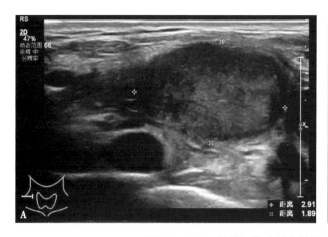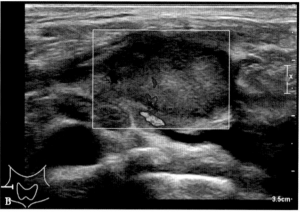

图6-3-2-28　鳞状细胞癌转移性淋巴结二维灰阶及彩色多普勒超声图

A.二维灰阶超声示食管癌伴右侧颈部Ⅳ区淋巴结转移;B.彩色多普勒超声肿大淋巴结显示周边型血流为主

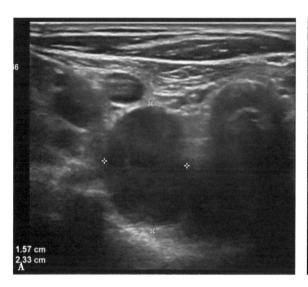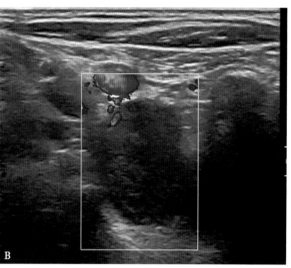

图6-3-2-29　鳞状细胞癌转移性淋巴结二维灰阶及彩色多普勒超声图

A.二维灰阶超声示食管癌并右侧气管食管沟淋巴结转移,长径与厚径之比>2,淋巴门结构消失;B.彩色多普勒超声显示周边型血流为主

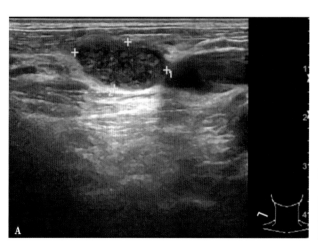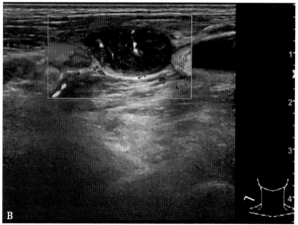

图6-3-2-30　鳞状细胞癌转移性淋巴结二维灰阶及彩色多普勒超声图

A.二维灰阶超声示淋巴门样结构完全消失,内见裂隙样极低回声及点状强回声;B.彩色多普勒超声淋巴结内见丰富杂乱条状血流信号

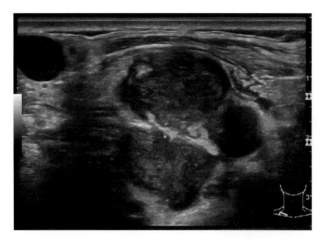

图 6-3-2-31　腺癌淋巴结转移二维灰阶超声图
右侧锁骨上区见数个低回声结节，淋巴门结构完全消失，内部见较多钙化点，其周围软组织回声不均匀增强

4. 恶性黑色素瘤淋巴结转移

（1）临床特点：恶性黑色素瘤多发生于青春期后，常发生于日光照射及摩擦部位的皮肤，紫外线照射被认为是其主要病因之一，预后不良。恶性黑色素瘤亦可发生于任何具有黑色素细胞的部位，如虹膜、口腔黏膜等。恶性黑色素瘤极易通过淋巴管发生引流区淋巴结转移，对于所有厚度为 1mm 以上的恶性黑色素瘤，均推荐前哨淋巴结活检。

（2）病理：淋巴结内可见恶性黑色素细胞，可产生黑色素，在恶性黑色素瘤中可伴有明显的纤维母细胞反应、黏液样变等不同方向的分化，其转移至淋巴结或其他部位时与恶性外周神经鞘瘤在形态上难以区分。

（3）超声表现：因分化程度及组成成分不同，恶性黑色素瘤转移性淋巴结超声表现多样，常发生于引流区淋巴结。如下肢及足部恶性黑色素瘤易发生腹股沟区及腘窝淋巴结转移，上肢及手部则易发生腋窝及肘窝淋巴结转移等。

1）淋巴结可具有转移性淋巴结的一般特征，常为多发，皮质增厚，淋巴结门偏心或消失，长径与厚径比 > 2，发生融合后形态不规则，内可见无回声液化坏死区，以杂乱分布血供为主（图 6-3-2-32、图 6-3-2-33）。

2）部分恶性黑色素瘤具有特征性超声表现，如"tail sign"，即肿大淋巴结的一侧或两侧可见低回声呈线样向两侧延长（图 6-3-2-34、图 6-3-2-35），与神经鞘瘤相似，研究分析为充满转移细胞的扩张淋巴管从转移性淋巴结中穿出，并指向引流该区域的其他淋巴结而形成此现象。此外，当淋巴管完全扩张并沿其路径充满肿瘤细胞时，可见形成串珠样融合生长的转移性淋巴结粗线样分布，可显示恶性黑色素瘤转移的淋巴途径，又称为"string sign"，但目前尚未有病理证实。

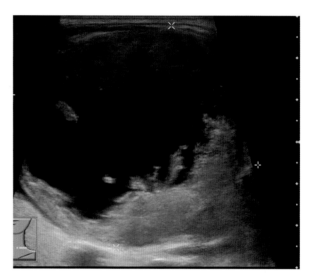

图 6-3-2-32　恶性黑色素瘤淋巴结转移二维灰阶超声图
左侧颈部见混合回声肿物，内部可见大面积液化坏死区，实性部分呈中低回声，表面不规则

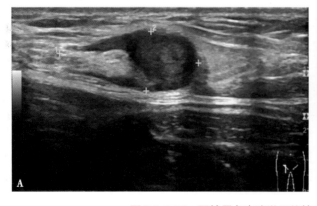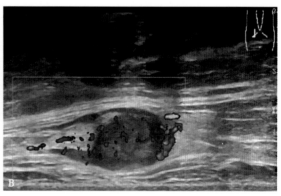

图 6-3-2-33　恶性黑色素瘤淋巴结转移二维灰阶及彩色多普勒超声图
A. 二维灰阶超声示右侧腹股沟区见低回声结节，皮质局限性增厚，淋巴门结构呈偏心样；B. 彩色多普勒超声右侧腹股沟区肿大淋巴结增厚皮质内可见混合型丰富血流信号

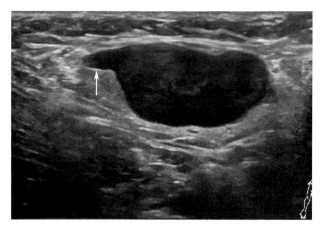

图 6-3-2-34　恶性黑色素瘤淋巴结转移二维灰阶超声图
右侧腋窝见低回声结节，淋巴门样结构完全消失，其边缘见
线样回声延长，呈"tail sign"（箭头）

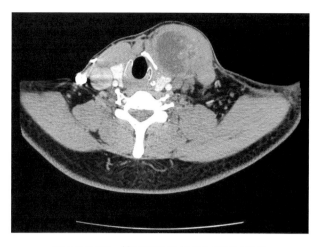

图 6-3-2-36　转移性淋巴结 CT 增强扫描图
左侧锁骨上区不均匀强化的肿大淋巴结，中央区呈无强化低
密度区，内部强化区见钙化点

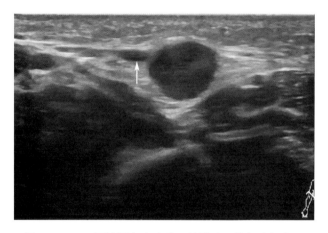

图 6-3-2-35　恶性黑色素瘤淋巴结转移二维灰阶超声图
右侧肘窝见低回声结节，淋巴门样结构完全消失，边缘可见
线样延长，呈"tail sign"（箭头）

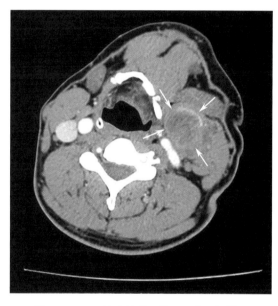

图 6-3-2-37　转移性淋巴结 CT 增强扫描图
左侧颈区不均匀环形强化的肿大淋巴结（箭头），中央区呈不
均匀低密度，周边呈高密度环形增强区，周边见弧形钙化灶

（三）相关检查

1. CT　转移性淋巴结常见的 CT 表现为平扫呈
圆形或椭圆形软组织影，边缘光滑，早期无融合，晚
期可融合成大肿块，密度常不均匀，中央可见低密度
坏死区，增强扫描淋巴结呈边缘环形强化，中央可见
低密度无强化区（图 6-3-2-36）。强化的边缘不规则、
厚薄不均，中央低密度区常不均匀（图 6-3-2-37、图
6-3-2-38）。有时也可表现为强化的边缘薄（<1mm）
而内部密度均匀，考虑为包膜强化所致，此时难以
与淋巴瘤相区分，但在淋巴瘤中此种表现更为常见，
且强化程度较轻。CT 对于转移性淋巴结周围组织
的侵犯显示明确，表现为病变边缘不规则，周围脂肪
间隙消失，或病变直接与周围组织粘连，可同时显示
原发病灶，对临床恶性肿瘤的分期具有重要意义。

2. MRI　转移性淋巴结在 MRI 上主要表现为圆
形或类圆形结节，T_1WI 为等信号或低信号，以等信

号为主（图 6-3-2-39），T_2WI 为稍高信号（图 6-3-2-40），
伴液化坏死时中央可见更高信号。转移性淋巴结核
大浆少，细胞排列密集，细胞外间隙小，水分子扩散
运动受限，因而在 DWI 上呈现高信号（图 6-3-2-41），
ADC 低信号。MRI 因其多序列、多参数的特点对肿
瘤的定性诊断具有重要意义，多方位成像的优势有
助于肿瘤起源的判定，使原发肿瘤及转移性淋巴结
的定位更加准确。

3. PET-CT　转移性淋巴结在 PET-CT 中一般表
现为浓聚区，有研究显示其对颈淋巴结转移的诊断
灵敏性和特异性也明显高于 CT 或 MRI，但 PET-CT
的空间分辨率低，不能发现体积小（<5mm）但已经

转移的淋巴结,并且对于坏死成分较多的转移性淋巴结也常难以显示,所以不作为转移性淋巴结的常规检查方法。

（四）鉴别诊断

1. **正常淋巴结**　正常淋巴结超声纵切面多呈长椭圆形,长径与厚径之比 >2,淋巴结内血流信号呈稀疏点条状分布,部分淋巴结内可见树枝样规则分布的血流信号,与转移性淋巴结的不均匀增厚的皮质、周边及混合型血流信号分布不同。

2. **增生性淋巴结**　多数增生性淋巴结能保持原有形态（长径与厚径之比 >2）,内部通常无钙化或坏死,淋巴结内血流呈树枝样分布,皮质血流可增多或正常,可与转移性淋巴结相鉴别。

3. **炎症性淋巴结**　急性炎症性淋巴结超声表现为淋巴结体积增大,长径与厚径之比 >2,边界较清晰,皮质均匀增厚,回声减低,内部通常无钙化或坏死,血流沿门部、髓质、皮质放射状分布,血流阻力指数低,超声造影常为均匀高增强。慢性淋巴结

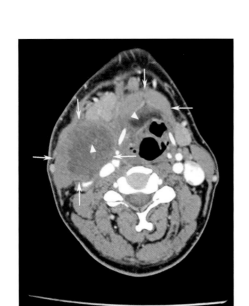

图 6-3-2-38　转移性淋巴结 CT 增强扫描图
右侧颈部 Ⅱ、Ⅲ、Ⅳ 区多发肿大淋巴结,增强扫描中央区可见低密度囊变区（三角）,周边实性区呈高密度强化表现（箭头）

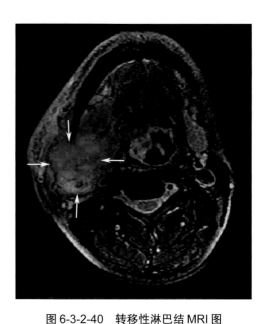

图 6-3-2-40　转移性淋巴结 MRI 图
颏下、右侧颌下及右侧颈区深链多发肿大淋巴结,T_2WI 呈混杂稍高信号,不均匀强化（箭头）

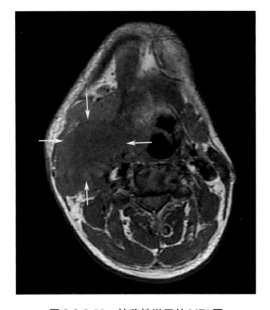

图 6-3-2-39　转移性淋巴结 MRI 图
颏下、右侧颌下及右侧颈区深链见多发肿大淋巴结,T_1WI 呈等信号（箭头）

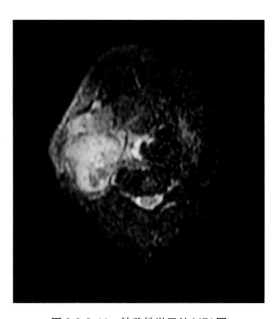

图 6-3-2-41　转移性淋巴结 MRI 图
颏下、右侧颌下及右侧颈区深链多发肿大淋巴结,DWI 呈高信号,扩散受限

炎表现为淋巴结轻度肿大，血流无明显增多。结合病史、淋巴结形态及血流灌注情况可与转移性淋巴结相鉴别。

4. 结核性淋巴结 超声表现为淋巴结体积增大，呈椭圆形，长径与厚径之比 < 2，可呈串珠状排列，部分可表现为边界模糊、皮质增厚，内可见无回声区及粗大钙化，淋巴结门可偏心或消失，急性期血流增多分布杂乱，慢性期血流信号减少。超声造影特点亦与转移性淋巴结相似，需要结合病史或进行超声引导下穿刺活检来鉴别。

5. 恶性淋巴瘤 恶性淋巴瘤超声主要表现为淋巴结明显肿大，以多发为主，呈椭圆形、圆形或融合为不规则形，长径与厚径比 < 2，边界清晰，皮质增厚且无钙化及液化区。淋巴结门结构消失时可呈

近无回声，淋巴结内血流信号增多、分布杂乱，动脉血流速度明显加快，阻力指数正常或偏高。可通过病史、有无钙化及液化区以及穿刺活检与转移性淋巴结进行鉴别。

（五）临床意义

超声对于浅表转移性淋巴结的检查往往较 CT、MRI、PET-CT 更为敏感、方便，同时也可对转移性淋巴结的治疗效果进行评估，并为以淋巴结肿大为首发症状的原发灶判断提供线索，而超声造影可为转移性淋巴结的鉴别诊断提供重要帮助。对不典型的转移性淋巴结可结合超声引导下穿刺活检进行淋巴结性质及来源的判断。

（王　勇）

第四章　疝

疝（hernia）是人体内组织或器官离开其正常的解剖位置，通过人体先天性形成的孔隙、先天或后天形成的缺损或薄弱部位进入另一部位，多发于腹部，以腹外疝多见。根据发生部位，腹外疝又可分为腹股沟疝、股疝、白线疝、脐疝、切口疝、腰疝、盆底疝等，其中以腹股沟疝最为常见。

第一节　腹股沟疝

（一）概述

腹股沟疝是指发生在腹股沟区的腹外疝，包括斜疝和直疝两种。腹股沟斜疝（indirect inguinal hernia）是指腹腔内脏和组织经腹壁下动脉外侧的腹股沟管深环进入腹股沟管，较大时可穿出腹股沟管进入阴囊。腹股沟直疝（direct inguinal hernia）是指疝囊经腹壁下动脉内侧的直疝三角区直接由后向前突出，因此不经过深环。中国每年有 300 多万新发腹股沟疝病例，其中有 100 多万例接受了手术治疗，接受手术患者逐年上升，是外科常见病之一。腹股沟疝中斜疝占 90% 左右，其中男性占大多数，右侧比左侧多见。本病病因尚未完全清楚，但与以下因素相关：①儿童腹股沟疝考虑先天性腹膜鞘状突没有闭锁或不全闭锁形成潜在腔隙所致；②成人腹股沟疝，普遍认为与局部腹壁的张力减低及腹腔压力的升高密切相关，年龄、肥胖、激素、下腹部手术等造成局部腹壁张力减低，长期抽烟、长期便秘、前列腺增生、腹腔积液等引起腹腔压力增高，此种情况下，腹腔内容物就会从腹股沟的薄弱区向体表疝出。成人腹股沟疝不可自愈，手术能有效预防并发症。目前中国外科医生施行腹股沟疝手术的能力已逐步达到国际先进水平，并开始领先于国外。

（二）局部解剖

腹股沟区的解剖层次由浅入深，分层为①皮肤；②浅筋膜：分为两层，浅层为以脂肪为主的 Camper 筋膜，深层为膜性的 Scarpa 筋膜；③肌层：腹外斜肌在髂前上棘和脐连线以下移行为腱膜，于髂前上棘与耻骨结节间向后上折返增厚形成腹股沟韧带，腹外斜肌腱膜在耻骨结节外上方形成的三角形裂隙称为腹股沟管浅环（皮下环），腹内斜肌于此区起自腹股沟韧带外 1/2，向内上至腹直肌外侧缘移行为腱膜，腹横肌于此区起自腹股沟韧带外 1/3 横行至腹直肌外侧缘移行为腱膜，其中腹内斜肌和腹横肌下缘部分肌纤维沿精索延续为提睾肌；④腹横筋膜：在腹股沟韧带中点上方 1.5cm 处形成卵圆形的孔称为腹股沟管深环；⑤腹膜外脂肪；⑥壁腹膜。

腹壁下动脉于腹股沟韧带中点稍内侧发自髂外动脉，走行在腹股沟管深环内侧腹膜外脂肪层内，穿过腹横筋膜上行于腹直肌与腹直肌后鞘之间至脐水平，与腹壁上动脉吻合，是腹股沟斜疝和直疝鉴别的重要解剖标志。

1956 年法国 Fruchaud 医生提出了耻骨肌孔（MPO）的概念，耻骨肌孔的上界为弓状线下缘，下界为耻骨支和耻骨梳韧带，内侧为腹直肌，外侧为髂腰肌，又被腹股沟韧带分为上方的腹股沟区和下方的股管区，腹股沟疝和股疝的解剖区域都在耻骨肌孔范围。耻骨肌孔的概念近年来得到了外科医生的广泛认可，促进了外科医生重新理解腹股沟疝的解剖、发病因素和手术方式。

（三）临床表现

斜疝的典型临床表现为站立、行走或劳动时腹股沟区可复性肿块，有下坠感，有时伴有牵涉痛，平卧位可消失。随着病程发展，肿块逐渐变大，不能完全回纳。发生嵌顿时表现为肿块突然增大并不能还纳，内容物为网膜时表现为持续牵拉痛，内容物为肠管时表现为腹痛、呕吐等急性肠梗阻症状，若嵌顿时间长，嵌顿肠管发生坏死，会造成肠穿孔，引发急性腹膜炎、脓毒血症等危及生命。

直疝常见于年老体弱者，当患者直立时，在腹股沟内侧、耻骨结节上外方出现一半球形肿块，平卧后肿块可自行消失，极少嵌顿。

（四）超声检查

1. 检查方法 目前尚没有相关腹股沟疝超声指南或标准供参考。①常规采用患者站立位；站立困难的高龄患者或发生嵌顿的患者，采取卧位检查；②配合患者深吸气、咳嗽或瓦氏动作；③常规使用高频超声探头（10～12MHz），肿物较大时辅助低频探头（5～7MHz）。站立位检查的优点在于疝内容物不会立刻回纳，利于对疝内容物进行分析，同时可以发现对侧的隐匿疝，对于儿童患者来说非常有利。

2. 二维灰阶超声

（1）正常腹股沟软组织超声表现：表皮层为强回声，真皮层表现为稍高回声，浅筋膜表现为高低相间回声，由于腹股沟管前壁由腹外斜肌腱膜构成，表现为线状强回声，其下方可探及偏中等回声的精索结构（图6-4-1-1），女性腹股沟管内有子宫圆韧带及其动静脉血管、神经、淋巴管等，CDFI有助于辨认腹股沟管结构。

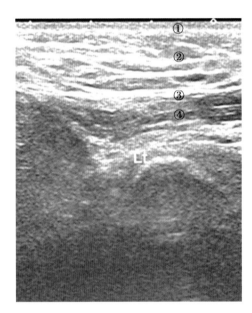

图6-4-1-1 正常男性腹股沟区二维灰阶超声图
由浅至深：①皮肤，②浅筋膜，③腹股沟管前壁，④精索

（2）因内容物不同、发病时间长短、肥胖程度（脂肪含量及声束衰减）等，腹股沟疝超声表现不同，检查内容及超声表现如下：

1）有无疝囊：有明确肿块者，将探头直接置于肿块上方检查，无明显肿块者，将探头平行放置于精索上方腹壁检查。

2）疝内容物种类及还纳程度：疝内容物为网膜时，腹股沟超声可见欠均质中低回声区，其内的条

索状稍高回声因纤维成分和脂肪含量的比重差异而有所不同（图6-4-1-2、图6-4-1-3）。疝内容物为肠管时，因肠管内含气多少的不同，超声图像表现迥异，肠管含气量很少时，超声可显示完整的肠管及肠襻结构，严重便秘的患者，疝内容物仅见前方的肠管管壁，后方呈强回声衰减，因肠管蠕动可见强回声闪烁（图6-4-1-4、图6-4-1-5）。探头轻度加压或改变体位，观察疝内容物是否完全、部分或不能还纳腹腔。

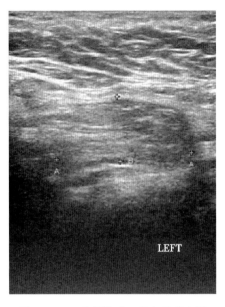

图6-4-1-2 腹股沟疝二维灰阶超声图
疝内容物为少脂肪性网膜时，腹股沟区见欠均质中低回声，内多发条索状高回声，可还纳腹腔

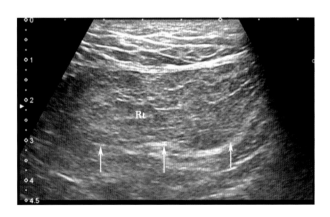

图6-4-1-3 腹股沟疝二维灰阶超声图
疝内容物为多脂肪性网膜时，腹股沟区见欠均质中低回声（箭头），内以脂肪为主，见稀疏条索状高回声，可还纳腹腔

3）疝囊颈的测量：术中使用固定规格的补片尺寸，已不作具体要求。

4）与腹壁下动脉的位置关系、有无马鞍疝（复合疝）：常规方法是将探头置于脐水平腹直肌外侧1/3处向下滑动探头，寻找腹壁下动静脉，向下沿其走行判断疝囊与腹壁下动脉的位置关系，超声表现

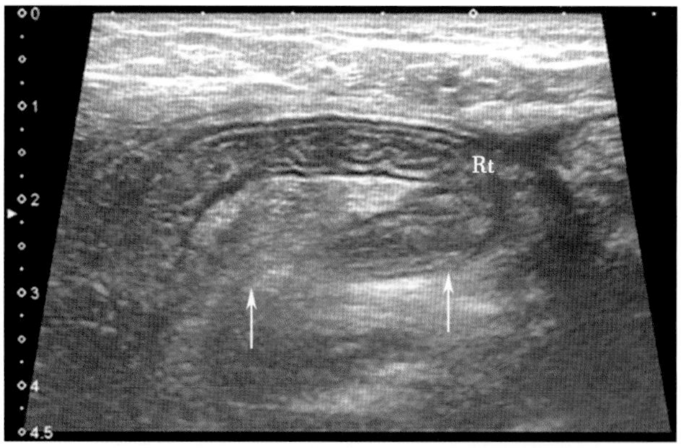

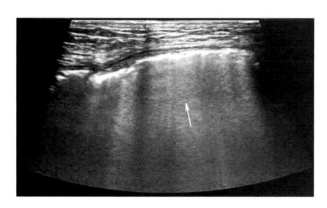

图 6-4-1-4　腹股沟疝二维灰阶超声图
疝内容物为含气少肠管时,腹股沟区见清晰肠管及肠祥结构疝出(箭头),肠管含气量很少,可见蠕动,可还纳腹腔

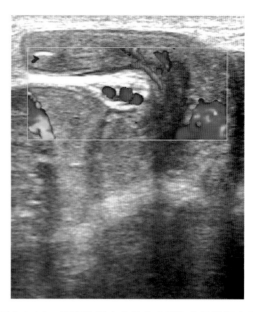

图 6-4-1-6　腹股沟斜疝合并直疝彩色多普勒超声图
腹壁下动脉内外侧均可见肠管疝出

图 6-4-1-5　腹股沟疝二维灰阶超声图
疝内容物为含气多肠管时,腹股沟区见含气量高的肠管回声(箭头),仅前方肠壁可见,后方呈强回声,肠管蠕动时见强回声闪烁,可还纳腹腔

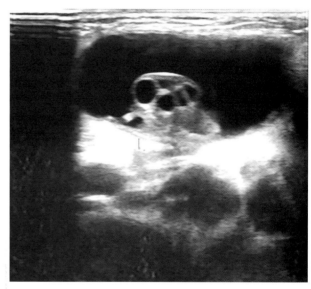

图 6-4-1-7　腹股沟疝二维灰阶超声图
卵巢嵌顿时,腹股沟区探及卵巢及积液,探头加压后不能还纳

为腹壁下动脉绕行疝囊内后侧为斜疝,绕行于疝囊外侧为直疝。目前临床对斜疝和直疝的影像学鉴别要求降低,一方面是由于外科医生手术时需要加强整个耻骨肌孔的强度,另一方面腹腔镜疝修补手术时,发现很多术前诊断为单一疝的患侧表现为复合疝。但是腹壁下动脉有助于超声观察有无复合疝(图 6-4-1-6),有助于与股疝的鉴别。

5)常规扫查男性阴囊、睾丸或女性子宫、卵巢:如果出现睾丸或卵巢正常位置缺失,需要在疝囊内仔细扫查是否出现隐睾或卵巢疝出(图 6-4-1-7)。建议超声报告中常规体现。

3. 彩色多普勒超声　当疝内容物发生嵌顿或绞窄时,使用 CDFI 观察疝内容物的血供情况,可显示为疝内容物血流正常、减少或消失(图 6-4-1-8)。

虽然腹股沟疝超声图像表现各异,但移动性是超声做出疝诊断的最重要依据。此外,当腹股沟区探及囊性回声并可加压还纳腹腔时,应注意观察是

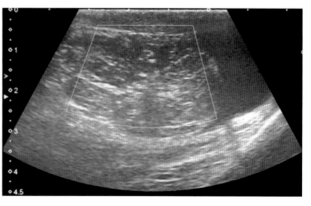

图 6-4-1-8　腹股沟疝彩色多普勒超声图
疝囊内网膜血流明显减少,可见积液,不能还纳腹腔

否与膀胱壁连续，排除膀胱滑疝的可能（图6-4-1-9）。当发生腹股沟疝嵌顿时，疝囊内往往会产生积液，方便观察疝内容物的种类和血流情况（图6-4-1-10）。

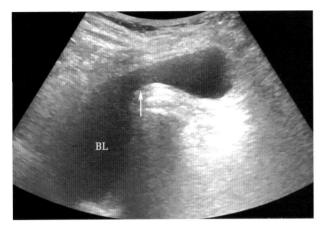

图 6-4-1-9　膀胱滑疝二维灰阶超声图
腹股沟区探及囊性无回声，与膀胱连续，可还纳（箭头示疝囊颈，BL：膀胱）

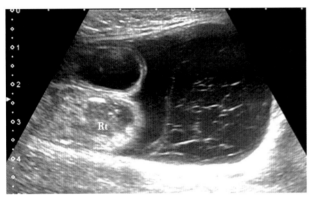

图 6-4-1-10　腹股沟疝二维灰阶超声图
肠管嵌顿伴积液时，疝囊内见肠管回声，可见积液并多发分隔，不能还纳腹腔（Rt：右侧）

（五）相关检查

1. **CT**　主要应用于腹股沟疝发生长时间嵌顿及绞窄时腹腔情况的检查，或者巨大疝囊时腹腔容积的测定。

2. **MRI**　应用极少。

（六）鉴别诊断

1. **隐睾症**　睾丸未降至阴囊称为隐睾，其中70%的隐睾位于腹股沟区，同侧阴囊内睾丸缺如，多数隐睾体积小，易发生恶变（图6-4-1-11）。

2. **精索囊肿/子宫圆韧带囊肿（Nuck囊肿）**　精索囊肿位于腹股沟区或阴囊内睾丸上方，呈椭圆形或梭形，表面光滑，随精索移动。子宫圆韧带囊肿多发于中青年女性，系腹膜鞘突（Nuck管）不完全闭锁致残腔内液体积聚，超声表现为长椭圆形、梭

形或不规则形，呈无回声或低回声，伴或不伴分隔（图6-4-1-12）。

3. **腹股沟区肿瘤**　包括良性肿瘤（如脂肪瘤、血管瘤、神经鞘瘤）和恶性肿瘤（如纤维肉瘤、转移性肿瘤），肿瘤超声通常表现为相对均匀低回声的实性肿块，当无法鉴别时，则需要活检明确诊断（图6-4-1-13～图6-4-1-15）。

4. **淋巴瘤及其他疾病**　淋巴瘤表现为腹股沟区无痛性肿块并逐渐增大，合并其他部位淋巴结或脾大，伴有贫血、恶病质等全身表现，超声表现为腹股沟多发低回声结节，发生坏死时可探及无回声，淋巴门变小并偏向一侧，或伴有淋巴结门消失，血供较丰富。此外，腹股沟区的动、静脉血管畸形或扩张也会被临床误认为腹股沟疝（图6-4-1-16、图6-4-1-17）。

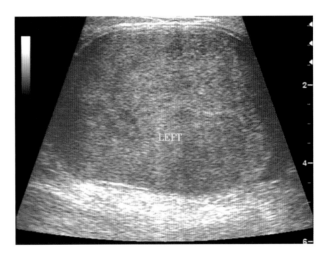

图 6-4-1-11　隐睾症二维灰阶超声图
腹股沟区实性包块，实质回声增粗、不均匀，同侧阴囊内睾丸缺如（病理为睾丸精原细胞瘤）

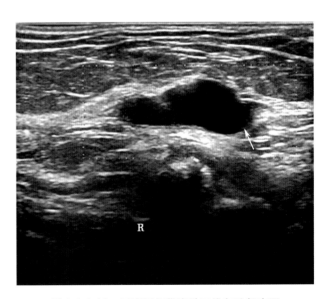

图 6-4-1-12　子宫圆韧带囊肿二维灰阶超声图
腹股沟管内椭圆形无回声（箭头），加压后体积无变化，内部未见血流信号（R：右侧）

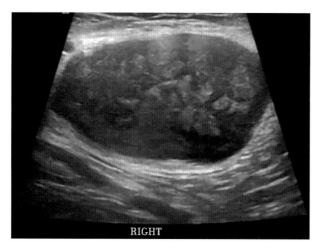

图6-4-1-13　腹股沟梭形细胞肿瘤二维灰阶超声图
腹股沟区低回声包块，内部回声不均匀

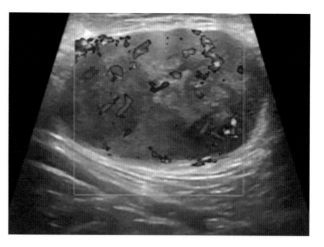

图6-4-1-14　图6-4-1-13患者彩色多普勒超声图
低回声包块内探及少许棒状血流

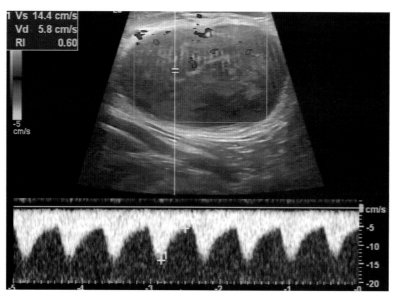

图6-4-1-15　图6-4-1-13患者脉冲多普勒超声图
脉冲多普勒显示中等阻力动脉血流频谱

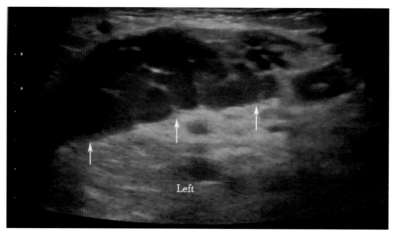

图6-4-1-16　子宫圆韧带静脉曲张二维灰阶超声图
腹股沟管内多发网格样无回声（箭头）

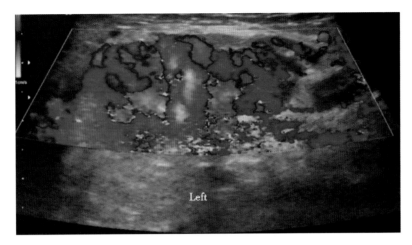

图 6-4-1-17　图 6-4-1-16 患者彩色多普勒超声图
CDFI 显示为静脉血管

（七）临床意义

超声是腹股沟疝术前诊断首选的影像学检查方法，具有动态实时、无辐射、不受条件限制等优点，在腹股沟疝诊断中发挥着重要作用。术前超声检查为外科医生提供疝的具体信息，还可以提供睾丸、卵巢等生殖器官位置及形态信息，为手术安全提供支持；还发现儿童临床体征不明显的对侧隐匿疝，降低二次手术的风险；同时适用于因触痛不能进行体格检查的患者。

（郝磐石　郭瑞君）

第二节　股　　疝

（一）概述

疝囊通过股环、经股管由卵圆窝处突出的疝称为股疝（femoral hernia）。相较于腹股沟疝，股疝在临床上较少见，发病率一般占腹外疝的 3%～5%，多见于 40 岁以上中老年女性，易嵌顿，约有 60% 患者发病即表现为嵌顿症状。

（二）局部解剖

股部与腹部以腹股沟为界，腹股沟韧带与髋骨之间被髂耻弓分为内侧的血管腔隙和外侧的肌腔隙。血管腔隙内，腹横筋膜及髂筋膜向下延续包绕股动静脉形成股鞘，内有两条纤维隔把股鞘分为三个腔：外侧为股动脉、中间为股静脉、内侧为股管。股管为漏斗形腱膜间隙，长 1～1.5cm。股管上口为股环，呈卵圆形，前界为腹股沟韧带，内侧界为陷窝韧带，后界为耻骨梳韧带，外侧界借纤维隔与股静脉相邻，股环三面为韧带结构，故股疝易发生嵌顿。股管下口为盲端，正对卵圆窝（也称隐静脉裂孔）。

女性骨盆较宽，联合肌腱及陷窝韧带比较薄弱，血管腔隙内的血管偏细，股环相对宽大，随着年龄增长、肌肉的萎缩或退行性变，股环变松弛，在腹内压增高（如妊娠、长期便秘、肝硬化腹水等）时，腹腔内容物从股管处向体表疝出。此外，股疝的发生与腹股沟疝修补有关。

（三）临床表现

股疝肿块往往不大，主要表现为腹股沟韧带下方卵圆窝处的半球形突起。对于易复性股疝的患者，疝囊往往很小，如果特别肥胖，体表肿块则突出不明显，仅表现为行走或久站时局部胀痛。部分发生股疝嵌顿的患者就医时，并没有主诉腹股沟区域的肿块，而是表现为腹部肠梗阻症状，从而掩盖了腹股沟区症状，因此应特别注意，避免漏诊。

（四）超声检查

1. 检查方法　常规取站立位，发生嵌顿的患者取平卧位，动作尽量轻柔，避免用力挤压疝囊引起疝囊颈水肿。

2. 二维灰阶超声　表现为股血管内侧、腹股沟韧带外下方皮下突向体表的包块，疝囊内容物见网膜或肠管回声（图 6-4-2-1、图 6-4-2-2），由于股疝易发生嵌顿性绞窄，重点观察疝囊内网膜回声是否均匀（图 6-4-2-3、图 6-4-2-4），肠管有无蠕动及扩张，嵌顿时疝囊内常伴积液。疝囊较大时可折返至腹股沟韧带上方。

3. 彩色多普勒超声　常规观察疝内容物血流有无减少或消失（图 6-4-2-5、图 6-4-2-6）。

部分发生腹膜外脂肪性股疝的患者，由于股管周围韧带张力无明显下降，腹膜外脂肪沿着几乎垂直的股管下行至卵圆窝处向前折返形成夹角，主诉股内侧疼痛而无明显包块,超声见腹膜外脂肪疝出(图 6-4-2-7),手术后疼痛可消失,如果没有明显的临床症状,外科医生多不做处理。

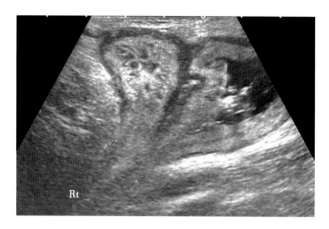

图 6-4-2-1 股疝二维灰阶超声图
疝内容物为肠管时,皮下肠管疝出,见肠管蠕动,可还纳(Rt:右侧)

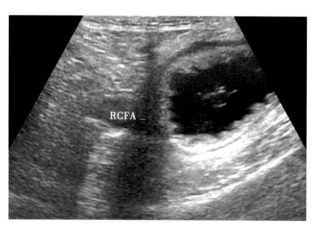

图 6-4-2-2 股疝二维灰阶超声图
疝囊位于股血管内侧(RCFA:右股总动脉)

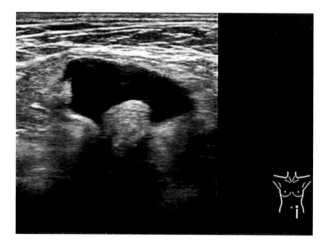

图 6-4-2-3 股疝二维灰阶超声图
疝内容物为网膜并嵌顿时,皮下网膜疝出,不能还纳,疝囊内可见积液

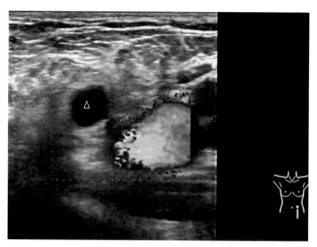

图 6-4-2-4 图 6-4-2-3 彩色多普勒超声图
疝囊位于股血管内侧,疝囊内见积液(△)

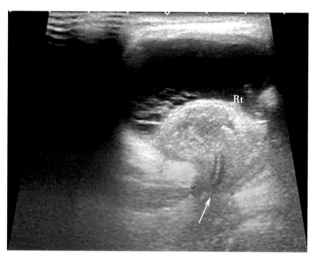

图 6-4-2-5 股疝二维灰阶超声图
肠管嵌顿并绞窄坏死时,股血管内侧皮下肠管疝出,不能还纳,可见积液,积液透声差并多发分隔。Rt:右侧,箭头:疝囊口

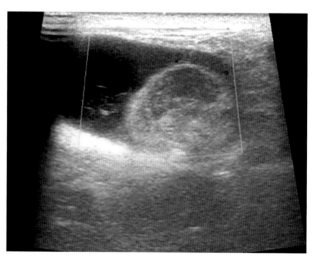

图 6-4-2-6 图 6-4-2-5 患者彩色多普勒超声图
疝囊内肠壁无血流信号

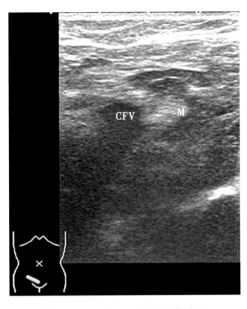

图 6-4-2-7 股疝二维灰阶超声图

疝内容物为腹膜外脂肪时,股血管内侧皮下见腹膜外脂肪疝出,可还纳[CFV:股总静脉,M:肿块(疝囊)]

（五）相关检查

CT 示股管增宽,腹腔内网膜或肠管疝入。CT 检查便于外科医生了解发生肠管嵌顿时整个腹腔的状态。

（六）鉴别诊断

1. **腹股沟斜疝** 斜疝位于腹股沟韧带内上方,股疝位于腹股沟韧带外下方;斜疝与腹壁下动脉表现为互为倚靠的关系,股疝时肿物远离腹壁下动脉,腹壁下动脉起始处周围没有肿物的出现,超声不难鉴别。

2. **血管疾病** 包括股动脉真、假性动脉瘤,股静脉及大隐静脉瘤样扩张(图 6-4-2-8),彩色多普勒超声可以在鉴别诊断中发挥重要作用。

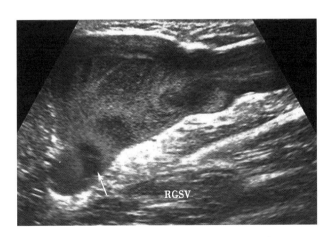

图 6-4-2-8 大隐静脉瘤样扩张二维灰阶超声图

大隐静脉呈瘤样扩张(箭头),血流呈云雾状,站立位或瓦氏动作时加重(RGSV:右侧大隐静脉)

3. **脂肪瘤** 成分基本相同,但腹膜外脂肪组织不等同于脂肪瘤。腹膜外脂肪疝有典型的易复性股疝表现,只是没有被膜,容易误诊为脂肪瘤。

（七）临床意义

超声检查在股疝的术前诊断中发挥着重要作用,可为临床提供股疝的详细信息,提示股疝的诊断,为临床手术方式的选择提供帮助。

（郝磐石　郭瑞君）

第三节 白 线 疝

（一）概述

白线疝(hernia of linea alba)是指腹壁正中线白线处形成的疝。由于上腹壁两侧腹直肌内缘之间的距离较宽,白线区腹壁缺乏坚强腹直肌的保护而强度减弱,所以本病绝大多数发生于上腹部,故又称为上腹疝。白线疝常见于中老年人,男性多于女性。成人白线疝与腹白线处腹壁薄弱和腹内压力升高有关。如果长期从事重体力劳动或有长期喘憋、便秘等症状,会引起腹内压增高,腹白线的薄弱点就成为了疝发生的一个潜在部位。儿童白线疝可能与腹白线的不全融合有关。

（二）局部解剖

白线是由两侧腹直肌的腱膜纤维相互交织融合形成的,上宽下窄,脐上宽度可达 2cm,如果腱膜纤维交叉处网眼过大,就成为了腹壁的一个薄弱点。

白线疝早期表现为少量腹膜外脂肪组织疝出,随着腹内压的持续增高及白线缺损的不断扩大,网膜会逐渐疝出,最后缺损过大,腹腔内容物如肠管等会从白线处疝出。因此,白线疝会经历从无疝囊到有疝囊的发展过程。

（三）临床表现

大多数白线疝的缺损很小,患者就诊时仅主诉上腹壁扪及无痛性包块,常被误认为脂肪瘤,如果腹膜受到牵拉会出现上腹隐痛。随着缺损扩大,网膜及肠管疝出,会出现明显的上腹深部疼痛,疼痛程度与进食、体位有关,出现恶心、呕吐、腹胀等症状。患者平卧疝回纳后,可在白线区扪及缺损的孔隙。肥胖患者常不易扪及包块,易被漏诊或误诊为消化道疾病。

（四）超声检查

1. **二维灰阶超声**

（1）正常前上腹壁超声表现:高频超声清晰显示白线及周围腹壁各层软组织结构(图 6-4-3-1、图 6-4-3-2)。

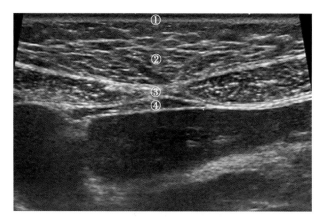

图 6-4-3-1 正常瘦弱女性前上腹壁二维灰阶超声图
①～④分别为皮肤、浅筋膜、白线、腹膜外脂肪

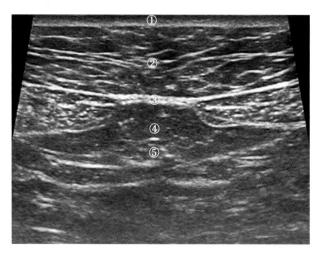

图 6-4-3-2 正常肥胖男性前上腹壁二维灰阶超声图
①～⑤分别为皮肤、浅筋膜、白线、腹膜外脂肪、肝圆韧带

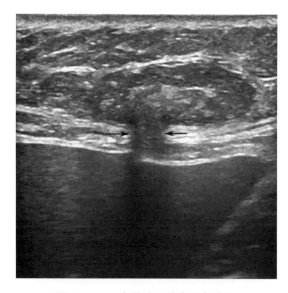

图 6-4-3-3 白线疝二维灰阶超声图
疝内容物为腹膜外脂肪时，肝左叶前方腹白线连续性中断
（箭头），腹膜外脂肪从缺损处疝出至皮下，可还纳

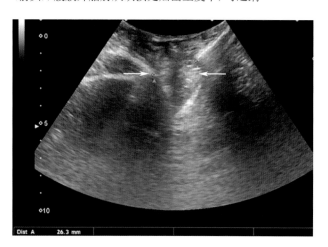

图 6-4-3-4 白线疝二维灰阶超声图（疝内容物为肠管和网膜）
疝内容物为肠管和网膜时，上腹壁腹白线连续性中断，肠管
及网膜组织从疝环口处（箭头）突出于腹壁下，可还纳

（2）白线疝的典型超声表现：腹白线连续性回声中断，腹膜外脂肪组织从白线缺损处突出于腹壁下（图 6-4-3-3），探头轻度加压后多可还纳至腹白线下方，如果缺损持续扩大，疝囊内可出现网膜、肠管（图 6-4-3-4）等内容物。常规连续扫查整个腹白线区域，观察有无多处白线疝的发生，避免漏诊。

2. 彩色多普勒超声 疝内容物为肠管时，观察疝囊内肠壁血流有无减少或消失（图 6-4-3-5）。

（五）相关检查

1. CT 表现为前腹壁中央局部腹壁缺损，见突出于腹壁下的腹腔内容物密度影（图 6-4-3-6）。

2. MRI 清晰显示腹白线处的腹壁缺损及疝内容物的种类，但费用昂贵。

（六）鉴别诊断

1. 脂肪瘤 脂肪瘤可发生在腹壁的任何部位，白线疝为腹膜外脂肪时仅发生于腹白线处，伴有局部腹壁缺损，可以回纳至腹白线下方。

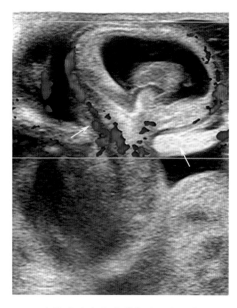

图 6-4-3-5 白线疝彩色多普勒超声图（疝内容物为肠管）
疝囊内（箭头）肠壁见条状、短棒样血流信号

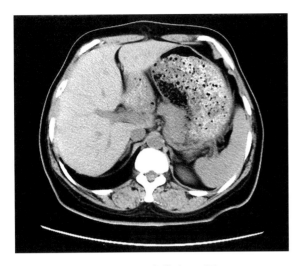

图 6-4-3-6　白线疝 CT 图
前腹壁中央局部腹壁缺损

2. 腹直肌分离　腹直肌分离多指女性由于孕期双胎、巨大儿、羊水过多等造成腹中线两侧的腹直肌分离，产后半年腹直肌仍不能回到原来的位置（图 6-4-3-7），临床诊断并不困难。腹直肌分离造成中下腹壁薄弱，腹腔内容物外突引起肿物样表现，需与中下腹壁白线疝相鉴别，鉴别要点在于观察腹白线的完整性。

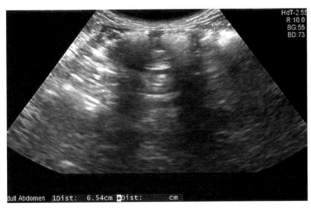

图 6-4-3-7　腹直肌分离二维灰阶超声图
腹直肌距离增宽，腹壁变薄，肠管外突

（七）临床意义

超声能清晰显示白线缺损部位、大小、疝内容物的种类，明确诊断白线疝及其严重程度，患者满意度高。

（郝磐石　郭瑞君）

第四节　脐　疝

（一）概述

疝囊通过脐环突出的疝称为脐疝（umbilical hernia）。脐疝分为小儿脐疝和成人脐疝，二者发病原理及治疗方式不尽相同。小儿脐疝发病率约 1.5‰，主要是由于出生后脐环闭锁不全，或脐部瘢痕组织不够坚韧，加之脐部两侧肌肉未合拢形成，在婴幼儿尤其是早产儿多见。成人脐疝的发病率占腹壁疝的 6%，女性多于男性。近年来，随着人们生活水平的提高和寿命延长，脐疝的发生率有上升趋势。成人脐疝大多是获得性的，仅有少部分是婴儿时期脐疝的继续或再发。腹内压增高是脐疝发生的主要原因，特别是由于多次妊娠、肥胖、肝硬化腹水等引起腹腔压力增高，导致腹腔内容物如网膜、肠管等从脐环处突出。

（二）局部解剖

脐位于腹正中线中点偏下方，胎儿期脐部有脐动脉、脐静脉、脐尿管等结构，均于出生前后闭锁，由腹白线腱膜环绕脐形成脐环。脐部只有皮肤、筋膜和腹膜，是腹壁薄弱点之一。

（三）临床表现

脐疝外观表现为脐部圆形或卵圆形肿物，成人疝囊较大时站立位可下坠。小儿脐疝常于哭闹时出现，安静、平卧时消失，大多数疝内容物为大网膜，多可自行回纳，一般无不适症状，少数巨大疝内容物为小肠者，可发生小肠嵌顿，甚至发生绞窄。成人脐疝多伴局部隐痛或不适，发生肠管嵌顿时，引起明显腹痛，并有恶心、呕吐、腹胀等消化道症状。

（四）超声检查

1. 二维灰阶超声

（1）表现为脐周突出于皮下的类圆形包块，深缘可见疝囊颈（图 6-4-4-1）。

（2）早期超声疝囊内容物多为腹膜外脂肪、网膜，随着病程发展，内容物可表现为肠管（图 6-4-4-2），发生部分肠壁（图 6-4-4-3）或节段性肠管的嵌顿，绞窄少见（图 6-4-4-4）。

（3）肝硬化或肾功能不全出现腹水的患者，由于腹内压的升高，常于脐环处腹壁内探及无回声包块（图 6-4-4-5）。

2. 彩色多普勒超声　发生嵌顿或绞窄时，观察疝囊内容物的血供情况（图 6-4-4-6、图 6-4-4-7）。

（五）相关检查

CT 示脐环增宽，可见腹腔内脂肪密度组织或肠管等向外膨出。

（六）鉴别诊断

脂肪瘤：脐周部脂肪瘤位于腹壁浅筋膜层，形态规则。当脐疝内容物为腹膜外脂肪时，腹壁皮下肿块型脂肪与腹膜外深层脂肪相连续，加压后可还纳。

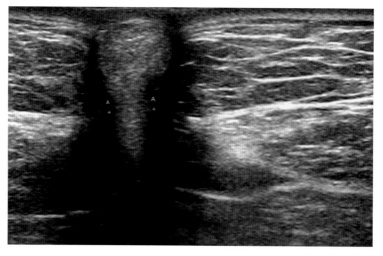

图 6-4-4-1　脐疝二维灰阶超声图

疝内容物为腹膜外脂肪时，脐周部皮下见类圆形脂肪样中高回声，与腹膜外脂肪连续，探头加压可还纳。图中测量标识处为疝口

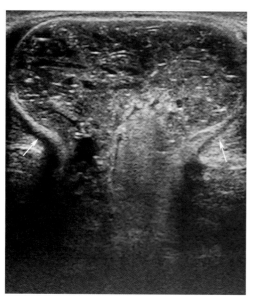

图 6-4-4-2　脐疝二维灰阶超声图

疝内容物（箭头）为肠管时，脐周腹壁内见肠管回声，可还纳

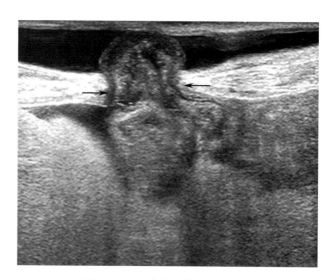

图 6-4-4-3　脐疝二维灰阶超声图

肠壁嵌顿（Richter 疝）时，脐周腹壁内见部分肠管壁回声（箭头），不能还纳，疝囊内见无回声

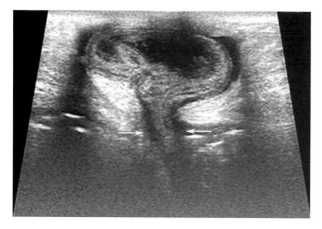

图 6-4-4-4　脐疝二维灰阶超声图

疝内容物为肠管并绞窄坏死时，脐周腹壁内见肠管回声，肠壁水肿增厚，不能还纳，疝环口（箭头）细小

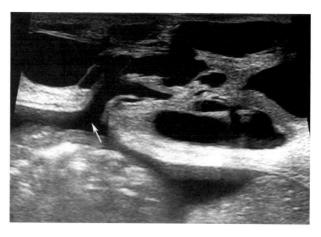

图 6-4-4-5　脐疝二维灰阶超声图

疝内容物为积液时，脐周腹壁内见无回声，内多发分隔，可见细小疝环口（箭头）

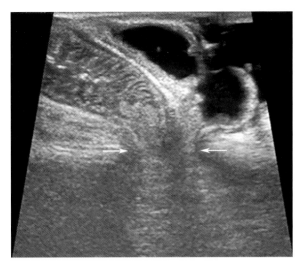

图 6-4-4-6 脐疝二维灰阶超声图
疝内容物为肠管并嵌顿时,脐周部皮下节段性肠管疝出(箭头),不能还纳,疝囊内可见少量无回声

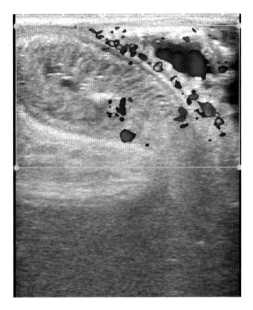

图 6-4-4-7 图 6-4-4-6 患者彩色多普勒超声图
疝囊内肠壁见少量血流信号

（七）临床意义

典型脐疝临床容易做出诊断,对于疝囊较小、过度肥胖的患者,需借助影像学检查,超声的优势在于可以利用不同的体位和多方位的切面了解脐疝的具体信息,实时观察脐疝的有无及疝出过程。

（郝磐石 郭瑞君）

第五节 切 口 疝

（一）概述

腹壁切口疝(abdominal incision hernia)是由于切口愈合不良,导致腹腔内组织经腹壁薄弱处向腹壁突出形成,其发病率为 2%~20%。随着肥胖人群的增多和复杂腹部外科手术的开展,腹壁切口疝成为开腹手术术后常见的并发症。切口疝的形成主要与患者本身及手术有关。与患者相关的因素包括性别、年龄、体重、营养状况以及基础疾病等,若患者合并糖尿病以及慢性咳嗽、前列腺增生等引起腹内压增高的疾病,也较易发生切口疝。手术相关的因素包括:手术切口的选择、缝合方式、缝合材料、切口愈合状况以及术后并发症等。术后切口并发症是切口疝发生的高危因素。此外,术后肠梗阻、术后咳嗽、呕吐等也可导致切口疝形成。

（二）病理生理

由于手术破坏了腹壁组织的完整和张力的平衡,在腹腔压力的作用下,腹腔内容物在腹壁缺损处通过裂开的手术切口或局部薄弱的腹壁组织向外突出。切口疝给机体造成的危害主要取决于疝囊的大小和疝出组织或器官的多少。

（三）临床表现

典型腹壁切口疝临床诊断并不困难,患者有明确手术史,并在原手术切口部位出现了可复性腹壁包块(图 6-4-5-1),站立或深吸气时增大,平卧位时包块消失。如果患者肥胖且缺损比较小,包块常不易触及,临床表现隐匿。若疝内容物与疝囊发生粘连,则表现为肿块不能完全还纳,当腹压突然增大时,可能发生嵌顿,表现为腹壁包块和肠梗阻的症状,如果腹壁极其薄弱,甚至可于腹壁包块处观察到肠管蠕动。

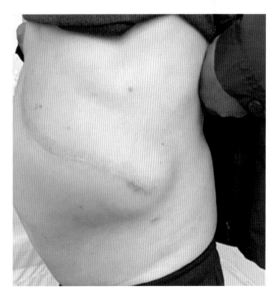

图 6-4-5-1 腹壁包块
左上腹壁突出于皮下的半球形包块

（四）超声检查

1. 二维灰阶超声

（1）受到深度与宽度的限制,超声主要应用于中

小切口疝。表现为两种类型：手术切口裂开时超声表现为腹部包块处肌层连续性中断（图 6-4-5-2），腹腔内容物通过腹壁肌层的缺损突向皮下浅筋膜层，可探及疝囊及深部的疝囊颈，手术切口处腹壁薄弱时超声表现为腹腔内容物向体表隆突，局部腹壁明显变薄，疝囊颈相对宽大。

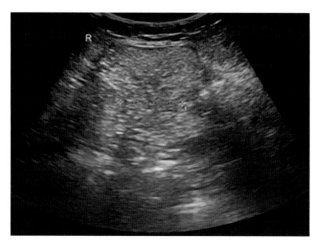

图 6-4-5-2 腹壁切口疝二维灰阶超声图
子宫切除术后，腹壁切口处局部肌层连续性中断（游标示）

（2）疝囊内常见网膜、肠管（图 6-4-5-3、图 6-4-5-4）等，网膜可呈中等、偏低或混合回声，肠管因肠腔内含气量的多少而表现不同（图 6-4-5-5），可见肠管在疝囊内蠕动，患者深吸气时疝囊进一步扩张，疝内容物增多。

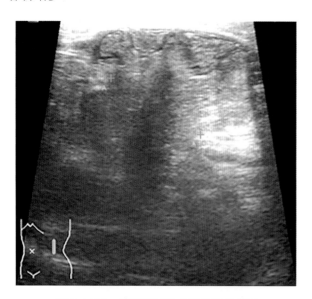

图 6-4-5-3 腹壁切口疝二维灰阶超声图
肾癌术后，左上腹壁切口处局部肌层连续性中断（游标示）

（3）发生嵌顿或绞窄时，疝环口一般较小，疝囊内肠壁超声表现为层次模糊不清，肠蠕动消失，探头加压疝囊不能还纳腹腔，有渗出者疝囊内可见积液回声，可伴有腹腔肠梗阻相关超声表现。要充分

扫查整个腹壁切口区域，避免遗漏多发性切口疝（图 6-4-5-6、图 6-4-5-7）。

2. 彩色多普勒超声 可复性疝时疝内容物血流正常，发生嵌顿或绞窄时血流信号减少或消失。

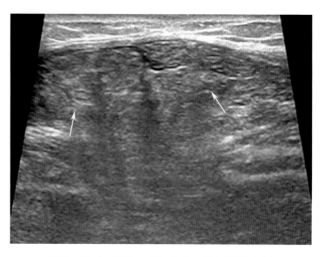

图 6-4-5-4 图 6-4-5-3 患者二维灰阶超声图
肌层前方见肠管回声（箭头），可还纳腹腔

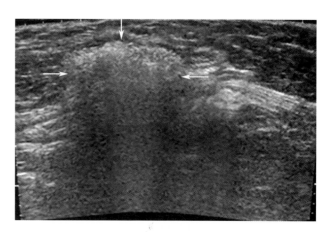

图 6-4-5-5 切口疝二维灰阶超声图
直肠癌根治术后，下腹壁切口处肌层连续性中断，肌层前方见蠕动的肠管回声，肠管内呈强回声闪烁，可还纳腹腔。箭头示疝囊

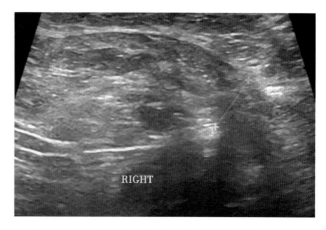

图 6-4-5-6 腹壁切口疝二维灰阶超声图（剖宫产术后）
剖宫产术后，下腹壁切口处右侧探及肌层连续性中断（游标示），可见网膜疝出

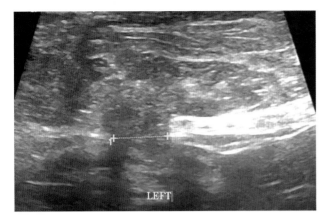

图 6-4-5-7 图 6-4-5-6 患者二维灰阶超声图（剖宫产术后）
下腹壁切口处左侧探及肌层连续性中断（游标示），可见网膜疝出

（五）相关检查

1. **CT** 表现为局部腹壁薄弱，肠管及系膜向外突出形成疝囊（图 6-4-5-8）。目前国内外疝相关指南均建议腹壁切口疝常规行 CT 检查。CT 扫描不仅可以提供解剖学信息，还可以测量疝容积和腹腔容积的比值帮助术前评估，是切口疝影像学检查的"金标准"。

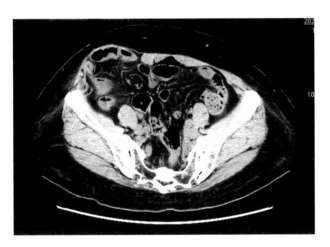

图 6-4-5-8 腹壁切口疝 CT 图
局部腹壁薄弱，肠管及系膜疝出

2. **MRI** 应用很少。

（六）鉴别诊断

1. **腹壁肿瘤** 腹壁肿瘤包括良性肿瘤（如脂肪瘤、纤维瘤、血管瘤）和恶性肿瘤（如肉瘤、转移性肿瘤等或交界性肿瘤），特点为腹壁内包块，无移动性，跟体位无关，不可入腹腔，切口疝表现为切口周围腹壁肌层的中断或薄弱，位置局限，改变体位或加压时可还纳腹腔。

2. **子宫内膜异位症** 女性下腹壁切口疝需与子宫内膜异位症相鉴别。下腹壁子宫内膜异位症表现

为皮下浅筋膜层低回声包块，可累及肌肉浅层或整个肌层，形态不规则，血流稀疏或无明显血流信号，无移动性，随着月经周期出现周期性疼痛（图 6-4-5-9、图 6-4-5-10）。

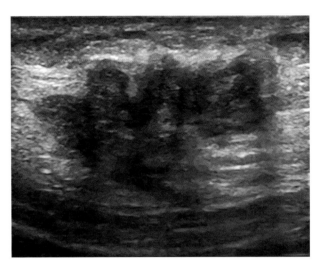

图 6-4-5-9 腹壁子宫内膜异位症二维灰阶超声图
腹壁浅筋膜层低回声包块，累及肌肉浅层，形态不规则，不移动

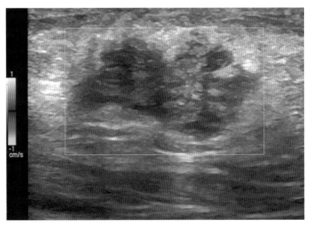

图 6-4-5-10 图 6-4-5-9 患者彩色多普勒超声图
低回声包块内无明显血流信号

（七）临床意义

临床主要采用 CT 检查典型切口疝。超声主要应用于腹部外科术后中小及隐匿切口疝的检查，如果疝内容物较大，可采用超声宽景成像技术。超声在切口疝术后评价中也起到重要作用，可以观察腹壁血肿的有无、腹壁及腹腔引流管的引流情况、补片是否平整等。由于切口疝患者合并的基础病较多，如凝血功能差或需要长期抗凝的患者会偶发腹壁出血的情况，常常需要行床旁超声检查。

（郝磐石 郭瑞君）

第六节　盆底疝

盆底疝是指疝囊在骨盆盆缘以下的腹内、外疝，根据其解剖部位及疝内容物可分为会阴疝、坐骨孔疝、闭孔疝及盆底腹膜疝。盆底疝的发生与老年人盆底肌功能下降有关，发病率呈逐年上升趋势，中老年女性患者占很大比例。

一、会阴疝

（一）概述

会阴疝（perineal hernia）是指腹腔脏器通过骨盆底部的肌肉或筋膜间隙于会阴部突出形成的疝，女性发病率约为男性的 5 倍，多发于 40 岁以上中年女性。会阴疝产生的原因是女性怀孕或分娩后，随着年龄增长或由于长期便秘等，导致骨盆底功能减弱，张力减低，腹腔内容物如小肠、结肠、膀胱等由薄弱位置突出。

（二）局部解剖

盆膈是由肛提肌和尾骨肌及其覆盖上下两侧的筋膜组成，肛提肌由前向后分为前列腺提肌 / 耻骨阴道肌、耻骨直肠肌、耻尾肌、髂尾肌四部分。在耻尾肌和髂尾肌之间有潜在的薄弱部位。会阴是指盆膈以下封闭骨盆下口的全部软组织，略呈菱形，左右两侧坐骨结节的连线将会阴部分为前方的尿生殖三角和后方的肛区三角。根据会阴疝与会阴横肌的相对位置关系，可分为前会阴疝和后会阴疝。前会阴疝时疝囊位于尿道与阴道之间，后会阴疝时疝囊位于阴道与直肠远端及肛管之间。

（三）临床表现

临床常表现为会阴部包块，站立、行走、咳嗽或用力排便时出现，平卧休息后或用手回推包块可消失。疝囊较小时多位于阴唇内或肛门旁，疝囊较大时可覆盖一侧会阴。常伴排尿排便困难，尿失禁，会阴部坠胀、疼痛。

（四）超声检查

1. 二维灰阶超声

（1）平卧位获取会阴部超声图，分辨尿道、阴道、直肠远端及肛管、膀胱以及盆底肌肉组织结构，然后取蹲立位经会阴扫查方式，配合瓦氏动作。

（2）前会阴疝时见小肠、结肠或膀胱（图 6-4-6-1、图 6-4-6-2）等疝入尿道和阴道之间，增加腹压后，包块进一步增大，平卧位可回纳。

（3）后会阴疝时见小肠（图 6-4-6-3、图 6-4-6-4）、

乙状结肠等疝入阴道与直肠远端及肛管之间，突出于会阴部皮下，增加腹压包块增大，平卧位可回纳。

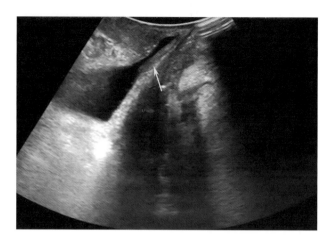

图 6-4-6-1　前会阴疝二维灰阶超声图
蹲立位时膀胱突入尿道阴道间隙（箭头）

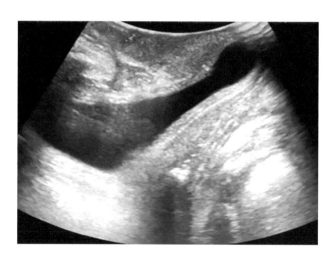

图 6-4-6-2　前会阴疝二维灰阶超声图
增加腹压时疝囊体积进一步增大

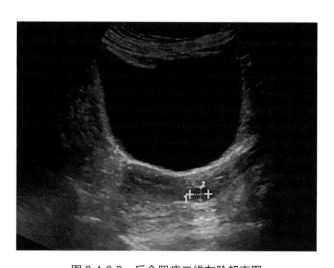

图 6-4-6-3　后会阴疝二维灰阶超声图
经腹部超声示绝经后子宫，静息状态盆腔无明显异常。测量标识处为宫颈纳囊

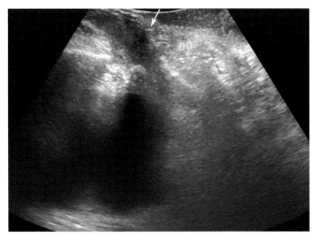

图 6-4-6-4　图 6-4-6-3 患者二维灰阶超声图
增加腹压后示盆底阴道后壁（箭头）与直肠之间见肠管（BO）突出，紧贴会阴部皮下

2. 彩色多普勒超声　必要时观察疝内容物血供情况。

二、坐骨疝

（一）概述

腹腔脏器或组织经坐骨大孔、小孔脱出的，称坐骨疝（sciatic hernia），亦称臀疝（gluteal hernia）或坐骨孔疝（ischiatic hernia）。坐骨疝临床极为罕见，多发生在中年以后的妇女，尤以经产妇女为主。男性虽有发生，但更为少见。

（二）局部解剖

坐骨大孔是坐骨大切迹与骶棘韧带围成的孔。其内走行的结构主要是梨状肌、梨状肌上孔和梨状肌下孔内的神经血管。梨状肌上孔走行的结构由外向内依次为臀上神经、臀上动脉、臀上静脉，梨状肌下孔走行的结构由外向内依次为坐骨神经、股后皮神经、臀下神经、臀下动脉、臀下静脉、阴部内动脉、阴部内静脉、阴部神经。坐骨小孔是骶棘韧带、骶结节韧带与坐骨小切迹围成的孔。

坐骨大孔或小孔周围肌肉因麻痹或损伤出现薄弱区时，在腹内压增高的情况下，下腹部及盆腔中的脏器即可由此疝出。疝内容物进入疝囊后，经梨状肌上或梨状肌下，或坐骨棘下脱出盆腔，沿阻力最小的坐骨神经向下进入股部，在臀大肌的下缘或大腿的后侧出现。根据疝内容物脱出的途径，分为3 种类型：坐骨大孔的梨状肌上型、梨状肌下型以及坐骨小孔的坐骨棘下型。

（三）临床表现

坐骨大小孔区出现压痛，有时伴有臀上、臀下或坐骨神经痛，行走加重。在臀沟部（即臀下皮皱褶处）有肿物，且大小随体位不同而有变化，肿物在骨盆高卧位时可消失，加大腹压时局部有冲击感或有肿物出现。若平时有轻微腹部不适，发生肠管嵌顿时可出现机械性肠梗阻的症状。

（四）超声检查

1. 二维灰阶超声

（1）依患者主诉取合适体位，多采用凸阵探头，将探头放置于臀沟部，分辨坐骨孔处解剖结构。

（2）嘱患者深吸气或行瓦氏动作，可探及腹膜外脂肪（图 6-4-6-5）或肠管等从坐骨孔处疝出，突向臀肌深层，探头加压后可还纳。

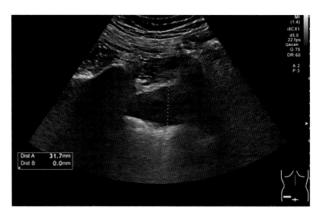

图 6-4-6-5　坐骨疝二维灰阶超声图
坐骨大孔处皮下肌肉深层探及腹膜外脂肪样回声，加压后可还纳

2. 彩色多普勒超声　常规观察疝内容物的血供情况（图 6-4-6-6），血流有无减少或消失。

三、闭孔疝

（一）概述

腹腔脏器经闭孔管向股三角区突出形成的疝称为闭孔疝（obturator hernia）。闭孔疝罕见，在所有腹外疝中占比低于 0.07%。闭孔疝一般发生于 70 岁以上体形消瘦、有多次生产史的女性患者。

（二）局部解剖

闭孔位于骨盆前下方，为耻骨支和坐骨支结合围成的一对卵圆形大孔，闭孔由闭孔内外膜封闭，留有闭孔管，管内有闭孔动静脉和闭孔神经通过，形成潜在薄弱点。高龄、消瘦、营养不良的女性，由于盆底组织发生退行性变，闭孔周围脂肪垫变薄，在腹内压增高的情况下，腹腔脏器会从闭孔处疝出。

（三）临床表现

患者表现为大腿内侧疼痛，屈曲位缓解，过伸、外展或外旋时疼痛加重，严重者大腿不敢伸直。由

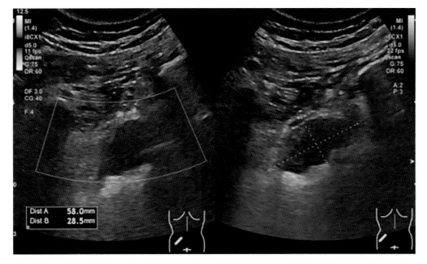

图 6-4-6-6　坐骨疝彩色多普勒超声图
疝内容物未见明显血流信号

于难以触及疝肿块，症状也不典型，而且老年患者对疼痛反应迟钝，90% 的闭孔疝患者以肠梗阻为首发症状。因此，闭孔疝的术前确诊往往比较困难，发生嵌顿绞窄的概率很高。所以一旦确诊，应尽早手术。

（四）超声检查

1. **二维灰阶超声**　可采用探头首先平行于耻骨上支，向内下方呈扇形扫查整个闭孔区域，再结合多切面扫查。超声表现为肠管由闭孔穿出突向大腿根部肌肉深层（图 6-4-6-7、图 6-4-6-8），不能还纳。

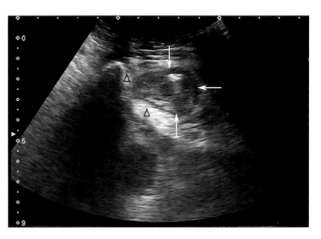

图 6-4-6-8　闭孔疝二维灰阶超声图
耻骨（△）外侧疝内容物为肠管（箭头），不能还纳

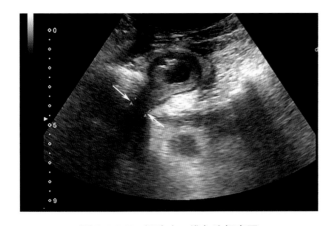

图 6-4-6-7　闭孔疝二维灰阶超声图
肠管从闭孔疝出（箭头）至皮下肌肉深层，与盆腔内容物延续，可见疝囊颈

2. **彩色多普勒超声**　由于易发生嵌顿绞窄，表现为肠壁血流明显减少或消失。紧邻疝囊颈旁可探及闭孔动、静脉血管。

四、盆底腹膜疝

盆底腹膜疝是由于盆底的肌肉及筋膜等支持结构退变、盆底腹膜损伤或过度松弛，在腹内压增高等诱因下，盆底腹膜腔通过直肠前凹陷向下进展而形成。目前临床上多见类型为经腹会阴联合直肠癌根治术后的盆底腹膜疝。盆底腹膜疝疝环口一般很大，临床上很少引起肠梗阻症状，常表现为便秘、直肠前突或直肠内脱垂等。影像学检查主要通过排粪造影和盆底腹膜造影来协助诊断。

（郝磐石　郭瑞君）

第七节 其 他 疝

一、腰疝

（一）概述

腰疝（lumbar hernia）是指发生在腰部，由于后外侧腹壁的组织缺损，内容物从上腰三角或下腰三角突出的疝。常见于年老体弱消瘦患者，男性多于女性。腹内压增高是引发腰疝的主要因素，慢性咳嗽、长期便秘、前列腺增生等均可使腹内压增高，诱发本病，临床罕见。如果认识不足，经常会引起漏诊误诊。

（二）局部解剖

上腰三角，上缘以第12肋为边界，腹内斜肌在前面，竖脊肌在后面；下腰三角，下缘以髂嵴为边界，前方为腹外斜肌，后方为背阔肌。腰部三角区肌群交错缺乏肌肉有力的保护，或者腰部创伤或局部手术（肾切除术多见），伤口愈合不良或神经受损引起肌肉萎缩，均可造成腰三角区的薄弱。

（三）临床表现

患者处坐位或站立时，可见腰背部肿块，可回纳或部分回纳，俯卧时可消失，咳嗽有冲击感。肿块较小时可无明显体征。

（四）超声检查

1. **二维灰阶超声** 患者取站立位，腰部浅筋膜层水平见不均质团块状回声疝出，内容物可为腹膜外脂肪、肠管等，边界清晰，其深面肌层回声连续性中断，可见疝环，加压后可还纳腹腔（图6-4-7-1、图6-4-7-2）。

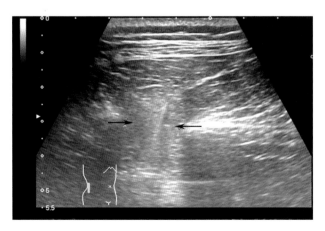

图6-4-7-1 腰疝二维灰阶超声图
腰部肾脏水平局部肌层回声连续性中断（箭头）

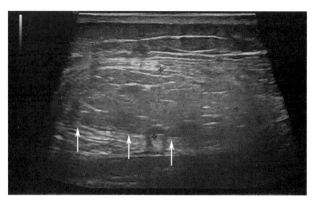

图6-4-7-2 腰疝二维灰阶超声图
腹膜后脂肪疝出（箭头），加压可还纳

2. **彩色多普勒超声** 发生嵌顿时观察疝内容物的血供情况。

（五）相关检查

CT 腰上或腰下三角区局部腹壁缺损，腹壁见脂肪密度疝囊（图6-4-7-3）。CT能明确疝环的大小、周围腹壁肌群薄弱程度、与骨组织的关系，还能提示疝内容物的性质和排除腹腔脏器的病变。

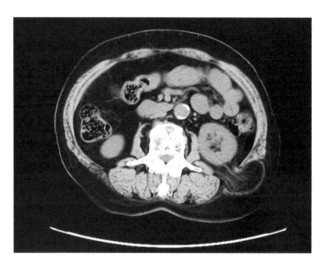

图6-4-7-3 腰疝CT图
肾水平腹壁缺损，见脂肪密度疝囊

（六）鉴别诊断

当腰疝内容物为脂肪时需要与腹壁脂肪瘤鉴别。脂肪瘤位于皮下浅筋膜层，后方肌层连续性完整，腰疝发生于上腰三角或下腰三角固定区域，可见局部肌层缺损，探头加压后可以还纳。

（七）临床意义

超声能够实时多切面动态观察腰疝疝出的过程，这是其他影像学检查不可比拟的。腰疝不可自愈，手术是治疗腰疝的唯一方法。外科医生经常选用超声进行腰疝术后评价，包括补片的平整度、有无血清肿的发生等。

二、半月线疝

（一）概述

腹膜外脂肪、腹膜或腹腔脏器经腹直肌外侧缘半月线处的缺损突出于皮下形成的疝称为半月线疝（spigelian hernia）。半月线疝临床罕见，右侧多于左侧，易发生嵌顿。

（二）病理生理

半月线是腹直肌前后鞘在腹直肌外侧缘处融合形成的半月状、凸向外侧的弧形腱性结构，腹壁创伤、感染或手术患者的局部组织变成为薄弱区，或者神经损伤使局部组织抗压能力减低，在腹内压增高的情况下，腹腔脏器会由此薄弱区突出。

（三）临床表现

站立位时可于腹直肌外侧缘扪及可复性包块，回压或平卧后消失。如果包块小且患者肥胖，则临床检查不易发现，仅表现为局部的坠胀感或疼痛，随腹内压增高而加重。当疝内容物为大网膜和肠管时，可有深部疼痛，如果发生嵌顿，疼痛进一步加重并出现消化道症状。

（四）超声检查

1. **二维灰阶超声** 腹壁腹直肌外侧缘半月线处可见缺损，腹腔内网膜、肠管等向腹壁突出，探头加压观察疝内容物是否能够还纳（图 6-4-7-4～图 6-4-7-6）。

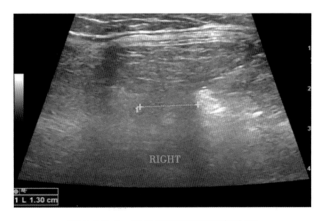

图 6-4-7-4 半月线疝二维灰阶超声图
下腹壁腹直肌外侧缘半月线处缺损（游标示）

2. **彩色多普勒超声** 发生嵌顿时，观察疝内容物的血流有无减少或消失（图 6-4-7-7）。

（五）鉴别诊断

半月线疝常发生于下腹壁，需与腹股沟直疝鉴别。半月线疝表现为纵向连续性扫查半月线时疝环位于半月线上，两侧肌层横向分离，疝内容物垂直

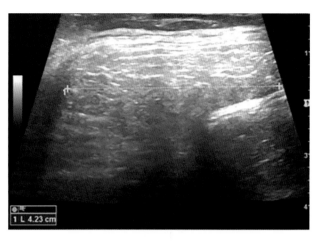

图 6-4-7-5 半月线疝二维灰阶超声图
腹壁内见网膜疝出（游标示），可还纳腹腔

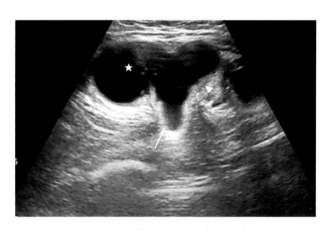

图 6-4-7-6 半月线疝二维灰阶超声图
下腹壁腹直肌外侧缘腹壁内见肠管回声（三角），加压后不能还纳腹腔。星号处为肠管内液体；箭头处为疝囊颈

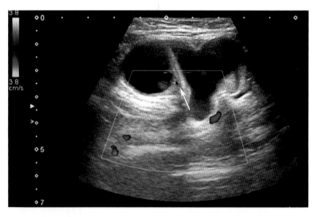

图 6-4-7-7 半月线疝彩色多普勒超声图
疝囊内肠壁见极少量血流信号（箭头）

突向前腹壁，直疝位置更低，突向腹股沟区。如果鉴别存在困难，可作出提示性诊断，外科医生可以采用合理的手术方法，如腹腔镜下无张力疝修补术，治疗效果不受影响，并可于术中明确诊断。

三、腰骶部筋膜脂肪疝

(一) 概述

曾称骶髂筋膜脂肪疝，指腰骶部脂肪经骶髂筋膜突出形成的疝，是引起腰腿痛的原因之一。女性多发，特别是中年肥胖女性，近几年发病率呈逐渐增长趋势。导致腰骶筋膜突出的真正原因目前不十分清楚，因本病多发于中年妇女，故亦不除外与妊娠及内分泌系统有关。据报道，孕期分泌的松弛素可导致腰骶和骨盆韧带的松弛，是否使腰骶部筋膜也变得非常薄弱，容易破裂，有待于证实。

(二) 病理生理

腰骶上方的骶髂筋膜比较薄弱，由腰 1～3 神经后支组成的臀上皮神经及伴行的血管束在穿过骶髂关节外上方的骶髂筋膜时形成固有孔隙，局部又有比较丰富的脂肪组织，在进行剧烈的弯腰活动或臀大肌猛烈收缩时，深部脂肪组织压力增高，经薄弱的固有孔隙疝出或筋膜撕裂后疝出形成脂肪疝。疝出的脂肪压迫附近的皮神经，可引起局部疼痛和相应节段腰神经分布区的疼痛。

(三) 临床表现

本病好发于中年肥胖妇女。主要症状是腰痛和患侧臀部疼痛，部分患者伴坐骨神经痛，疼痛程度差异大，多数为酸胀痛，少数在弯腰、蹲坐或腰部、骶髂部扭闪后疼痛突然加剧，严重者翻身、起床等活动受限。腰骶部筋膜脂肪疝最典型的体征是在骶髂关节外上方皮下组织内触及结节状肿物，单个或多个，呈圆形或椭圆形，直径为 1～3cm，结节较硬，按压时出现局部疼痛，或伴有同侧大腿酸胀痛。直腿抬高试验及加强试验阴性，无坐骨神经区感觉障碍，腱反射正常。

(四) 超声检查

1. **二维灰阶超声**　表现为髂骨后缘上方深筋膜层内见范围大小不等的低回声（图 6-4-7-8），与周围脂肪组织回声一致，探头挤压可移动。

2. **彩色多普勒超声**　一般无明显血流信号。

(五) 相关检查

X 线或 CT 扫描对位于脂肪深层的结节不敏感，一般无阳性发现。

(六) 临床意义

高频超声对腰骶部筋膜脂肪疝的诊断有明显优势。腰骶部筋膜脂肪疝一般以保守治疗为主，也可采取局部封闭治疗，方法为患者取俯卧位，采用高频彩色超声诊断仪，线阵探头频率 7～14MHz 检查，

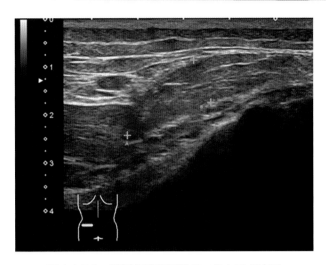

图 6-4-7-8　腰骶部筋膜脂肪疝二维灰阶超声图
左髂骨后缘上方深筋膜层内见低回声包块（游标示），与周围脂肪组织回声一致，探头挤压可移动
（图片来源：本图由唐山市丰润区人民医院超声科宓士军主任提供）

确定穿刺点位置，用碘伏消毒，穿刺点局部麻醉，用 7 号腰穿穿刺针在超声导引下穿至脂肪疝裂孔处（图 6-4-7-9），确定位置无误后将曲安奈德 40mg 和 5% 的利多卡因 5ml 混合液注射至该部位。穿刺点用无菌输液贴覆盖，整个过程 3～5min。

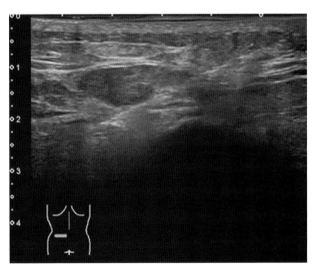

图 6-4-7-9　超声引导下腰骶部筋膜脂肪疝的封闭治疗
（图片来源：本图由唐山市丰润区人民医院超声科宓士军主任提供）

四、髌下脂肪垫疝

(一) 概述

临床又称为膝前外侧脂肪疝，多发生在外侧，内侧很少发生，是由髌下脂肪垫受压从膝前外侧三角薄弱区膨出形成的疝。

（二）局部解剖

髌腱深面与骨之间充填脂肪垫即 Hoffa's 脂肪垫（图 6-4-7-10），其膝前外侧三角区由浅到深被覆皮肤、皮下层、髌外侧支持带；由髂胫束的前缘、髌韧带的外缘及髌外侧支持带所围成的近似倒立的膝外侧三角，为膝前外侧三角区。

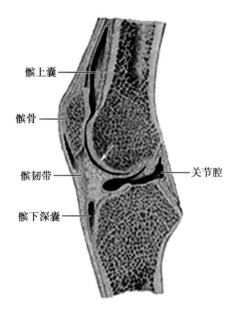

图 6-4-7-10　髌下脂肪垫局部解剖示意图
Hoffa's 脂肪垫（箭头）位置及周围组织结构

若膝关节囊及周围筋膜组织结构发育不良，屈膝时，髌腱紧张，髌下脂肪垫受压从膝前外侧三角薄弱区膨出，形成髌下脂肪疝；伸膝时，压力减小，膨出的脂肪组织可回纳。

（三）临床表现

临床表现为髌骨外缘压痛，膝关节屈曲时髌韧带外侧有包块突出（图 6-4-7-11），伸膝时包块自行还纳。

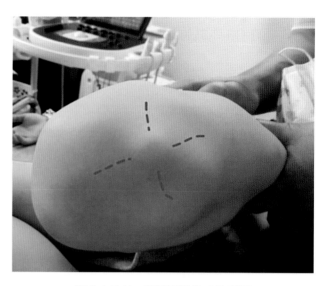

图 6-4-7-11　髌下脂肪垫疝外观图
膝关节屈曲时髌韧带外侧包块突出

（四）超声检查

1. **二维灰阶超声**　配合伸屈膝动作，超声表现为髌下脂肪垫处的脂肪从膝外侧三角区向体表疝出（图 6-4-7-12、图 6-4-7-13）。

2. **彩色多普勒超声**　一般无明显血流信号。

（五）鉴别诊断

髌下脂肪垫疝需与半月板囊肿鉴别。髌下脂肪垫疝一般膝关节屈曲时突出明显，半月板囊肿时膝关节伸直时明显，超声可以明确诊断。

五、肌疝

（一）概述

肌疝（muscle hernia）是指肌肉组织经过肌筋膜的薄弱或缺损向外突出形成的疝。临床上比较少见，好发于小腿，疝较小，症状轻，在休息或静止时消失，容易被忽视，有时表现为多发或双侧性。

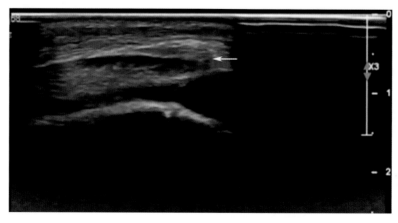

图 6-4-7-12　髌下脂肪垫疝二维灰阶超声图
伸膝时基本正常的膝外侧三角区（箭头）

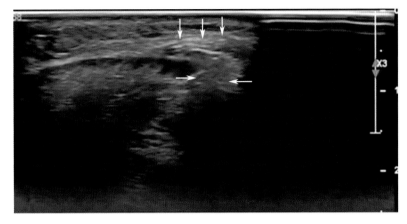

图 6-4-7-13 二维灰阶超声图
屈膝时髌下脂肪自膝外侧三角区膨出（箭头）

（二）病理生理

肌疝是在肌筋膜的薄弱或缺损以及局部肌肉压力增高相互作用下形成的。由于神经终末支穿过筋膜时留下的潜在腔隙、外伤后引起的筋膜破裂、不正确的劳动或运动造成筋膜的牵拉变薄、撕裂，都会造成肌肉由筋膜薄弱处膨出。

（三）临床表现

表现为强体力劳动、剧烈运动后，局部出现可复性肿块以及轻微的疼痛，当肌肉受到筋膜疝环嵌顿时，表现为不可复包块和明显疼痛，伴有渗出、肿胀，还可能出现疝出肌肉的缺血，但很少发生坏死。

（四）超声检查

二维灰阶超声表现为肌筋膜外皮下丘状实性肿块，一侧与肌肉相连，无边缘，另一侧可见边界回声，在某种体位肌肉收缩时出现，松弛或加压后消失（图 6-4-7-14、图 6-4-7-15）。

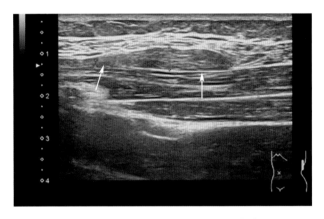

图 6-4-7-15 腹外斜肌肌疝二维灰阶超声图
疝出的肌肉组织呈丘状（箭头）

肌疝最常发生的部位在小腿下 1/3 处前侧和外侧筋膜室之间前面的肌腱膜上（图 6-4-7-16、图 6-4-7-17）。

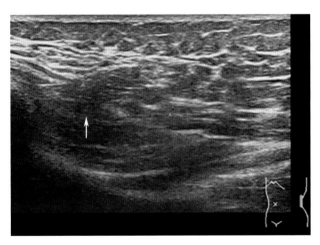

图 6-4-7-14 腹外斜肌肌疝二维灰阶超声图
腹外斜肌筋膜局部缺损（箭头），部分肌肉组织由缺损处疝出

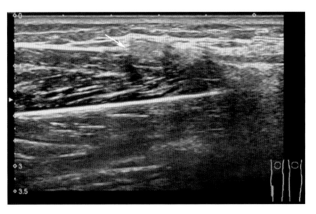

图 6-4-7-16 腓骨肌肌疝二维灰阶超声图
腓骨肌筋膜局部缺损（箭头）

测量疝环口大小，观察是否有渗液、血肿等（图 6-4-7-18）。

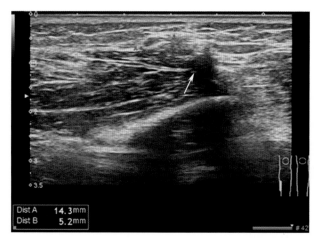

图6-4-7-17　图6-4-7-16患者二维灰阶超声图
肌肉组织由缺损处疝出（箭头）

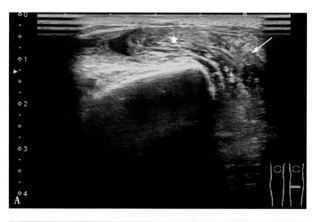

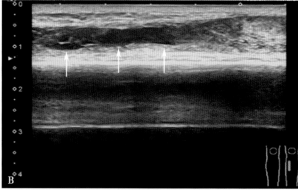

图6-4-7-18　胫骨前肌肌疝二维灰阶超声图
A. 胫骨前肌筋膜局部缺损（箭头），部分肌肉组织疝出（星号）；B. 肌肉组织疝出，并形成血肿（箭头）

（五）临床意义

高频超声能清楚显示皮下软组织结构，实时观察肌肉组织由筋膜缺损处疝出的过程，做出明确诊断。

（郝磐石　郭瑞君）

参 考 文 献

1. GBD 2015 Healthcare Access and Quality Collaborators. Healthcare Access and Quality Index based on mortality from causes amenable to personal health care in 195 countries and territories，1990-2015：a novel analysis from the Global Burden of Disease Study 2015[J].Lancet，2017，390（10091）：231-266.

2. GBD 2016 Healthcare Access and Quality Collaborators. Measuring performance on the Healthcare Access and Quality Index for 195 countries and territories and selected subnational locations：a systematic analysis from the Global Burden of Disease Study 2016[J].Lancet，2018，391（10136）：2236-2271.

3. Lichtenstein IL，Shulman AG. Ambulatory outpatient hernia surgery. Including a new concept, introducing tension-free repair. Int Surg，1986，71（1）：1-4.

4. Musbahi A，Abdulhannan P，Nugud O，et al. Inguinal hernia repair in patients under and over 65 years of age：a district general hospital experience. S Afr J Surg，2020，5（1）：22-26.

5. Claus C，Furtado M，Malcher F，et al. Ten golden rules for a safe MIS inguinal hernia repair using a new anatomical concept as a guide[J]. Surg Endosc，2020，34（4）：1458-1464.

6. Wang D，Shen Y，Wang F，et al. Mini-mesh and Lichtenstein repair compared with a modified Kugel technique for femoral hernia：a randomised controlled trial[J]. Annals of the Royal College of Surgeons of England，2020，102（4）：284-289.

7. Nguyen MT，Berger RL，Hicks SC，et al. Comparison of outcomes of synthetic mesh vs suture repair of elective primary ventral herniorrhaphy：a systematic review and meta-analysis[J]. JAMA Surg，2014，149（5）：415-421.

8. Alkhatib H，Fafaj A，Olson M，et al. Primary uncomplicated midline ventral hernias：factors that influence and guide the surgical approach[J]. Hernia，2019，23（5）：873-883.

9. Christoffersen MW，Westen M，Rosenberg J，et al. Closure of the fascial defect during laparoscopic umbilical hernia repair：a randomized clinical trial[J]. Br J Surg，2020，107（3）：200-208.

10. Burger JW，Lange JF，Halm JA，et al. Incisional hernia：early complication of abdominal surgery. World J Surg，2005，29：1608-13.

11. 唐健雄，李健文，李基业，等. 腹壁切口疝诊疗指南（2014年版）[J]. 中华疝和腹壁外科杂志（电子版），2014（03）：201-203.

12. Tanaka EY，Yoo JH，Rodrigues AJ Jr，et al. A computerized tomography scan method for calculating the hernia sac and abdominal cavity volume in complex large incisional hernia with loss of domain[J]. Hernia，2010，14（1）：63-69.

13. Koksal HM，Celayir MF. Obturator hernia presenting partial

obstruction in an elderly patient[J]. Niger J Clin Pract，2020，23（5）：741-743.

14. Zheng LZ，Zheng CY，Zu B. Subacute Bowel Obstruction Secondary to an Obturator Hernia[J]. J Coll Physicians Surg Pak，2020，30（2）：210-212.

15. Suarez S，Hernandez JD. Laparoscopic repair of a lumbar hernia: report of a case and extensive review of the literature[J]. Surg Endosc，2013，27（9）：3421-3429.

16. Moreno-Egea A，Alcaraz AC，Cuervo MC. Surgical options in lumbar hernia: laparoscopic versus open repair. A long-term prospective study[J]. Surg Innov，2013，20（4）：331-344.

第五章　超声介入性诊断

一、活检

软组织肿物来源多样,异病同像现象较为常见,获取病理诊断对其来源及性质的鉴别具有重要意义。超声引导下粗针穿刺活检因具有实时、安全、高效等优势,已成为目前临床应用最为广泛的介入诊断方法。

（一）适应证

1. 临床需明确性质,且有安全进针路径的软组织肿物均为其适应证。

2. 某些伴有周边软组织肿物的骨肿瘤。

（二）禁忌证

1. 病灶所在位置较深,周围重要脏器或大血管损伤不可避免。

2. 实验室检查示严重感染、严重出血倾向、有严重凝血机制障碍,最近使用阿司匹林或非甾体抗炎药（NSAIDs）或抗血小板类药物。

3. 严重心肺或其他重要脏器功能障碍。

4. 神志不清或具有其他不能配合穿刺的因素。

5. 穿刺部位皮肤感染且不能避开者。

6. 麻醉药品过敏者。

（三）穿刺术前准备

1. 对患者进行相应体格检查,询问病史,有无高血压、糖尿病史以及相应的控制情况,了解药物过敏史及抗凝药服用情况,正在服用抗凝剂者需停药一周。术前一周内完成血常规、凝血功能及术前相关检查。

2. 充分告知患者或其法定代理人患者的疾病情况、手术操作目的、操作风险,并签署知情同意书。

3. 根据病灶大小及部位选择适宜规格的穿刺活检枪、活检针,并调节至合适的取样长度。组织活检多选择18G或16G的穿刺针,以确保取材的有效性。

4. 在术前应用CDFI或超声造影观察血流状况,分析最佳的穿刺途径及穿刺取材部位。选择靶目标取材区（即增强区）进行穿刺活检术,特异性高,能有效提高病理诊断的阳性率。

5. 备好穿刺物品及器材,包括无菌穿刺包、麻醉及急救药品、碘伏、手套、探头护套、标本杯、甲醛等。

（四）穿刺步骤

1. 在充分暴露病灶的情况下尽可能使患者采取舒适体位,以能在穿刺术中保证相应时间,避免因体位改变而影响操作。再次详细告知患者操作步骤,以便更好配合。

2. 常规消毒、铺巾,探头以一次性无菌护套包裹,再次扫查病灶确认安全进针路径后,对穿刺点皮肤及皮下组织进行浸润麻醉。

3. 超声实时引导下操作进针,穿刺针尖刺入包膜后激发活检枪,取材后退针,穿刺点压迫止血,将组织条置入内含甲醛溶液的标本杯中,一般在靶目标区域多点、多方向取材3针左右,内部坏死时,可适当调整角度以避开坏死区。对于液化坏死区域可引导下抽吸,进行细胞涂片或相应实验室检查。（图6-5-1-1）

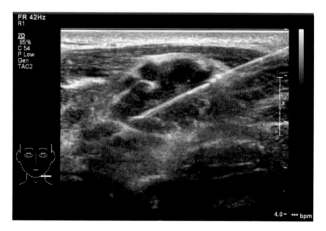

图6-5-1-1　颈部肿物穿刺活检术二维灰阶超声图
左侧颈部肿物穿刺活检,病理结果为鼻咽癌转移性淋巴结

4. 穿刺术后应局部覆盖无菌敷贴，压迫10～20min（病灶血流丰富的尤其要注意，可适当延长压迫时间），超声复查病灶周边无出血等异常表现，且患者无明显不适，方可离开。

（五）注意事项

1. 术中严格执行无菌技术操作规程，麻醉药品注射前需排尽气体，以免影响图像质量。

2. 邻近大血管等重要结构的目标病灶，穿刺针不宜与血管垂直，可适当下压或上挑调整进针角度，与血管平行为宜，避免切割血管，亦可注入隔离液分离病灶与重要结构，保证穿刺路径的安全性。

3. 术中对穿刺针的具体位置进行密切观察，保证穿刺针针尖实时显示，对穿刺过程进行存储。同时应密切观察患者，如有头晕、心悸、恶心、气短、脉搏增快及面色苍白等表现，应立即停止操作，并做适当处置。

4. 对于疑似浸润生长的病灶穿刺活检时应尽可能减少穿刺针经过的组织层，同时在满足病理诊断的情况下减少进针次数，以降低针道种植的风险，必要时与外科医师进行沟通，确保手术时一并切除针道组织。

5. 介入治疗术后应注意随访。将活检穿刺的病理结果与手术后的病理结果进行对照。如果所取的组织检查结果无法帮助临床医师对疾病做出诊断，应该再次穿刺或切除活检。

（六）并发症预防及处理

1. **出血** 软组织肿物因位置表浅，术后可有效压迫，出血概率较低。术后及时有效的压迫是预防出血的重要措施，如为肢体活动负重部位，穿刺后24h内应减少肢体活动。出血形成局部血肿时可应用沙袋长时间压迫，定时复查观察，多数可自行吸收。

2. **感染** 严格执行无菌技术操作规程是预防感染的前提。术后更换无菌敷贴时，需观察穿刺点有无红肿等炎性反应，如有异常发现及时联系临床医师会诊并应用相应药物。

3. **神经损伤** 软组织肿物穿刺活检可能有损伤神经的风险，如位于颈部，还可能损伤食管、气管及大血管等，穿刺前需谨慎评估进针路径，适当放大图像，术中确保穿刺针位于病灶内，降低周边重要组织结构损伤的风险。

4. **疼痛** 轻微疼痛一般无需处理，疼痛明显时需复查超声排除出血，以及观察穿刺点排除感染后应用相应药物。

5. **窦道** 疑似结核分枝杆菌感染的含液软组织肿物，穿刺点应选择病灶外上方，穿刺针在皮下组织潜行一段距离后再刺入，可有效预防脓液沿针道漏出形成窦道。

二、超声造影

体表组织肿块是指来源于皮肤、皮肤附件、皮下组织等体表软组织的肿瘤，目前高频超声是诊断体表组织肿块的主要手段之一，但对于血流信号稀少及较小的病灶，往往缺乏诊断特异性。超声造影技术可以清晰地显示病灶区域血流分布及灌注情况，诊断敏感性、特异性及准确性明显优于高频超声。

（一）增强模式

1. 增强方式可分为向心性增强和非向心性增强，向心性增强为自病灶周边向中心增强；非向心性增强表现为病灶整体弥漫性增强或由中心开始向四周增强；增强过程中还可实时观察搏动性增强、雪花样增强、烟花样增强等征象。增强方式在淋巴结疾病的鉴别中具有重要诊断价值。软组织血管瘤的典型表现为边缘开始的向心性增强，与其他良性软组织肿物的增强方式明显不同。

2. 以周围正常软组织为参照标准，增强强度可分为高增强、等增强、低增强、无增强，与病灶内血管数目及组织成分有关。梁晓宁等报道恶性软组织肿物增强后峰值强度明显高于良性肿物，与恶性肿瘤血供丰富，而良性肿瘤多血供较少有关。

3. 增强程度可分为均匀增强、不均匀增强及整体无增强。（图6-5-1-2、图6-5-1-3）

（1）均匀增强是指病灶内均一的弥漫增强，增强强度基本一致，常见于脂肪瘤、纤维瘤等不易发生坏死的良性软组织肿物。

（2）不均匀增强型是指病灶内各增强区分布不均一，强度不一致，可伴有或不伴有无增强区，呈蜂窝样、分隔样、环形增强等表现。研究表明，恶性病灶边缘新生血管较中心区域密集，血流灌注量大于中心区域，坏死灶多集中于恶性病灶中心，故多呈不均匀增强。感染性疾病如脓肿液化不全，可呈分隔或网状的不均匀增强。

（3）无增强型是指病灶无造影剂灌注，整体无增强。在软组织肿物中此类型并不常见，淋巴结结核或放、化疗后导致整体坏死的病变可显示为无增强。

4. 增强后增大，此征象在恶性软组织肿物浸润生长或某些良性肿物发生周边炎性反应时均可出现，感染性病变如蜂窝织炎等增强后与周围组织分界不清。

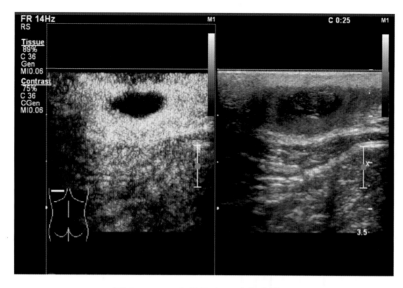

图 6-5-1-2 肩背部皮下肿物造影图
超声造影示左侧肩背部皮下肿物呈不均匀高增强,中央可见无增强区

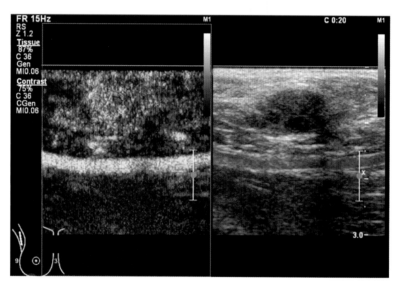

图 6-5-1-3 腋窝皮下肿物超声造影图
超声造影示右侧腋窝皮下肿物不均匀高增强,且增强范围较二维超声明显增大

有学者将软组织肿物超声造影表现分为 6 种模式,分别是① P1:无增强;② P2:周边区域增强、中心区域无增强;③ P3:不均匀增强(P3a:肿块内部散在点条状增强;P3b:肿块内部细密条状增强;P3c:肿块整体非均匀增强,存在造影剂灌注缺损区);④ P4:整体均匀高增强,且 P3c/P4 组合增强模式预测恶性病变的敏感性可达 63.0%,特异性 84.6%,阳性预测值 89.5%,但 P1 和 P2 增强模式诊断良性病变的特异性及敏感性尚有待证实。

(二)时间-强度曲线

利用超声造影定量软件对团注法获得的超声造影连续图像进行分析,自动描绘感兴趣区组织每一瞬间灰阶或声阶随时间的变化,获得所定义时间段内的感兴趣区灰阶或声阶的变化曲线,称为时间-强度曲线(TIC)。

1. **开始增强时间**(arrival time,AT) 常指注射造影剂后,造影剂开始进入感兴趣区的时间,即造影剂到达的时间。如有病变时,开始增强时间常不同于周围的正常组织。研究表明良、恶性软组织肿块 AT 差异无统计学意义($P > 0.05$)。

2. **达峰时间**(time to peak,TTP) 时间强度曲线开始出现上升支到曲线达到峰值所需的时间,即曲线的上升支所占的时间;达峰时间可反映造影时间强度曲线灌注的速率,达峰时间越长意味着灌注受到的阻力越大。有研究表明达峰时间是可鉴别不同淋巴结病变的有效指标。

3. 零基线距峰值的高度 定量分析增强强度的变化。

4. 增强持续时间 指造影剂从出现增强到基本消失所需要的时间。不同的病变增强的持续时间可有不同。

5. 降半时间（time of half bubble wash out，T1/2） 从曲线峰值下降到峰值和基础值之和一半所需的时间。

6. 曲线的斜率 包括曲线上升支斜率（wash-in rate，WIR）及曲线下降支斜率（wash-out rate，WOR）。研究表明良恶性软组织肿物超声造影时间-强度曲线上升支斜率差异有统计学意义（$P<0.05$），可能原因为恶性肿瘤细胞浸润、破坏了原有正常血管，并形成动静脉瘘或诱导产生新生畸形血管，其薄弱的管腔壁血管舒缩组织成分缺如，致使流入病灶的血流量增加，流速较快，因此表现在曲线形态上为成角明显，上升支陡直，表现为"快进快退"，而软组织血管瘤等良性肿瘤表现为"慢进慢退"。

7. 曲线下面积（area under the curve，AUC） 曲线下面积被认为是最有价值的一个参数，直接与造影剂分布容积、血流速度及平均渡越时间密切相关。

以 TIC 计算为基础的定量法，有较高的临床应用价值。

（三）临床意义

软组织肿物组织类型多样，分化程度及结构不一，超声造影通过清晰显示病灶区域血流分布及灌注情况、分析时间-强度曲线各参数的变化，可提高诊断符合率，诊断价值已获得临床充分认可。对于超声造影不能明确诊断的病例，更可进一步指导穿刺活检。超声造影可明确辨别组织内有无血供或出血坏死，对存在血供的增强区域进行穿刺活检，避开了出血、坏死部位及周边血管，标本合格率可达96.43%，且穿刺过程中可最大程度降低并发症的发生，具有重要应用价值。

（杨高怡）

参 考 文 献

1. 陈敏华，梁萍，王金锐. 中华介入超声学. 北京：人民卫生出版社，2016.

2. 杨高怡，张文智，徐栋. 浅表淋巴疾病超声诊断. 北京：中华医学电子音像出版社，2019：19-42.

3. Han F，Xu M，Xie T，et al. Efficacy of ultrasound-guided core needle biopsy in cervical lymphadenopathy：A retrospective study of 6，695 cases. Eur Radiol，2018，28（5）：1809-1817.

4. Machado MR，Tavares MR，Buchpiguel CA，et al. Ultrasonographic Evaluation of Cervical Lymph Nodes in Thyroid Cancer. Otolaryngol Head Neck Surg，2017，156（2）：263-271.

5. 陈琴，岳林先. 浅表器官超声造影诊断图谱. 北京：人民卫生出版社，2014.

6. 冀鸿涛，朱强，荣雪余，等. 超声造影在头颈部淋巴结良恶性病变鉴别诊断中的应用. 中华医学超声杂志：电子版，2011，8（7）：1549-1557.

7. 张文智，杨高怡，孟君，等. 超声造影在颈部淋巴结结核粗针穿刺活检中的应用价值. 中国超声医学杂志，2015，31（3）：211-213.

8. 徐建平，张莹，杨高怡，等. 超声造影对颈部淋巴结结核与鼻咽癌转移性淋巴结的鉴别诊断. 中华医学超声杂志：电子版，2018，15（7）：497-501.

9. Zhao D，Shao YQ，Hu J，et al. Role of contrast-enhanced ultrasound guidance in core-needle biopsy for diagnosis of cervical tuberculous lymphadenitis. Clin Hemorheol Microcirc，2021，77（4）：381-389.

10. Xin L，Yan Z，Zhang X，et al. Parameters for Contrast-Enhanced Ultrasound（CEUS）of Enlarged Superficial Lymph Nodes for the Evaluation of Therapeutic Response in Lymphoma：A Preliminary Study. Med Sci Monit，2017，23：5430-5438.

11. Cui QL，Yin SS，Fan ZH，et al. Diagnostic Value of Contrast-Enhanced Ultrasonography and Time-Intensity Curve in Differential Diagnosis of Cervical Metastatic and Tuberculous Lymph Nodes. J Ultrasound Med，2018，37（1）：83-92.

12. Ryu KH，Lee KH，Ryu J，et al. Cervical Lymph Node Imaging Reporting and Data System for Ultrasound of Cervical Lymphadenopathy：A Pilot Study. AJR Am J Roentgenol，2016，206（6）：1286-1291.

第七篇

皮　肤

第一章　总　　论

1979 年，Alexander 等人首次将超声应用于人体皮肤厚度测量，开创了超声检查在皮肤科领域应用的先河。近十年来，随着超声探头频率的逐步提高（探头频率从 20MHz、30MHz 发展到 50MHz 甚至 70MHz），超声成像的分辨率从毫米级发展到了微米级。与此同时，超声检查的范围逐渐向浅表方向扩展，从骨骼肌、筋膜、皮下软组织，逐渐扩展到真皮层及表皮层，具备了显示皮肤精细结构的能力。

更高频率的超声在保留了传统高频超声用途广、无创伤、成本低、易使用和实时扫查等优点的同时，带来了更清晰的皮肤超声影像，使得应用超声影像进行皮肤疾病的精准诊断成为可能。与其他皮肤影像技术，如皮肤镜、共聚焦显微镜等相比，高频超声显示皮肤病灶表面以下情况更好，重点观察病灶内部结构，周边毗邻以及血管构成模式，以更好地评估病灶横向和纵向上的生长方式及功能状态。在此基础上，高频超声可衍生出若干应用，如皮肤肿瘤良恶性的鉴别、皮下置入物的定位及状态检测、创伤评估、异物检测、全身疾病皮肤改变的评估，以及皮肤手术的术前评估、术中引导及术后随访等。因此，皮肤超声的临床应用越来越受到广大皮肤科医师的关注和重视。

近年来超声医学领域还诞生了多项新技术，如宽景成像、弹性成像、超声造影、三维超声、皮肤超声人工智能等，可为皮肤疾病的诊断提供更多信息，进一步拓宽了超声在皮肤疾病诊疗中的应用。

（徐辉雄）

第一节　解　　剖

皮肤覆于体表，并在口、鼻、肛门、阴道口、尿道口等处与体腔表面的黏膜互相移行，与人体所处的外环境直接接触，对维持人体内环境稳定极为重要。新生儿皮肤总面积约 0.20m²。成人皮肤总面积为 1.5～2.0m²，平均重量为 3～4kg。成人皮肤厚度为 0.5～4.0mm，其中真皮厚 0.3～3.0mm，表皮厚 0.05～1.5mm，各部位皮肤的厚度差异较大，通常屈侧较薄而伸侧较厚，但在手、足相反。眼睑、外阴等处皮肤最薄，掌跖部位皮肤较厚，可耐受机械摩擦。根据皮肤的结构特点，临床上大致将其分为无毛的厚皮肤和有毛的薄皮肤两类，口唇、外阴、肛门等皮肤 - 黏膜交界处的皮肤结构较特殊，不属于上述两类。

皮肤由表皮、真皮和皮下组织构成，借皮下组织与深部附着，并受真皮纤维束牵引，形成多走向的致密沟纹，称为皮沟（skin grooves），后者将皮肤划分为大小不等的细长隆起称为皮嵴（dermal ridge），较深的皮沟将皮肤表面划分为菱形或多角形的微小区域，称为皮野。掌跖、指 / 趾屈侧的皮沟和皮嵴按一定方式排列成特殊的涡纹状图样，称为指 / 趾纹，除同卵双生子外均具有个体差异，在鉴证学上具有重要的意义。

皮肤内还分布有丰富的血管、淋巴管、神经等结构，并有毛发、指 / 趾甲、皮脂腺、汗腺等在胚胎时期由表皮分化而来的附属器（cutaneous appendages）。皮肤颜色因人而异，主要取决于其内黑色素和胡萝卜素的含量、表皮的厚度及真皮内血液供应情况。

1. 表皮（图 7-1-1-1）　在组织学上属于复层鳞状上皮，主要由角质形成细胞、黑素细胞、朗格汉斯细胞和梅克尔细胞等构成，由浅至深分为角质层、颗粒层、棘层和基底层及基底膜。

2. 真皮　由中胚层分化而来，由浅至深分为乳头层（papillary layer）和网状层（reticular layer），两层间无明显界限。乳头层为凸向表皮的乳头状隆起，与表皮突形成犬牙交错的衔接，内含丰富的毛细血管和毛细淋巴管、游离神经末梢等结构。网状层相对较厚，内含较大的血管、淋巴管、神经，并有粗大的胶原纤维束交织成网，具有较大的韧性和弹性。

3. 毛发　由皮外向皮内可分为毛干、毛根、毛球和毛乳头 4 部分，此外，还有毛囊、立毛肌等相关结构。

4. 指 / 趾甲　由甲体、甲床（nail bed）、甲周组织等构成。甲体近端埋于皮肤形成的深凹内，称为甲根（nail root），甲根周围为复层扁平上皮，其基底层细胞分裂活跃，为甲母质（nail matrix）。近甲根处的新月状淡色区称为甲半月（nail lunula）。甲体两侧的皮肤隆起称为甲襞（nail fold）。

5. 皮脂腺　为泡状腺，无腺腔，细胞崩解后的分泌物为皮脂。睑板腺属变异的皮脂腺。

6. 汗腺　成人顶泌汗腺（曾称大汗腺）仅见于腋窝、脐周、乳晕、外阴及肛门。乳腺、睑缘腺和外耳道耵聍腺均为变异的顶泌汗腺。小汗腺遍布全身，尤其在腋窝和掌跖部分泌旺盛。

7. 黑色素细胞（图 7-1-1-2）　黑色素细胞起源于外胚层神经嵴，是一种树突状细胞，几乎见于所

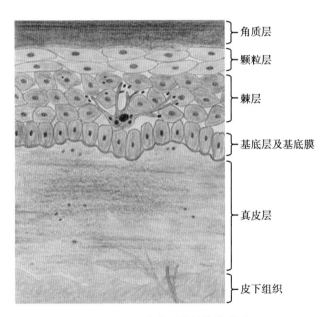

图 7-1-1-1　表皮层次结构模式图

有组织，主要位于皮肤表皮基底层下方或基底细胞之间，有突起伸入基底细胞和棘细胞之间。黑色素颗粒经突起输入基底细胞和棘细胞内。细胞数量与部位、年龄有关，与肤色、人种和性别等无关。种族间黑色素细胞数量无差异，肤色主要取决于黑色素颗粒的大小、稳定性和色素化程度及其在表皮细胞内的含量。

第二节　适应证及检查技术

一、检查适应证

皮肤超声检查既可服务于临床，为皮肤病的诊治提供影像学依据，亦可应用于基础研究，为一些复杂、重大、难治性皮肤病的发病机制、微观表现、药物反应等方面的研究提供帮助。在临床方面，皮肤超声检查具有下列适应证：①对常见皮肤疾病进行诊断和鉴别诊断；②测量整体位于皮下病灶的大小和范围；③了解外生性皮肤赘生物的皮下部分所累及的深度和层次；④为血管瘤等皮肤疾病的药物注射治疗提供注射点和注射深度的精确定位；⑤对一些皮肤疾病的疗效进行随访和评价。

二、超声仪器的选择和调节及检查过程中的防护

根据病变所在的层次和深度选择合适的探头并动态调节频率、聚焦、时间增益补偿等相关参数，使病灶清晰显示。调节彩色多普勒增益、滤波并控制探头压迫力度，充分利用能量多普勒技术，使皮肤病灶的血流灌注情况能真实地反映到超声图像上，必要时可应用超声造影技术。对位于狭窄空间或趾 / 指等特殊部位的病灶，有条件者可选用小型化

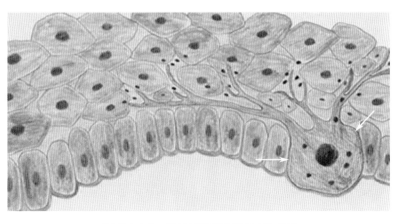

图 7-1-1-2　黑色素细胞（箭头）模式图

的探头或特殊形态的探头如"小脚板（曲棍球棒样）探头"。皮肤病灶明显隆起或病灶位于不平整的体表时，应多涂耦合剂并尽量避免探头压迫，使病灶能以真实形态完整地显示在超声图上（图7-1-2-1、图7-1-2-2）。

在检查过程中应做好相应的双向防护：①对于有皮肤创口、组织缺损等体表屏障功能丧失的患者，在检查前应进行探头消毒或采用透声无菌敷料包裹探头，检查时应戴一次性无菌手套并使用灭菌耦合剂，检查后应对相应部位进行清理和消毒；②对于传染性皮肤病患者，检查时应铺一次性床单、包裹探头、戴手套并避免与患者进行非必要的直接接触，检查后应更换一次性床单并对已使用的床单、探头套、手套等按感染性医疗废物进行适当的处理，对诊室进行紫外线消毒。

第三节 正常超声图表现及规范书写报告

一、正常皮肤结构的超声表现

1. 表皮和真皮（图7-1-3-1） 表皮平均厚度约0.1mm，在掌跖部位的厚度可达0.8～1.5mm。在超声图上，表皮表现为皮肤浅层的高回声线，厚度均匀，回声连续。掌跖及背部表皮层显著增厚，可伴明显声影。

真皮厚度在不同部位差异较大：较薄处0.3～0.5mm，如眼睑处；较厚处可为3.0mm以上，如背部和掌跖部。在超声图上真皮层表现为均匀的稍高回声或等回声，在有毛发的厚皮肤处，高频超声有时可以显示毛囊结构。

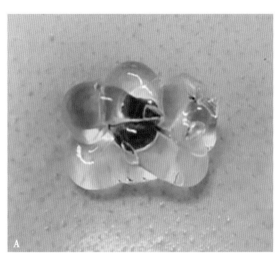
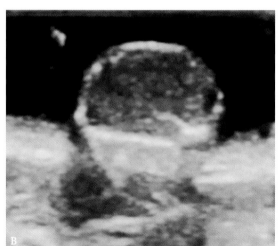

图7-1-2-1 耦合剂包埋病灶外观图及二维灰阶超声图
A. 耦合剂包埋病灶；B. 超声显示形态完整的病灶，周围包绕耦合剂回声

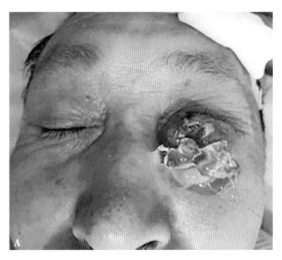
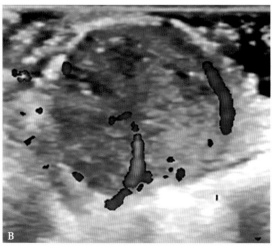

图7-1-2-2 患者涂耦合剂外观图及彩色多普勒超声图
A. 耦合剂包埋病灶；B. 病灶内血流信号清晰显示

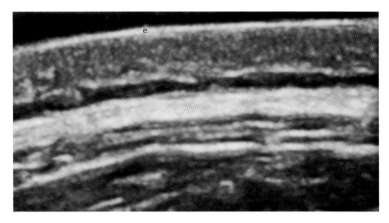

图 7-1-3-1　表皮和真皮的二维灰阶超声图(频率:20MHz)
e: 表皮; d: 真皮

2. 皮肤附属器　超声上可显示毛囊、毛发等皮肤附属器。毛囊(图 7-1-3-2)在超声图上呈低回声,在皮肤或皮下平行排列。毛发(图 7-1-3-3)在超声图上显示为多层回声,其中内层和外层为高回声,中间层为弱回声。

甲单位(图 7-1-3-4)具有复杂结构,涉及三个独立区域:甲板,主要成分为角蛋白;甲床,包括基质区域;甲周区域,包括近端甲襞和侧方甲襞。甲板含角化上皮细胞,于横向和纵向均呈弯曲状,有利于紧密附着于甲襞。甲板由横向分布的背侧层和腹侧层及纵向分布的中央层组成,这种结构可能有利于抵御外伤。甲床含具有明显纵向分布特征的表皮层和没有皮脂腺、毛囊等附属器的真皮层。

3. 皮下组织　皮下组织来源于间质,原始间质细胞形成成纤维细胞和脂肪细胞。皮下脂肪的基本单位是由脂肪细胞聚集形成的一级小叶,许多一级

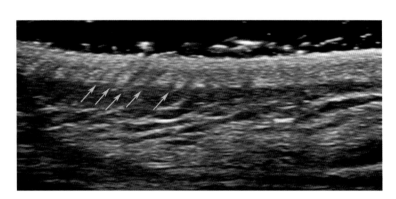

图 7-1-3-2　毛囊二维灰阶超声图(频率:20MHz)
箭头示真皮内斜行的低回声为毛囊

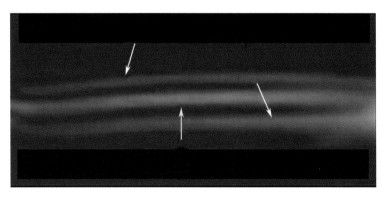

图 7-1-3-3　毛发二维灰阶超声图(频率:20MHz)
黄箭头示髓质,白箭头示角质和角质膜混合物

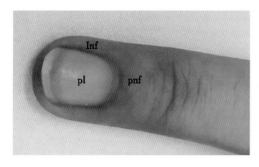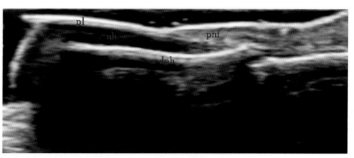

图 7-1-3-4　指甲外观图和二维灰阶超声图（频率：20MHz）
pl：甲板；lnf：侧方甲襞；pnf：近端甲襞；nb：甲床；dph：远节指骨

小叶构成二级小叶，二级小叶周围有纤维间隔（纤维小梁）。纤维间隔内有较大的血管、淋巴管和神经穿行。在超声图上，皮下脂肪呈低回声，其内有平行分布或网状交织的纤维小梁，呈高回声。（图 7-1-3-5）

二、规范书写报告

相对于其他器官，皮肤超声的规范化报告内容更为复杂。由于分辨率的提高，皮肤疾病的细节更清晰，不同病灶之间形态更多样，尺度差异更大，超声特征也更加丰富。比如其边界，相对于其他器官病灶的总体描述外，还需要分别详细描述皮肤病灶表面和基底部形态。对此，我们建议采用形式简洁、术语统一的"勾选式"报告书写方式（表 7-1-3-1）。术语的解释参考本节总论部分。

其他超声报告的基本元素（如患者信息、仪器参数、日期/签名）及基本原则（签名、审核、隐私保护、诚信）不变。

三、皮肤超声医学的发展现状

超声成像技术应用于皮肤疾病的诊断和研究已经历了 50 余年的发展，在这期间，有关皮肤疾病的基础研究和临床研究不断推陈出新。随着皮肤病学的发展，相关的超声医学也取得了进步，目前，国内外均已有皮肤超声医学方面的专著问世。

超声检查最初主要用于测量皮肤厚度。近年来，随着仪器分辨率的不断提高，超声检查在皮肤疾病中的应用范围不断得到拓展，不仅可用于各种皮肤炎症、皮肤肿瘤的诊断和鉴别诊断，评估皮肤疾病累及的深度、范围和层次，并凭借其无创性、实时性、动态性和高性价比等优势而日益受到临床医生和患者的青睐，而且可为各种重大皮肤疾病的基础研究提供影像学数据的支持。在皮肤恶性黑色素瘤的管理中，超声检查提供的数据作为一项重要依据，被应用到诊断疾病、评价疗效、判断预后、观察随访等整个临床过程中，成为不可或缺的一部分。

除灰阶超声、多普勒超声和宽景成像等常规技术外，超声造影、弹性成像及三维重建等新技术亦已应用于皮肤超声医学的临床实践。新型超高频探头、小型探头的开发和应用，也将更好地满足临床诊治和基础研究的需要。相信在不久的将来，皮肤超声医学会取得长足的进步，并形成相关的亚专业。

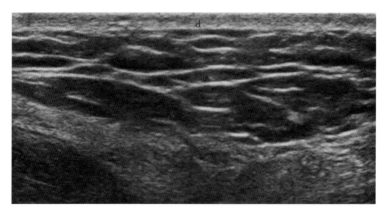

图 7-1-3-5　皮下脂肪和纤维二维灰阶超声图（频率：15MHz）
d：真皮；St：皮下组织

表 7-1-3-1 皮肤超声检查报告示例

（请在"□"内画"√"，横线及空格处填写相应文字） 门诊号 / 住院号＿＿＿＿＿＿＿＿＿＿＿＿

患者基本信息

姓名： 年龄： 性别： 病区：

临床诊断： 申请医师： 申请日期： 检查仪器：

声像图1	声像图2	声像图3

病灶部位：＿＿＿＿＿＿＿＿ 编号：＿＿＿＿＿＿＿＿

超声表现

大小：□声像图测量＿＿＿＿×＿＿＿＿，□体表视诊测量＿＿ ＿＿，厚度＿＿＿＿mm（其中皮下厚度＿＿＿＿mm），深度＿＿＿＿mm。

累及层次：□表皮 □真皮 □皮下软组织 □深部脏器

内部回声：□低回声 □等回声 □高回声 □均匀 □不均匀

病灶形态：□匍匐形 □结节形 □不规则形

表面情况：形　　态：□规则隆起 □不规则隆起 □凹陷 □平坦 □外凸

　　　　　角质层状态：□轻度过度角化 □重度过度角化 □正常 □缺失

基底情况：形　　态：□平坦 □隆起 □不规则 □不清晰 / 消失

　　　　　邻近分界线：□表皮 / 真皮交界 □真皮 / 皮下软组织交界

　　　　　与上述分界线关系：□远离 □接触 □突破

特殊征象：＿＿＿＿＿＿＿＿＿＿＿＿＿＿＿＿＿＿＿＿＿＿＿＿

血流信号：□无 □稀疏 □丰富 □存在粗大的滋养血管

淋巴结情况：部位＿＿＿＿＿＿ 大小＿＿＿＿×＿＿＿＿，最大长径 / 最大短径＿＿＿＿2，

　　　　　皮髓质分界 □清晰 □不清晰 □消失

　　　　　淋巴门 □清晰 □不清晰 □消失

　　　　　血流信号 □门型 □周围型 □不规则

印象 / 结论 / 诊断

检查者： 记录者： 审核者： 日期：

（卢　漫）

第二章　各　论

第一节　皮肤良性肿瘤

一、色素痣

（一）概述

痣是先天性或后天性形成的良性分化型自限性增生性病变，其命名由其组织学成分决定，如血管痣（图 7-2-1-1）、色素痣（图 7-2-1-2、图 7-2-1-3）、小汗腺痣、皮脂腺痣、脂肪痣、弹力纤维痣及结缔组织痣等。

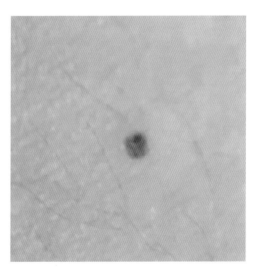

图 7-2-1-1　血管痣外观图
色鲜红，界清，无自觉疼痛

色素痣（nevus pigmentosus），又称痣细胞痣，是由黑素细胞增生构成的良性新生物，既是最常见的痣，亦是人类最常见的良性皮肤肿瘤。

（二）病理

在细胞形态上，痣细胞可分为如下几型：①淋巴细胞样痣细胞或小型痣细胞；②上皮样痣细胞；③透明细胞；④梭形细胞；⑤纤维细胞样痣细胞；⑥多核痣细胞；⑦气球状痣细胞。在组织学上，色素痣可分为普通型色素痣和特殊类型色素痣，前者包括皮内痣、交界痣和混合痣，后者包括单纯雀斑痣、晕痣、复合痣、蓝痣等 10 余种类型，此处主要介绍普通型色素痣的分型。

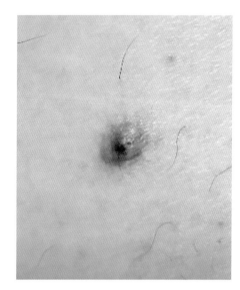

图 7-2-1-2　色素痣外观图
褐色，界清，结节状生长，无自觉疼痛

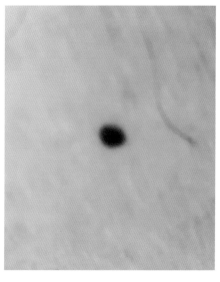

图 7-2-1-3　色素痣外观图
黑色，界清，无自觉疼痛

1. **皮内痣**（intradermal nevus）　痣细胞位于真皮内，大多为小型或上皮样痣细胞，不侵及表皮。

2. **交界痣**（junctional nevus）　痣细胞位于表皮与真皮交界处，占据基底细胞或表皮细胞位置。

3. **混合痣**（compound nevus）　皮内痣与交界痣的混合型。

（三）临床表现

本病可发生于身体任何部位的皮肤和黏膜，外观常为扁平或略隆起的斑疹、丘疹，也可形成乳头瘤状、结节状、疣状或带蒂瘤状病灶，多数表面光滑，亦可呈颗粒样外观。部分痣有毛。痣细胞内有多少不一的色素，因此病变可呈现黑色、褐色、棕色、蓝黑色等不同颜色，少数不含色素的色素痣则可呈皮色。

痣细胞通常经历发展、成熟及衰老等几个阶段，并且可随年龄增长而逐渐迁移。

（四）超声检查

1. **二维灰阶超声**　色素痣在超声上表现为局限于皮肤层的低回声区或结节，边界清晰，回声均匀。隆起于皮肤的病灶表现为突向皮肤浅层的小结节，表皮完整。突向深部的病变可深达皮下脂肪层，与皮下组织界线清晰（图7-2-1-4～图7-2-1-6）。

2. **彩色多普勒超声**　病灶内部多数无明显血流信号或仅有少量血流信号（图7-2-1-7）。

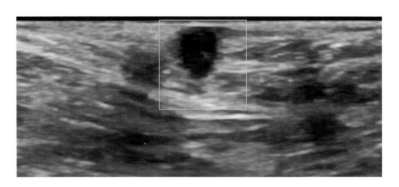

图7-2-1-4　突向皮下组织的色素痣二维灰阶超声图
超声见弱回声结节由皮肤层突向皮下脂肪层，浸润深度约1.2cm，形态规则，回声均匀，无血流信号

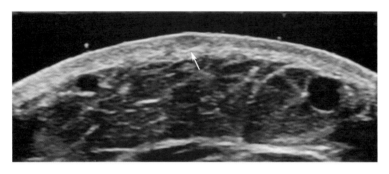

图7-2-1-5　色素痣二维灰阶超声图
平坦的色素痣，皮肤表面光滑平坦，皮肤层内探及稍低回声结节（箭头），边界清晰，形态规则，回声均匀

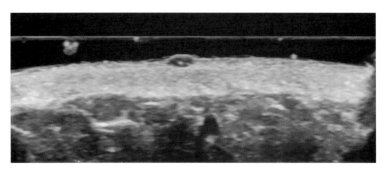

图7-2-1-6　色素痣二维灰阶超声图
向体表隆起的色素痣，皮肤层内探及弱回声结节，边界清晰，形态规则，回声欠均匀

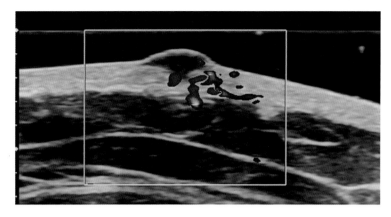

图 7-2-1-7 色素痣彩色多普勒超声图
皮肤层探及弱回声结节,边界清晰,形态不规则,向表皮隆起,向真皮深层钉状突入,彩色多普勒超声上其底部可见少量血流信号,周边可见丰富血流信号

(五) 鉴别诊断

色素痣有多种类型,需与其他皮肤、黏膜着色性病变和黑色素病变鉴别,尤应进行良恶性鉴别。梭形细胞痣及上皮样细胞痣属良性黑色素瘤,应与恶性黑色素瘤鉴别。特殊类型中的非典型性黑素细胞痣亦应与恶性黑色素瘤鉴别。色素痣可发生恶变,一些恶性病变亦可呈痣样结构,二者在病史、外观和超声上的良恶性鉴别要点见表 7-2-1-1。

表 7-2-1-1 黑素细胞良恶性病变鉴别要点

鉴别要点	良性	恶性
年龄	多数小于 30 岁	多数大于 30 岁
进展速度	缓慢	迅速
病灶大小	多数小,<1cm	常较大,>1cm
糜烂或溃疡	无	常有
破坏表皮	无	常有
周围炎症	无	常有
侵犯皮下组织	无	常有
浸润性生长	无	常有
血流信号	少或无	增多
周围组织水肿	无	可有
卫星灶	无	可有
淋巴结肿大	无	可有

(六) 临床意义

1. 色素性疾病的诊断并不仅仅依靠超声,其外观提供的大量可视化信息,也需要引起重视。特别是超声诊断与视诊出现不一致的情况时,往往需要活检。

2. 就目前经验而言,超声尚难以对各类痣的亚型进行具体区分。

二、脂溢性角化病

(一) 概述

脂溢性角化病(seborrheic keratosis)又称老年疣,是一种良性的表皮增生性肿瘤。发病机制尚未明确,可能与局部慢性炎症刺激、长期日晒等有关。

(二) 临床表现

发病年龄常在 40 岁以后,尤其多见于老年人。好发于颜面、头皮等暴露部位,亦常发生于躯干、上肢,也可发生于其他部位,但不累及掌、跖。早期皮损为境界清楚、小而扁平的褐色斑片,表面光滑或略呈乳头瘤状,逐渐长大后可形成典型的乳头瘤状结节,突起于圆形、椭圆形或不规则形的底部。结节表面干燥、粗糙、无光泽,伴有明显的色素沉着,并可有一层油脂性厚痂。极少数可能恶变。

(三) 超声检查

1. **二维灰阶超声** 结节边界欠清,形态规则或欠规则,内部呈不均质低回声伴点状高回声。结节浅面的表皮层或角质层不光滑,呈强回声,结节深面真皮层回声减低(图 7-2-1-8)。

2. **彩色多普勒超声** 病灶内常无明显血流信号。

(四) 鉴别诊断

本病需要和疣进行鉴别。疣的过度角化更为严重,超声无法穿透,其内部情况经常被厚重而均匀的声影完全遮挡。而脂溢性角化病的过度角化程度不及疣,且存在裂隙,有助于我们观察病灶内部情况。此外脂溢性角化病往往外观呈黑色,而疣不伴色素沉着。

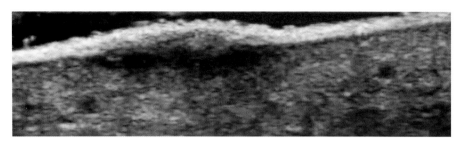

图 7-2-1-8　脂溢性角化病二维灰阶超声图
病灶表皮隆起，不光滑；表皮后方真皮回声减低，边界不清

三、钙化上皮瘤

（一）概述

钙化上皮瘤（calcifying epithelioma）发生于真皮层或皮下组织，是由毛发基质部上皮细胞分化形成的皮肤良性肿瘤，故又称毛基质瘤或毛母质瘤（pilomatricoma），多见位于头颈部及上肢。

本病约占良性皮肤肿瘤的 1%，其发生可能与遗传或局部刺激有关。

（二）病理

镜下，病变内可见大小不等、多少不一的上皮巢，上皮细胞为大小较一致的基底细胞样细胞，而典型病变则表现为部分或全部上皮细胞巢细胞退变，胞核和胞质均着色不良，只见细胞轮廓，即特征性的影细胞；间质由纤维结缔组织形成，可见钙化、骨化和异物巨细胞反应；实质与间质之间可有囊肿形成。影细胞是诊断本病的必要条件，上皮细胞和影细胞的比例则反映肿瘤病程的不同阶段，上皮细胞越多则发生时间越短（图 7-2-1-9、图 7-2-1-10）。

（三）临床表现

临床上，本病多见于青年，亦可见于儿童或其他年龄，文献报道 40%～50% 的病例发生于 20 岁以下。因肿瘤起源于毛发基质，因此常见于头颈部、前臂、下肢等富于毛发的部位，其中头颈部是最好发部位。多数单发，质地坚硬，生长缓慢，到一定时间后可停止生长，直径大多小于 2cm，其中约 75%

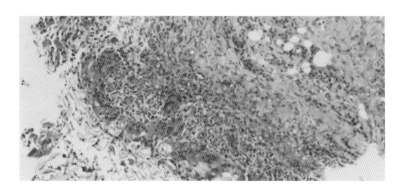

图 7-2-1-9　钙化上皮瘤穿刺活检病理图

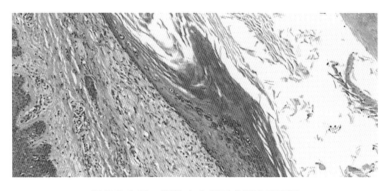

图 7-2-1-10　钙化上皮瘤手术切除病理图

小于 1.5cm，但大者可达 5～10cm。临床上将本病分为实性结节型和厚壁囊肿型两类。大体标本多有完整的包膜，内部有钙化或豆渣样成分。

（四）超声检查

1. **二维灰阶超声**　病灶常为境界清楚、形态规则的结节，位于皮肤或皮下浅层。病灶内常有强回声的点状、斑片状或弧形钙化灶，通常认为钙化是一种继发性改变。结节有低回声边缘是本病的一个超声特征，可能代表纤维结缔组织增生或异物肉芽肿形成（图 7-2-1-11）。

2. **彩色多普勒超声**　病灶内可有丰富血流信号，随着钙化灶的增多，血流信号可减少（图 7-2-1-12）。

（五）鉴别诊断

1. **基底细胞癌**　外观可见深色色素沉着，好发于面部，老年人多发。基底细胞癌多呈浸润性生长，常有皮肤破溃而很少发生钙化。在病理学上，基底细胞癌可见异型基底细胞，伴异常核分裂象，没有影细胞。超声上，基底细胞癌表现为形态不规则、边界不清晰的侵袭性形态。

2. **钙化性毛囊瘤**　与钙化上皮瘤的不同之处在于肿瘤主要由角化性毛发上皮组成，有毛囊腔隙形成，钙化主要发生于毛发上皮。

鉴别困难时，可行超声引导下穿刺活检或行完整切检。

四、角化棘皮瘤

（一）概述

角化棘皮瘤（keratoacanthoma）又称自愈性原发性鳞状细胞癌、高分化鳞状细胞癌（角化棘皮型）、皮脂性软疣、鳞状细胞假上皮瘤等，是一种在临床和病理上类似于鳞状细胞癌的上皮肿瘤，故有学者认为本病是皮肤鳞状细胞癌的一种亚型。本病有自愈倾向。主要发生于有毛发的皮肤，可能起源于毛囊。

（二）临床表现

典型表现为隆起于皮肤的半球状结节。临床上可分为单发型、多发型、发疹型 3 型：单发型最常见，好发于老年人皮肤暴露部位，偶有刺痛和瘙痒；多发型常见于青年人，以男性居多，可有家族史，可发生于全身各处；发疹型较为罕见，表现为广泛的小丘疹样皮损。隆起于皮肤的半球状结节是本病的外观特征。

（三）超声检查

1. **二维灰阶超声**　结节边界清晰，形态规则或欠规则，内部呈不均质低回声伴点状高回声。结节

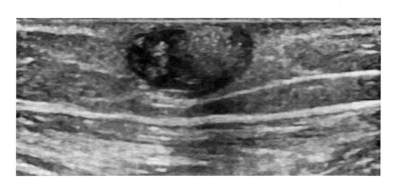

图 7-2-1-11　钙化上皮瘤二维灰阶超声图
形态规则，边缘光整、轮廓清晰，结节内探及粗细不等点状强回声，结节一端有弧形低回声边缘

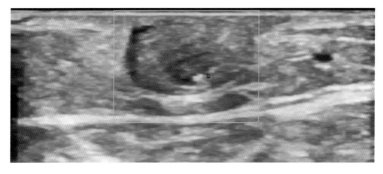

图 7-2-1-12　钙化上皮瘤彩色多普勒超声图
病灶内部探及少量血流信号

浅面的表皮层或角质层不光滑，呈强回声，结节深面真皮层回声减低（图7-2-1-13）。

2. 彩色多普勒超声 病灶较小时常无血流信号，病灶较大时可有丰富血流信号（图7-2-1-14）。

（四）鉴别诊断

本病最初迅速增长，中央有火山口样陷凹，其内充填角栓，而后病程自限，根据这些临床特征易于诊断，如病变持续进展，应与鳞状细胞癌等疾病相鉴别。超声上若探及病变向深部组织浸润、血流信号丰富等征象，应警惕鳞状细胞癌可能。

五、皮肤纤维瘤

（一）概述

皮肤纤维瘤（dermatofibroma）又称组织细胞瘤、硬纤维瘤等，是第二常见的皮肤纤维组织细胞肿瘤。

部分病例可能与局部创伤或节肢动物叮咬有关，提示为反应性增生性病变，同时也有部分病例

具有克隆形成的能力，提示为肿瘤性病变，因而其确切病因和发病机制尚未明确。多发性发疹性皮肤纤维瘤可见于自身免疫病、特应性皮炎及免疫抑制人群。

（二）临床表现

本病多见于成人，尤其中年女性。好发于四肢、肩背等部位，多数单发。表现为坚实、微隆起的丘疹，直径通常小于1cm，表面呈皮色、淡红色、淡褐色或黄色。表皮变薄，轻捏时在表面形成凹陷，称"酒窝征"，为本病特征性表现之一（图7-2-1-15）。

（三）超声检查

1. 二维灰阶超声 超声表现为真皮层结节，常向浅面隆起，浅缘和深缘边界较清晰，而侧缘常与真皮层分界不清。累及皮下组织时，与皮下组织分界不清，交界处常呈锯齿状改变。结节大多呈均匀低回声，亦有极个别呈高回声甚至强回声；后方回声无明显变化（图7-2-1-16）。

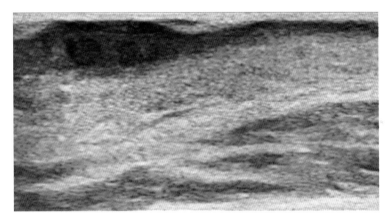

图 7-2-1-13　角化棘皮瘤二维灰阶超声图
皮肤层低回声结节，形态不规则，边界不清

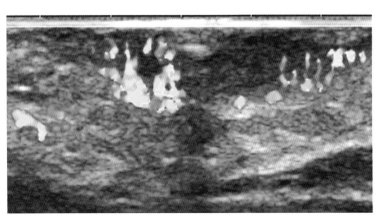

图 7-2-1-14　角化棘皮瘤彩色多普勒超声图
病灶基底部探及丰富血流信号

2. **彩色多普勒超声** 多数结节无明显血流信号，少数结节尤其是累及皮下组织的结节可有少量血流信号（图7-2-1-17）。

（四）鉴别诊断

本病需与皮肤囊肿、伴有纤维组织增生的色素痣等相鉴别。皮肤囊肿通常边界清晰，形态规则，无血流信号。

大的皮损应注意与隆突性纤维肉瘤相鉴别，后者更常见于躯干部，常呈分叶状，边界清晰，以低回声为主，混杂片状高回声，血流信号丰富。

（五）临床意义

1. 询问局部损伤史；观察皮损大小、形状、颜色；轻捏丘疹观察"酒窝征"。

2. 超声上观察结节累及的层次和范围，观察血流信号。

六、神经纤维瘤病

（一）概述

神经纤维瘤病（neurofibroma）是一种常见的良性周围神经肿瘤。

（二）病理

神经纤维瘤主要由施万细胞、神经束膜样细胞、纤维母细胞及形态介于神经束膜样细胞和其他细胞之间的细胞混合组成，有时夹杂残留的有髓神经纤维和无髓神经纤维。细胞间可见数量不一的胶原纤维，背景常呈黏液样。

（三）临床表现

根据神经纤维瘤的临床表现和镜下特征，可分为如下7种类型：①局限性皮肤神经纤维瘤；②弥漫性皮肤神经纤维瘤；③局限性神经内神经纤维瘤；④丛状神经纤维瘤；⑤软组织巨神经纤维瘤；⑥色素性神经纤维瘤；⑦非典型性和细胞性神经纤维瘤。其中，局限性皮肤神经纤维瘤最为常见。普通的孤立性皮肤神经纤维瘤较常见于成人，无性别差异，常为孤立性皮色丘疹或结节，质软或呈橡皮样硬度，生长缓慢，常带蒂，无自觉症状（图7-2-1-18）。

神经纤维瘤病可分为Ⅰ型神经纤维瘤病（NFⅠ）和Ⅱ型神经纤维瘤病（NFⅡ）两种类型：前者亦称周围型，发生率约1/3 000，其中近半数患者具有家族史。NFI表现为皮肤上出现边界平整的色素性丘斑疹，俗称"咖啡牛奶斑"，可随时间推移而增大及颜色

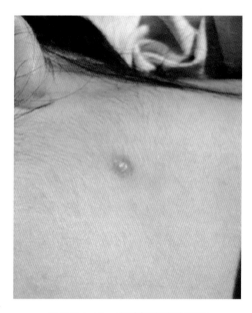

图7-2-1-15 皮肤纤维瘤外观图
皮肤红色结节，极个别患者有恶性倾向和侵袭性生长倾向，可见局部侵袭生长、淋巴结转移甚至广泛肺转移

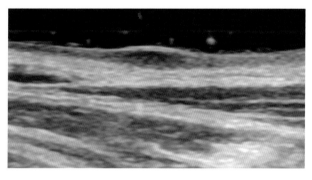

图7-2-1-16 皮肤纤维瘤二维灰阶超声图
病灶呈不均质低回声，形态不规则，边界模糊

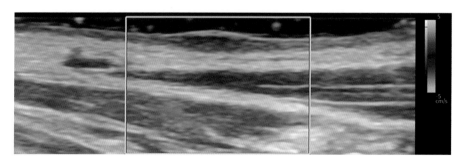

图7-2-1-17 皮肤纤维瘤彩色多普勒超声图
病灶内未探及明显血流信号

加深,尤其以腋窝或腹股沟区皮肤出现咖啡斑最具临床意义。NFⅡ为中枢型,即双侧听神经纤维瘤病,属于常染色体显性遗传病,相对少见(图7-2-1-19)。

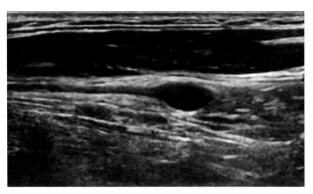

图7-2-1-20　神经纤维瘤病二维灰阶超声图
颈动脉鞘内探及低回声结节,形态规则,边界清晰,回声均匀,结节一端与束状低回声相连,呈"鼠尾征"

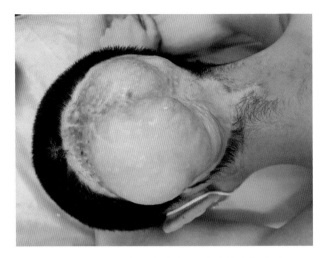

图7-2-1-18　顶枕部毛发脱失,巨大肿块隆起外观图
顶枕部毛发脱失,左、右各有一肿物隆起,较大肿物局部可见皮肤血管扩张充血,肿物周围皮肤色素沉着(神经纤维瘤多次术后复发)

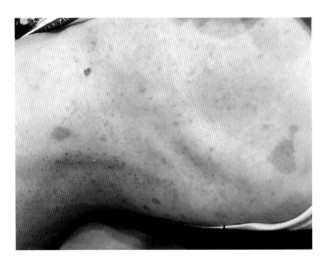

图7-2-1-19　神经纤维瘤病皮肤改变外观图
颈、肩、背部见大量大小不等的咖啡牛奶斑,以咖啡斑为主,局部隆起,可触及质地中等的肿物

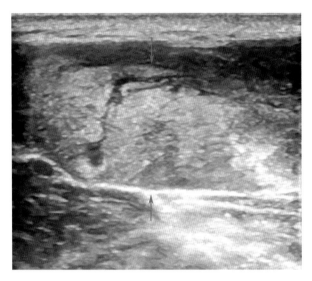

图7-2-1-21　皮下组织不规则低回声区
双侧迷走神经不均匀增粗,回声欠均(红箭头);颈、肩、背部皮肤、皮下组织及肌层回声不均,部分区域为边界不清、形态各异的低回声区,与正常组织交错分布,部分区域为边界清晰的不规则低回声结节

(四)超声检查

1. 二维灰阶超声　结节型多数形态规则,呈圆形、卵圆形或梭形,边界清晰,内部呈较均匀的低回声,后方回声增强(图7-2-1-20)。生长在较大神经干的肿瘤可见瘤体一端或两端与神经干相连,称"鼠尾征"。蔓丛型表现为单发或多发低回声结节,与周围条带状低回声相连。弥漫型多表现为皮肤层、皮下脂肪层增厚,边界不清(图7-2-1-21)。

2. 彩色多普勒超声　病灶内血流信号较丰富(图7-2-1-22、图7-2-1-23)。

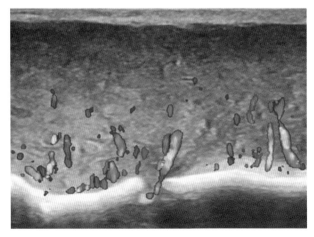

图7-2-1-22　神经纤维瘤病彩色多普勒超声图
病灶内血流信号丰富,向颅骨缝延续

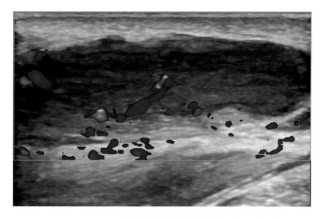

图 7-2-1-23　神经纤维瘤病彩色多普勒超声图
皮下组织低回声区内见较多血流信号

（五）鉴别诊断

应与神经鞘瘤等同样来源于神经或同样表现为规则低回声结节的皮肤、软组织肿瘤相鉴别。神经鞘瘤易发生囊性变，肿瘤内常见散在分布的无回声区。

（六）临床意义

1. 观察皮肤"咖啡牛奶斑"，对诊断神经纤维瘤病具有较大的临床意义。

2. 超声上探及"鼠尾征"，对诊断来源于较大神经的病变具有重要的价值。

七、血管平滑肌瘤

（一）概述

血管平滑肌瘤（angioleiomyoma）是发生于真皮或皮下的良性肿瘤。

（二）病理

在组织病理学上，肿瘤内可见成熟的平滑肌束，位于血管周围或穿插分布于血管之间。

（三）临床表现

好发于中青年，女性稍多见，多见于下肢。肿块大多较小，患者常因疼痛或无意中触及肿块就诊。

（四）超声检查

1. **二维灰阶超声**　见肿块形态规则，常呈圆形或椭圆形，边界清晰，内部回声均匀。

2. **彩色多普勒超声**　肿块内血流信号丰富。与周围血管关系密切（图 7-2-1-24～图 7-2-1-26）。

（五）鉴别诊断

1. **血管球瘤**　好发于手部尤其是甲下，常伴有局限性甲隆起，视诊呈蓝色或蓝紫色结节，点状压痛极为明显，温度降低时为著，伴夜间痛。超声表现为形态规则、境界清晰的低回声结节，血流信号丰富（图 7-2-1-27、图 7-2-1-28）。

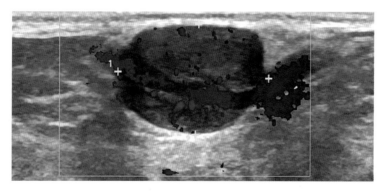

图 7-2-1-24　血管平滑肌瘤彩色多普勒超声图
纵断面超声图像示：皮下低回声结节，形态规则，边界清晰，回声均匀，病灶内部有穿行血管

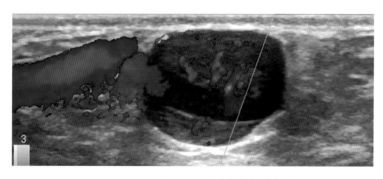

图 7-2-1-25　血管平滑肌瘤彩色多普勒超声图
纵断面超声图示：左小隐静脉扩张，病灶内穿行血管一端与小隐静脉相连

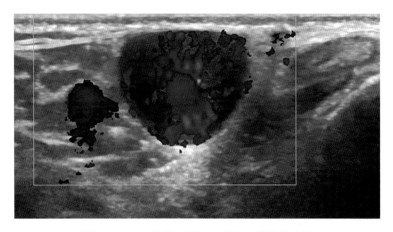

图 7-2-1-26　血管平滑肌瘤彩色多普勒超声图

横断面超声图示：低回声病灶内部血流信号丰富，中央有穿行血管通过

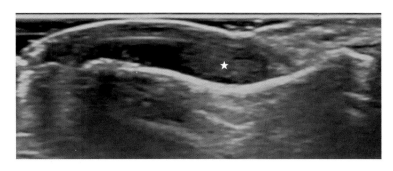

图 7-2-1-27　血管球瘤二维灰阶超声图

近端甲板与远节指骨间探及低回声结节（星号），形态规则，边界清晰

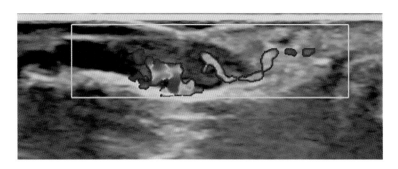

图 7-2-1-28　血管球瘤彩色多普勒超声图

病灶内部血流信号丰富

2. 血管周围淋巴组织增生（图 7-2-1-29～图 7-2-1-31）。

（六）临床意义

超声探及与血管关系密切、形态规则的肿瘤，需考虑本病可能。

八、汗孔瘤

（一）概述

汗孔瘤（poroma）是发生于皮肤附属器的良性肿瘤，多见于成人足部，是一种由表皮内或接近表皮的小汗腺导管或螺旋导管末端分化而来的病变，可为顶泌汗腺来源，亦可为小汗腺来源。

（二）病理

肿瘤最初在表皮内生长，可逐渐扩展到真皮内。镜下，肿瘤细胞呈巢状、团状或索状，细胞较小，大小一致，细胞团内有多少不等、大小不一的汗孔或汗管分化为其特征。

（三）临床表现

为丘疹或结节状病变，直径一般为 1.0cm 左右，边界清晰，表面光滑，呈淡红色。

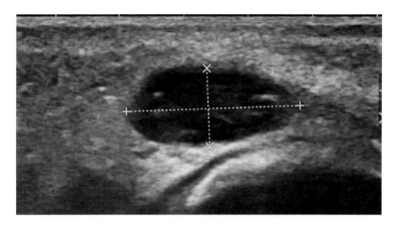

图 7-2-1-29 血管周围淋巴组织增生二维灰阶超声图
低回声结节大小约 14mm×6mm×16mm，边界清，形态规则，内部回声均匀

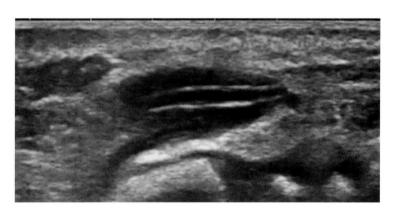

图 7-2-1-30 血管周围淋巴组织增生二维灰阶超声图
低回声结节内部可见血管样高回声

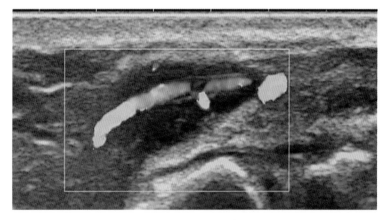

图 7-2-1-31 血管周围淋巴组织增生彩色多普勒超声图
结节内部可见少量血流信号；结节包绕面动脉分支，面动脉管壁增厚

（四）超声检查

1. **二维灰阶超声** 超声上表现为局限于表皮或同时累及表皮、真皮的低回声区，边界清晰，无包膜（图7-2-1-32）。

2. **彩色多普勒超声** 常无血流信号（图7-2-1-33）。

（五）鉴别诊断

应与化脓性肉芽肿等皮肤病相鉴别，由于超声和外观都很难鉴别，需要依靠病理。

（六）临床意义

足底部发生于表皮的病变可考虑本病可能。超声主要了解病变的范围和深度。

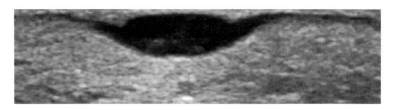

图 7-2-1-32　汗孔瘤二维灰阶超声图
皮肤及皮下探及低回声结节,形态不规则,边界清晰,回声均匀

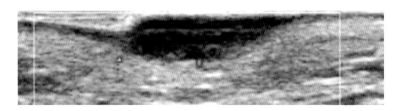

图 7-2-1-33　汗孔瘤彩色多普勒超声图
病灶基底部可见少量血流信号

九、透明细胞汗腺腺瘤

(一)概述

透明细胞汗腺腺瘤(clear cell hidroadenoma)又称结节性汗腺瘤(nodular hidradenoma),来源于外泌汗腺,是一种可向整个外泌汗腺结构分化的原始附属器肿瘤,最好归类为外泌汗腺亚器官样肿瘤。

(二)临床表现

常为单发,男女发病无明显差异。肿瘤多为直径 0.5~5.0cm 的结节,质地硬实,表面光滑,呈淡红色或鲜红色。多见于头皮、面部、腋窝、胸部、腹部等处。

本病为良性肿瘤,切除后可复发,偶可恶变。

(三)超声检查

1. **二维灰阶超声**　较小的肿瘤位于真皮内,边界清楚,无包膜。较大的肿瘤可突向皮下组织。肿瘤可具有分泌功能,形成囊实混合性结节,实性部分多呈不均质低回声。

2. **彩色多普勒超声**　病灶内可探及血流信号(图 7-2-1-34、图 7-2-1-35)。

(四)鉴别诊断

应与皮样囊肿、表皮囊肿、皮脂腺囊肿等皮肤及皮下组织的各种囊实性占位进行鉴别,常规超声鉴别困难时,可考虑行超声造影进行鉴别诊断,或行超声/超声造影引导下穿刺活检。

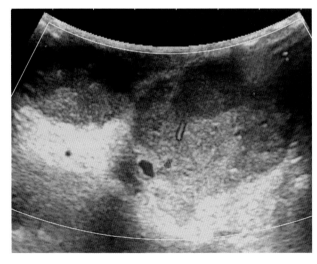

图 7-2-1-34　透明细胞汗腺腺瘤彩色多普勒超声图
右侧面部隆起处探及囊实混合性肿块,边界欠清,与右侧腮腺分界不清,形态不规则,呈分叶状;CDFI 于实性部分探及血流信号

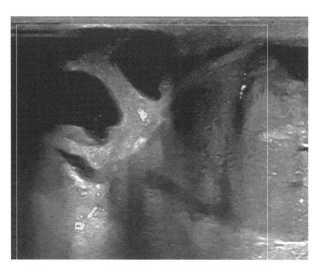

图 7-2-1-35　透明细胞汗腺腺瘤彩色多普勒超声图
同一患者 4 个月前再次复发并逐渐长大,CDFI 于病灶实性部分探及血流信号

（五）临床意义

位于外泌汗腺密集分布的体区，与真皮关系密切的囊实混合性肿物，应考虑本病可能。

（卢 漫 戴九龙）

第二节 皮肤交界性肿瘤

本节主要介绍日光性角化病。

（一）概述

日光性角化病（actinic keratosis，AK）是以上皮细胞不同程度的非典型增生为特征的上皮肿瘤，又称老年性角化病、光线性角化病。对于 AK 的划分目前尚存在争议，有学者认为它是癌前病变，也有学者认为它是早期鳞状细胞癌。

紫外线辐射被认为是导致 AK 发生的最重要原因。有研究报道浅色素沉着和晒伤倾向是 AK 发病的高风险因素。同时，男性、秃顶、年龄 >70 岁以及黑色素瘤或角质形成细胞癌病史（尤其是皮肤鳞状细胞癌）都与 AK 的发生相关。

（二）病理

组织学上，AK 的特征是非典型的角质形成细胞，其极性丧失，核多形性增强，基底表皮有丝分裂象增多，可延伸至整个表皮。其角质层由于角质形成异常而表现为角化不全和过度角化，而基底层和棘层的角质形成细胞则表现为多形性和未分化核的紊乱。同时，该病可见真皮层内日光性弹性纤维变性，血管增生，伴淋巴细胞和浆细胞浸润。以上为 AK 的共同特征，也可根据病理组织学上的形态分为 6 型：萎缩型、肥厚型、鲍恩病样型、棘突松解型、色素型、原位癌型。

（三）临床表现

本病好发于中老年人头面部、手背等曝光部位，可能与紫外线照射有关。患者可伴有病灶部位的瘙痒、疼痛感，也可无明显症状。AK 的外观多样，典型者病灶早期表现为干燥斑丘疹，可呈红褐色、黑色或肤色，表面较光滑，边界清楚，基底部无明显红晕，此时易误诊为脂溢性角化病。病灶晚期部分丘疹表面可见明显异常角化、鳞屑，坚硬粗糙，易误诊为鲍恩病、基底细胞癌等。

（四）超声检查

1. **二维灰阶超声** 本病超声表现多样，病灶存在结节形、匍匐形或不规则形等多种形态。病灶主要位于表皮层，部分可达真皮浅层。表面角化过度的程度较鲍恩病及皮肤侵袭性鳞状细胞癌轻，内部结构尚能显示。部分 AK 早期的病灶极其菲薄，因而超声无法将其清晰显示，病灶可随着疾病进展逐渐增厚，甚至累及真皮层（图 7-2-2-1、图 7-2-2-2）。

2. **彩色多普勒超声** 病灶内部可测出丰富血流信号，但由于受病灶表面角化过度产生的声影影响，部分病灶内部亦可呈无或稀疏血流信号（图 7-2-2-3）。

（五）鉴别诊断

1. **脂溢性角化病** 二者早期外观均可表现为黑色小斑片，肉眼鉴别困难。后期脂溢性角化病的病灶呈特征性的"脑回样"改变，有助于二者鉴别。灰阶超声上，二者表面均可见强回声。但脂溢性角化病局限于表皮层，病灶整体隆起，表面异常角化的形态呈相对均匀的锯齿状或分叶状。而 AK 主要位于表皮层，可累及真皮层，病灶隆起程度较低，表面异常角化的形态不均匀、不规则。

2. **鲍恩病** 二者外观相似，均可表现为红褐色斑片，表面粗糙伴有鳞屑，有时难以鉴别。二维灰阶超声上，二者均可表现为表皮层内匍匐形的低回声结构，表面伴异常角化。但鲍恩病多为单发，严格局限于表皮层内，表面异常角化的程度更严重。

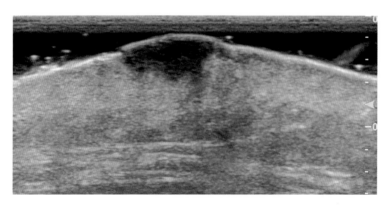

图 7-2-2-1 日光性角化病二维灰阶超声图（探头频率：34MHz）
病灶为位于表皮及真皮浅层内的低回声结构，表面见细线状强回声，后方未见声影

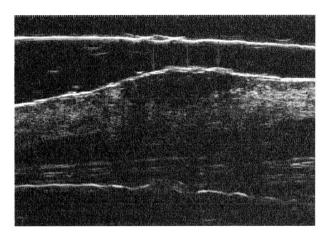

图 7-2-2-2　日光性角化病二维灰阶超声图（探头频率：50MHz）
病灶累及的皮肤层次及表面的细线状强回声（箭头）显示得更清晰

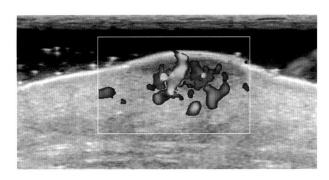

图 7-2-2-3　日光性角化病彩色多普勒超声图（探头频率：34MHz）
病灶内部探及丰富血流信号

AK 多为多发，表面异常角化程度较轻，病灶不局限于表皮层，可能突破表皮/真皮交界。

3. 浅表型基底细胞癌　二者均可表现为位于表皮及真皮浅层的匍匐形低回声结构。但浅表型基底细胞癌表面平坦、无异常角化，基底部清晰。而 AK 病灶表面见不同程度的异常角化，后方伴声影，基底部较浅表型基底细胞癌模糊。表面有无异常角化及基底部的清晰程度可作为二者超声鉴别诊断的要点。

（六）临床意义

虽然 AK 被定义为癌前病变还是早期鳞状细胞癌尚存在争议，但研究报道单发 AK 每年有 0.25%～20% 的可能性发展为侵袭性鳞癌，多发 AK 进展的风险更高，且高于鲍恩病恶变的可能，因此本病一旦确诊，应尽早治疗。

高频超声可以从病灶累及层次、基底部情况及内部血流信号等特征来鉴别 AK 和其他伴有异常角化的皮肤疾病，为 AK 的术前诊断提供依据。

（徐辉雄　郭乐杭）

第三节　皮肤恶性肿瘤

一、鲍恩病

（一）概述

鲍恩病（Bowen disease，BD）又称原位鳞状细胞癌，是一种早期皮肤原位癌，发生并局限于表皮内。本病由 Bowen 于 1912 年首次报道，故称为 Bowen 病。

本病病因未明，可能因素包括日光照射、砷剂、免疫抑制、病毒感染等。

（二）病理

BD 具有不同类型的组织学改变，可分为银屑病样型、萎缩型、疣状角化过度型和不规则型等。同一个 BD 病灶中常可混合有上述不同的组织学类型。组织学表现为表皮棘层肥厚，细胞全层排列紊乱、细胞异型明显、有多个核分裂象，有角化不良细胞。病灶整体局限于表皮层，基底部不累及真皮层，但真皮浅层可见密集淋巴细胞浸润。

（三）临床表现

本病好发于中老年人，全身均可发病，主要发生在常暴露于阳光照射的部位，最常见的部位是头部和颈部（29%～54%）。本病通常情况下病程较长，进展缓慢。鲍恩病的临床表现多样，多表现为角化过度的淡红色或暗红色丘疹、斑片或斑块，边界清晰、边界不规则，可伴有鳞屑、结痂、破溃、渗出等。

（四）超声检查

1. 二维灰阶超声　表现为位于表皮层内的低回声结构，表面略隆起，可见不同程度的异常角化，有时形成特征性的"波浪样"强回声皱褶。基底部清晰，呈特征性"直线状"，不突破表皮/真皮交界。病灶呈匍匐形生长，内部回声较均匀。表面过度角化所形成的声影可能会影响病灶线状基底部的观察，但通过改变探头角度，从异常角化的缝隙或者病灶边缘仍能观察到 BD 基底部特征（图 7-2-3-1）。

2. 彩色多普勒超声　病灶内部可探及丰富血流信号，但有时由于受角化过度产生的声影影响，可表现为无或稀疏血流信号（图 7-2-3-2）。

（五）鉴别诊断

1. 浅表型基底细胞癌　二者外观相似，均可呈暗红色斑片，表面可有鳞屑。灰阶超声图上，二者均可表现为位于表皮层内匍匐形的低回声结构。但部分浅表型基底细胞癌可累及真皮层，表面平坦，无异常角化形成的强回声。而 BD 严格局限于表皮

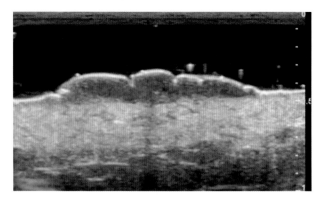

图 7-2-3-1　鲍恩病二维灰阶超声图（探头频率：34MHz）
病灶为位于表皮层内的低回声结构，表面见线状强回声，呈
"波浪样"改变，基底部平齐，与真皮层分界清晰

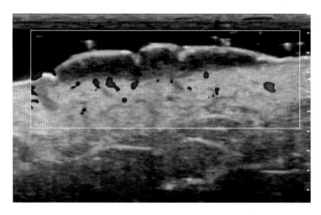

图 7-2-3-2　鲍恩病彩色多普勒超声图（探头频率：34MHz）
病灶内部探及稀疏血流信号

层内，表面呈"波浪状"隆起，并见异常角化形成的粗线状强回声，后方伴声影。病灶累及层次及表面有无异常角化形成的强回声可作为二者的超声鉴别要点。

2. **日光性角化病**　二者外观相似，病灶均可为红褐色斑片，表面粗糙伴有鳞屑，有时难以鉴别。二维灰阶超声上，二者均可表现为表皮层内的匍匐形低回声结构，表面伴异常角化。但 BD 多为单发，严格局限于表皮层内，表面异常角化的程度更严重。日光性角化病多为多发，表面异常角化程度相对较轻，病灶不局限于表皮层，可突破表皮 / 真皮交界。

3. **脂溢性角化病**　二者在二维灰阶超声上均表现为局限于表皮层内的低回声结构，基底部清晰，表面见不同程度的异常角化，后方伴声影。但脂溢性角化病整体呈弧形隆起的形态，表面局部呈"锯齿状"改变；BD 多呈不规则的"波浪状"隆起。彩色多普勒超声上，BD 内部血流信号较脂溢性角化病丰富。此外，病灶外观也助于二者鉴别，BD 多为淡红色或暗红色的丘疹或斑片，表面可有鳞屑；而脂溢性角化病早期呈淡黄色或褐色斑片，小而扁平，后期呈特征性的"脑回样"改变。

（六）临床意义

1. 本病可长期局限于表皮内，但 3%～5% 的病灶可突破基底膜，进展为皮肤侵袭性鳞状细胞癌，发生侵袭性生长及远处转移。

2. 鲍恩病（BD）的临床表现多样，仅凭肉眼观难以与其他角质形成细胞癌相鉴别，而高频超声可清晰地显示 BD 病灶的结构和内部信息，可以鉴别。

3. 有研究报道 BD 的典型超声特征为"局限于表皮层内"及伴有表面异常角化形成的"波浪征"，且超声生物显微镜比常规高频超声更能准确地反映以上两个特征，因此在 BD 的超声诊断中，优先推荐使用频率更高的超声生物显微镜。

二、基底细胞癌

（一）概述

基底细胞癌（basal cell carcinoma，BCC）是由多潜能基底样细胞异常增生所致，起源于皮肤表皮的基底层细胞，又称基底细胞上皮瘤，是最常见的皮肤恶性肿瘤。

本病病因及发病机制不明，可能与基因和环境之间复杂的相互作用有关。目前紫外线辐射被认为是基底细胞癌最重要的危险因素，其他危险因素还包括砷、煤焦油衍生物、辐射、瘢痕、慢性炎症、溃疡和免疫缺陷等。

（二）病理

BCC 由纤维基质和作为依赖细胞的基底细胞岛组成，类似于表皮和毛囊的基底细胞，组织学上常可分为结节型、浅表型、色素型、硬斑病样型，微结节型、浸润型和基底 - 鳞状细胞型等亚型较罕见。一个病灶中可以同时出现多种亚型。以上诸多亚型的 BCC，可分为非侵袭性和侵袭性两大类。非侵袭性 BCC 包括结节型、浅表型；而侵袭性 BCC 包括色素型、硬斑病样型、微结节型、浸润型和基底 - 鳞状细胞型等。

（三）临床表现

本病好发于头面部等裸露部位（鼻、眼睑和唇），与紫外线辐射相关。临床上主要分为三型：结节型、浅表型、硬斑病样型。结节型 BCC 表现为褐色丘疹，在轻微创伤后容易出血或发生溃疡，生长缓慢。浅表型 BCC 呈扁平、境界清晰的斑片。硬斑病样型表现为瘢痕样的硬斑，境界不清晰。

（四）超声检查

1. 二维灰阶超声

（1）一般表现为位于表皮和真皮层内的低回声结构，表面无异常角化，但经常由于出血后结痂而产生类似异常角化所形成的粗线状强回声、后方伴声影，此时需根据肉眼观加以鉴别。

（2）依据其病理分型的不同，病灶可呈结节状或匍匐状生长，边界清晰。

（3）病灶内部可见散在或簇状分布的点状强回声，部分病灶内部可见无回声区，簇状分布的点状强回声和无回声均是 BCC 的特征性表现。

（4）病灶早期累及表皮，随着病程进展，依次向下侵犯真皮层及皮下软组织（图 7-2-3-3～图 7-2-3-5）。

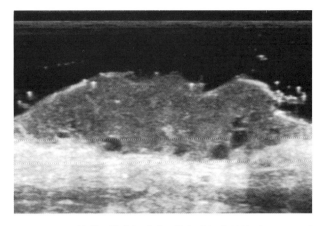

图 7-2-3-5　结节型基底细胞癌二维灰阶超声图（频率：34MHz）
病灶为位于表皮及真皮层内的低回声结构，内部可见圆形无回声区及点状强回声，表面隆起、无异常角化

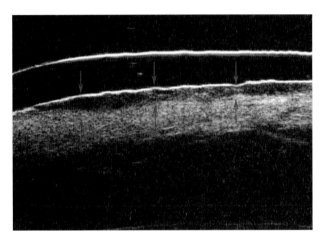

图 7-2-3-3　浅表型基底细胞癌二维灰阶超声图（频率：50MHz）
病灶为位于表皮及真皮浅层内的低回声结构（箭头），表面平坦、无异常角化

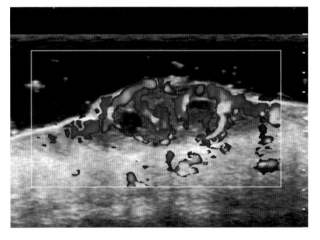

图 7-2-3-6　结节型 BCC 彩色多普勒超声图（探头频率：34MHz）
病灶内部探及丰富血流信号

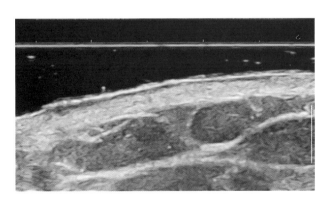

图 7-2-3-4　浅表型基底细胞癌二维灰阶超声图（频率：20MHz）
病灶为位于表皮层内的低回声结构，表面平坦、无异常角化，基底部与真皮层分界清晰

2. 彩色多普勒超声　浅表型 BCC 多数内部无血流信号，其他病理类型的 BCC 内部可探及丰富血流信号，有时可探及粗大滋养血管（图 7-2-3-6～图 7-2-3-8）。

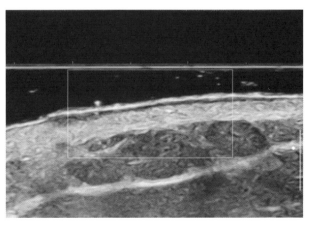

图 7-2-3-7　浅表型 BCC 彩色多普勒超声图（探头频率：20MHz）
病灶内部未探及血流信号

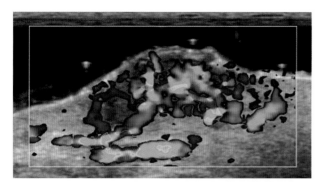

图 7-2-3-8　结节型 BCC 彩色多普勒超声图（探头频率：34MHz）

病灶内部可见粗大滋养血管

（五）鉴别诊断

1. 恶性黑色素瘤　大多数情况下，仅凭外观就能鉴别大多数 BCC 与恶性黑色素瘤，但色素型 BCC 与恶性黑色素瘤外观均表现出显著的色素沉着，故二者需要鉴别。首先，恶性黑色素瘤好发于肢端，包括色素型在内的各型 BCC 均好发于头面部。此外，灰阶超声上，恶性黑色素瘤多表现为分叶状的低或极低回声结构，伴后方回声增强，基底部常向下隆起或呈不规则形，具有显著的向深部侵犯的趋势，病灶体积较大，常累及深部软组织，且极易发生淋巴结甚至远处脏器转移；而多数 BCC 形态规则，仅累及表皮和真皮，侵犯至皮下软组织的情况相对少见，且病灶内可见特征性的点状强回声或无回声区，发生转移的情况罕见。

2. 皮肤鳞状细胞癌　BCC 病灶常为结节状丘疹或扁平的斑片，表面常出血，而皮肤鳞状细胞癌的病灶中央易形成溃疡，边缘可呈菜花状不规则隆起，就外观而言，后者病灶体积更大，破溃更为严重。灰阶超声上，鳞癌病灶因表面严重的异常角化而形成不均匀的声影，常导致病灶内部显示不全。与之相反，BCC 的表面一般无明显的异常角化，其内部经常清晰显示，部分病灶内可观察到特征性的点状强回声或无回声区。需要注意的是，高分化鳞癌内部亦可出现点状强回声，对应病理上的"角化珠"，此时若病灶异常角化的表面脱落，其超声表现与 BCC 较为类似，超声鉴别亦存在困难。

（六）临床意义

1. BCC 的致死率和转移率均较低（<0.55%），但严重者可产生破溃而毁容，从而严重影响患者的心理。同时 BCC 亦有向深层组织侵犯的风险，比如累及深层的肌肉、软骨和骨骼等，因此及时诊断及治疗至关重要。

2. 研究报道了高频超声诊断 BCC 的准确性为 0.737，敏感性为 0.745，特异性为 0.73。Wortsman 教授等人研究表明病灶内部点状高回声的个数（≥7 个为截断值）有助于鉴别低危和高危风险的 BCC。因此从疾病筛查到术前风险评估，超声检查均是有益的。

3. 超声生物显微镜可探及常规高频超声未显示的点状强回声，两者结合可提高 BCC 诊断的准确性。此外，高分化鳞癌病灶内部亦可能出现点状强回声，需要注意鉴别。但当点状强回声与囊性变同时出现时，BCC 诊断的特异性接近100%。

三、皮肤鳞状细胞癌

（一）概述

皮肤鳞状细胞癌（cutaneous squamous cell carcinoma, cSCC）是起源于表皮或附属器角质形成细胞的一种皮肤恶性肿瘤。

本病病因及发病机制目前尚不明确，但紫外线暴露被公认是 cSCC 最重要的致病因素。其他危险因素还包括人乳头瘤病毒的感染、化学致癌物和免疫缺陷等。

（二）病理

病理组织学分级常采用 Broders 四级法，分为：Ⅰ级（高分化）、Ⅱ级（中等分化）、Ⅲ级（低分化）和Ⅳ级（未分化）。组织学上若出现棘皮型（腺样）、腺鳞状（黏蛋白产生）、增生或化生（癌肉瘤）亚型，可提示高风险鳞癌。

（三）临床表现

cSCC 好发于富含鳞状上皮的部位，特别是黏膜与皮肤交界处，如口唇、生殖器口、肛门等部位。cSCC 临床上主要分为结节溃疡型、色素型、硬斑状或纤维化型、浅表型四种，其中以结节溃疡型最常见。cSCC 的病灶表现多样，早期主要表现为浸润性硬斑，逐渐发展成为结节，部分病灶表面呈菜花样改变，部分病灶中央可见溃疡形成，伴有坏死组织和血性分泌物。病灶范围随着病情进展不断扩大，可同时累及表皮、真皮和皮下软组织，引起外观的显著改变。

（四）超声检查

1. 二维灰阶超声

（1）cSCC 常见表面角化过度形成的粗线状强回声，后方伴不同程度的声影，此为 cSCC 的重要特征。角化过度形成的声影可严重干扰对病灶内部的观察。此时可通过改变探头角度，从病灶的周边或者异常角化的缝隙进行观察。不推荐单纯为了超声检查而去除异常角化的表面,该措施可能增加不必要的创伤及出血。此外,cSCC 极易形成溃疡,溃疡周围呈火山口样隆起,在二维灰阶超声上表现为凹陷型的形态,溃疡底部可能出现局部角质层缺失(图7-2-3-9)。

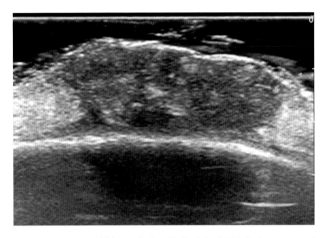

图 7-2-3-9 皮肤鳞状细胞癌二维灰阶超声图(频率:22MHz)
病灶为累及皮肤全层的低回声结构,内部回声不均匀,表面隆起、见粗线状强回声,基底部模糊

(2)病灶表面过度角化区域有时由于自然脱落或人为干预被剥除而直接显露病灶,此时超声可充分显示病灶的特征。病灶主要表现为突破表皮/真皮交界甚至浸润至皮下软组织的低回声结构,形态多不规则,基底部向深部显著延伸,边缘可呈分叶状,内部回声不均匀。

(3)cSCC 病灶的体积较其他非黑色素瘤的皮肤肿瘤大,且表现出显著的向深部侵犯趋势,常累及皮下软组织,并同周围组织分界不清。周边软组织可表现为增厚、回声增高、分布紊乱等炎性表现。

2. 彩色多普勒超声 病灶内部可探及丰富血流信号,基底部可见较多粗大的滋养血管。但大部分病灶由于表面角化过度声影的影响,内部血流仅表现为稀疏血流信号,不能反映病灶内部真实的血供情况(图7-2-3-10)。

(五)鉴别诊断

1. 恶性黑色素瘤 本病好发于肢端,外观常为黑色,而 cSCC 好发于头面部,外观少有色素沉着,可鉴别二者。二维灰阶超声上,恶性黑色素瘤表面无异常角化,因而后方回声无衰减,与表面常有角化过度的 cSCC 显著不同,故可助于二者鉴别。

2. 基底细胞癌 二者外观显著不同,基底细胞癌外观常为结节状丘疹或扁平的斑片,部分病灶触碰后出血。而 cSCC 病灶易形成中央溃疡,边缘可

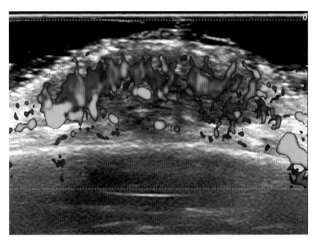

图 7-2-3-10 皮肤鳞状细胞癌彩色多普勒超声图(频率:22MHz)
病灶内部探及丰富血流信号

呈菜花状不规则隆起。灰阶超声上,cSCC 可见表面角化过度形成的粗线状强回声,后方伴不同程度的声影,甚至导致病灶内部显示不全。与之相反,基底细胞癌表面一般无异常角化,其内部可清晰显示。此外,高分化 cSCC 与基底细胞癌病灶内部均可见点状强回声,但当点状强回声与囊性变同时出现时,可高度提示基底细胞癌。

(六)临床意义

1. 在皮肤恶性肿瘤中,cSCC 的恶性程度仅次于恶性黑色素瘤。据报道,cSCC 淋巴结转移的风险为 4%,致死风险为 1.5%。需及时诊断及治疗。

2. 虽然皮肤镜和 RCM 在临床上对于皮肤鳞癌的诊断价值已经得到肯定,但超声检查可以克服皮肤镜和 RCM 在深度显示上的不足,以探查鳞癌病灶的深度、显示病灶深部的结构和内部信息,同时还可以评估其内血管形成的模式,这对预测肿瘤的侵袭性、恶性程度以及预后和治疗方法都具有重要作用。

四、恶性黑色素瘤

(一)概述

恶性黑色素瘤(malignant melanoma,MM)是由黑色素细胞恶变而来的一种高度恶性的肿瘤。可发生于皮肤、黏膜(呼吸道、消化道)、眼葡萄膜、软脑膜等部位。我国人群好发于肢端皮肤(足底、足趾、手指末端和甲下等部位)。恶性黑色素瘤不会传染,但可能存在个别家族性多发现象。

(二)病理

MM 瘤细胞体积较大,多呈圆形或多边形,胞

质丰富，染色质呈粗颗粒状，核仁清，并可见泡状核，部分细胞质透明，核小居中，核分裂象易见，并见瘤巨细胞，可见间质反应及淋巴细胞浸润。

（三）临床表现

MM 早期多表现为皮肤上出现黑色病灶，或原有黑痣短时间内增大、色素加深。随病情进展，病灶可呈斑块状或结节状，表面可伴有破溃、出血，部分病灶周围可以出现色素晕或色素脱失晕，若向周围或皮下生长，可以出现卫星灶或皮下结节。

（四）超声检查

1. **二维灰阶超声** 本病早期，病灶体积较小，仅累及表皮层及真皮层，形态呈结节形或匍匐形，边界清晰。进展期，病灶体积增大并向深部浸润，累及皮肤全层甚至累及肌肉、骨骼，形态不规则，边界不清晰，可伴周边卫星灶形成。晚期可出现引流区淋巴结转移甚至脏器转移。病灶内部回声均匀或不均匀（图 7-2-3-11）。

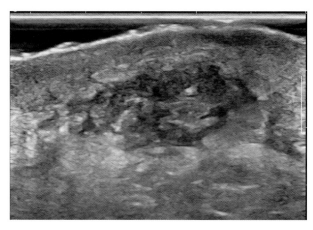

图 7-2-3-11 恶性黑色素瘤二维灰阶超声图（频率：20MHz）
病灶为累及皮肤全层的低回声结构，内部回声不均匀，表面轻度隆起、未见异常角化，基底部与深部组织分界不清

2. **彩色多普勒超声** 病灶内部常探及丰富血流信号（图 7-2-3-12）。

（五）鉴别诊断

1. **黑痣** MM 可由色素痣恶变产生，需要引起重视。若原有黑痣突然迅速长大，并出现色素不均或较前加深、外形不整、边缘不规则的特点，应高度怀疑黑痣的恶变。若同时灰阶超声表现为病灶内部回声不均匀、形态不规则、边界不清晰、血流信号丰富，则均支持 MM 的诊断。

2. **血管瘤** 肉眼观，血管瘤常为红色或深蓝色，而 MM 常为黑色。血管瘤超声表现可呈低回声、高

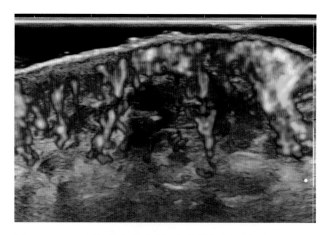

图 7-2-3-12 恶性黑色素瘤彩色多普勒超声图（频率：20MHz）
病灶内部探及丰富血流信号

回声或混合回声。低回声的血管瘤需要与 MM 鉴别，二者病灶内部的血流信号丰富，此时可通过"挤压试验"鉴别。血管瘤质软，探头加压可产生形变，同时在探头加压与释压的瞬间，病灶内部可见一过性的血流信号增强。而 MM 质硬，探头加压对 MM 的形态及内部的血流无明显影响。

3. **皮肤鳞状细胞癌** 二者均表现出明显的侵袭性，病灶均可累及皮肤全层、形态不规则、边界不清晰、内部回声不均匀，但皮肤鳞状细胞癌表面可见不同程度的角化过度，后方伴声影，而 MM 表面一般无异常角化。

此外，病灶的部位、外观也可作为二者的鉴别点。皮肤鳞状细胞癌好发于头面部。病灶早期多呈浸润性硬斑，中晚期呈结节状或菜花样，部分病灶中央可见溃疡形成，常伴有坏死组织和血性分泌物。而 MM 好发于肢端，呈黑色。

（六）临床意义

1. MM 早期的二维灰阶超声表现无特异性，晚期可侵犯皮下软组织，甚至累及肌层、骨骼。二维灰阶超声上病灶表面隆起，无异常角化。形态不规则，边界不清晰，有深部侵犯趋势，可累及皮肤全层，甚至侵犯肌肉层、骨皮质等，周围可见卫星灶形成。多普勒超声成像上病灶内部可见丰富血流信号。

2. 对于区域淋巴结转移，据文献报道，PET-CT、MRI、CT 及超声的结果均不理想。研究报道在 MM 患者行前哨淋巴结活检之前，超声评估区域淋巴结转移的敏感性为 35.4%，特异性为 93.9%。

3. MM 恶性程度和病死率居皮肤恶性肿瘤之首，易多发，一旦发现应立即行手术切除。超声可在术前确定病灶的深度、范围以及是否侵犯肌肉、骨骼等以指导手术治疗。

五、乳房外佩吉特病

(一)概述

乳房外佩吉特病(extramammary Paget disease，EMPD)又称湿疹样癌，是一种较少见的皮肤恶性肿瘤。西方人群中，女性会阴部是 EMPD 最好发的部位。而在东方人群中，EMPD 多发生于中老年男性，常见于会阴、阴囊、阴茎、腹股沟、阴阜等顶泌汗腺分布区域。少数为异位 EMPD，可见于腋下、胸部、眼睑、耳廓等部位。

EMPD 分为原发性和继发性。原发性 EMPD 本质是一种表皮内腺癌，因电镜可观察到 Paget 细胞呈腺样分化。免疫组化染色癌胚抗原(CEA)、上皮膜抗原(EMA)和细胞角蛋白(cytokeratin，CK)7 均呈阳性。继发性 EMPD 多来源于消化道或泌尿生殖道肿瘤，如直肠癌、子宫颈癌或膀胱癌。

(二)病理

EMPD 典型的组织病理表现为棘层增厚、表皮内出现单个或成巢的 Paget 细胞。Paget 细胞主要分为两型①经典型(A 型)：细胞呈较大的圆形，胞质透亮，细胞核深染、呈圆形居中，有较多核分裂现象；②印戒型(B 型)：胞质含有大量黏液，细胞核深染，呈半月形，被胞质挤向一边呈印戒状。免疫组化检查中，原发性 EMPD 肿瘤细胞中 CK7 常为阳性，CK20 为阴性，而且 GCDFP-15 的表达具有特异性。继发性 EMPD 肿瘤细胞中通常 CK7、CK20 均为阴性。

(三)临床表现

EMPD 的外观表现与乳房 Paget 病相似，呈界限清楚的红色斑片，大小不一，边缘狭窄，稍隆起，呈淡褐色，中央潮红、糜烂或渗出，上覆鳞屑或结痂，有时呈疣状、结节状和乳头瘤状，自觉有不同程度的瘙痒，少数有疼痛。

(四)超声检查

1. 二维灰阶超声 一般表现为位于表皮层内的低回声结构，多数病灶表面平坦，有异常角化形成的强回声伴不同程度的声影。形态多呈葡匐形。病灶早期，基底部大多平齐，随病程进展可突破表皮层／真皮层交界至真皮层，侵犯皮肤附属器，甚至达皮下软组织层。晚期，可出现引流区淋巴结转移。由于该疾病范围往往大于超声视野，很难观察到疾病横向尺度上的全貌，需使用宽景成像等技术扩大显示范围。在超声检查过程中，需注意病灶基底部有无向深部组织发出"伪足状"低回声，如有应提示皮肤附属器侵犯可能(图 7-2-3-13)。

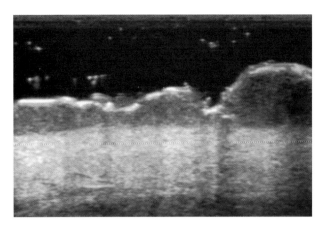

图 7-2-3-13 乳房外佩吉特病的二维灰阶超声图(频率：34MHz)
病灶为累及表皮层的低回声结构，表面轻度隆起、可见线状强回声，基底部局部与真皮层分界不清

2. 彩色多普勒超声 多数病灶内部可探及丰富的血流信号(图 7-2-3-14)。

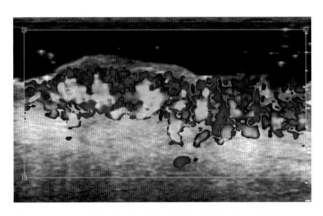

图 7-2-3-14 乳房外佩吉特病彩色多普勒超声图(频率：34MHz)
病灶内部探及丰富血流信号

(五)鉴别诊断

1. 鲍恩病 首先，病灶部位及外观可以鉴别，鲍恩病多位于颜面及躯干部，呈局部红褐色的斑片，表面可见鳞屑。而 EMPD 多位于会阴部，呈湿疹样红斑，范围较鲍恩病大。灰阶超声上，鲍恩病为局限于表皮层内的低回声结构，表面因异常角化形成粗线状的强回声声影。而 EMPD 可累及皮肤全层，表面异常角化的程度不如鲍恩病明显。相比鲍恩病，EMPD 内部血流信号较丰富。

EMPD 尤其要与 Paget 样鲍恩病鉴别，二者超声表现相似。免疫组化检查有助于二者的鉴别，前者肿瘤细胞中 CK7 常为阳性，后者肿瘤细胞中 CK7、CEA 为阴性。

2. 恶性黑色素瘤 病灶部位及外观有助于二者鉴别。恶性黑色素瘤病灶多位于肢端，呈黑色，而 EMPD 多位于会阴部，呈湿疹样红斑。灰阶超声上，恶性黑色素瘤的累及深度更深，形态不规则或呈结节型，而 EMPD 多呈匍匐形。

（六）临床意义

1. 乳房外 Paget 病又称湿疹样癌，是一种少见的皮肤恶性肿瘤，占外阴癌的 1%～2%。多见于中老年患者，发病部位多位于会阴部。

2. 超声可用于评估病灶侵犯层次、厚度、是否侵犯皮肤附属器和是否发生淋巴结转移。对于光动力治疗的效果监测也卓有成效。

六、隆凸性皮肤纤维肉瘤

（一）概述

隆凸性皮肤纤维肉瘤（dermatofibrosarcoma protuberans，DFSP）起源于真皮中的间质细胞，属于纤维组织细胞来源的低度恶性肿瘤。病灶生长缓慢，多表现为皮下无痛性结节，呈局限性浸润性生长，多累及真皮和皮下软组织，也可向上侵犯至表皮或向下累及更深层的组织结构。DFSP 好发于躯干，其次是四肢，头颈部较为少见。

DFSP 病因不明，可先天发病，部分患者可有手术、外伤、局部注射药物或虫咬史。

（二）病理

DFSP 位于真皮及皮下脂肪，与表皮隔以正常狭窄带。瘤细胞呈梭形，大小形态较一致，核分裂少，排列成车轮状有诊断意义。肿瘤侵及皮下脂肪可构成蜂窝镶嵌状或水平成层相间的特殊排列方式，而且肿瘤细胞 CD34 染色阳性，这两点是该瘤与其他纤维组织细胞肿瘤的鉴别要点。瘤区内若有含黑素的树突细胞即为 Bednar 瘤。瘤区常有黏液变，且可出现特殊形态，如有车轮状排列结构消失而以束状排列为主伴核分裂增加，当其比例占 10% 以上时可称为来自 DFSP 的纤维肉瘤；也可出现灶性区域瘤细胞形态似平滑肌细胞而免疫组化 SMA 与 MSA 阳性，呈肌样、肌纤维母细胞性分化；还发现肿瘤内存在巨细胞纤维母细胞瘤形态的区域，提示巨细胞纤维母细胞瘤可能为该瘤的亚型。

（三）临床表现

病灶开始表现为硬性斑块，肤色或暗红色，皮面微凹似萎缩状，而瘤周围皮肤淡蓝红，以后出现淡红、暗红或紫蓝色单结节或大小不一的相邻性多结节生长，呈隆突性外观，直径为 0.5～2cm，且可突

然加速生长而表面破溃。少数瘤体见点状色素，被称为色素性隆凸性皮肤纤维肉瘤或 Bednar 瘤。随着肿瘤增大而疼痛明显。该病呈局部侵袭，偶有广泛播散，但罕见转移。

（四）超声检查

1. 二维灰阶超声 病灶多表现为真皮和皮下软组织内的椭圆形或分叶状的高 - 低混合回声，呈水平方向生长，边界多不清晰。本病特异性侵犯脂肪组织，可见伪足状低回声伸入周边高回声的脂肪组织内，可形成特征性的“旋涡征”。病灶内部回声不均匀，内部可见条带状高回声与低回声相间隔，与肿瘤细胞发生黏液变、纤维组织玻璃样变性有关。病灶质地较硬，加压无显著变形（图 7-2-3-15）。

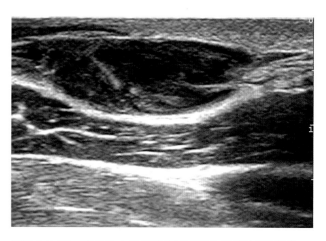

图 7-2-3-15 隆凸性皮肤纤维肉瘤二维灰阶超声图（频率：18MHz）
病灶为位于皮下软组织内的低回声结构，内部回声不均匀，呈高 - 低混合回声，可见“旋涡征”

2. 彩色多普勒超声 病灶内可探及血流信号，血流信号不甚丰富，一般无滋养血管（图 7-2-3-16）。

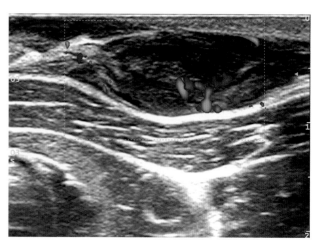

图 7-2-3-16 隆凸性皮肤纤维肉瘤彩色多普勒超声图（频率：18MHz）
病灶内部探及血流信号

（五）鉴别诊断

DFSP 的超声表现似良性病变,易误诊,因此需要与软组织良性肿瘤相鉴别。

1. **浅表脂肪瘤** 浅表脂肪瘤超声表现为皮下脂肪层内的高、等或低回声结构。DFSP 需要和低回声的脂肪瘤鉴别。二者均为触诊可及的皮下结节,脂肪瘤无皮肤颜色变化,而 DFSP 侵犯表皮层时可形成棕红色或淡红色的外观改变。

超声上,二者内部均可见条带状高回声分隔,但低回声的脂肪瘤形态规则、边界清晰、有包膜、不侵犯周围组织、内部无血流信号。DFSP 边界不清晰、无包膜,周边可见特征性的低回声"伪足"伸向脂肪组织,形成典型的"旋涡征",为病灶侵犯周围脂肪的超声表现,内部可探及血流信号。

2. **瘢痕疙瘩** 是指皮肤受创后,由于大量结缔组织增殖和透明变性而形成的瘢痕过度增生。肉眼观呈红色隆起的结节,表面光滑。而 DFSP 可表现为皮下结节,也可为淡红色的隆起结节,表面光滑。灰阶超声上,瘢痕疙瘩表现为真皮层显著增厚,内见絮状的不规则低回声带,呈斑片状或云雾状。病灶整体无结节感。而 DFSP 病灶的周边可见"伪足"伸向脂肪组织,形成典型的"旋涡征"。

3. **角化棘皮瘤** 首先,病灶肉眼观有助于二者鉴别。角化棘皮瘤常呈半球形隆起的淡红色结节,表面中心充以角质栓,剥离角质后中央呈"火山口样"改变。而 DFSP 多为皮下无痛性结节。其次,二者超声表现也明显不同。角化棘皮瘤位于表皮及真皮层内,形态规则、边界清晰,后方形成特征性的"倒三角形"声影。而 DFSP 多累及皮下软组织,形态不规则,周边可见特征性的低回声"伪足"伸向脂肪组织,形成典型的"旋涡征"。

（六）临床意义

1. DFSP 呈局部侵袭,偶有广泛播散,易复发,但罕见转移。

2. 手术扩大切除是提高治愈率的关键,对于易复发的难治性肉瘤可行放射性粒子植入等辅助治疗。

3. 相对于临床触诊,超声可以更加清晰地显示 DFSP 的边界特征,不仅提供诊断信息,还能反映病灶对周边脂肪等软组织的侵犯,有助于获得更彻底的切除效果。

七、汗孔癌

（一）概述

汗孔癌（malignant eccrine poroma）又称恶性小

汗腺汗孔瘤（eccrine poroma）,是一种起源于表皮内小汗腺导管的恶性肿瘤。本病罕见,占皮肤肿瘤的 0.005%~0.01%。约 50% 的汗孔癌发生于长期存在的小汗腺汗孔瘤,文献报道从汗孔瘤发展成为汗孔癌的平均时间约为 8.5 年。病灶主要见于老年人肢体和头皮,表现为单个结节、斑块或肿瘤,可破溃,常沿淋巴管扩展到周围多处皮肤或远处内脏转移。

病因及发病机制尚不明确。本病是原发或继发于小汗腺和汗腺导管肿瘤的上皮恶性肿瘤,其来源可为外泌汗腺,也可为顶泌汗腺。肿瘤偶发生于既往放疗的部位,也有在以往存在的器官的基础上发生的。

（二）病理

毗邻处见间变细胞,具有大而染色深的不规则形核,亦可见多核细胞,细胞内富含糖原,PAS 染色阳性。原发肿瘤的恶性细胞可局限于表皮或可扩展至真皮内。真皮内有一些游离的瘤细胞岛。由于表皮内有许多界限清楚的瘤细胞巢增生,所以表皮常有相当的棘层肥厚。表皮及真皮细胞巢中可见囊腔。

（三）临床表现

头颈部和下肢出现单个红色、蓝色或黑色结节、斑块或溃疡性病灶。

（四）超声检查

1. **二维灰阶超声** 表现为累及表皮层及真皮层的低回声结构,表面隆起,无异常角化。形态规则或不规则,边界不清晰,基底部位于真皮层,部分见角状突起向下伸展。病灶内部回声均匀。总体而言无明显特征性表现（图 7-2-3-17）。

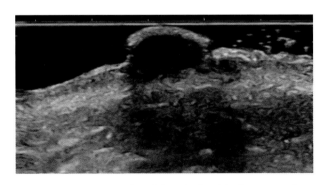

图 7-2-3-17 汗孔癌二维灰阶超声图（频率：20MHz）
病灶为位于表皮及真皮层内的低回声结构,表面隆起,可见线状强回声,基底部与真皮层分界不清

2. **彩色多普勒超声** 病灶内部常探及丰富血流信号（图 7-2-3-18）。

（五）鉴别诊断

1. **汗孔瘤** 汗孔癌来源于汗孔瘤恶变。二维灰

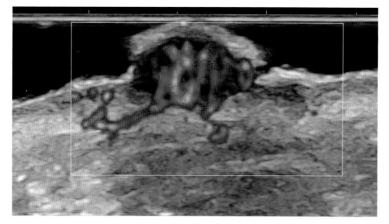

图 7-2-3-18　汗孔癌彩色多普勒超声图（频率：20MHz）
病灶内部探及丰富血流信号

阶超声上汗孔瘤形态规则，边界清晰。彩色多普勒超声检查二者血流信号均较丰富，超声难以鉴别。部分汗孔癌由于含汗孔瘤的细胞成分多，病理亦难鉴别。若汗孔瘤短期内迅速长大，边界不清晰，则需要注意汗孔癌的可能。

2. **皮肤鳞状细胞癌**　二者二维灰阶超声表现相似，病灶均可表现为边界不清晰，基底部向深部组织浸润的形态。但鳞癌浸润深度更深，范围更广，表面异常角化更显著。

此外，病灶外观可提供诊断信息。典型鳞癌呈不规则隆起，体积较大，一般无色素沉积，病灶表面可呈菜花样改变，中央可见溃疡。而汗孔癌体积相对较小，外观呈红色、蓝色或黑色，部分病灶表面见溃疡。

（六）临床意义

1. 汗孔癌是常见的恶性汗腺肿瘤，约占小汗腺癌的一半。本病容易复发或沿淋巴管转移。主要治疗方式为手术切除。

2. 汗孔癌的典型超声表现为边界不清晰，基底部位于真皮层，部分见角状突起向下伸展，这些侵袭性的超声图特征可以与良性病变相鉴别。

3. 多年生长的汗孔瘤如果迅速增大，边界变模糊，应高度怀疑恶变可能，及时治疗是关键。

八、皮脂腺癌

（一）概述

皮脂腺癌（sebaceous gland carcinoma）是一种罕见的皮肤恶性肿瘤，发病率占皮肤恶性肿瘤的0.2%～4.6%。皮脂腺癌来源于眼睑、面部、头皮等处的皮脂腺。

皮脂腺癌病因尚不明确。研究发现皮脂腺癌与烟雾、接触有机化合物、局部炎症刺激、眼周的辐射史以及部分基因突变和缺失有关。

（二）病理

肿瘤呈分叶状或乳头状生长，基底细胞样的肿瘤细胞被周围的纤维间质分割成巢状或索状，周围边界锐利，呈浸润性生长方式。肿瘤内坏死明显，常见异常核分裂象。组织化学染色肿瘤细胞上皮膜抗原（EMA）强阳性，癌胚抗原（CEA）阴性。

（三）临床表现

皮损无明显临床体征，典型皮损表现为红色结节或斑块，可出现溃疡，偶尔呈淡黄色，皮损表面为红斑或珍珠状外观，眼部皮损容易误诊为睑炎。

（四）超声检查

1. **二维灰阶超声**　皮脂腺癌的二维灰阶超声表现缺乏特异性，类似基底细胞癌。主要表现为皮下中等偏低回声的结构，可累及皮肤全层。形态规则，边界清晰，内部回声均匀或不均匀（图7-2-3-19）。

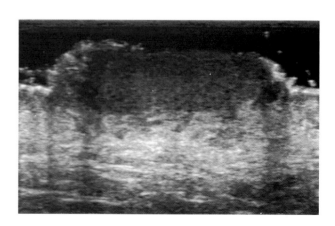

图 7-2-3-19　皮脂腺癌二维灰阶超声图（频率：34MHz）
病灶为位于表皮及真皮层内的低回声结构，表面隆起，未见异常角化，表皮局部缺失，基底部与真皮层分界不清

2. 彩色多普勒超声　病灶内部可探及丰富血流信号(图7-2-3-20)。

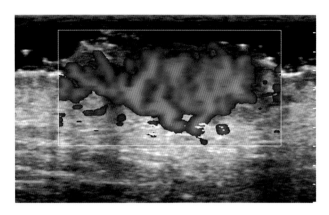

图7-2-3-20　皮脂腺癌彩色多普勒超声图(频率：34MHz)
病灶内部见丰富血流信号

（五）鉴别诊断

1. 结节型基底细胞癌　结节型基底细胞癌好发于面部，常为无痛的丘疹或结节，晚期表面可出现溃疡。而皮脂腺癌多位于眼周，常表现为眼睑弥漫性的增厚、僵硬或单个黄色、无痛的质硬结节。典型基底细胞癌内可见特征性的无回声区及点状强回声，表面一般无异常角化。而皮脂腺癌病灶内部回声均匀，部分病灶表面可见异常角化。当结节型基底细胞癌无特征性表现时，二者超声鉴别存在困难。

2. 皮肤鳞状细胞癌　病灶好发于头面部。早期主要表现为浸润性硬斑，随着病情进展，病灶呈不规则隆起，表面呈菜花样改变，部分病灶中央可见溃疡。而皮脂腺癌常见于眼周，典型者表现为黄色、无痛的质硬结节。鳞癌超声表现为表皮和真皮层内的低回声结构，表面可见不同程度的异常角化所致的强回声，形态不规则，病灶与周围组织分界不清，内部回声不均匀。而皮脂腺癌可无异常角化或仅有轻度的异常角化，形态一般比较规则，内部回声尚均匀。

3. 皮脂腺痣　皮脂腺痣是一种由表皮、真皮及表皮附属器构成的器官样痣，主要成分为皮脂腺。好发于头皮及面部，常见于婴儿和儿童。病灶常呈黄色的无毛斑块，疣状乳头瘤样或结节样隆起。患者多无明显不适。皮脂腺痣主要位于表皮及真皮层，不累及皮下软组织。而皮脂腺癌常位于眼周，典型者表现为黄色、无痛的质硬结节。病灶向深部浸润性生长，累及皮肤全层。临床部位及累及层次有助于二者鉴别。

（六）临床意义

1. 皮脂腺癌是指向皮脂腺分化的腺癌，可分为眼眶型和眶外型。一般认为眶外型皮脂腺癌预后较差。

2. 皮脂腺癌恶性程度高。对放射线治疗不敏感。基本治疗是手术切除，早期局限时，手术切除后预后较好。晚期已侵及邻近组织，手术后易复发。

3. 超声可通过评估病灶累及层次、浸润深度等信息，为手术深度及范围提供参考。

（郭乐杭　徐辉雄）

第四节　炎症性皮肤疾病

一、皮肤水肿

（一）概述

水肿是临床常见病症，皮肤水肿是液体潴留于皮肤及皮下层间隙中的病症。引起皮肤水肿的原因很多，常见低蛋白、静脉淤滞、淋巴系统损伤或发育不良、关节炎症、免疫系统疾病等。

（二）病理生理

由具体疾病引发的皮肤水肿有其原发病灶相应的病理表现。淋巴水肿由淋巴系统发育不良或严重损伤引起的慢性疾病，特征为淋巴液生成和引流失衡，组织液在组织间隙滞留。继发性淋巴水肿时，皮肤可出现纤维化，镜下见皮肤胶原组织大量增生。

（三）临床表现

患处或患肢增粗，一般皮肤无色泽改变或呈淡红色，部分皮肤有"橘皮"征，压之可出现凹陷，无疼痛、麻木、活动障碍等症状，部分有紧绷感或胀痛感。

（四）超声检查

1. 二维灰阶超声　超声常显示为皮下脂肪小叶间隙的弥散无回声区，一般范围较广，脂肪组织居于其中可表现为"鹅卵石"样(图7-2-4-1)；淋巴水

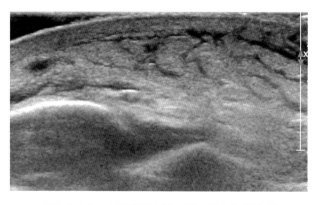

图7-2-4-1　右侧踝部皮肤水肿二维灰阶超声图
皮肤层稍增厚，皮下脂肪小叶间隙见裂隙样无回声区，暗区间脂肪组织呈"鹅卵石"样

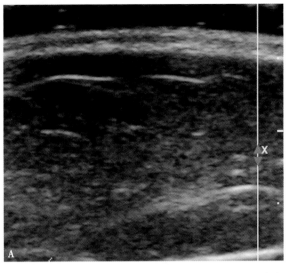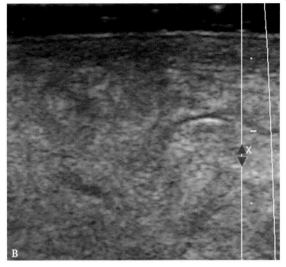

图 7-2-4-2　左侧大腿皮肤水肿、双侧大腿二维灰阶超声图

A. 正常右侧大腿图像；B. 左侧大腿肿胀区皮肤层增厚，真皮层回声减低，皮下脂肪层回声增强，皮下脂肪小叶间见细线状无回声区

肿时，除上述征象外，超声还可见皮肤全层增厚、真皮层回声减低、皮下组织回声增强（图 7-2-4-2）。

2. 彩色多普勒超声　病灶处血流信号正常或稍增多（图 7-2-4-3）。

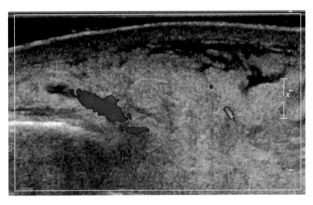

图 7-2-4-3　右侧踝部皮肤水肿彩色多普勒超声图

右侧踝部皮肤水肿处血流信号未见增多

（五）鉴别诊断

1. 脂膜炎　常见皮下层局限性稍强回声区，边界不清楚，脂肪小叶间无游离无回声区。

2. 血管瘤　婴儿型血管瘤可表现为皮肤层增厚和皮下层的稍强回声区，边界不清楚，其内血流信号较丰富。

3. 血管脂肪瘤　表现为皮下稍强回声结节，常多发，大小不等，边界较清楚，内部回声可不均匀，结节内可有少许血流信号。

4. 神经纤维瘤病　皮肤一般有咖啡牛奶斑外观，皮肤层增厚，皮肤及皮下层常见大片状低回声

区，形态不规则，回声强弱相间形似"羽毛"状，血流信号可稍增多。脂肪小叶间一般无液性暗区。

（六）临床意义

皮肤水肿一般不需处理，仅需针对导致其发生的原因治疗，以及对患肢或患处行对症治疗，超声明确诊断皮肤水肿的意义在于排除占位性病变或其他需要处理的病变。

二、脂膜炎

（一）概述

脂膜炎是以皮下脂肪层的无菌性炎症为主的自身免疫病。

（二）病理生理

组织学上可分为间隔性脂膜炎、小叶性脂膜炎，根据伴或不伴血管炎，以上两者再分别分出两个亚型，但实际通常同时累及脂肪小叶和小叶间分隔。脂膜炎病因包括：外伤、感染、各种理化因素及小腿静脉功能不全等，部分无明显诱因。

不伴血管炎的间隔性脂膜炎通常由真皮炎症扩散至皮下脂肪引起，而其他情况的炎症过程最初发生于皮下组织的纤维分隔。

间隔性脂膜炎典型病理表现为脂肪小叶间隔增宽、水肿，毛细血管和小血管扩张，血管周围以中性粒细胞或淋巴细胞为主。

小叶性脂膜炎首先累及皮下组织脂肪小叶，表现为脂肪组织伴大量炎性细胞浸润，局部可见脂肪坏死、变性及肉芽组织，此外小叶性脂膜炎也可有一定程度的小叶间隔增宽。常见的变异型为继发

于慢性下肢静脉功能不全的硬化性脂膜炎,此类患者多有长期静脉压升高,血管通透性高,纤维蛋白原等大分子漏出血管腔,静脉回流障碍致使内皮细胞损伤、白细胞栓塞,导致脂肪坏死、炎症发生及进一步纤维化。初期脂肪小叶中央缺血性坏死,脂肪间隔内充斥大量淋巴细胞,毛细血管充血、血栓、出血,进而间隔增宽,噬脂细胞和混合性炎症细胞浸润,晚期脂肪间隔硬化、脂膜改变。

(三)临床表现

间隔性脂膜炎和大多数小叶性脂膜炎临床表现类似,可发生于躯干和四肢,表面皮肤可水肿呈"橘皮"样,病灶局部表现为皮下较坚实肿块,部分有色素沉着,可有触痛感。

硬化性筋膜炎常发生于小腿中下段,皮肤色素沉着,与正常皮肤组织分界清楚,触之皮肤坚硬,可有局部溃疡形成(图7-2-4-4),患者可有明显灼痛。

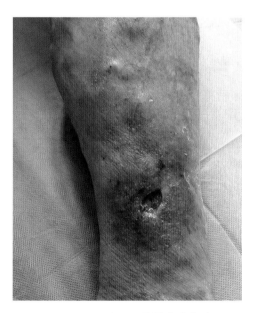

图7-2-4-4 左侧小腿硬化性脂膜炎外观图
见左侧小腿下段色素沉着,局部皮肤较硬,溃疡形成

(四)超声检查

1. 二维灰阶超声

(1)间隔性脂膜炎:皮肤层可增厚,以真皮层为主,皮下脂肪组织回声增强,间隔增厚、回声减低(图7-2-4-5)。

(2)小叶性脂膜炎:皮下脂肪层内见稍高回声区,边界不清楚,形态不规则,稍强回声区内偶可见不规则低回声带(图7-2-4-6),脂肪小叶坏死时,可见无回声或低回声类圆形结节(图7-2-4-7)。硬化性脂膜炎常见皮肤真皮层弥漫性增厚、回声减低,

皮下层可变薄、回声减低,皮下层可见曲张的浅静脉回声(图7-2-4-8)。

2. 彩色多普勒超声 脂膜炎病灶处血流信号可增多或减少(图7-2-4-9～图7-2-4-11)。

(五)相关检查

1. 下肢静脉超声检查 显示浅静脉迂曲扩张,可伴血栓及增粗的穿静脉,一般有反流。

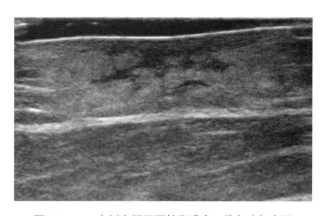

图7-2-4-5 左侧小腿间隔性脂膜炎二维灰阶超声图
左侧小腿皮肤真皮层增厚,皮肤及皮下层见稍高回声区,边界不清楚,其中可见不规则低回声带

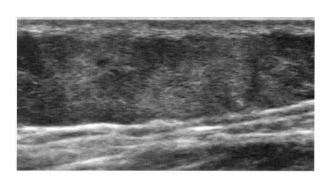

图7-2-4-6 右侧小腿小叶性脂膜炎二维灰阶超声图
右侧小腿皮肤及皮下层见稍高回声区,边界不清楚,形态不规则,内部回声不均匀

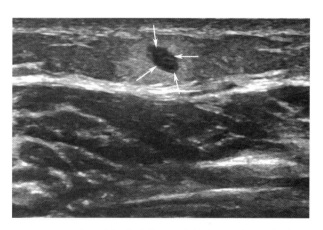

图7-2-4-7 左侧小腿小叶性脂膜炎伴坏死二维灰阶超声图
左侧小腿皮下层见稍高回声区,边界不清楚,中心可见类圆形低回声结节(箭头)

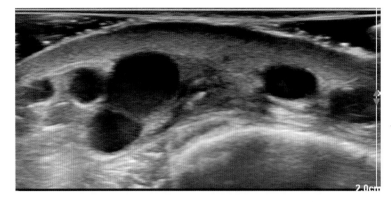

图 7-2-4-8 左侧小腿硬化性脂膜炎二维灰阶超声图
左侧小腿皮肤真皮层弥漫性增厚、回声减低，皮下层脂肪层变薄、回声减低，皮下层另见曲张的浅静脉回声

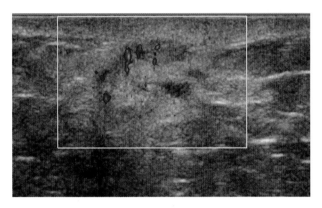

图 7-2-4-9 右侧腹壁间隔性脂膜炎彩色多普勒超声图
右侧腹壁皮下脂肪层稍高回声区内血流信号较丰富

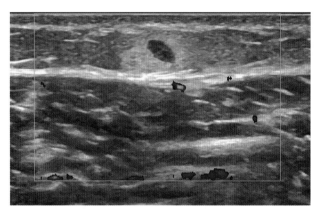

图 7-2-4-10 左侧小腿小叶性脂膜炎彩色多普勒超声图
左侧小腿皮下脂肪层稍高回声区及坏死区内未见明显血流信号

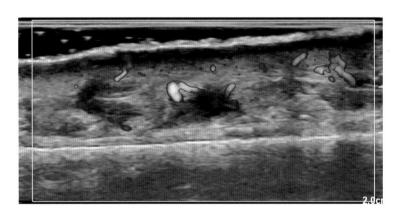

图 7-2-4-11 左侧小腿硬化性脂膜炎彩色多普勒超声图
左侧小腿皮肤真皮层及皮下层低回声区内血流信号较丰富

2. **MRI** 病灶处常可见长 T_2 信号影，一般无强化（图 7-2-4-12）。

（六）鉴别诊断

1. **皮下脂肪瘤** 皮下脂肪层实性团块，回声可呈低回声或稍高回声，边界清楚，形态一般较规则，低回声者内可见条索状高回声，团块内无血流信号或血流信号不丰富。

2. **血管瘤** 婴儿型血管瘤大多表现为皮肤及皮下层稍高回声区，边界不清楚，一般血流信号丰富。稍高回声区内一般无不规则低回声带。

（七）临床意义

临床上脂膜炎常表现为软组织肿块，超声检查判断为脂膜炎可排除其他类型的占位性病变，从而采取相应的治疗措施。

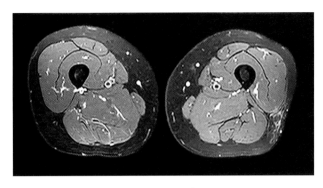

图 7-2-4-12　大腿脂膜炎 MRI 图
双侧大腿脂膜炎,双侧大腿皮下层可见长 T_2 信号影(以左侧明显),增强后病灶区域无强化

三、筋膜炎

(一)概述

发生于皮肤的筋膜炎常见以下三种类型:

1. **结节性筋膜炎**　是一种少见的软组织瘤样病变,以肌纤维母细胞增生为主,生长迅速,易误诊为肉瘤。其实质是来源于筋膜组织的良性病变,约占软组织肿瘤的 7%。

2. **坏死性筋膜炎**　为严重的细菌(常见 β 溶血性链球菌引起)暴发性感染导致,以筋膜坏死为主的疾病,表现为皮下组织和筋膜的进行性水肿、坏死伴全身严重中毒症状。

3. **嗜酸性筋膜炎**　以嗜酸性粒细胞为主的炎症反应,产生具有橘皮样结构的硬性增厚皮肤。此病较罕见,目前学者认为是硬皮病的一种表现。

(二)病理生理

大体病理表现为:黄褐色或灰白色类圆形或梭形结节,无包膜,与周围组织分界不清,与浅筋膜或深筋膜相连;质地中等偏软者多,少数质硬;切面灰白、灰红或黄褐色,个别可见半透明胶冻样或含脂肪组织。组织学形态复杂,可有以下特征:纤维母细胞增生活跃,呈梭形排列;有疏松的黏液样基质,在纤维母细胞周围有很多裂隙状和小囊状结构;胶原间质增生;血管较丰富,血管外有少量红细胞;增生的毛细血管存在浸润现象,一般观察不到浆细胞和中性粒细胞;可见正常有丝分裂象。

坏死性筋膜炎多由创伤(如手术)诱发,局部受压和患处污染是致病因素,表现为病变区域皮肤、皮下即筋膜组织坏死,常伴多重细菌感染,并可导致循环衰竭和细胞代谢异常。

(三)临床表现

结节性筋膜炎病程短,病灶生长迅速,一般为单发,多发于 20~40 岁,无明显性别差异。发病部位上肢较多见,体积一般较小,直径多小于 5cm。部分患者可有疼痛感。查体见病灶表面皮肤颜色一般正常,局部扪及活动性肿块。

坏死性筋膜炎多起病急,病程短,局部红肿迅速向周围蔓延,病灶处可有剧烈疼痛,伴高热、全身毒血症状,进展迅速,可发展为感染性休克、多器官功能衰竭。皮肤触之僵硬,无波动感。

(四)超声检查

1. **二维灰阶超声**

(1)结节性筋膜炎分为皮下型、筋膜型和肌内型。皮下型表现为皮下实性团块,多位于皮下脂肪层,边界较清楚,形态较规则,内部通常为均匀低回声。筋膜型表现为筋膜层实性肿块,边界清楚,形态不规则,典型的病变超声图为沿浅筋膜和皮下脂肪小叶间隔的浸润状生长,边缘呈不规则"星状"突起。以上两型一般体积较小,直径大多小于 5cm。(图 7-2-4-13~图 7-2-4-15)

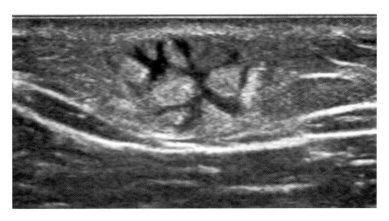

图 7-2-4-13　右侧大腿结节性筋膜炎二维灰阶超声图
右侧大腿皮下脂肪层内不均质稍高回声结节,边界欠清楚,内部回声均匀

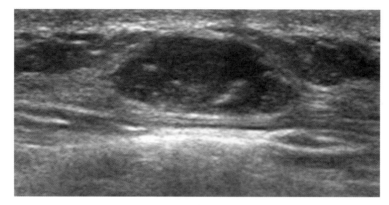

图 7-2-4-14 左侧胸壁结节性筋膜炎二维灰阶超声图
左侧胸壁皮下脂肪层与肌层间低回声结节,边界较清楚.形态欠规则,边缘略呈"星状"突起

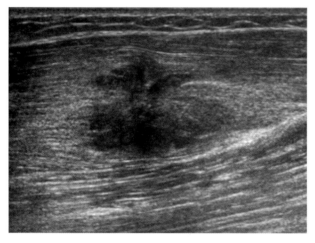

图 7-2-4-15 右侧小腿结节性筋膜炎二维灰阶超声图
右侧小腿肌层内低回声结节,边界欠清楚.形态不规则,边缘突起

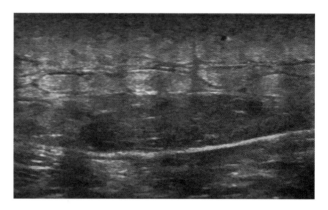

图 7-2-4-16 左侧臀部坏死性筋膜炎二维灰阶超声图
左侧臀部红肿区域皮肤及皮下层广泛增厚、水肿

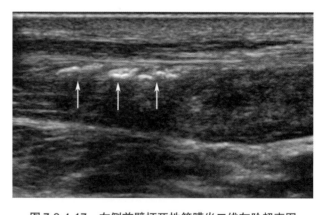

图 7-2-4-17 左侧前臂坏死性筋膜炎二维灰阶超声图
左侧前臂皮肤及皮下层稍增厚,深筋膜层积气(箭头)

（2）坏死性筋膜炎：表现为病灶区域广泛皮肤及皮下层增厚、水肿（图 7-2-4-16），筋膜层可出现积气（图 7-2-4-17）。

2. 彩色多普勒超声

（1）结节性筋膜炎：结节内多可见血流信号,多见 Adler 1 级、部分可为 2 级血流（图 7-2-4-18、图 7-2-4-19）。

（2）坏死性筋膜炎：增厚的皮肤及皮下层血流信号常增多（图 7-2-4-20），筋膜层积气区域一般无血流（图 7-2-4-21）。

（五）相关检查

1. 结节性筋膜炎 MRI 病灶富含细胞及黏液成分者,T_1WI 呈等或稍低信号,信号可不均匀,增强扫描明显不均匀强化；病灶富含胶原及细胞成分者,在 T_1WI 呈等信号,T_2WI 呈稍高信号,增强扫描呈轻度均匀强化。

2. 坏死性筋膜炎 MRI 皮下组织增厚、肿胀,增强扫描见病灶处筋膜层增厚、强化（图 7-2-4-22、图 7-2-4-23）。

（六）鉴别诊断

1. 脂肪瘤 常位于皮下脂肪层,肿块边界清楚,包膜呈高回声,内部呈低回声或中等回声,内可有条索状高回声,血流信号不丰富。

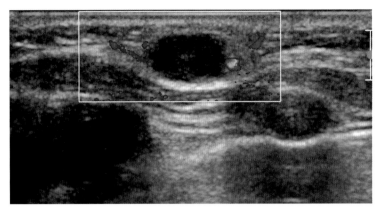

图 7-2-4-18　左侧胸壁结节性筋膜炎彩色多普勒超声图
左侧胸壁深筋膜层低回声结节,边缘处见点状血流信号

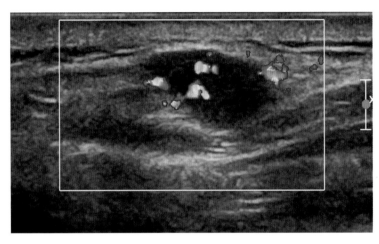

图 7-2-4-19　背部结节性筋膜炎彩色多普勒超声图
背部深筋膜层低回声结节,血流信号较丰富

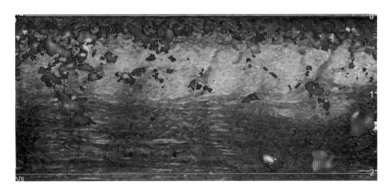

图 7-2-4-20　右侧前臂坏死性筋膜炎彩色多普勒超声图
右侧前臂增厚的皮肤及皮下层血流信号丰富

2. **表皮样囊肿**　边界清楚,多呈椭圆形,有包膜,内部充满均匀密集点状回声,一般无血流信号。

3. **皮脂腺囊肿**　边界清晰,有包膜,充满均匀密集点状回声,一般无血流信号。

4. **腱鞘巨细胞瘤**　多位于关节附近皮下,生长缓慢,大部分呈均匀低回声肿块,边界清楚,无包膜,包绕腱鞘生长或与关节囊分界不清,可有血流信号且部分较丰富。

5. **皮下神经源性肿瘤**　呈梭形或椭圆形肿块,神经鞘瘤典型者为囊实性,神经纤维瘤为实性,肿块长轴两端呈细尾状低回声,形似"鼠尾",少数可在肿块两端探及"筛网"状连续回声。血流一般较结节性筋膜炎丰富。

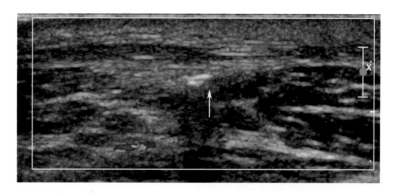

图 7-2-4-21 左侧前臂坏死性筋膜炎彩色多普勒超声图

左侧前臂筋膜层积气处（箭头）未探及血流信号

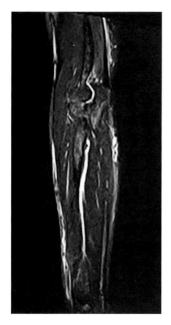

图 7-2-4-22 左侧前臂坏死性筋膜炎 MRI 图

左侧前臂皮下层肿胀，呈长 T_2 信号

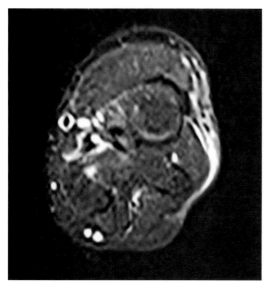

图 7-2-4-23 左侧前臂坏死性筋膜炎 MRI 图

左侧前臂皮下浅筋膜增厚、强化

（七）临床意义

1. 结节性筋膜炎有自限性，部分患者可自行消退。局部切除治疗后复发较少。超声可在术前行病灶位置、结构及性质判定，在一定程度上能预防过度治疗及指导手术。

2. 坏死性筋膜炎发病紧急，死亡率和致残率较高，一旦确诊需要及时处理，因此、影像学检查高度怀疑坏死性筋膜炎者，应根据情况做对症支持治疗和手术清创处理。

四、毛囊炎

（一）概述

毛囊炎是单个毛囊或其周围的细菌感染性疾病。好发于头面部、颈部、臀部及外阴。

（二）病理生理

多数由凝固酶阳性金黄色葡萄球菌感染引起，近年来亦从临床标本中分离出较多革兰氏阴性菌，另有部分由真菌（如马拉色菌）合并感染所致；常见诱因为：高温、多汗、搔抓、不良卫生习惯、全身慢性疾病、器官移植术后及长期应用免疫抑制剂等，主要由毛发或毛孔牵拉、损伤等使寄生于皮肤表面的病原菌进入毛囊而致病。

（三）临床表现

皮肤红色丘疹，与毛囊口一致，其中可见贯穿的毛发，迅速进展为丘疹性脓疱，质地较硬且红肿热痛感明显（图 7-2-4-24），四周红晕由炎症、继而干燥结痂，一般不留瘢痕。

（四）超声检查

1. 二维灰阶超声 皮肤层增厚，回声减低，所累及毛囊增大、回声减低，呈形似毛囊结构的"水滴"状，后方回声无增强（图 7-2-4-25）。

2. 彩色多普勒超声 炎症期增厚的皮肤层及肿大的毛囊血流信号明显增多（图 7-2-4-26）。

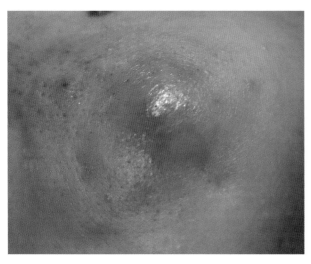

图 7-2-4-24　下颌毛囊炎外观图

下颌丘疹，皮疹及周围皮肤呈红色，质地较硬，疼痛明显

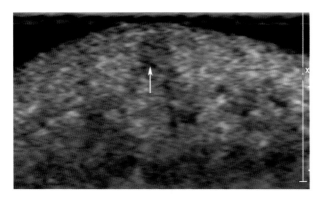

图 7-2-4-25　下颌毛囊炎二维灰阶超声图

皮肤层增厚，病灶处见形似毛囊结构的"水滴"状低回声（箭头）

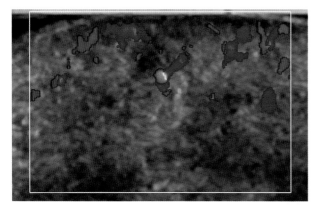

图 7-2-4-26　下颌毛囊炎彩色多普勒超声图

低回声及周围血流信号增多

（五）相关检查

脓液涂片做革兰氏染色后镜检，或挤出毛囊内角栓直接镜检，并可做细菌培养和药敏试验。

（六）鉴别诊断

1. 表皮样囊肿伴感染　呈类圆形结节状，一般为不均质回声，后方回声可增强，病灶邻近皮肤层回声及血流一般无变化。

2. 疖、痈　皮肤层增厚，回声减弱，一般不能辨别形似毛囊结构的"水滴"状回声，通常表现为皮肤层不规则弱回声区，其中可有液化引起的流动感，可溃破形成溃疡或窦道，血流信号较丰富。

3. 皮肤实性肿物　一般无典型的形似毛囊结构的"水滴"征，有明显占位效应，邻近皮肤层血流信号无增多。

（七）临床意义

毛囊炎未有效控制或免疫力低下者，炎症进一步发展累及深部组织或周围其他毛囊，可发展为疖、痈，致病程迁延或局部愈合缓慢，并且可能导致组织坏死从而形成溃疡、窦道。超声可明确受累及毛囊为一个或多个，深部组织有无炎症改变，早期采取相应治疗，及时阻断病程发展。

五、蜂窝织炎

（一）概述

由致病菌感染引起的弥漫性皮肤和皮下疏松结缔组织弥漫性化脓性炎症。好发于四肢、面部、外阴、肛周等部位。

（二）病理生理

病原菌以金黄色葡萄球菌及 A 组 β 溶血性链球菌最常见，少数可由流感嗜血杆菌、大肠埃希菌、肺炎链球菌和厌氧菌等引起，大部分为原发感染，即细菌通过皮肤创伤直接侵入皮内所致，少数可继发感染。

（三）临床表现

弥漫性红斑、界限不清（图 7-2-4-27），病灶局部皮温升高，重者可有皮肤水疱、深部化脓和组织坏死。常伴高热、寒战和全身不适。

病变部位表浅、组织疏松时，局部肿胀明显但疼痛较轻，反之，病变较深或为致密组织时，疼痛剧烈但肿胀不明显（图 7-2-4-28）。发生于指、趾者具有局部明显搏动痛及压痛，向深部可累及肌腱和骨。眶周蜂窝织炎累及中枢神经系统时，可出现眼球突出和眼肌麻痹的症状。患者常伴发热、畏寒、不适等全身症状，可伴局部淋巴管炎及淋巴结炎，重者可发生坏疽、转移性脓肿及败血症。

（四）超声检查

1. 二维灰阶超声　皮肤及皮下层增厚（图7-2-4-29），皮肤及皮下组织间隙内可见低回声区，向深面可累及邻近的肌腱和深面骨组织（图7-2-4-30），边界常不清楚，伴发脓肿时表现为点状细弱回声且有流动感（图7-2-4-31）。

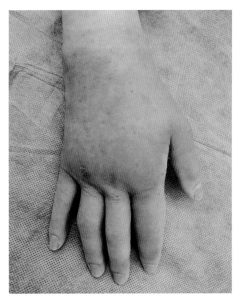
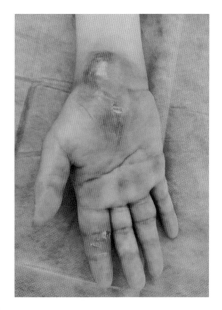

图 7-2-4-27　右手腕背侧蜂窝织炎外观图

右手及右腕背侧部弥漫肿胀、色暗红,局部皮温升高,患者自述疼痛、活动受限

图 7-2-4-28　右手腕部掌侧蜂窝织炎外观图

右手及右腕掌侧局部肿胀、色暗红,皮温升高,患者自述疼痛、活动受限、手指麻木

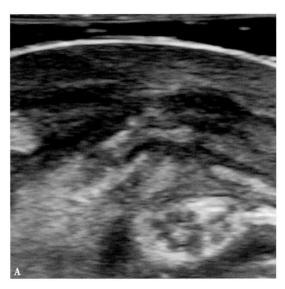
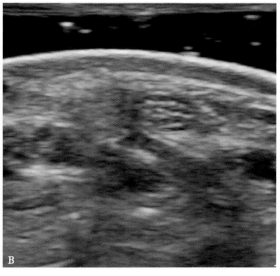

图 7-2-4-29　右侧腕部蜂窝织炎、双侧腕部二维灰阶超声图

A. 右侧腕部较左侧腕部皮肤及皮下层明显增厚,皮下层查见片状低回声,边界不清楚;B. 左侧腕部正常对照

2. **彩色多普勒超声**　炎症期低回声内血流信号丰富(图 7-2-4-32),伴脓肿者无回声内无明显血流信号(图 7-2-4-33),累及邻近肌腱时可伴发肌腱及腱鞘炎(图 7-2-4-34)。

(五)相关检查

1. **CT**　可见软组织肿胀,增强扫描可见筋膜层强化(图 7-2-4-35)。

2. **MRI**　病灶处软组织增厚、肿胀,呈长 T_2 信号肿块影,增强可见强化,脓肿形成时液化中心无强化,周围环状强化(图 7-2-4-36、图 7-2-4-37)。

(六)鉴别诊断

1. **皮肤肿胀**　可有皮肤及皮下层增厚,皮肤及皮下层脂肪小叶间可见裂隙状无回声区,内血流信号无异常或稍增多,无明显聚集的低回声区。

2. **血栓性静脉炎**　病灶处皮肤及皮下层可增厚,皮下层回声增强、内可见裂隙状无回声区,邻近静脉血管管径正常或增粗,管壁增厚,管腔内常见低回声充填,管腔内未见血流显示或管腔内可见血流充盈缺损。

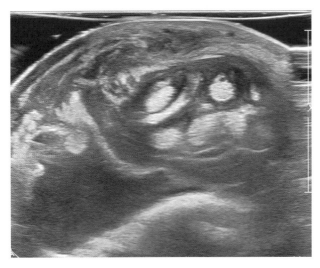

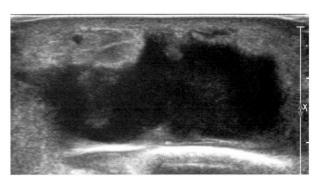

图 7-2-4-31　右侧小腿蜂窝织炎二维灰阶超声图
右侧小腿皮下层见片状不规则低回声区,边界不清楚,内可
见无回声区,探头加压后部分有流动感

图 7-2-4-30　右侧腕部蜂窝织炎二维灰阶超声图
右腕部掌侧皮肤及皮下层增厚,皮下层、肌腱周围及骨浅面
见弥漫片状低回声,边界不清楚

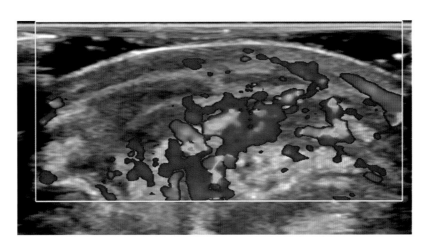

图 7-2-4-32　右侧腕部蜂窝织炎彩色多普勒超声图
右侧腕部皮下层低回声区内血流信号丰富

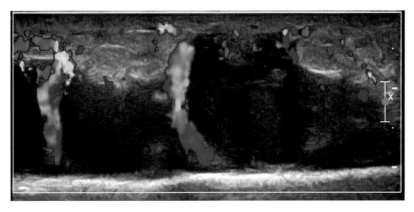

图 7-2-4-33　右侧小腿蜂窝织炎彩色多普勒超声图
右侧小腿皮下层低回声区内血流信号较丰富,无回声区内未见明显血流信号

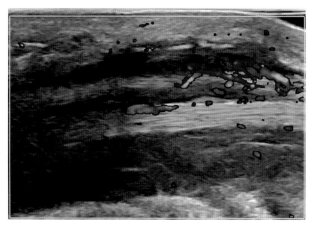

图 7-2-4-34 右侧腕部蜂窝织炎彩色多普勒超声图
右侧腕部蜂窝织炎累及指屈肌腱,腱鞘查见弱回声区,可见丰富血流信号

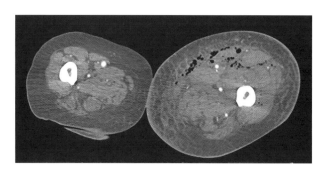

图 7-2-4-35 左侧大腿蜂窝织炎 CT 图
左侧大腿软组织肿胀,脂肪间隙模糊,增强后见部分积液边缘及筋膜轻度强化

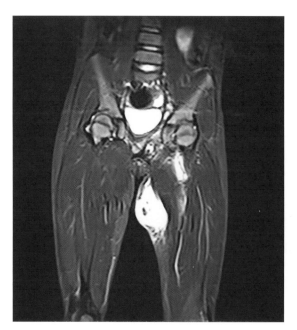

图 7-2-4-36 左侧大腿蜂窝织炎 MRI 图
左侧大腿软组织局部增厚、肿胀,皮下层见不规则肿块影

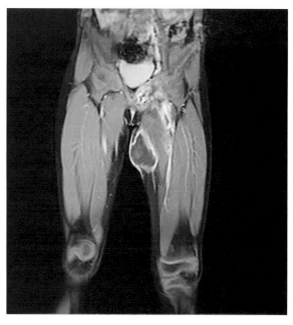

图 7-2-4-37 左侧大腿蜂窝织炎 MRI 图
左侧大腿蜂窝织炎,脓肿形成,肿块周围见环状强化

(七)临床意义

皮肤肿胀、血栓性静脉炎均可能有与蜂窝织炎相似的皮肤表征,但前两者与蜂窝织炎的治疗方法截然不同。超声能确诊软组织蜂窝织炎者,急性期可用脓液涂片和细菌培养确定病原菌,选取针对病原菌的治疗药物和治疗方式;超声确定液化明显者,可行脓肿切开引流等方式治疗。

六、疣

(一)概述

皮肤疣是病毒感染引起的一种常见皮肤赘生物,常见类型包括寻常疣、扁平疣、传染性软疣。

寻常疣和扁平疣是由人乳头瘤病毒(human papilloma,HPV)感染皮肤黏膜所致的良性增生性疾病,主要见于青少年和成人。

传染性软疣由痘病毒属的传染性软疣病毒(molluscum contagiosum virus,MCV)感染所致,主要通过接触传播。常见于儿童、青少年及皮肤娇嫩者。

(二)病理生理

1. **寻常疣和扁平疣** 由患者或病毒携带者直接或者间接接触传播,外伤或皮肤破损是主要诱因。HPV 嗜鳞状上皮细胞,可通过皮肤黏膜微小破损进入表皮基底细胞,进行复制、增殖并致上皮细胞异常分化和增生,形成良性增生物。颗粒层或颗粒层下棘细胞的空泡化变性,变性细胞内含有嗜碱性包涵体和嗜酸性包涵体,前者为病毒颗粒。可伴有角化过度、角化不全、棘层肥厚和乳头瘤样增生等。

2. **传染性软疣** MCV 感染细胞后,在胞内复制,疣体逐渐增大最终占据整个细胞,表皮高度增生,向下增生成梨状兜囊。囊内为嗜酸性包涵体,细胞核固缩,其后可变为嗜碱性包涵体,即软疣小体。

（三）临床表现

1. **寻常疣** 手部居多,外伤或水中长期浸泡是常见诱因。皮损常为灰褐色、棕色或皮色丘疹,表面粗糙、质地坚硬,呈黄豆大小或略大（图 7-2-4-38）。发生于足底者为跖疣（图 7-2-4-39）。外伤、摩擦、多汗可促使发生,常有触痛感。

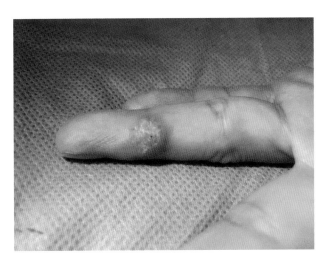

图 7-2-4-38 左手环指寻常疣外观图
左手环指皮色丘疹,边缘呈褐色,表面粗糙、质硬

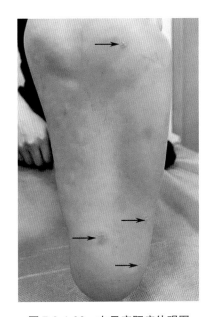

图 7-2-4-39 左足底跖疣外观图
左足底多发大小不等褐色丘疹（箭头）,表面粗糙、质硬,有触痛感

2. **扁平疣** 好发于面部、手背及前臂等处,为米粒至黄豆大小圆形或椭圆形的扁平隆起性丘疹,表面光滑,淡褐色或正常肤色,数目多且密集,搔抓后皮损可沿抓痕分布呈条状或串珠状排列。一般无症状,偶有轻度瘙痒（图 7-2-4-40）。

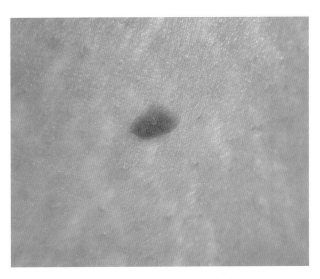

图 7-2-4-40 左腹壁扁平疣外观图
左腹壁褐色扁平形丘疹,略隆起,表面尚光滑、质中

3. **传染性软疣** 皮疹为粟粒至绿豆大小丘疹,质地由硬变软,中心微凹或呈脐窝状,颜色为白色或淡黄色,表面呈蜡样光泽,表皮破损者可见似奶酪样的软疣小体（图 7-2-4-41）。一般无自觉症状,合并湿疹者可有瘙痒,合并感染者可有红肿热痛表现。

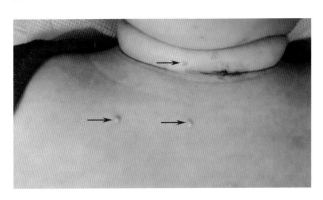

图 7-2-4-41 颈部及胸壁传染性软疣外观图
11 个月男性患儿,颈部及胸壁绿豆大小丘疹（箭头）,色淡黄、有光泽,质硬

（四）超声检查

1. **二维灰阶超声**

（1）寻常疣及扁平疣:常多发,皮肤层全层增厚,表皮层厚薄不均、粗糙不平整,皮肤及皮下层见低回声区,边界模糊不清,后方常见声衰减（图 7-2-4-42、图 7-2-4-43）。

（2）传染性软疣:常多发,皮肤表皮层突向浅面,真皮层内可见圆形或椭圆形低回声结节,边界清楚,内部回声较均匀（图 7-2-4-44）。

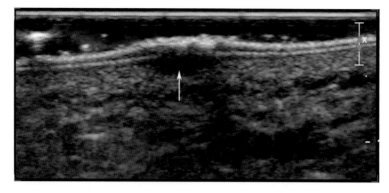

图 7-2-4-42 左足底跖疣二维灰阶超声图
左足底病灶处皮肤表皮层增厚、粗糙，皮肤及皮下层见低回声区（箭头），边界模糊，后方有声衰减

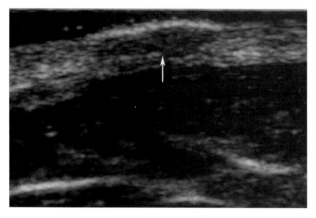

图 7-2-4-43 左腹壁扁平疣二维灰阶超声图
左腹壁病灶处皮肤表皮层增厚、略粗糙，呈扁平状突起，皮肤及皮下层见低回声区（箭头），边界不清楚

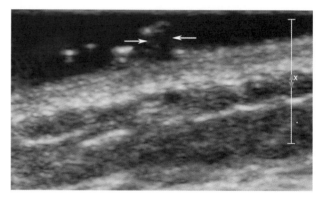

图 7-2-4-44 胸壁传染性软疣二维灰阶超声图
胸壁病灶处皮肤表皮层突向浅面，真皮层内可见类圆形低回声结节（箭头），边界清楚

2. 彩色多普勒超声

（1）寻常疣及扁平疣：病程短者（<6个月）弱回声区内一般可见较丰富的血流信号（图7-2-4-45），病程长者（>6个月）血流信号可不丰富（图7-2-4-46）。

（2）传染性软疣：因中心为软疣小体，病灶处通常无血流信号显示（图7-2-4-47）。

3. 频谱多普勒超声 寻常疣及扁平疣：病灶处血流频谱以低速低阻动脉为主（图7-2-4-48）。

（五）相关检查

皮肤镜 扁平疣见间距相近的单个分布点状血管，周围可见淡褐色环状结构；寻常疣呈乳头瘤样结构，凸起结构中可见白色晕状结构，中央可见一

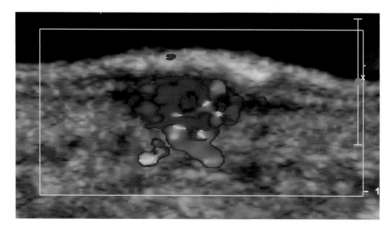

图 7-2-4-45 左足底跖疣彩色多普勒超声图
左足底跖疣，病程1个月余，病灶处低回声区血流信号丰富

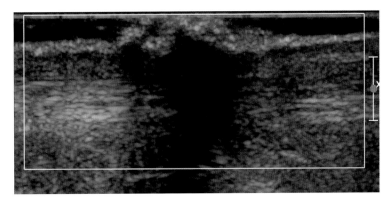

图 7-2-4-46 右足底跖疣彩色多普勒超声图
右足底跖疣,病程近 1 年,病灶处低回声区内未见明显血流信号

点状血管结构,边缘为条状血管;传染性软疣见黄白色高亮结构,可见较大的特征性软疣小体,周围为受挤压的表皮细胞。

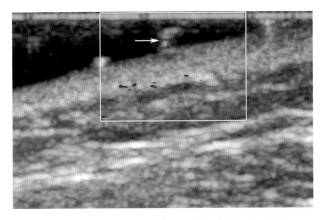

图 7-2-4-47 胸壁传染性软疣彩色多普勒超声图
胸壁传染性软疣,病灶处低回声区内未见明显血流信号(箭头)

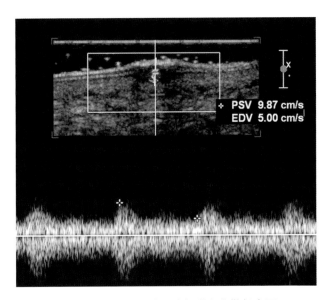

图 7-2-4-48 左足底跖疣频谱多普勒超声图
左足底跖疣,病灶处低回声区内探及低速低阻动脉频谱

(六)鉴别诊断

1. **鸡眼、胼胝** 常发生于足底部,通常单发,通常外观易与跖疣混淆,超声同样可表现为皮肤层增厚、低回声区,但皮肤表皮层一般连续性好,且无血流信号。

2. **皮赘** 易与传染性软疣混淆,超声表现为皮肤层回声连续,局部突向浅面,皮肤层无增厚,皮内无结节回声。

3. **黑色素瘤** 好发于足底,易与跖疣混淆,超声下皮肤表皮层一般较完整,无明显增厚,真皮层内见椭圆形低回声结节,边界较清楚,一般后方无声衰减甚至回声增强,血流信号较丰富。

4. **血管瘤** 皮肤色泽改变的血管瘤常与跖疣混淆,血管瘤常于皮肤及皮下层可见低回声区或管网状回声,皮肤表皮层一般连续、光滑,血流信号丰富。

5. **莫顿神经瘤** 易与跖疣混淆,莫顿神经瘤一般单发于趾间,表现为皮下实性结节,一般无皮疹,血流信号通常不丰富。

(七)临床意义

临床上疣易与鸡眼、胼胝、皮赘等混淆,超声能清晰显示皮肤各层次及病变的特征,有助疾病诊断与鉴别诊断,此外还有助评估病变大小、累及解剖层次、血供等,有助临床决策。

(邱 逦)

第五节 皮肤囊肿

一、表皮样囊肿

(一)概述

表皮样囊肿(epidermoid cyst,EC)是最常见的皮肤囊肿,其病因可能是先天性表皮细胞异位聚集,或继发于创伤或粉刺等导致上皮细胞植入真皮内部，病变可发生于身体的任何部位，特别是头颈部、躯干以及四肢易摩擦或受伤部位。

（二）病理生理

表皮样囊肿的囊内壁为复层鳞状上皮及颗粒细胞层，外层为薄层致密纤维组织，囊腔充满层板状排列的干酪样角化物、胆固醇结晶，偶尔会有营养不良性钙质沉积。表皮样囊肿没有皮脂腺成分，因此，将"皮脂腺囊肿"用于本病属于误称。

（三）临床表现

表皮样囊肿可以发生在任何年龄，以成年人更为常见。临床通常表现为孤立的真皮结节，表面光滑、呈肤色或红色，直径数毫米至数厘米不等，体积可保持长期稳定或进行性增大，部分出现自发性炎症和破裂。Gardner 综合征患者可以出现多发的、以四肢分布为主的表皮样囊肿。

（四）超声检查

1. 二维灰阶超声 发生于皮肤的 EC 囊壁完整者多表现为真皮层及皮下层内边界清楚的类实性结节，呈规则椭圆形或类圆形，囊肿的前壁与皮肤层关系密切，部分囊壁局部呈钉状凸向表皮（图 7-2-5-1），囊肿后方回声增强。由于角化物含量、排列及其水分含量不同，囊内回声表现多样，主要分为均匀型和不均匀型：当囊内角化物均匀分布时，超声表现为内部回声均匀的低 - 等回声结节（图 7-2-5-1）；反之

表现为不均匀型，由不同回声组合形成"裂隙样""洋葱皮""囊实性"等多种超声表现（图 7-2-5-2）。

当囊肿发生破裂，囊内容物释放到真皮内引起异物炎性肉芽肿反应，表现为囊肿边界模糊、形态不规则，周围组织回声增强（图 7-2-5-3）。无论囊肿是否破裂，其囊壁后方回声均增强，据此可与实性肿瘤进行鉴别。

2. 彩色多普勒超声 EC 囊壁完整者病灶内部无血流信号显示；当囊壁破裂伴发炎症或感染时，病灶内部及周围组织内可探及增多的点线状血流信号（图 7-2-5-4）。

（五）相关检查

高频超声对浅表表皮样囊肿检出率高，临床应用广泛，对于发生在深部组织的表皮样囊肿，特别是颅内表皮样囊肿，需行 CT 或 MRI 进行诊断，CT 多显示为边界较清楚、形态不规则的均匀性低密度影，少数呈混杂密度影，增强后无强化；MRI 平扫 T_1 加权多呈稍低信号、T_2 加权呈高信号，增强后病灶无强化，部分周围有不均匀环状强化，弥散加权成像（DWI）呈特征性不均匀高信号。

（六）鉴别诊断

1. 毛根鞘囊肿 好发于中年人，多发生于毛发生长茂盛区域，以头皮多见，超声表现为皮肤及皮下层不均质低回声结节，内部多有无回声及钙化样高回声。

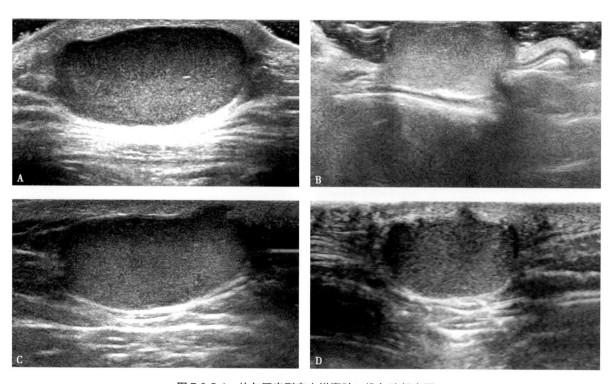

图 7-2-5-1 均匀回声型表皮样囊肿二维灰阶超声图

A、B. 皮肤及皮下层内低 - 等回声结节，边界清楚，内部回声均匀，C、D. 囊肿前壁局部呈钉状凸向表皮

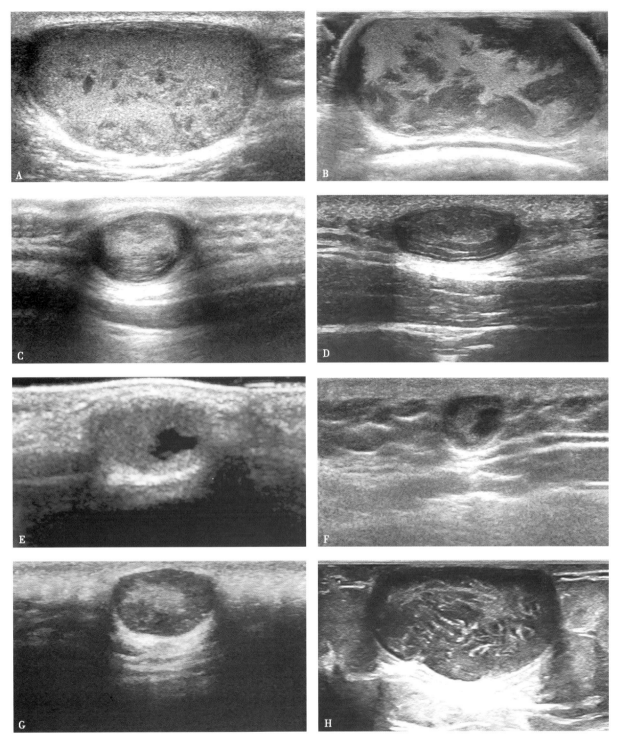

图 7-2-5-2　不均匀回声型表皮样囊肿二维灰阶超声图

囊肿的边界清楚，后方回声增强。A. 等回声结节内分布"裂隙样"无回声区；B. 囊肿内部回声杂乱；C、D. 囊肿内部下份区域呈规律层状结构，类似"洋葱皮"；E、F. 囊内等回声及无回声构成的"囊实性"表现；G. 囊肿的中央呈等回声，周边区域呈低回声；H. 囊肿内部等回声与低回声杂乱无序分布

　　2. 皮样囊肿　多于青春期前发病，最常见于眶周及人体中线部位，深面可与骨膜粘连，不易推动，超声显示囊肿位于皮下，以规则椭圆形的均匀等回声结节多见，部分囊壁较厚，深面骨皮质局部凹陷。

　　3. 皮肤纤维组织细胞瘤　好发于中年女性，通常位于四肢或躯干，病变体积较小，质地硬，表面皮肤可呈红色，部分患者有蚊虫叮咬史，一般无临床症状，与表皮样囊肿相比，该结节没有明显的包膜，多呈边界清楚的类圆形低回声结节，内部血流信号不丰富。

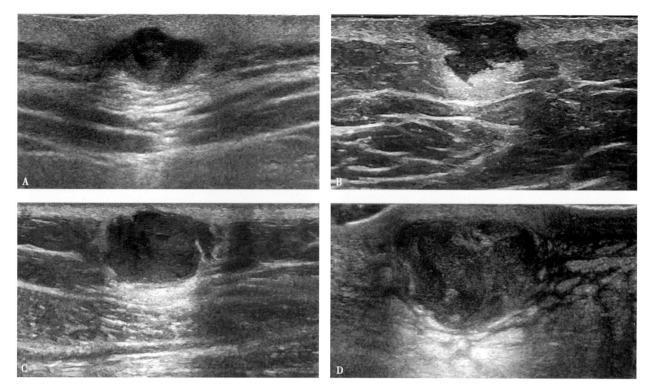

图 7-2-5-3 表皮样囊肿破裂伴发炎症二维灰阶超声图

A～C. 囊肿破裂伴发炎症时表现为病灶边界模糊、形态不规则，后方回声仍然增强，病灶周围组织回声增强；D. 周围组织出现裂隙样低回声

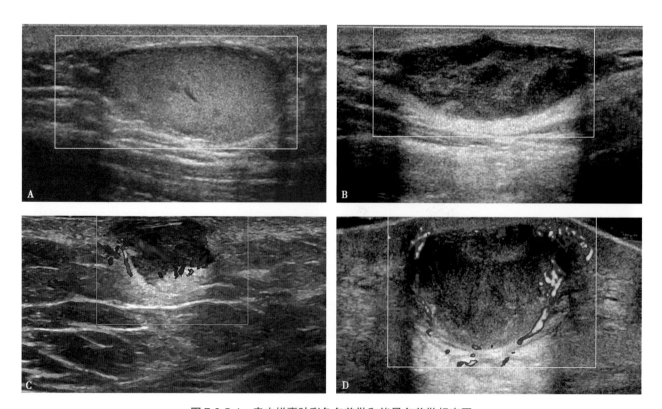

图 7-2-5-4 表皮样囊肿彩色多普勒和能量多普勒超声图

A. 彩色多普勒超声，囊肿内部未见血流信号；B. 彩色多普勒超声，囊肿周边可见点状血流信号；C、D. 彩色多普勒超声及能量多普勒超声，囊肿内部及周围组织内见较丰富的点线状血流信号

（七）临床意义

表皮样囊肿是极其常见的一类皮肤病变，患者通常以扪及局部隆起于皮面的包块就诊，部分囊肿发生破裂并伴发炎症或感染，引起红、肿、痛等临床症状；高频灰阶超声能够清晰显示囊肿壁及囊内结构，准确测量病灶大小，明确肿物与皮肤层的关系，结合彩色多普勒超声可以观察病变内部及周围组织血流情况，帮助进一步判断病变的囊实性。

二、皮样囊肿

（一）概述

皮样囊肿（dermoid cyst，DC）是由胚胎发育早期异位的上皮组织碎片发展形成的一种先天性病变，多沿胚胎闭合线分布，好发于头、面、颈、腹和背部的中线，最常见于眶周区域。

（二）病理生理

皮样囊肿内衬有复层鳞状上皮及其他皮肤附属结构（如毛囊、汗腺和皮脂腺），可以分泌汗液和皮脂，形成包括脱落的毛发、上皮碎屑、皮脂、汗液等成分复杂的囊内容物，平滑肌也常见，但与良性囊性畸胎瘤相比，软骨和骨通常不存在。

（三）临床表现

皮样囊肿通常在婴儿或儿童期发病，表现为无痛性、生长缓慢的皮下结节，多为单发，深面可附着于骨膜并压迫其下的颅骨，浅面不与皮肤粘连。中线区域（特别是鼻中线）的皮样囊肿可伴有皮肤凹陷或窦道，部分窦道与深部结构（如骨、中枢神经系统、鼻窦）相通，皮样囊肿发生感染时，存在经窦道导致颅内感染的风险。

（四）超声检查

1. **二维灰阶超声** 表现为边界清楚，形态规则的皮下结节，以椭圆形居多，后方回声增强，部分伴有深面骨皮质凹陷，囊肿内部回声通常以均匀低-等回声为主。回声不均匀者表现为囊肿内部出现范围不等的无回声区或点线状高回声，部分囊肿以无回声为主，囊壁较厚或伴有结节样等回声；囊内出现脂液分层时，表现出上层为无回声、下层为等回声的典型图像（图7-2-5-5）；伴发炎症或感染时，囊肿边界模糊。

2. **彩色多普勒超声** 结节内通常无血流信号，当发生炎症或感染时，病灶内部可探及点状血流信号，周围组织内血流信号增多（图7-2-5-6）。

（五）相关检查

CT可以显示皮样囊肿的位置、形状以及肿瘤的内部构成，多呈边界清楚的低密度影，内部不均质，当囊内出现脂肪密度影时，有助于该病的诊断。此外，CT在显示病变继发改变，如骨质增生、骨质缺失等方面优于超声；MRI平扫T_1加权呈高信号或高低混杂信号，T_2加权呈高信号，增强囊内无强化，部分囊壁可见条索状强化，在皮样囊肿与其他软组织肿瘤病变进行鉴别诊断，以及判断是否存在窦道、有无颅内或颞窝蔓延方面MRI具有优势。

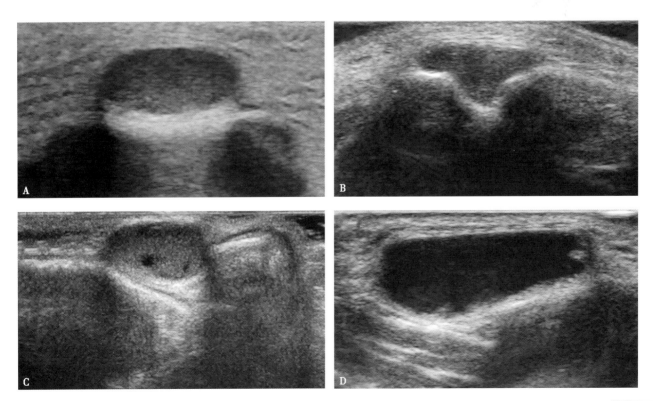

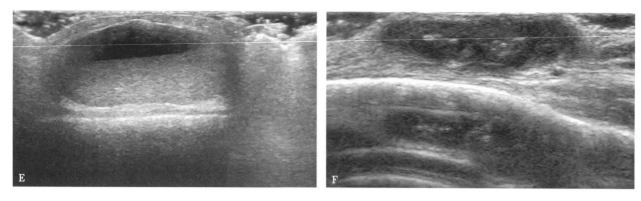

图 7-2-5-5　皮样囊肿二维灰阶超声图

A. 皮下边界清楚、形态规则、内部回声均匀的低回声结节；B. 囊肿深面骨皮质凹陷；C. 囊肿以低回声为主，内部散在小囊状无回声区；D. 囊肿以无回声为主，周边可见结节样等回声；E. 囊内脂液分层时形成无回声与等回声分隔界面；F. 囊肿内部可见点线状高回声

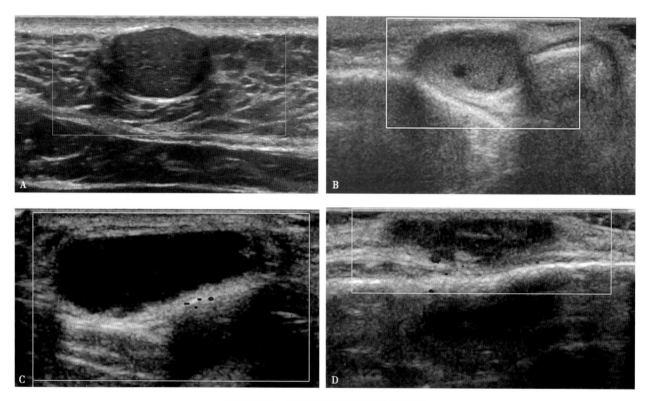

图 7-2-5-6　皮样囊肿彩色多普勒超声图

A、B. 结节内部未见血流信号；C. 结节内部未见血流信号，周围查见点状血流信号；D. 结节内部及周围均查见点状血流信号

（六）鉴别诊断

1. 甲状舌管囊肿　超声多表现为颈前中线、舌骨平面的单发薄壁的无回声或低回声结节，位于皮下或肌层，可纵向延伸到舌根，部分呈多房囊性；颈部的皮样囊肿更多见于舌骨上方，位于皮下，呈规则、均匀的低回声结节，一般无分隔。

2. 腮裂囊肿　由于腮弓闭合不当引起的先天性囊肿，以第二腮弓最常见，多分布于上颈部胸锁乳突肌区域，表现为皮下边界清楚的无回声或低回声团块，部分囊壁较厚，内部无明显血流信号。

（七）临床意义

高频超声可以对皮样囊肿进行准确定位，显示病灶深度、范围及周围毗邻关系，有助于外科医生术前设计手术切口方案，既完整摘除囊壁避免复发，又达到更好的美容效果。

三、指 / 趾黏液囊肿

（一）概述

指 / 趾黏液囊肿（digital mucous cyst，DMC）好发于中老年人，根据黏液囊肿来源将其分为两种类型,一种与远指间关节退变相关,该类型囊肿与腱鞘囊肿和滑膜囊肿相似,可以与关节相通;另一种囊肿独立于关节存在,认为是由真皮成纤维细胞产生过多黏蛋白物质聚集而成,该类型囊肿多位于侧甲沟附近。

(二)病理生理

DMC 是由结缔组织的黏液样变性和 / 或远端指 / 趾间关节发生关节炎后关节液经相交通的管道漏出引起,囊肿周围无上皮层包绕。

(三)临床表现

DMC 表现为指 / 趾背侧半透明的光滑结节,好发于优势手指桡侧的远端指间关节远端与近端甲襞

之间,位于近端甲襞的 DMC 可能会给下方的甲母质产生压力,导致出现甲板纵向凹槽。

(四)超声检查

1. **二维灰阶超声** 表现为指 / 趾远端关节旁或近端甲襞皮肤或皮下的无或低回声结节,边界清楚,形态规则或欠规则,部分囊肿与关节腔相通(图 7-2-5-7)。

2. **彩色 / 能量多普勒超声** 囊肿内部无血流信号(图 7-2-5-8)。

(五)相关检查

DMC 在 T_1 加权像上呈均匀的低信号,T_2 加权像上呈高信号,边缘清晰,部分囊内有间隔,约 83%

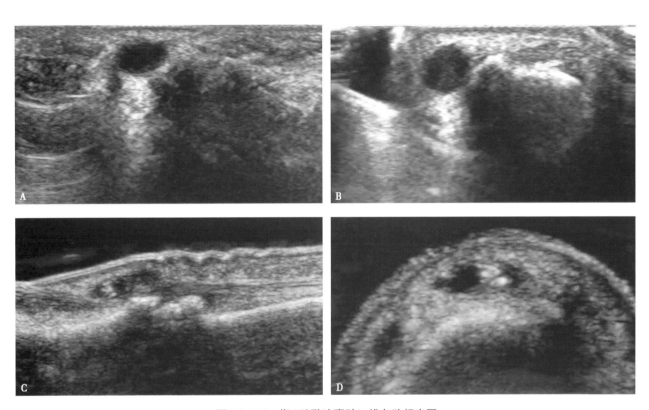

图 7-2-5-7 指 / 趾黏液囊肿二维灰阶超声图

A、B. 近端甲襞皮下层的无 - 低回声结节,边界清楚,形态规则,后方回声增强;C、D. 远端指间皮下低回声结节,内部回声不均匀,与远端指间关节相通,关节骨皮质表面有强回声凸起(骨赘)

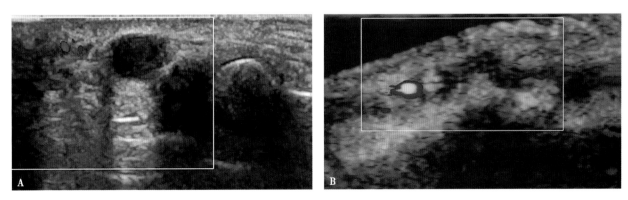

图 7-2-5-8 指 / 趾黏液囊肿彩色多普勒和能量多普勒超声图

A、B. 指 / 趾黏液样囊肿内未见明显血流信号

的 DMC 可见到与远端指 / 趾间关节之间的交通管道；增强扫描时病变中心一般无强化，但其边缘和邻近的甲下组织可有轻度增强。

（六）鉴别诊断

1. **腱鞘囊肿** 常发生在手指屈侧、手腕伸侧的关节及肌腱附近，表现为椭圆形或不规则形无回声结节，部分伴有分隔，囊内多透声好，后方增强，内部无血流信号。

2. **血管球瘤** 好发于甲下区域，冷热刺激或按压时疼痛明显，部分可导致其深面远节指骨骨侵蚀，超声多表现为甲下边界清楚的低回声结节，内部血流信号丰富。

（七）临床意义

高频超声有助于对临床肉眼和触诊难以确诊的 DMC 病例进行进一步判断，可以显示病变大小、是否与关节腔相通，此外还可以观察有无骨赘等其他关节改变。

四、毛根鞘囊肿

（一）概述

毛根鞘囊肿（trichilemmal cyst，TC）又称毛鞘囊肿或毛发囊肿，源于毛囊的外毛根鞘，好发于中年人，最常位于头皮等毛发旺盛部位。家族性毛根鞘囊肿为常染色体显性遗传倾向，患者往往更年轻，并常同时发生多处皮损。

（二）病理生理

囊壁内衬立方上皮细胞，细胞间桥多不明显，表皮骤然角化而无颗粒层，囊内含有不定性或致密均质分布的嗜酸性角质蛋白，常伴有灶性钙化。

（三）临床表现

TC 表现为生长缓慢的无痛性皮下质硬结节，可于深部组织上滑动，表面皮肤光滑，可伴有局部脱发，毛根鞘囊肿囊壁坚硬，不易破裂，容易完整切除。

（四）超声检查

1. **二维灰阶超声** 多表现为皮肤及皮下层的低回声结节，边界清楚，形态规则，与表皮层没有连接通道，内部回声往往不均匀，伴有高回声及无回声区域，高回声对应钙化和 / 或被压实的毛束沉积物（图 7-2-5-9）。

2. **彩色多普勒超声** 囊肿内通常无血流信号，伴发炎症或感染时，团块内部及周围组织可见点线状血流信号（图 7-2-5-10）。

（五）相关检查

毛根鞘囊肿在 CT 上表现为皮下单发或多发大小不等的软组织结节影，密度略高于正常头皮软组

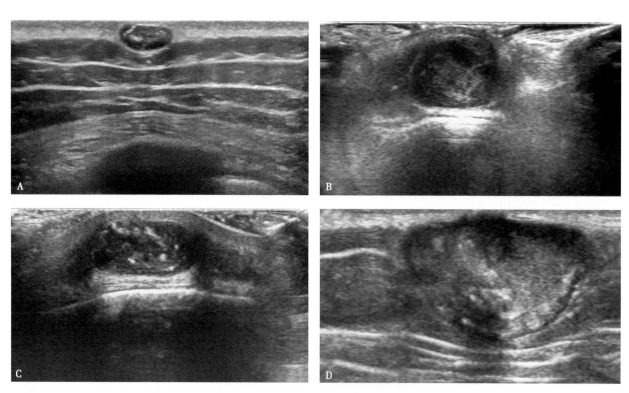

图 7-2-5-9 毛根鞘囊肿二维灰阶超声图

A. 皮肤层内边界清楚、形态规则的低回声结节，内部回声不均匀，可见斑片状高回声；B. 囊肿内可见小片状无回声；C. 囊肿内可见多个点状高回声及小片状无回声区；D. 皮肤及皮下层内等回声结节，内见点状及线片状高回声

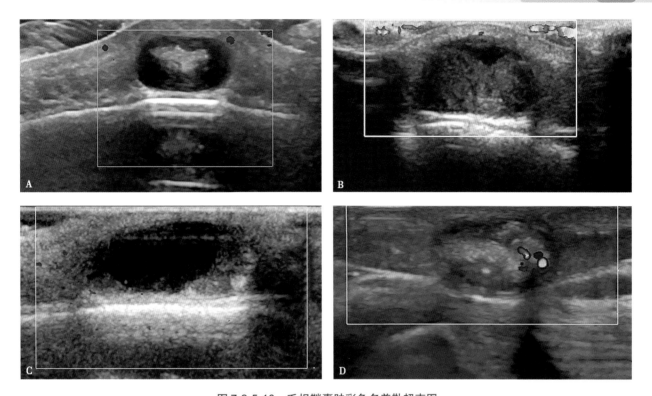

图 7-2-5-10　毛根鞘囊肿彩色多普勒超声图
A～C. 毛根鞘囊肿内部无血流信号；D. 囊肿内部可见点状血流信号

织，边界清晰光整，结节内可见环状或沙砾样、斑片状不定形钙化影为其特征；内部有或无脂肪组织，多数无邻近骨质增生及破坏等异常改变。MRI 平扫 T_1 加权像呈不均匀等信号。

（六）鉴别诊断

1. 毛母质瘤　好发于儿童头面、颈部的良性实性肿瘤，超声表现为皮肤及皮下的等回声或稍高回声结节，边界清楚，多呈规则类圆形，内部常可见点状及斑片状高回声，肿瘤内部可探及点线状血流信号。

2. 脂囊瘤　由于皮脂腺开口处受阻而形成的潴留性囊肿，好发于青少年或青年，常为多发，位于头颈部、胸壁、腋窝等部位。超声表现为边界清楚，形态规则，后方回声增强的皮下结节，团块内呈均匀无回声，或无回声伴有絮团状高回声的混合回声团块，部分内可见条索状的毛发样高回声，内部无血流信号。

（七）临床意义

毛鞘囊肿的超声表现具有一定的特异性，结合其特征性发病部位，多能做出正确的诊断；高频超声能够显示病变的准确位置、深度，观察囊壁是否完整，深面骨皮质有无破坏，对有无合并感染等进一步判断。

五、藏毛囊肿

（一）概述

藏毛囊肿（pilonidal cyst，PC），也称藏毛窦或"Jeep 病"，是一种少见的，以内含毛发为特征的皮肤病变，最常见于骶尾部臀间裂，也可累及脐部、指/趾间等其他部位。好发于青年男性，现被认为与受累区域的毛发及局部创伤有关，发病的危险因素包括：肥胖、久坐、臀间裂较深且毛发旺盛、局部创伤及家族史。

（二）病理生理

藏毛囊肿并非真正的囊肿，内层没有完全上皮化，但窦道可能上皮化，囊内充满液体、毛发和角质；发生慢性感染时可见肉芽组织及纤维组织增生，以及局部炎症细胞浸润。

（三）临床表现

藏毛囊肿皮肤处可见不规则小孔，部分内可见毛发，无继发感染时没有明显症状；当感染急性发作时发展为藏毛脓肿，局部出现红、肿、热、痛等急性炎症的表现，脓肿反复破溃可形成向头侧走行的窦道，挤压时可排出稀薄淡臭液体。

（四）超声检查

1. 二维灰阶超声　超声表现为皮肤、皮下层低回声或混合性回声窦道样结构，内部回声不均匀，多有毛发形成的条索状高回声,囊肿易伴发感染,表现为边界不清,形态不规则,周围组织回声增强,层次结构不清(图7-2-5-11)。

2. **彩色/能量多普勒超声** 藏毛囊肿没有继发

感染时病灶内部无明显血流信号;当伴发感染时内及周边探及点线状血流信号(图7-2-5-12)。

(五)相关检查

对于部分病变范围大,位置深的病灶,CT和

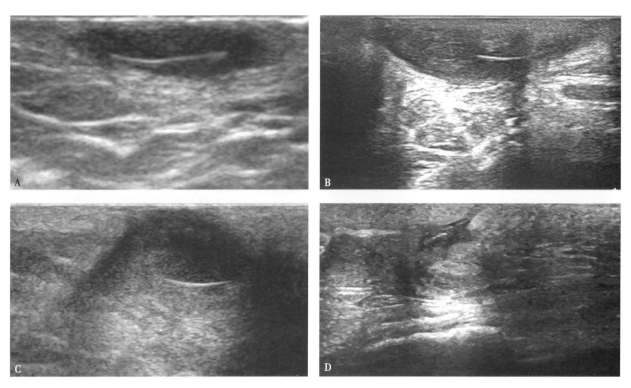

图7-2-5-11 藏毛囊肿二维灰阶超声图

A、B. 皮肤及皮下层低回声团块,内可见毛发样高回声;C. 病灶边界模糊,内部可见毛发样高回声;D. 病灶形态不规则,与表皮层相通,周围组织回声增强

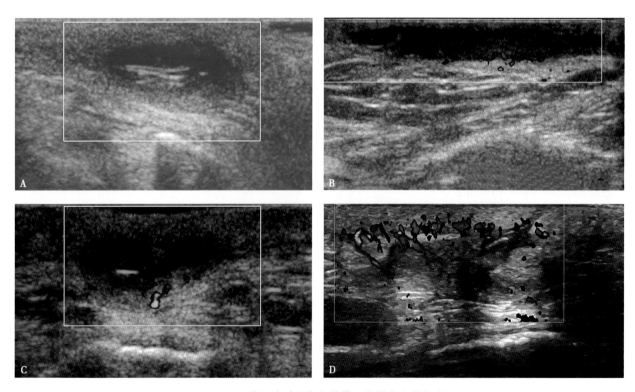

图7-2-5-12 藏毛囊肿彩色多普勒和能量多普勒超声图

A. 藏毛囊肿内未见明显血流信号;B~D. 病灶内部及周围组织内血流信号增多

MRI 可以更好地显示病灶与周围组织的结构关系，CT 表现为骶尾部皮下边界欠清楚，形态不规则的囊性稍低密度影；MRI 显示窦道管壁较厚，T_2 加权像呈高信号，T_1 加权像呈等或稍低信号；囊内容物 T_1 加权像呈等或稍高信号，T_2 加权像呈高信号；MRI 软组织分辨率高，可以清晰显示藏毛窦的范围、深度及邻近组织结构，包括椎管内情况。

（六）鉴别诊断

1. **肛周脓肿**　藏毛囊肿容易发生感染，造成局部疼痛，需与肛周脓肿鉴别，后者一般位于肛门附近，肛周皮肤红肿，有波动感，常伴发热、不适等全身症状；藏毛囊肿通常位于更接近头侧的臀间裂区域，距直肠后壁较远，深度相对较浅，且多向头侧延伸。

2. **骶尾部表皮样囊肿破裂伴感染**　骶尾部表皮样囊肿破裂伴感染时局部皮肤红肿、疼痛，超声显示为皮下边界不清楚、形态不规则的低回声团，内部无毛发样高回声，内及周围可探及点线状血流信号。

（七）检查意义

高频超声可以显示藏毛囊肿的走行、范围、深度及与邻近组织结构的关系，结合临床有助于对藏毛囊肿进行诊断及鉴别诊断，为手术计划的制订提供重要的信息，降低复发风险。

（邱　逦）

第六节　皮肤脉管异常

脉管异常是一组常见的先天性血管或淋巴管病变。1996 年，国际脉管异常研究学会（ISSVA）在制订了一套较为完善的分类系统，并分别于 2014 年、2018 年进行了修订与更新，被广泛用于临床。根据该标准，脉管异常包括了脉管肿瘤及脉管畸形两大类。脉管肿瘤包括良性、局部侵袭性或交界性和恶性三大类，其中婴幼儿血管瘤、先天性血管瘤和分叶状毛细血管瘤为最常见的良性脉管肿瘤。脉管畸形包括单纯性和混合性。单纯性包括毛细血管畸形、淋巴管畸形、静脉畸形、动静脉畸形及动静脉瘘。混合性是指同一病变中含有 2 种或者以上脉管畸形。其中，毛细血管畸形、淋巴管畸形、静脉畸形为低流量病变，动静脉畸形及动静脉瘘为高流量病变。

一、良性脉管肿瘤

（一）婴幼儿血管瘤

1. **概述**　最常见的良性脉管肿瘤为婴幼儿血管瘤，其次为先天性血管瘤、分叶状毛细血管瘤等。根据 2018 年的修订标准，血管瘤被推荐用来特指婴幼儿血管瘤。婴幼儿血管瘤发生率为 1%～5%，发病率具有种族差异，白种人较有色人种发病率更高。女性更为常见，多为出生后 2～8 周形成。

2. **病理生理**　婴幼儿血管瘤是真性血管肿瘤，以血管内皮细胞异常增生为特点。内皮细胞全程持续高表达葡萄糖转运蛋白（GLUT-1）直至消退完成期。由于 GLUT-1 在其他良性血管性肿瘤和血管畸形中不表达，因此 GLUT-1 是婴幼儿血管瘤的特有标志物。婴幼儿血管瘤自然病程包括增殖期、消退期和消退完成期。增殖期开始于婴儿时期的早期，瘤体内内皮细胞增生活跃，内皮细胞外有多层基底膜，病变内有较多肥大细胞。从 1 岁起病变逐渐自然消退，在增殖期的中晚期和消退期的中间期，被称为"稳定期"，表现为细胞增殖、消退和凋亡的暂时平衡。消退期表现为血管瘤内纤维组织增生，脂肪沉积，血管闭塞。该过程往往需要好几年，持续的时间也可因个体差异而不相同。

3. **临床表现**

（1）增殖期：早期表现为局部皮肤苍白或斑点状毛细血管扩张性红斑。随着血管内皮细胞的增殖，瘤体增大变得突出，并发展成为一个有弹性的稳定肿块。在这个时期，它经常表现出周围苍白和血管扩张。生长较快者，可能会出现溃疡而导致疼痛和瘢痕形成。婴幼儿血管瘤可根据病变所在的深度进行分类。浅表型指表面呈红色，可和皮下组织相辨别的肿瘤，以往也被称为"草莓状"血管瘤。深在型指居于皮肤深部，表面皮肤呈蓝色的或无颜色改变的肿瘤。混合型指浅表和深部共存的婴幼儿血管瘤。浅表型所需消退时间最短，深在型则最长，混合型居于二者之间。

（2）消退期：大多数婴幼儿血管瘤会在 6～12 个月龄开始消退，且大多会在 4 岁前消退。随着瘤体的消退，部分病灶会从中心开始往四周逐渐变平和慢慢收缩。对于浅表型病灶，会随着中心性清除而变为灰色。

（3）消退完成期：尽管婴幼儿血管瘤可以自然消退，但 25%～69% 未经治疗的患儿在消退后会遗留下不同程度的皮肤改变，包括瘢痕、萎缩、毛细血管扩张、皮赘、皮肤松弛、局部色素减退等。

4. **超声检查**

（1）二维灰阶超声：因血管与间质成分比例不同而表现为高回声、低回声或者混合回声的实性团块，以高回声更为多见。增殖期可出现低回声区，边界清楚，部分侵袭性生长者则边界不清楚；形态欠规则，内部回声不均匀；浅表型病变位于真皮层，深在型病变位于皮下层；混合型则皮肤皮下层兼有（图7-2-6-1）。

（2）能量多普勒超声：增殖期可见团块内血流信号较丰富，消退期团块内血流信号较为稀少（图7-2-6-2）。

（3）频谱多普勒超声：增殖期团块内可探及动静脉血流，动脉呈高收缩期峰值流速，偶尔可见动静脉分流。

5. 相关检查 CT 及 MRI 显示表浅型婴幼儿血管瘤价值有限，部分可表现为软组织稍增厚或密度及信号稍异常，而对于深在型及混合型婴幼儿血管瘤，可以较为清楚地显示密度及信号的异常。但婴幼儿患者配合较为困难，CT 及 MRI 检查容易出现运动伪像，检查时使用镇静药物能够获得更为清晰的检查图像。

6. 鉴别诊断

（1）鲜红斑痣：表浅型婴幼儿血管瘤应与鲜红斑痣相鉴别。临床表现上随病程进展，婴幼儿血管瘤在 1 岁以内会增殖长大，后逐渐消退，而鲜红斑痣随年龄增长皮损则会逐渐增厚，且皮肤表面颜色更深，但多发生在青春期及以后，而婴幼儿期变化不大。一般来讲，鲜红斑痣在婴幼儿期灰阶超声可无异常发现或表现为真皮层局限性增厚，不会形成明显的团块，彩色多普勒显示鲜红斑痣早期血流并无明显增多，随着年龄增长，血流信号逐渐增多，婴幼儿血管瘤血流在增殖期血流信号丰富，消退期血流信号逐渐减少。

（2）先天性血管瘤：深在型及混合型婴幼儿血管瘤需要与先天性血管瘤相鉴别。先天性血管瘤较为

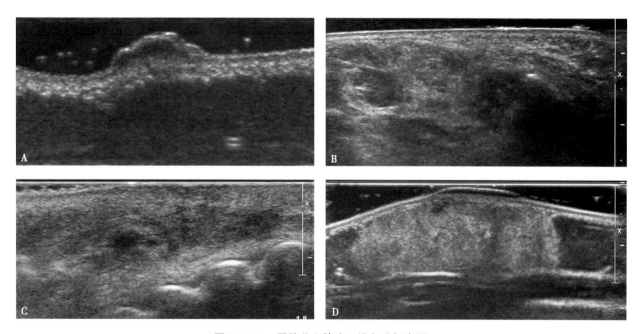

图7-2-6-1 婴幼儿血管瘤二维灰阶超声图
A. 皮肤真皮浅层可见低回声团块，向皮肤表面隆起；B. 皮下脂肪层可见高回声团块，内部回声不均匀；C. 皮肤皮下脂肪层可见混合回声团块，内部回声强弱不均匀；D. 皮肤皮下脂肪层可见混合回声团块，皮肤层以低回声为主，皮下脂肪层以高回声为主

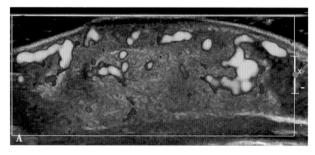
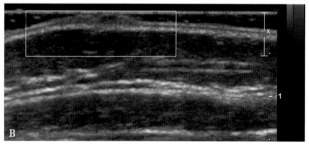

图7-2-6-2 婴幼儿血管瘤能量多普勒超声图
A. 增殖期，团块内血流信号较丰富；B. 消退期，团块内未见明显血流信号

罕见,出生时病灶已成熟或随患儿成长等比例长大,其完全位于皮下而不累及皮肤者极罕见,GLUT-1 阴性。超声显示团块内可见扩张的管道样结构,内血流信号丰富,可见动静脉瘘、动脉瘤、血栓及钙化形成。

7. 临床意义 高频超声可以清晰显示皮肤、皮下层的层次及结构,较 CT 及 MRI 具有更高的分辨率。在婴幼儿血管瘤,特别是表浅型病变的诊断及鉴别诊断方面,不仅可以清晰显示瘤体的形态、累及层次和范围,还可提供瘤体的血供信息,为婴幼儿血管瘤的分型及分期提供可靠信息,是该病的首选影像学检查方法。

(二) 先天性血管瘤

1. 概述 先天性血管瘤很容易与婴幼儿血管瘤相混淆,二者的生物学和行为学都不相同。先天性血管瘤临床上较少见,发生率约 0.3%,出生时即存在,可能已经生长结束,也可能随着患儿成长等比例长大。

2. 病理生理 临床上将先天性血管瘤分为三类:快速消退型、不消退型和部分消退型。快速消退型是指出生后 1 年内开始消退,一般可在 12~18 个月龄时完全消退的病变;不消退型是指瘤体稳定存在的病变,出生后其最显著的特点是病灶随身体等比例生长,既不增殖也不消退;部分消退型是指在出生后的一段时间内能快速消退,但病灶尚未完全消退即中止,最终瘤体没有完全消失的病变。先天性血管瘤均不表达葡萄糖转运蛋白 1(GLUT-1)。

3. 临床表现 先天性血管瘤好发于颅颌面部及下肢,也可发生于枕下、颈部、肘部等部位。多为单个生长,在患儿出生后到发生迅速消退前的一段时间里,多为紫红色圆形或卵圆形凸起,表面可见毛细血管扩张,触诊时,病变表面温度高于周围皮肤。部分病变突起周围可见苍白的边缘存在,病灶

中心有时会出现溃疡或瘢痕。消退后可见瘤体整体萎缩,遗留多余的皮肤,色苍白,表面残留少量扩张的毛细血管。少数患儿会伴有心力衰竭、血小板减少以及出血。

4. 超声检查

(1)二维灰阶超声:超声图表现实性团块,边界清楚或不清,常位于皮下,部分瘤体内可见扩张的管道样结构(图 7-2-6-3),部分内可见血栓形成或高回声钙化,消退后可见瘤体变小。

(2)彩色/能量多普勒超声:团块内可见丰富的动静脉血流信号,消退后血流信号减少(图 7-2-6-4),部分内可见动脉瘤形成。

(3)频谱多普勒超声:团块内探及动脉及静脉频谱(图 7-2-6-5)。

5. 相关检查

(1)MRI:T_1 加权呈等信号,T_2 加权呈高信号,部分可见血管流空现象。

(2)血管造影检查:可见毛细血管充盈及静脉扩张,部分可见大而紊乱的供血动脉,有时还可见血管内栓塞、动静脉分流或动脉瘤的影像。

6. 鉴别诊断

(1)婴幼儿血管瘤:婴幼儿血管瘤较先天性血管瘤更为常见,多在出生后 2~8 周形成,有明显的快速增殖期,瘤体多在患儿 1 岁后才出现消退,无明显的动脉瘤、血栓及钙化形成,且 GLUT-1 呈阳性。

(2)动静脉畸形:动静脉畸形表现为多个簇状的管腔结构,无软组织成分,血流信号丰富,以动脉血流为主,且无主动消退过程。

7. 临床意义 先天性血管瘤在超声上具有较为特征的超声图改变,结合患儿的临床表现,可以准确得出诊断。此外,还可对其进行超声下的长期随访及治疗效果评估。

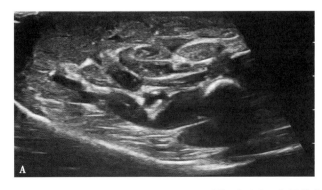
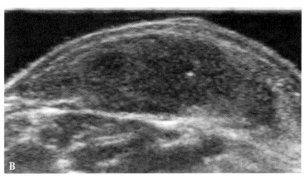

图 7-2-6-3 先天性血管瘤二维灰阶超声图
A. 皮下可见实性团块,边界不清,内部回声不均匀,内可见扩张的管道样结构,内可见斑片状高回声钙化;B. 皮下可见低回声团块,内可见点状高回声钙化

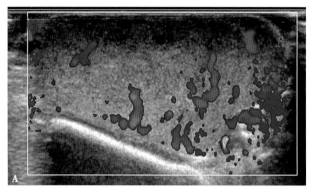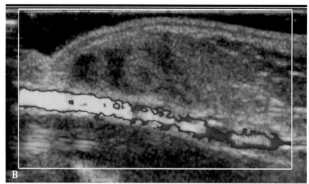

图 7-2-6-4 先天性血管瘤彩色多普勒和能量多普勒超声图
A. 消退前, 团块内血流信号丰富; B. 消退后, 团块内未见明显血流信号

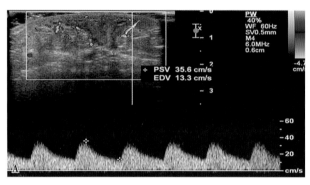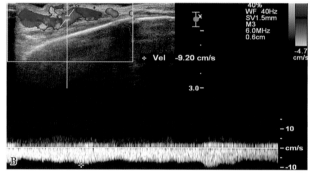

图 7-2-6-5 先天性血管瘤频谱多普勒超声图
A. 团块内探及动脉频谱; B. 团块内探及静脉频谱

（三）分叶状毛细血管瘤

1. 概述 分叶状毛细血管瘤, 又称为化脓性肉芽肿, 是一种较为常见的外生性血管病变, 通常与创伤、激素、药物及慢性刺激等有关。可发生于任何年龄, 皮肤病变男性发病率略高于女性, 但黏膜病变以女性多见, 发病部位以头颈、上肢等易暴露处常见。

2. 病理生理 分叶状毛细血管瘤的病理学特征为毛细血管呈分叶状增生, 好发于真皮层和黏膜层, 少数位于皮下层或静脉内。病变在镜下可见表层为不完全连续的角化复层鳞状上皮, 下层间质水肿, 具有丰富的毛细血管、成纤维细胞和巨噬细胞, 深层可有肌层组织。

3. 临床表现 多数为单发病变, 极少数为多发, 典型表现为孤立的、高出皮肤或黏膜表面的无痛性暗红色结节或息肉状病变。部分可伴疼痛, 有蒂或无蒂。生长较慢或者迅速, 局部或全身刺激可加速其生长。易出血、发生溃烂、结痂和继发感染, 为其相对特异的临床表现。部分类似小动脉出血, 出血不易停止。

4. 超声检查

（1）二维灰阶超声: 超声图表现为皮肤层低回声结节, 可累及皮下层, 常向皮肤或黏膜表面隆起, 直径多小于 10mm, 边界清楚, 形态规则, 内部回声均匀, 无明显钙化或液化（图 7-2-6-6）。伴出血或破溃时, 结节表面表皮常增厚、不连续。

（2）彩色多普勒超声: 一般来讲, 病变内血流信号丰富（图 7-2-6-7）。

（3）频谱多普勒超声: 病变内可探及高速低阻动脉频谱。

5. 相关检查 CT 及 MRI 对分叶状毛细血管瘤的诊断无明显特征性, 表现为软组织密度或者信号影, 增强扫描强化明显。

6. 鉴别诊断

（1）血管球瘤: 女性多见, 病灶多位于甲床, 生长缓慢, 呈粉红色或蓝紫色, 探头轻压即有剧痛, 超声表现为甲床内体积较小的边界清楚、形态规则、内部血流信号丰富的低回声结节, 常可见深面骨皮质受压凹陷。

（2）隆凸性皮肤纤维肉瘤: 肿瘤多位于躯干和四肢近端, 生长缓慢, 常向体表突出, 超声表现为皮肤及皮下层体积较大的低回声团块, 直径多大于 20mm, 边界清楚, 形态规则, 内部回声多不均匀, 内部血流信号丰富。

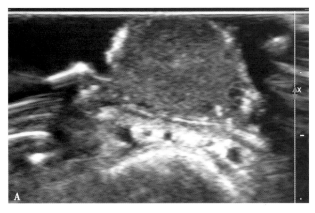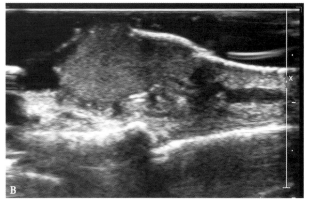

图 7-2-6-6 分叶状毛细血管瘤二维灰阶超声图
A. 病变短轴切面；B. 病变长轴切面，皮肤皮下层可见低回声结节，边界清晰，形态规则，向皮肤表面隆起

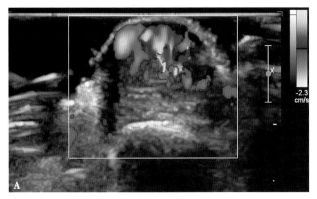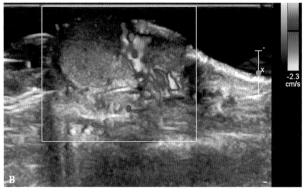

图 7-2-6-7 分叶状毛细血管瘤彩色多普勒超声图
A. 病变短轴切面；B. 病变长轴切面，结节内可见较丰富的点条状血流信号

（3）动静脉畸形：动静脉畸形表现为多个簇状的管腔结构，无软组织成分。

7. 临床意义 分叶状毛细血管瘤通常位置表浅，高频超声可以清楚显示，并具有较为特征的超声表现，是首选的影像学检查方法。患者若具有外伤史、病灶易出血、发生溃烂、结痂和继发感染，更有助于同其他软组织肿物相鉴别。

二、脉管畸形

（一）毛细血管畸形——鲜红斑痣

1. 概述 鲜红斑痣又称葡萄酒色痣，是最常见的毛细血管畸形，是一种位于真皮层的先天性毛细血管扩张畸形，新生儿发病率为 0.3%～0.5%。患者出生时皮损即被发现，常表现为皮肤红色或者紫红色的不规则斑块，未接受治疗者，皮损几乎不会发生自发消退。皮损可发生在身体的各个部位，最常发生于头颈部及面部，约占 80%。鲜红斑痣通常为散发单灶病变，但多灶病变也较为常见。鲜红斑痣有时会与其他综合征有关，如 Sturge-Weber 综合征、静脉曲张骨肥大综合征（Klippel-Trenaunay-Weber

syndrome，KTS）等。

2. 病理生理 鲜红斑痣皮损最初表现为浅粉色或者浅红色平坦斑块，不高于皮面。随着年龄的增长，皮损内的畸形血管逐渐扩张，皮损的颜色亦加深，由最初的浅粉色或浅红色斑块变为红色或紫红色。并且，由于畸形血管的进一步扩张，鲜红斑痣皮损会逐渐增厚而变得高于正常皮肤表面，严重者可形成结节。除皮肤层增厚外，患者有时也会发生皮下软组织增厚及骨肥大。

3. 临床表现 按照临床表现及病程进展，鲜红斑痣可分为红型、紫红型及增厚型三种类型。红型患者常表现为颜色较浅的平坦斑块，紫红型患者颜色更深，增厚型患者肉眼可见皮肤层增厚高于正常皮肤，颜色更深，部分形成肉眼可见的结节。由于鲜红斑痣皮损常发生于头颈部及面部，患儿可能会因为外貌原因遭受不同程度的心理创伤。部分皮损较为严重者，受累区域还可能会出现不对称和畸形，并可发生自发性或外伤后出血，影响正常生活。部分出现软组织肥大及骨肥大后，可能会导致视力、语言等功能受影响。

4. 超声检查

（1）二维灰阶超声：红型及紫红型鲜红斑痣皮损表现为二维超声图无明显异常或皮肤层稍增厚，回声减低（图7-2-6-8）。增厚型鲜红斑痣表现为皮肤层增厚，回声减低，严重者可见皮肤增厚呈结节样（图7-2-6-9）。

（2）彩色多普勒超声：红型鲜红斑痣皮损表现为皮肤层血流信号无明显异常。紫红型及增厚型鲜红斑痣皮损多表现为皮肤层血流信号增多，部分血流信号丰富，尤其在结节病灶内（图7-2-6-10）。

（3）超声弹性成像：部分鲜红斑痣患者，特别是增厚型患者皮损皮肤层弹性值增大（图7-2-6-11）。

5. 相关检查

（1）标准化视觉评分：临床上评估鲜红斑痣治

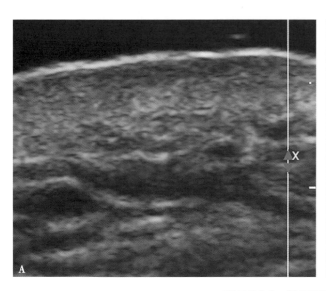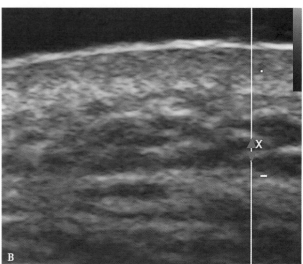

图7-2-6-8 鲜红斑痣二维灰阶超声图
A. 鲜红斑痣皮肤，可见皮肤层增厚，回声减低；B. 对侧正常皮肤

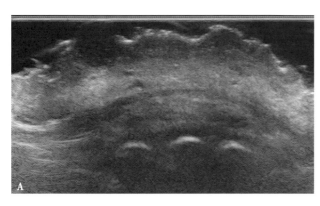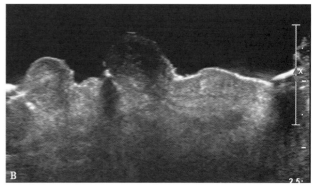

图7-2-6-9 鲜红斑痣二维灰阶超声图
A. 皮损长轴切面；B. 病变短轴切面，可见皮肤层增厚，回声减低，部分区域呈结节样

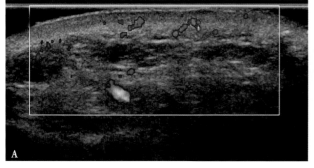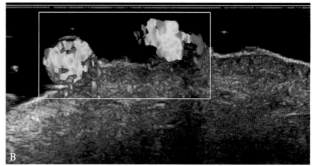

图7-2-6-10 鲜红斑痣彩色多普勒超声图
A. 可见皮肤层血流信号增多；B. 结节内尤为明显

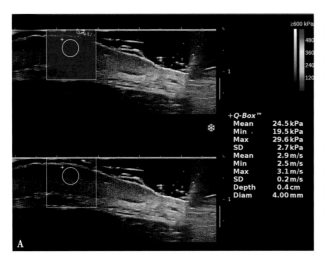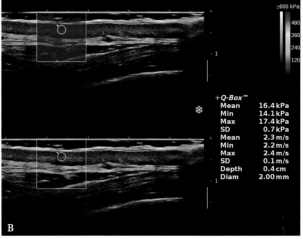

图 7-2-6-11 鲜红斑痣超声弹性成像图

A. 鲜红斑痣皮肤；B. 其旁正常皮肤，可见鲜红斑痣皮肤层超声弹性值增大［24.5kPa（鲜红斑痣皮肤）vs 16.4kPa（正常皮肤）］

疗效果最常用的方式是通过标准化拍摄条件来拍摄患者的皮损照片，形成标准化视觉评分，通过治疗前后评分的比较判断治疗效果。标准化视觉评分具有经济、简便、直观等优点，然而，该方法缺乏公认的参考标准，照片容易受到设备条件、技术不一致等因素的影响且很大程度上受评估者主观因素的影响。

（2）CT 和 MRI：CT 及 MRI 对皮肤层精细结构显示稍欠佳，部分鲜红斑痣皮损表现为软组织稍增厚。CT、MRI 更多地用于评估严重的并发症，如 Sturge-Weber 综合征、Cobb 综合征、KTS 等。CT、MRI 增强扫描可以提供良好的血管解剖细节，但是对于皮肤内鲜红斑痣的微小血管，其提供的影像学信息有限。另外，CT 具有电离辐射，MRI 价格昂贵，增强扫描造影剂具有一定肾毒性，因此限制了其在需要接受多次检查的儿童中的应用。

6. 鉴别诊断 主要与表浅型婴幼儿血管瘤相鉴别，该病早期也可以仅表现为皮肤的粉红色斑块，肉眼下与鲜红斑痣难以鉴别，这种情况下需要严密观察其进展情况。超声图上，鲜红斑痣主要表现为皮肤层增厚，回声减低，皮下层一般不受累，且不形成明显团块。一般来讲，婴幼儿血管瘤血供较鲜红斑痣更为丰富。

7. 临床意义 高频超声及超声弹性成像检查能够清晰地显示皮肤层结构、回声、层次及硬度信息，并测量其厚度及硬度，提供具体的量化数据，还可以利用多普勒血流成像提供皮肤层血流信息。由于超声还具有种经济、简便的优点，因此，超声检查可作为评估鲜红斑痣严重程度及治疗效果较为适合的影像学手段。

（二）淋巴管畸形

1. 概述 淋巴管畸形包括普通淋巴管畸形、泛发性淋巴管异常、原发性淋巴水肿等，其中最常见的为普通淋巴管畸形。普通淋巴管畸形又称为囊性淋巴管畸形，曾称为淋巴管瘤、淋巴管囊肿、囊状水瘤等。可发生在人体任何包含有淋巴管道的部位，最好发于头部及颈部，其次为腋窝、纵隔及四肢。位置表浅或深在，皮下为最常见好发层次。多数学者认为该病是由于淋巴管先天发育畸形或者某些原因引起淋巴液排出障碍而潴留，从而导致的淋巴管扩张和增生。可发生于任何年龄，儿童多见，多在 2 岁前发病，约 50% 患者出生时即发现，单发或多发，无明显性别及种族差异。

2. 病理生理 囊性淋巴管畸形在淋巴组织丰富和淋巴液流量较大部位生长速度相对较快。病理上，囊壁被覆单层扁平上皮，囊内液体中含有大量中性粒细胞和巨噬细胞。根据囊腔大小的不同，可分为巨囊型、微囊型及混合型三种类型。巨囊型是指由一个或者多个体积≥2cm³ 的囊腔构成者（即以往所称的囊肿型或囊性水瘤）；微囊型是指由多个体积 <2cm³ 的囊腔构成者（即以往所称的毛细管型或海绵型）；混合型二者兼而有之。

3. 临床表现 囊性淋巴管畸形一般表现为质软的囊性团块，部分有波动感，透光实验阳性。一般边界不清楚，不易被压缩，无疼痛感。表面皮肤无明显异常，生长缓慢，很少自然消退。囊内容物呈淡黄透明或者乳糜状。合并感染时，可有红肿热痛等表现，合并出血时，团块可突然长大，并伴有疼痛等症状。

4. 超声检查

（1）二维灰阶超声：表现为无回声囊腔，边界可清楚或不清，形态不规则。根据类型不同，囊腔大小不同。巨囊型表现为直径较大的囊性团块，多数内可见分隔，内壁光滑，后方回声增强（图7-2-6-12），探头加压可使囊腔变形但不会使之压闭。微囊型表现为蜂窝状结构或扭曲扩张的管状无回声。混合型二者皆有（图7-2-6-13）。合并感染时，囊壁可增厚、不光滑，透声较差。合并出血时，内部回声增高，根据出血量的多少，可为稀疏点状高回声，也可为片状稍高回声或者形成凝血块（图7-2-6-14）。

（2）彩色/能量多普勒超声：囊腔内无血流信号，分隔或囊壁可见血流信号（图7-2-6-15）。合并感染或出血时，周围血流信号增多。

（3）频谱多普勒超声：分隔或囊壁血流信号内多数可探及高阻动脉频谱（图7-2-6-16）。

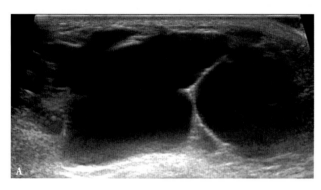
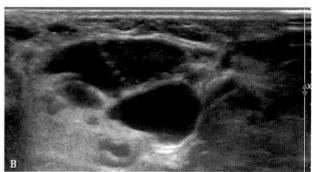

图7-2-6-12　巨囊型淋巴管畸形二维灰阶超声图

A. 长轴切面，皮下可见直径较大的囊性团块，内可见分隔，后方回声增强；B. 短轴切面，皮下可见直径较大囊性团块，内可见分隔

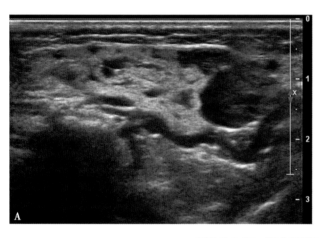
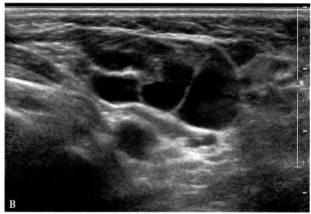

图7-2-6-13　混合型淋巴管畸形二维灰阶超声图

A. 长轴切面，皮下可见囊性团块，内可见分隔，可见较大直径的囊及蜂窝状结构；B. 短轴切面，皮下可见直径较大伴有分隔的囊性团块及蜂窝状结构

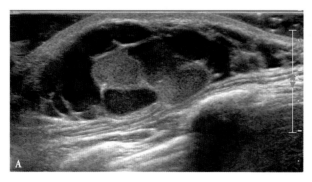
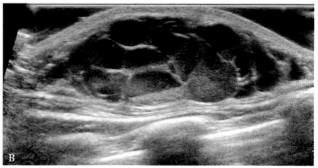

图7-2-6-14　淋巴管畸形合并出血时二维灰阶超声图

A. 长轴切面；B. 短轴切面。皮下可见分隔囊性团块，部分囊内透声差，呈细密点状高回声

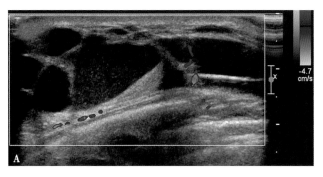
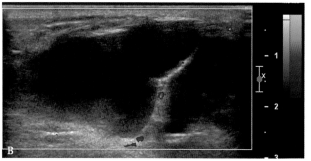

图 7-2-6-15　淋巴管畸形彩色多普勒和能量多普勒超声图

A. 彩色多普勒可见囊腔内无血流信号，分隔及囊壁可见血流信号；B. 能量多普勒可见囊腔内无血流信号，分隔可见血流信号

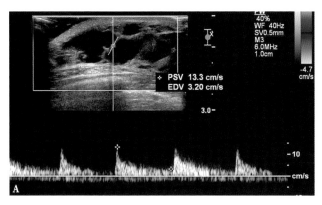
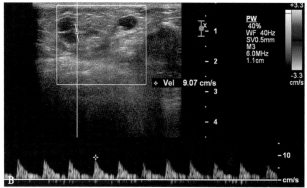

图 7-2-6-16　淋巴管畸形频谱多普勒超声图

A. 分隔血流信号内探及高阻动脉频谱；B. 分隔血流信号内探及高阻动脉频谱

5. 相关检查

CT 上表现为水样密度，边缘清晰，囊壁较薄，合并出血或感染时其密度可不均匀性增高，瘤体常为多房性，增强扫描一般无明显强化（图 7-2-6-17）。

MRI 表现为圆形或类圆形囊性病灶，边界清楚，囊壁菲薄，多有分隔，囊内密度均匀，显示为均匀的长 T_1、长 T_2 信号。

6. 鉴别诊断

（1）静脉畸形：微囊型及混合型淋巴管畸形需要与静脉畸形相鉴别。静脉畸形位于皮下者外观可见颜色改变，超声亦可表现为管状无回声区，但无回声区内一般可探及血流信号，探头加压放松后，血流信号增多。

（2）其他囊肿性病变：巨囊型淋巴管畸形需要与其他囊肿性病变相鉴别。如位于关节旁者需与腱鞘囊肿、滑膜囊肿相鉴别。巨囊型淋巴管畸形较后二者分隔内更易探及血流信号，质地更为柔软，探头加压时，亦更容易发生形变。位于颈部者，需与甲状舌管囊肿、鳃裂囊肿相鉴别，后二者均有其特定好发部位，且囊肿内一般无明显分隔。

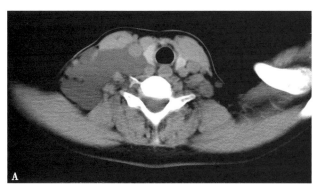
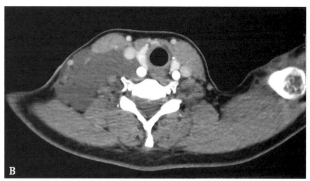

图 7-2-6-17　淋巴管畸形 CT 图

A. 颈部 CT 平扫，可见右侧颈部水样密度肿块；B. CT 增强扫描，可见肿块无明显强化

7. **临床意义** 超声可清楚显示皮下组织内淋巴管畸形的位置、大小及与周围组织的关系,且超声图表现较为典型,还可对其进行准确分型,是淋巴管畸形诊断、鉴别诊断及术前、术后随访评估的首选检查方法。

(三)静脉畸形

1. **概述** 静脉畸形是先天性血管发育异常,无血管内皮细胞增生,随生长发育逐渐长大,不会自行消退。好发于头颈及颌面部,四肢和躯干次之。常在出生时或生后不久发病,触之柔软似海绵,加压缩小,去压后恢复,曾称为海绵状血管瘤。

2. **病理生理** 静脉畸形属于低流量病变,主要由大小不等、海绵状扩张的薄壁大血管组成。管壁为扁平的单层内皮细胞,囊内充满血液,周围有增厚的纤维组织包绕,部分血窦内形成血栓或钙化成静脉石。位置表浅或深在,常发生于皮下和黏膜下,也可深达肌层,部分病变只发生于肌肉而不侵入皮肤,边界常不清楚。Puig 等根据静脉回流方式及治疗方案的不同,将静脉畸形分为 4 种亚型。Ⅰ 型为孤立畸形,该型无外周静脉回流,Ⅱ 型为畸形静脉团且具有正常静脉回流,Ⅲ 型为畸形静脉团且具有发育不良的畸形静脉回流,Ⅳ 型为扩张的发育不良的畸形静脉且具有发育不良的畸形静脉回流。该分类对硬化治疗具有指导意义,其中 Ⅲ 型及 Ⅳ 型发生并发症的风险较高。

3. **临床表现** 位置表浅的静脉畸形表现为红色、紫红色、深紫色圆形或不规则形包块,柔软、具有压缩性,无搏动性。包块体积大小可随体位改变或静脉回流快慢而发生变化,如发生于下肢者完成瓦氏动作时体积通常会增大,发生于头部者,低头后体积通常会增大。合并静脉血栓形成时,表现为局部疼痛和触痛,也可因血液淤滞于扩张静脉腔内造成消耗性凝血病。

4. **超声检查**

(1)二维灰阶超声:表现为管网状混合回声团块,边界多不清楚,形态不规则(图 7-2-6-18),探头加压团块可缩小发生形变,部分管腔内可见低回声血栓,部分团块内可见片状高回声,提示血栓后静脉石形成(图 7-2-6-19)。

(2)能量多普勒超声:一般来讲,管网状病灶内可见较丰富的血流信号(图 7-2-6-20),为低速静脉血流,探头加压及放松时血流信号增多。

5. **相关检查**

(1)CT:静脉畸形 CT 平扫表现为低密度灶或等密度团块,部分内可见高密度的静脉石。增强扫描呈不均匀的条状或结节状强化(图 7-2-6-21),延

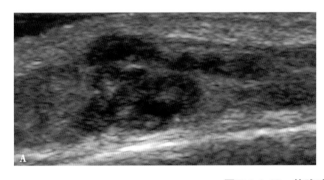
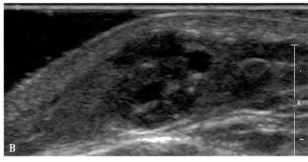

图 7-2-6-18 静脉畸形二维灰阶超声图
A. 病变长轴切面;B. 病变短轴切面,皮下可见管网状混合回声团块,边界不清楚,形态不规则,内可见点状高回声

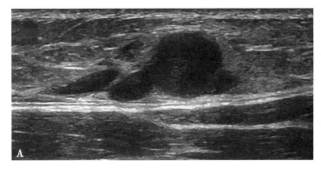
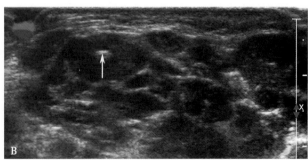

图 7-2-6-19 静脉畸形二维灰阶超声图
A. 管腔内低回声血栓;B. 高回声静脉石(箭头)

迟扫描增强范围可见扩大。

（2）MRI：T_1WI 为低信号或者高低混合信号，T_2WI 为高信号，增强扫描可见强化。病灶内还可见点状或条状低信号，提示钙化或陈旧性出血。部分病灶内可见无信号的静脉石。

6. 鉴别诊断

（1）淋巴管畸形：淋巴管畸形一般为蜂窝状结构或分隔囊性团块，囊性区内无血流信号，分隔及周边可见血流信号。

（2）深在型婴幼儿血管瘤：深在型婴幼儿血管瘤一般为实性团块，边界清楚，增殖期血供丰富，团块内静脉流速较高，可探及动脉频谱，且阻力指数较低。

7. 临床意义　由于高频超声具有较高的分辨力，且静脉畸形具有特征性的超声表现，因此，是软组织内静脉畸形的首选影像学检查方法。此外，由于超声具有准确、简便、经济等优点，还可以对静脉畸形进行超声引导下的治疗和治疗效果的评估及随访。

（四）动静脉畸形

1. 概述　动静脉畸形亦无血管内皮细胞增生，主要病因为胚胎发育过程中血管的发育畸形。出生时即可出现，但通常最初未被发现，之后因多种原因导致病灶进展产生临床症状而被发现。病灶随生长发育不断长大。好发于头颈、四肢和躯干，属于高流量脉管畸形。

2. 病理生理　动静脉畸形由一团畸形血管（血管巢）组成，内含直接相通的动脉和静脉，二者之间无毛细血管床，即动静脉畸形伴动静脉瘘形成。

3. 临床表现　动静脉畸形通常表现为局部皮肤红斑、皮温高、可触及搏动或震颤。局部可出现疼痛、溃疡或反复出血，还可演变为具有高度破坏性的病变，导致肢体畸形、毁容等，严重者因长期血流动力学异常可致心力衰竭。因此，又被称为最危险的脉管畸形。按照病情进展的不同程度，可分为四期。Ⅰ期又称为静止期，无明显临床症状，病灶不明显，或仅表现为葡萄酒色斑或血管瘤消退期的外观，部分触诊可见皮温升高。Ⅱ期又称为扩张期，肿

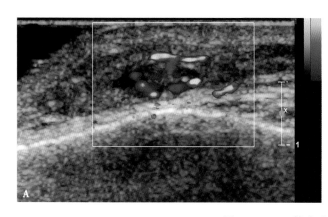
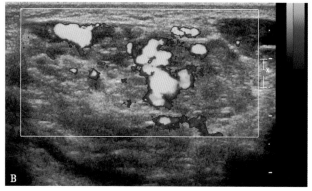

图 7-2-6-20　静脉畸形能量多普勒超声图
A. 团块内可见丰富的血流信号；B. 加压放松后团块内血流信号增多

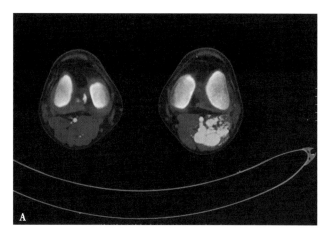
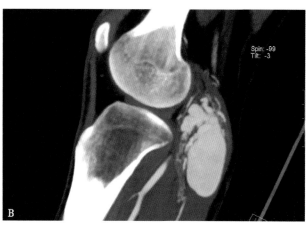

图 7-2-6-21　静脉畸形 CT 图
A. 腘窝横断面增强扫描；B. 纵断面增强扫描，可见团块呈结节状增强

物逐渐长大，肤色加深，侵及皮肤和深部结构，该期触诊可触及搏动和震颤，听诊可闻及杂音。Ⅲ期，又称为破坏期，该期可出现自发性坏死、慢性溃疡、疼痛或出血等症状。Ⅳ期，又称为失代偿期，由于长期血流动力学异常，可发生高排低阻性心功能不全或心力衰竭。

4. 超声检查

（1）二维灰阶超声：病变内可见多个簇状的管腔结构，内部回声不均匀，边界不清，无软组织成分（图7-2-6-22），部分病变内可见静脉石形成。病变可累及多层软组织以及邻近的骨质。

（2）能量多普勒超声：无需加压，多普勒超声即可见管腔内丰富的血流信号（图7-2-6-23），以动脉血流为主。

（3）频谱多普勒超声：不同病变、不同部位的流速差异较大，典型表现为高速低阻动脉频谱，阻力指数通常＜0.5，提示动静脉分流的存在，部分可探及较为粗大的供血动脉和引流静脉（图7-2-6-24）。

5. 相关检查

（1）数字减影血管造影（DSA）：是诊断动静脉畸形的"金标准"，可清楚显示较粗的供血动脉、引流静脉及动静脉间的畸形血管团，但为有创检查，较少单纯用于临床诊断。

（2）CT：CT平扫表现为等密度或者密度稍高的不均匀肿块，内见走行迂曲的血管影。增强扫描明显强化，部分可显示增粗的供血动脉和引流静脉。

（3）MRI：T_1WI为中等信号或者高低混合信号，T_2WI为高信号，增强扫描多呈明显强化。高流速动静脉畸形还可见血管的"信号流空"现象（图7-2-6-25）。

6. 鉴别诊断

（1）静脉畸形：静脉畸形血流相对较少，且为流速较慢的静脉血流，探头加压及放松时可见血流增多，无动静脉分流。

（2）单纯动静脉瘘：一般具有外伤或者医源性手术史，先天性者罕见，超声表现为局部动脉血流速度增快，阻力指数减低，可见动脉及静脉之间的瘘口形成。

7. 临床意义
软组织内动静脉畸形在超声下具有较为特征的超声图表现，超声还可清晰显示其累及范围及层次，准确发现其供血动脉、引流静脉和动静脉分流，是软组织内动静脉畸形的首选检查方法。此外，还可进行治疗效果的评估和随访。

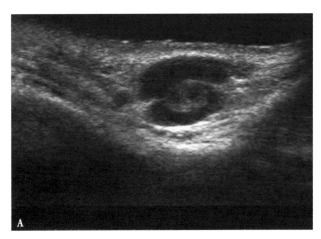
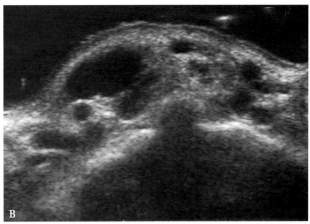

图7-2-6-22　动静脉畸形二维灰阶超声图
A. 病变长轴切面；B. 病变短轴切面，皮下可见簇状的管腔结构，部分管腔内可见低回声血栓

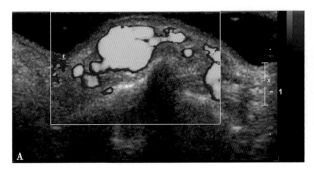
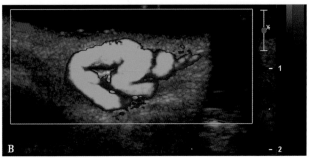

图7-2-6-23　动静脉畸形能量多普勒超声图
A. 病变短轴断面；B. 病变长轴断面，可见簇状管腔内血流信号丰富

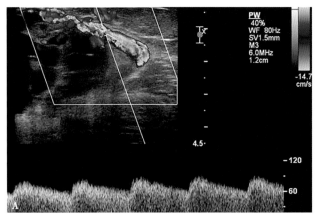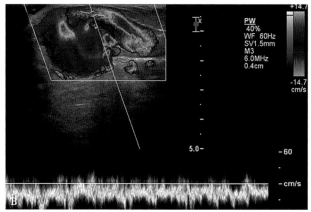

图 7-2-6-24　动静脉畸形频谱多普勒超声图

A. 病变内可探及较为粗大的供血动脉；B. 病变内可探及较为粗大的引流静脉

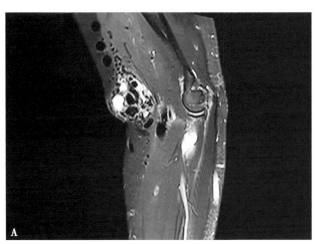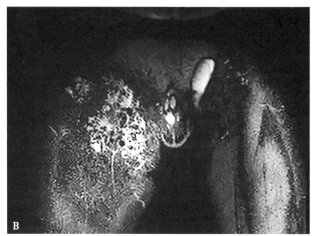

图 7-2-6-25　动静脉畸形 MRI 图

A. 上肢；B. 下肢，均为 T_2 抑脂序列，可见病变内的"信号流空"现象

（邱　逦）

第七节　皮肤瘢痕

（一）概述

皮肤瘢痕常继发于人体创伤、烧伤、炎症、手术之后，常位于皮肤紧张度较高的部位，如胸部、肩部、颈部、会阴部以及耳部等。部分患者可无明确的相关病史。其病因尚不清楚，可能包括遗传、环境和代谢因素。部分皮肤瘢痕内纤维组织过度增生，形成瘢痕疙瘩。瘢痕疙瘩向外呈膨胀性生长，突出于皮肤表面，并且突破原有的边界，造成正常局部解剖及生理功能的破坏。

（二）病理生理

早期为增殖期，表现为真皮内纤维细胞增生，细胞外基质过度沉积；中期为纤维化期，胶原纤维和胶原束增粗，排列紊乱；后期为硬化期，胶原纤维透明化，皮肤附属器萎缩。

（三）临床表现

表现为外凸的肿块，早期多数呈粉红色或紫红色，晚期多呈苍白色，部分可伴色素过度沉着，质地硬实，边界清楚，形态不规则，部分呈"蟹足"状，上皮变薄，有时可见毛细血管扩张。伴有瘙痒、疼痛及感觉过敏，尤以受压或摩擦时更甚。瘢痕过度挛缩可能引起局部器官功能障碍。生长在暴露部位的瘢痕影响外观，可能会导致患者产生心理负担。

（四）超声检查

1. **二维灰阶超声**　超声图表现为表皮层凹凸不平，真皮层增厚，真皮层内的低回声区或者低回声团块，团块一般边界较清楚，形态欠规则（图 7-2-7-1）。

2. **彩色多普勒超声**　真皮内低回声区或者低回声团块内可无血流信号，也可见点线状血流信号（图 7-2-7-2）。

3. **超声弹性成像**　皮肤瘢痕超声弹性值较正常皮肤增加（图7-2-7-3）。

（五）相关检查

1. **温哥华瘢痕量表（VSS）**　该量表是目前国际上较为通用的皮肤瘢痕评定方法，主要通过测试者肉眼观察和徒手触诊对皮肤瘢痕的色泽、厚度、血管分布和柔软度4个指标进行描述性评估。但具有较大的主观性，可重复性亦较差。

2. **CT及MRI**　较少应用于皮肤瘢痕的观察。

（六）鉴别诊断

对于具有较为明确的创伤、烧伤、手术等病史的患者，皮肤瘢痕诊断相对较为容易。对于无相关病史的患者，需要结合患者的临床和超声表现进行鉴别诊断。

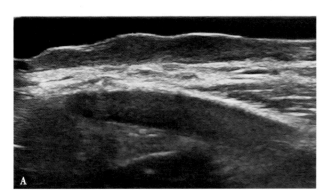
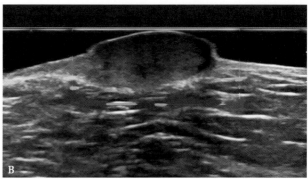

图7-2-7-1　皮肤瘢痕二维灰阶超声图
A. 表皮层凹凸不平，真皮层不均匀增厚；B. 真皮层增厚，可见低回声团块，向皮肤表面隆起

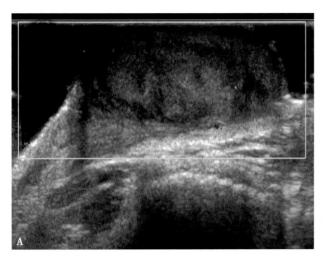
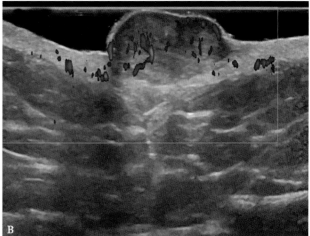

图7-2-7-2　皮肤瘢痕彩色多普勒超声图
A. 低回声团块内可见稀疏点状血流信号；B. 低回声团块内可见较丰富点线状血流信号

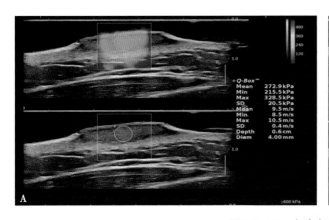
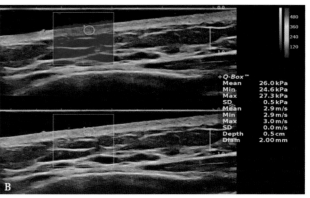

图7-2-7-3　皮肤瘢痕超声弹性成像图
A. 皮肤瘢痕处可见皮肤瘢痕超声弹性值较正常皮肤增加；B. 对侧正常皮肤

1. **隆凸性皮肤纤维肉瘤** 隆凸性皮肤纤维肉瘤主要发生在躯干及四肢近端,一般无瘙痒、感觉过敏等临床症状,超声图上表现为皮肤及皮下层体积较大的低回声团块,部分可见后方回声增强,团块内血流信号一般较皮肤瘢痕更为丰富。

2. **皮肤纤维瘤** 皮肤纤维瘤,又称组织细胞瘤,一般为黄褐色或淡红色皮内丘疹或结节,无瘙痒、疼痛、感觉过敏等临床症状,超声图多表现为真皮层体积较小的低回声结节,一般边界清楚,形态规则,血流信号不丰富。

(七)临床意义

高频超声对皮肤的分辨力高,可以观察皮肤瘢痕回声的改变,测量瘢痕大小的改变,评估瘢痕内的血流情况,测量瘢痕硬度改变。还可作为可靠的无创检查方法评估治疗效果,是定量评估皮肤瘢痕的首选检查方法。高频超声及超声弹性成像的联合应用,能够有效诊断皮肤瘢痕并评估治疗效果。

(邱 逦)

第八节 皮肤及软组织异物

(一)概述

皮肤及软组织异物大多数具有较为明确的外伤史,部分外伤后即就诊,部分于外伤后数月形成异物肉芽肿或脓肿就诊。金属、玻璃、木刺等为常见异物,手、足为常见损伤部位。

(二)病理生理

少数患者外伤后的异物可自行排除,大多数需要手术取出,若异物持续存在,则局部发生炎性反应,形成慢性异物肉芽肿或伴脓肿形成。

(三)临床表现

少数患者无明显临床症状,大多数患者具有不同程度的疼痛感或不适感,部分伴有异物感或包块感。伴发脓肿形成时,可有明显的红、肿、热、痛等急性炎症表现,触摸可有波动感。

(四)超声检查

1. **二维灰阶超声** 异物可表现为大小不等的点状、片状或团状高回声。金属、玻璃碎片等后方可出现声影或彗星尾征。异物伴肉芽肿形成时,可见高回声周围的低回声包绕(图7-2-8-1),异物合并脓肿形成时,可见高回声周围低回声区,低回声区内可见流动感(图7-2-8-2)。

2. **能量多普勒超声** 异物本身无血流信号,异物伴肉芽肿形成时,肉芽肿内可见点线状血流信号,异物伴脓肿时,脓肿周围软组织内血流信号增多(图7-2-8-3)。

(五)相关检查

1. **X线及CT** 能够清晰显示软组织内金属异物(图7-2-8-4),表现为高密度影,但对于密度相对较低的非金属异物,如玻璃、木屑等,诊断敏感性相对较差。

2. **MRI** 可用于对非金属异物的诊断,表现为 T_1WI 上呈稍高信号,T_2WI 上呈等信号或稍低信号。

(六)鉴别诊断

皮肤及软组织异物一般具有较为明确的外伤史,诊断相对容易。但对于无明确外伤史者,诊断相对困难,应详细询问患者的临床病史。对于具有相关病史的肉芽肿或脓肿性病变者,应仔细寻找有无异物的可能。

(七)临床意义

超声分辨力高,且不受异物密度影响,特别是对X线、CT阴性的异物检查,可以作为皮肤及软组织异物的首选检查方法。此外,高频超声还可以对皮肤及软组织异物进行准确定位,判断异物与周围

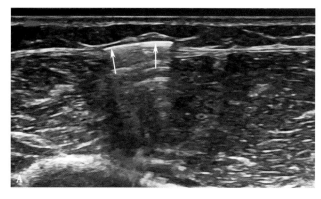
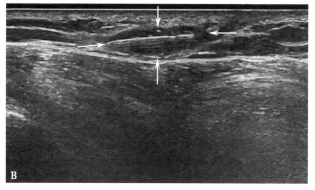

图7-2-8-1 软组织异物二维灰阶超声图

异物表现为高回声,A.异物后方可见彗星尾(箭头);B.异物周围可见低回声包绕(箭头)

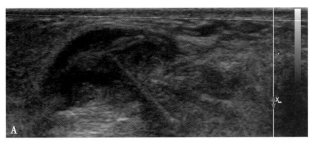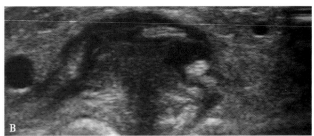

图 7-2-8-2　软组织异物二维灰阶超声图

A. 异物长轴切面；B. 异物短轴切面，可见线状稍高回声异物伴周围低回声脓肿形成

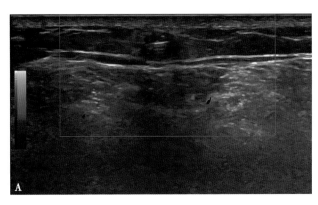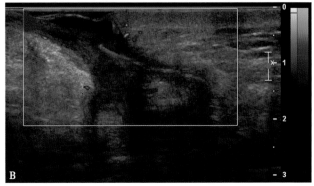

图 7-2-8-3　软组织异物周围能量多普勒超声图

A. 异物周围低回声团内未见血流信号；B. 异物周围脓肿内未见血流信号，其周围软组织内血流信号增多

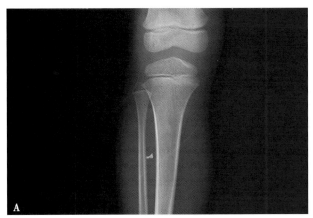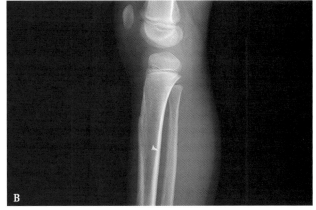

图 7-2-8-4　软组织异物 X 线图

软组织异物，A. 小腿正位；B. 小腿斜位

重要结构如血管的关系，可以在超声引导下取出皮肤及软组织异物，能够有效提高异物取出的效率，减少术后并发症的发生。

（邱　逦）

第九节　腹壁子宫内膜异位症

（一）概述

具有活性的子宫内膜组织出现在子宫内膜以外的部位，称为子宫内膜异位症。可发生于全身任何部位，如卵巢、宫骶韧带、膀胱等。腹壁亦为该病的常见发生部位，常发生于剖宫产后腹壁瘢痕处，可能是手术时将子宫内膜带至切口直接种植所致。

（二）病理生理

异位的子宫内膜随卵巢激素变化而发生周期性的增殖和出血，导致周围纤维组织增生和囊肿、粘连形成，在病变区出现紫褐色斑点，最终发展为大小不等的紫褐色实质性结节或包块，位置较深的病灶体表也可无颜色改变。

（三）临床表现

腹壁周期性疼痛，疼痛处腹壁深面扪及包块，可有压痛，随时间延长，包块逐渐增大，疼痛加剧，部分患者疼痛处肉眼可见紫色结节。部分于剖宫产后数月或数年出现,疼痛部位位于腹壁切口处。

（四）超声检查

1. 二维灰阶超声　大部分腹壁子宫内膜异位症位于皮下脂肪层或肌层,表现为低回声结节,边界欠清,形态欠规则,内部回声不均匀,部分内可见线片状无回声区(图 7-2-9-1)。

2. 彩色多普勒超声　部分低回声结节内未见明显血流信号(图 7-2-9-2),部分内可见点线状血流信号。

（五）相关检查

1. CT　表现为实性或囊实性包块,内可见不规则高密度影。

2. MRI　T_1 加权像表现为高信号,T_2 加权像表现为低信号或者稍高信号,代表出血导致的铁质和蛋白沉积,DWI 加权像呈不均匀高信号。

（六）鉴别诊断

1. 韧带样纤维瘤　韧带样纤维瘤沿肌纤维生长,形态不规则,以浸润生长为主,内可见钙化点,但极少液化,后方回声可增强,没有与月经周期相关的疼痛感。

2. 腹壁脓肿或血肿　腹壁脓肿通常有感染史,局部有红、肿、热等临床表现,内可见散在点状回声,探头加压可有流动感,腹壁血肿一般具有外伤史,超声表现为低回声区或无回声区,无血流信号,脓肿及血肿疼痛均与月经周期无关。

（七）临床意义

高频超声具有分辨率高、价格便宜、无辐射、可反复检查等优点,为腹壁子宫内膜异位症的首选检查方法。由于超声检查的敏感性和准确性高,方便对病变进行动态观察,从而为临床治疗提供可靠的参考依据。

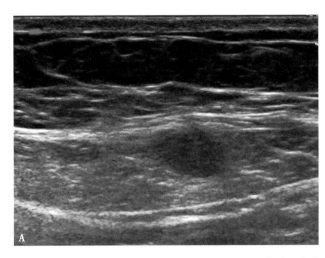
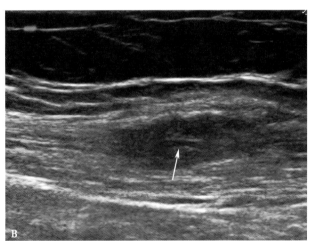

图 7-2-9-1　腹壁子宫内膜异位症二维灰阶超声图
A. 病变短轴切面；B. 病变长轴切面,肌层内均可见低回声结节,内部回声不均匀,内可见线片状无回声区(箭头)

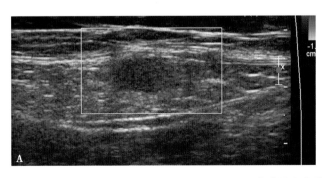
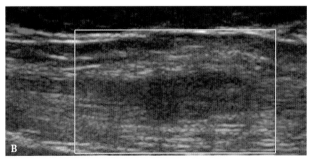

图 7-2-9-2　腹壁子宫内膜异位症彩色多普勒超声图
A. 病变短轴切面；B. 病变长轴切面,肌层低回声结节内均未见血流信号

（邱　逦）

第十节　皮肤相关疾病

多种自身免疫病或代谢病可能累及皮肤，如硬皮病、红斑狼疮、皮肌炎、痛风、银屑病等，多以皮肤不同层次、不同程度、不同类型的炎症浸润为主要特点，伴随角化、皮屑等表皮改变和肿胀、硬化等真皮改变。高频超声可观察皮损累及范围和深度、回声是否异常、血供有无变化，通过与周边或者对侧正常组织的对比观察判断其受累范围及程度，通过不同时期皮肤病变的厚度、回声强度、内部血供等的变化判断其发展或恢复情况，甚至可以通过治疗前后皮损本身的超声影像变化作为疗效评价指标。由于不同频率的高频超声穿透能力有所不同，因此对于不同厚度或深度的皮损应选择不同的诊断频率：较为浅表、超声易于穿透的皮损，一般选择更高频率的超声以获得更清晰的图像；因病灶肥厚、浸润较深、角化过度等而导致超声难以穿透的皮损则需选择相对较低的频率，以尽量确保对皮损深部情况的准确探查。皮损组织病理改变往往引起皮肤变硬或变软，因此还可以通过超声弹性成像反映这种变化，即从皮肤的硬度变化反映皮损情况。

一、硬皮病

硬皮病是一种病因不明的以皮肤局部或者广泛变硬为特征的少见的慢性结缔组织病，患病率为（50～300）/100 万人口，好发于 30～50 岁育龄期女性，男女比例为 1：（3～7）。硬皮病的典型临床特点为胶原纤维及细胞外基质沉积于皮肤、血管等导致皮肤变硬和纤维化，临床分期包括水肿期、硬化期与萎缩期：水肿期以真皮内炎性细胞浸润和组织水肿为主，胶原沉积较少，临床表现为皮肤紧张变厚，皮纹消失；硬化期的主要病理改变为真皮明显增厚，真皮及皮下胶原纤维增生、肿胀和纤维化，胶原排列杂乱，血管壁增厚，管腔狭窄、闭塞，临床表现为皮肤增厚变硬，表面有蜡样光泽，皮肤不能捏起；萎缩期以表皮变薄，皮肤附属器和皮脂腺萎缩为主，汗腺减少，真皮和皮下组织钙盐沉着，临床表现为皮肤萎缩变薄如羊皮纸样，常伴色素沉着。

按皮肤受累范围，硬皮病可分为局限性硬皮病（localized scleroderma，LS）和系统性硬皮病（system sclerosis，SSc）。

（一）系统性硬皮病

1. **概述**　系统性硬皮病，又称系统性硬化症（systemic scleredema），病变不仅侵犯皮肤，同时累及多器官组织，以肌肉骨骼受累、血管功能障碍、皮肤及内脏纤维化为主要临床特征。系统性硬皮病不仅影响皮肤内脏小血管，还可影响甲单位的微血管结构及功能从而导致缺血性甲病。系统性硬皮病根据皮肤受累的广泛程度又分为肢端硬化型（limited SSc，lSSc）和弥漫型（diffused SSc，dSSc）。CREST 综合征是系统性硬皮病的亚型，包含钙质沉积（calcinosis，C）、雷诺现象（Raynaud's phenomenon，R）、食管功能障碍（esophageal dysfunction，E）、指端硬化（sclerodactyly，S）和毛细血管扩张（telangiectasis，T）。

1980 年 Masi 等提出系统性硬皮病的诊断标准如下：

主要标准：近端硬皮病，手指和掌指关节以上皮肤对称性增厚、绷紧和硬化。这类变化可累及整个肢体、面部、颈部和躯干（胸部和腹部）。

次要标准：①手指硬皮病：上述皮肤改变仅限于手指；②手指指尖凹陷性瘢痕或指垫变薄：缺血所致的指尖凹陷或指垫组织消失；③双肺基底部纤维化：无原发性肺疾病者双肺底部出现网状、线形或结节状密度增高影，亦可呈弥漫斑点状或蜂窝状。

凡具备 1 项主要标准或 2 项及以上次要标准者可以诊断为系统性硬皮病。符合 CREST 综合征临床表现中 3 条或 3 条以上者及抗着丝点抗体阳性，可确认 CREST 综合征。2013 年美国风湿病协会（ACR）- 欧洲抗风湿联盟（EULAR）在此基础上进行了首次修订，增加了甲襞微血管异常和抗拓扑异构酶 I、抗 RNA 聚合酶Ⅲ自身抗体等新内容。

2. **病理生理**　系统性硬皮病原因不明，遗传因素、自身免疫、血管损害及胶原合成异常都可能参与其发生发展过程，核心机制系成纤维细胞异常激活从而导致胶原合成过多，导致了皮肤及内脏器官的纤维化。因此系统性硬皮病的主要病理改变为小动脉及真皮胶原纤维增多。

系统性硬皮病患者的特异性抗体主要包括抗核抗体、抗着丝点抗体和抗拓扑异构酶 I（Scl-70）抗体。但上述抗体滴度变化只能反映此病的免疫异常，并不能反映疾病的活动性。

3. **临床表现**　系统性硬皮病初发症状多为非特异性症状，主要包括雷诺现象、乏力、肌肉关节痛等。特异性临床表现早期主要为手指与手的皮肤肿胀。其次还可见毛细血管扩张、红斑、瘙痒、指尖皮肤凹陷等。继续进展则有皮肤增厚和硬化、皮肤溃疡、钙化、坏疽等。系统性硬皮病晚期可引起手指末节指骨骨质吸收致末节指骨缩短甚至消失、指端顽固性溃疡、手指屈曲挛缩、肺间质纤维化、透壁性斑片状心肌纤维化、胃肠功能障碍及硬皮病性肾危象等。

肢端硬化型占系统性硬皮病的 95%，皮肤硬化常从手及面部开始，病情进展缓慢，弥漫型占 5%，无雷诺现象与肢端硬化，从躯干开始，病情进展较快，多在 2 年内导致全身皮肤及内脏广泛硬化，预后差。

系统性硬皮病的治疗一直是个棘手的问题，因为其累及多系统多器官，临床表现、严重程度及病程各异，评价治疗手段对疾病的影响较困难。近来提出通过测量"皮肤的厚度""肺功能""心脏收缩功能"和"肾功能"作为定量评价指标客观地评价病情和治疗效果。目前系统性硬皮病确诊后 10 年死亡率高达 45.5%，同时患者的生命质量也受到严重影响。因此，系统性硬皮病治疗的关键在于早期诊断、早期治疗以阻止疾病进展。

4. **超声检查**　高频超声主要用于评估系统性硬皮病皮肤层的厚度、回声。宽景成像有助全景显示皮肤增厚情况（图 7-2-10-1）。有研究证实系统性硬皮病的皮肤层厚度水肿期 > 硬化期 > 萎缩期，其皮肤厚度随病程增加而减少。疾病活动期，由于炎性反应部分患者彩色多普勒超声皮肤层内可见点状血流信号，但因系统性硬皮病后期可致小动脉纤维化，因此多表现为皮肤层无明显血流信号。超声弹性成像主要用于评估其皮肤层的硬度，常可见受累皮肤硬度增加，通常手指增加最明显。高频超声联合弹性超声可根据患者不同部位的皮肤是否增厚及变硬，有助于鉴别诊断及临床分型，除都可累及面部外，肢端硬化型系统性硬皮病患者常仅累及双侧膝关节与肘关节远端皮肤，而弥漫型系统性硬皮病患者则累及双侧肢体远端及近端和 / 或躯干皮肤，CREST 综合征仅累及手指皮肤。动态随访，超声能够监测系统性硬皮病患者皮肤变化过程，有利于临床医生掌握患者疾病的发生发展过程，有助临床医生制定更优化的治疗方案。

（1）二维灰阶超声：肢端硬化型系统性硬皮病皮肤超声表现为双侧手指、手背和 / 或前臂、面部皮肤层增厚（图 7-2-10-2）。弥漫型系统性硬皮病皮肤高频超声主要表现为双侧上下肢和 / 或躯干、面部皮肤层增厚（图 7-2-10-3）。CREST 综合征则为双侧手指皮肤层增厚。

约 40% 的患者还可见皮下钙质沉积，以双手尤其是手指多见，也可见于骨性突起部位（如肘鹰嘴区）及关节周围组织，如腱鞘和滑囊等，超声表现为点状、斑片状高回声，可伴声影（图 7-2-10-4）。

此外，系统性硬皮病还可见缺血性甲病，超声表现包括甲板弧度增加，甲板和远端甲皱襞消失，甲床可增厚、变薄或消失（图 7-2-10-5）。

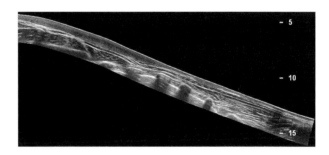

图 7-2-10-1　系统性硬皮病背部皮肤二维灰阶宽景成像超声图
背部皮肤层不均匀增厚，回声减弱

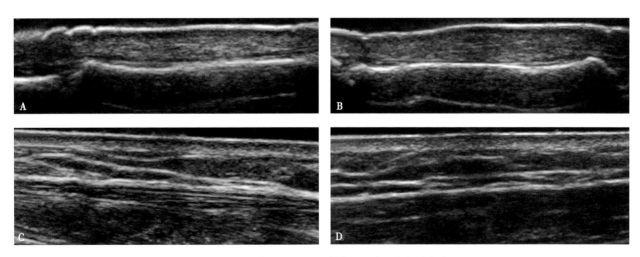

图 7-2-10-2　肢端硬化型系统性硬皮病二维灰阶超声图
双侧中指及前臂皮肤层增厚。A. 右侧中指；B. 左侧中指；C. 右侧前臂；D. 左侧前臂

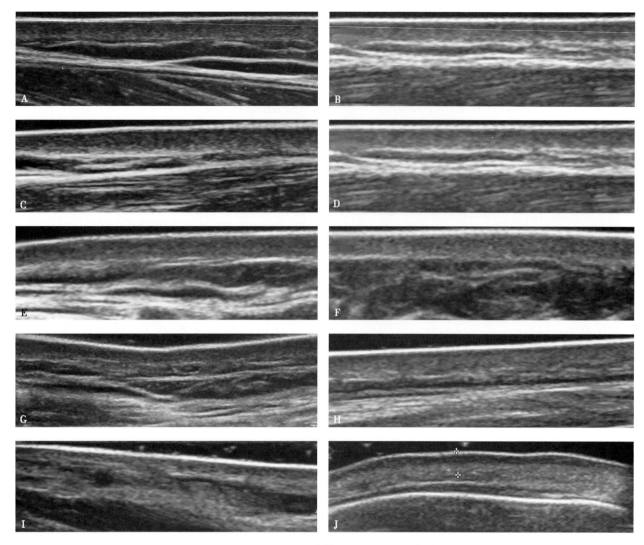

图 7-2-10-3 弥漫型系统性硬皮病二维灰阶超声图

A. 右侧上臂；B. 左侧上臂；C. 右侧前臂；D. 左侧前臂；E. 胸壁；F. 腹壁；G. 右侧大腿；H. 左侧小腿；I. 左侧足背；J. 额部。可见各部位皮肤层增厚，程度可不同

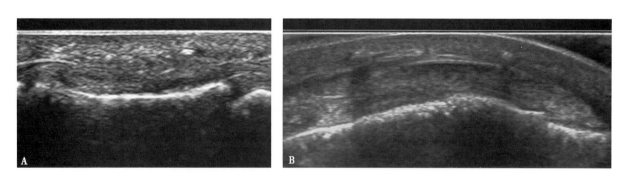

图 7-2-10-4 系统性硬皮病皮下钙质沉积二维灰阶超声图

A. 手指；B. 额部。皮下可见点状及斑片状高回声，部分伴声影

（2）彩色多普勒超声：除疾病活动期皮肤层内可见点状血流信号外（图 7-2-10-6），受累皮肤多无明显血流信号。指甲受累系缺血所致，因此甲床内血流信号减少或无血流信号。

（3）超声弹性成像：利用超声弹性成像技术，可发现病变处皮肤硬度不同程度增加，常以手指硬度增加最明显（图 7-2-10-7）。与皮肤高频超声表现类似，肢端硬化型系统性硬皮病主要表现为双侧手指、手背和/或前臂、面部皮肤层硬度增加（图 7-2-10-8），弥漫型系统性硬皮病主要表现为双侧上下肢和/或躯干、面部皮肤层硬度增加（图 7-2-10-9），而 CREST 综合征则仅为双侧手指皮肤层硬度增加。

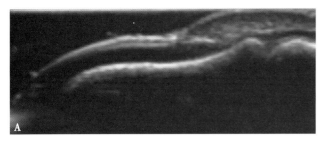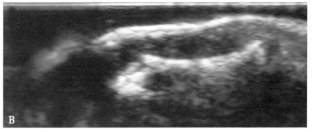

图 7-2-10-5　系统性硬皮病缺血性甲病二维灰阶超声图
A. 甲板弧度增加及远端腹侧甲板消失；B. 甲板截断、远端甲皱襞消失、甲床增厚

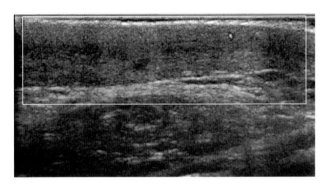

图 7-2-10-6　系统性硬皮病皮肤彩色多普勒超声图
疾病活动期增厚的皮肤层内可见点状血流信号

5. **相关检查**　系统性硬皮病患者皮肤纤维化程度往往与疾病分期、临床分型、内脏受累及患者预后密切相关，因此其皮肤受累程度的准确评估至关重要。

（1）改良 Rodnan 皮肤评分是临床医生通过提拉患者全身 17 个部位（双侧手指、手背、前臂、上臂、大腿、小腿、足背及额部、胸壁和腹壁）的皮肤，根据皮肤增厚情况及是否可捏起及移动（0 = 正常；1 = 轻度增厚，可捏起、可移动；2 = 明显增厚，可捏起、不可移动；3 = 极度增厚，不可捏起、不可移动）

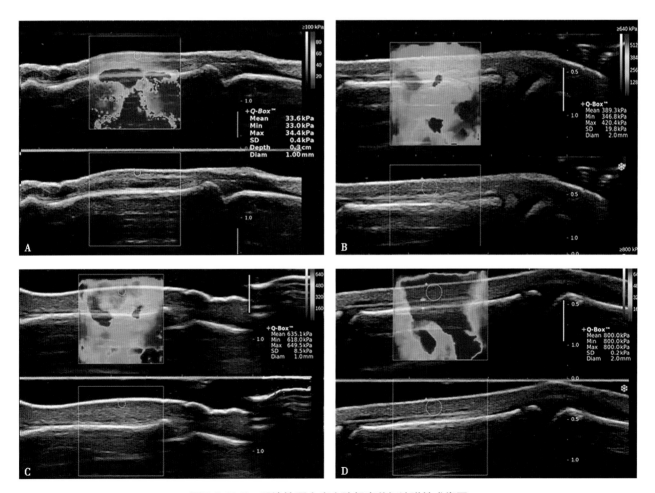

图 7-2-10-7　系统性硬皮病皮肤超声剪切波弹性成像图
A. 正常中指皮肤弹性图像，硬度值低于 40kPa，呈蓝绿色；B. 系统性硬皮病中指皮肤硬度增加，呈黄绿色；C. 系统性硬皮病中指皮肤硬度明显增加，呈橙红色；D. 系统性硬皮病中指皮肤硬度高度增加，呈暗红色

而进行的一种皮肤评分方法。该法简单易行、不需要特殊设备,在临床中得以广泛应用。但是该方法是一种主观的半定量评价,且不能鉴别皮肤变厚、变硬或变紧,同时其对范围小的皮肤改变也不敏感。

(2)光学相干断层成像和机械设备可通过提供皮肤的平均弹性特性来定量皮肤纤维化程度,但其提供的是整个皮肤弹性特性(包括表皮真皮及皮下组织),不能提供皮肤单一层次的弹性信息,如真皮层。同时机械设备存在操作复杂,检查费时等缺点。

(3)光学相干弹性成像能够单独定量单一皮肤层的弹性特性,但成像时间较长而难以用于常规临床评估。

(4)甲襞毛细血管镜可用于评价甲单位,系统性硬皮病表现为管祥数目减少,管祥扩张,畸形管祥增多,出现不同程度的皮下出血以及毛细血管新生等。

6. **鉴别诊断**

(1)成人硬肿病:起病突然,皮损常先发于后颈或肩部,并迅速向面部、胸背、上臂等处发展,呈进行性对称性弥漫性皮肤变硬,但手足不受累,无雷诺现象。而硬皮病多起病缓慢,初发以面部及四肢远端为多见,常伴皮肤色素沉着或伴色素减退斑,雷诺现象常见。单凭超声鉴别困难,需结合临床综合考虑,必要时需病理证实。

(2)混合结缔组织病:手指腊肠样肿胀、变硬,但无指端溃疡及末节指/趾骨吸收现象。

7. **临床意义** 高频超声测量皮肤厚度与超声弹性成像测量皮肤硬度相结合,从皮肤的厚度与硬度两个维度对硬皮病的皮肤受累情况进行定量分析,克服了临床改良 Rodnan 评分的主观性和半定量性,弥补了以往超声仅能提供皮肤厚度信息的片面性,能够更加准确地评估硬皮病病情,将有助于硬皮病临床分期、治疗方案的选择及疗效观察。

(二)局限性硬皮病

1. **概述** 局限性硬皮病又称硬斑病,是一种局限性皮肤肿胀并逐渐硬化萎缩的炎症性皮肤疾病,少数可能累及皮下组织、筋膜甚至与之相连的肌肉和骨骼,导致严重功能障碍,但其不同于系统性硬

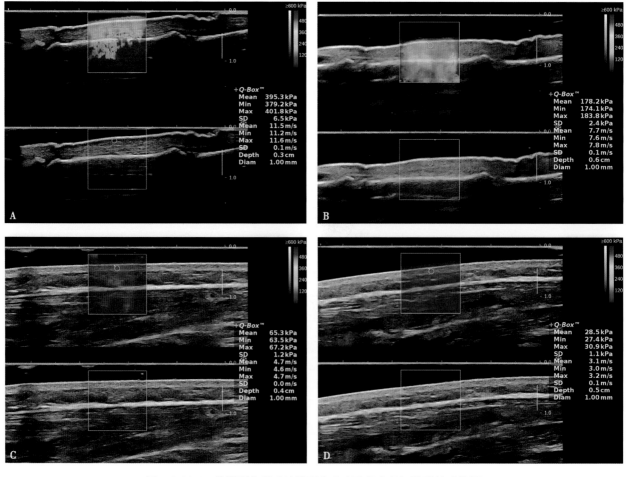

图 7-2-10-8 肢端硬化型系统性硬皮病皮肤超声剪切波弹性成像图
双侧中指及前臂皮肤层硬度增加,A. 右侧中指;B. 左侧中指;C. 右侧前臂;D. 左侧前臂

皮病，无肢端硬化、雷诺现象及甲襞毛细血管的变化。其皮损形状不一，根据形态不同可分为点滴状硬斑病、斑块状硬斑病、带状硬斑病、泛发型硬斑病、致残性全硬化性硬斑病。

2. **病理生理**　硬斑病可能与外伤或者感染有关。其病理表现同系统性硬皮病。

3. **临床表现**　硬斑病好发于头皮、前额、腰腹部和四肢。皮损可单发或多发，起初表现为大小不等的淡红色、略水肿的斑疹，后逐渐硬化呈淡黄色或黄白色。表面光滑发亮如蜡样，中央微凹，皮损处毛发脱落，出汗减少，周围毛细血管扩张，呈紫红色或色素加深。晚期皮肤萎缩、色素减退。

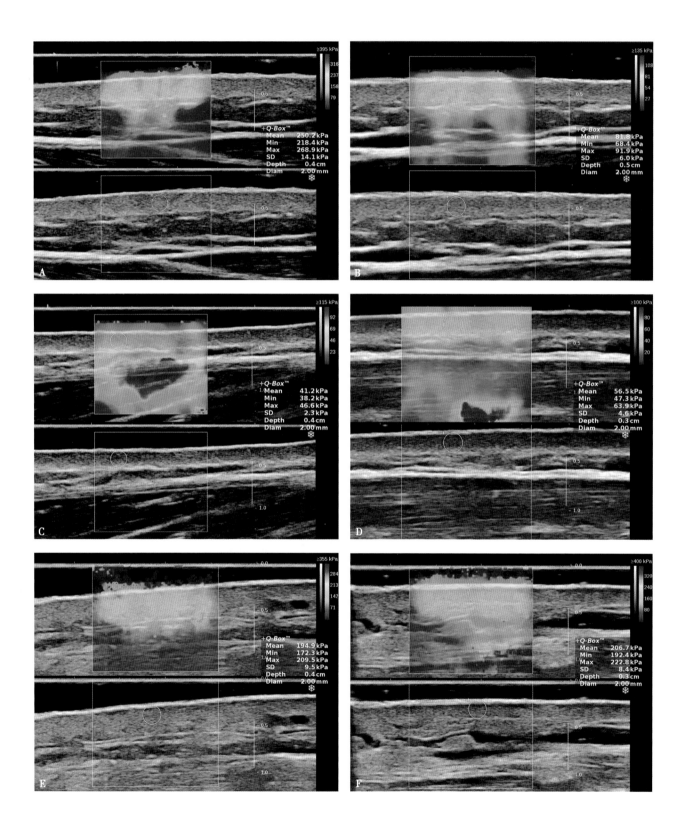

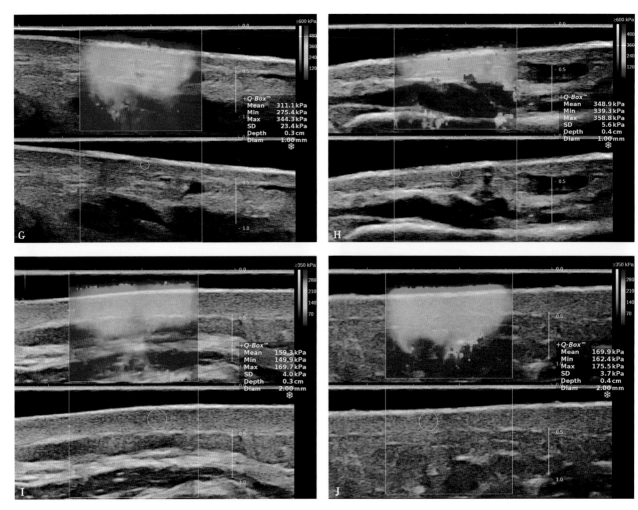

图 7-2-10-9 弥漫型系统性硬皮病皮肤超声剪切波弹性成像图

A. 右侧上臂；B. 左侧上臂；C. 右侧前臂；D. 左侧前臂；E. 右侧小腿；F. 左侧小腿；G. 右侧足背；H. 左侧足背；I. 胸壁；J. 腹壁。各部位皮肤层硬度均增加

斑块状硬斑病最常见，直径可达 1～10cm 或更大；点滴状硬斑病皮损直径一般小于 1cm；带状硬斑病常沿肋间神经或一侧肢体呈带状分布，也可发生于前额近正中部向头皮延伸呈刀砍形，局部皮损显著凹陷，常开始即成萎缩性，皮肤菲薄贴于骨面上；泛发型的点滴状、斑块状和线状等皮肤损害可部分或全部合并存在，皮损多发，分布于全身各个部位，但很少累及面部，偶可发展为系统性硬皮病。致残性全硬化性硬斑病发生于儿童，女孩多见，其真皮、皮下组织、筋膜、肌肉等发生炎症和硬化，四肢伸侧好发，常导致手、足、肘和膝屈曲挛缩畸形，但很少侵犯内脏，无雷诺现象，身体其他部位可有典型硬斑病表现。除致残性全硬化性硬斑病外，硬斑病一般无自觉症状，无明显全身症状，一般不侵犯内脏。

4. 超声检查 硬斑病高频超声主要用于评估皮损区皮肤层、皮下脂肪层及肌层的厚度、回声、血供变化，超声弹性成像主要用于评估硬斑病皮损处皮肤层硬度变化。

（1）二维灰阶超声：硬斑病水肿期主要表现为皮肤层增厚，回声减低，皮下脂肪层可增厚，回声增高（图 7-2-10-10）；硬化期主要表现为皮肤层增厚，萎缩期主要表现为皮肤层变薄，这两期皮下脂肪层可变薄、消失，回声可增高，部分可见肌层变薄，回声增高（图 7-2-10-11、图 7-2-10-12）。

（2）彩色多普勒超声：硬斑病活动期皮损皮下可见血流信号不同程度增多，稳定期者无明显血流信号（图 7-2-10-13）。

（3）超声弹性成像：硬斑病超声弹性成像主要表现为皮肤层硬度较对侧或周边正常皮肤增加（图 7-2-10-14），硬化期皮肤硬度增加更明显（图 7-2-10-15）。

5. 相关检查

（1）局限性硬皮病皮肤评估工具（localized scleroderma cutaneous assessment tool，LoSCAT）：主要通过定期评估皮损边缘红斑等级、触诊所得皮肤厚度、新发皮损程度或原有皮损扩展程度、皮损是否有真皮萎缩、皮下萎缩、异常色素沉着等实现。该方法简单易行、不需要特殊设备，是目前最为广泛应用的硬斑病病情评估工具，可用于监测疾病活动性及评估预后。但是该方法是一种主观的半定量评价，依赖临床医生经验，可靠性及可重复性欠佳。

（2）激光多普勒血流测量仪：是一种检测皮损微循环的无创方法，在活动性皮损中其血流明显增加，而在非活动性皮损中却很少有增加，可用于观察硬斑病的活动性。

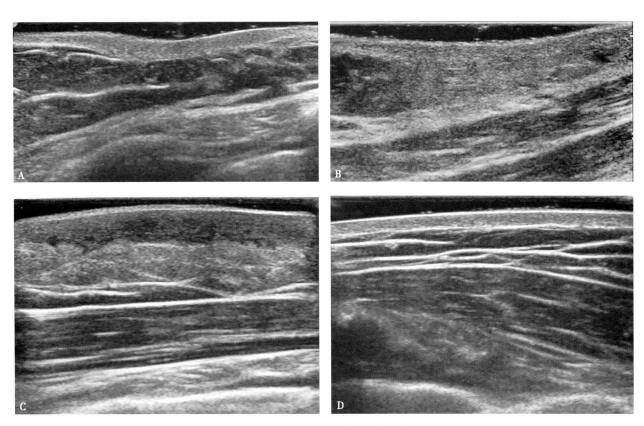

图 7-2-10-10　硬斑病水肿期二维灰阶超声图
A. 皮损处皮肤层增厚，回声减低；B. 皮损处皮肤层明显增厚，回声减低，皮下脂肪层回声增高；C、D. 为双侧对比超声图像，皮损（C）较对侧（D）皮肤层增厚，回声减低，皮下脂肪层增厚，回声增高

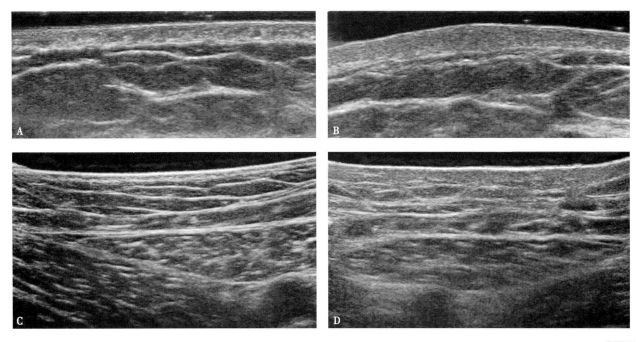

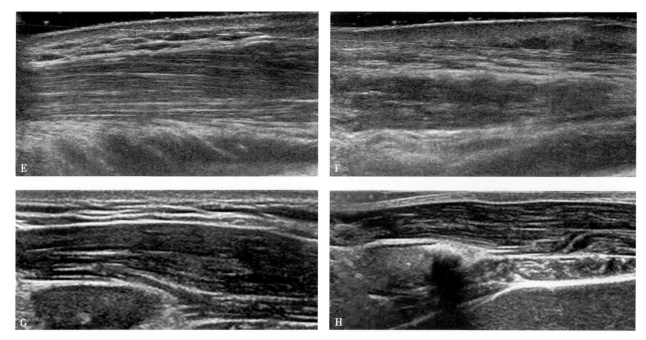

图 7-2-10-11 硬斑病硬化期二维灰阶超声图

双侧对比检查,A、C、E、G. 正常对照侧;B. 腹壁可见皮损皮肤层增厚,皮下脂肪层变薄;D. 大腿可见皮损皮肤层增厚,皮下脂肪层变薄;F. 前臂可见皮损皮肤层增厚,皮下脂肪层及肌层变薄,皮下脂肪间隔及肌层筋膜增厚;H. 胸壁可见皮损皮肤层增厚,皮下脂肪层消失,肌层变薄

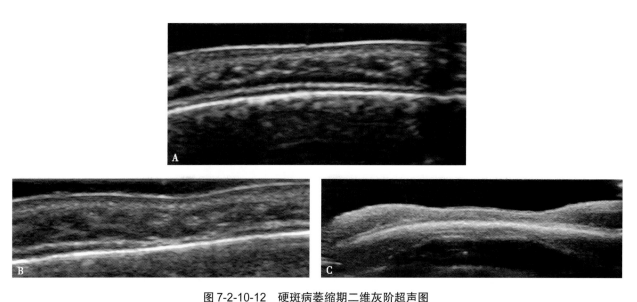

图 7-2-10-12 硬斑病萎缩期二维灰阶超声图

A. 皮损皮肤层变薄;B. 皮损皮肤层及皮下脂肪层均变薄;C. 皮损皮肤层变薄,皮下脂肪层消失

(3)皮肤镜:硬斑病皮肤镜主要表现为不规则白色纤维化条束、线状分支状血管及大量蜂窝状色素网。

(4)MRI:能够测量皮损累及的深度和范围,可发现下肢带状硬斑病、深部硬斑病等出现的皮下脂肪间隔增厚及肌肉筋膜增厚;对于刀劈状硬斑病、进行性颜面偏侧萎缩者或患者出现神经系统受累症状(如偏头痛、癫痫等)时都应及时完善头颅 MRI 以排除神经系统是否受累。

6. 鉴别诊断

(1)斑萎缩:又称斑状萎缩性皮炎,因皮肤弹力纤维破坏或断裂形成的松弛卵圆形萎缩斑。无硬斑病的水肿期、硬化期及萎缩期的临床进展过程。

(2)单纯皮下脂肪萎缩:皮肤层厚度及回声无变化,仅表现为皮下脂肪层较对侧/周围变薄,回声及血供未见明显异常。而硬斑病皮肤层厚度与回声因皮损所处临床分期不同会有所变化,同时可伴皮下脂肪层与肌层的变化。

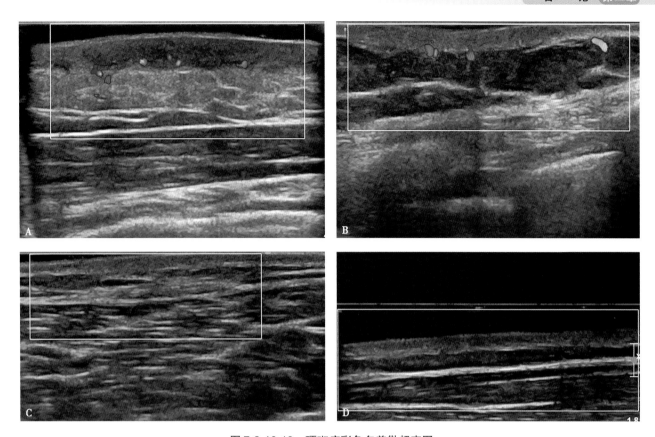

图 7-2-10-13　硬斑病彩色多普勒超声图
A～C. 活动期皮损内可见不同程度的血流信号；D. 稳定期皮损内未见血流信号

7. 临床意义　高频超声通过与对侧或周边正常皮肤对比能够准确评估硬斑病皮损区皮肤层、皮下脂肪层及肌层的厚度、回声、血供变化，有助评估皮损累及深度与活动性。同时结合超声弹性成像评估皮肤硬度，能够更加准确地评估硬斑病病情，有助于确定硬斑病临床分期及鉴别诊断。通过定期随访还能观察皮损进展及进行疗效观察。

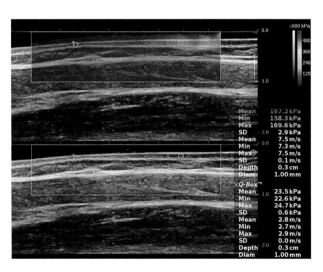

图 7-2-10-14　硬斑病超声剪切波弹性成像图
皮损处皮肤硬度较周边正常皮肤层硬度增加

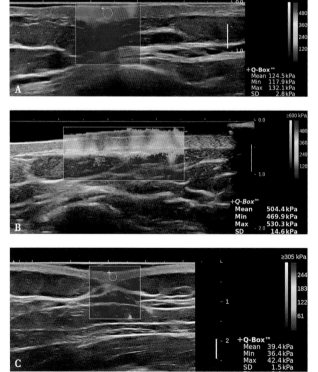

图 7-2-10-15　硬斑病超声剪切波弹性成像图
A. 硬斑病水肿期皮肤硬度；B. 硬化期皮肤硬度；C. 萎缩期皮肤硬度

二、红斑狼疮

(一)概述

红斑狼疮(lupus erythematosus,LE)是一类病因不明的慢性、反复迁延的自身免疫性结缔组织疾病,多见于 20~40 岁的育龄期女性,70%~85% 的患者有皮肤受累。皮肤型红斑狼疮(cutaneous lupus erythematosus,CLE),病变主要限于皮肤;系统性红斑狼疮(systemic lupus erythematosus,SLE),病变可累及多系统和多脏器,其在中国的发病率约 0.07%,即 700/100 万。

(二)病理生理

红斑狼疮发病与患者免疫异常有关。紫外线照射、某些药物、感染等也可加重或诱发红斑狼疮。妊娠也可诱发或加重系统性红斑狼疮。系统性红斑狼疮也与遗传因素有关,其发病有家族聚集倾向。

红斑狼疮皮损组织病理变化包括基底细胞液化变性、真皮浅层水肿、胶原纤维间黏蛋白沉积及小血管炎改变、血管及附属器周围炎症细胞浸润;典型免疫病理表现为皮损区真皮与表皮交界处免疫球蛋白和补体不规则颗粒状线性沉积,即狼疮带试验阳性。

(三)临床表现

皮肤红斑狼疮的临床表现广泛,可从轻度红斑到弥漫性瘢痕性皮损,系光敏性皮肤病。根据皮损形态和组织病理,皮肤型红斑狼疮的皮损分为狼疮特异性皮损和狼疮非特异性皮损。狼疮特异性皮损主要有三型:急性皮肤型红斑狼疮(局限型和泛发型)、亚急性皮肤型红斑狼疮(环状红斑型、丘疹鳞屑型)、慢性皮肤型红斑狼疮。慢性皮肤型红斑狼疮可分为 5 类,最常见的是盘状红斑狼疮,此外还有深在性红斑狼疮、冻疮样红斑狼疮、疣状红斑狼疮、肿胀性红斑狼疮。

急性皮肤型红斑狼疮典型皮损为面颊和鼻梁部水肿性蝶形红斑。亚急性皮肤红斑狼疮主要累及躯干上部日光暴露区域,如面颈部、胸背部,主要表现为丘疹鳞屑型和环形红斑型。丘疹鳞屑型为大小形状不一的红斑或斑块,上覆薄层非黏着性鳞屑,似银屑病样或糠疹样,环形红斑型为中央消退、外周轻度隆起浸润的环形或弧形水肿性红斑,红斑平滑或覆有少许鳞屑。慢性皮肤红斑狼疮以盘状红斑狼疮多见,皮损主要累及面部,典型皮损表现为扁平或微隆起的覆有黏着性鳞屑的盘状红斑或斑块,剥去鳞屑其下可见角质栓和扩大的毛囊口。

(四)超声检查

1. 二维灰阶超声 红斑狼疮活动期皮损主要表现为皮肤层增厚,真皮层浅层可见低回声带,典型者呈梭形,皮下组织回声增强(图 7-2-10-16)。终末期(盘状红斑狼疮)以皮肤层萎缩变薄多见。

超声还可了解受累血管,如指动脉的情况。受累指动脉可发生血管炎或血栓,血栓表现为管腔内低回声充填。指动脉血栓导致甲缺血。缺血性甲病超声表现包括甲床水肿增厚、回声减低,甲板增厚或变薄,甲基质受累时可出现甲板不规则、不连续等继发性改变。

2. 能量多普勒超声 红斑狼疮活动期皮损可见皮肤层和/或皮下层血流信号不同程度增多,稳定期则未见明显血流信号(图 7-2-10-17)。缺血性甲病则表现为甲床内血流信号减少或无血流信号。

(五)相关检查

1. 皮肤镜 盘状红斑狼疮皮肤镜表现主要包括毛囊角栓、毛囊周围白晕、血管结构、白色鳞屑及白色无结构区。急性和亚急性皮肤红斑狼疮的皮肤镜表现近似,主要为血管结构、不规则颗粒样色素结构、白色鳞屑及白色无结构区。

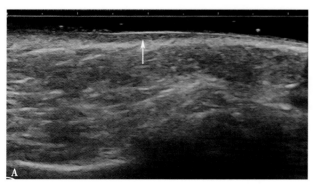
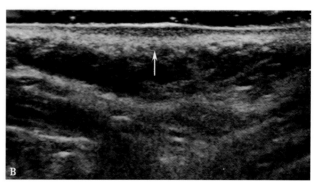

图 7-2-10-16 红斑狼疮皮损二维灰阶超声图

A. 皮损皮肤层增厚,真皮浅层可见低回声带(箭头);B. 皮损局部还可见皮下脂肪层回声增强(箭头)

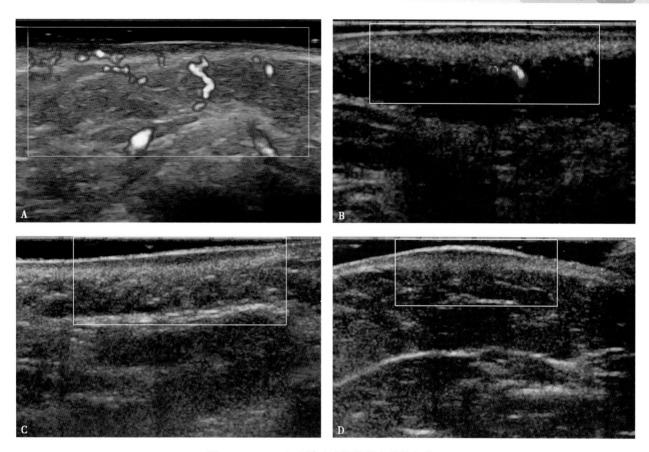

图 7-2-10-17　红斑狼疮皮损能量多普勒超声图
A～C. 活动期皮损内可见不同程度的血流信号；D. 稳定期皮损内未见血流信号

2. MRI　几乎不用于观察红斑狼疮皮疹，主要用于神经精神性狼疮脑部形态结构及功能的成像。

（六）鉴别诊断

不典型的急性皮肤型红斑狼疮要注意与皮肌炎、硬皮病、血管炎等鉴别。亚急性皮肤红斑狼疮要注意与银屑病、多形性红斑等鉴别。不典型的慢性皮肤红斑狼疮要注意与扁平苔藓、寻常狼疮、寻常疣等进行鉴别。仅靠超声表现难以鉴别，一般需结合临床表现、实验室检查综合分析，难以确诊者需病理证实。

（七）临床意义

高频超声能够评估红斑狼疮皮损皮肤层及皮下脂肪层厚度、回声及血供的变化，有助判断皮损活动性，动态观察可进行疗效评估。

三、皮肌炎

（一）概述

皮肌炎是一组病因不明、主要累及皮肤与横纹肌的罕见自身免疫性结缔组织病。可发生于任何年龄，但儿童与 40～60 岁中年人群是发病高峰，女性多于男性。

（二）病理生理

皮肌炎病因不明，可能与自身免疫、遗传等有关。儿童皮肌炎可能还与上呼吸道感染有关。皮肌炎可合并恶性肿瘤，以鼻咽癌多见。皮肌炎系 CD4$^+$ T 细胞与 B 细胞参与的、由体液免疫介导的微血管病变。皮损病理表现为非特异性的液化或空泡变性，基底膜增厚且 PAS 染色阳性，有轻度黏蛋白沉积与弥漫性炎症改变，Gottron 疹则主要为表皮增生，棘层增厚或乳头瘤样增殖。肌肉病变典型病理表现为肌束周围 2～10 层萎缩性肌纤维。肌酶谱升高，肌电图可见肌源性改变。

（三）临床表现

皮肌炎临床表现主要包括皮肤和肌肉受累的表现。特征性肌肉病变多表现为对称性四肢近端肌无力，部分表现为肌痛。皮疹多为微暗的红斑，稍高出皮面，表面光滑或有鳞屑。皮损常可完全消退，但亦可残留带褐色的色素沉着、萎缩、瘢痕或白斑。皮疹主要分布于面、颈、上胸部及关节伸面，特征性皮疹主要表现为向阳性皮疹（眼睑紫红色斑）、Gottron 丘疹、披肩样斑疹、V 性斑疹和技工手。皮肌炎一般表现可有不规则发热、消瘦、贫血等。皮肤钙化也可发生,特别在儿童中易出现。沿深筋膜钙化多见于慢性皮肌炎患者。普遍性钙质沉着尤其见于未经治疗或治疗不充分的患者。钙质沉积较多时可触及硬结,可见局部皮肤色素沉着,钙化使局部软组织出现发木或发硬的浸润感,严重者影响该肢体的活动。若钙质沉着处溃烂可有石灰样物流出,并可继发感染。

（四）超声检查

1. 二维灰阶超声　皮疹活动期表现为皮肤层增厚,真皮浅层可见低回声带,皮下脂肪层可水肿增厚,回声增强(图7-2-10-18)。钙质沉积表现为皮肤或皮下的点状、斑片状高回声,后方可伴声影(图7-2-10-19)。

2. 能量多普勒超声　活动期皮疹皮肤层和/或皮下层血流信号可不同程度增多(图7-2-10-20)。

（五）相关检查

1. CT　CT对皮肌炎的皮肤改变不敏感,主要用于皮肌炎并发肺间质性病变的评估。

2. MRI　皮肌炎患者的MRI特征性表现为斑片状肌肉水肿、皮下组织和肌肉筋膜内层的水肿。

（六）鉴别诊断

红斑狼疮　不典型者需与红斑狼疮鉴别。单纯依据超声表现鉴别困难,一般需结合临床表现及实验室检查结果,难以确诊者还需病理证实。

（七）临床意义

高频超声能够评估红斑狼疮皮损皮肤层及皮下脂肪层厚度、回声、有无钙化及血供的变化,有助判断皮损活动性,动态观察可进行疗效评估。

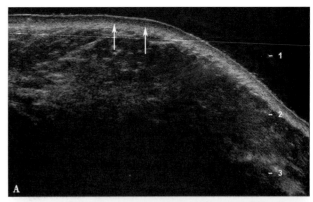
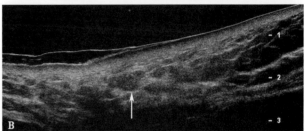
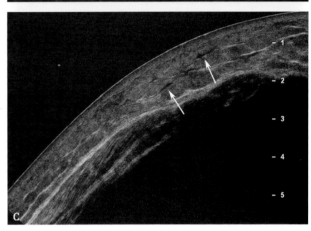

图7-2-10-18　皮肌炎皮疹二维灰阶超声图

A. 面部皮疹可见皮肤层增厚,真皮浅层可见低回声带(箭头);B. 颈部皮疹可见皮肤层增厚,真皮浅层可见低回声带,皮下脂肪层回声增高(箭头);C. 上臂及肘部伸侧皮疹可见皮肤层及皮下脂肪层增厚,回声增高,皮下脂肪层可见裂隙状无回声区(箭头)

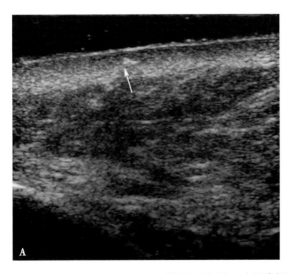
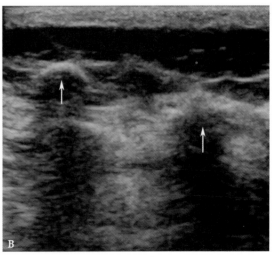

图7-2-10-19　皮肌炎钙质沉积二维灰阶超声图

A. 面部皮肤层可见点状高回声;B. 大腿皮下可见斑片状高回声伴声影,主要位于深筋膜层

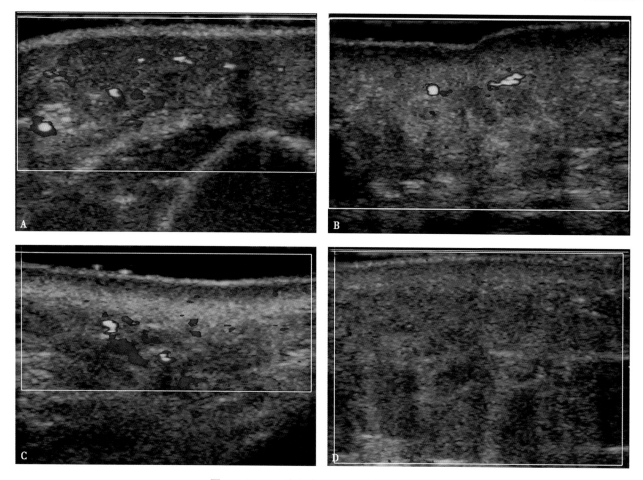

图 7-2-10-20　皮肌炎皮疹能量多普勒超声图
A～C. 活动期皮疹内可见从高到低不同程度的血流信号；D. 稳定期皮疹内基本未见血流信号

四、痛风

（一）概述

痛风（gout）是单钠尿酸盐沉积所致的晶体相关性关节病，与嘌呤代谢紊乱和/或尿酸排泄减少所致的高尿酸血症直接相关，是一种代谢性风湿病。痛风以男性多见，男女之比为 20∶1。女性绝经前罕见，多于更年期后发病，常有家族遗传史。

（二）病理生理

痛风的病因多样，包括原发性和继发性两大类。原发性痛风与肥胖、原发性高血压、血脂异常、糖尿病、胰岛素抵抗等关系密切。继发性痛风继发于某些先天性代谢紊乱疾病，如 1 型糖原贮积病，也可继发于其他疾病或药物，如骨髓增生性疾病和淋巴增生性疾病等。

痛风石系细针状单钠尿酸盐结晶沉淀所引起的一种异物性炎性反应，周围被单核细胞、上皮细胞、异物巨细胞所围绕，形成异物结节，引起轻度慢性炎症反应。

（三）临床表现

典型的临床表现主要包括高尿酸血症、反复急性关节炎发作及慢性痛风石形成。痛风石的形成是慢性痛风性关节炎的标志，可存在于除中枢神经系统外的任何部位，最常见于患者耳廓、关节内部及周围肌腱、皮下等，为淡黄色或白色大小不一的结节，初期质软，随着纤维增生和钙化，质地逐渐变硬，最后硬如石子。硬痛风石周围的炎症细胞带与骨皮质接触可侵蚀骨皮质导致骨质破坏。发生于关节周围的痛风石因易磨损，且常隆起于体表使表皮菲薄，同时由于尿酸盐长期刺激而易破溃形成窦道，可见白色牙膏样的尿酸盐结晶物排出，窦道周围组织呈慢性肉芽肿不易愈合，少数还可继发感染而经久不愈。溃烂可进一步累及深面的滑膜囊、软骨、骨，造成组织断裂和纤维变性，软骨、骨破坏显著，骨质侵蚀缺损乃至骨折，加之痛风石增大，导致关节僵硬、破溃、畸形。因此，在身体的各个部位尤其是四肢形成的痛风石，不仅严重影响肢体外形，甚至会导致关节畸形、功能障碍、神经压迫、皮肤破溃、窦道经久不愈，须积极接受治疗。

（四）超声检查

1. 二维灰阶超声 痛风石多表现为高回声，内部回声多不均匀，常伴钙化，多边界不清，往往多个成组出现。少数痛风石表现为低回声，系早期尿酸盐点状沉积伴炎症反应明显所致。痛风石周边常伴低回声晕，系炎症细胞浸润所致（图7-2-10-21）。痛风结节破溃时可见周围软组织肿胀，窦道形成。

2. 能量多普勒超声 痛风结节炎症活跃时内部及周边可见不同程度的血流信号增多，以周边多见，炎症不活跃时则无明显血流信号（图7-2-10-22）。

（五）相关检查

1. X线 尿酸盐为单体晶体，晶体在皮肤皮下聚集较少时因为密度较低、分辨率不强，难以发现，只有聚集较多时才能显示出低于骨质的云雾状较高密度团块。

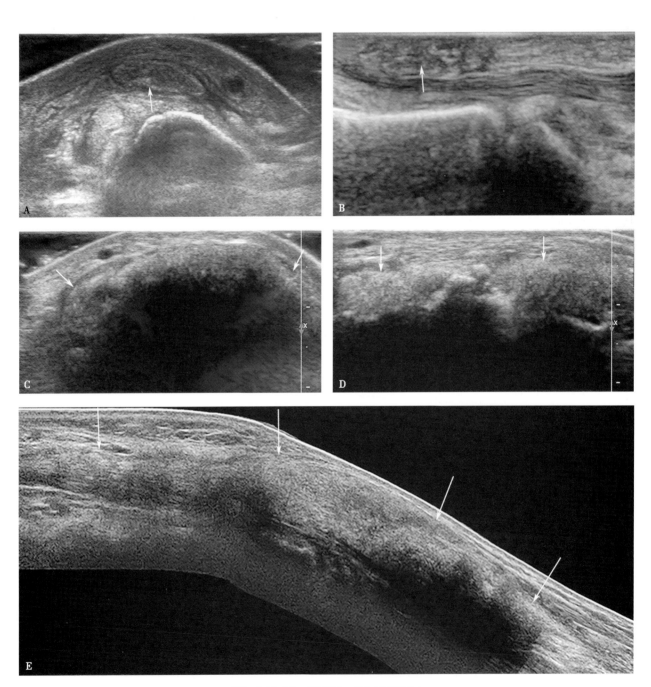

图7-2-10-21 痛风石二维灰阶超声图

A. 皮下可见等回声结节伴周围皮肤皮下软组织肿胀，等回声内可见细小点状高回声（箭头），探头加压可见流动感，系初期痛风石表现，结节周边还可见纤细低回声晕；B. 皮下可见低回声结节，内可见点状高回声（箭头）；C. 皮下可见均匀高回声结节（箭头）；D. 皮下可见成组高回声结节，内伴斑片状高回声钙化（箭头）；E. 前臂中份至手掌宽景成像可见皮下肌肉及肌腱内广泛高回声痛风石形成（箭头）

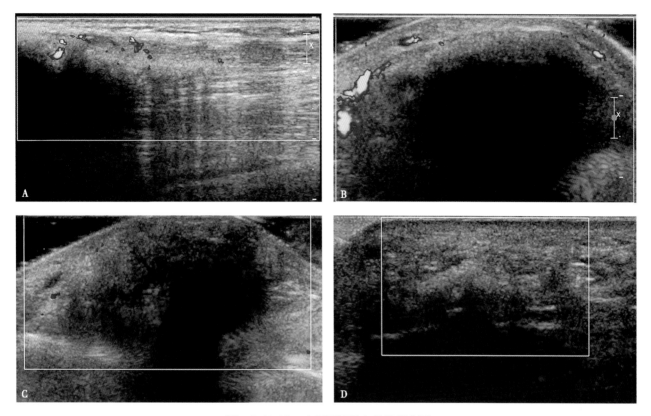

图 7-2-10-22　痛风石能量多普勒超声图

A～C. 炎症活跃时痛风结节内可见从高到低不同程度的血流信号；D. 炎症不活跃时痛风结节内未见血流信号

2. CT　痛风石表现为边界清楚、形态不规则的斑片状、条状或团块状的略高密度区，密度介于周围的软组织和骨质之间，CT 值介于 70～250Hu。

3. MRI　痛风石表现为无定形的异常信号，为 T_1 低信号，T_2 高、低及混杂信号。

（六）鉴别诊断

1. **羟磷灰石沉积症**　常与创伤和代谢性疾病有关，如肾功能衰竭、甲状旁腺功能亢进等，多见于老年女性，发作时间较长，血尿酸不高。二者超声均表现为稍高回声团，周边可见异物炎性反应形成的低回声晕，但痛风患者血尿酸高，以弥漫沙砾样高回声堆积为主，而羟磷灰石沉积症则更常见团块状钙化和细密点状回声流动并存。

2. **肿瘤样钙盐沉积症**　少见的骨外钙化性疾病，主要发生于关节周围软组织内，常见部位包括臀部、肩部、腰部及肘部，患者可伴血磷升高，为无痛性钙沉积性肿块。二者超声表现为稍高回声团，周边可见异物炎性反应形成的低回声晕，但痛风患者血尿酸高，以弥漫沙砾样高回声堆积为主，而肿瘤样钙盐沉积症则以团块状钙化为主。

3. **类风湿结节**　常与严重的类风湿关节炎同时出现，常提示类风湿性关节炎病变处于活动期。

常对称出现于前臂伸侧、肘关节鹰嘴突部，以及枕部、跟腱等关节隆突、受压部位皮下，质硬如橡皮，无触痛或仅轻微触痛。超声多表现为低回声结节，边界清楚，形态规则。

4. **蜂窝织炎**　痛风石初期形成时，可引起痛风结节周围软组织肿胀疼痛，易误诊为蜂窝织炎。蜂窝织炎血尿酸不高，畏寒发热和白细胞增高等全身症状更为突出。

（七）临床意义

超声可发现并诊断痛风石，并定位其病变位置，特别对于临床表现不典型或血尿酸水平正常的痛风结节，超声作为一种非侵入性的检查可以为临床提供非常有力的证据。其次，痛风石的有无能够反映痛风的严重程度，而硬痛风石周围的炎症细胞带与骨皮质接触可侵蚀骨皮质导致骨质破坏。超声检查能够评估痛风石是否引起骨侵蚀，有助临床制定更合理的治疗方案。再次，对于破溃或继发感染者，超声还可评估炎症范围，是否合并脓肿窦道等。有研究表明血尿酸浓度降至 357μmol/L 并维持 7 个月以上时痛风石将出现改变并逐渐消失。因此，超声动态观察可能有助于疗效评估。

五、银屑病

（一）概述

银屑病（psoriasis），俗称牛皮癣，是一种较常见的具有特征性的红斑、丘疹、银屑的慢性复发性、炎症性、系统性皮肤病。银屑病病因不明，目前认为系遗传与环境共同作用所致。

（二）病理生理

银屑病病理生理的重要特点为表皮基底层角质形成细胞增殖加速致表皮更替时间由28d缩短为3～4d。因此寻常型银屑病组织学表现为角化过度伴角化不全，角化不全区可见中性粒细胞聚集形成的芒罗微脓肿（Munro microabscess），表皮颗粒细胞层变薄或消失、真皮乳头上层变薄，以及真皮乳头毛细血管扭曲扩张。除真皮浅层毛细血管扩张更明显外，红皮型银屑病与寻常型银屑病表现相似。而脓疱型银屑病则可见中性粒细胞在颗粒层或棘层上部聚集形成的 Kogoj 微脓肿。银屑病甲损害主要病理改变包括甲床和甲下皮的角化过度和角化不全，甲床中性粒细胞浸润。

（三）临床表现

银屑病的典型皮损表现为覆有银白色鳞屑且边界清楚的红斑，可发生于全身各处，但以四肢伸侧和骶尾部最常见，且常对称分布。患者常有不同程度的瘙痒。根据银屑病的临床特征，可分为寻常型、关节型、脓疱型和红皮病型，其中寻常型占90%以上，其他类型多由其转化而来。脓疱型系在寻常型皮损或无皮损的正常皮肤上出现的无菌性脓疱。红皮病型则表现为全身皮肤潮红、浸润肿胀并伴大量糠状鳞屑。关节型则为皮损合并关节损害。寻常型皮疹可根据病情发展分为三期，包括①进行期：旧皮损无消退，新皮损不断出现，皮疹炎症明显，周围可有红晕，鳞屑较厚；②静止期：皮损稳定，无新皮损出现，炎症较轻，鳞屑较多；③退行期：皮损变小、变平，炎症基本消退，遗留色素减退或色素沉着。

半数银屑病患者常伴甲损害，甲基质病变表现为甲"顶针状"凹陷、白甲、甲半月红斑、近端甲板碎裂，甲床病变表现为甲下粉黄色斑、甲下片状出血、甲不正常增厚、甲剥离。仅有指甲损害，而无皮疹者低于5%。关节型银屑病甲损害更常见。银屑病甲损害更容易出现在病情较重的患者中，指甲病变的严重程度与皮肤损害程度具有相关性。银屑病病情控制后，甲损害可逐渐恢复正常。

（四）超声检查

1. 二维灰阶超声　皮疹表现为表皮层增厚、粗糙、不光滑，表皮明显增厚者后方常伴明显声影，真皮层增厚，进行期真皮浅层可见低回声带，研究认为系水肿的真皮乳头层，静止期可见其消退（图7-2-10-23），消退期表皮层与真皮层逐渐趋于正常。

银屑病甲损害超声表现包括早期可见甲板点状

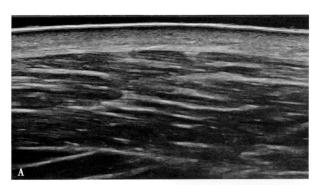
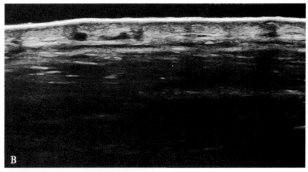
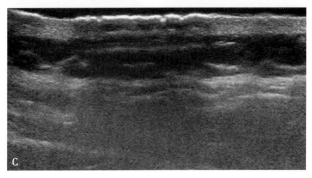

图 7-2-10-23　银屑病皮疹二维灰阶超声图
A、B. 皮疹表皮层及真皮层均增厚，真皮浅层可见低回声带；C. 表皮层明显增厚者可见声衰减

凹陷,腹侧甲板增厚、边界不清,腹侧甲板局部高回声沉积,随后腹侧与背侧甲板增厚、不规则、板间隙消失,晚期可表现为波浪甲、甲板融合、甲床角化过度而增厚并伴声衰减等(图 7-2-10-24)。银屑病甲损害也可出现甲剥离、脱甲等。

2. 彩色多普勒超声 / 能量多普勒超声 进行期皮疹内血流信号可见不同程度增多,静止期和消退期常无明显变化(图 7-2-10-25)。

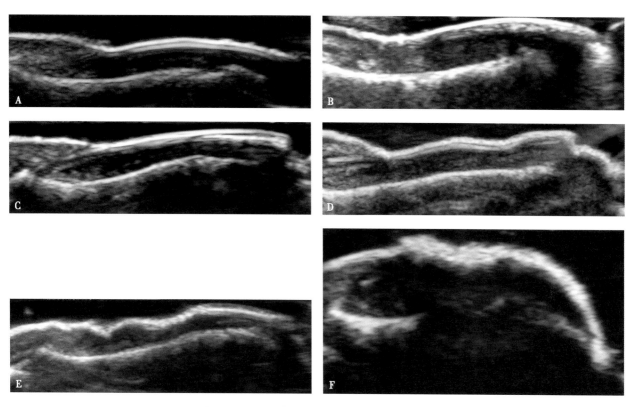

图 7-2-10-24 银屑病甲损害二维灰阶超声图
A. 甲板点状凹陷;B. 腹侧甲板增厚、边界不清;C. 腹侧甲板局部高回声沉积;D. 腹侧与背侧甲板增厚、不规则;E. 腹侧与背侧甲板增厚、不规则、板间隙消失;F. 甲板增厚、融合,甲床增厚、角化过度伴声衰减

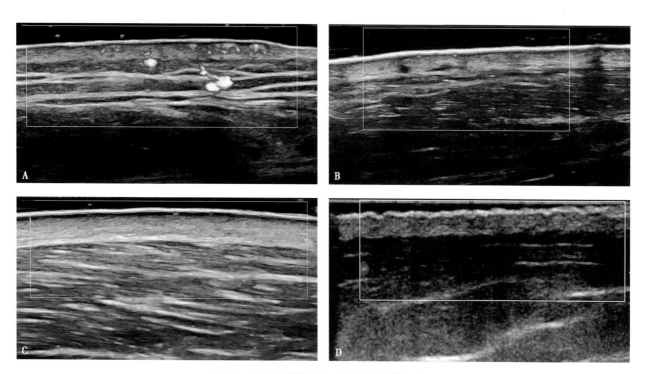

图 7-2-10-25 银屑病皮疹能量多普勒超声图
A~C. 进行期皮疹内可见从高到低不同程度的血流信号;D. 静止期皮疹内未见血流信号

银屑病进行期甲损害可见甲床内血流信号不同程度增多（图7-2-10-26），通常始于近端甲床，逐渐弥漫至整个甲床（图7-2-10-27），甲板角化明显引起声衰减时，甲床内血流信号无法探及。甲损害往往与皮疹严重性及活动性相关。

3. **超声弹性成像**　皮疹进行期及静止期皮肤硬度增加，进行期最明显，消退期皮肤硬度逐渐恢复正常（图7-2-10-28）。

（五）相关检查

1. **PASI评分**　PASI评分是目前临床使用较多的皮损评价方法，包括皮损面积和皮损严重程度两个方面内容，对评估银屑病患者病情严重程度及预后具有重要的临床意义，评分越高皮损越严重。

2. **皮肤镜**　银屑病皮疹皮肤镜表现包括亮红色背景上可见血管一致性分布，可见弥漫分布的白色鳞屑，可见点状血管、小球状血管、环状血管及发夹样血管。银屑病甲的皮肤镜特征性表现包括甲板点状凹陷、甲床油滴现象、甲剥离伴近端边缘红色边界和甲周软组织球团状血管，非特异性表现包括甲床角化过度、甲板增厚、碎屑剥脱、甲沟炎等。

3. **甲襞毛细血管镜**　银屑病甲襞常见无血管区。

（六）鉴别诊断

1. **亚急性红斑狼疮**　丘疹鳞屑型亚急性皮肤红斑狼疮易与银屑病混淆，但二者发病部位不同，前

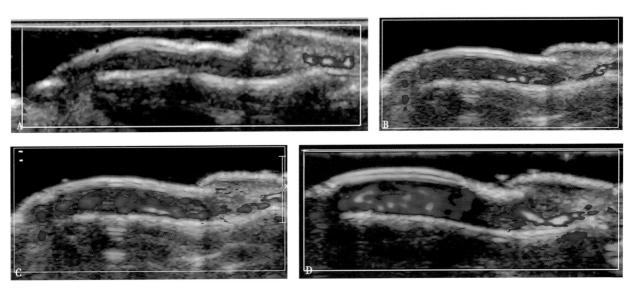

图7-2-10-26　银屑病甲床能量多普勒超声图
A～D. 可见甲床从低到高不同程度的血流信号

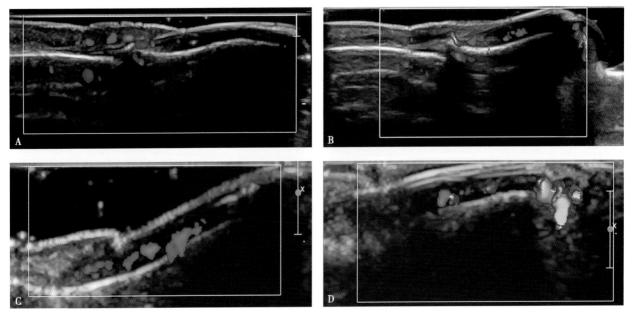

图7-2-10-27　银屑病甲床彩色多普勒超声图
A～D. 可见自近端甲床逐渐弥漫至整个甲床的增多的血流信号

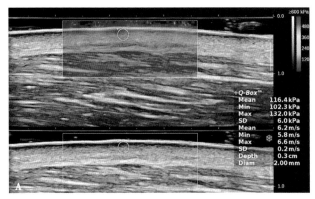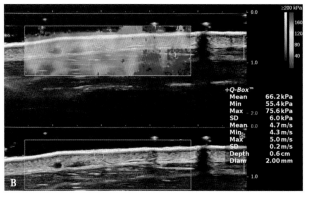

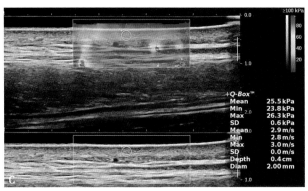

图 7-2-10-28 银屑病皮疹皮肤超声剪切波弹性成像图
A. 进行期；B. 静止期；C. 消退期。皮疹皮肤硬度大小为进行期>静止期>消退期

者主要累及躯干上部日光暴露区域，如面颈部、胸背部，而后者主要累及四肢伸侧及腰骶部，超声表现虽都有表皮层及真皮层增厚，真皮浅层可见低回声带，但红斑狼疮表皮层增厚不如银屑病明显，且红斑狼疮常同时可见皮下脂肪层回声及血供的改变。

2. 扁平苔藓 为多角形紫红色扁平丘疹，好发于四肢屈侧，而银屑病好发于四肢伸侧，为覆有银白色鳞屑红斑。

（七）临床意义

超声可评估银屑病皮疹表皮层及真皮层的厚度、回声、血供及硬度变化，可评估指甲甲板及甲床的厚度、连续性、回声及甲床的血供，有助评估银屑病的活动性与严重程度。

（邱 逦）

参 考 文 献

1. 徐辉雄，郭乐杭，王撬. 皮肤超声诊断学 [M]. 上海：上海科学技术出版社，2020.
2. Guo LH，Xu HX，Wang Q（editors），et al. Diagnostic Ultrasound in Dermatology[M]. Singapore：Springer. 2022.
3. 卢漫，戴九龙. 皮肤超声图谱 [M]. 北京：中国科学技术出版社，2022.
4. 许阳. 皮肤影像学 [M]. 北京：人民卫生出版社，2021.
5. 中华医学会超声医学分会浅表器官及血管学组，中国中西医结合学会皮肤性病专业委员，上海超声诊疗工程技术研究中心，等. 皮肤疾病超声检查指南（2022 版）. 中华超声影像学杂志，2022，31（7）：553-578.

第八篇

外周血管

第一章 总 论

20世纪50~70年代出现的脉冲多普勒超声技术只能用笔式探头测得血流速度等参数，尚无二维灰阶超声技术。20世纪80年代彩色多普勒血流显像（CDFI）技术问世。1982年第一台彩色多普勒超声诊断仪面世，临床医生开始利用CDFI进行无创性心脏疾病检查。随着全数字化彩色多普勒超声诊断仪的面世，随后出现了彩色多普勒能量图（color doppler energy，CDE）、彩色多普勒方向能量图（color doppler directional energy，CCD）、彩色多普勒组织成像（color doppler tissue imaging，CDT）、能量谐波成像技术（power harmonic imaging，PHI）。

彩色多普勒血流显像技术可明确诊断动脉斑块形成、动脉狭窄与闭塞性病变、斑块内溃疡、动脉夹层、真性动脉瘤、外伤、医源性损伤所致动静脉瘘与假性动脉瘤、腘动脉塌陷综合征等动脉疾病以及颈静脉和肢体静脉血栓、下腔静脉及髂静脉血栓和下腔静脉、髂静脉、肾静脉受压综合征等静脉疾病。

近几年新问世的低速血流显像技术，如：超微血管成像技术（super microvascular imaging，SMI）、超微细敏感血流显像技术（angio plus planewave ultrasensitive imaging，AP）、微血流成像技术（Micro-flow Imaging，MFI）、微血管成像技术（microvascular imaging，Micro V），开始应用于外周血管疾病的诊断。

超声造影技术能灵敏地显示亚微观结构及微循环低速血流灌注状态，直接反映组织代谢状态，使超声从检测结构、血流动力学变化到实现功能显像。目前，超声造影检查外周血管疾病主要应用于颈动脉斑块内新生血管及颈动脉、椎动脉、锁骨下动脉、下肢动脉的次全闭塞（假性闭塞）评价，并有助于提高颅内动脉狭窄、动脉瘤和动静脉畸形的显示率。此外，超声造影技术对肢体组织、脑组织微循环血流灌注的评价以及利用超声造影剂微泡"空化效应"对急性期下肢深静脉血栓溶栓治疗中均具有较大的应用前景。

目前，微米级超声造影剂已经发展到纳米级造影剂，而靶向性超声造影剂的出现，不仅可提高血管疾病诊断的特异性，更能使靶向药物治疗成为可能。

（勇 强）

第一节 血管解剖

一、颈部、肢体动脉解剖

（一）颈部动脉

颈部动脉主要包括颈总动脉、颈内动脉、颈外动脉及椎动脉。

双侧颈总动脉（common carotid artery，CCA）起源不同，左侧起自主动脉弓，右侧起自头臂干动脉，即无名动脉。双侧颈总动脉均经胸锁关节的后方沿胸锁乳突肌内侧缘上行至甲状软骨水平或第四颈椎水平处，体表相当于下颌角水平，分为颈内动脉（internal carotid artery，ICA）及颈外动脉（external carotid artery，ECA）。颈外动脉向前内侧上行，沿途发出多条分支，与颈内动脉及椎动脉分支吻合，如颈外动脉分支上颌动脉、颞浅动脉、脑膜中动脉与颈内动脉发出的眼动脉吻合，颈外动脉分支咽升动脉、枕动脉与椎动脉的肌支有丰富的吻合，当发生颈内动脉或椎动脉闭塞时，可通过这些分支由颈外动脉进行代偿。颈内动脉起始处管径相对增粗呈梭形膨大，形成颈动脉窦，也称颈动脉球部，此处血流易发生湍流或涡流，易损伤内皮细胞造成脂质沉着，故此处为斑块易发部位。颈内动脉向后外侧上行，经颈动脉管进入颅内，颈内动脉颅外段无任何分支（图8-1-1-1）。

椎动脉（vertebral artery，VA）为锁骨下动脉第1分支，向上穿行第6颈椎至第1颈椎间的横突孔，经枕骨大孔入颅，至脑桥下缘，双侧椎动脉汇合成基底动脉。椎动脉共分为4段：V1段为自锁骨下动

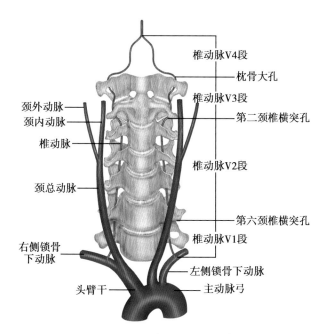

图 8-1-1-1　颈部动脉解剖示意图

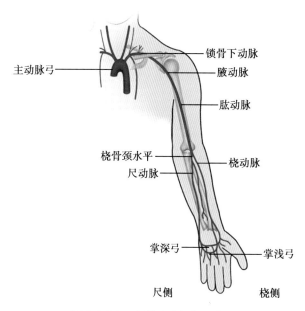

图 8-1-1-2　上肢动脉解剖示意图

脉发出至第 6 颈椎横突孔之间；V2 段为第 6 颈椎至第 2 颈椎之间横突孔内的部分；V3 段自第 2 颈椎横突孔穿过寰椎横突孔至枕骨大孔之间的部分；V4 段即经枕骨大孔进入颅内的部分。超声检查 V2 段时，若显示 4 个椎间段，提示椎动脉解剖走行正常，即椎动脉于第 6 颈椎水平入椎横突孔（图 8-1-1-1）。

（二）肢体动脉

1. **上肢动脉**　上肢动脉主要包括锁骨下动脉、腋动脉、肱动脉、桡动脉和尺动脉。

双侧锁骨下动脉（subclavian artery，SCA）起源不同，左侧直接起源于主动脉弓，右侧锁骨下动脉自无名动脉（头臂干）发出。锁骨下动脉穿过锁骨和第一肋之间间隙，于第 1 肋外缘移行为腋动脉（axillary artery，AXA），腋动脉续于锁骨下动脉并走行于腋窝深部，至大圆肌外下缘移行为肱动脉（brachial arery，BA），肱动脉行至肘窝深部在桡骨颈水平分为桡动脉（radial artery，RA）和尺动脉（ulnar artery，UA）。桡动脉走行于桡侧至桡骨下端茎突，进而与掌深弓相连接。尺动脉沿尺侧行至腕部并与掌浅弓相连接（图 8-1-1-2）。

2. **下肢动脉**　下肢动脉主要包括股总动脉、股动脉、股深动脉、腘动脉、胫前动脉、胫后动脉、腓动脉和足背动脉（图 8-1-1-3）。

（1）股总动脉（common femoral artery，CFA）：于腹股沟韧带水平向上续于髂外动脉，并在腹股沟韧带下方 2~5cm 处发出股深动脉，股总动脉主干延续为股动脉。

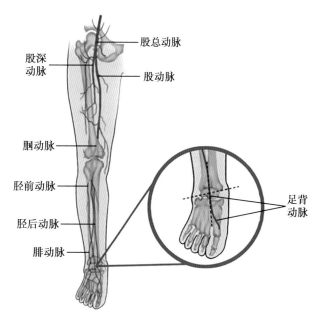

图 8-1-1-3　下肢动脉解剖及足背动脉体表投影示意图
股总动脉分出股深动脉，主干延续为股动脉，股动脉移行为腘动脉，腘动脉分出胫前动脉后即成为胫腓干，胫腓干分出胫后动脉及腓动脉，胫后动脉下段在内踝与跟腱之间走行，位置表浅，可在此扪及搏动

（2）股深动脉（deep femoral artery，DFA）：位于股动脉的后外侧，较股动脉位置深在。股深动脉分支与盆腔动脉及腘动脉均有交通，是髂股动脉闭塞后的重要侧支循环动脉。

（3）股动脉（femoral artery，FA）：在大腿段无重要分支，其走行于大腿内侧，向下走行进入内收肌管，自内收肌管裂孔处至腘窝移行为腘动脉，股动脉与腘动脉移行处约为大腿下 1/3 水平。

（4）腘动脉（popliteal artery，POA）：经膝关节后方下行，并发出膝上内、膝上外、膝下内、膝下外侧动脉。当股动脉及腘动脉闭塞时，膝动脉成为重要的侧支循环。腘动脉分段为临床的病变定位及治疗方案的选择提供了重要依据。腘动脉可分为三段，P1 段为收肌管裂孔水平至髌骨上缘水平，P2 段为髌骨上缘水平至胫骨平台水平，P3 段为胫骨平台水平至胫前动脉起始处水平。P2、P3 段容易受膝关节活动的影响，P2 段易发生弯曲，P3 段易受牵拉、弯曲和肌肉挤压易造成内膜损伤。P2、P3 段均是病变好发部位。因此，有人认为腘动脉病变不提倡使用支架置入方法治疗，也有人认为支架只能覆盖至 P1、P2 段（图 8-1-1-4）。

腘动脉出腘窝，在腘肌下缘分出胫前动脉（anterior tibial artery，ATA）、胫后动脉（posterior tibial artery，PTA），胫后动脉走行 3～4cm 处发出分支腓动脉（peroneal artery，PA）。也有学者将胫后动脉、腓动脉共干部分称为胫腓干（tibiaperoneal trunk，TP）。胫前动脉走行于小腿前外侧、胫骨和腓骨之间骨间膜前方，过踝关节后移行为足背动脉（dorsal pedis artery，DPA）。足背动脉行于踇长伸肌腱和趾长伸肌腱之间，位置较浅，可触及搏动，体表投影为内、外踝连线中点处与第 1 趾骨间隙连线（图 8-1-1-3），把握体表投影便于在足背动脉闭塞时寻找足背动脉。胫后动脉沿小腿浅、深屈肌之间下行，经内踝后方转入足底，分成足底内、外侧动脉。胫后神经与胫后动脉伴行，可作为胫后动脉闭塞时识别胫后动脉的解剖标志。足底外侧动脉与足背动脉的足底深支吻合，形成足底弓，并参与形成足背动脉网，提供足趾血供。腓动脉沿腓骨的内侧下行，至外踝上

方浅出，当胫前动脉狭窄或闭塞时，腓动脉常常是足背动脉供血的主要侧支动脉。

二、颈部、肢体静脉解剖

静脉是运送血液回心的血管，起始端连于毛细血管，末端开口于心房。静脉管腔内膜折叠形成静脉瓣（venous valve，VV），呈半月形，通常成对排列，具有防止血液逆流的作用。受重力影响，血液回流比较困难的部位瓣膜较多，因此下肢静脉瓣膜多于上肢，上肢静脉瓣以深静脉瓣多见，而头、颈部及胸部的静脉多无静脉瓣。

（一）颈部静脉

颈部静脉主要包括颈外静脉、颈前静脉、颈内静脉和椎静脉。

1. 颈外静脉（external jugular vein，EJV） 由下颌后支、耳后静脉及枕静脉汇合而成，自下颌角水平沿胸锁乳突肌前面下行，在锁骨上方穿过深筋膜注入锁骨下静脉或静脉角。

2. 颈前静脉（anterior jugular vein，AJV） 起自颏下的浅静脉，沿前正中线两侧下行，注入颈外静脉末端或锁骨下静脉。

3. 颈内静脉（internal jugular vein，IJV） 为颈部的深静脉，为乙状横窦在颈静脉孔处的延续，在颈动脉鞘内沿颈内动脉和颈总动脉外侧下行，在胸锁关节后方与锁骨下静脉汇合成头臂静脉（图 8-1-1-5）。

4. 椎静脉 与椎动脉相伴行，穿出横突孔后汇合成一支，最终汇入头臂静脉。

（二）肢体静脉

1. 上肢静脉 上肢静脉分为深、浅两大类，深、浅静脉间存在诸多交通。

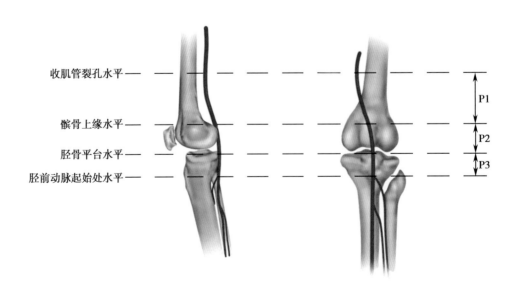

收肌管裂孔水平 ——

髌骨上缘水平 ——

胫骨平台水平 ——

胫前动脉起始处水平 ——

P1

P2

P3

图 8-1-1-4 腘动脉分段解剖示意图

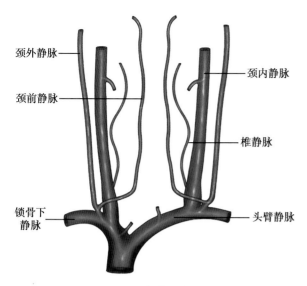

图 8-1-1-5 颈部静脉解剖示意图

（1）上肢深静脉：上肢深静脉系统入腋腔前多为两条静脉与同名动脉相伴而行，主要包括手掌深静脉、桡静脉、尺静脉、肱静脉；入腋腔后，两条肱静脉汇集成一条腋静脉与锁骨下静脉相延续（图 8-1-1-6）。有学者认为可能由于浅静脉引流了上肢的大量血液，腋静脉以远的上肢深静脉管腔相对较细小；或者由于浅静脉位于浅筋膜层，管壁周围阻力或压力较小等原因，浅静脉内径较深静脉内径粗大。

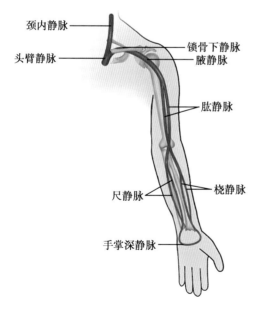

图 8-1-1-6 上肢深静脉解剖示意图

（2）上肢浅静脉：上肢浅静脉系统包括头静脉、贵要静脉、肘正中静脉和前臂正中静脉（图 8-1-1-7）。

1）头静脉（cephalic vein）：起于手背静脉网的桡侧，上行前臂转至掌侧面，沿前臂和上臂的桡侧皮下上行，经三角肌胸大肌间沟穿过深筋膜，注入腋静脉或锁骨下静脉。位于前臂的头静脉内径往往

较位于近心端的上臂的头静脉内径粗大，可能是由于重力作用导致。

2）贵要静脉（basilic vein）：起于手背静脉网的尺侧，逐渐转移至前臂掌侧面的尺侧上行，于肘窝处经肘正中静脉与头静脉吻合。主干继续沿肱二头肌内侧浅筋膜层内上行，于腋窝水平注入腋静脉，或至上臂中点附近穿深筋膜，注入肱静脉；伴随肱静脉上行注入腋静脉。

3）肘正中静脉（median cubital vein）：粗而短，变异甚多，通常于肘窝处连接贵要静脉和头静脉，有时还接受前臂正中静脉血液回流。

4）前臂正中静脉：自手掌静脉丛沿前臂前侧上行汇入肘正中静脉。前臂正中静脉可出现分叉，分别注入头静脉和贵要静脉，此时不存在肘正中静脉。前臂正中静脉收集手掌侧及前臂前侧浅层结构的血流。

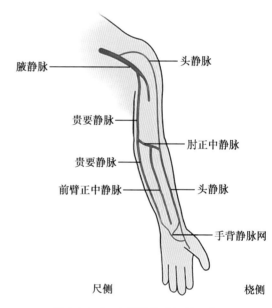

图 8-1-1-7 上肢浅静脉解剖示意图

2. 下肢静脉 下肢静脉分为深、浅两大类，深静脉与浅静脉之间的交通通过穿静脉实现。

（1）穿静脉：穿静脉瓣膜可以起到防止血液从深静脉流入浅静脉的作用。比较重要的穿静脉有 Cockett 穿静脉、Boyd 穿静脉、Dodd 穿静脉和 Hunter 穿静脉（图 8-1-1-8）。

1）Cockett 穿静脉：位于小腿下 1/3 段，即"足靴区"，Ⅰ、Ⅱ、Ⅲ支分别位于内踝后方、内踝上方 7～9cm、内踝上方 10～12cm 处，连接大隐静脉和胫后静脉的远端。

2）Boyd 穿静脉：位于膝关节内侧下方，连于大隐静脉与腘静脉。

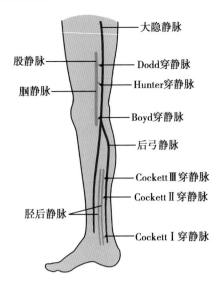

图 8-1-1-8　下肢重要穿静脉解剖示意图

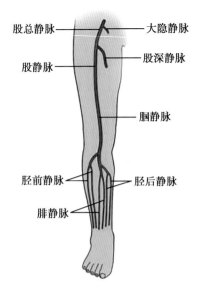

图 8-1-1-9　下肢深静脉解剖示意图

3）Dodd 穿静脉和 Hunter 穿静脉：位于大腿远心段，连接大隐静脉和腘静脉、股静脉。

当穿静脉瓣膜功能不全时，可出现深静脉血液逆流入浅静脉，引起足踝部肿胀、浅静脉曲张、皮肤色素沉着及瘙痒、皮肤增厚以及溃疡等。因此，超声检查时应注意标记逆流穿静脉的解剖位置，为手术处置提供依据。

（2）下肢深静脉：下肢深静脉均与同名动脉相伴行，小腿每条动脉有两条静脉伴行，包括小腿的胫前静脉（anterior tibial vein，ATV）、胫后静脉（posterior tibial vein，PTV）、腓静脉（peroneal vein，PV），于腘窝处汇合成一条静脉——腘静脉（popliteal vein，POV）；腘静脉上行穿收肌腱裂孔延续为股静脉（femoral vein，FV），即股浅静脉。大腿的深静脉包括：股静脉、股深静脉和股总静脉（图 8-1-1-9）。小腿肌间静脉属于深静脉，小腿肌间静脉血栓最常见的发生部位为腓肠肌静脉及比目鱼肌静脉，分别位于腓肠肌和比目鱼肌内，前者常为主干静脉血栓延续而来，后者常见于孤立肌间静脉血栓。

（3）下肢浅静脉：主要由起于足背静脉弓的大隐静脉和小隐静脉构成。足背静脉弓由趾背静脉汇合形成，位于跖骨远端的背侧。

1）大隐静脉（great saphenous vein，GSV）：在足的内侧缘起于足背静脉弓，经内踝前方，沿小腿内侧上行，经股骨内侧踝后方，至大腿内侧，而后逐渐转向前方。于耻骨结节下外方 3～4cm 处，穿深筋膜经隐静脉裂孔（卵圆窝）注入股静脉，该处瓣膜为隐股静脉瓣，此瓣膜反流可导致大隐静脉曲张。

大隐静脉在穿深筋膜之前，接纳 5 条浅静脉的血液回流，即位于大腿外侧部的股外侧浅静脉（GSV

前副隐静脉）、位于大腿内侧部的股内侧浅静脉（GSV 后副隐静脉）、阴部外静脉、腹壁浅静脉和旋髂浅静脉（图 8-1-1-10）。在做大隐静脉曲张高位结扎术时，需同时结扎上述各静脉。根据大隐静脉所在解剖位置，大隐静脉曲张时外观通常呈下肢内侧浅静脉迂曲扩张。

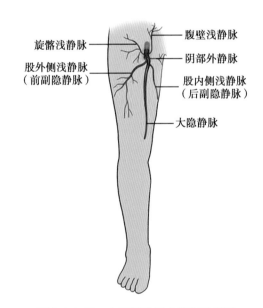

图 8-1-1-10　大隐静脉属支解剖示意图

2）小隐静脉（small saphenous vein，SSV）：在足的外侧缘起于足背静脉弓，经外踝后方，沿小腿后面上行至腘窝，穿腘筋膜注入腘静脉，该处瓣膜称为隐腘静脉瓣，当该瓣膜关闭不全时引起小隐静脉曲张，表现为小腿后外侧浅静脉迂曲扩张。小隐静脉汇入腘静脉水平解剖变异较多，常有较大差异。

3) Giacomini 静脉: 小隐静脉向大腿段延伸, 其延伸段与大隐静脉主干或者属支交通, 该交通静脉即 Giacomini 静脉。该静脉可孤立出现静脉曲张, 亦可因此静脉致大隐静脉曲张与小隐静脉曲张并存 (图 8-1-1-11)。Giacomini 静脉另外两个较少见的类型分别为: ①小隐静脉通过交通静脉汇入股深静脉; ②从小隐静脉延伸直接入盆静脉 (髂静脉或臀下静脉)。

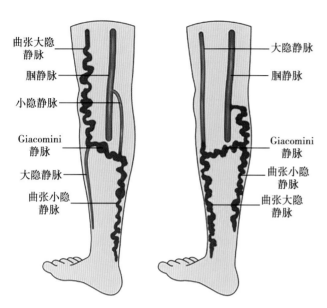

图 8-1-1-11 Giacomini 静脉解剖示意图

（孙晓峰）

第二节 适应证及检查方法

一、适应证

(一) 颈部动脉及周围动脉超声检查适应证

1. 颈部动脉超声检查

(1) 脑血管病高危人群 (高血压、糖尿病、高脂血症等) 的颈动脉病变筛查。

(2) 对脑卒中、短暂性脑缺血发作 (transient ischemic attack, TIA)、可逆性缺血性神经功能缺陷 (reversible ischemic neurologic deficit, RIND)、黑矇等神经系统症状的颈动脉评价。

(3) 对无症状性颈部血管杂音、伴有心脏杂音或拟行心血管手术患者进行评价。

(4) 颈部动脉、脑血管手术或介入治疗术前、术中、术后的评价及随访。

(5) 颈部搏动性肿块、颈部血管疾病的诊断及随访。

2. 上肢动脉超声检查

(1) 上肢乏力、发凉、疼痛、麻木, 指端苍白或指端溃疡、坏疽。

(2) 与上肢运动有关的头晕等颅脑缺血症状。

(3) 上肢动脉搏动减弱、无脉或双上肢血压差异在 20mmHg 以上。

(4) 上肢搏动性肿块疑有动脉瘤 (真性动脉瘤、假性动脉瘤、动脉夹层) 和动静脉瘘。

(5) 上肢动脉重建手术或介入治疗后的评估和随访。

3. 下肢动脉超声检查

(1) 下肢乏力、发凉、麻木、趾端苍白。

(2) 下肢间歇性跛行、静息痛、溃疡或坏疽。

(3) 下肢动脉搏动减弱或无脉。

(4) 对下肢搏动性肿块疑有动脉瘤 (真性动脉瘤、假性动脉瘤、动脉夹层) 和动静脉瘘。

(5) 下肢动脉重建手术或介入治疗后的评估和随访。

(二) 颈部静脉及周围静脉超声检查适应证

1. 颈部静脉超声检查

(1) 中心静脉置管。

(2) 特发性颅高压。

(3) 短暂性全面遗忘、短暂性单眼失明、恐慌症等与静脉系统异常相关的疾病。

(4) 间接评估中心静脉压。

(5) 搏动性耳鸣。

2. 上肢静脉超声检查

(1) 上肢肿胀。

(2) 上肢沉重、胀痛。

(3) 上肢和/或胸壁浅静脉扩张。

(4) 不明原因的肺动脉栓塞。

(5) 介入及静脉置管术后, 穿刺部位和/或伴同侧上肢不适者。

(6) 透析通路的评价。

(7) 外科手术前或静脉通路建立前, 进行静脉标记及评估。

(8) 静脉血栓抗凝治疗后随访或病情监测。

3. 下肢静脉超声检查

(1) 下肢肿胀、疼痛。

(2) 下肢足靴区色素沉着伴或不伴溃疡。

(3) 下肢浅静脉扩张或曲张。

(4) 不明原因的肺动脉栓塞。

(5) 评价静脉瓣膜功能, 判断是否存在功能不全或反流。

（6）有症状或无症状的血栓高风险患者。

（7）静脉血栓抗凝治疗后随访或病情监测、随访。

（8）静脉消融或其他介入术后评价。

（9）透析通路的评价。

（10）血管外科手术术前、静脉通路建立前或移植血管取材，进行静脉标记或评估。

二、探头选择

（一）颈部血管超声检查

颈部血管超声检查需配备彩色多普勒超声诊断仪，常规采用5～10MHz线阵探头。部分患者颈动脉分叉位置高、血管位置较深、体型肥胖或颈部短粗，必要时可用2～5MHz凸阵探头或5～8MHz小凸阵探头或2～3.5MHz扇形（相控阵）探头。术中超声采用5～10MHz或更高频率的线阵探头。

（二）肢体血管超声检查

肢体血管超声检查需配备彩色多普勒超声诊断仪，通常采用5～7MHz线阵探头。股动脉远段和胫腓干的部位较深，必要时可用3～5MHz凸阵探头。

三、检查前准备

检查前一般无需特殊准备，被检者应穿着宽松衣裤，以利于显露检查部位，并避免压迫血管。检查前应询问可能相关的病史，检查时充分暴露检查部位。

四、检查方法

（一）颈部动静脉检查方法

1. 颈动脉检查

（1）二维灰阶超声：①检查一侧颈动脉时，头部可略向对侧倾斜，先以横切面再以纵切面，自颈总动脉起始处，连续观察颈总动脉（近、中、远段）、颈内外动脉分叉处、颈内动脉（近、中、远段）、颈外动脉主干及分支，横切面定位病变位置；②观察颈总动脉、颈动脉球部、颈内动脉近段血管壁的三层结构，包括内膜、中膜、外膜，测量内-中膜厚度（intima media thickness，IMT），观察有无粥样硬化斑块，斑块回声特点；③纵切面分别在颈内、外动脉水平上下方1～1.5cm范围内测量颈总动脉远段（分叉下方）、颈内动脉球部、颈内动脉近段（分叉上方）直径、IMT；纵切面测量斑块长度或范围及厚度。

（2）彩色多普勒超声：观察上述动脉的血流充盈状态，有无形态不规则，有无花彩血流，血流方向有无异常。

（3）频谱多普勒超声：测量颈总动脉（近段、远段）、颈内动脉（近段、远段）、颈外动脉收缩期峰值流速、舒张末期血流速度及阻力指数，如存在血管狭窄需计算狭窄处与狭窄远端流速比值，分析血流频谱特征。

2. 椎动脉检查

（1）二维灰阶超声：观察颈段（V1段）、椎间段（V2段）、枕段（V3段），测量V1段（特别是开口处）、V2段（C2～C6）血管直径。

（2）彩色多普勒超声或能量多普勒超声：观察椎动脉从V1～V3全程血流充盈状态及走行。

（3）频谱多普勒超声：检测V1～V3血流频谱及测量V1、V2的收缩期峰值流速及舒张末期流速。

3. 颈部静脉检查
检查时患者采取仰卧位，头部居中，避免因头部偏移或探头压力过大导致所测得的血流信号失真。

（1）二维灰阶超声：横切面或纵切面自上而下扫查颈内静脉全程，观察是否有血栓形成，在颈动脉分叉部水平横切面可看到面静脉、舌静脉、下颌后静脉汇入颈内静脉。

（2）彩色多普勒超声：沿纵切面移动探头，分析血流方向、血流速度以及是否存在充盈缺损。

（3）频谱多普勒超声：观察静息时及呼吸诱发试验时血流速度及方向的改变。通常静息时呈单向或双向血流。行呼吸诱发试验，吸气时颈内静脉血流速度增快，呼气时颈内静脉流速减慢，如不符合上述改变，需要考虑是否存在颈内静脉或颅内静脉回流障碍。

（二）上肢动脉及静脉检查方法

1. 体位
通常采用仰卧位，检查上臂动脉、静脉时，被检上肢需外展；检查前臂动脉、静脉时，被检上肢需呈外旋位。

2. 扫查方法

（1）从锁骨上窝、下窝或胸骨上窝探查锁骨下动静脉，纵切面扫查全程，明确有无狭窄及扩张。尽量显示双侧锁骨下动脉起始段、无名动脉（头臂干）。左侧锁骨下动脉起自主动脉弓，位置较深，可采用心脏或腹部的凸阵低频探头检查，将探头纵切面置于胸骨上窝，声束往左下倾斜可检测左锁骨下动脉及颈总动脉起始段。第1肋外侧缘是锁骨下动静脉与腋动静脉分界标志（体表标记为锁骨中点）。

（2）采用横切面或纵切面加压法依次检查腋静脉、肱静脉、桡静脉、尺静脉。采用彩色及脉冲多普勒纵切面再依次检查上述静脉（备注：静脉检查时，注意连续加压扫查。桡静脉、尺静脉频谱多普勒超声成像不作为常规检查；除人工透析造瘘术前浅静脉检查，若患者上肢局部无任何不适症状，浅静脉可不作为上肢静脉常规检查）。

（3）腋动脉血流及频谱形态异常时，必要时需重复扫查锁骨下动脉。于腋窝水平横切下行扫查注意有无桡尺动脉高位分叉，若存在桡尺动脉高位分叉，可见两条肱动脉分别延续为桡动脉、尺动脉，透析患者人工造瘘时需关注这一现象。依次检查腋动脉、肱动脉、桡动脉和尺动脉。

（三）下肢动脉及静脉检查方法

1. 下肢动脉检查体位及扫查方法

（1）体位：检查下肢动脉时可采用仰卧位、侧卧位。为避免患者反复变动体位带来不适，节省检查时间，应采取仰卧位和同侧侧卧位结合的体位。仰卧位：被检下肢略外展、外旋，检查股总动脉、股深动脉、股动脉、胫前动脉、足背动脉；同侧侧卧位：检查股动脉末端、腘动脉、胫后动脉、腓动脉。

（2）扫查方法

1）检查股总动脉、股深动脉、股动脉中上段时，患者仰卧位，探头于腹股沟区横切找到股总动脉管腔，随即沿长轴依次扫查，观察二维灰阶超声、CDFI、频谱多普勒超声三种模式下有无异常，疑似病变处需行横切面扫查明确；膝关节屈曲呈90°，探头置于胫前外侧区，探头长轴沿胫骨、腓骨之间寻找胫前动脉，于足背动脉体表投影位置寻找足背动脉，观察灰阶超声、CDFI、PW有无异常。

2）股动脉末端、腘动脉、胫后动脉近端扫查：采用侧卧位，以确保动脉周围肌组织足够放松，便于检查。股动脉末端位于收肌管内，因肢体活动导致局部解剖刺激因素，该处是血管狭窄及闭塞的好发部位。股动脉与腘动脉分界约为大腿下1/3水平。腘动脉之P2、P3段是狭窄或闭塞好发部位，检查时需明确说明病变节段。

3）胫后动脉、腓动脉扫查：被检者处侧卧位，于内踝后方胫后神经旁寻找胫后动脉末端，沿管腔长轴上行扫查至腘窝胫后动脉起始处，当胫后动脉存在狭窄或闭塞病变时，胫后神经是追踪胫后动脉的良好参照物；亦可自腘动脉末端追踪胫后动脉扫查至内踝后方；于胫后动脉长轴方向，向腓骨方向侧动探头，可显示腓动脉长轴。二维灰阶超声、CDFI、频谱多普勒超声全程扫查胫后动脉、腓动脉（图8-1-2-1）。

2. 下肢静脉检查体位及方法

（1）体位：检查静脉是否存在瓣膜功能不全时

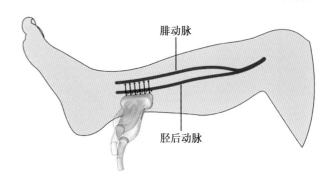

图8-1-2-1　胫后动脉、腓动脉扫查示意图

建议采用站立位、坐位或头高脚低位（包括术前穿静脉标记）。排除静脉有无血栓时，可采用卧位。于仰卧位检查股总静脉、股静脉、股深静脉、胫前静脉；于侧卧位检查同侧腘静脉、胫后静脉、腓静脉、小腿肌间静脉，大隐静脉及其属支；于俯卧位检查小腿肌间静脉、小隐静脉及其属支。

（2）扫查方法

1）瓣膜反流的判断：通常采取瓦氏动作或挤压肢体远端以增加静脉管腔压力观察静脉有无反流，压力程度以瓣膜所在处静脉窦形态饱满为宜。目前对反流程度的评估尚缺乏统一标准，根据患者有无肢体肿胀症状、瓣膜反流距离、反流颈宽度、反流速度综合评估反流程度，避免将小股反流束长时间反流确定为中度或重度反流。

2）肢体静脉血栓扫查：处仰卧位时，于腹股沟处探头横切加压连续扫查股总静脉、股深静脉、股静脉至膝关节水平；屈曲膝关节呈90°，于膝关节下方体表胫骨与腓骨间隙位置扫查胫前静脉；嘱患者侧卧位，探头横切加压扫查腘静脉及胫后静脉全程，小腿较粗壮者有时难以显示腓静脉；亦可长轴扫查，以胫后动脉、胫后神经为参照，挤压小腿肌肉显示彩色充盈的双胫后静脉、双腓静脉与相应动脉伴行，疑似病变者附以横切面证实。于侧卧位、俯卧位拉网式搜索扫查浅静脉及肌间静脉，排查有无血栓及扩张、并对反流扩张的穿静脉进行标记。

（孙晓峰）

第三节　正常超声表现及正常值

一、颈部、肢体动脉与静脉正常超声表现

（一）正常颈部动脉、肢体动脉

1. 颈动脉正常超声表现

（1）二维灰阶超声：纵切时颈动脉长轴为管状

无回声结构，管壁为两层强回声带和中间低回声带，内层强回声为颈动脉内膜与管腔内血流间的界面回声，外层强回声为外膜与中膜间的界面回声，中间低回声带，为管壁中层（中膜），横切面短轴显示圆形无回声，显示内膜、中膜及外膜，此切面观察及测量内中膜厚度（IMT）较长轴准确，正常 IMT 厚度≤1.0mm。

颈内动脉走行异常现象非常常见，尤其是在老年人和高血压人群中，10%～25% 的人存在颈内动脉延长和 / 或弯曲，表现为"C"形或者"S"形，大部分人无临床症状。卷曲是指血管的过度增长和过度弯曲，好发于颈内动脉远段，一般认为卷曲是先天性的，随着年龄增长可能会更加明显。扭曲是指动脉弯曲成明显的角度，较少见，可见于所有年龄段，现普遍认为其是血管发育过程中的异常，常位于颈动脉分叉后的颈内动脉 2～4cm 处。

（2）彩色多普勒超声：正常颈动脉 CDFI 表现为管腔内血流充盈良好，呈层流，管腔中心血流色彩较周围明亮，血流随着心动周期呈现明暗交替的变化，收缩期血流速度增快，舒张期血流速度减慢。值得一提的是，由于分叉处的螺旋状血流产生了较低的多普勒频移，颈内动脉于起始部可能出现反向血流。

（3）频谱多普勒超声：正常颈总动脉血流频谱呈窄带型，表现为收缩期双峰持续血流频谱，频窗清晰，频谱呈现低阻波形，舒张期管腔内的血流依靠动脉的舒张作用持续向前流动而形成正向频谱，血流阻力介于颈内动脉与颈外动脉之间（图 8-1-3-1A）。颈总动脉于下颌角水平的颈总动脉分叉处发出颈内动脉、颈外动脉，颈内动脉位置较深，颈外动脉位置较浅，与颈外动脉不同，颈内动脉没有分支，呈低阻波形（图 8-1-3-1B）。而颈外动脉自颈总动脉发出后即开始有分支，频谱显示舒张期流速较低，阻力较高（图 8-1-3-1C）。

颈内动脉的延长和弯曲一般不导致多普勒信号异常，但是扭曲和卷曲可以产生病理性的湍流和血流速度增快。然而，其是否会引起临床意义上的血流动力学改变仍存在争议。

2. 椎动脉正常超声图表现

（1）二维灰阶超声：受颈椎横突遮挡，椎动脉表现为节段性显示的管状无回声，椎间段一般不能清

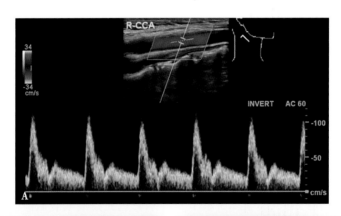

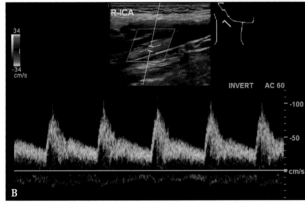 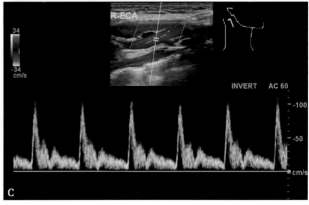

图 8-1-3-1　正常颈动脉频谱多普勒超声图
A. 右侧颈总动脉频谱显示舒张期流速存在；B. 右侧颈内动脉频谱显示舒张期流速较高，阻力较低；C. 右侧颈外动脉频谱显示舒张期流速较低，阻力较高。R-CCA：右颈总动脉；R-ICA：右颈内动脉；R-ECA：右颈外动脉

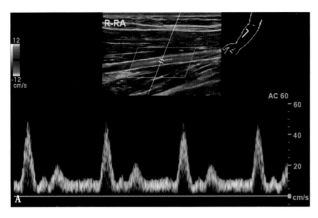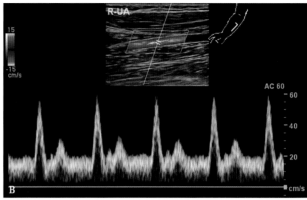

图 8-1-3-2　正常桡、尺动脉频谱多普勒超声图

A. 右侧上肢桡动脉频谱显示舒张期早期无反向血流，舒张末期血流存在，阻力减低；B. 右侧上肢尺动脉频谱显示舒张期早期无反向血流，舒张末期血流存在，阻力减低。R-RA：右侧桡动脉；R-UA：右侧尺动脉

晰显示内 - 中膜回声，入椎间孔前 V1 段通常可显示正常椎动脉内中膜结构，内膜光滑，内中膜呈等或弱回声，管腔内呈无回声。

（2）彩色多普勒超声及频谱多普勒超声：正常椎动脉 CDFI 表现为管腔内血流充盈良好，呈节段性显示，血流方向与颈动脉一致，为入颅方向，频谱形态同颈内动脉频谱，为低阻力指数频谱。

3. 肢体动脉正常超声图表现

（1）二维灰阶超声：正常肢体动脉走行规则，无局限性狭窄或扩张，管壁光滑，结构层次清晰，管腔呈无回声。动脉壁的内膜和中层结构分别表现为偏强回声和低回声的均质条带，处于深部和 / 或内径较细的肢体动脉，管腔和管壁结构的分辨度可受到限制。

（2）彩色多普勒超声：正常肢体动脉管腔内可见充盈良好的红色或蓝色血流信号。血流呈层流，表现为动脉管腔的中央流速较快，色彩较为浅亮；管腔的边缘流速较慢，色彩较深暗。正常肢体动脉的彩色血流具有搏动性，CDFI 可显示为与心动周期内动脉流速变化相一致的周期性红蓝交替往复的色彩变化。

（3）频谱多普勒超声：肢体动脉属于高阻力循环系统，正常动脉内无湍流，脉冲多普勒频谱（PW）波形呈现清晰的频窗。①上肢动脉中肱动脉及以上动脉频谱呈三相；桡动脉、尺动脉通常呈低阻力频谱（图 8-1-3-2）；②下肢动脉频谱通常呈典型三相波，即收缩期的快速前向上升波，舒张早期的短暂反流波和舒张晚期的低流速前向上升波；③老年或者心脏输出功能较差的患者，脉冲多普勒频谱可呈双相型（图 8-1-3-3），甚至单相型；④当肢体运动、感染或者温度升高而出现血管扩张时，外周阻力下降，舒张早期的反向血流消失，在收缩期和舒张期均为正向血流。

肢体动脉的血流速度从近端到远端逐渐下降。

（二）正常颈部静脉、肢体静脉

1. 正常静脉超声表现

（1）管壁光滑，纤薄，超声通常不显示管壁结构（图 8-1-3-4）。

（2）管腔内径宽于伴行动脉，呈无回声，可压缩；瓣膜所在静脉窦处管腔略膨隆（图 8-1-3-5）。

（3）自发、单向回心血流。

（4）加压远端管腔，CDFI 及 PW 显示血流信号增加。

（5）频谱呈带状，具有期相性，即频谱形态随呼吸运动、心脏搏动振幅发生变化（图 8-1-3-6）。

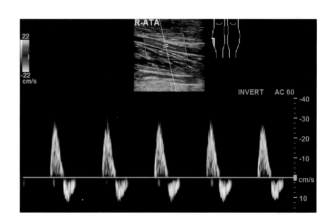

图 8-1-3-3　右侧小腿胫前动脉频谱多普勒超声图

右侧小腿胫前动脉频谱显示为两相波，但形态仍为层流频谱形态。R-ATA：右侧胫前动脉

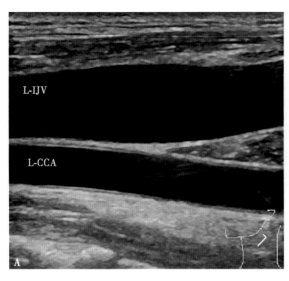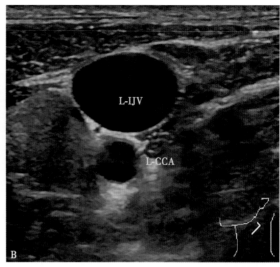

图 8-1-3-4 颈内静脉二维灰阶超声图

A. 纵切面可见颈内静脉管壁光滑，纤薄，管壁结构不显示；B. 横切面可见颈内静脉管壁光滑，纤薄，管壁结构不显示。L-IJV：左颈内静脉；L-CCA：左颈总动脉

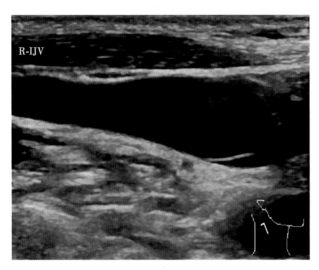

图 8-1-3-5 颈内静脉瓣膜二维灰阶超声图

颈内静脉瓣膜所在静脉窦处管腔略膨隆。R-IJV：右颈内静脉

2. **颈部静脉超声表现** 静息时，颈内静脉常呈单向或双向血流。行呼吸诱发试验，吸气时颈内静脉血流速度增快，呼气时颈内静脉流速减慢，如不符合上述改变，需要考虑是否存在颈内静脉或颅内静脉回流障碍。

3. **锁骨下静脉超声表现** CDFI 显示血流红蓝交替；频谱多普勒超声显示频谱随心动周期搏动，类似下腔静脉频谱改变（图 8-1-3-7、图 8-1-3-8）。

4. **股总静脉** 可有或无瓣膜，正常情况下亦常见显著反流，因此，在评估下肢静脉反流时意义不大，不必测量。

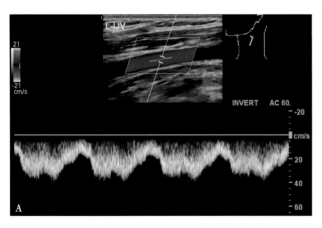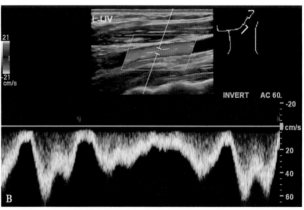

图 8-1-3-6 颈内静脉频谱多普勒超声图

A. 屏气状态下颈内静脉频谱仅显示随心脏搏动振幅发生变化；B. 自由呼吸状态下颈内静脉频谱显示为随呼吸和心脏搏动振幅发生变化。L-IJV：左颈内静脉

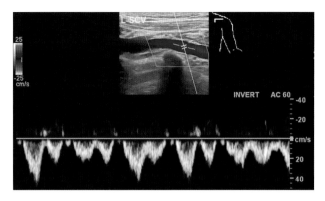

图 8-1-3-7　正常锁骨下静脉频谱多普勒超声图
左侧锁骨下静脉频谱显示为随心动周期搏动，类似下腔静脉。L-SCV：左锁骨下静脉

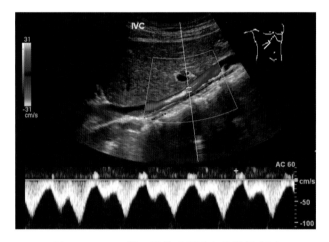

图 8-1-3-8　正常下腔静脉频谱多普勒超声图
下腔静脉频谱显示为随心动周期搏动状。IVC：下腔静脉

5. **浅静脉**　变异较多，上肢浅静脉可缺乏肘正中静脉；贵要静脉常经穿静脉汇入肱静脉，亦可伴肱静脉上行汇入腋静脉；上臂头静脉常较前臂头静脉细小。

二、颈部、肢体动脉正常值

（一）颈部动脉正常值

1. 颈部动脉血流参数见表 8-1-3-1。

表 8-1-3-1　颈部动脉血流参数

	PSV/（cm/s）	EDV/（cm/s）	RI
颈总动脉	91.30±20.70	27.10±6.40	0.70±0.05
颈内动脉	67.70±14.30	27.30±6.40	0.59±0.06
颈外动脉	70.40±16.10	18.10±5.10	0.74±0.09

注：PSV. 收缩期峰值流速，EDV. 舒张末期流速，RI. 阻力指数。
（资料来源：杜起军，崔立刚.《超声诊断临床备忘录》第 2 版.北京：科学出版社，2012.）

2. 椎动脉血流速度参数见表 8-1-3-2；椎动脉血流量参考值见表 8-1-3-3。

（二）肢体动脉正常值

1. 正常人下肢动脉血流参数见表 8-1-3-4。

2. 正常人上肢动脉血流参数见表 8-1-3-5。

表 8-1-3-2　椎动脉血流速度参考值

VA 节段	（PSV±SD）/（cm/s）	（EDV±SD）/（cm/s）	参考
V0 R	66.00±18.00	16.00±5.00	Kuhl et al. 2000
V0 L	61.00±17.00	16.00±5.00	
V1 R	60.00±14.00	16.00±5.00	Kuhl et al. 2000
V1 L	58.00±10.00	17.00±5.00	
V2 R	49.00±11.00	16.00±5.00	Kuhl et al. 2000
V2 L	51.00±10.00	16.00±4.00	
V2 R	45.90±11.10	13.80±4.60	Seidel et al. 1999
V2 L	51.50±13.30	16.10±5.80	
V2 R	（Mean）48.31±14.09		Lovrencic-Huzjan et al. 1999
V2 L	（Mean）48.93±13.94		
V2 R/L	48.0±10　3.1±12.0	16.0±4　3.1±12.0	Schoning et al. 1994
两侧差异	侧间差	侧间差	

注：V0 表示椎动脉起始段，PSV. 收缩期峰值流速，EDV. 舒张末期流速，SD. 标准差，R. 右侧，L. 左侧。
（资料来源：Laszlo Csiba, Claudio Baracchini 主编，邢英琦主译. 神经超声指南. 第 3 版. 北京：人民卫生出版社，2018）

表 8-1-3-3 椎动脉血流量参考值

椎动脉血流量 /（ml/min）	参考文献
R 76.0±32.0	Schoning et al. 1994
L 94.0±32.0	
R 77.0±30.0	Seidel et al. 1999
L 105.0±46.0	
R 83.0±36.9	Jeng and Yip 2004
L 96.6±42.4	
R，L 85.0±33.0	Schoning et al. 1994
（18.0±48.0 侧间差异）	

注：R. 右侧，L. 左侧。

（资料来源：Laszlo Csiba，Claudio Baracchini 主编，邢英琦主译. 神经超声指南. 第 3 版. 北京：人民卫生出版社，2018）

表 8-1-3-4 正常人下肢动脉血流参数

部位	D/mm	Vs/（cm/s）	Vr/（cm/s）	Vd/（cm/s）
股总动脉	7.9±1.3	97.0±22.3	35.9±8.2	14.6±8.2
股动脉（近）	6.7±1.3	85.0±24.7	30.2±9.2	12.7±6.1
股动脉（远）	6.2±1.1	74.0±21.3	30.0±9.8	12.5±6.2
腘动脉	5.5±1.0	62.0±13.6	25.8±9.1	10.8±6.4
胫前动脉（近）	3.8±0.6	51.0±14.5	19.0±9.7	10.0±5.2
胫后动脉	2.4±0.4	46.0±17.5	10.0±7.0	8.5±4.7
足背动脉	2.3±0.4	41.0±11.4	8.0±6.0	6.0±4.2

注：D. 血管内径，Vs. 收缩期最大峰值流速，Vr. 最大反向流速，Vd. 舒张期最大正向流速。

（资料来源：王深明. 血管外科学 [M]. 北京：人民卫生出版社，2011）

表 8-1-3-5 正常人上肢动脉血流参数

部位	D/mm	Vs/（cm/s）	Vr/（cm/s）	Vd/（cm/s）
腋动脉	4.3±0.8	92.3±26.4	25.0±7.2	22.0±6.4
肱动脉	3.1±0.7	75±23.3	20.0±7.0	17.0±5.2
尺动脉	2.3±0.4	44.6±12.6	4.3±4.1	27.0±4.2
桡动脉	2.1±0.3	44.0±10.2	5.0±4.8	20.0±4.0

注：D. 血管内径，Vs. 收缩期最大峰值流速，Vr. 最大反向流速，Vd. 舒张期最大正向流速。

（资料来源：王深明. 血管外科学 [M]. 北京：人民卫生出版社，2011）

三、超声检查描述

（一）动脉描述方法

1. 二维灰阶超声 分以下几方面描述：①管壁层次是否清晰、规则，管壁有无增厚，有无斑块等异常回声及特点；②管腔有无狭窄或扩张；③管腔是否通畅，有无血栓或闭塞；④侧支循环情况；⑤颈部动脉尚需描述双侧颈动脉是否对称，斑块具体位置、范围（长度）、厚度，斑块回声特点，如纤维帽是否完整、是否有溃疡及其深度情况、是否为水母斑、是否有低回声脂质核心。

2. 彩色多普勒超声 正常血流形态规则；狭窄或扩张时，血流形态不规则，血流呈花彩血流或涡流；以及侧支循环。

3. 频谱多普勒超声 通过描述血流的频谱形态、流速，评价管腔血流状态，定量判断管腔有无狭窄及狭窄程度、判断管腔是否存在异常分流。典型者狭窄处血流呈湍流，频谱包络线不光滑，频带增宽，频窗消失，流速增加；狭窄远端频谱呈低搏动。

（二）静脉描述方法

1. 二维灰阶超声 通常包括三个方面：①管腔有无狭窄或扩张；②静脉瓣膜是否存在反流，反流程度如何；③管腔是否通畅，是否存在血栓，血栓位置及回声特点需详细描述（备注：建议采取横纵坐标定位方式进行血栓位置描述，即：纵坐标为小腿上、中、下段，横坐标为肌组织层次，由浅入深依次为：腓肠肌层、比目鱼肌层及比目鱼肌深层，如：小腿上段腓肠肌内见肌间静脉扩张，内见低回声）。

2. 彩色多普勒超声 血流充盈良好，血流充盈缺损，不规则血流信号或未见血流显示。

3. 频谱多普勒超声 通常用于判断较粗大静脉有无狭窄或阻塞。

四、超声报告书写规范

血管超声报告书写，通常需包含如下内容：

1. 定位 即解剖相关描述，包括病变的解剖部位、结构走行是否异常。

2. 定性及定量 二维灰阶超声、CDFI、频谱多普勒超声所见正常或异常描述，包括管壁、管腔及相关病变定性及定量的描述。

3. 血流动力学相关描述 包括相关哪些动脉、静脉代偿侧支循环形成或属支扩张、血流方向改变及频谱异常等。

4. 与患者症状及体征相关的、必要的、阴性的超声所见的表述。

5. 诊断 应包括病变定位、定性、定量（即病变程度）以及可能的建议等信息，即解剖部位、病因诊断、病变时期、程度，治疗缓解、可能的建议。

五、检查注意事项

（一）动脉检查注意事项

1. 扫查的连续性　虽然间断扫查动脉可以节省检查时间，而且根据血流频谱改变能够判断大部分的临床上需要处置的血管狭窄病变，但这种扫查方法容易漏诊血管扩张病变及侧支循环良好而频谱改变不明显的狭窄，也容易漏诊频谱改变不明显的轻度血管狭窄病变以及正性重构的血管病变。因此，动脉血管连续扫查是必要的。

2. 责任病变血管追踪　通常在肢体血管检查中，除桡、尺动脉外，若出现动脉频谱显示舒张早期反向血流的消失，往往提示上游水平动脉至少存在中度狭窄。但事实并非完全如此，某些患者肢体动脉频谱呈周期性改变，舒张早期反向血流间断消失（图8-1-3-9）；某些患者小腿动脉频谱呈两相或单相，但形态仍为层流频谱形态（图8-1-3-3、图8-1-3-10）。

偶有大动脉炎患者，肢体血管管壁未见受累，但频谱完全呈单相频谱，治疗几天后恢复三相频谱（以腘动脉频谱治疗形态改变为例，图8-1-3-11）；这些情况，或许是因为局部皮温增高，微小动静脉短路开放而导致的血管阻力减低，但多数原因不明，必要时需结合其他影像资料明确是否存在血管狭窄病变。

3. 血栓与闭塞的评估　针对血栓形成、血栓栓塞、管腔闭塞三种不同情况，临床治疗上将采取不同的治疗方案，不可一概而论超声诊断报告为"栓塞"。因此，通过超声检查明确病因诊断是必要的。

（1）血栓形成（thrombosis）：通常管壁存在病变，较常见的是动脉粥样硬化，因内膜损伤后形成血栓，且此类患者往往有急性血栓形成时的急性缺血症状病史。

（2）血栓栓塞（embolism）：通常管壁病变不明显，血栓来自远隔部位脱落，如心房血栓脱落引起局部肢体动脉栓塞。

（3）血管闭塞：往往存在管壁病变基础，常常可见管壁挛缩，周围可见侧支循环形成。

4. 桡动脉、尺动脉检查更容易出现伪像　尤其是桡动脉，因其位置浅在，易出现伪像，疑似管壁增厚、管腔狭窄、血流充盈欠佳，如有疑似病变处，需经横切面扫查再次确认，方可诊断。

5. 动脉血管多普勒超声检查技术要求

（1）三次角度矫正：CDFI、频谱多普勒超声共计三次角度矫正，包括① CDFI 血流的彩色取样框的角度矫正，彩色平行四边形取样框与血管腔呈锐角（图8-1-3-12）；②频谱多普勒超声取样线与血管腔呈锐角（图8-1-3-13）；③角度矫正线与血管血流方向一致（图8-1-3-14）。

（2）两次速度标尺的选择：CDFI、频谱多普勒超声速度标尺选择共计两次，包括①彩色多普勒超声血流速度标尺选择，保证合适量程，便于观察；②脉冲多普勒超声血流速度标尺选择，保证合适量程，避免混叠，便于频谱形态的观察以及更易测得最大流速。

（二）静脉检查注意事项

1. 加压法　持续加压连续扫查观察管腔是否被压瘪，明确管腔是否通畅，判断有无血栓。

2. 体位　瓣膜功能不全患者行超声检查时，建议采取站立位、坐位或头高脚低位；肌间静脉血栓检查时需注意结合两个体位，即侧卧位及俯卧位，

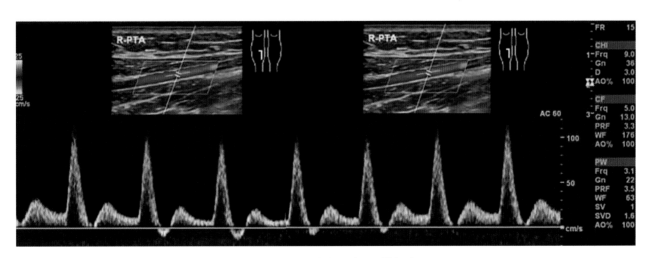

图 8-1-3-9　胫后动脉频谱多普勒超声图
右侧胫后动脉（R-PTA）频谱呈周期性改变，舒张早期反向血流间断消失，拼接一个半周期

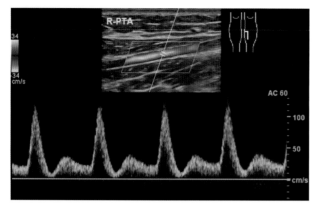

图 8-1-3-10　右侧胫后动脉频谱多普勒超声图
右侧小腿胫后动脉（R-PTA）频谱呈单相波改变，但形态仍为层流频谱形态

并拉网式扫查。由于解剖位置的原因，两种体位往往互补，避免遗漏血栓诊断。同时需避免由于体位改变将同一处血栓误诊为两处血栓。此外，建议于侧卧位明确胫后静脉、腓静脉有无血栓，以避免将局部的胫后静脉或腓静脉血栓误认为肌间静脉血栓，虽然治疗方式并无差别，但复查或诊断描述之重复性会受到影响。

3. 早期静脉血栓的判断　血栓最早形成的部位往往是瓣膜所在处，若为疑似血栓形成者，需明确相应部位静脉窦有无扩张，判断瓣膜根部有无血栓，可采用探头轻压管腔，若静脉窦扩张且瓣膜根部有回声处不能压扁，则考虑血栓形成。

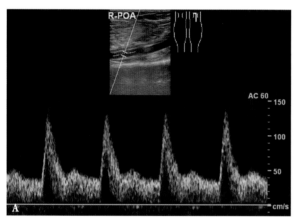
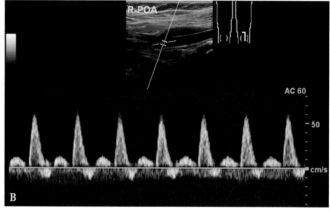

图 8-1-3-11　大动脉炎患者腘动脉频谱多普勒超声图
A. 治疗前腘动脉频谱呈单相波；B. 治疗后腘动脉频谱恢复呈三相波。R-POA：右侧腘动脉

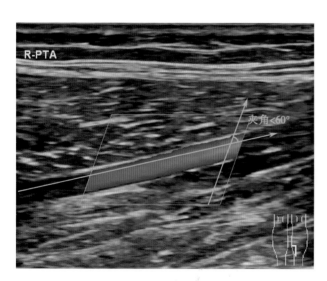

图 8-1-3-12　彩色平行四边形取样框角度矫正
彩色平行四边形取样框与血管腔呈锐角。R-PTA：右侧胫后动脉

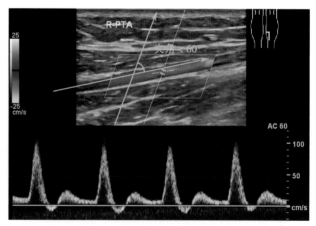

图 8-1-3-13　频谱多普勒超声取样线角度矫正
取样线与血管腔呈锐角。R-PTA：右侧胫后动脉

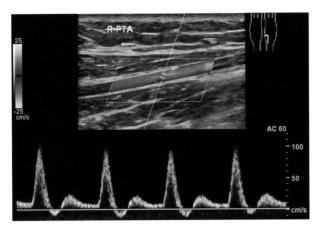

图 8-1-3-14　角度矫正线
角度矫正线与血管管腔方向一致。R-PTA：右侧胫后动脉

4. 肢体肿胀病因分析及临床思路的建立　肢体静脉血栓及瓣膜反流是肢体肿胀的最常见原因。当遇到无法解释的肢体明显肿胀，或肢体肿胀程度与超声检查结果不符时，则需检查上游水平静脉管腔有无回流障碍，也需明确肢体肿胀的其他可能原因，如是否存在淋巴回流障碍，是否存在静脉发育缺陷，如静脉管腔狭窄，是否同时合并局部感染或其他内、外科因素。

5. 穿静脉标记　浅静脉曲张伴穿静脉扩张反流时（内径≥3.5mm，反流时间＞0.5s），需标记穿静脉位置，标记以浅静脉恰好穿入深筋膜处为宜。

6. 颈静脉　因受呼吸影响巨大，注意增加呼吸诱发试验。

（孙晓峰）

参 考 文 献

1. 唐杰. 腹部及外周血管彩色多普勒诊断学 [M]. 3 版. 北京：人民军医出版社，2007.
2. 王深明. 血管外科学 [M]. 北京：人民卫生出版社，2011.
3. 郭伟，主译. 卢瑟福血管外科学 [M]. 7 版. 北京：北京大学医学出版社，2013.
4. 邢英琦，主译. 神经超声指南 [M]. 3 版. 北京：人民卫生出版社，2018.
5. 杜起军，崔立刚. 超声诊断临床备忘录 [M]. 2 版. 北京：科学出版社，2012.
6. Kuhl V，Tettenborn B，Eicke BM，et al. Color-coded duplex ultrasonography of the origin of the vertebral artery：normal values of flow velocities[J]. Neuroimag，2000，10：17-21.
7. Seidel E，Eicke B M，Tettenborn B，et al. Reference values for vertebral artery flow volume by duplex sonography in young and elderly adults[J]. Stroke，1999，30：2692-2696.
8. Lovrencic-Huzjan A，Demarin V，Bosnar M，et al. Color Doppler flow imaging（CDFI）of the vertebral arteries-the normal appearance，normal values and the proposal for the standards[J]. Coll Antropol，1999，23（1）：175-181.
9. Schoning M，Walter J，Scheel P. Estimation of cerebral blood flow through color duplex sonography of the carotid and vertebral arteries in healthy adults[J]. Stroke，1994，25：17-22.
10. Jiann-Shing J，Ping-Keung Y. Evaluation of vertebral artery hypoplasia and asymmetry by color-coded duplex ultrasonography[J]. Ultrasound Med Biol，2004，30：605-609.

第二章 各 论

第一节 动脉疾病

一、狭窄与闭塞性动脉疾病

多种因素可引起动脉狭窄与闭塞，如动脉硬化、炎症、血栓、损伤等，早期检测有助于改善患者预后、提高生存质量。超声检查具有安全、无创、实时等多种优点，对于动脉狭窄与闭塞性疾病的检测具有明显的优势，是临床上诊断动脉狭窄与闭塞性疾病的首选影像学方法。

（一）多发性大动脉炎

1. 概述 多发性大动脉炎（Takayasu arteritis，TA）是一种慢性进行性非特异性血管炎性疾病，又称高安动脉炎、无脉症等。TA发病呈全球性分布，患者多于20～30岁发病，年发病率0.015%，以亚洲、非洲青年女性多见，男女发病率比例1:8。TA主要发生于主动脉及其分支，以及肺动脉干，临床上将TA分为以下四种主要类型：①头臂动脉型；②胸腹主动脉型；③肾动脉型；④混合型。其中以颈动脉受累者最为常见。根据临床表现、实验室检查等不同，TA可分为活动期、非活动期。

2. 病理生理 TA是全层动脉炎，累及动脉管壁的三层结构。病变始于管壁外膜及其周围，并逐渐向中膜、内膜进展，最终导致管壁全层受累。炎症反应始于管壁外膜中的滋养血管，其周围炎症细胞大量增生聚集，炎症细胞因子反应加速，导致管壁外膜及其周围纤维增厚、细胞浸润。同时炎症细胞趋化活性增加，逐渐向中膜、内膜浸润，导致平滑肌细胞与弹力纤维网破坏、胶原纤维化。内膜病变与中膜病变常同时发生，表现为平滑肌细胞的迁移和内膜纤维化，最终导致受累血管的管腔狭窄、闭塞。

（1）大体标本：病变血管内膜凹凸不平，病变区域中间可见正常血管，即"跳跃性病变"。

（2）镜下标本：以动脉中膜层受累为主的全层动脉炎，动脉中膜层弥漫性肉芽组织增生，伴淋巴细胞、浆细胞浸润，反复发生后可见血管内膜纤维增生，进而导致血管狭窄、闭塞。

TA的病因目前尚不明确，可能为链球菌、病毒、结核分枝杆菌或立克次体等感染后体内免疫过程所致；也可能与内分泌异常及遗传有关。

3. 临床表现 疾病的临床表现随累及部位而不同：

（1）头臂动脉型：主要表现为头晕、头痛、昏厥、记忆力减退、视力障碍等，锁骨下动脉受累时可出现上肢缺血症状，如患侧肢体乏力、感觉异常、无脉等。

（2）胸腹主动脉型：主要表现为下肢缺血症状，如乏力、肌肉萎缩、间歇性跛行。

（3）肾动脉型：累及单侧或双侧肾动脉，表现为持续、顽固的高血压。

（4）混合型：兼有上述两型或以上的临床表现。

4. 超声检查

（1）二维灰阶超声：病变血管与非病变血管常有清晰的界限、病变血管的超声图表现与病变程度有关。①早期病变局限于动脉管壁外膜，超声图表现为外膜轻度增厚、内-中膜厚度正常、清晰可见，管腔内径正常；②晚期病变发展至内-中膜时，动脉管壁三层结构消失，纵切扫查时病变部位的管壁表现为弥漫性、均匀的增厚（图8-2-1-1A），横切时表现为"通心粉征"（图8-2-1-1B），病变部位管腔狭窄，内径变细。

（2）彩色多普勒超声：管腔轻度狭窄时，CDFI仍呈现单一色彩；随着管腔狭窄程度的加重，可出现五彩镶嵌的细窄血流束（图8-2-1-2A）；若病变血管存在较长段的重度狭窄，管腔内可观察到色彩暗淡的低速细小血流束（图8-2-1-2B）；管腔内未见彩色血流信号则提示病变管腔闭塞。

（3）频谱多普勒超声：管腔内径正常或轻度狭窄时，血流速度正常，频谱无明显改变；当局部血管

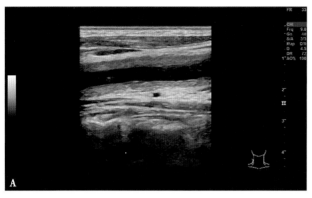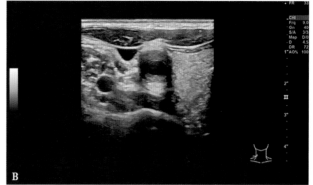

图 8-2-1-1 多发性大动脉炎二维灰阶超声图

A. 纵切时受累血管管壁表现为均匀、弥漫性增厚；B. 横切时表现为"通心粉征"

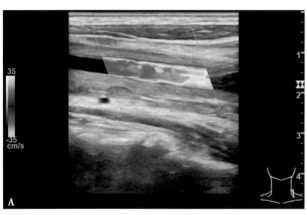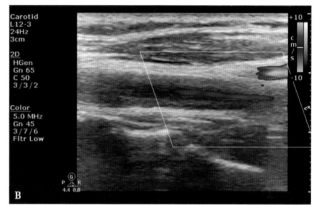

图 8-2-1-2 多发性大动脉炎彩色多普勒超声图

A. 管腔中度狭窄时，狭窄的管腔内可见五色镶嵌的血流信号；B. 管腔重度狭窄时，管腔内可见色彩暗淡的低速细窄血流束

狭窄程度 > 50% 时，血流速度增快，频谱增宽呈充填型，频窗减小或消失（图 8-2-1-3）；狭窄区域远端可探测到低速、低阻的单相血流频谱。

（4）超声造影：使用超声造影可对 TA 的活动性进行判断，活动期 TA 由于病变部位血管壁滋养血管大量增生，在超声造影图像上可见增厚的管壁内出现

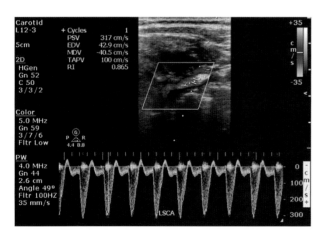

图 8-2-1-3 左锁骨下动脉（LSCA）多发性大动脉炎频谱多普勒超声图

管腔狭窄，频谱多普勒呈充填型频谱，频带增宽，血流速度增快

大量密集的点状、细线状造影剂灌注（图 8-2-1-4A）；非活动期 TA 超声造影图像上仅见少量、稀疏的星点状造影剂灌注（图 8-2-1-4B）。

（5）其他超声表现：①病变严重者管腔内可继发血栓形成，病变周围可有侧支循环形成，表现为病变血管周围血流缓慢的细小血流束；②个别病例由于严重的动脉壁弹力纤维破坏和平滑肌纤维断裂，导致动脉扩张或动脉瘤形成；③年龄较大、病程较长者病变处可合并钙化斑块；④若病变累及锁骨下动脉或无名动脉，致其近端发生狭窄或闭塞，椎动脉与锁骨下动脉之间压力差产生变化，则可发生锁骨下动脉窃血。

5. 相关检查

（1）DSA：可显示血管受累的范围、狭窄程度。

（2）CT：主要表现为动脉管壁增厚、无强化或轻度强化，管腔不同程度的狭窄及闭塞。

（3）MRI：T_1WI 扫描可见到受累动脉的血管壁有不同程度增厚、有或无强化，管腔闭塞或向心性狭窄；T_2WI 扫描可见受累血管壁显示为环状高信号影，外膜显著增厚。

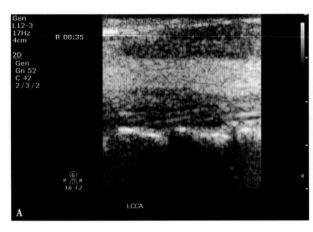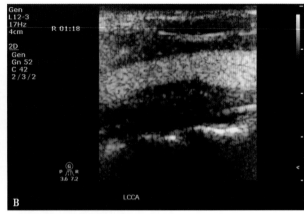

图 8-2-1-4 左颈总动脉多发性大动脉炎超声造影图
A. 活动期管壁内可见大量、密集点线状造影剂灌注；B. 非活动期管壁内仅见稀疏的造影剂灌注

（4）PET-CT：可用于诊断 TA 的活动性，处于活动期的 TA 除可观察到受累血管的狭窄、管壁增厚外，还可观察到受累部位 ¹⁸F-FDG 的异常浓聚现象；处于非活动期的 TA 病变部位无 ¹⁸F-FDG 浓聚。

6. 鉴别诊断

（1）先天性主动脉缩窄：男性多见，表现为上肢血压高、下肢血压低或测不出，成人型病变表现为主动脉局限性缩窄，全身无炎症活动表现（低热、血沉增快等）。胸主动脉选择性造影有助于鉴别诊断。

（2）动脉粥样硬化：严重的动脉硬化也可导致血管的狭窄或闭塞，但动脉粥样硬化患者以中老年为主，男性居多，血管壁附着动脉硬化斑块。

（3）血栓闭塞性脉管炎：主要累及四肢中小动脉、静脉，以下肢多见，患者以青壮年男性多见，多有吸烟史，表现为肢体缺血、疼痛、间歇性跛行、动脉搏动减弱或消失等。

（4）结节性多动脉炎：也有发热、血沉增快和脉管炎等表现，与本病较难鉴别，应结合临床相关检查进行鉴别，必要时做病理检查。

7. 临床意义 由于超声检查无辐射、性价比高、操作简单，相较于其他影像学方法在诊断多发性大动脉炎方面具有很大的优势，在临床上应用广泛。超声检查不但可以提供病变血管的位置信息、管腔狭窄情况、管壁增厚程度，还可以提供病变血管的血流动力学信息，对血栓、钙化、锁骨下动脉窃血综合征的诊断具有较高的特异性。超声造影更可以对 TA 的活动性进行判断，从而为临床制定和调整治疗方案提供依据。

（冷晓萍）

（二）血栓闭塞性脉管炎

1. 概述 血栓闭塞性脉管炎（thromboangiitis obliterans，Buerger disease，TAO）是一种慢性、复发性的全身中小动脉及静脉的节段性炎症性疾病，1908 年 Leo Buerger 发现病变血管有炎性反应和血栓形成的特点，故命名为血栓闭塞性脉管炎，又称为 Buerger 病。TAO 好发于 20～40 岁的青壮年男性，男女发病率之比为 8～9:1，大部分患者有吸烟史。TAO 主要累及四肢的中、小血管，包括手指、脚趾、胫、腓、桡及尺动脉。病变常累及双侧肢体，以一侧受累较为严重，约 80% 的患者出现四肢中的三肢受累。

2. 病理生理 TAO 的病理过程可分为急性期、进展期和终末期，其中急性期的病理变化最有特点，且具有诊断价值，终末期病理改变往往缺乏特征性，易与动脉硬化引起血管闭塞的晚期改变相混淆。

（1）急性期：主要表现为血管壁全层的炎症反应，常呈节段性分布，病变节段之间有内膜正常的管壁，病变与正常管壁界线分明，并可伴有血栓形成、管腔闭塞，血栓周围可有白细胞浸润及微脓肿形成。

（2）进展期：主要表现为血管内闭塞性血栓的机化，血栓内有大量炎症细胞浸润，血管壁的炎性反应较轻。

（3）终末期：血栓机化后的再通，血管壁中、外膜层的再管化，以及血管周围的纤维化。

TAO 病因尚不明确，目前多认为与吸烟、激素紊乱、地理分布、寒冷、外伤、自身免疫功能紊乱、血液凝固性增高等因素相关，其中吸烟是导致该疾病的最主要原因，香烟中的尼古丁会诱发血管内皮功能障碍与炎性反应。

3. 临床表现 TAO 主要表现为肢体缺血，以及因缺血所致的游走性静脉炎、缺血性神经性病变和继发感染，约半数患者伴有雷诺现象。小动脉痉挛和血栓形成造成病变血管闭塞，疾病晚期可有侧支循环建立，但常不足以代偿闭塞血管功能，导致指／趾端溃疡或坏疽。

根据疾病发展过程可分为三期：

（1）Ⅰ期（局部缺血期）：病变早期，肢体末梢畏寒、麻木、不适，动脉搏动减弱。出现间歇性跛行，部分可伴有游走性浅静脉血栓性静脉炎。

（2）Ⅱ期（营养障碍期）：在Ⅰ期的基础上病情加重，病变血管腔内出现血栓形成，患肢出现典型的静息痛，动脉搏动消失，供血中断导致病变肢体营养障碍，表现为皮肤弹性下降，皮下脂肪萎缩，皮肤潮湿或干燥，肌肉逐渐萎缩，指／趾甲生长缓慢、变性等。

（3）Ⅲ期（组织坏疽期）：受累动脉完全阻塞，上述症状加重，组织坏疽常从足趾开始，任何炎症、感染和外伤都是足趾坏疽的诱因。缺血严重时可出现干性坏死，继发感染后可表现为湿性坏疽。剧烈的静息痛是Ⅲ期患者的最典型症状。

4. 超声检查

（1）二维灰阶超声：早期脉管炎的典型超声图像为病变动脉内中膜回声增强、增厚，动脉管腔变窄（图 8-2-1-5），以桡、尺动脉与胫前、胫后动脉多见，病变部位与正常组织界线分明。随着疾病进展病变自下向上发展，可呈间断性，疾病晚期病变动脉管腔内可见低回声充填。

（2）彩色多普勒超声：动脉管腔内的彩色血流信号变细，呈节段性明、暗变化，节段性病变远端动脉管腔内彩色血流充盈尚可，但呈单色（图 8-2-1-6）。重者管腔闭塞，血流信号中断，闭塞近端可见侧支血管代偿性改变。

（3）频谱多普勒超声：狭窄处动脉的收缩期峰值血流速度减慢，舒张期反向血流信号消失，呈单相低钝波形，频带增宽或频窗消失（图 8-2-1-7）。

5. 相关检查

（1）MRA：可显示患肢动、静脉的病变节段及狭窄程度，但对 TAO 患者四肢末梢血管的显像效果不佳。

（2）CTA：TAO 的典型病变表现为四肢动脉末梢动脉狭窄，无动脉硬化斑块，但因会出现血管成像假象，故 CTA 检查可高估或低估动脉狭窄。

（3）DSA：对 TAO 的诊断及严重程度的评估具有重要价值，TAO 的典型征象为肢体动脉节段性狭窄或闭塞，病变部位多局限于肢体远侧段，病变近、

远段的动脉管壁光滑、平整，显示正常形态，并可见"树根"状、"蜘蛛"状和"螺旋"状的侧支血管。

6. 鉴别诊断　由于 TAO 的临床表现与其他疾病所导致的症状相似，故需与自身免疫病、高凝状态和心血管栓塞等疾病相鉴别。

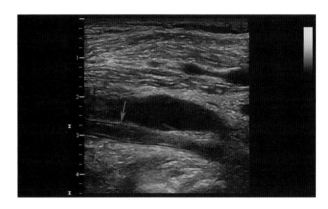

图 8-2-1-5　血栓闭塞性脉管炎二维灰阶超声图
左侧腘动脉远端内径变细，内膜增厚（箭头）

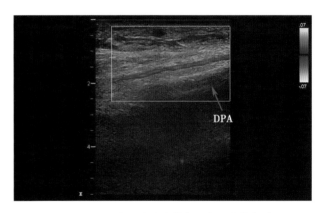

图 8-2-1-6　血栓闭塞性脉管炎彩色多普勒超声图
右侧足背动脉（DPA）血流信号变细，呈不规则充盈缺损改变（红色血流细窄或中断，箭头），蓝色血流为足背静脉呈血流充盈良好

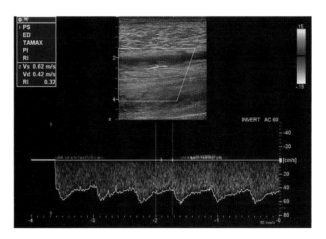

图 8-2-1-7　血栓闭塞性脉管炎频谱多普勒超声图
右侧胫前动脉血流明显充盈缺损、变细，动脉频谱的频带明显增宽

（1）闭塞性动脉硬化：多发生在 50 岁以上老年人，多伴高血压、高血脂或糖尿病，病变主要累及大、中动脉，如腹主动脉、髂动脉、股动脉等，上肢动脉很少侵犯，且一般不伴发游走性血栓静脉炎。X 线检查可见动脉壁的不规则钙化，血管造影显示有动脉狭窄、闭塞，伴扭曲、成角或虫蚀样改变。

（2）多发性大动脉炎：该病发病年龄与 TAO 类似，女性居多，占 65%～70%，受累动脉主要为主动脉及主要分支血管，上肢血压低及无脉症为最常见体征，很少累及四肢动脉血管。

（3）糖尿病性坏疽：患者多具有糖尿病特有表现，多发末梢神经病变，动脉血管闭塞，是在动脉硬化基础上合并血栓形成的，无节段性改变。TAO 晚期出现肢端溃疡或坏疽需与糖尿病性坏疽相鉴别，后者多为湿性坏疽。

（4）雷诺现象：本病多发于青年女性，发病初期具有典型的雷诺现象，以双手发病为著，发作后皮肤可恢复正常，手指阵发性苍白、发紫，而患肢的动脉超声检查无明显异常，尺桡动脉及足背动脉搏动正常。雷诺综合征病变具有对称性，且上肢的手指受累较下肢的足趾多见，鲜有坏疽发生。

（5）神经营养性溃疡：可出现手指溃疡或坏死，但无疼痛感，而患肢的动脉超声检查无明显异常。

（6）游走性血栓性浅静脉炎：TAO 可出现游走性血栓性浅静脉炎，与原发性类型几乎完全相同，只有等到前者出现动脉功能不全时，才能鉴别。

（7）急性动脉栓塞：短时间内出现远端肢体缺血表现，但起病急骤，常伴有风湿性心脏病、房颤史，血管造影可显示动脉连续性的突然中断，心脏超声检查可明确近端栓子的来源。

（8）结节性动脉周围炎：肢体可出现类似血栓闭塞性脉管炎的缺血症状，常累及肾、肝、肠系膜及其他内脏的中小动脉，可见瘤样扩张或节段性狭窄，皮下有循动脉排列的结节，常有乏力和发热、红细胞沉降率增快、高球蛋白血症。组织活检可以明确诊断。

7. 临床意义 超声检查对 TAO 的诊断、病变部位的判定以及治疗后疗效观察均有临床意义，CDFI 及频谱多普勒超声还可以定性定量地进行血流动力学分析，能更直观显示病变血管形态。二维灰阶超声可以显示血栓形态，CDFI 可以显示充盈缺损，频谱多普勒超声还可显示病变部位的血流动力学变化，是一种简单、可靠、重复性强的影像学检查方法。

（勇 强）

（三）闭塞性动脉硬化

1. 概述 闭塞性动脉硬化（arteriosclerosis obliterans，ASO）是由动脉内膜粥样硬化斑块形成、钙化和纤维化导致管腔狭窄，从而继发血栓形成引起的血管慢性闭塞性疾病，ASO 可以发生在全身各个部位的大、中型动脉，但以腹主动脉及其远端的髂动脉和下肢动脉最为常见，可导致下肢动脉出现慢性阻塞性的缺血症状。ASO 患者以中老年人多见，患者年龄多在 50 岁以上，并伴有高血压、冠心病、高血脂或糖尿病病史等。

2. 病理生理 当发生动脉粥样硬化时，动脉管壁相继出现脂质点和条纹、粥样和纤维粥样斑块、复合病变 3 类变化。美国心脏病学会根据其病变发展过程将其细分为 6 型：

Ⅰ型：脂质点。动脉内膜出现小黄点，为小范围的巨噬细胞含脂滴形成泡沫细胞积聚。

Ⅱ型：脂质条纹。动脉内膜见黄色条纹，为巨噬细胞吞噬脂质形成泡沫细胞，并含脂滴，内膜有平滑肌细胞也含有脂滴，有 T 淋巴细胞浸润。

Ⅲ型：斑块前期。细胞外出现较多脂滴，在内膜和中膜平滑肌层之间形成脂核，但尚未形成脂质池。

Ⅳ型：粥样斑块。脂质积聚多，形成脂质池，内膜结构破坏，动脉壁变形。

Ⅴ型：纤维粥样斑块。为动脉硬化最具特征的病变，呈白色斑块突入动脉腔内引起管腔狭窄。斑块表面内膜被破坏而由增生的纤维膜（纤维帽）覆盖于脂质池之上。病变可向中膜扩展，破坏管壁，并同时可有纤维结缔组织增生、变性坏死等继发病变。

Ⅵ型：复合病变。为严重病变，由纤维斑块发生出血、坏死、溃疡、钙化和附壁血栓所形成。粥样斑块可因内膜表面破溃而形成所谓粥样溃疡，破溃后粥样物质进入血流成为栓子。

从临床角度来看，动脉粥样硬化的斑块大体上可分为两类：一类是稳定型斑块，即纤维帽较厚而脂质池较小的斑块；而另一类是不稳定型（又称为易损型）斑块，其纤维帽较薄，脂质池较大易于破裂。

随着动脉硬化斑块的逐渐增大，动脉管腔逐渐狭窄，当动脉口径减少 50% 以上时，管腔内即产生血流动力学改变，导致血流增快、血流量减少。斑块内新生血管的破裂可引起斑块内血栓形成或斑块出血，进一步引起动脉急性闭塞。斑块内成分以及局部血流动力学因素可能导致斑块破裂，斑块碎片排入动脉管腔引起不同部位的动脉栓塞，同时斑块局部形成溃疡，溃疡处极易继发形成血小板血栓，这种血栓松软质脆也极易脱落并引起动脉栓塞。

3. 临床表现 主要表现为受累部位的缺血症状。发生于下肢的病变常表现为患肢疼痛、冷感、苍白，随着缺血症状的加剧可出现间歇性跛行、外周动脉搏动减弱、静息痛以及由于肢体组织营养代谢障碍而导致的远端肢体溃疡或坏疽。发生在颈动脉的 ASO，轻者无明显症状，管腔狭窄严重者可出现短暂性脑缺血发作（transient ischemic，TIA）或缺血性脑卒中，表现为一过性的一侧肢体无力或麻木，或短暂性言语困难、一过性黑矇等。

4. 超声检查

（1）二维灰阶超声：表现为内中膜增厚、斑块形成以及斑块导致的管腔狭窄或闭塞。

1）内中膜增厚：正常动脉内膜为线样高回声，外膜为强回声，中膜为介于内膜与外膜之间的无回声，厚度＜1.0mm。动脉硬化病变早期动脉内中膜融合、分界不清，中膜表现为等回声且不均匀增厚，当局部厚度大于或等于 1.0mm 时即可诊断内中膜增厚（图 8-2-1-8）。当内中膜厚度达到 1.5mm 或以上时即可诊断为斑块形成。

2）斑块形成：由于斑块的形成时间及内部成分不同，斑块的超声特征存在较大差异。斑块内部回声可以为单一回声如低回声、等回声以及强回声，也可以为不均质回声（图 8-2-1-9A）；斑块表面组织学上纤维帽在超声图像上表现为线样强回声，与内中膜相互延续，当斑块较稳定时，纤维帽连续完整，当纤维帽出现连续性中断时斑块的稳定性较差（图 8-2-1-9B）；斑块内部以及表面均可以存在血栓，新鲜血栓表现为极低回声，血栓为规则形或不规则形，可以呈长条样或块样沿血流方向漂浮于管腔内，

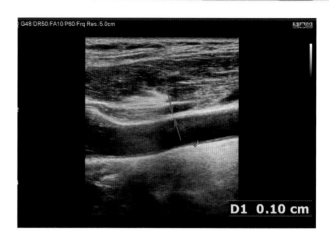

图 8-2-1-8 颈动脉内中膜增厚二维灰阶超声图
颈总动脉长轴切面示膨大处前壁内中膜分界不清，呈等回声不均匀增厚（箭头）

当血栓长时间堵塞管腔发生机化后，可表现为低回声或不均质混杂回声。

3）斑块致管腔狭窄或闭塞：管腔可探及明显的斑块回声，且管腔内残余血流通过内径变细，管腔闭塞时管腔几乎均为异常回声（图 8-2-1-10），此时需结合彩色多普勒超声显示细窄的残余内径。由于动脉硬化病理为慢性血管炎症病变，因此部分斑块较厚可不引起中度及以上的狭窄，局部血管外径可出现代偿性的增宽，为正性重构；炎症进展，斑块进一步增厚，局部管壁炎症可使血管外径减小，进一步加重狭窄程度，为负性重构，因此斑块致管腔狭窄时，应测量斑块厚度、管腔残余内径及血管外径。

（2）彩色多普勒超声：不仅可以观察管腔内的血流方向、血流状态，对于极低回声斑块以及斑块表面边界的识别也具有重要价值（图 8-2-1-11）。管腔轻度狭窄时，管腔中央为亮带，近管壁血流稍暗

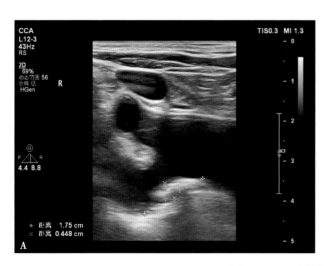

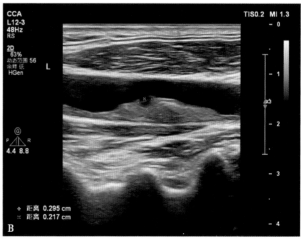

图 8-2-1-9 斑块的二维灰阶超声图
A. 右侧锁骨下动脉后壁高回声钙化斑块；B. 颈总动脉后壁低回声斑块，斑块纤维帽连续中断，表面可见破溃凹陷

淡,血流色彩具有搏动性,且色彩变化较稳定;管腔狭窄达到中度或重度时,狭窄处血流束明显变细,颜色鲜亮伴花彩血流;狭窄远段血流相对暗淡,搏动性减低(图8-2-1-12)。锁骨下动脉起始部狭窄或闭塞时要注意是否引起了锁骨下动脉窃血综合征,即锁骨下动脉起始部狭窄引起锁骨下动脉供血压力不足,椎动脉具有丰富的代偿功能,可以代偿性的血流反向,帮助锁骨下动脉向上肢动脉供血。

(3)频谱多普勒超声:动脉的微小病灶不会引起血流动力学改变,当管腔内出现较大粥样斑块时,动脉层流消失,引起紊乱血流。于局限性狭窄区域取样,收缩期峰值血流速度加快,舒张期反向血流消失,频带增宽(图8-2-1-13A)。闭塞性动脉硬化远端血管频谱多普勒显示为低阻、低速、单相、充填性动脉频谱(图8-2-1-13B)。

频谱多普勒超声诊断锁骨下动脉窃血时,应关注同侧上肢动脉及椎动脉变化。根据椎动脉的窃血程度,锁骨下动脉窃血综合征可以分为隐匿型、部分型及完全型:

1)隐匿型:同侧上肢动脉可无明显缺血表现,血流速度及频谱形态正常,同侧椎动脉频谱收缩期可见切迹,但频谱仍为正向,对侧椎动脉无明显血流动力学变化(图8-2-1-14A)。

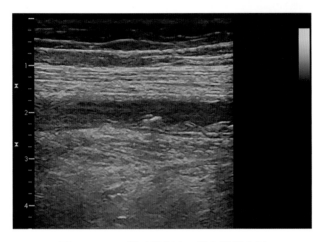

图8-2-1-10 股动脉闭塞二维灰阶超声图
股动脉管腔闭塞,管腔内为低回声斑块所充填

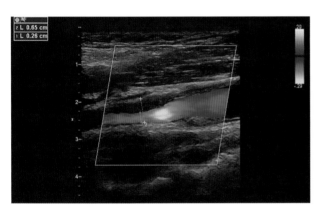

图8-2-1-11 颈动脉狭窄彩色多普勒超声图
借助CDFI超声技术,不但可观察到血流方向,还可识别斑块边界与管腔狭窄情况

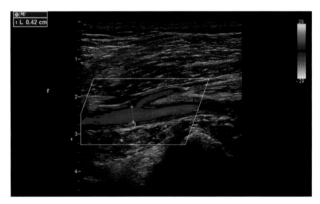

图8-2-1-12 股动脉闭塞时腘动脉彩色多普勒超声图
股动脉闭塞时,腘动脉血流色彩暗淡

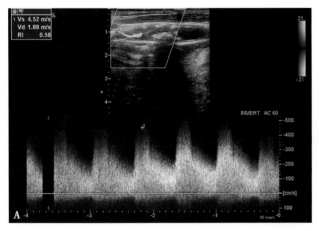

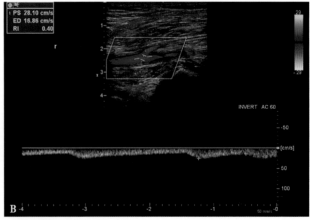

图8-2-1-13 闭塞性动脉硬化频谱多普勒超声图
A.颈动脉内径细窄,彩色多普勒超声呈五色镶嵌样血流信号,舒张期反向血流消失,频带增宽,收缩期峰值流速升高;B.股浅动脉闭塞时,腘动脉频谱呈单相、低速、低阻的小慢波样改变

2）部分型：同侧上肢动脉血流速度可正常或减低，频谱呈低搏动改变，达峰时间后延；同侧椎动脉频谱收缩期反向，舒张期正向；对侧椎动脉血流方向正常，频谱形态高尖，流速增快，阻力增高（图8-2-1-14B）。

3）完全型：同侧上肢动脉血流速度明显减低，频谱呈低搏动改变，严重时可呈小慢波；同侧椎动脉频谱收缩期及舒张期均为反向，频谱形态高尖，阻力增高；对侧椎动脉血流方向正常，频谱形态高尖，阻力显著增高，双侧椎动脉频谱形态相似，但方向完全相反（图8-2-1-14C）。

以上为单侧锁骨下动脉狭窄或闭塞病变时锁骨下动脉窃血改变，由于动脉硬化病变多为多发病灶，椎动脉基底动脉系统窃血通路是否通畅、颈动脉系统与大脑半球供血病变都会对锁骨下动脉窃血有影响作用，因此锁骨下动脉窃血的发生及程度与锁骨下动脉的狭窄程度并非一一对应。

超声对斑块所致动脉管腔狭窄与否以及狭窄程度的判定需要根据病变处以及病变上下游的二维灰阶超声、彩色多普勒超声及频谱多普勒超声表现，进行多位点、多模式的综合分析。表8-2-1-1～表8-2-1-3总结了几种常见部位闭塞性动脉硬化导致血管管腔狭窄程度的判定标准。

（4）超声新技术：①超声微血流成像技术（super microvascular imaging, SMI）是基于多普勒原理的低速血流显像技术，可作为颈动脉斑块内部新生血管的筛查方法；②实时剪切波弹性成像技术（SWE）、速度向量成像技术（velocity vector imaging, VVI）以及超声二维应变技术（X-STRAIN）等可检测颈动脉斑块的软硬度；③颈动脉三维超声显示偏心性斑块立体空间位置、斑块最大厚度、斑块表面溃疡大小、斑块内部脂质坏死核心大小及斑块所致狭窄程度等。

5. 相关检查

（1）DSA：是目前诊断血管狭窄或闭塞的"金标准"，可提示动脉病灶的确切范围、是否为多发性以及动脉阻塞程度，也可了解侧支循环建立的情况，但DSA为有创性血管成像技术，严重并发症发生率为0.5%～1.0%。

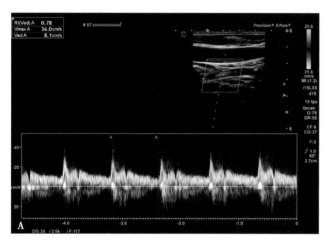
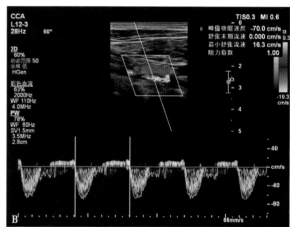
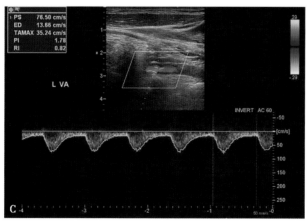

图8-2-1-14　锁骨下动脉窃血

A. 椎动脉频谱仍为正向，可见收缩期切迹；B. 椎动脉频谱收缩期反向，舒张期正向；C. 椎动脉频谱完全反向，频谱形态高尖，阻力指数增高

表 8-2-1-1 颈动脉狭窄程度判定

狭窄程度	PSV/(cm/s)	EDV/(cm/s)	PSV狭窄段/PSV狭窄以远段
<50%	<155	<60	<1.6
50%~69%	155~220	60~100	2.0~3.5
70%~99%	≥220	≥100	≥3.5
闭塞	无血流信号	无血流信号	无血流信号

注：PSV 为收缩期峰值流速，EDV 为舒张期末流速。
[资料来源：头颈部血管超声若干问题的专家共识（颈动脉部分），中国脑血管病杂志，2020.06]

表 8-2-1-2 锁骨下动脉狭窄的诊断标准

狭窄程度	PSV/(cm/s)	EDV/(cm/s)	PSV$_{OR}$/PSV$_{IV}$	椎动脉频谱
<50%	—	—	—	无改变
50%~69%	—	—	—	切迹（部分逆转）隐匿型（部分型窃血）
70%~99%	≥343	≥60	≥4.0	部分逆转（部分型窃血）
闭塞	无血流信号	无血流信号	无血流信号	完全逆转（完全型窃血）

注：OR 为起始段（V1 段），IV 为椎间隙段（V2 段）；"—"表示无数据。
[资料来源：头颈部血管超声若干问题的专家共识（颈动脉部分），中国脑血管病杂志，2020.06]

表 8-2-1-3 下肢动脉狭窄超声诊断标准（Cossman）

动脉狭窄程度	病变处 PSV/(cm/s)	RPSV
正常	<150	<1.5:1
30%~49%	150~200	1.5:1~2:1
50%~75%	200~240	2:1~4:1
>75%	>400	>4:1
闭塞	无血流信号	

（资料来源：腹部及四肢动脉超声若干常见临床问题专家共识，中国超声医学杂志，2020.12）

（2）CT：可显示管腔内的狭窄程度、斑块的累及范围和大致成分，但斑块钙化严重时会影响管腔狭窄程度的判断。

（3）MRI：磁共振是术前常用的无创性诊断方法，可显示 ASO 的解剖部位和狭窄程度。MRI 诊断管腔狭窄时，不受管壁钙化的影响，但是可能会高估狭窄程度。

（4）动脉造影：动脉造影一直是诊断 ASO 的"金标准"，诊断结果能为临床医师治疗提供有力帮助，但动脉造影为有创检查，易发生并发症。

6. 鉴别诊断

（1）血栓闭塞性脉管炎：多见于青壮年，主要为肢体中、小动脉的节段性闭塞，往往有游走性浅静脉炎病史，不常伴有冠心病、高血压、高脂血症与糖尿病。

（2）多发性大动脉炎：多见于青年女性，以颈动脉受累最为常见，表现为大动脉壁全层弥漫增厚，偶见钙化，超声图像表现为"通心粉"征。

（3）急性动脉栓塞：超声图像可见管壁回声正常，无管壁增厚、管腔狭窄，动脉周围无侧支循环建立。

（4）雷诺现象：常见于女性，主要发生于末梢动脉。不发作时，末梢动脉无明显改变，刺激后发作可显示末梢动脉管径变细。

（5）胸廓出口综合征：由于外伤或先天骨性结构或其他软组织异常，对锁骨下动脉体位性外压改变，改变胸廓上口形状如上肢高举可诱发锁骨下动脉起始部或近段外压性狭窄，造成可逆性的一过性窃血频谱，上肢自然下垂后，锁骨下动脉外压性狭窄消失，椎动脉血流频谱恢复正常。

（6）假性锁骨下动脉窃血：如上肢动静脉瘘患者可以出现窃血样频谱，与瘘管同侧；透析时由于上肢血流量增加，椎动脉可以出现隐匿性窃血的血流频谱特征，透析结束则血流频谱恢复正常。

（7）夹层动脉瘤：夹层动脉瘤起病急骤，患者常有高血压病史，超声图像可见管腔内漂浮光带，显示彩色血流方向不同的真腔和假腔。

（8）颈动脉璞：颈动脉璞为颈动脉壁向腔内突出的薄膜样物，通常发生于颈内动脉近段后壁或颈动脉球部后壁，近年来对颈动脉璞的报道逐渐增多。

颈动脉璞与颈动脉斑块好发位置相同,是目前隐源性脑卒中患者的危险因素,璞可以单独存在,呈薄膜样片状物,也可以与动脉壁内的动脉硬化斑块并存,此时征象与不规则溃疡斑块超声图类似,需注意鉴别。

7. 临床意义　血管超声检查是动脉硬化早期筛查的重要手段,超声检查对于ASO的诊断有独特的优越性,可实时动态观察管壁的结构,直观地诊断疾病,准确评估每个动脉段的狭窄程度和血流动力学变化,对选择合适的治疗方法非常重要。颈动脉斑块内新生血管的病理学诊断是诊断的"金标准",而超声造影可明显提高颈动脉斑块内新生微血管显示率,是诊断颈动脉斑块内新生血管的"次金标准"。超声检查虽不能完全替代DSA作为诊断的"金标准",但也可以作为诊断的主要影像学方法,特别适用于不适宜做血管造影检查的患者或未开展血管造影的医疗机构,在临床工作中可与DSA互相弥补。

(冷晓萍)

二、动脉瘤

动脉瘤是各种病理生理因素导致的动脉壁局限性膨出或弥漫性扩张,病变部位形成"瘤"样肿块。动脉瘤主要包括真性动脉瘤、假性动脉瘤和夹层动脉瘤。真性动脉瘤多与动脉粥样硬化相关;而假性动脉瘤则多由钝性或锐性创伤造成;夹层动脉瘤常由于先天性动脉壁结构异常和/或后天因素如高血压所致。动脉瘤的及时诊断和有效治疗对于患者预后至关重要,超声检测技术在动脉瘤的诊断及分型、鉴别诊断和治疗效果评估等方面都有重要的应用价值。

(一)真性动脉瘤

1. 概述　真性动脉瘤在动脉系统的任何位置均可出现,四肢动脉真性动脉瘤常见于腘动脉。真性动脉瘤按照形态可分为囊型、梭型及混合型:囊型主要病因为梅毒性主动脉炎,病变部位与正常动脉分界明显;梭型主要病因为动脉硬化,病变部位与正常动脉无明显分界;混合型同时具备囊型和梭型的形态特征。

2. 病理生理　多由动脉粥样硬化和动脉壁退行性病变等原因造成动脉局部管壁结构薄弱,薄弱部位在动脉高速血流的冲击下,发生局限性扩张而形成真性动脉瘤,瘤壁累及血管壁全层,即动脉的内膜、中膜及外膜均受累。

3. 临床表现　真性动脉瘤动脉走行部位可扪及搏动性肿块,瘤体部可闻及相应杂音。动脉瘤管腔扩张若压迫邻近组织,可引起患者相应症状,如呼吸困难、吞咽困难,甚至发生呕血、咯血等。瘤体破裂时患者可出现血压骤降和濒死感。

4. 超声检查

(1)二维灰阶超声:动脉病变部位内径明显增宽,瘤体可呈囊型、梭型等不同形态扩张,扩张部位与相邻的正常动脉管径之比大于1.5:1。瘤壁与动脉壁连续性完好(图8-2-1-15A)。瘤内可见大小不等、形态各异、呈低-中等回声的附壁血栓。

(2)彩色多普勒超声:动脉瘤处管腔较正常动脉管腔明显扩大,血流可形成涡流(图8-2-1-15B)。

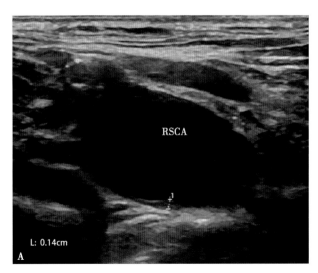
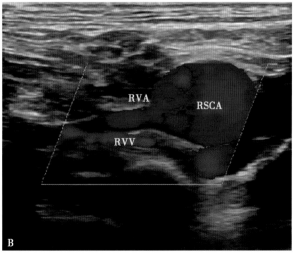

图 8-2-1-15　锁骨下动脉真性动脉瘤二维灰阶及彩色多普勒超声图
A. 二维灰阶超声可见右侧锁骨下动脉(RSCA)病变部位内径明显增宽,瘤壁与主动脉壁连续性完好;B. CDFI可见动脉瘤内血流呈涡流样表现,RVA. 右侧椎动脉,RVV. 右侧椎静脉

彩色多普勒超声探测到血流呈充盈缺损时,提示有附壁血栓形成。

（3）频谱多普勒超声:真性动脉瘤瘤体内可检出低速双向血流信号（图8-2-1-16）。

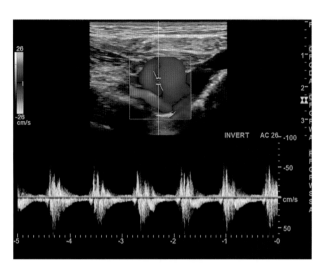

图8-2-1-16　真性动脉瘤频谱多普勒超声图
可见真性动脉瘤低速双向血流信号

（4）超声造影:能够检测真性动脉瘤的病变部位和范围。若瘤体内伴发血栓形成,超声造影可清晰显示管腔存在充盈缺损,进而弥补CDFI的不足,提高瘤体内血栓的确诊率。

5. 相关检查

（1）X线片:少部分真性动脉瘤的瘤壁发生钙化,在X线片上可显示出钙化影。

（2）放射性核素:静脉注射放射性核素并进行扫描,诊断患者有无动脉瘤,并确定瘤体的部位及大小。

6. 鉴别诊断

（1）假性动脉瘤:常急性或慢性起病,多有外伤或医源性损伤史,超声可见动脉管壁不连续,动脉旁出现囊腔样结构。彩色多普勒及频谱多普勒可见瘤颈处呈往复的双向血流信号;而真性动脉瘤管壁完整,局部血流呈涡流。

（2）夹层动脉瘤:常有高血压病史,起病急。超声可见管腔内漂浮光带,CDFI可见血流方向不同的真腔和假腔。而真性动脉瘤管腔内一般无异常回声,合并血栓时应与夹层动脉瘤壁内血肿相鉴别。

（3）肿瘤:若真性动脉瘤伴发血栓形成,导致瘤体无明显搏动,需与相应部位的肿瘤进行鉴别。超声造影可以帮助鉴别血栓与肿瘤,血栓内一般无造影增强信号,肿瘤内一般可见造影增强信号。

7. 临床意义　临床上运用超声技术能够明确患者有无真性动脉瘤,并判断其病变部位及范围。

通过多切面观察动脉瘤的超声图像,判断瘤体内部有无异常回声,确定血栓是否形成。CDFI可显示瘤体内的血流状态,频谱多普勒超声可检测动脉瘤内部及近端、远端的血流频谱形态,并定量血流速度,进而为确定临床治疗方案和评价治疗效果提供可靠依据。

（二）假性动脉瘤

1. 概述　医源性操作或外伤等可导致局部动脉发生破口,形成假性动脉瘤。临床诊疗中易于发现位置相对表浅的假性动脉瘤,而部位隐蔽的瘤体,则常由于患者出现了压迫症状通过影像学检查发现。

2. 病理生理　受累动脉血液经破口流至管腔外并形成血肿,血肿进一步机化成为被覆纤维组织的搏动性肿块,即假性动脉瘤,其瘤壁无正常血管壁结构。

3. 临床表现　假性动脉瘤累及下肢动脉、肾动脉、颈动脉等部位可出现慢性缺血表现,瘤体增大时可压迫邻近组织。如上下肢动脉瘤造成患肢供血不足、邻近静脉受动脉瘤压迫时,可发生血液回流障碍,造成局部水肿。

4. 超声检查

（1）二维灰阶超声:动脉走行外侧区域可探及无回声肿块,多呈不规则形态,与邻近动脉相通。二维灰阶超声示破口处瘤壁连续性中断（图8-2-1-17A）,瘤腔内可见云雾状血流。瘤内伴有血栓形成时,超声可探及低 - 中等回声。

（2）彩色多普勒超声:假性动脉瘤破口处可检测出随心动周期往复变化的彩色血流信号,即收缩期为经动脉喷射进入瘤体的五彩镶嵌血流,舒张期血流回流入动脉管腔（图8-2-1-17B）。若瘤体内伴有血栓形成,CDFI可探测到局限性充盈缺损。

（3）频谱多普勒超声:假性动脉瘤可见破口处血流呈收缩期高速血流信号,而舒张期为回流入动脉管腔的低速血流信号,即随心动周期变化的双向血流频谱（图8-2-1-18）。

（4）超声造影:超声造影能够明确瘤体破口位置,更加清晰地显示假性动脉瘤的大小、形态、有无附壁血栓形成。将二维灰阶超声、CDFI与超声造影相结合,可提高假性动脉瘤的确诊率。

5. 相关检查

（1）CTA和MRA检查:通过单次扫描可以全面显示动脉血管结构,并提供支持诊断的原始图像数据,结合后处理技术能够有效诊断假性动脉瘤,并明确其病变部位和大小,检测周围组织有无压迫现象。

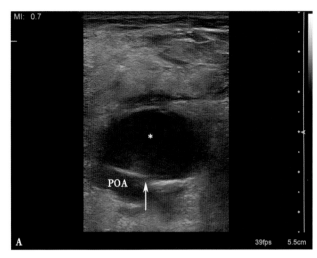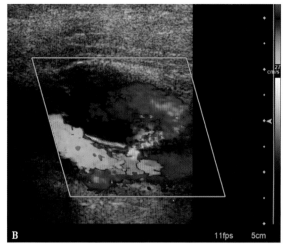

图 8-2-1-17　腘动脉(POA)假性动脉瘤二维灰阶及彩色多普勒超声图

A. 二维灰阶超声可显示腘动脉走行外侧区域的无回声肿块(*),破口处瘤壁连续性中断(箭);B. CDFI 可见破口处出现随心动周期往复变化的血流信号,收缩期为经动脉喷射进入瘤体的五彩镶嵌血流,舒张期血流回流入动脉管腔

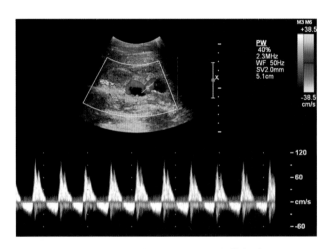

图 8-2-1-18　假性动脉瘤频谱多普勒超声图

破口处血流呈收缩期高速血流信号,而舒张期为回流入动脉的低速血流信号

(2)数字减影血管造影(DSA):能够检测假性动脉瘤的病变部位和范围,通过观察造影剂外溢现象,明确瘤体破口位置。DSA 目前主要用于指导动脉瘤的介入治疗,该技术提高了图像空间分辨率,扩大了动脉瘤的扫描范围,有助于明确病变发生部位。

6. **鉴别诊断**　假性动脉瘤需与真性动脉瘤及夹层动脉瘤相鉴别,前者见前述。与夹层动脉瘤的主要鉴别点为假性动脉瘤常由外伤或医源性原因所致,管壁连续性中断,彩色多普勒可见此处“来回”血流信号;而夹层动脉瘤多由高血压或动脉壁发育不良所致,管腔内可见漂浮膜状强回声,将其分为真假两腔,血流方向相反。

7. **临床意义**　临床上运用超声技术能够有效显示假性动脉瘤的范围、形态及血流方向,通过观

察彩色多普勒图像和频谱多普勒图像可明确动脉瘤破口位置并测量血流速度,为下一步治疗包括超声引导下行局部压迫治疗(尤其是医源性外周假性动脉瘤)提供帮助。

(三)夹层动脉瘤

1. **概述**　夹层动脉瘤多见于中老年男性,患者多存在高血压病史或先天性动脉发育不良。也有一些学者认为动脉夹层较夹层动脉瘤更能反映疾病的实质。较常用的主动脉夹层分型方法为 De Bakey 法:

(1)Ⅰ型:破口位于近端升主动脉,波及主动脉弓及降主动脉全程,甚至累及颈动脉或髂动脉等外周血管部位。

(2)Ⅱ型:破口位于近端升主动脉,病变位置较为局限。

(3)Ⅲ型:破口位于左侧锁骨下动脉以远,病变范围可波及胸腹主动脉和下肢动脉等外周血管部位。

Stanford 提出了另外一种分型方法,根据有无累及升主动脉将主动脉夹层分为 A、B 两型:累及升主动脉的统称为 Stanford A 型,其中包括 De Bakey 分型的Ⅰ型和Ⅱ型;未累及升主动脉的称为 Stanford B 型,也就是相当于 De Bakey 分型的Ⅲ型。

2. **病理生理**　动脉壁中层断裂、囊性变坏死可导致夹层动脉瘤形成。疏松的动脉内膜与中层撕裂,血液经过破口流入动脉壁中层,形成“真假”两腔。此外,壁内血肿是动脉夹层的特殊类型,多是由于动脉壁内部出血而形成局限性血肿。

3. **临床表现**　常表现为突发刀割样剧痛,患者可有濒死感,急性发病时可出现脉搏细弱、四肢湿

冷等休克表现。夹层动脉瘤内可伴发血栓形成，脱落的血栓会造成动脉栓塞，甚至发生器官缺血坏死。若夹层累及颈总动脉，可合并头痛、脑神经麻痹，也可出现肢体无力、失语等短暂性脑缺血发作或脑梗死的表现。

4. 超声检查

（1）二维灰阶超声：动脉腔内可见撕裂的内膜，呈线状回声，将动脉腔分为真腔和假腔，真腔较窄且形态规则，假腔较宽且形态不规则。受累动脉管径较正常明显增宽，撕裂的内膜随心动周期摆动，并且通常在收缩期向假腔摆动（图 8-2-1-19A）。壁内血肿型表现为局部动脉壁增厚（图 8-2-1-20A），短轴切面可见病变呈月牙形。

（2）彩色多普勒超声：真腔与假腔的血流方向和流速均不一致。彩色多普勒超声显示真腔于收缩期有血流信号，而假腔在收缩期无血流信号或存在逆向血流（图 8-2-1-19B）。当假腔内形成血栓并造成血管阻塞时，超声则无法探及血流信号。壁内血肿型血肿处无血流信号（图 8-2-1-20B）。

（3）频谱多普勒超声：夹层动脉瘤的血流在收缩期经破口高速流入假腔，其真腔血流速度较快，与邻近动脉血流方向相同；而假腔血流速度较为缓慢，可与真腔内血流相反（图 8-2-1-21）。

（4）超声造影：常规超声未见夹层动脉瘤但临床高度怀疑时，可通过超声造影明确其病变部位和范围。超声造影剂在真腔内信号强度较高、充盈迅速，而假腔内信号强度较低、充盈缓慢。

5. 相关检查

（1）CTA 和 MRA 检查：CTA 和 MRA 对夹层动脉瘤具有重要的诊断价值。随着 3D 成像、图像后处理及血管壁成像技术的不断进步，CTA 和 MRA 能够对动脉瘤进行确诊，明确其发生部位、范围，血

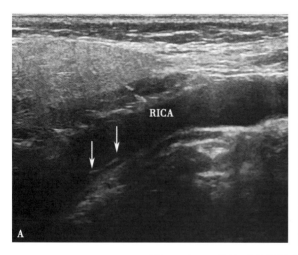
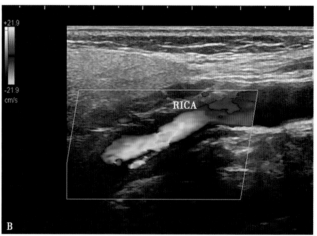

图 8-2-1-19　颈内动脉夹层动脉瘤二维灰阶及彩色多普勒超声图

A. 二维灰阶超声显示右侧颈内动脉（RICA）腔内撕裂的内膜，呈线状回声（箭）；B. 彩色多普勒超声示真腔收缩期有血流信号，而假腔在收缩期存在逆向血流

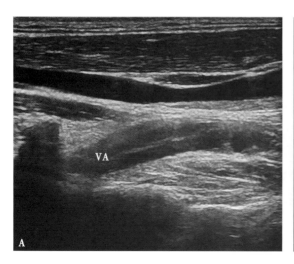
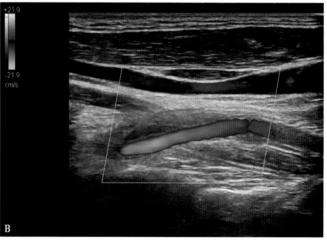

图 8-2-1-20　椎动脉夹层动脉瘤（壁内血肿型）二维灰阶及彩色多普勒超声图

A. 二维灰阶超声显示椎动脉（VA）管壁增厚；B. 彩色多普勒超声示血流充盈缺损

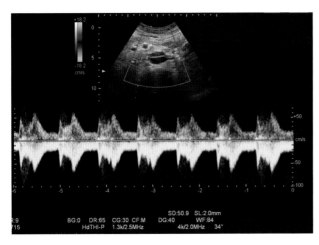

图 8-2-1-21　夹层动脉瘤频谱多普勒超声图
夹层动脉瘤真腔内血流速度较快（基线下方负向频谱）

管累及情况及周围组织的毗邻关系，并检测是否伴发血栓形成（图 8-2-1-22）。

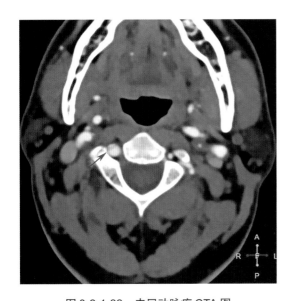

图 8-2-1-22　夹层动脉瘤 CTA 图
轴位头颈部 CTA 显示右侧椎动脉局部管径增粗，可见内膜瓣及双腔征（红箭头）

（2）数字减影血管造影（DSA）：可清晰显示夹层动脉瘤的"真假"两腔、破口位置及病变范围，并可提示血流方向，对于夹层动脉瘤的诊断有着重要的临床价值。但数字减影血管造影为有创检查，存在引起并发症的可能。

6. 鉴别诊断　夹层动脉瘤需与真性动脉瘤和假性动脉瘤相鉴别，详见前述。

7. 临床意义　超声检查可判断夹层动脉瘤病变部位和范围，检查受累器官情况，包括受累部位及程度等。可作为夹层动脉瘤术前和术后常规检查项目，为实行腔内修复术等紧急介入治疗提供参考。

但是受患者自身因素如肥胖等影响，超声检测夹层动脉瘤仍具有一定的局限性，借助超声造影可进一步明确诊断。此外，CTA 和 MRA 也被广泛用于夹层动脉瘤的诊断，能够清晰显示真腔和假腔，明确内膜撕裂位置和血栓发生部位，重建图像可提供动脉全程病变情况，因此可以作为超声检测技术的补充，提高诊断的准确性。

（袁丽君）

三、急性动脉阻塞

急性动脉阻塞指受阻塞动脉供血区域急性缺血，导致其所属区域相应的组织、器官出现一系列的症候群，严重者可致残甚至威胁生命。动脉阻塞的主要病因是血栓形成、血栓栓塞和创伤。不考虑创伤原因，血栓形成因素可高达 85%，血栓栓塞因素近 15%。其他少见的急性动脉缺血的原因有夹层动脉瘤、股青肿、动脉痉挛等。

血栓形成常发生于血管管壁伴有原发病基础，如动脉粥样硬化、血栓闭塞性脉管炎等情况，病变引起动脉管壁结构改变、伴或不伴有管腔狭窄。当某种原因导致血管壁内膜连续中断，内膜下胶原纤维的暴露，则激活凝血系统形成血栓。由于原发疾病缓慢进展，常伴有侧支循环逐渐代偿，因此当血栓形成时，缺血症状往往不似血栓栓塞紧急。血栓形成之少见原因为炎性损伤血管壁内膜。

血栓栓塞指远隔部位栓子脱落，随血液循环到达并停留于与栓子大小相当口径的血管，引起管腔阻塞，导致相应供血区域急性缺血引起一系列临床症状。90% 栓子来源于心脏，如瓣膜疾病或人工瓣膜之瓣膜附着血栓，或心房纤颤之心房附壁血栓、或扩张的左心室附壁血栓等；少数是非心脏来源，如动脉瘤附壁血栓、溃疡性动脉粥样硬化斑块、近期的血管手术形成血栓；罕见的来源如下肢静脉血栓栓子脱落，经由房间隔缺口栓塞至动脉，称为"反常血栓"。由于血栓栓塞病变病因为远隔部位栓子脱落，无原发病变基础，故与血栓形成的动脉管壁病变相比，其管壁病变往往不明显。

创伤造成血管管壁横断、撕裂，外部压迫可造成管腔闭塞，或钝挫伤导致动脉内膜受损、血栓形成，均可导致动脉血流中断，相应组织急性缺血。医源性血管损伤，如动脉缝合、移植等也是急性动脉阻塞的常见原因。

（一）急性颈动脉阻塞

1. 概述　急性动脉血栓形成在缺血性脑卒中

患者中的发病率为 1.6%，属罕见现象，其中颈动脉及椎动脉急性动脉血栓形成发病率为 79%。急性颈内动脉阻塞患者在急性缺血性卒中的发生率为 40%～69%，而这些患者的死亡率高达 16%～55%。颈内动脉阻塞患者表现出各种临床表现，从无症状发作到短暂性脑缺血发作再到急性重症卒中综合征等。有症状的颈内动脉阻塞患者的缺血事件的年复发率为 10%～18%，无症状患者的发生率较低。临床表现和卒中复发风险取决于各种血管危险因素，包括血流动力学改变、闭塞形式和侧支循环的建立。

各种原因引起血管炎性改变，如巨细胞动脉炎、多发性大动脉炎或放射性炎症损伤等，均可导致狭窄、血栓形成引起急性阻塞。支架后动脉粥样硬化血栓形成可能是由于血管危险因素未受控制，支架放置过程中损伤颅外血管内膜，从而导致局部血栓形成。

颈动脉夹层动脉瘤是引起年轻患者急性颈动脉阻塞的主要原因。

急性颈内动脉阻塞可引起大面积梗死，导致预后不良，其在世界范围内呈高发病率和死亡率，对其形成的病因和影像学检查方法以及治疗方法的选择已成为关注热点。

2. 病理生理 颈动脉血栓形成多发生在原有动脉硬化斑块致血管狭窄的基础上，在休克、血小板增多、恶性疾病中观察到的低血容量、高黏度和高凝状态易导致血栓性动脉阻塞。ICA 重度狭窄或急性动脉阻塞时后果更为严重。近端 ICA 梗阻性病变在远端边界区血管区域易发生低灌注，如大脑前动脉（anterior cerebral artery，ACA）和大脑中动脉（middle cerebral artery，MCA）供血区之间的前边界区和大脑中动脉（MCA）和大脑后动脉（posterior cerebral artery，PCA）供血区之间的后边界区。同侧边界区缺血的临床表现为对侧近端肢体无力。双侧颈动脉闭塞性疾病伴下游缺血者可表现为双侧肢体近端无力。无良好的侧支循环情况下，低血流灌注可能涉及多血管区，有发生广泛脑梗死和恶性脑水肿的风险。

创伤性栓塞的发病率以颈内动脉较高。颈内动脉主要为脑和视器供给血液，故其栓塞后果较严重。颈内动脉阻塞可发生于其颈段、岩骨段、海绵窦段或前床突上段。若颈内动脉原有粥样硬化病变，挫伤后，粥样硬化斑块易脱落发生栓塞。患者可有短暂性大脑缺血性发作，随后出现神经系统病征，此为颈内动脉栓塞的特征。

单发的颈部颈内动脉阻塞通常预后较好，串联闭塞则预后较差。

3. 临床表现 颈动脉是参与大脑前循环的主要血管，发生阻塞时，其临床表现取决于多种因素，尤其是闭塞的长度和栓子的负荷，全身血流动力学参数以及侧支循环的可用性。

急性颈动脉阻塞表现为缺血性综合征，涉及前循环中的 MCA 和 / 或 ACA 区域。根据闭塞血管的位置，MCA 区域的梗死表现为对侧偏瘫和感觉丧失，双眼向同侧凝视，优势半球偏盲和失语。ACA 区域受累通常表现为对侧下肢无力和感觉减弱。胼胝体受累可表现为缄默、健忘症、行为失调、尿失禁和失用症候群综合征。MCA 和 ACA 的梗死常发展为恶性脑水肿以及脑疝。有大脑动脉环［又称威利斯环（circle of Willis，COW）］解剖学变异的患者，例如胚胎型后交通动脉（posterior communicating artery，PCoA），可能会表现为后循环缺血症状。存在串联栓塞的颈内动脉阻塞可能通过 PCoA 在大脑后动脉 P2 段分布区出现皮质梗死。

4. 超声检查

（1）二维灰阶超声：病变常位于颈内动脉，表现为管腔内不均质低回声或无回声充填，管壁有时可见强回声或低回声斑块（图 8-2-1-23）。

（2）彩色多普勒超声：无血流信号或呈血流充盈缺损，即低回声或无回声，周边见少许残余血流信号（图 8-2-1-24）。

（3）频谱多普勒超声：颈内动脉血栓近心端频谱呈低速高阻型（图 8-2-1-25），远心端频谱呈低搏动（图 8-2-1-26）。同侧颈外动脉或对侧颈内动脉血流速度增快。

（4）经颅多普勒（transcranial doppler，TCD）：颈内动脉病变侧监测大脑中动脉内出现微栓子。

5. 相关检查

（1）DSA：DSA 是诊断的"金标准"，不但能够提供准确、客观的高质量图像，而且能够引导取栓及行颈动脉支架术等治疗措施。

（2）MR：在颅外和颅内血管造影中，MRA 在很大程度上取代了 DSA。与 DSA 相比，其优点是无创或微创，无造影剂肾毒性和电离辐射损伤。MRA 的 TOF（time of flight）序列是未增强的序列，呈现"流量相关的增强"模式，通过凸显管腔血流来显示血管病变。TOF-MRA 序列的使用有益于造影剂过敏或肾脏疾病患者的病情评估，但可能会高估血管的狭窄程度。微创的造影剂增强型 MRA 与提供血流生理数据的 TOF-MRA 相比,采集时间短、运动伪影少,可产生清晰的解剖图像,可以更准确地评估颈动脉狭窄性疾病,但其使用造影剂的弊端与 CTA 相似,且比 CTA 耗时。

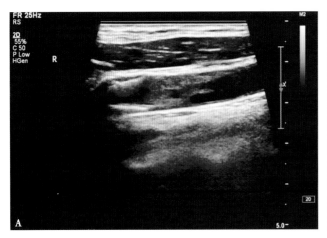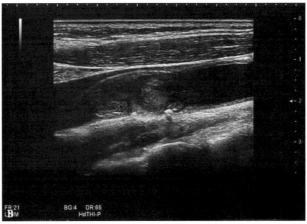

图 8-2-1-23 颈内动脉血栓形成二维灰阶超声图

A. 右侧颈内动脉管腔内可见不均质低回声充填;B. 左侧颈内动脉管腔内可见不均质低回声充填

(图片来源:A 图由吉林大学第一医院神经内科超声室周扬杨医生提供,B 图由空军军医大学唐都医院超声科闫灵娟提供)

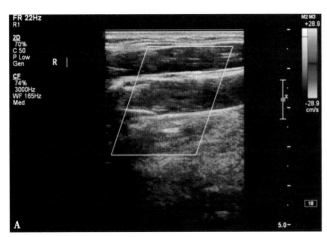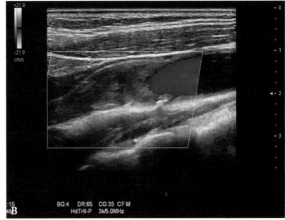

图 8-2-1-24 颈内动脉血栓形成处彩色多普勒超声图

A. 右侧颈内动脉管腔不均质低回声处未见血流显示;B. 左侧颈内动脉管腔不均质低回声,血流中断,周边见少许残余血流信号

(图片来源:A 图由吉林大学第一医院神经内科超声室周扬杨医生提供,B 图由空军军医大学唐都医院超声科闫灵娟提供)

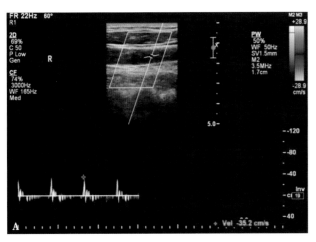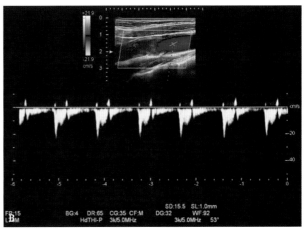

图 8-2-1-25 颈内动脉栓塞形成近心端频谱多普勒超声图

A. 右侧颈内动脉管腔内不均质低回声,近心端频谱呈低速高阻型改变;B. 左侧颈内动脉管腔内不均质低回声,近心端频谱呈低速高阻型改变

(图片来源:A 图由吉林大学第一医院神经内科超声室周扬杨医生提供,B 图由空军军医大学唐都医院超声科闫灵娟提供)

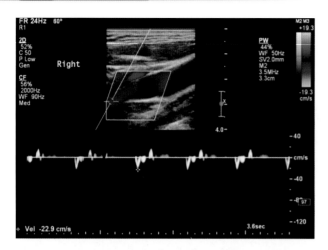

图 8-2-1-26 右侧颈内动脉栓塞形成远心端频谱多普勒超声图
右侧颈内动脉管腔内不均质低回声,远心端频谱呈低搏动改变
(图片来源:由吉林大学第一医院神经内科超声室周扬杨医生提供)

(3)CTA:CTA 已发展成为 DSA 的一种微创替代方法,对检测颈动脉血管狭窄、闭塞有很高的准确性,但受周围骨质钙化产生伪影的影响,CTA 对颈内动脉的岩段和海绵窦段评估效果欠佳,可使用多平面 2D 灰度图像替代 3D 图像。CTA 比 DSA 方便、廉价,缺点是与 DSA 同样暴露电离辐射,并存在潜在的造影剂的肾毒性。

6. 鉴别诊断

(1)颈动脉硬化性闭塞:颈动脉内 - 中膜明显增厚,内膜显示不清晰,管壁可见多发强回声及等回声斑块,而颈动脉栓塞病变局部血管内膜多显示清晰,管腔内充满低回声或不均匀回声,无典型动脉硬化斑块形成特征。

(2)外伤所致硬膜外血肿或硬膜下血肿:特征为外伤后首先出现意识障碍,后出现偏瘫和 / 或其他颅内压升高症状,影像学显示颈部无异常发现,颈内外动脉搏动存在。

7. 临床意义 彩色多普勒与经颅彩色多普勒超声的联合应用在一定程度上替代了 MRA、CTA 检查,为临床判断颈部血管急性阻塞提供了可靠的依据。MRA、CTA 在一定程度上可以代替 DSA 无创或微创评估,但有学者认为,在急性脑卒中事件中,与其他无创的颅脑血管成像相比,DSA 仍然是必不可少的检查。

(二)急性椎动脉阻塞

1. 概述 缺血性卒中占脑血管事件的 86%,其中约 20%,甚至有报道认为 20%~40% 发生在椎基底动脉系统。急性椎基底动脉阻塞预后不佳,其死

亡率可达 80%~95%。椎基底动脉供血区域属于后循环区域,而颈内动脉供血区域属于前循环区域。有证据表明,前循环和后循环病变在病理生理、临床表现、症状发展变化程度及最佳成像方法、治疗手段等方面均存在不同,不能以看待前循环的方式、方法处理后循环区域病变。

血栓形成和血栓栓塞是急性椎动脉阻塞的主要原因,罕见原因为感染后椎动脉血栓形成。因外伤、感染或动脉管壁粥样硬化引起的椎动脉夹层动脉瘤是引起椎动脉急性阻塞的另一原因。

2. 病理生理 椎基底动脉粥样硬化斑块内出血或破裂时,一方面可以阻塞血管,导致血管狭窄或闭塞;另一方面,内膜受损,内皮下胶原纤维裸露,激活凝血系统,导致血栓形成。血栓组织进一步分解,进入脑循环,导致远端的小血管闭塞。这两种机制最终都可能导致数个血管闭塞,造成相应供血区域的脑组织发生梗死。

从心脏到椎基底动脉的任何部位来源的栓子引起的血流阻塞,都可能导致脑干(主要是脑桥)或基底动脉及其分支供血区的区域梗死。阻塞最常见的节段是基底动脉的近段和中段。

3. 临床表现 急性椎基底动脉闭塞患者发病初期常表现为眩晕、恶心、呕吐、饮水呛咳,随后迅速出现交叉瘫痪或四肢瘫痪,甚至出现闭锁综合征(意识清醒、四肢瘫痪、仅眼球可以运动),发生意识障碍者多见,病情危重。

(1)椎动脉阻塞的表现:①意识水平的变化;②偏瘫;③瞳孔大小和反应性的改变;④脑神经麻痹(通常会诱发神经性麻痹);⑤眼动;⑥垂直凝视麻痹(视神经病变);⑦水平凝视麻痹(展神经病变);⑧面神经麻痹;⑨延髓麻痹(声音障碍,吞咽困难,构音障碍,面部无力);⑩伴有黄斑保留的对侧偏瘫(大脑后动脉受累);⑪同侧体温下降和面部疼痛,Horner 综合征(延髓综合征的一部分)。

(2)基底动脉闭塞的表现:不同程度的基底动脉闭塞可引起同侧视神经缺损、对侧偏瘫、感觉障碍、协调障碍、四肢瘫痪、恶心、头晕、头痛、眩晕、失语症、构音障碍、吞咽困难、意识丧失、昏迷和心肺功能损害。基底动脉尖闭塞也称为基底动脉尖综合征,可导致意识混乱、动眼神经异常、双侧中枢性视力丧失和癫痫发作。

4. 超声检查

(1)二维灰阶超声:管腔内可见异常回声充填。

(2)彩色及频谱多普勒超声:闭塞的节段不同,

CDFI 的血流影像特征不同。①全程闭塞：椎动脉 V1～V3 段全程管腔内充填均质或不均质低回声，CDFI 检测无血流信号；②起始段（V1 段）闭塞：当 V1 段急性闭塞，无侧支循环建立，但存在对侧椎动脉血流逆向供血时，患侧 V2～V3 段出现低速单峰反向（颅内向颅外）的血流信号；③颅内段（V4 段）闭塞：由于 V4 段有小脑后下动脉分支，闭塞部位与小脑后下动脉分支供血密切相关。若闭塞于小脑后下动脉分支前，V1～V3 段可检测到低速单峰型（无舒张期）血流信号。若闭塞于小脑后下动脉之后，则可检测到低速高阻型（舒张期流速明显减低）血流信号。

5. 相关检查

（1）DSA：DSA 是诊断椎动脉闭塞性病变的"金标准"，能够全面观察目标血管树的形态结构变化，并确定侧支循环的形成情况，但由于其价格昂贵，且属于有创性检查，其临床应用的广泛性始终受到一定的限制。

（2）MRA：MRA 在很大程度上取代了 DSA。与 DSA 相比，其优点是微创，无造影剂肾毒性和电离辐射，并且通过一次采集的颈动脉分叉就能提供任意数量的血管管腔投影。

（3）CTA：CTA 已发展成为 DSA 的一种微创替代方法。CTA 对检测闭塞有很高的准确性，而且价格低廉。但 CTA 需要暴露于电离辐射，且存在潜在的造影剂肾毒性。

6. 鉴别诊断　急性椎动脉闭塞还应与其他原因所致的眩晕等鉴别，如枕骨大孔区畸形、脑干或小脑肿瘤等鉴别，这些疾病均属于解剖因素导致脑干受压从而引发眩晕，超声检查此类情况常常受限，因此行头颅 CT 或 MRI 检查可明确或排除相关病变。

7. 临床意义　彩色多普勒超声与经颅彩色多普勒超声的联合应用不仅提升了椎动脉颅外段、颅内段闭塞性病变的诊断准确性，还可对闭塞后健侧椎动脉的血流动力学变化进行客观、实时的观察，评价患侧颅外段侧支吻合的位置、数量以及代偿能力，在一定程度上替代了其他影像学检查，为临床预后的判断提供了可靠依据。DSA 可引导取栓和支架术等临床治疗措施。

（三）急性锁骨下动脉阻塞

1. 概述　急性锁骨下动脉阻塞较少见，相关文献记载均是以个案形式报道。主要病因包括动脉粥样硬化基础上的血栓形成、外伤、动脉栓塞、颈动脉夹层动脉瘤等，其中以血栓形成最为常见，多数为

左侧锁骨下动脉血栓。

2. 病理生理　急性锁骨下动脉血栓形成可导致同侧上肢或脑缺血，严重者可伴有小脑半球及小脑蚓部梗死，需迅速明确诊断并紧急处理。

3. 临床表现　主要表现为两个方面，椎基底动脉缺血症状及患侧上肢动脉急性缺血症状。椎基底动脉缺血症状，如眩晕、视力障碍、眼球震颤、眼肌麻痹伴复视，小脑性共济失调，头痛及肢体无力，少数患者有构音障碍、吞咽困难、精神错乱、耳鸣、听力障碍。严重者血栓延续至椎基底动脉可出现进行性加重偏瘫及昏迷。锁骨下动脉窃血综合征患病率在 0.6%～6.4% 之间，由于头部、颈部和肩部的侧支血液供应丰富，仅 5.3% 的患者出现神经症状。患侧上肢因缺血可出现不同程度的疼痛、皮肤苍白、脉弱或无脉、无力伴感觉迟钝、皮温低等症状及体征。

4. 超声检查

（1）二维灰阶超声：锁骨下动脉急性阻塞的直接征象是病变部位管腔内呈弱回声或低-中等血栓回声。可伴有动脉粥样硬化、钙化、炎症等超声图改变（图 8-2-1-27）。

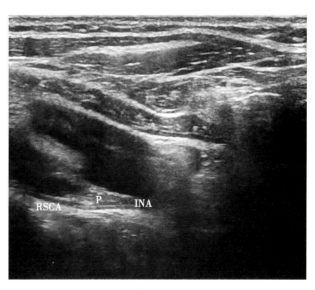

图 8-2-1-27　右侧锁骨下动脉起始处阻塞二维灰阶超声图
右侧锁骨下动脉起始处管腔内可见不均质低-中等斑块回声。INA：无名动脉；RSCA：右侧锁骨下动脉；P：不均质斑块合并斑块内出血

（2）彩色多普勒超声及频谱多普勒超声：锁骨下动脉阻塞时，血栓形成处动脉管腔内彩色血流消失（图 8-2-1-28），无血流频谱显示。根据阻塞部位与椎动脉分支的解剖关系不同，患者椎动脉血流动力学变化不同：①椎动脉开口近端阻塞，CDFI 呈双向血流，患侧椎动脉血流方向呈收缩期短暂反流；频谱多普勒超声为双向，收缩期呈短暂逆向频谱，

为不完全型窃血征（图 8-2-1-29～图 8-2-1-31）；②椎动脉开口以远阻塞，患侧椎动脉血流动力学不受影响，同侧上肢以远肱动脉、桡动脉、尺动脉呈低搏动（图 8-2-1-32）。

5. 相关检查

（1）DSA：DSA 是诊断的"金标准"，可提供准确、客观的高质量图像。当需要行支架术时，DSA 在诊断的同时提供治疗的便利。

（2）MRA：在颅外和颅内血管造影中，高分辨率 MRA 在很大程度上取代了 DSA。MRA 相比于 DSA 的主要优点为无创、无造影剂肾毒性和电离辐射。

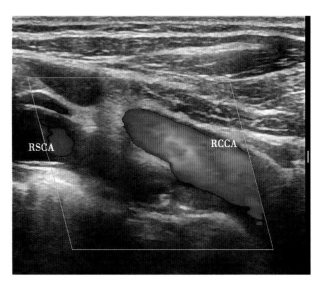

图 8-2-1-28 右侧锁骨下动脉起始处阻塞彩色多普勒超声图
右侧锁骨下动脉起始处管壁见斑块及管腔内低回声血栓回声，斑块远心端可见继发低回声血栓回声，未见血流信号显示。
RSCA：右侧锁骨下动脉；RCCA：右侧颈总动脉

（3）CTA：CTA 已发展成为 DSA 的一种微创替代方法。CTA 可以显示主动脉弓和颅内血管，对血管闭塞的检测有很高的准确性。CTA 较 DSA 价格低廉，较 MRA 成像省时。

6. 鉴别诊断

主要与锁骨下动脉粥样硬化性闭塞相鉴别。后者起病缓慢，慢性闭塞动脉内 - 中膜明显增厚，内膜显示不清晰，管壁可见多发强回声及等回声斑块，管径可有挛缩。而急性锁骨下动脉阻塞病变局部血管内膜多显示清晰，管腔内充满低回声或不均匀回声，无典型动脉硬化斑块形成特征。

7. 临床意义

与其他影像诊断方法比较，超声检查实现了对锁骨下动脉管腔结构及血流动力学变化的多角度、实时动态观察，具有经济、方便、无创等特点，是首选的影像学检查方法。尤其右侧锁骨下动脉，因解剖位置无遮挡，超声可显示其全貌，便于检查；左侧锁骨下动脉起始处有时不易显示，或疑似血栓延续至椎基底动脉时，可采用 DSA，能够在诊断的同时辅以治疗手段，如引导取栓或支架治疗等。

（四）急性上肢动脉阻塞

1. 概述 与急性下肢动脉阻塞相比，急性上肢动脉阻塞疾病较少见，血栓栓塞是急性上肢动脉阻塞的主要原因。栓塞部位多位于肱动脉末端，即桡动脉与尺动脉分叉处，多见于右臂。医源性损伤是引起动脉急性阻塞的重要原因，如介入穿刺时致动脉损伤导致动脉血栓形成引起动脉阻塞。也有报道因犬咬伤引起动脉损伤血栓形成，其特点是动脉穿透伤及血管痉挛。

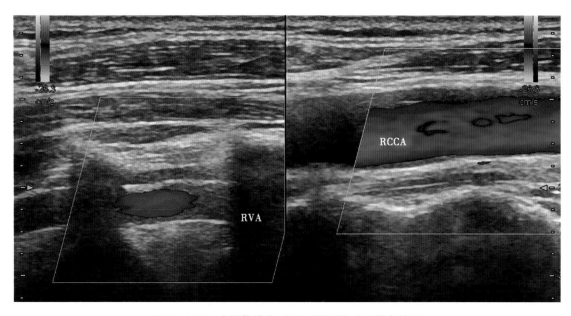

图 8-2-1-29 右侧椎动脉、颈总动脉彩色多普勒超声图
对比右侧颈总动脉（RCCA），右侧椎动脉（RVA）血流信号反向（动态观察，椎动脉血流呈红蓝交替）

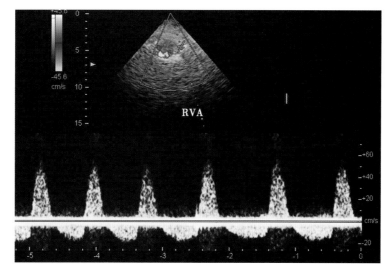

图 8-2-1-30 右侧椎动脉颅内段频谱多普勒超声图

右侧椎动脉（RVA）颅内段收缩期血流反向，舒张期血流正向。

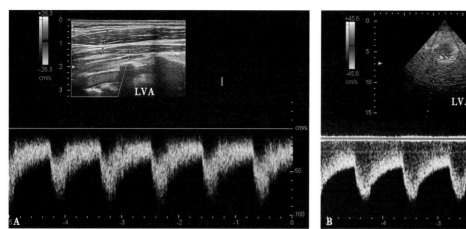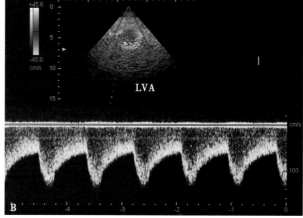

图 8-2-1-31 左侧椎动脉频谱多普勒超声图

A. 左侧椎动脉椎间隙段频谱呈流速增快，搏动指数增高改变；B. 左侧椎动脉颅内段频谱呈流速增快，搏动指数增高改变。
LVA：左侧椎动脉

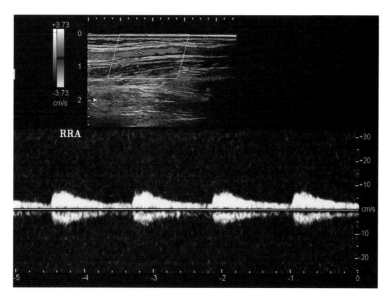

图 8-2-1-32 右侧桡动脉频谱多普勒超声图

右侧桡动脉频谱呈低速低阻改变。RRA：右侧桡动脉

（图片来源：图 8-2-1-27～图 8-2-1-32 均由空军军医大学唐都医院超声科闫灵娟医生惠赠）

2. 病理生理 因上肢动脉有较为广泛的侧支循环，其缺血程度往往不及下肢动脉阻塞显著，抢救肢体行手术取栓亦不似下肢动脉紧迫。与下肢动脉粥样硬化闭塞症发病率相比，上肢动脉较少受累。上肢阻塞延迟治疗有 8% 的潜在风险会造成截肢和残余功能损害。

由于肩部和肘部周围侧支循环发育良好，动脉缺血耐受性较下肢强大。锁骨下动脉阻塞可由椎动脉的侧支血液供应补偿。腋动脉阻塞由邻近的锁骨下动脉分支供血。锁骨下动脉、腋动脉同时阻塞则会导致整个手臂缺血。当阻塞发生在肱深动脉（肱动脉分支之一，在大圆肌的稍下方起自肱动脉后内侧，与桡神经伴行）起始部之前时，由于缺乏侧支循环，手臂缺血症状明显；在肱深动脉远端，血液由肱动脉深部血管网络和肘部周围丰富的侧支结构提供给尺上、下动脉，因此当该处发生阻塞时，缺血症状往往较轻。人群中 20%～30% 存在先天性血管变异，可能会影响阻塞部位的判断，如正中动脉阻塞引起腕管综合征。

3. 临床表现 急性上肢动脉阻塞通常以单纯疼痛为缺血的首发症状，可具有典型的"6P"症状的一项或多项，"6P"即无脉（pulselessness）、疼痛（pain）、苍白（pallor）、皮温低（polar）、感觉异常（paresthesia）和运动障碍（paralysis），易于早期诊断。

4. 超声检查

（1）二维灰阶超声：阻塞处上肢动脉管腔内可见实性低回声充填，探头加压管径无明显变化。外伤患者可以观察到局部动脉管壁回声不连续、不光滑，管腔内实性低回声受近端管腔内血流冲击，随心动周期呈振动感，远端血管内血流淤滞（图 8-2-1-33）。

（2）彩色多普勒超声：完全栓塞时，阻塞段管腔内无血流信号充盈；不完全栓塞时，管腔内血流呈充盈缺损（图 8-2-1-34）。

（3）频谱多普勒超声：阻塞部位无血流频谱，阻塞部位近端动脉呈高阻力频谱；阻塞部位远端动脉呈低搏动，即低速度、低阻力、单相频谱（图 8-2-1-35）。

5. 相关检查

（1）CTA 和 MRA：CTA 和 MRA 可清楚显示上肢动脉阻塞的部位和范围。

（2）DSA：DSA 是确诊手段，可清楚显示上肢动脉阻塞的位置、范围及侧支循环建立情况。

6. 鉴别诊断 主要与急性上肢深静脉血栓形成鉴别。急性上肢深静脉血栓形成时可引起反射性痉挛，使远心端动脉搏动减弱、皮温降低、皮色苍

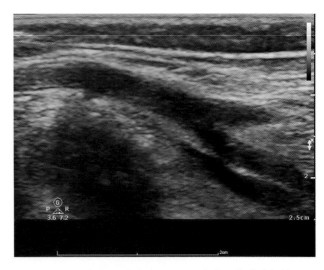

图 8-2-1-33 右侧肱动脉分叉处、尺动脉及桡动脉起始处血栓形成处二维灰阶超声图
右侧肱动脉分叉处、尺动脉及桡动脉起始处管腔内可见实性低回声填充

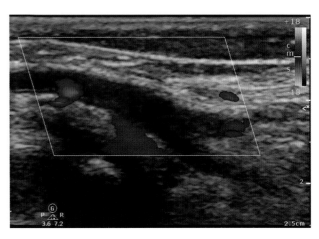

图 8-2-1-34 右侧肱动脉分叉处、尺动脉及桡动脉起始处血栓形成处彩色多普勒超声图
右侧肱动脉分叉处、尺动脉及桡动脉起始处实性低回声处未见血流显示

白，易与急性动脉栓塞相混淆；但急性上肢深静脉血栓形成时，二维灰阶超声可见上肢深静脉管腔内血栓回声，彩色多普勒超声则显示深静脉血流异常，而动脉血流通畅。

7. 临床意义 彩色多普勒超声是评估上肢动脉阻塞的最佳影像学手段。CTA、MRA 固然能够诊断动脉阻塞部位，但价格相对昂贵，对管壁病因的判断及管腔周围组织分辨力不够，且 CTA 有造影剂肾毒性及电离辐射损伤；MRA 成像缓慢，不便于迅速诊断。DSA 对阻塞管壁及管壁周围组织评估同样不足，但能够在诊断评估的同时实施取栓治疗术。此外，CTA、MRA、DSA 均不能评估闭塞血管腔远端血管状况与动脉阻塞的范围。

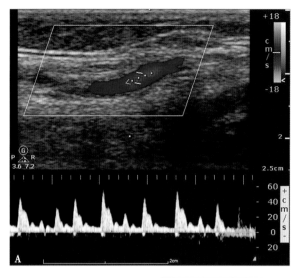
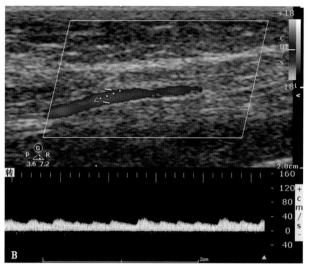
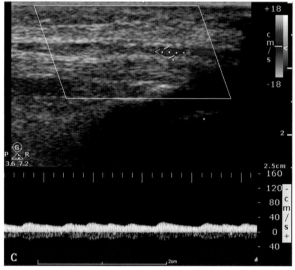

图 8-2-1-35　右侧肱动脉及其分支血栓形成近心端及远心端频谱多普勒超声图

A. 右侧肱动脉分叉处管腔内实性低回声之近心端频谱呈高阻力改变；B. 右侧尺动脉起始处管腔内实性低回声之远心端频谱呈低速低阻改变；C. 右侧桡动脉起始处管腔内实性低回声之远心端频谱呈低速低阻改变

（图片来源：图 8-2-1-33～图 8-2-1-35 由上海瑞金医院超声医学科吉日医生惠赠）

（五）急性下肢动脉阻塞

1. 概述　血栓形成、血栓栓塞引起的急性动脉阻塞在下肢动脉疾病中常见。急性缺血的程度和缺血平面的评估是明确治疗原则的关键。轻度缺血时，肢体存在静息痛，无感觉障碍，此时，肢体能够存活；中度缺血时，肢体有明显的静息痛和感觉障碍，此时肢体有坏死损伤，血管重建可避免肌肉损伤，也可避免截肢；肢体严重缺血时，疼痛减轻，伴有永久性神经和肌肉损伤，截肢是唯一选择。肢体缺血不仅影响肢体皮肤颜色、感觉、运动，受累肢体大面积坏死时，还会引起代谢障碍如氮质血症、高钾血症、代谢性酸中毒等，可导致患者肾功能衰竭，并可不同程度影响心脏功能。

下肢动脉缺血有时可伴有下肢深静脉血栓形成、坏死性筋膜炎、骨 - 筋膜室综合征、淋巴水肿等。

由于血栓形成患者的血管管壁常常有原发血管病基础，其病理生理、临床表现及影像学改变均有不同于血栓栓塞之处。缺血部位、范围不同，症状各不相同。

2. 病理生理

（1）急性下肢动脉血栓形成：动脉粥样硬化闭塞症患者多有心血管器质性疾病，急性下肢动脉缺血引起的血流动力学改变会加重心血管疾病，严重者可出现休克、心功能衰竭，甚至恶性心律失常。

（2）急性下肢动脉栓塞：动脉栓塞部位与栓子大小关系密切，常见栓塞部位是股总动脉，腘动脉次之，多数栓子位于分叉处，这与管腔内径、血流方向、动脉分支角度均有关系。

1）动脉痉挛：栓塞处动脉本身和邻近侧支动脉交感神经纤维兴奋，致使动脉壁平滑肌出现强烈收缩。持久的动脉痉挛造成的远段缺血后果较栓子栓塞造成主干缺血更为严重。

2）继发血栓形成：常见于栓塞后8～13h。动脉痉挛造成动脉管壁血供障碍，血管内皮受损，继发血栓形成。

3. **临床表现**　典型的急性下肢动脉阻塞诊断标准为肢体出现特征性的"6P"症状，不典型者不具有全部的"6P"症状。

（1）急性下肢动脉血栓形成：①常伴有患肢慢性缺血的症状和体征，如小腿或臀股部凉、麻、疼、间歇性跛行，汗毛稀疏，皮肤因干燥而过于光滑，趾（指）甲增厚变形、肌肉萎缩；②病变肢体皮肤苍白、凉、搏动消失的分界面较模糊；③影像学检查提示动脉管壁常常伴有动脉粥样硬化等原发病基础，如多发钙化斑块、管腔狭窄或闭塞等；④起病较急性动脉栓塞相对缓慢，有时合并其他脏器动脉粥样硬化疾病。

（2）急性动脉栓塞：如突发肢体剧烈疼痛、肢端苍白和无脉，急性动脉栓塞的诊断基本成立。

4. **超声检查**

（1）二维灰阶超声

1）急性下肢动脉血栓形成：有动脉病变的基础，如动脉粥样硬化、动脉瘤、动脉损伤或缝合、吻合、动脉内移植物，病变处动脉管腔内见血栓低回声，低回声近心端有时可见血栓头漂浮于管腔内。

2）急性下肢动脉栓塞：通常于皮温下降水平高出6～8cm，常于动脉分叉处见不均质中高回声嵌顿，阻塞8～12h后可见其远端或近端管腔内继发血栓低回声。

（2）彩色多普勒超声：显示血栓形成或栓塞部位血管腔内血流充盈异常。①不完全性阻塞时，管腔病变处彩色血流呈充盈缺损，见不规则细条样血流信号，色彩明亮或暗淡；②完全性阻塞时，病变处血管腔内不能检测到血流信号（图8-2-1-36）。

（3）频谱多普勒超声：病变所在处上方，近心端股总动脉频谱异常，即舒张期流速下降，血流阻力增加（图8-2-1-37）。在闭塞远心端动脉，频谱波形为典型单相、低阻力、低速频谱（图8-2-1-38）。

5. **相关检查**

（1）CTA：可清楚显示下肢动脉阻塞的部位和范围，能很好地显示管壁钙化，但不适合大面积显示血管树，且存在电离辐射及造影剂肾毒性。

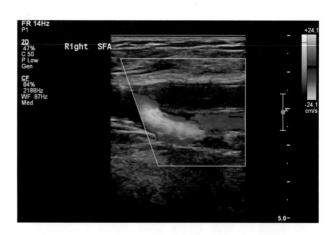

图8-2-1-36　右侧股动脉血栓形成彩色多普勒超声图
右侧股动脉（Right-SFA）血栓形成处无血流显示，股总动脉、股动脉管壁回声增强

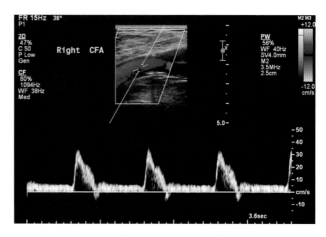

图8-2-1-37　右侧股动脉血栓形成，病变近心端股总动脉频谱多普勒超声图
右侧股动脉血栓形成，病变近心端股总动脉（Right-CFA）频谱呈舒张期高阻力改变

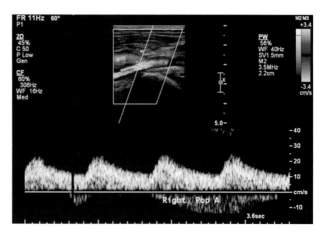

图8-2-1-38　右侧股动脉血栓形成，病变远心端腘动脉频谱多普勒超声图
右侧股动脉血栓形成，病变远心端腘动脉（Right-PopA）频谱呈典型单相、低阻力、流速减低改变

（2）MRA：无需造影剂即可清楚显示下肢动脉阻塞的部位和范围，并可识别常规血管造影无法显示的血管，成像效果可与 DSA 相媲美，但 MRA 对管壁钙化显示效果不佳，且体内置入金属物质者不能进行 MRA 检查。

（3）DSA：DSA 是诊断下肢动脉疾病的"金标准"，可清楚显示下肢动脉阻塞的位置、范围及侧支循环建立情况。DSA 可显示动脉树，可选择性地显示目标血管，获得压力等生理信息，并可同时采取治疗措施，但无法评估斑块形态和血管周围情况。其缺点为需动脉穿刺，有电离辐射、碘化造影剂的潜在肾毒性。

6. 鉴别诊断

（1）股青肿：急性下肢深静脉血栓形成时可引起反射性动脉痉挛，使远心端动脉搏动减弱、皮温降低、皮色苍白，易与急性下肢动脉阻塞相混淆；但急性下肢深静脉血栓形成时，二维灰阶超声可于下肢深静脉内见血栓回声，肢体肿胀明显，动脉血流通畅，与急性下肢动脉缺血不难鉴别。

（2）主动脉夹层动脉瘤：因主动脉夹层动脉瘤剥离的内膜堵塞相应动脉开口，可导致下肢动脉急性缺血。夹层动脉瘤的症状通常较突出，如：患者有高血压、剧烈背部及胸部疼痛等症状；超声检查腹主动脉管腔内可见相应改变，不难鉴别。

7. 临床意义 彩色多普勒超声检查无创、直观，在显示管壁结构信息及血流动力学评估方面优于其他检查方法，是下肢动脉检查的首选方法。DSA、CTA、MRA 观察动脉管壁结构显示受限，在鉴别动脉血栓形成或动脉栓塞时意义不大，非必要情况下通常不进行上述检查。

（孙晓峰）

四、血管损伤

（一）概述

近年来，由于交通事故的增多，四肢血管损伤的发生率逐渐升高，血管造影、外科手术等操作也存在造成医源性血管损伤的风险。严重的大血管损伤起病急骤，发展快，易导致大出血，进而危及生命。导致血管损伤的因素主要有①开放性损伤：多为刀伤、枪伤及手术器具等直接暴力作用于血管所造成的锐性损伤；②闭合性损伤：高处坠落、车祸挤压、闭合性骨折、电击伤等引起血管扭曲或撕裂的钝性挫伤；③医源性损伤：由于诊断、治疗行为，如放疗、手术或血管造影等造成的损伤。

（二）病理生理

肢体血管损伤分型：

1. 完全断裂 损伤处血管壁结构完全消失，由于血管壁平滑肌和弹力组织的作用，动脉断端可明显收缩并退缩入邻近组织，形成止血带效应，周围伴有血肿形成。

2. 部分断裂 损伤处血管壁结构模糊，血管断端收缩使裂口扩大，伤口常不能自行闭合，因此部分断裂可能发生比完全断裂更为严重的大出血。

3. 动脉挫伤 常见于动脉壁受到钝性暴力或过度牵拉而导致血管内膜和中膜断裂分离、组织挛缩，造成血管内出血。其特点是流经动脉的血流减少或消失，但无血管外出血，受伤部位多无明显的伤口和血肿，动脉挫伤后可继发血管痉挛、血栓形成，还可因受伤的血管壁较脆弱而形成创伤性动脉瘤。

4. 血管痉挛 主要是动脉痉挛，为钝性暴力刺激动脉血管中的交感神经纤维，从而引起的血管壁平滑肌的持续收缩。动脉痉挛多发生在受刺激部位，也可波及受累动脉的全程及其分支，动脉痉挛时血管通常无器质性改变，但长时间严重痉挛可导致血管内血流减少、血栓形成，从而使血管闭塞。

5. 损伤性动静脉瘘 多有外伤、穿刺史，伴行的动、静脉同时受损，动静脉瘘发生时大部分动脉血不经过毛细血管床而直接流入静脉内，从而发生直接交通，瘘口一般为单发，上肢损伤性动静脉瘘常见于进行血液透析的尿毒症患者。

6. 损伤性夹层动脉瘤 内膜在动脉壁各层中弹性最小，钝性损伤可使内膜撕裂而形成夹层动脉瘤。

7. 假性动脉瘤 动脉部分断裂后，血液溢出至血管腔外，并被周围组织包裹，在局部形成与动脉管腔相通的搏动性血肿，即假性动脉瘤，其外壁没有完整动脉壁的三层结构，而是由血肿机化而成。

8. 血管受压 常见于膝部和肘部，多由血肿、夹板或止血带等对血管造成压迫所致，发生于动脉者可导致动脉胁迫综合征。血管受压时间越长，预后越差，严重的动脉受压可使血流完全受阻，形成血栓或发生远端肢体缺血坏死。

（三）临床表现

1. 出血 肢体主要血管断裂均有不同程度的出血表现，出血量的大小取决于血管损伤的类型和程度，搏动性或喷射性鲜红色出血提示开放性动脉损伤，若存在持续暗红色血液从创口涌出多提示静脉损伤。

2. 休克 主要是血容量减少导致的失血性休

克,创伤和疼痛可加重休克。

3. 血肿与血栓 血液流入组织间隙在伤口周围形成血肿,动脉内膜挫伤可伴有血栓形成。

4. 震颤和杂音 假性动脉瘤、动静脉瘘及动脉狭窄可导致血管震颤与杂音的出现。

5. 缺血 表现为损伤血管的远端动脉(如桡动脉、足背动脉等)搏动减弱或消失。

6. 组织器官受损 血管损伤可合并神经、骨骼、脏器等损伤,出现相应组织器官的受损表现。

(四)超声检查

1. 常规超声

(1)动脉完全断裂

1)二维灰阶超声:局部动脉管壁及管腔回声完全中断,伤口周围可见低回声包绕,皮下组织层明显增厚,回声减低,可探及血肿回声。

2)彩色多普勒超声:断裂动脉两端的血管内充满低回声,其内未见明显血流信号(图8-2-1-39A)。

3)频谱多普勒超声:断裂处近端血流表现为低

速端流频谱,远端血流频谱呈狭窄下游改变,为低速低阻型频谱(图8-2-1-39B)。

(2)动脉部分断裂

1)二维灰阶超声:损伤处动脉壁回声部分中断,不能显示正常的血管壁三层结构,破口周围可见少许液性暗区及血肿回声(图8-2-1-40A)。

2)彩色多普勒超声:可见血流信号自局部管壁破裂处溢出。

3)频谱多普勒超声:管壁破裂处可探及紊乱的血流信号,远心端的动脉血流速度明显减低或消失(图8-2-1-40B)。

(3)动脉挫伤

1)二维灰阶超声:局部管壁模糊、回声减低、可增厚,但管壁仍连续。内膜挫伤合并血栓形成时管腔内可见实性低回声。

2)彩色多普勒超声:轻度的动脉挫伤多无明显改变,伴有血栓形成时,受累的动脉内不能探及血流信号。

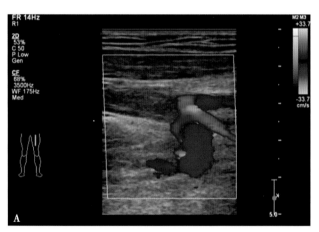
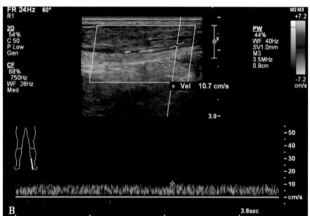

图8-2-1-39 左股动脉断裂近远段彩色多普勒及频谱多普勒超声图
A. 股动脉管壁回声连续中断,近端管腔内可见低回声充填;B. 左胫后动脉流速减低,频谱呈静脉样

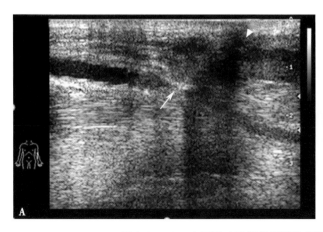
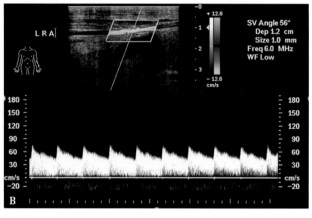

图8-2-1-40 左侧肱动脉部分断裂伴断端血栓形成二维灰阶及频谱多普勒超声图
A. 肱动脉管壁三层结构消失,断端可见低回声充填(箭头),破口周围可见血肿回声(三角);B. 远端桡动脉频谱呈单向波

3）频谱多普勒超声：轻度挫伤多无改变，合并血栓时，血栓形成处不能探及动脉血流频谱。

（4）动脉痉挛

1）二维灰阶超声：当损伤动脉距体表较近且有一定管径时，超声可分辨动脉壁的三层结构，病变处动脉管壁表现为局限性增厚，但无明显斑块形成。

2）彩色多普勒超声：局部管腔内血流束明亮变细。

3）频谱多普勒超声：痉挛动脉管腔内血流速度加快，远端动脉血流频谱常无明显变化。

（5）损伤性动静脉瘘

1）二维灰阶超声：动脉与静脉之间可见一异常通道，瘘口近端静脉扩张。

2）彩色多普勒超声：收缩期可见一股单色射流或镶嵌样血流信号通过瘘口进入静脉（图8-2-1-41A）。

3）频谱多普勒超声：静脉管腔内的血流速度较快，表现为动脉样频谱，远端动脉的血流速度变慢（图8-2-1-41B）。

（6）损伤性夹层动脉瘤

1）二维灰阶超声：病变处动脉内膜分离，呈线状弱回声，将血管腔分隔成真腔和假腔。假腔范围相对较大，腔内血流缓慢，呈自发性云雾状显影，有时可见血栓回声。

2）彩色多普勒超声：真腔血流速度快，颜色鲜亮，假腔血流缓慢，颜色暗淡。破口处血流信号紊乱，流速明显增快。

3）频谱多普勒超声：将取样容积置于破口处，于收缩期可记录到由真腔流向假腔的血流频谱。

（7）假性动脉瘤

1）二维灰阶超声：动脉旁类圆形无回声或混合回声团，部分伴血栓形成，界清、多数壁较厚，但无动脉血管壁的三层结构。

2）彩色多普勒超声：部分可显示细小破口，瘤内表现为红蓝涡流状的彩色多普勒血流信号（图8-2-1-42A）。

3）频谱多普勒超声：瘤内存在涡流频谱，瘤颈处为双向血流频谱，即收缩期为从动脉流进瘤腔的高速血流频谱，舒张期为瘤内血流流进动脉的低速血流频谱（图8-2-1-42B）。

（8）血管受压

1）二维灰阶超声：受压动脉呈弯曲走行，管腔狭窄，但管壁连续、完整，受压部位周围可见骨碎片、钢钉等压迫物。

2）彩色多普勒超声：血流信号细而明亮。

3）频谱多普勒超声：严重压迫时可见高速血流频谱。

2. 超声造影　能显示深部、低速血流信号，不受角度的限制且不依赖于血流参数的检测，能更直观准确地反映动脉管壁及血流的变化。

（五）相关检查

1. DSA　是目前国内外公认的诊断血管损伤的"金标准"。DSA可明确损伤部位、累及范围及与周围血管的关系。但由于DSA为有创检查，且操作复杂、费用高、重复性差，临床并未常规使用。

2. 动脉造影　为有创检查，易加重血管损伤，发生动脉栓塞、出血、动脉瘤等并发症。

3. CTA、MRA　能清晰显示动脉管腔，但可能丢失与血液湍流有关的血流信号，故评估血管受损程度的能力受限。

4. 血管内超声　血管内超声（intravascular ultra-

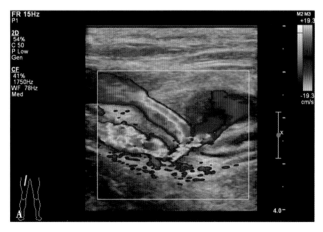
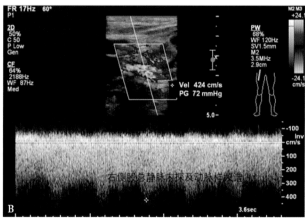

图8-2-1-41　右股深动脉-股总静脉动静脉瘘彩色多普勒及频谱多普勒超声图
A. 股深动脉与股总静脉间存在异常交通支，可见镶嵌样血流信号自瘘口进入股总静脉；B. 股总静脉管腔内可探及动脉样频谱，血流速度增快

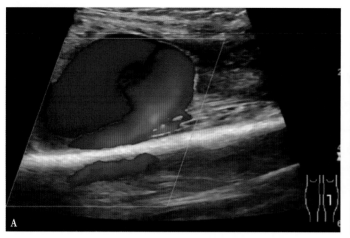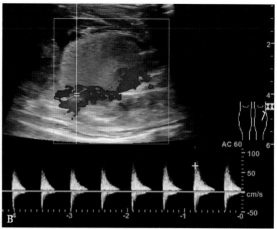

图 8-2-1-42　胫前动脉假性动脉瘤彩色多普勒及频谱多普勒超声图
A. 团块内可见红蓝双色的涡流信号；B. 瘤颈处可探及双向血流频谱

sound，IVUS）是一种高敏感性的血管内成像技术，具有分辨率高、实时检测、准确率高等特点。相比于血管造影，IVUS 能够实时评估管腔及血管内膜的情况，并且根据回声的特点定性评估不同组织成分，在四肢动脉内膜损伤腔内诊疗中具有明显的优势。

（六）鉴别诊断

1. 骨 - 筋膜室综合征　骨筋膜室内的肌肉和神经因急性缺血、缺氧而产生的一系列症状和体征，常由创伤、骨折形成的血肿压迫或外部包扎过紧使得骨筋膜室内压力增高所致。超声表现：①小腿皮下组织层增厚，皮下组织层及肌肉间可见不规则无回声区；②小腿肌肉大范围肿胀，回声不均匀增强，肌纹理不清或消失，呈毛玻璃样，骨筋膜室内积液、血肿；③血管腔内径缩小。

2. 腘血管压迫综合征　临床上主要表现为间歇性跛行，多出现于跑步或剧烈运动后，病程缓慢，以年轻男性多见。超声表现为腘动脉走行异常或受压，腘动、静脉之间可见肌束或纤维条索样回声，引起腘动脉狭窄时，CDFI 可见腘动脉彩色血流束变细。

（七）临床意义

影响四肢血管损伤预后的重要因素是患者能否得到早期正确的诊断和及时治疗，多普勒超声检查具有安全、无创、易操作、可重复性高等优势，是近年来在肢体血管损伤方面应用较多的检查方法。在某些紧急情况下，超声可替代血管造影检查，做出明确诊断，从而赢得外科手术时机。超声造影联合多普勒超声诊断四肢血管损伤具有更高的准确性，能够为临床手术治疗提供重要参考。

（冷晓萍）

五、腘动脉挤压综合征

（一）概述

腘动脉挤压综合征（popliteal artery entrapment syndrome，PAES），也称腘动脉陷迫综合征、腘动脉受压综合征。是因腘动脉与其周围的肌肉或肌腱、纤维组织束的位置关系异常，导致腘动脉受压而引起的下肢缺血症状群。PAES 好发于 30 岁左右的年轻人群，偶见儿童病例报道，在美国普通人群中的发生率为 0.17%～3.5%，其中男性患者占 85% 左右，肌肉发达的年轻人（如运动员和战士）好发。25%～30% 的病例双下肢受累。

PAES 可以是先天性的也可以是后天获得的，以先天性多见。先天性的多是由于胎儿期腘窝处腘动脉或肌筋膜结构发育异常、肌肉（多为腓肠肌）肥厚，导致腘动脉走行异常；后天获得性的常由小腿部某块肌肉肥厚压迫腘动脉所致，以腓肠肌内侧头肌肉最为常见。早期诊断和治疗是避免严重并发症的重要保障。

很多学者从不同角度对 PAES 进行了分类。有学者将其分为两大类：解剖性 PAES 和功能性 PAES。前者病因不详，但可能与发育时肌肉或腱索走行异常有关，从而造成神经血管结构受压和损伤；后者行外科探查时腘窝处无解剖性异常，但肌肉收缩时（踝部主动跖屈）压迫肌肉与骨骼之间的动脉。有学者根据血管与腓肠肌的异常位置关系将 PAES 分为六大类，见表 8-2-1-4。

（二）病理生理

PAES 的病理改变与挤压程度和症状密切相关。反复的动脉受压引起血管壁损伤，导致早发性动脉

表 8-2-1-4　腘动脉挤压综合征(PAES)分类

类型	诊断标准
I	腓肠肌内侧头正常,腘动脉向腓肠肌内侧头的内侧移位
II	腓肠肌内侧头异常向外侧移位,腘动脉向内侧异常移位
III	腓肠肌内侧头异常肌头或纤维带压迫处于正常位置的腘动脉
IV	腘动脉位置异常,位于腘肌前方
V	合并静脉受压
VI	功能性受压

硬化和 / 或血栓形成,后期发生动脉管腔狭窄,导致的湍流引起血管窄后扩张及动脉瘤形成,以上慢性改变会导致侧支血管形成。急性缺血则可能是由于管腔闭塞或动脉瘤内血栓形成所致。组织学上,可见受累管壁内膜增厚,内弹力板中断,平滑肌细胞破坏和结缔组织增生。

(三)临床表现

典型临床表现是运动后出现进行性间歇性跛行,运动结束后常可缓解。患者多在青少年晚期或20 岁以后出现症状,多无吸烟或糖尿病史等动脉硬化危险因素。PAES 的症状和体征与受压程度、侧支循环范围及并发症等有关。严重病例的症状多由并发症引起,包括腘动脉血栓及远端动脉血栓栓塞、动脉瘤、动脉狭窄等。肌肉肥厚还可压迫邻近的腘静脉及神经,最严重的病例甚至导致小腿肌肉和神经损害,引起皮肤变色、水肿和麻木。

(四)超声检查

1. **二维灰阶超声**　显示腘动脉走行异常或受压,腘动、静脉之间可见肌束或纤维条索样回声。膝关节伸直、下踝关节主动跖曲或被动背曲(激发试验)时,腓肠肌收缩,腘动脉出现管腔受压变细或管腔闭塞,为激发试验阳性(图 8-2-1-43),是 PAES 的重要特征。病程较长者,可显示腘动脉内膜不光滑、管腔狭窄、狭窄后管径扩张及血栓(图 8-2-1-44)和远端动脉瘤等。

2. **彩色多普勒超声**　PAES 引起腘动脉狭窄时,彩色多普勒超声显示腘动脉彩色血流束变细,狭窄远端出现五彩镶嵌样湍流信号;腘动脉狭窄远端出现动脉瘤时,可见其内血流呈涡流。彩色多普勒超声还可以结合激发试验动态观察腘动脉血流变化(图 8-2-1-45),但激发试验假阳性率较高,需结合患者临床症状及其他检查结果做出判断。腘动脉管腔闭塞时,管腔内无血流信号显示(图 8-2-1-46);闭塞管腔周围可见侧支循环血管,与闭塞管腔相通。

3. **频谱多普勒超声**　腘动脉内血流速度在静息状态下可无显著变化,运动后或者屈踝时,血流加速,收缩期峰值血流速度加快(图 8-2-1-47)。双功多普勒超声可以将二维图像与定量或定性血流分析结合起来,可在直接显示受压腘动脉的同时,进行动脉血流的监测。

(五)相关检查

(1) CTA 和 MRA:二者均可显示腘动脉与腓肠肌的关系,通过对比静息状态下和激发动作前后腘动脉的变化来进行判断。MRA 较 CTA 的优点是不受放射线照射。

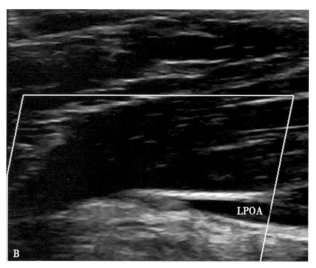

图 8-2-1-43　左侧腘动脉局部受压,激发试验阳性二维灰阶超声图

A. 俯卧踝关节中立位时,左侧腘动脉(LPOA)位于腓肠肌内侧头后方,管径尚均匀,管腔内无异常回声;B. 俯卧位足背曲时,左侧腘动脉被腓肠肌内侧头压迫,局部管径变细,激发试验阳性

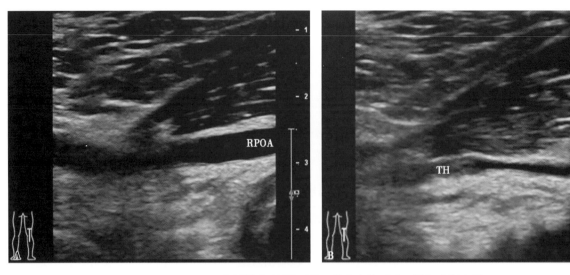

图 8-2-1-44 右侧腘动脉局部受压,腔内血栓形成二维灰阶超声图
A. 俯卧踝关节中立位时,右侧腘动脉(RPOA)位于腓肠肌内侧头后方,管径尚均匀,管腔内可见长约 2cm 的低回声充填;
B. 俯卧位足背曲时,右侧腘动脉被腓肠肌内侧头压迫,局部管径变细,腔内可见血栓回声(TH),激发试验阳性

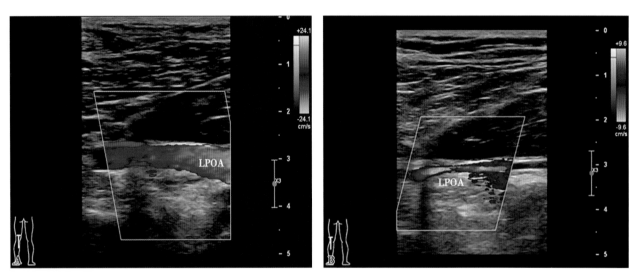

图 8-2-1-45 左侧腘动脉挤压综合征彩色多普勒超声图
A. 俯卧踝关节中立位时,CDFI 示左侧腘动脉血流通畅,无明显加速;B. 结合激发试验,俯卧位足背曲时,CDFI 示左侧腘动脉被腓肠肌内侧头压迫,血流束变窄,呈花色湍流信号,甚至局部节段完全变闭塞,激发试验阳性

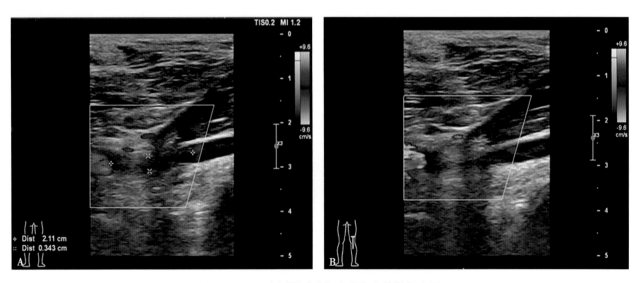

图 8-2-1-46 右侧腘动脉闭塞彩色多普勒超声图
A. 俯卧踝关节中立位右侧腘动脉内局部未见血流信号;B. 俯卧位足背曲时右侧腘动脉内亦未见血流信号

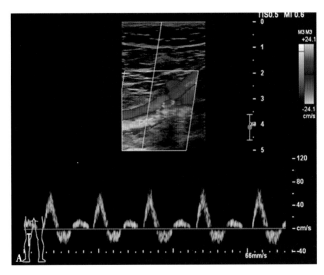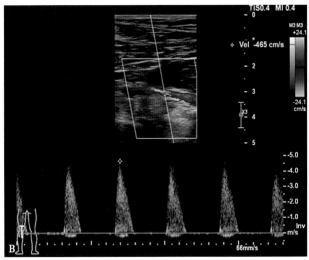

图 8-2-1-47 左侧腘动脉挤压综合征频谱多普勒超声图

A. 俯卧踝关节中立位左侧腘动脉血流频谱呈三相波,收缩期峰值血流速度75.0cm/s,未见明确加速;B. 俯卧位足背曲时左侧腘动脉被腓肠肌内侧头压迫变细,收缩期峰值血流速度465cm/s,显著增快

(2) DSA:DSA 是诊断 PAES 的"金标准",可以帮助临床医生实时观察到腘动脉内血流情况及远端腘动脉的狭窄后扩张或瘤样改变,并可显示整个下肢血管情况。造影过程中也可以采用激发动作或特殊体位来引出异常。研究显示,动脉造影结合激发动作对 PAES 的确诊率高达97%～100%。

(六)鉴别诊断

(1) 骨-筋膜室综合征(compartment syndrome,CS):CS 患者可出现与 PAES 相似的症状。前者是由于某些原因导致膝关节下方深部组织间隙太小,无法容下里面的肌肉而导致的一种下肢缺血综合征。CS 患者由于骨筋膜室内压力升高,超声检查可出现近端动脉收缩期最大血流速度加快、舒张期反向血流比例增加,远端动脉的收缩期正向血流比例减少的情况;而 PAES 腘动脉内血流速度在静息状态下可无显著变化,运动后或者屈踝时,血流加速,据此可以鉴别。

(2) 动脉粥样硬化(atherosclerosis,AS):AS 也可以导致腘动脉狭窄,造成下肢活动后腿痛。但 AS 常见于老年人,患者多存在动脉硬化性心血管疾病危险因素,如高血压、高血脂、高血糖等;腘动脉管腔内可见动脉硬化斑块回声。而 PAES 通常发生于年轻健康人,无动脉硬化性心血管疾病危险因素;血管内膜回声一般是正常的。

(3) 动脉外膜囊性病变(adventitial cystic disease,ACD):ACD 与 PAES 临床表现相似,是引起间歇性跛行的又一重要原因,且最易累及腘动脉,需与 PAES 鉴别。二维灰阶超声可见 ACD 患者动脉壁外一个或多个不规则囊性无回声,边界清晰,以此可以鉴别。

(4) 多发性大动脉炎(Takayasu arteritis,TA):TA 累及腹主动脉和/或下肢动脉时,可引起肢体缺血,需要与 PAES 鉴别。TA 常累及多条大、中动脉,而 PAES 主要是腘动脉病变,前者二维灰阶超声可见受累动脉管壁呈弥漫性增厚,据此可以鉴别。

(七)临床意义

PAES 虽不常见,但也存在诊断不足的问题。超声作为一种无创、简便、无辐射的检查方法,不仅可以显示腘动脉管腔狭窄、闭塞及侧支循环形成情况,同时还可以显示周围肌肉走行情况,且可对 PAES 做出分型,结合激发试验,在 PAES 诊断和治疗效果评估中具有重要的应用价值,可作为一线检查手段。但也有证据显示,健康人在做活动性跖屈时,腘动脉血流速度也会减低,超声检查存在一定的假阳性率,因此其在临床上的应用受到一定限制。可联合 CT 和 MRI 对腘动脉解剖及其周围结构进行进一步检查,结合激发动作,将有助于做出明确诊断。综上,联合运用多种影像学手段并结合激发动作可以更好地诊断 PAES。

(袁丽君　文晓蓉)

六、血管型白塞综合征

(一)概述

白塞综合征(Behet syndrome)是一种不明原因、以复发性口腔或外阴溃疡、皮肤损害及眼病为主要特征的慢性炎症性系统性血管炎,1908年Bluthe最早提出本病，1937年Behet首先报道，白塞综合征患者的三大死亡原因是心力衰竭、动脉瘤破裂与肺动脉血栓。

白塞综合征血管炎是白塞综合征的一种并发症，又称血管-贝赫切特病（Vasculo-Behet's disease，VBD），为大中血管炎，即发生于任何部位的大中动脉炎和大中静脉炎，见于15%～40%的白塞综合征患者，男性多见，静脉病变多于动脉病变。

静脉病变以闭塞性病变为主，主要表现为血栓性浅静脉炎、深静脉血栓，以下肢深静脉血栓最常见，其次是肺栓塞、腔静脉与颅内静脉窦血栓，多为2个或以上部位发生血栓，反复发作的血栓性浅静脉炎可继发表浅的溃疡。

动脉病变以动脉瘤多见，好发部位依次为主动脉、肺动脉、股动脉、锁骨下动脉、腘动脉及颈动脉等，约1/3动脉瘤合并附壁血栓，栓子脱落可致动脉栓塞，肺动脉瘤破裂是严重并发症，死亡率极高。

（二）病理生理

白塞综合征的主要病理特点是各种大小的静脉、动脉和毛细血管的非特异性血管炎。

白塞综合征血管炎的血管病变大多是渗出性，少数是增生性，或两者并存。急性渗出病变为非肉芽肿性渗出性炎症，中层弹力纤维断裂，内膜坏死，管腔血栓形成和外膜炎症反应。由于血管通透性增加，血管周围组织水肿或形成脓疡。后期则以增生性病变为主，表现为内膜和外膜细胞增生，管壁增厚，血管周围明显纤维化。

白塞综合征血管炎可累及血管壁全层，形成局限性狭窄和/或动脉瘤，两种病变可在同一患者同时或交替出现，深、浅静脉可分别或同时发病，为深静脉血栓形成和血栓性静脉炎，管壁增厚，管腔狭窄。动脉病变为动脉内膜炎和管腔闭塞以及因滋养血管病变后产生的解离性动脉瘤。

白塞综合征病因不明，目前认为本病的发病是在遗传因素基础上，慢性持续性病毒感染、结核分枝杆菌感染、链球菌感染以及遗传因素及环境因素造成机体免疫系统功能紊乱，而对自身血管组织产生免疫损伤所致。

（三）临床表现

白塞综合征血管炎的主要表现为动、静脉闭塞、动脉瘤或三者并存。可侵犯心、脑、腹腔和四肢血管，以下肢血栓性浅静脉炎最多见，具有复发性。下肢深静脉、上下腔静脉、肝静脉均可发生急性血栓，动脉栓塞可发生在主动脉下端和四肢动脉，动脉瘤

以主动脉和四肢动脉多发，亦可发生内脏动脉瘤。

除白塞综合征全身其他表现外，白塞综合征血管炎的主要肢体表现为：①肢体浅静脉炎；②肢体肿胀；③肢体动脉出现动脉搏动减弱、消失；④肢体局部包块；⑤肢体局部可闻及血管杂音。

累及颈总动脉时可出现头晕、头痛，严重者可发生晕厥，甚至导致偏瘫；累及锁骨下动脉时患侧出现无脉症或动脉搏动、血压低。

临床确诊或怀疑白塞综合征的患者，如果出现肢体肿胀，应注意除外深静脉血栓形成。肢体出现包块时，应除外下肢真性、假性动脉瘤。

一旦临床确诊或怀疑白塞综合征的患者发现肢体病变，应注意除外是否同时合并脑动脉、锁骨下动脉、肾动脉病变。

（四）超声检查

1. 动脉狭窄与闭塞超声表现

（1）动脉狭窄超声表现

1）二维灰阶超声：受累动脉内中膜不规则增厚，回声均匀或不均匀，管腔不同程度狭窄。

2）彩色多普勒超声：受累的动脉管腔内可见彩色血流充盈缺损、变细，明显狭窄处呈五彩镶嵌的血流，可伴有血管管壁周围组织震动。

3）频谱多普勒超声：受累的动脉血流速度可增快，明显狭窄处可出现射流，高度狭窄的动脉远端呈低速、低阻频谱（小慢波）。

（2）动脉闭塞超声表现

1）二维灰阶超声：受累的动脉管腔内可见低回声（图8-2-1-48）。

2）彩色多普勒超声：上述动脉管腔内无明显彩色血流充盈，提示动脉血栓形成或动脉闭塞（图8-2-1-49）。

3）频谱多普勒超声：受累的动脉管腔内无法探及动脉频谱，闭塞的动脉远端呈低速、低阻频谱。

2. 动脉瘤超声表现

（1）真性动脉瘤

1）二维灰阶超声：真性动脉瘤表现动脉局部明显扩张膨大，多呈梭形，病变多累及动脉壁全周，长度不一，瘤壁厚薄不均匀，瘤腔内径可为相邻正常动脉的1.5倍以上，其两端均与动脉相连，管壁结构连续性好，瘤壁可不光滑（图8-2-1-50），瘤腔内可出现低回声附壁血栓。

2）彩色多普勒超声：瘤腔内血流呈涡流。

3）频谱多普勒超声：瘤腔内可检出低速紊乱动脉血流频谱。

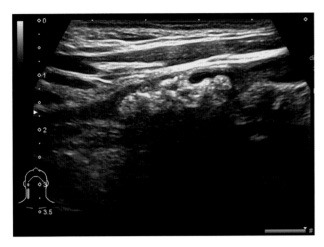

图 8-2-1-48　右侧颈内动脉闭塞二维灰阶超声图
右侧颈内动脉起始段管腔内可见斑块状强回声,其远端管腔内可见低回声

（2）假性动脉瘤

1）二维灰阶超声:动脉旁可见壁薄厚不均的无回声或低 - 无回声,内部可见大量浮动的点状中、强回声或似"云雾状"回声,壁上可附着低回声血栓,瘤腔与一侧动脉壁间有通道,可见局部内中膜线中断,通道口即为动脉破口,通道较长者走行可迂曲(图 8-2-1-51)。

2）彩色多普勒超声:瘤体与动脉相通的狭小通道内可见五彩镶嵌的彩色血流信号穿梭,瘤体内呈涡流,即"阴阳征",压迫瘤体近端动脉或直接压迫通道口(即瘘口)时,瘤体内血流信号减弱或消失(图 8-2-1-52)。

3）频谱多普勒超声:通道处可探及双向湍流的血流频谱,收缩期呈高流速、舒张期呈反向中高流速,即"往复征"。压迫瘘口后,血流速度减慢甚至血流频谱消失(图 8-2-1-53)。

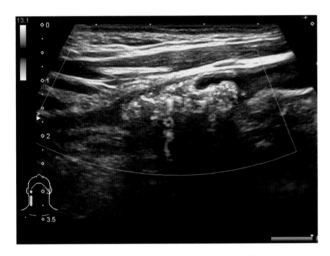

图 8-2-1-49　右侧颈内动脉闭塞彩色多普勒超声图
右侧颈内动脉管腔内未见彩色血流充盈

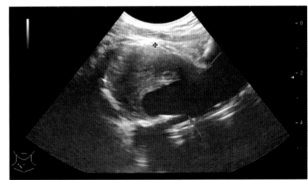

图 8-2-1-51　右侧锁骨下动脉假性动脉瘤二维灰阶超声图
右侧锁骨下动脉中段动脉旁可见一个低无回声区,该处动脉壁可见一个较大的破口(箭头)

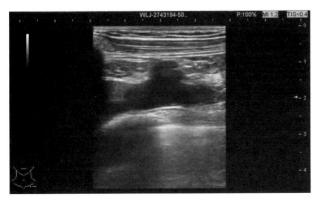

图 8-2-1-50　左侧锁骨下动脉中段前壁真性动脉瘤二维灰阶超声图
左侧锁骨下动脉中段前壁可见外凸性瘤样扩张

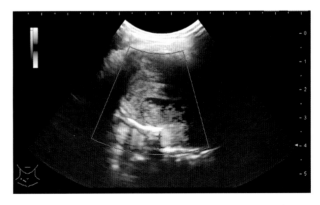

图 8-2-1-52　锁骨下动脉假性动脉瘤彩色多普勒超声图
右侧锁骨下动脉中段动脉旁低无回声区内无回声部分可见彩色血流充盈

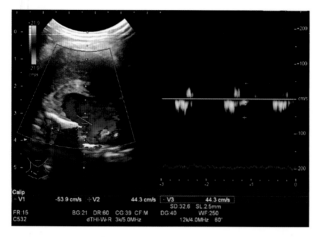

图 8-2-1-53 锁骨下动脉假性动脉瘤频谱多普勒超声图
右侧锁骨下动脉中段动脉旁低无回声区内无回声部分可探及紊乱动脉频谱

（五）相关检查

（1）增强 CT 或 MRI 检查：可发现肾动脉、肠系膜动脉、脑动脉等不同部位的动脉呈节段性狭窄性改变。

（2）DSA：有创伤性的血管造影是诊断肢体白塞综合征血管炎的"金标准"，但因其存在损伤血管、诱发血栓的风险，故不作为常规检查方法。

（六）鉴别诊断

1. **多发性大动脉炎** 白塞综合征血管炎大动脉受累时表现为多发性的大动脉炎症，易误诊为多发性大动脉炎。肢体白塞综合征血管炎表现为上肢或下肢动脉搏动减弱或消失时，需与多发性大动脉炎相区别，后者无口腔、阴部溃疡，组织病理改变为巨细胞动脉炎，无静脉改变，针刺反应阴性，皮损少见。

2. **感染性假性动脉瘤** 白塞综合征血管炎引起的肢体假性动脉瘤需与肢体感染性假性动脉瘤相鉴别，后者有较长时间的发热、心内膜炎等感染的病史，血培养有助于确诊。

（七）临床意义

鉴于动脉造影检查的穿刺部位易发生动脉瘤，除拟行血管腔内介入治疗外，一般不推荐使用。彩色多普勒超声检查是诊断血管型白塞综合征的可靠影像学方法，可明确颈动脉、锁骨下动脉、椎动脉、肢体血管病变等的性质及病变范围。

（勇　强）

七、雷诺现象

（一）概述

雷诺现象是指肢体末端小动脉或细动脉阵发性痉挛收缩，以受累部位出现苍白或发绀、进而潮红的"三相颜色变化"后复原为典型症状的一种疾病。1862 年，Maurice Raynaud 首次描述了这一现象，2017 年欧洲血管医学学会（The European Society for Vascular Medicine，ESVM）发表雷诺现象的诊断及处理指南，规范术语统称为雷诺现象（Raynaud phenomenon），并将其分为原发雷诺现象和继发雷诺现象。雷诺现象的病变部位多为手指、脚趾，有时也累及耳、鼻、唇等部位。常于寒冷刺激、情绪波动或接触某些药物时发病。

原发雷诺现象是指无任何潜在疾病的情况下，单纯由血管痉挛引起，常为突然发作，双侧受累，大拇指常不受累，无营养障碍。原发雷诺现象的发作年龄常在 15～30 岁之间，较继发雷诺现象发病早，女性患者是男性患者的 9 倍，有家族倾向，随着年龄增长症状有减弱趋势。发作可持续数分钟（有报道平均 23min）或数小时，间歇期除手指皮温稍低外，无其他症状，桡动脉（或足背动脉）搏动正常。无外周血管疾病证据，抗核抗体（antinuclear antibody，ANA）阴性，炎性标志物正常，病情相对稳定，治疗上通常采取保暖避免突然温度改变、改变生活方式避免诱发因素如戒烟等，但需每年复查，确保病情无变化。

继发雷诺现象有原发病基础，如硬皮病、混合结缔组织病、类风湿关节炎、系统性红斑狼疮、皮肌炎、干燥综合征、动脉硬化、神经系统疾病、肺动脉高压、外伤、药物作用史（α_2 受体拮抗剂）等。雷诺现象常常是这些疾病的首发症状，并预示病情严重。发作年龄近 40 岁，较原发雷诺现象频繁，呈非对称性，可有持续的组织缺血，常见营养不良性萎缩，可发生指 / 趾端溃疡、坏疽，通常需要内科或外科干预。甲襞毛细血管显微镜可鉴别原发雷诺现象和继发雷诺现象。

有研究发现，13.0%～37.2% 已确诊为原发雷诺现象的患者最终发展为结缔组织病，也有报道称雷诺现象的出现较系统性疾病早 20 年。

（二）病理生理

雷诺现象发病原因不明，可能是多因素共同作用的结果，包括血管因素、神经因素、体液因素、遗传因素、激素因素、免疫功能。女性多见，常常在寒冷刺激、情绪波动、精神紧张、感染、疲劳情况下发病。在某些有潜在结缔组织疾病如系统性硬化症、皮肌炎或未分化结缔组织疾病的患者中，手指甲襞毛细血管显微镜可发现毛细血管的病变：早期可见少量毛细血管出血和少量毛细血管增大；严重者可见中度毛细血管损失，大量巨大毛细血管和无组织的血管结构；晚期毛细血管严重丧失，有广泛的无血管区域和分支浓密的毛细血管。

随着雷诺现象反复发作，小动脉管壁逐渐发生变化。早期因动脉痉挛造成远端组织暂时性缺血；后期出现动脉内膜增厚，弹性纤维断裂以及管腔狭窄和血流量减少。继发血栓形成致管腔闭塞时，可出现营养障碍性改变，指/趾端溃疡甚至坏死。

（三）临床表现

典型的雷诺现象表现为经典的"三相性"颜色变化，包括：①动脉剧烈痉挛，导致毛细血管灌注暂停而出现苍白；②缺氧和代谢产物的积聚，小静脉和毛细血管扩张，小动脉痉挛略为缓解，少量血液流入毛细血管，血流淤滞而出现发绀；③当动脉灌注恢复后，这种发作停止，缺血后的血管扩张，流入毛细血管的血量暂时性增多，皮肤潮红。但这种经典的三色性变化并非总是存在的（约三分之一的原发性雷诺现象患者和三分之二的继发性雷诺现象与系统性硬化症有关），特征性的皮肤变白是诊断雷诺现象的必备条件，即当发绀和潮红不存在时，仅皮肤变白也可以诊断为雷诺现象。

临床采用冷刺激试验来检测患者对于冷刺激的反应情况。其方法是用温度探针在指腹的末端记录手指的基线温度，再将手掌浸入 4℃ 的冷水中 20s，然后将手擦干，记录双手和每一根手指逐渐变暖，并恢复到基线温度所需的时间。正常的受试者只需要不到 10min 的时间即可恢复到基线温度，复温时间延迟表明有发生血管痉挛的趋势。雷诺综合征患者的手指温度恢复到静息状态时的水平通常需要超过 10min 的时间，有时甚至需要 30min 或更长时间。虽然冷刺激试验具有 100% 的特异性，但其敏感性仅有 50%，且重复性较差。

（四）超声检查

1. 二维灰阶超声　原发雷诺现象患肢桡、尺动脉及细小血管超声检查往往无异常发现；继发雷诺现象患者血管超声检查更多是与原发病相关的发现。随着雷诺现象的反复发作，可显示细小动脉如指动脉管壁不规则增厚，以及管腔不规则狭窄，严重者可见继发血栓及管腔闭塞。

2. 彩色多普勒超声　正常段血管腔内血流充盈饱满（图 8-2-1-54A）；闭塞段血管腔内无血流充盈（图 8-2-1-54B）；部分病变血管显示不规则管腔内见不连续血流，远端闭塞时血流消失（图 8-2-1-54C、D）。

3. 能量多普勒超声　有学者认为，与甲襞毛细血管显微镜相比，能量多普勒能更好地鉴别原发雷诺现象和继发雷诺现象。具体方法为：能量多普勒于感兴趣区域的甲床矢状扫描、横向扫描指甲和指尖定性分级：

1 级：无信号或仅局部暗红色信号

2 级：暗红色到红色信号

3 级：红色到橙色信号

4 级：橙色到黄色信号。

将能量多普勒超声的发现分为三组模式：Ⅰ（冷刺激前和冷刺激后的 3 级或 4 级）、Ⅱ（冷刺激前的 3 级或 4 级，但冷刺激后的 1 级或 2 级）和Ⅲ（冷刺激前和冷刺激后的 1 级或 2 级）。能量多普勒将"模式Ⅱ"视为原发雷诺现象表现，将"模式Ⅲ"视为继发雷诺现象表现。

4. 频谱多普勒超声　有学者认为诊断雷诺现象几乎不采用频谱多普勒超声。也有学者认为通过频谱多普勒超声测量血流量的变化对雷诺现象的疗效观察有一定意义。Ugur Toprak 等采用 14MHz 探头检查指掌侧固有动脉，发现原发雷诺现象和继发雷诺现象治疗后较治疗前基础血流量和冷刺激后血流量均有所增加。治疗后、冷刺激试验后原发雷诺现象患者流量起始时间无明显增加，而继发性雷诺现象患者流量起始时间有统计学意义的增加。治疗后，两组冷刺激试验后流量体积正常化时间均有明显改善。因此多普勒超声可有效监测雷诺现象治疗，并能够在不受冷刺激的情况下测量血流量，以方便随访雷诺现象疗效。

（五）相关检查

1. 甲襞毛细血管显微镜检查　该检查方法因无创、价廉、安全、快捷、可重复性高而被推荐。具体方法为在手指远端皮肤滴上一滴油，用低倍镜或屈光度为 40° 的检眼镜观察甲襞浅表毛细血管。无名指和小指具有更好的透明度，故结果最为准确。原发雷诺现象甲襞毛细血管正常，继发雷诺现象可见毛细血管袢清晰度、形态、数量、内径、长度发生特征性改变，以此鉴别原发雷诺现象或继发雷诺现象，对疾病诊断及预后评估均有重要意义。

2. 激光多普勒检查通量　该检查通量是一项无创检查，可检测手指微血管灌注情况。其原理是通过石英玻璃纤维光学系统发射一种低能量的氦-氖虹光束，在静态和运动的组织中均可发生散射，激光光束遇到运动的红细胞发生散射。根据多普勒效应，测得运动红细胞的激光频移。散射光束可通过探头上的光电探测器测得，将红细胞通量（数量

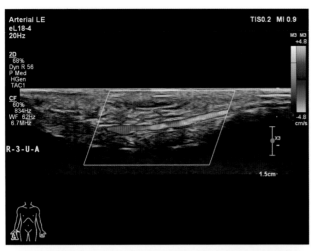
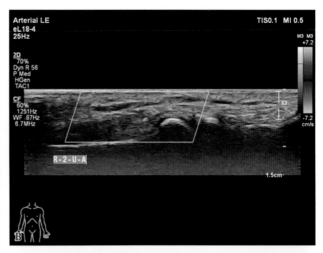
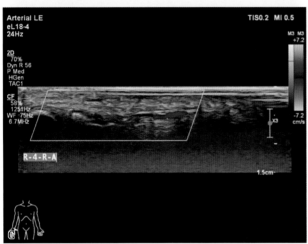
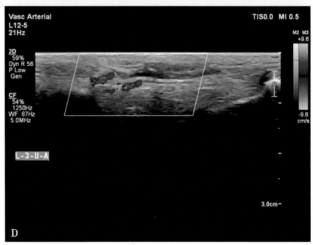

图 8-2-1-54　手指固有动脉彩色多普勒超声图

A. 右手中指尺侧指固有动脉血流充盈，未见狭窄；B. 右手示指尺侧指固有动脉未见血流信号充盈，管腔闭塞；C. 右手无名指桡侧指固有动脉血流不连续，呈节段性充盈，部分节段未见血流信号充盈，管腔闭塞；D. 左手中指尺侧指固有动脉血流不连续，远端未见血流信号充盈，管腔闭塞。注：R-3-U-A：右手 - 中指 - 尺侧 - 动脉；R-2-U-A：右手 - 示指 - 尺侧 - 动脉；R-4-R-A：右手 - 无名指 - 桡侧 - 动脉；L-3-U-A：左侧 - 中指 - 尺侧 - 动脉

（图片来源：本图由四川大学华西医院文晓蓉教授提供）

和速度）信息输出。因受到情绪、交感神经张力及环境温度的影响，其基线值差异较大。多项研究表明，将冷刺激试验与激光多普勒检查结合起来，对雷诺现象有诊断意义。

3. 激光多普勒成像　激光多普勒检查通量可在单独一个位点测量皮肤灌注情况，而激光多普勒成像是观察血管灌注情况，测量血管内血流参数。激光多普勒探头不与皮肤接触，通过激光扫描的方式，获得血流多普勒信息。可与热刺激成像相结合，评价皮肤灌注恢复情况，但存在很多情况限制其应用。

4. MRA　能够清晰地显示上肢手部及腕部血管，但分辨率不如增强血管造影检查，检查细小动脉受限，对于排除桡动脉、尺动脉及上游水平动脉疾病有诊断意义。

5. DSA　该检查是动脉检查的"金标准"，是评价小动脉血栓、小血管狭窄及侧支循环的最佳方法，但因其为有创检查，通常适用于需手术及溶栓治疗的患者。结缔组织病患者血管造影检查结果表现为手掌和手指的动脉闭塞性疾病。通常指动脉受累最为严重，表现为一侧或双侧指动脉节段性闭塞或全部闭塞，且有时缺乏侧支循环。严重者累及指总动脉和掌弓动脉，50% 患者累及尺动脉远端，但累及桡动脉者少见。

（六）鉴别诊断

1. 血栓闭塞性脉管炎　该病患者中有吸烟史者占 80%～95%，戒烟后病情好转，复吸后可复发。多发生于周围血管中、小动脉和静脉，血管全层呈炎性反应，可伴血栓形成或管腔闭塞。病变为节段性，节段之间有内膜正常的管壁。受累动脉多为胫前动脉、胫后动脉、腘动脉、足部动脉，桡动脉、尺动脉受累相对较少，腘动脉、股动脉、肱动脉少见。超声表现为受累动脉管壁回声有时增强，管径可正常或管腔挛缩狭窄，管腔内常可见血栓形成。病变管腔周围常可见侧支血管。50% 于足背和小腿浅静脉发生游走性血栓性浅静脉炎。临床症状多为疼痛、发凉、怕冷，动脉缺血可伴皮肤苍白，伴有浅层血管张力减弱而皮肤变薄者，也可出现潮红或青紫。病变严重者于趾（指）端发生坏疽或溃疡。

2. 神经营养性溃疡 可出现手指溃疡或坏死，但无疼痛感。患肢动脉超声无明显异常。

（七）临床意义

血管造影检查是诊断动脉疾病的"金标准"，但其属有创检查，需要使用碘造影剂进行检查，存在发生过敏反应及肾脏损伤的风险。血管造影和彩色多普勒超声更适用于排除较大血管压迫阻塞类疾病，如血栓闭塞性脉管炎、胸廓出口综合征。针对雷诺现象，甲襞毛细血管显微镜因无创、便宜、迅速，且有助于鉴别原发雷诺现象和继发雷诺现象而被众多学者推荐。

（孙晓峰）

八、颈动脉纤维肌发育不良

（一）概述

纤维肌发育不良（fibromuscular dysplasia，FMD）是一种非炎症性、非动脉硬化性、节段性、多灶性动脉血管病。1938 年 Leadbetter 和 Burkland 首次报道 1 例肾动脉受累的纤维肌发育不良患者。1964 年 Palubinskas 和 Ripley 首次报道头颈部动脉受累的纤维肌发育不良患者。FMD 主要发生于 20～60 岁女性，具有明显的性别倾向性，也有男性和年龄更长的单发病例。FMD 主要累及全身中等大小的动脉，主要累及肾动脉，其次是颈内动脉，可导致动脉狭窄、闭塞、动脉瘤或夹层。

有报道称其发病率为 0.3%～3.2%，FMD 多无症状，仅在患者出现神经系统症状时才会采取相应的血管检查，并不适用于广泛人群。肾动脉的 FMD 常伴有高血压症状，脑血管和颈内动脉的 FMD 常无症状，因此，脑血管和颈内动脉的 FMD 较肾动脉 FMD 检出率更低。

25% 的 FMD 患者存在脑血管受累，颈内动脉受累者约占脑血管 FMD 患者的 95%，双侧颈内动脉受累占 60%～80%，颅内动脉 FMD 少见，但颈内动脉颅内段、大脑中动脉（MCA）、大脑前动脉（ACA）、基底动脉、大脑后动脉（PCA）也可见到与 FMD 相符

的血管异常。FMD 是青年人卒中的重要原因，15% 的颈动脉夹层与 FMD 有关，也有 FMD 合并颈动脉瘤、颈内动脉海绵窦瘘或 Moyamoya 综合征的报道。

（二）病理生理

FMD 病变血管的病理改变以平滑肌增生或变薄、弹性纤维破坏、纤维组织增生及动脉壁结构紊乱为特征。

根据受累的肌层将 FMD 分为 3 种病理类型：

1. 内膜纤维组织形成 约占 10%，胶原在血管内膜沉积，内弹力板可被分裂，血管管腔呈较短的向心性狭窄，较长区域的狭窄呈管状狭窄。

2. 中膜纤维组织形成 占 80%～85%，又分为 3 种亚型，包括①中膜发育不良：中膜增厚和变薄区域交替出现，增厚区纤维增生、胶原沉积，管腔呈典型的串珠样改变；②中膜外纤维组织形成：斑片样胶原沉积，外弹力板不分裂，管腔也可呈串珠样改变，但管径无扩张；③中膜过度增生：平滑肌向心性增生，而无纤维化。

3. 外膜纤维组织形成 约占 1%，外膜中疏松的结缔组织被致密的纤维组织所替代。

颈动脉 FMD 以中膜发育不良为主要类型。

FMD 病灶内无坏死、脂质聚集和钙化等炎症或动脉粥样硬化的病理表现。

FMD 病因尚不明确，可能与遗传、内分泌、动脉壁缺血等因素有关。

（三）临床表现

颈内动脉 FMD 的临床表现与病变动脉的位置、狭窄程度相关，临床症状的出现与血管重度狭窄和灌注不足、血栓形成、动脉夹层、动脉瘤破裂有关。

受累血管出现严重的管腔狭窄或闭塞时，造成脑组织灌注不足或合并颅内血管的夹层，可引起脑梗死。

FMD 临床症状常为非特异性，如头痛、头晕、颈部酸痛和耳鸣等，当出现晕厥、突眼、颈动脉杂音、脑神经功能缺失等特异性神经系统症状时常提示短暂性脑缺血发作（TIA）、脑梗死、颈内动脉海绵窦瘘、蛛网膜下腔出血。

FMD 累及椎动脉和颈内动脉时，则可出现 TIA、Horner 综合征等神经系统症状。

（四）超声表现

1. 二维灰阶超声 颈内动脉可见较长段的管腔内径变细或出现串珠样狭窄。

2. 彩色多普勒超声 管状内径变细的颈内动脉管腔内彩色血流充盈好，无明显充盈缺损、变细；

呈串珠样狭窄者管腔内彩色血流充盈尚好，但彩色血流明显变细（图8-2-1-55、图8-2-1-56）。

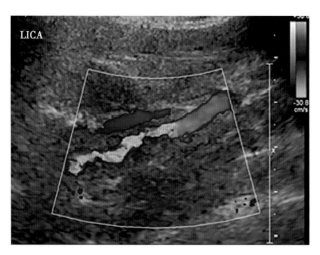

图8-2-1-55 颈内动脉纤维肌发育不良彩色多普勒超声图
可见交替出现的串珠样狭窄的颈内动脉管腔内彩色血流充盈尚好，但彩色血流明显变细。LICA：左颈内动脉

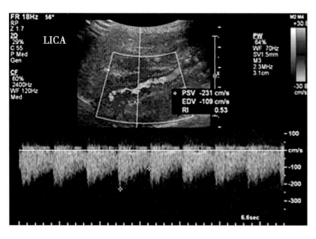

图8-2-1-56 颈内动脉纤维肌发育不良频谱多普勒超声图
可见左侧颈内动脉（LICA）狭窄处血流速度增快，PSV=231cm/s

（五）相关检查

1. CTA与MRA CTA与MRA对FMD有一定的诊断价值。

2. DSA 目前DSA仍被认为是诊断FMD的"金标准"。3种类型FMD的主要DSA表现为：

（1）Ⅰ型：呈典型串珠样（图8-2-1-57），被累及的血管腔有多处狭窄与扩张交替出现，是中膜FMD特征性改变。

（2）Ⅱ型：长段管状狭窄。

（3）Ⅲ型：损害集中在血管壁的一侧，呈动脉瘤样改变。

（六）鉴别诊断

1. 先天性颈内动脉发育不全 先天性颈内动脉发育不全的典型影像学表现为颈内动脉的一部分

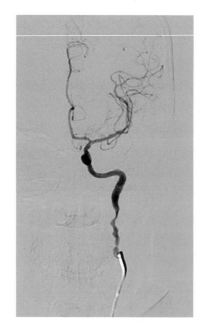

图8-2-1-57 颈动脉纤维肌发育不良DSA图
可见左侧颈内动脉串珠状狭窄

在突然狭窄的近端轻度扩大，而不同于颈动脉纤维肌发育不良表现为颈内动脉管腔多处狭窄与扩张交替出现（串珠样）、长段管状狭窄、颈内动脉一侧动脉瘤样改变。

2. 占位性病变压迫所致颈动脉狭窄 颈动脉局限性狭窄时应除外颈动脉管腔外肿物压迫颈动脉造成局部动脉管腔变细，颈部CT、MRI检查有助于确定肿物的位置及性质。

3. 长期颈内动脉颅内段重度狭窄或闭塞所致的颅外段颈内动脉废用性动脉管腔塌陷、变细。

（七）临床意义

由于FMD常影响颈动脉中远端以及椎动脉C1～C2水平，而对上述部位进行FMD彩色多普勒超声检查较为困难，经颅超声多普勒超声有助于确定颈内动脉远段及椎动脉C1～C2水平的FMD。

（勇 强 文晓蓉）

九、动脉外膜囊性病变

（一）概述

动脉外膜囊性病变（adventitial cystic disease, ACD）是一种累及动脉外膜的少见的囊性非动脉粥样硬化性良性病变，可引起动脉狭窄或闭塞，是导致间歇性跛行的少见病因之一，约占所有血管疾病的0.1%。ACD好发于40～50岁男性，男女发病率之比为4～5∶1，最常累及腘动脉，占约85%；桡动脉、髂外动脉、股动脉、腋动脉等以及静脉也可受累,通常为单侧病变。如不能及时正确诊治,可导致远端肢体缺血坏死。

目前对 ACD 的病因尚缺乏共识,治疗方式也不一,手术或非手术治疗均有,包括图像引导下的穿刺、带或不带有支架的血管成形术、囊肿切除术、囊肿切除 + 自体 / 异体或合成物移植及血管分流术等。由于囊壁黏液再分泌,穿刺抽液后易复发;如果采用单纯囊肿切开术,分泌黏液的囊膜依然存在,也容易复发;腘动脉切除和重建术适用于囊肿较大、多房性囊肿、腘动脉重度狭窄及闭塞等严重病例。也有症状和病变自行消失的病例报道。

(二)病理生理

血管壁内膜和外膜之间的壁内囊肿内可见胶冻样物质,其组织学成分报道不一,包括纤维蛋白原、羟(基)脯氨酸、透明质酸或黏蛋白等。

同无分隔的单纯囊肿不同,ACD 囊肿常形态复杂,囊液更为黏稠、呈胶冻样。囊性结构可压迫动脉,造成管腔严重狭窄甚至闭塞。

有文献报道症状和病变自行消失的病例,其确切原因尚不清楚,可能是囊肿破裂,囊液进入到动脉周围间隙或进入到关节腔内所致。

ACD 的发病机制尚存在争议,主要有:①微创伤性理论,即创伤或重体力劳动后动脉外膜继发性变性;②发育理论,即膝关节内膜的黏蛋白分泌细胞移行至动脉外膜,多年后形成囊性病变;③关节(滑膜)理论,即从邻近膝关节腔滑囊囊肿移行至血管分叉所致;④血管外膜退行性变理论。

(三)临床表现

ACD 主要表现为间歇性跛行,与吸烟或糖尿病无关。临床症状可突然出现,或存在较长的潜伏期。受累肢体发凉,末端麻木不适。累及下肢动脉时,静息或行走后疼痛;累及上肢时,有手痛或臂痛。动脉管腔狭窄时,远端肢体动脉搏动减弱或消失。

(四)超声检查

1. 二维灰阶超声　可见包绕受累动脉的不规则椭圆形囊性无或低回声(图 8-2-1-58),可为单囊,也可为多囊,囊内张力较高,可压迫动脉使动脉管腔内径不等,严重时可致动脉闭塞。囊肿向心性包绕动脉,可呈"沙漏征"外观;囊肿偏心性包绕动脉,则呈"弯刀征"。动脉内膜面一般较光滑。二维灰阶超声还可以显示囊肿有无与关节腔相通,从而帮助判断其发病机制。

2. 彩色多普勒超声　动脉受压程度不同,动脉管腔内彩色多普勒血流束宽度不同,可呈五彩镶

嵌样加速血流信号,严重者呈暗淡细条状血流信号(图 8-2-1-59),闭塞时血流信号缺失。囊性结构内无血流信号。

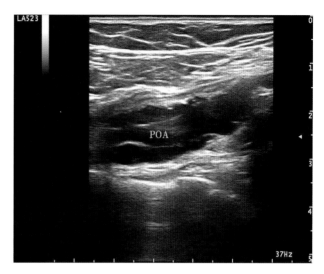

图 8-2-1-58　腘动脉外膜囊性病变二维灰阶超声图
血管周边多个囊性结构与腘动脉(POA)紧密相连,腘动脉受压管腔内径节段性变窄

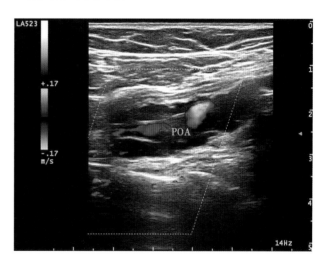

图 8-2-1-59　腘动脉(POA)严重狭窄处的血流彩色多普勒超声图
腘动脉受压,管腔内血流束变细,信号暗淡

3. 频谱多普勒超声　动脉狭窄处血流可以加速;动脉几近闭塞时,血流速度明显减低。狭窄动脉远端血流速度波形呈低速低阻"小慢波"样改变。

(五)相关检查

1. CT 和 MR　CT 可显示液体密度性质的肿物呈环状压迫动脉,可显示动脉局部狭窄,动脉形态呈"弯刀征"或"沙漏征",但与 MR 相比,由于密度分辨力低,无法显示多囊结构;且 CT 有时会将 ACD 判断为动脉瘤或血栓。MRA 有助于诊断 ACD,T_1 加权图像显示壁内肿物呈均质低信号强度;T_2 加权或液体敏感序列显示为高信号强度,这些与囊肿表现

特征相一致。有报道显示 MR 还可以帮助评估外膜囊肿和相邻关节是否相通。

2. **DSA** 可显示动脉局部狭窄，动脉形态呈"弯刀征"或"沙漏征"，或完全闭塞；一般无血管狭窄后扩张。虽然传统的血管造影被认为是 ACD 诊断的"金标准"，但其仅能显示管腔狭窄，故随着切面图像的出现，其作用明显下降。

（六）鉴别诊断

1. **动脉粥样硬化**（atherosclerosis，AS） 也可以导致腘动脉狭窄，下肢活动后腿痛。但 AS 常见于老年人，患者多存在动脉硬化性心血管疾病危险因素，如高血压、高血脂、高血糖等；超声显示动脉内中膜增厚或斑块形成，而 ACD 患者多无动脉硬化性心血管疾病危险因素，动脉内膜常较光滑。

2. **腘动脉挤压综合征**（popliteal artery entrapment syndrome，PAES） 累及腘动脉的 ACD 和 PAES 均可引起下肢缺血，ACD 患者屈膝时足部脉搏消失，而 PAES 患者则是足主动跖屈或被动背屈、腓肠肌收缩时足部动脉搏动消失，两者超声表现也不同，ACD 表现为腘动脉外膜的囊性病变，PAES 则多为腘动脉走行异常或腓肠肌走行和 / 或解剖异常致使腘动脉受压；前者一般没有变窄后扩张，后者可合并动脉变窄后瘤样扩张。

（七）临床意义

与其他影像学相比，超声可提供更为准确的病理生理信息，敏感性更高，往往成为确诊 ACD 的检查方法，CT 和 MR 造影有助于进一步分析该疾病累及的范围。除诊断外，超声还可以引导经皮囊肿穿刺，但由于囊液黏稠度高，且常为多囊，穿刺后极易复发。

（袁丽君）

十、颈动脉体瘤

（一）概述

颈动脉体瘤是发生于颈总动脉分叉部颈动脉体的肿瘤，是一种少见的化学感受器瘤，为非嗜铬性副神经节瘤，属良性肿瘤。颈动脉体瘤多在青春期后发病，多见于 40～50 岁成人，儿童少见，女性略多于男性。肿瘤生长速度缓慢，单侧病变一般无家族史，双侧颈动脉体瘤大多可有家族史。90% 患者为散发性，常为单侧，10% 患者为家族性。散发患者中双侧发病率约 8%，而家族性患者中双侧发病率增至 38%。

颈动脉体瘤与颈动脉关系密切，且血供丰富，极易出血，一旦确诊，主张手术切除。5%～10% 颈动脉体瘤可发生恶变。恶性诊断依据一般是肿瘤发生区域淋巴结或远处转移或术后复发。

（二）病理生理

颈动脉体来源于外胚层与神经管之间的神经嵴，属于副神经组织，颈动脉体瘤位于颈总动脉分叉部的外膜内，是人体的化学感受器。颈动脉体瘤病因不明，高原地区人群发病率较高，故一般认为与慢性缺氧有关：长期慢性低氧刺激使颈动脉体代偿性增生，最终形成颈动脉体瘤。

（三）临床表现

早期一般无自觉症状，主要表现为颈部下颌角下方无痛性肿块。肿瘤增大压迫周围颈总动脉引起头晕等脑缺氧症状；压迫喉返神经可出现声音嘶哑等症状；压迫交感神经出现 Horner 综合征；压迫颈动脉窦引起心跳减慢、血压下降、晕厥等症状。

颈动脉体瘤的最典型体征是 Fontaine 征：下颌角下的颈部肿块附着于颈总动脉分叉部位，肿块可水平方向移动少许，但不沿颈动脉方向移动。

恶性颈动脉体瘤浸润周围神经，可出现声音嘶哑、喝水呛咳等喉返神经受累症状，及舌神经受累所引起的舌肌萎缩，舌运动受限等。

（四）超声表现

1. **二维灰阶超声** 颈动脉分叉处可探及低回声肿块，边界清晰，内部回声较均匀，可包绕颈内动脉、颈外动脉，使颈动脉夹角增宽（图 8-2-1-60）。

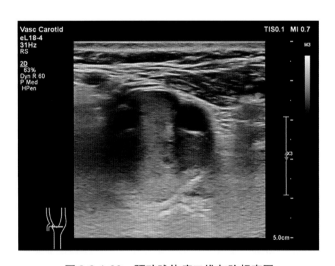

图 8-2-1-60 颈动脉体瘤二维灰阶超声图
左侧颈动脉分叉处、颈内动脉和颈外动脉之间为低回声，其边界清楚，颈内、颈外动脉夹角增大

2. **彩色多普勒超声** 低回声肿块内部可见丰富的血流信号（图 8-2-1-61）。

3. **频谱多普勒超声** 于低回声肿块内部血流处可探及低阻的动脉频谱（图 8-2-1-62）。

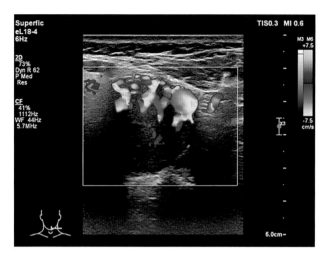

图 8-2-1-61 颈动脉体瘤彩色多普勒超声图
低回声肿块内部可见丰富的血流信号

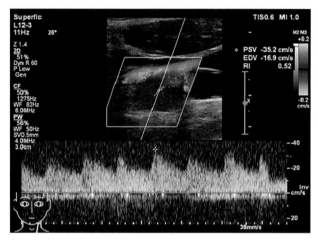

图 8-2-1-62 颈动脉体瘤频谱多普勒超声图
低回声肿块内部探及低阻的动脉频谱，PSV = 35.2cm/s，EDV = 16.9cm/s，RI = 0.52

（五）相关检查

1. **CT/CTA、MRI/MRA** 颈动脉体瘤 CT 平扫呈等密度或稍高密度，边界清晰，形态规则，增强扫描可见肿块明显强化，还可显示肿块范围、部位以及与血管间的关系，为手术提供重要的参考依据。

颈动脉体瘤的典型 MRI 表现为 T_1WI 低信号、T_2WI 高信号。MRA 冠状面观因颈动脉分叉处角度增大形成"高脚杯状"改变；相对于健侧，横断面颈外动脉、颈内动脉、颈外静脉三者间距明显加大。

2. **选择性颈动脉造影** 为诊断颈动脉体瘤的"金标准"，典型表现为颈内、颈外动脉起始部杯样增宽，颈内、颈外动脉间密度增高的软组织影，呈多血管病变；滋养血管来自颈外动脉分支。

（六）鉴别诊断

1. **神经源性肿瘤** 神经源性肿瘤多位于颈部大血管的浅面，不包绕血管，其内可见囊变区，相对

于颈动脉体瘤其内部血流稀疏，颈内、颈外动脉夹角无增大。超声如能追踪到相应的起源神经组织可明确诊断。

2. **淋巴结肿大** 肿大淋巴结常为多发，可见皮髓质分界及淋巴门结构，也可以相互融合。多位于颈部大血管的浅面，一般不会包绕血管生长，颈总动脉分叉角度不增大。

3. **颈动脉瘤** 颈动脉真性动脉瘤表现为颈动脉局部管腔扩张，动脉管壁不厚或略厚，颈动脉假性动脉瘤表现为颈动脉管腔旁的局限性厚壁囊腔，与颈动脉管腔相通。

（七）临床意义

彩色多普勒超声检查可显示颈动脉体瘤病变范围，也可显示颈动脉体瘤侵袭颈动脉管壁的程度，是首选的影像学诊断方法。

（勇 强）

第二节 静 脉 疾 病

一、静脉瓣膜疾病

（一）原发性大隐静脉曲张

1. **概述** 原发性、单纯性下肢浅静脉曲张以大隐静脉曲张为主，单纯性的小隐静脉曲张较少见，可双侧先后分别发病，以左下肢多见。

大隐静脉是全身最长的浅静脉，原发性大隐静脉曲张是一种常见静脉疾病，约占下肢静脉曲张的90%，患病年龄为30～70岁，女性发病多于男性，好发于长期从事体力劳动、长久站立的工作者。典型表现是整个患肢表面可见迂曲、隆起的浅静脉，严重者呈团状并可延至腹股沟区，站立时尤其明显。大隐静脉曲张患者易并发血栓性静脉炎及血栓形成，外伤时会造成曲张的大隐静脉急性破裂，引起较严重的出血。

2. **病理生理** 原发性大隐静脉曲张的病因主要为静脉壁薄弱和静脉瓣膜缺陷，造成大隐静脉瓣膜的"单向阀"功能失效，大隐静脉内血液发生倒流，使大隐静脉扩张、血流淤滞，合并于股总静脉汇合处的大隐静脉隐股瓣膜关闭不全时，可造成下肢静脉回流障碍。

后天性大隐静脉曲张的病因为静脉内压力升高，重体力劳动、妊娠、长期慢性咳嗽、长期久站等造成的静脉内压力升高，导致静脉瓣膜松弛、瓣叶闭合不完全，形成静脉瓣膜相对关闭不全，静脉扩张。

由于静脉瓣膜与静脉壁的强度离心越远越差，而静脉内压力却离心越远越高，因此，本病远期进展明显加速，且小腿部静脉曲张远比大腿明显，疾病晚期出现的皮肤萎缩、色素沉着、湿疹和皮肤溃疡形成等皮肤营养障碍，以足靴区为著。

3. 临床表现 主要临床表现为下肢浅静脉迂曲、扩张及足靴区色素沉着、皮肤萎缩、湿疹及溃疡形成等皮肤营养性改变。

4. 超声检查

（1）二维灰阶超声：静脉管腔结构清晰，管腔迂曲、增宽，腔内呈无回声，瓦氏动作时静脉管径较平静呼吸时明显增大，最多可达 200%，横断面扫查时，探头加压，静脉管腔可消失。

（2）彩色多普勒超声：静脉管腔内彩色血流充盈良好，无明显充盈缺损，挤压小腿可见血管内血流完全充盈并伴有血流加速，出现彩色混叠，瓦氏动作时静脉管腔内血流由蓝色变为红色，而后再次出现蓝色血流（图 8-2-2-1）。

（3）频谱多普勒超声：由于静立位、仰卧位时曲张静脉内血流为向心性，而行走状态、小腿肌肉收缩时血液向远端倒流，因此下肢静脉反流检查应采用站立位，且被检测部位处于不负重状态。

下肢静脉反流诱发方式包括：①小腿血压袖带加压 45mmHg 放松后试验；②挤压小腿放松后试验；其中小腿血压袖带加压法能够避免操作者对检测结果的主观影响。

正常静脉频谱形态随呼吸发生周期性改变，瓦氏动作时静脉内可见明显反向血流（图 8-2-2-2）。

判断静脉反流的常用指标主要有反流速度（V_{max}），反流持续时间（valve closure time，VCT）和反流量（Q）。由于呼吸和加压方式影响定量分析，目前国内、外判断下肢静脉反流的半定量、定量标准仍存有争议。较一致的观点是认为正常人 VCT≤0.5s，静脉瓣膜功能不全者 VCT≥1.0s。

（4）静脉曲张治疗的超声术前评价、术中监测与疗效评估

1）静脉曲张腔内微创治疗超声术前评价：主要包括①患肢深浅静脉有无血栓；②患肢深浅静脉有无反流；③测量曲张静脉内径；④标记浅表曲张静脉。

2）静脉曲张热消融治疗超声术中监测：主要包括①准确定位进针位置，一般将热消融导管尖端放置于距离隐股静脉交界 2cm 处，以保护隐股静脉交界处血流，减少深静脉血栓形成的可能；②监测热消融治疗情况；③明确热消融治疗后大隐静脉主干的血流情况。

3）静脉曲张硬化剂治疗的超声疗效评估：利用 CDFI 检查对曲张静脉的形态学和血流动力学进行评价。静脉曲张硬化剂治疗效果的超声判定标准①未成功：静脉最大反流持续时间＞1s，下肢静脉曲张改善不明显，超声检查存在明显血液反流；②部分成功：静脉最大反流持续时间＜1s，下肢静脉曲张基本消失或存在微小曲张，超声检查显示存在轻微血液反流；③成功：下肢静脉曲张消失，超声检查未见血液反流（图 8-2-2-3）。

5. 相关检查 下肢静脉顺行造影可明确大隐静脉通畅情况以及瓣膜功能。

6. 鉴别诊断

（1）下肢先天性动静脉瘘继发的浅静脉曲张：先天性动静脉瘘的患肢常较健肢长且粗大，患肢局部可扪及震颤并可闻及血管杂音，血管造影可确诊。

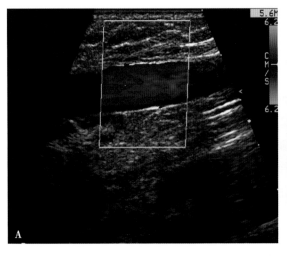
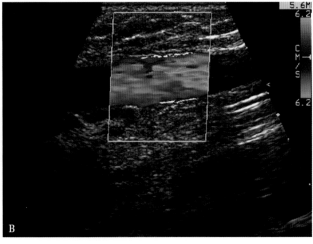

图 8-2-2-1 大隐静脉反流彩色多普勒超声图

A. 静息状态大隐静脉管腔彩色血流充盈好，彩色血流呈蓝色；B. 瓦氏动作后大隐静脉可见明显彩色血流呈红色（反向）

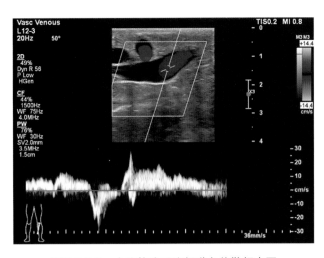

图 8-2-2-2　大隐静脉反流频谱多普勒超声图
挤压小腿放松后大隐静脉可见明显反向彩色血流出现，最大反流速度为30cm/s，反流持续时间>1s

（2）下肢深静脉血栓形成后继发的浅静脉曲张：下肢深静脉血栓形成早期可出现代偿性浅静脉扩张，彩色多普勒超声检查可明确诊断。

（3）下腔静脉阻塞引发的下肢浅静脉曲张：下腔静脉阻塞后引起双下肢肿胀及浅静脉曲张，双下肢浅静脉曲张同时伴有下腹壁、臀部、腰背部甚至下胸壁浅静脉曲张，一旦经彩色多普勒超声检查、CTV、静脉造影检查发现下腔静脉阻塞即可明确诊断。

（4）静脉畸形骨肥大综合征：静脉畸形骨肥大综合征较少见，多于出生后或幼儿行走时被发现，并随年龄增长而加重，典型的三联征表现为①广泛、多发性葡萄酒色血管痣（瘤）；②患肢较健侧增粗、增长；③浅静脉曲张。部分患者可伴有多趾、巨趾、

并趾畸形及淋巴系统异常。本病一般不难鉴别，鉴别困难者，血管造影可确诊。

7. 临床意义　彩色多普勒超声检查可明确是否为单纯性、原发性大隐静脉曲张以及静脉反流部位，是首选的影像学诊断方法，目前已基本取代静脉造影检查。

（二）原发性下肢深静脉瓣膜功能不全

1. 概述　原发性下肢深静脉瓣膜功能不全是1980年由Kistner命名的一种下肢静脉系统疾病。

不同于深静脉血栓形成后瓣膜关闭功能不全（继发性深静脉瓣膜功能不全）及单纯性下肢静脉曲张，原发性下肢深静脉瓣膜功能不全是指在深静脉无血栓形成情况下，由于深静脉瓣膜不能完全关闭，引起不同程度的静脉血液逆流。原发性下肢深静脉瓣膜功能不全发病率为61.4%，下肢深静脉血栓形成后遗症为12%，单纯性大隐静脉曲张为26.5%。

原发性下肢深静脉瓣膜功能不全患者出现患肢沉重、酸胀、乏力，并可有表浅静脉曲张、色素沉着、皮炎、肿胀和经久不愈的溃疡。

下肢浅静脉曲张是深静脉瓣膜关闭不全的主要表现之一，因此，明显浅静脉曲张患者均应注意除外是否同时合并下肢深静脉瓣膜功能不全。

2. 病理生理　原发性下肢深静脉瓣膜功能不全的发病原因至今尚未完全明确，可能的病因包括：

（1）先天性因素：①先天性静脉壁薄弱，静脉瓣膜发育不良；②深静脉瓣膜发育异常：瓣膜虽然为三叶瓣膜但不在同一平面、单叶瓣、瓣膜缺如，均可造成静脉瓣膜失去正常的关闭功能。

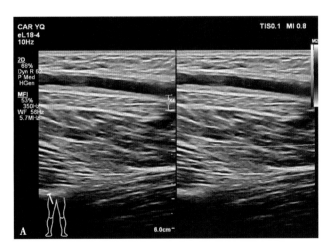
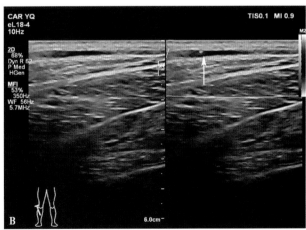

图 8-2-2-3　右侧大隐静脉热消融治疗术后二维灰阶超声及彩色多普勒超声图
A. 右侧大隐静脉膝上段管腔内可见低回声，静脉管壁明显增厚、静脉管腔无明显变细，右侧大隐静脉膝上段管腔内未见明显彩色血流充盈；B. 右侧大隐静脉膝下段管腔内可见低回声，静脉管腔明显变细，右侧大隐静脉膝下段明显变细，管腔内仅可见星点状彩色血流（箭头）

（2）后天性因素

1）静脉回流负荷增大：长时间从事体力劳动、长期站立或坐位者由于静脉回流超负荷，引起静脉管腔扩大，造成瓣膜相对变短而导致静脉瓣膜关闭不全。

2）小腿肌肉泵作用降低：小腿肌肉泵软弱、乏力，引起静脉血液淤滞，造成静脉高压，静脉血液在重力作用下，造成股浅静脉第一对瓣膜及其远侧股浅静脉的瓣膜受损，导致静脉瓣膜关闭不全。

3. 临床表现　根据患者症状、体征的严重程度，可分为轻度、中度、重度。

（1）轻度：下肢重垂不适，浅静脉曲张，踝部轻度肿胀。

（2）中度：足靴区皮肤色素沉着，皮下组织纤维化，但尚无溃疡，久站后可出现胀痛，患肢中度肿胀。

（3）重度：站立后疼痛、肿胀更为明显，浅静脉明显曲张，足靴区伴有广泛性色素沉着，湿疹和溃疡。

4. 超声检查

（1）二维灰阶超声：静脉管腔结构清晰，腔内呈无回声，瓦氏动作时静脉管径较平静呼吸时明显增大，最多可达 200%，横断面扫查时，探头加压，静脉管腔可消失。

（2）彩色多普勒超声：静脉管腔内彩色血流充盈良好，无明显充盈缺损，挤压小腿血管内血流完全充盈并伴有血流加速（混叠），瓦氏动作时静脉管腔内血流由蓝色血流变为红色，而后再次出现蓝色血流（图 8-2-2-4）。

（3）频谱多普勒超声：静脉呈随呼吸周期性改变的血流频谱，瓦氏动作时静脉内可见明显反向血流（图 8-2-2-5）。

5. 相关检查

（1）下肢静脉顺行造影：患者取平卧位，经足背浅静脉注入造影剂，观察浅静脉与交通支静脉有无扩张、逆流。

（2）下肢静脉瓣膜功能评价

1）下肢深静脉瓣膜功能不全：瓦氏动作时显示含有造影剂的股、腘静脉自瓣膜近心端向大、小隐静脉远侧逆流。

2）下肢交通支静脉瓣膜功能不全：交通静脉扩张、迂曲，瓦氏动作时显示含有造影剂的深静脉血自瓣膜近心端向交通支静脉逆流。

（3）下肢静脉逆行造影

1）检查方法：患者呈与水平面成 60° 的体位或站立位，股静脉插管后，经导管注射造影剂，利用注射造影剂的方向、压力和造影剂的重力使造影剂向足部方向流动的方法，逐一检查每一个瓣膜。

2）下肢深静脉瓣膜功能分级（Kistner 分级）：根据造影剂向下肢远侧逆流的范围，将下肢深静脉瓣膜功能分为五级：

① 0 级：无造影剂向远侧泄漏。

② I 级：有造影剂逆流，不超过大腿近端。

③ II 级：造影剂逆流不超过膝关节平面。

④ III 级：造影剂逆流超过膝关节平面。

⑤ IV 级：造影剂向远侧逆流至小腿深静脉，可达踝部。

其中 0 级表示下肢深静脉瓣膜关闭功能正常；I ～ II 级应结合临床表现加以判断；III ～ IV 级表示瓣膜关闭功能明显受损。

6. 鉴别诊断　原发性下肢深静脉瓣膜关闭不全与深静脉血栓后遗症的继发性深静脉瓣膜功能不

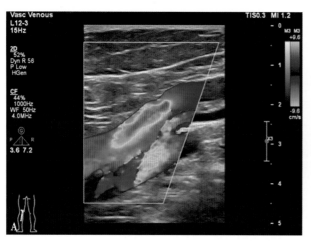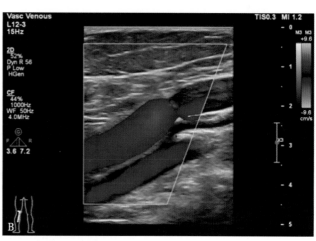

图 8-2-2-4　腘静脉反流彩色多普勒超声图

A. 静息状态右侧腘静脉与腘动脉彩色血流方向相反，呈蓝色（无倒流）；B. 挤压小腿放松后右侧腘静脉与腘动脉彩色血流方向相同，呈红色（出现倒流）

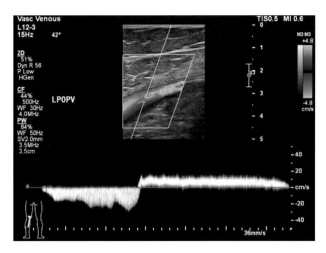

图 8-2-2-5　腘静脉反流频谱多普勒超声图
挤压小腿放松后腘静脉可见明显反向彩色血流出现，最大反流速度为20cm/s，反流持续时间＞1.4s

全的临床表现相似，两者均表现为深静脉存在反流，前者深静脉无血栓形成，可行静脉戴戒术、静脉瓣膜修补、静脉瓣膜移植术，而后者一般采用弹力绷带或弹力袜保守治疗，由于两者处理方法不同，必须要进行鉴别。

7. 临床意义　彩色多普勒超声检查多作为下肢深静脉瓣膜功能的筛查方法，有助于鉴别原发性与继发性下肢深静脉瓣膜功能不全。

（三）交通支静脉瓣膜功能不全

1. 概述　正常情况下，足背深静脉血经交通支静脉流向浅静脉，而下肢其余部分是浅静脉血经交通支静脉流向深静脉，当交通支静脉瓣膜关闭不全时，下肢深静脉血经交通支静脉流向浅静脉。约2/3足靴区溃疡患者存在交通支静脉瓣膜关闭不全，因此，交通支静脉反流对下肢皮肤营养性改变有重要意义。

2. 病理生理　当深静脉和交通支静脉功能正常但下肢浅静脉（大隐、小隐静脉）瓣膜功能不全时，下肢浅静脉血经关闭不全的静脉瓣膜向远侧浅静脉倒流，并经瓣膜功能正常的交通支静脉流入深静脉，随病程进展，下肢深静脉因其血流量的增加而发生扩张和扭曲，引起深静脉瓣膜关闭不全，导致下肢深静脉出现倒流性病变。随着下肢深静脉倒流性病变不断加重，腘静脉、小腿深静脉逐渐受累，造成交通支静脉扩张、瓣膜受损，导致交通支静脉瓣膜功能不全，从而引起内踝部（足靴区）皮肤变薄、色素沉着、溃疡形成。

因此，下肢交通支静脉瓣膜出现瓣膜关闭不全后，可累及下肢浅静脉和深静脉系统，进而引起整个下肢静脉系统病变。

下肢静脉高压和瓣膜结构不良是引起交通支静脉瓣膜关闭不全的主要原因。

3. 临床表现　绝大多数交通支静脉瓣膜关闭不全同时伴有下肢深、浅静脉瓣膜关闭不全，可有下肢深、浅静脉瓣膜功能不全的相应临床表现，常有下肢皮肤萎缩、脱屑、色素沉着、皮肤和皮下组织硬结、湿疹和难愈性溃疡等较严重的皮肤营养性障碍表现。

4. 超声检查

（1）二维灰阶超声：可见交通支静脉管腔迂曲、增宽，管腔内透声好，探头加压后管腔可被压瘪（图8-2-2-6）。

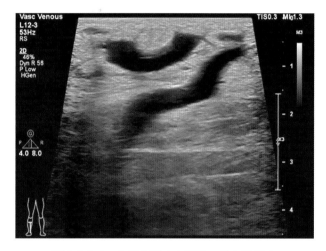

图 8-2-2-6　右侧小腿穿支静脉二维灰阶超声
右侧小腿穿支静脉迂曲增粗，直径约4.3mm

（2）彩色多普勒超声：可见反向血流自迂曲、增宽的交通支静脉管腔流向浅静脉（图8-2-2-7）。

（3）频谱多普勒超声：迂曲、增宽的交通支静脉管腔内可探及反向血流频谱（图8-2-2-8）。

5. 相关检查　下肢静脉顺行造影可诊断下肢交通支静脉瓣膜功能不全，造影表现为交通支静脉扩张、迂曲，瓦氏动作时显示含有造影剂的深静脉血自瓣膜近心端向交通支静脉逆流。

6. 鉴别诊断

（1）原发性大隐静脉瓣膜关闭不全：下肢深静脉瓣膜关闭不全常常合并原发性大隐静脉、交通支静脉瓣膜关闭不全，因此，必要时需行下肢顺行、下行性静脉造影检查以确定原发单纯性大隐静脉瓣膜关闭不全。

（2）下肢深静脉血栓形成后综合征：深静脉血栓机化再通、侧支循环良好、病史较长的慢性下肢深静脉血栓形成患者可能以踝部皮肤改变为主要表现，需要明确是否同时合并交通支静脉瓣膜功能不全。

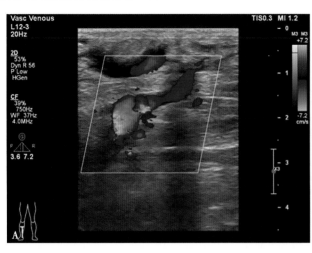
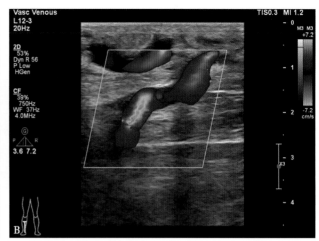

图 8-2-2-7 右侧小腿穿支静脉反流彩色多普勒超声图

A. 静息状态右侧小腿穿支静脉彩色血流呈蓝色（无倒流）；B. 挤压踝部放松后，右侧小腿穿支静脉彩色血流呈以红色为主五色镶嵌状（出现倒流）

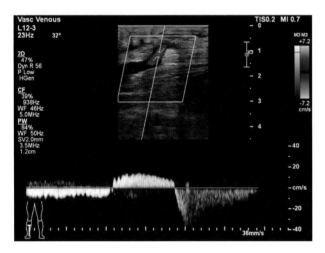

图 8-2-2-8 右侧小腿穿支静脉反流频谱多普勒超声图

挤压踝部放松后，右侧小腿穿支静脉可见明显反向彩色血流出现，最大反流速度为 40cm/s，反流持续时间 > 1.2s

（3）下肢淋巴水肿：下肢淋巴水肿可引起下肢肿胀，以小腿、踝部、足背部为著，并伴皮肤增厚，且无明显皮肤色素沉着及溃疡。而交通支静脉瓣膜关闭不全引起的下肢肿胀，以小腿为著，并伴踝部皮肤萎缩、脱屑、色素沉着、皮肤和皮下组织硬结、湿疹和难愈性溃疡等较严重的皮肤营养性障碍表现。

（4）K-T 综合征：K-T 综合征可出现明显的下肢肿胀以及踝部皮肤色素沉着、难愈性溃疡等与交通支静脉瓣膜关闭不全相似的表现，但 K-T 综合征属先天性血管畸形，具有浅静脉曲张、肢体粗长、皮肤血管瘤的三联征，二者较易鉴别。

（5）下肢动静脉瘘：先天性动静脉瘘也可出现浅静脉曲张、色素沉着、皮炎及溃疡的表现，但先天性动静脉瘘幼年出现、肢体粗大增长，并可闻及血管

杂音，因此二者一般不难鉴别，鉴别困难者可行动脉造影检查确诊。

7. 临床意义 目前彩色多普勒超声检查是检测下肢交通支静脉瓣膜关闭不全的首选影像学方法，除非进行静脉瓣膜手术，否则不采用下肢静脉造影检查。彩色多普勒超声检查是下肢交通支静脉瓣膜关闭不全最准确的定位检查手段，常于术前一天行超声检查并用记号笔标记交通支静脉位置。

8. 注意事项

（1）患严重下肢交通支静脉瓣膜功能不全时，在静息状态下就可观察到反流现象。可采用瓦氏动作、挤压远端肢体放松试验以诱发交通支静脉反流。有报道采用探头局部加压释放试验方法进行诱发试验，其方法是探头局部加压致交通支静脉管腔消失后，快速解除加压。

（2）Phillips 等认为交通支静脉瓣膜功能不全内径大于 4mm，正常交通支静脉小于 3mm。

参照 Nelzen 和 Rutherford 的标准，交通支静脉功能不全的超声诊断标准为：①交通支静脉直径≥2mm；②静脉最大反流持续时间 > 0.5s。

（勇 强）

二、深静脉血栓

在 1856 年，德国病理学家 Virchow 提出静脉血栓形成的三大因素：①血液淤滞；②血管壁损伤；③血液成分的改变。无论何种原因导致的静脉血栓，其根本机制都可归结为这三要素。根据血栓形成的时间分为急性、亚急性和慢性。急性血栓：急性血栓指形成时间小于 14d 的血栓。初期可为孤立

性血栓,大多数孤立血栓产生于小腿腓肠肌或比目鱼肌静脉内(外周型),或股静脉、腘静脉的瓣叶与管壁之间血流缓慢淤滞的瓣窝区域(中央型)。小腿肌间静脉内血栓可经胫后静脉、腓静脉向上蔓延至整个肢体。血栓也可由股静脉向下延伸至小腿的静脉内。急性血栓最严重的并发症是血栓脱落,随血液游走栓塞肺动脉,可导致患者死亡。当患者存在心脏疾病,心内血液存在右向左分流时,静脉栓子可经由缺损从右心系统进入左心系统,从而导致动脉栓塞,又名矛盾性栓塞或反向栓塞,发生在脑部者可导致脑卒中。亚急性血栓:亚急性血栓指形成时间为14d～6个月的血栓。此时血栓开始收缩变小、纤维化,与管壁粘连紧密,管腔开始部分再通。慢性血栓:慢性血栓指形成时间超过6个月的血栓。血栓完全机化,被纤维结缔组织取代,残留于管壁的机化血栓可导致管壁增厚,管腔内残留的血栓机化形成形状不规则的条索状粘连带,可导致钙盐沉积,进而损伤静脉瓣膜,导致血液逆流,静脉压增高,静脉回流障碍,浅静脉代偿性的增粗扭曲,最终导致皮肤营养性改变,色素沉着、变硬,甚至皮肤溃烂。

(一)上肢深静脉血栓

1. **概述**　上肢深静脉血栓形成较少见,约占深静脉血栓的4%,分为原发性和继发性两类。随着静脉置管等的广泛开展,上肢静脉血栓发病率呈上升趋势。

2. **病理生理**　1949年Hughes首先将健康成人出现的无明确病因学、病理学依据的急性上肢静脉闭塞称为Paget-Schroetter综合征。

原发性上肢深静脉血栓形成的主要原因为上肢的体位改变或强力活动、胸廓出口综合征等原因造成锁骨下静脉因反复损伤而引起的内膜增厚,最终导致血栓形成,故原发性腋-锁骨下静脉血栓形成又被称为"受挫性"静脉血栓形成(奋力综合征)。

继发性上肢深静脉血栓形成的主要原因为医源性创伤(占30%～70%),如中心静脉穿刺、导管置入、起搏器安装、放射治疗等;此外还包括一氧化碳中毒、心力衰竭、妊娠、口服避孕药、血液透析所致动静脉瘘、凝血和纤溶功能障碍、癌肿、第1肋或锁骨骨折等。

3. **临床表现**　上肢深静脉血栓形成的四大主要症状为上肢肿胀、疼痛、皮肤青紫和浅静脉曲张。

4. **超声检查**

(1)二维灰阶超声:锁骨下静脉、腋静脉、肱静脉等上肢深静脉血栓的直接征象是病变部位的静脉管腔内显示微弱、低-中等回声血栓,血栓常包裹置入的导管、起搏器导线等(图8-2-2-9)。间接征象是二维灰阶超声示病变部位的静脉管腔扩张,不能压瘪,瓦氏动作时管腔无变化。

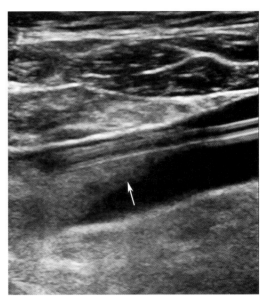

图8-2-2-9　PICC置管后右侧腋静脉血栓二维灰阶超声图
二维灰阶超声显示静脉置管周围可见弱回声的血栓(箭头)

(2)彩色多普勒超声:病变部位的静脉管腔内血流消失或充盈缺损(图8-2-2-10)。

(3)频谱多普勒超声:病变部位的管腔内无血流信号,阻塞远端血流速度减慢,可无自发性血流频谱,代之不随呼吸变化的连续性血流频谱;瓦氏动作及挤压远端肢体放松后血流频谱改变不明显。

5. **相关检查**

(1)CT和MRI:CT和MRI可清楚显示上肢深血栓形成的范围及静脉受压的情况。

(2)深静脉造影:深静脉造影是确诊手段,可清楚显示上肢深血栓形成的范围、瓣膜的功能及侧支循环建立情况。

6. **鉴别诊断**　除上肢深静脉血栓形成可引起上肢水肿外,以乳腺癌切除后的上肢淋巴水肿最为常见,超声检查发现淋巴水肿通常仅为皮下组织增厚,静脉管腔内无异常回声,以此可与静脉血栓鉴别。此外,锁骨上、腋窝处的肿物造成局部静脉受压也可引起上肢肿胀,超声检查可发现肿物压迫静脉血管使其变窄甚至闭塞,受压处静脉管腔变窄处血流速度加快,闭塞时无血流信号,而静脉管腔内无实质性回声充填。

7. **注意事项**　上肢深静脉血栓常与静脉穿刺、置管有关,置管常规穿刺贵要静脉;输液时主要穿

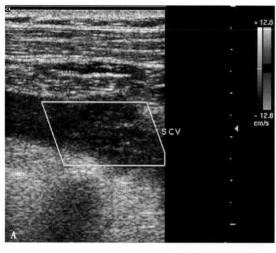
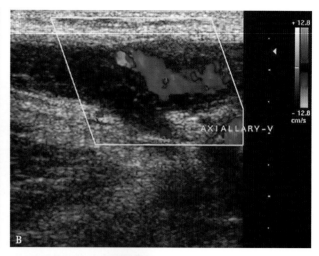
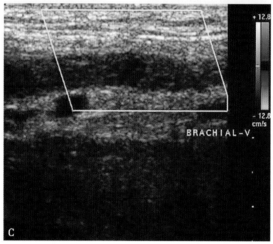

图 8-2-2-10　左侧锁骨下、腋、肱静脉急性血栓形成彩色多普勒超声图

A. 左侧锁骨下静脉（SCV）管腔内充满低回声，管腔内无彩色血流信号；B. 左侧腋静脉（AXIALLARY-V）管腔内充满低回声，远端管腔内可见不规则变细的彩色血流；C. 左侧肱静脉（BRACHIAL-V）管腔内充满低回声，管腔内彩色血流不充盈

刺头静脉及其属支，容易导致浅静脉血栓，浅静脉血栓可向上蔓延至深静脉，因此，检查上肢深静脉血栓时，需常规检查锁骨下静脉、腋静脉及肱静脉，而前臂的桡静脉及尺静脉无浅静脉汇入，发生血栓的概率小，且其管径较细，发生致死性肺栓塞概率小，因而不做常规检查，仅必要时进行检查。

8. **临床意义**　尽管深静脉造影被认为是诊断上肢深静脉血栓的"金标准"，但彩色多普勒超声可以明确上肢深静脉部位、累及范围，已经成为诊断上肢深静脉血栓的首选影像学检查方法。

（二）下肢深静脉血栓

1. **概述**　下肢深静脉血栓（deep venous thrombosis，DVT）形成是常见的血管疾病之一，是指血液在下肢静脉内凝结形成血凝块而导致的静脉回流障碍性疾病。DVT 的发生率在我国逐年上升，欧美国家发病率约为 1‰。

根据 Virchow 提出的静脉血栓形成三大因素，血液淤滞是 DVT 发生的重要危险因素。骨科手术下肢固定导致的下肢血液淤滞在 DVT 的发病机制中起着重要的作用。DVT 最大的危害是导致肺栓塞，即静脉血栓栓塞症（venous thromboembolism，VTE），肿瘤患者的 VTE 发病风险是一般人群的 4倍，肿瘤相关 VTE 已成为恶性肿瘤患者死亡的第二大原因，约 90% 的恶性肿瘤患者体内存在凝血和纤溶异常。肿瘤细胞可释放组织因子、癌性促凝物质、炎症细胞因子、黏蛋白与黏附因子等促凝物质，触发凝血；肿瘤患者接受手术、放疗、化疗及深静脉置管等抗肿瘤治疗均可导致血管内皮细胞损伤；此外，肿瘤组织本身或肿大的淋巴结压迫周围的血管及恶性肿瘤患者长期卧床，可导致血液淤滞。其他易患 DVT 的高危人群有妊娠、产后、某些免疫病及重症患者。

2. **病理生理** 根据血栓形成的部位分为：中央型、周围型及混合型血栓。中央型即髂-股静脉血栓形成。周围型即小腿深静脉血栓形成，周围型血栓最常发生在小腿比目鱼肌肌间静脉。混合型即全下肢深静脉血栓形成。中央型及周围型均可向下或向上延伸形成混合型。致死性的肺栓塞多为中央型血栓脱落。

3. **临床表现**

（1）急性血栓：DVT 早期部分阻塞静脉时可无特异性表现，继续发展完全阻塞管腔可导致下肢肿胀、疼痛，血栓脱落可导致肺栓塞，出现呼吸困难。

（2）慢性血栓：可导致浅静脉曲张、肢体肿胀、小腿皮肤色素沉着甚至静脉性溃疡等血栓后综合征（图 8-2-2-11），严重者下肢形成经久不愈的溃疡，俗称"老烂腿"，严重影响患者的生活，甚至致残。

4. **超声检查** 超声图上可区分急、慢性血栓，但亚急性血栓与急性血栓不易区分。

（1）急性血栓

1）二维灰阶超声：①部分阻塞的急性血栓往往见于静脉瓣叶与管壁之间的潜在间隙，即瓣窝处，表现为静脉瓣叶与管壁之间局限性的低回声（图 8-2-2-12A）；②部分阻塞也可见于完全阻塞型血栓的尾部，表现为低回声的血栓周围可见无回声的管腔（图 8-2-2-12B），血栓尾部可在管腔内摆动，即漂浮血栓；③部分阻塞的血栓加压时管腔可部分变瘪（图 8-2-2-13）；④完全阻塞性血栓病变部位的静脉管径增粗，管腔内可见低回声、低-中等回声充填（图 8-2-2-14），做压迫试验时静脉管腔不能变瘪。

急性血栓时远端肢体静脉内可见云雾状的红细胞自发显影。

2）彩色多普勒超声：部分阻塞性血栓病变部位的静脉管腔内血流信号充盈缺损（图 8-2-2-15A）；完全阻塞性的血栓病变部位的静脉管腔内无血流信号（图 8-2-2-15B）。

3）频谱多普勒超声：完全阻塞性血栓病变部位的管腔内无血流信号，阻塞远端血流速度减慢，可无自发性血流频谱，呼吸相减弱或者消失，表现为不随呼吸变化的连续性血流频谱（图 8-2-2-16）；瓦氏动作及挤压远端肢体放松后血流频谱改变不明显。

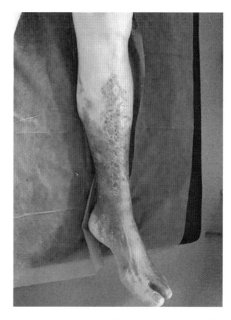

图 8-2-2-11 血栓后综合征患者小腿外观图
左侧小腿及足背浅静脉曲张，皮肤色素沉着

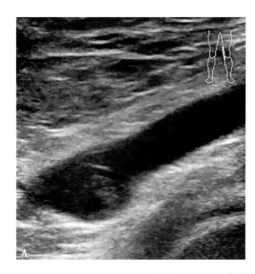
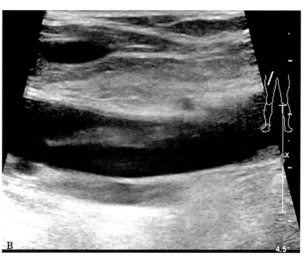

图 8-2-2-12 部分阻塞的急性血栓二维灰阶超声图
A. 左侧腘静脉瓣窝（瓣叶与静脉壁之间的潜在间隙）处急性血栓；B. 右侧股总静脉下段急性血栓尾部，周围有无回声的血液包裹

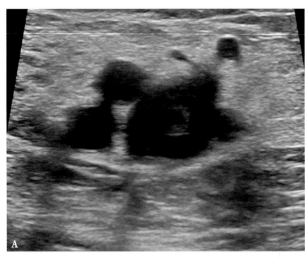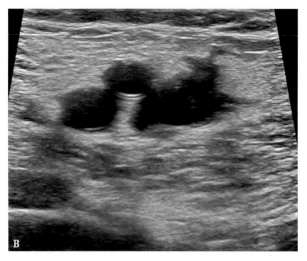

图 8-2-2-13　右侧股总静脉急性部分性血栓压迫试验前、后二维灰阶超声图

A. 压迫试验前股静脉管腔内可见弱回声部分充填；B. 压迫后静脉管径部分变瘪

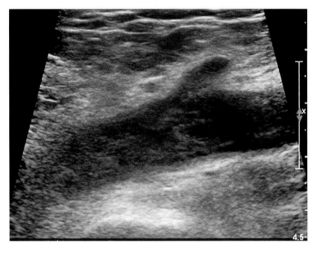

图 8-2-2-14　完全阻塞性急性血栓二维灰阶超声图

股静脉内完全被低回声充填

（2）慢性血栓

1）二维灰阶超声：血栓超过 6 个月后，未再通血栓残留于管壁或管腔，机化形成纤维瘢痕样物质。超声表现为静脉管径变细，管壁增厚，管壁可见稍强回声，管腔可完全为实质性稍强回声充填，若管腔部分再通，则管腔内可见形状不规则、厚薄不均匀的条索状物质（图 8-2-2-17）。若导致血栓后综合征，则可探及大隐及小隐静脉曲张，穿静脉增粗。

2）彩色多普勒超声：若管腔未再通，则管腔内无血流信号；若管腔部分再通则可见血流信号充盈缺损或形成多支蜿蜒走行的血流信号（图 8-2-2-18）。

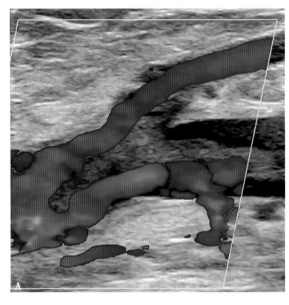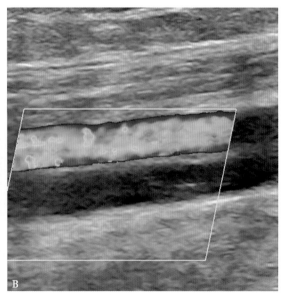

图 8-2-2-15　急性静脉血栓的彩色多普勒超声图

A. 右侧大隐静脉汇入平面的右侧股总静脉部分性阻塞的血栓，静脉管腔边缘可见血流信号；B. 左侧股浅静脉完全性阻塞血栓，CDFI 管腔内未见血流信号（红色为股浅动脉）

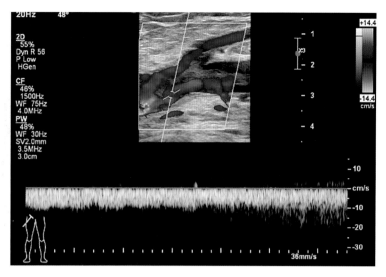

图 8-2-2-16　右侧髂静脉完全性血栓，右侧股总静脉频谱多普勒超声图
右侧股总静脉呼吸相消失，流速减慢

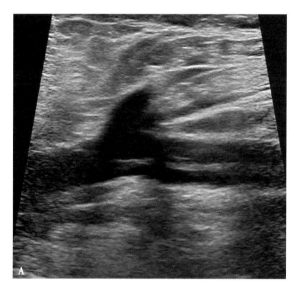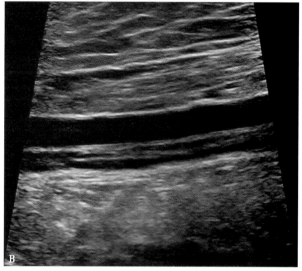

图 8-2-2-17　慢性血栓部分再通二维灰阶超声图
A. 股总静脉内慢性血栓呈条状等回声；B. 股浅静脉管径变细，管腔内慢性血栓呈线状等回声

若导致血栓后综合征，则可探及大隐及小隐静脉曲张、深静脉反流、穿静脉增粗反流。

3）频谱多普勒超声：若近端存在血管阻塞，则可出现呼吸相减弱；若部分再通的管腔内瓣膜功能受损，则可探及超过 1s 的反流信号（图 8-2-2-19）。

5. 相关检查

（1）实验室检查：血 D- 二聚体（D-dimer）是纤维蛋白复合物溶解时产生的降解产物。其敏感性高，但特异性低。手术后、妊娠等其他情况 D- 二聚体也会增高，且会随着年龄的增长而增高，因此在高龄人群中 D- 二聚体的特异性更低。

（2）CT 和 MRI：螺旋 CT 静脉成像能多角度显示血栓的部位及范围，并能显示静脉受压的原因，对大静脉的 DVT 较敏感，表现为静脉内无造影剂或

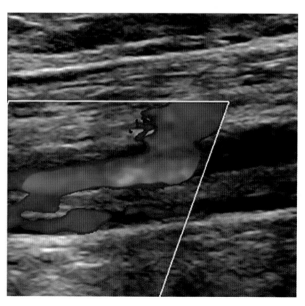

图 8-2-2-18　慢性血栓部分再通彩色多普勒超声图
CDFI 显示股浅静脉管腔内慢性血栓部分再通，血流呈多支

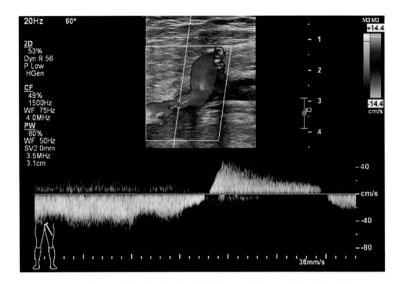

图 8-2-2-19 慢性血栓部分再通伴继发性瓣膜功能不全的频谱多普勒超声图

显示慢性血栓部分再通,管腔内可探及>1s 反流信号

者造影剂充盈缺损。其缺陷是造影剂有过敏及肾毒性风险,有辐射,小腿等部位的小静脉血栓诊断率低。MRI 静脉成像无需使用造影剂进行检查,对盆腔及大腿的 DVT 敏感性高,但价格昂贵,对小腿静脉的 DVT 敏感性低。

(3)血管造影成像:DSA 目前仍被认为是诊断 DVT 的"金标准"。临床高度怀疑 DVT,而超声结果不确定时可行 DSA 检查。其缺点是 DSA 为有创性检查,X 线有辐射,有造影剂过敏及肾毒性可能,价格昂贵,故不作为首选。

6. **鉴别诊断**

(1)静脉肿瘤:血栓需要与静脉肿瘤鉴别,静脉肿瘤较为罕见,较为常见的有静脉平滑肌肉瘤、血管内血管瘤等。血栓随着时间推移发生机化,超声检查显示管径变小,可有部分再通,再通的管腔内为静脉血流信号;而静脉肿瘤随着时间推移逐渐生长,管径增粗,肿块内可探及动脉血流频谱。

(2)腓肠肌腱膜损伤:小腿肌间静脉血栓需要与腓肠肌腱膜损伤鉴别。在临床症状上,腓肠肌腱膜损伤通常表现为突发小腿肿胀伴剧烈疼痛,而肌间静脉血栓往往为慢性小腿肿胀,小腿后侧和小腿内侧肌肉疼痛,Homans 征阳性。超声检查发现腓肠肌腱膜损伤时腓肠肌与比目鱼肌之间出现混合回声团,无血流信号,并不与近段及远段的静脉相通。而肌间静脉位于肌层内部,发生血栓时可见静脉管腔内的实质性回声,部分再通时可见血流信号。

7. **注意事项**

(1)大腿下段收肌管段股静脉在加压时往往不能完全被压瘪,可造成假阳性诊断,在检查时可用左手从大腿后方将肌肉、血管推向探头,使其完全被压瘪。

(2)小腿的血管较多,尤其是两支同名静脉中的一支有血栓时,要注意完整地扫查,避免遗漏。

8. **临床意义** 超声可早期诊断血栓,从而使患者得到及时的治疗,可防止血栓蔓延,预防肺栓塞,保证患者安全;此外,早期及时的治疗可减少血栓后深静脉瓣膜损害、静脉曲张及皮肤溃疡等血栓后综合征的发生。

(文晓蓉)

三、浅静脉血栓

1. **概述** 浅静脉血栓形成是指发生于人体浅表静脉系统的血栓性疾病,可发生于身体各个部位的浅静脉,四肢皮下筋膜内的浅表静脉是本病的高发部位,常累及大隐静脉、小隐静脉、头静脉、贵要静脉及其分支,其次是胸腹壁浅静脉。男女均可发病,以青壮年多见。

浅静脉血栓进一步发展有可能累及深静脉,从而造成严重的后果。

2. **病理生理** 一般认为浅静脉血栓是一种并发症,反复的静脉穿刺、置管、输注各种刺激性强的高渗性溶液、大面积烧伤、外伤以及大手术等可诱发本病。

浅静脉血栓的病因比较明确,主要原因是静脉的曲张,附壁血栓形成引发静脉炎症,而炎症导致血小板聚集、红细胞黏合、有害物质沉淀,最终形成血栓。浅静脉位于皮肤表层,浅静脉血栓在皮肤下走行,一般无其他压力与作用导致血栓的游走与破

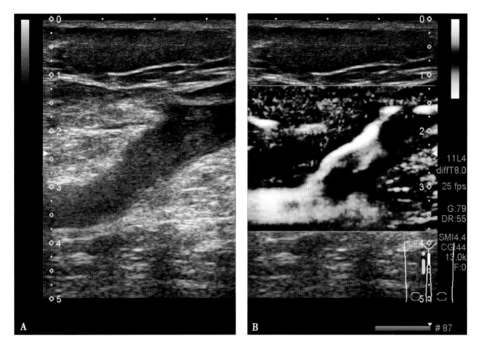

图 8-2-2-20　大隐静脉不完全性血栓形成 SMI 超声图
A. 大隐静脉起始段管腔内可见低回声；B. SMI 见大隐静脉起始段管腔内血流充盈缺损、不规则变细

坏，因此引起肺栓塞的风险比深静脉血栓小很多，但位于大隐静脉隐股瓣膜处的血栓脱落后可进入股静脉，从而随血流进入肺动脉主干及其分支，引起肺栓塞。

3. 临床表现　浅静脉血栓形成时由于炎症反应比较明显，多有血栓局部疼痛、发红、发热、肿胀、皮温升高等表现，并可触摸到皮下条索状肿物。

4. 超声检查

（1）二维灰阶超声：表现为浅静脉附壁低回声或管腔内充满低回声。

（2）彩色多普勒超声 /SMI：不完全性浅静脉血栓形成时，静脉管腔内可见血流充盈缺损、变细（图 8-2-2-20）。完全性浅静脉血栓形成时，静脉管腔内无血流信号充填（图 8-2-2-21）。

（3）频谱多普勒超声：不完全性浅静脉血栓形成时，静脉管腔内可探及静脉频谱。完全性浅静脉血栓形成时，静脉管腔内未探及静脉频谱。

5. 相关检查　一般无需其他影像学方法即可确诊。

6. 鉴别诊断

（1）蜂窝织炎、皮肤结节性多动脉炎、肌腱炎、淋巴管炎等可能会与浅静脉血栓相混淆。根据血栓部位的压痛、肿胀、触及疼痛性索状静脉，以及彩色多普勒超声检查判断浅静脉内有无血栓形成有助于鉴别诊断。

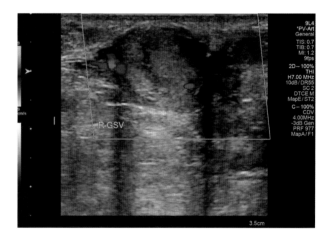

图 8-2-2-21　大隐静脉完全性血栓形成彩色多普勒超声图
大隐静脉中段管腔内充满低回声，未见彩色血流充盈

（2）腘窝囊肿：伴有膝后方疼痛，超声检查显示浅静脉未见血栓形成，易于鉴别。

7. 临床意义　浅静脉血栓位于四肢皮下筋膜内，彩色多普勒超声可以准确判定浅静脉有无血栓以及为完全性或不完全性血栓，是确诊浅静脉血栓的首选影像学检查方法。

（勇　强）

四、静脉瘤

（一）下肢静脉瘤

1. 概述　静脉瘤是指局部静脉壁连续性中断和内膜剥脱而导致静脉出现局部瘤样扩张的一组疾

病。静脉瘤可以发生于全身任何部位,但以下肢较为常见。下肢静脉瘤可见于任何年龄(7~75岁),中年人居多,女性发病略多于男性。静脉瘤的发病率远低于动脉瘤,深静脉瘤的发生率更低。1968年May最早报道腘静脉瘤。Dahl等于1976年报道第一例腘静脉瘤所致的肺栓塞。

2. 病理生理 静脉瘤是由于局部静脉血管壁薄弱,血液流经此处时管壁压力升高,使静脉壁向外膨出所致。

静脉瘤的形成原因除静脉壁内弹力纤维发育不良等先天性或遗传因素外,也与静脉壁硬化、炎症、结缔组织病、怀孕、长时间站立工作及外伤后下肢静脉瓣破损有关。

3. 临床表现 下肢浅表静脉瘤表现为体表包块,深静脉瘤可无明显症状。

4. 超声检查

(1)二维灰阶超声:表现为病变静脉管腔出现局部球形或梭形扩张(图8-2-2-22)。

(2)彩色多普勒超声:局部球形或梭形扩张的静脉管腔内可见彩色血流信号,可呈涡流状(图8-2-2-23)。

(3)频谱多普勒超声:局部球形或梭形扩张的静脉管腔内可探及静脉血流频谱(图8-2-2-24)。

5. 相关检查 下肢静脉顺行造影检查可以明确诊断,但仅在术前进行此检查。

6. 鉴别诊断

(1)下肢静脉瘤需与假性动脉瘤鉴别,后者与动脉相通,彩色、频谱多普勒超声显示阴阳征及往复征。

(2)下肢静脉瘤与腘窝囊肿、滑膜积液等不难鉴别,腘窝囊肿、滑膜积液不与静脉管腔相通,其内无血流信号。

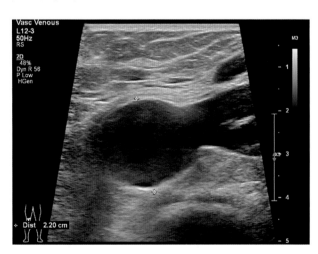

图8-2-2-22 腘静脉瘤二维灰阶超声图
右侧腘静脉管腔明显局限性扩张

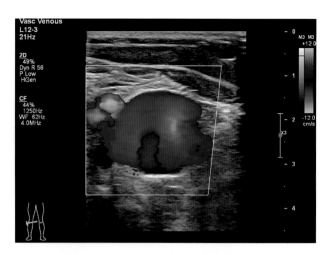

图8-2-2-23 腘静脉瘤彩色多普勒超声图
扩张的右侧腘静脉管腔内彩色血流充盈好,未见充盈缺损

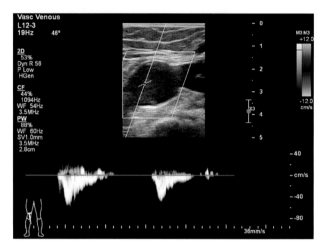

图8-2-2-24 腘静脉瘤频谱多普勒超声图
挤压肢体远端时腘静脉瘤内流速增快

7. 临床意义 彩色多普勒超声检查可以明确下肢静脉瘤的部位、形态以及有无附壁血栓形成,是准确诊断、随访的无创性检查方法,早期诊断与治疗有助于预防腘静脉瘤附壁血栓脱落造成肺栓塞。

(二)假性静脉瘤

1. 概述 假性静脉瘤是指在各种因素作用下静脉壁部分或全程破裂,静脉血进入周围比较疏松的组织,并由纤维组织包裹而形成。可分为原发性和继发性假性静脉瘤。

2. 病理生理 原发性假性静脉瘤多因静脉先天性发育畸形、静脉壁发育不全或异常菲薄、平滑肌纤维和弹性组织减少、排列紊乱、分布不均等静脉结构缺陷导致静脉管壁变薄,最终发生静脉壁破裂。

继发性假性静脉瘤多因穿刺、外伤、静脉炎等造成静脉壁损伤、破裂而形成。

3. 临床表现 假性静脉瘤的主要临床表现为无

痛性包块。国内鲜有假性静脉瘤的相关报道，原发性假性静脉瘤多呈无诱因的自发性破裂。

4. 超声检查

（1）二维灰阶超声：静脉旁可见无回声或囊实性回声，通过静脉壁上的破口与静脉相通（图 8-2-2-25）。

（2）彩色多普勒超声：可见静脉内彩色血流通过静脉壁上的破口进入静脉旁的无回声或囊实性回声内部，可见阴阳征（图 8-2-2-26）。调节适宜的彩色多普勒超声速度标尺有助于确定静脉壁破口处或假性静脉瘤与静脉之间通道内的血流信号。

（3）频谱多普勒超声：静脉壁上与静脉旁无回声或囊实性回声相通的破口处可探及双向双期血流频谱（图 8-2-2-27）。

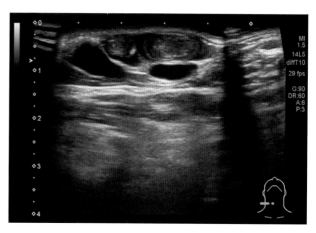

图 8-2-2-25　假性静脉瘤二维灰阶超声图
右侧颈静脉旁可见一以低回声为主的混合回声

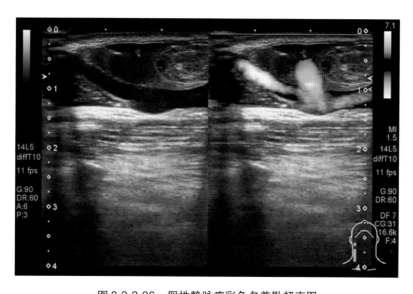

图 8-2-2-26　假性静脉瘤彩色多普勒超声图
可见彩色血流自右侧颈静脉进入右侧颈静脉旁以低回声为主的混合回声内部

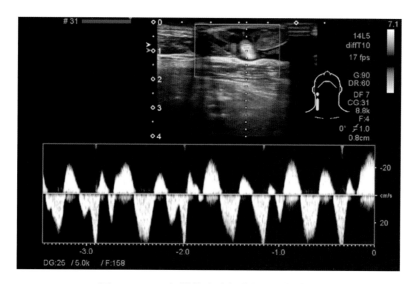

图 8-2-2-27　假性静脉瘤频谱多普勒超声图
右侧颈静脉壁上与静脉旁无回声或囊实性回声相通的破口处可探及双向双期血流频谱

5. 相关检查 CTA 有助于明确假性静脉瘤的位置、形态、与周围组织与血管比邻关系以及是否合并周围血管、器官病变。静脉造影有助于明确交通支和血管病变，但属有创性检查，不作为常规检查。

6. 鉴别诊断

（1）真性静脉瘤：真性静脉瘤的静脉壁连续完整，可见静脉管腔出现局限性膨出，而假性静脉瘤的静脉壁连续性可见中断。

（2）假性动脉瘤：假性动脉瘤可位于静脉旁，但其与动脉管腔相通，瘤腔内可探及动脉频谱。

（3）实性包块：当假性静脉瘤腔内合并大量血栓时需与实性包块相鉴别，如果能够发现静脉壁破口和/或见血流自静脉壁破口进入包块内部，即确诊为假性静脉瘤。

7. 临床意义 彩色多普勒超声检查可以明确下肢假性静脉瘤的部位、形态以及有无附壁血栓形成，是准确诊断、随访的无创性检查方法。

（三）颈内静脉扩张症

1. 概述 1928 年 Harris 首先报道了颈内静脉扩张症。颈内静脉扩张症又称先天性静脉囊肿、静脉性动脉瘤、静脉扩张、动脉瘤性静脉曲张以及静脉瘤。临床并不少见，男性发病明显多于女性，男女发病率之比大于 4:1。颈内静脉扩张主要发生在颈内静脉的下 1/3 段，颈外静脉、颈前静脉、面后静脉也可发生类似扩张。

目前尚未见因静脉扩张而致破裂的报道。

2. 病理生理 颈内静脉瘤分为原发性与继发性。

原发性静脉瘤的组织病理学检查多显示局限性的静脉壁扩张，而静脉结构正常，Danis 研究显示，病变处弹性组织变性，局限性内膜增厚，平滑肌细胞增多。近期研究显示，儿童患者中扩张的颈内静脉壁内肌层变薄，成人患者中静脉壁内肌层缺如。原发性颈内静脉瘤以女性多见，可发生于任何年龄，可为单侧或双侧。

原发性颈内静脉瘤病因不明，可能与静脉瓣膜组织发育不良、静脉平滑肌减少、稀疏或发生断裂导致静脉壁变薄、扩张有关。继发性颈内静脉瘤常由上腔静脉、纵隔、心脏疾病所致。

3. 临床表现 患者常表现为一侧或双侧颈部或锁骨上方的肿块，外形呈囊状或梭状，质软。屏气、大声说话或咳嗽时肿块可明显膨大，平静呼吸或局部压迫时可缩小或消失。肿块表面皮肤色泽正常，透过皮肤常可见蓝色肿块轮廓，且无局部搏动、震颤或血管杂音。

4. 超声检查

（1）二维灰阶超声：患侧颈静脉呈梭状膨大或局限性囊状扩张，内径明显较健侧增宽，边界清晰，内部回声较清晰，近端颈静脉正常（图 8-2-2-28）。瓦氏动作后患侧颈静脉长径、短径均较平静呼吸状态明显增加，约大于 1.7 倍。局部加压后膨大的静脉可被压瘪。

（2）彩色多普勒超声：呈梭状膨大或局限性囊状扩张的颈静脉管腔内彩色血流充盈好，无充盈缺损，呈暗淡红蓝相间涡流（图 8-2-2-29）。

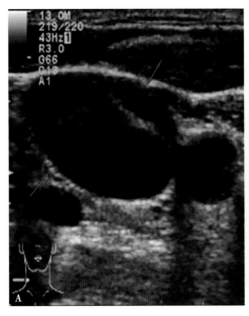
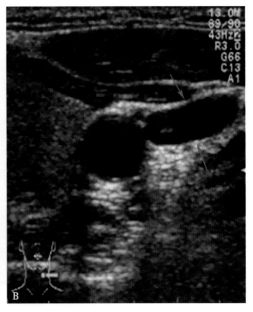

图 8-2-2-28 颈内静脉扩张症二维灰阶超声图

A. 右侧颈内静脉管腔明显扩张（红箭头）；B. 左侧颈内静脉（健侧）管腔未见明显扩张（蓝箭头）

（3）频谱多普勒超声：受累静脉频谱形态和血流速度均无明显异常（图8-2-2-30）。

5. 相关检查　增强CT扫描、MR及磁共振血管造影（MRA）能较准确地反映病变程度及其与周围结构的关系，具有诊断价值。

6. 鉴别诊断

（1）上腔静脉阻塞综合征：上腔静脉阻塞综合征可导致双侧颈内静脉扩张，上腔静脉可见受压管腔闭塞或狭窄，其内血流变细或消失，颈内静脉内血流明显减缓或无血流信号显示。

（2）右心衰：右心衰引起腔静脉压增高，导致颈内静脉扩张，表现为双侧颈内静脉、上下腔静脉均

有扩张，有致心衰的原发心脏疾病及肝大、腹水、下肢水肿等表现。

（3）上纵隔囊肿：上纵隔囊肿可造成胸腔内压升高，引起颈内静脉扩张，但加压扩张的颈内静脉管腔结构不消失，颈内静脉内无彩色血流显示，无静脉血流频谱。

（4）颈部囊状水瘤：颈部囊状水瘤的局部包块为多房性、边界不清的囊性肿块。颈部囊状水瘤是淋巴回流障碍所致，肿块内无彩色血流显示，不能测及静脉频谱。

7. 临床意义　彩色多普勒超声检查是颈内静脉扩张症的首选检查方法，逆行静脉造影或直接颈静脉

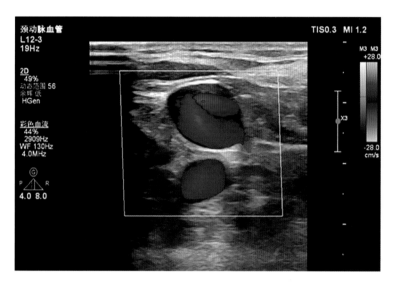

图 8-2-2-29　右侧颈内静脉扩张症彩色多普勒超声图
右侧颈内静脉瘤彩色血流充盈好，呈涡流

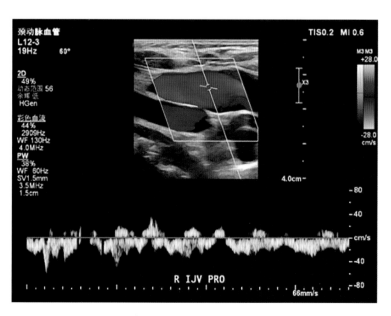

图 8-2-2-30　右侧颈内静脉扩张症频谱多普勒超声图
右侧颈内静脉瘤探及静脉血流频谱

穿刺造影诊断颈静脉扩张症的诊断方法现已被临床淘汰,仅当与动脉畸形鉴别困难时,方行 DSA 检查。

(勇 强)

五、颈静脉狭窄

1. **概述** 颈部、脑部动脉的狭窄、闭塞可引起头晕,而颈静脉狭窄可导致不明原因的眩晕。当颈静脉狭窄时,脑静脉回流障碍,导致脑组织充血、水肿、颅内压升高,从而产生头痛、头晕的症状。

2. **病理生理** 颈内静脉为同侧乙状窦在颈静脉孔处的延续,是脑静脉回流最主要的通道。颈内静脉在颈动脉鞘内与同侧颈内动脉、颈总动脉伴行,下行至胸锁关节后方与锁骨下静脉汇合成头臂干静脉。颈内静脉壁附着在颈动脉鞘上,由于颈内静脉壁较薄、压力低,难以维持管壁的形态,易受伴行颈内动脉、颈总动脉压迫。颈内静脉轻度受压时,颈内静脉管壁虽发生形变,但不发生静脉回流障碍;若颈内静脉受压明显则可造成颈内静脉回流障碍,代偿不良可导致脑静脉压力增高,进而出现脑肿胀、颅内压升高。头颈部静脉间代偿通路丰富,且多数颈内静脉狭窄时脑静脉回流通畅,因此症状性颈内静脉狭窄较少见。当颅内静脉窦血栓形成,造成急性颅高压时可引起症状性颈内静脉狭窄,病情进一步进展可发生颅内硬脑膜动静脉瘘。

引起颈静脉狭窄的主要原因:①颈动脉球部压迫;②静脉血栓形成所致狭窄;③先天性静脉发育异常。其中,颈动脉球部压迫所致的颈内静脉狭窄可为功能性狭窄。

3. **临床表现** 颈内静脉狭窄有无症状及严重程度取决于其狭窄程度、代偿方式、脑静脉回流障碍程度以及继发性病变,多数颈内静脉狭窄为无症状性,有症状性颈内静脉狭窄表现为:①慢性头痛、视物模糊及颈部胀痛,这是由于颈内静脉狭窄继发脑静脉回流障碍、椎管内静脉高压所致,此类表现较多见;②突发头痛、恶心、呕吐、意识障碍、颈部头痛伴脊髓功能障碍,这是由于颈内静脉狭窄继发颅内静脉窦血栓形成、颅内或椎管内静脉破裂出血所引起的急性症状所致,较少见。

重度症状性颈内静脉狭窄患者若出现脑静脉回流障碍、颅内压增高或极度代偿、椎管内静脉因静脉高压破裂出血,应尽快解除颈内静脉狭窄,以降低颅内压及椎管内静脉压。

4. **超声检查**

(1)二维灰阶超声:可见颈内静脉因各种原因造成的受累静脉管腔狭窄(图 8-2-2-31)。

(2)彩色多普勒超声:可见狭窄的颈内静脉管腔内彩色血流充盈缺损、变细,血流呈花色(图 8-2-2-32)。

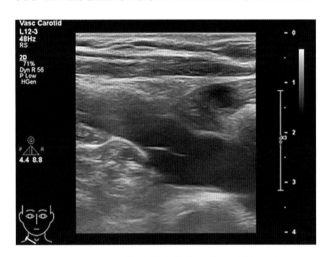

图 8-2-2-31 颈内静脉狭窄二维灰阶超声图
右侧颈内静脉瓣膜开放受限,瓣口最大开放 2.4mm

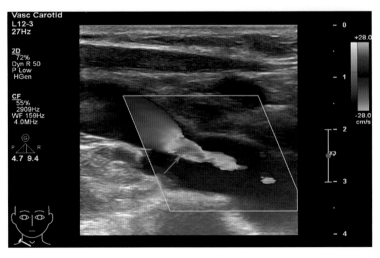

图 8-2-2-32 右侧颈内静脉狭窄彩色多普勒超声图
右侧颈内静脉下段瓣膜处局部血流变窄,流速增快,血流色彩倒错(箭头)

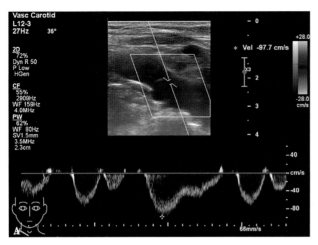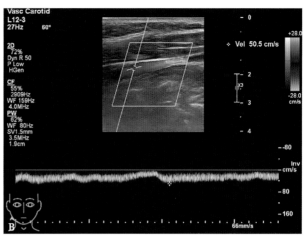

图 8-2-2-33　颈内静脉狭窄频谱多普勒超声图
A. 右侧颈内静脉狭窄处流速 97.7cm/s; B. 右侧颈内静脉狭窄远心段最大流速 50.5cm/s

（3）频谱多普勒超声：颈内静脉狭窄处血流速度增快，颈内静脉狭窄以远管腔内血流速度减低（图 8-2-2-33）。

5. 相关检查

（1）CT、MRI 检查：可了解颈内静脉内有无血栓相成、有无肿瘤和颈动脉等压迫颈内静脉以及有无颅内继发性静脉窦血栓形成、脑皮质肿胀。

（2）CT、MRI 静脉造影：可显示颈内静脉有无狭窄和狭窄严重程度、颈内动脉与颈内静脉的解剖关系、侧支循环代偿情况。

（3）颈内静脉造影

1）直接征象：颈内静脉狭窄段管腔变细，不同程度的局限性造影剂显影密度降低、形成充盈缺损，或颈内静脉狭窄远心端造影剂滞留。

2）间接征象：颈外静脉、椎静脉系侧支循环形成，颅内静脉窦内造影剂排空延迟。

6. 鉴别诊断

（1）不明原因的眩晕：对于不明原因的眩晕，除考虑前庭功能障碍、椎动脉型颈椎病以及颈动脉、椎动脉、锁骨下动脉及脑动脉原因外，还应注意有无颈内静脉狭窄，颈静脉超声检查发现因颈动脉球部对颈内静脉的压迫、颈内静脉附壁血栓形成及颈内静脉内存在多发隔膜、膜状物、网状结构、冗长静脉瓣等先天发育异常，有助于鉴别眩晕的病因。

（2）不明原因的头痛：对于不明原因的头痛，除考虑卵圆孔未闭致头痛、偏头痛以及缺血性脑血管病外，还要注意除外颈内静脉狭窄所致的头痛，必要时可行 CT、MRI 静脉造影检查以明确诊断。

7. 临床意义　彩色多普勒超声检查对诊断颈内静脉狭窄敏感性较低，但可清晰显示颈内静脉管

腔内支架，通过观察支架内彩色血流充盈情况判断支架通畅程度及有无血栓形成，因此对于颈内静脉支架术后随访具有较高的价值。

（勇　强　文晓蓉）

第三节　动静脉联合疾病

一、动静脉瘘

（一）概述

动脉与静脉之间存在不经过毛细血管网的异常短路通道称为动静脉瘘（arteriovenous fistula, AVF），分为先天性和后天性。

后天性动静脉瘘多有血管损伤史，大多数由贯通伤引起，如刺伤、枪弹伤等，故又称损伤性动静脉瘘，也可为医源性损伤所致。后天性动静脉瘘一般为单发且瘘口较大，根据损伤动静脉之间异常通道类型，可分为 4 型，分别是①洞口型：动脉及静脉通过破口直接交通，又称直接瘘；②导管型：动静脉瘘有管状通道相通；这是由于动静脉的创口间存在血肿，在血肿机化后形成管状或囊状的动、静脉间交通，又称间接瘘；③动脉瘤型：后天性动静脉瘘常合并假性动脉瘤；④囊瘤型：动、静脉破裂，形成瘤腔，血液自动脉流出进入囊腔，通过静脉回流。

先天性动静脉瘘起因于血管发育异常。在胚胎血管发育的中期，动脉和静脉与周围的毛细血管间均有广泛的吻合，出生后上述吻合支逐渐闭合，如果上述吻合支未闭，即成大小、数目不一的动、静脉间异常通道，因此先天性动静脉瘘瘘口小，常多发，且常合并动、静脉血管畸形。

（二）病理生理

动脉血不经过毛细血管直接回流到静脉,使动脉的阻力下降,静脉的血流量增多,静脉血流量的多少取决于瘘口的大小,如果瘘口较大,回心血流增多,心脏前负荷加重,久之则出现心脏功能不全。瘘口近端的动脉及静脉高流量使管径增粗,动脉的分流使瘘口远端的动脉血流减少,灌注不足,管径变细。由于近心段的静脉压力增加,瘘口远端的静脉可出现反流,长期反流使静脉压增高,可导致浅静脉曲张,皮肤营养性改变。

先天性动静脉瘘瘘口小,随着活动量增加和进入发育期,病情迅速发展蔓延,往往影响骨骼及肌肉,导致受累肢体出现形态和营养障碍性改变,但对全身血液循环的影响较小。后天性动静脉瘘瘘口较大,除了肢体的影响外,还可影响心脏导致心脏功能不全。

（三）临床表现

1. 后天性动静脉瘘 大的动静脉瘘患者在瘘口处可闻及粗糙的血管杂音,扪及震颤,皮温升高;由于静脉压增高,远离瘘口的小腿及足部可出现水肿、静脉曲张及淤血,并出现皮肤营养性改变,如皮肤色素沉着、变硬、溃疡形成等。少数严重病例还可导致心功能不全,出现心悸、气促等症状。

2. 先天性动静脉瘘 先天性动静脉瘘由于局部肢体动、静脉血流量增加,刺激骨骺,可导致病肢增长,软组织肥厚,伴有胀痛、肢体皮温升高等症状。与后先天性动静脉瘘相同,静脉高压可导致浅静脉曲张、色素沉着、湿疹,甚至形成静脉性溃疡。远端动脉可出现缺血症状。

（四）超声检查

1. 二维灰阶超声 后天性动静脉瘘瘘口近心段的动、静脉均明显增粗;瘘口远端的动脉变细,静脉可增粗或管径正常,在动脉增粗与变细处常可探及瘘口（图8-2-3-1）。囊瘤型动静脉瘘可在动静脉瘘处发现囊状团块,与动静脉均相通。部分患者在灰阶超声上难以找到瘘口。

先天性动静脉瘘合并动静脉畸形者瘘口小且多,往往不能分辨瘘口位置,常可见畸形的血管网杂乱分布（图8-2-3-2）,瘘口近心段的动、静脉均明显增粗（同后天性动静脉瘘）。

2. 彩色多普勒超声 ①后天性动静脉瘘瘘口处可见花彩湍流信号（图8-2-3-3）,瘘口近段静脉内流速增快,可探及花彩湍流血流信号,瘘口近段动脉增粗,色彩明亮,瘘口远端色彩暗淡;②先天性动静脉瘘合并动静脉畸形者可见杂乱分布的畸形血管网（图8-2-3-4）,呈五色镶嵌血流信号。

3. 频谱多普勒超声

（1）后天性动静脉瘘:瘘口处可探及高速低阻动脉频谱,呈毛刺样湍流信号（图8-2-3-5A）。瘘口近端的动脉可探及高速低阻动脉频谱（图8-2-3-5B）,瘘口远端的动脉为低速高阻动脉频谱（图8-2-3-5C）,在动脉频谱形态改变移行处往往可找瘘口。瘘口近段静脉内可探及高速低阻的动脉样搏动性频谱（图8-2-3-5D）,越靠近瘘口,静脉的流速越高,静脉频谱动脉化意味着存在动静脉瘘;瘘口远段的静脉血流可正向或反向（图8-2-3-5E）,可出现动脉样频谱（图8-2-3-5F）,静脉淤血,血流缓慢。

（2）先天性动静脉瘘:供血动脉及引流静脉频

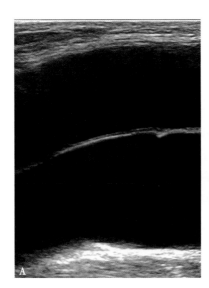 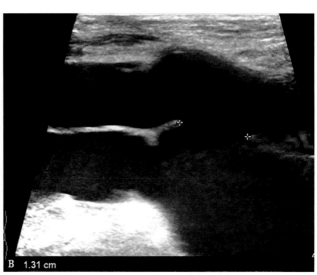

图8-2-3-1 右侧股动脉下段后天性动静脉瘘二维灰阶超声图
A. 瘘口近段右侧股动脉及静脉明显增粗;B. 右侧股动静脉下段直接相通,瘘口（洞口型）直径1.31cm

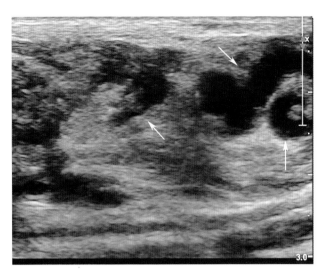

图 8-2-3-2　先天性动静脉瘘伴动静脉畸形二维灰阶超声图
畸形血管呈网状（箭头）

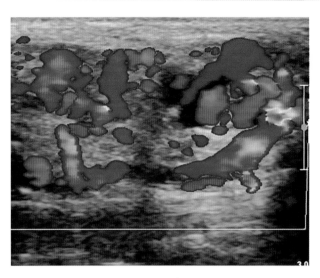

图 8-2-3-4　先天性动静脉瘘伴动静脉畸形彩色多普勒超声图
畸形的血管网内血流充盈

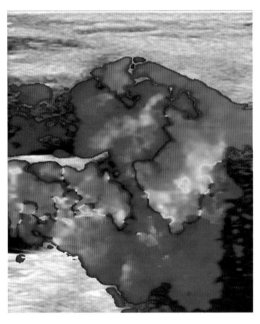

图 8-2-3-3　右侧股浅动脉下段后天性动静脉瘘彩色多普勒超声图

瘘口血流呈五色镶嵌的湍流信号

谱表现同后天性动静脉瘘，合并血管畸形者，畸形血管内可探及高速低阻动脉频谱（图 8-2-3-6）。

（五）相关检查

1. CT 和 MRI　显示动、静脉增粗，静脉提前显影，后天性动静脉瘘可显示瘘口。先天性动静脉瘘可显示增粗迂曲的血管团。除显示血管外，MRI 能更清晰地显示软组织结构。

2. DSA　表现同 CTA 相似。先天性动静脉瘘瘘口近侧动脉扩张，分支增多、紊乱，蜿蜒扭曲，可见毛细血管与静脉提早显影。

（六）鉴别诊断

1. KTS　典型的 KTS 通常有三连征：肢体软组织及骨增生、肥大；皮肤葡萄酒色毛细血管瘤；非典型部位（通常位于肢体外侧，非大隐静脉及小隐静脉曲张的常见分布区）的浅静脉畸形、曲张。罕见情况下合并小的动静脉瘘。与普通的动静脉瘘容易鉴别。

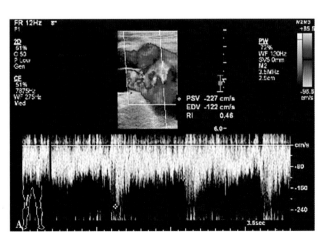

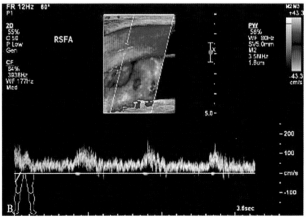

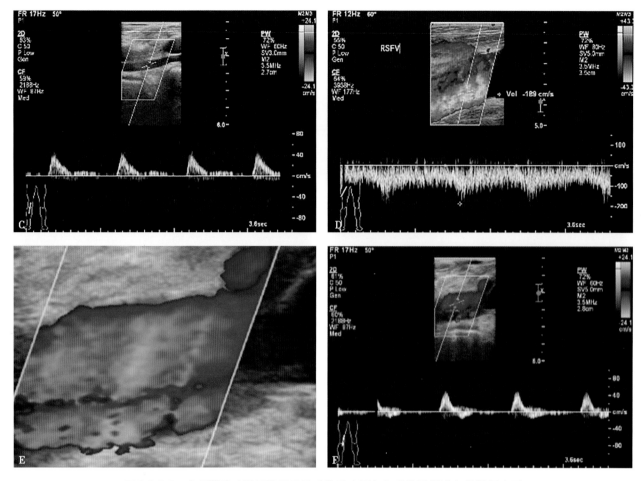

图 8-2-3-5 右侧股浅动脉下段后天性动静脉瘘彩色多普勒及频谱多普勒超声图

A. 瘘口处血流频谱为毛刺状湍流信号；B. 瘘口近段股浅动脉呈高速低阻动脉频谱，PSV=150cm/s；C. 瘘口远段的腘动脉呈高阻动脉频谱，PSV=40cm/s；D. 瘘口近段股浅静脉频谱动脉化，呈高速低阻动脉频谱，PSV=189cm/s；E. 瘘口远段的腘静脉血流反向，与腘动脉均为离心血流；F. 瘘口远段的腘静脉血流反向，呈高阻动脉频谱

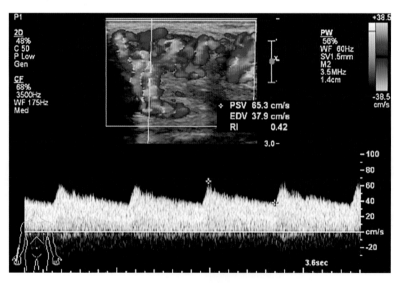

图 8-2-3-6 先天性动静脉瘘伴动静脉畸形频谱多普勒超声图

畸形血管网内探及低阻动脉频谱，RI=0.42

2. **慢性静脉功能不全** 慢性静脉功能不全与动静脉瘘均可出现静脉曲张，严重时均可导致皮肤营养性改变。慢性静脉功能不全的深静脉可正常，也可探及反流，静脉频谱无动脉化，伴行动脉频谱通常无明显异常。

（七）注意事项

动静脉瘘患者可表现为静脉曲张，行静脉曲张检查时需注意寻找曲张的原因，排除动静脉瘘。此外，动静脉瘘常合并假性动脉瘤时，应观察相同平面静脉血流有无异常，以免遗漏动静脉瘘。

（八）临床意义

超声能准确识别有无动静脉瘘，鉴别先天性或后天性动静脉瘘。超声可准确判断后天性动静脉瘘的瘘口位置，为患者手术入路提供参考。

二、先天性静脉畸形骨肥大综合征

（一）概述

先天性静脉畸形骨肥大综合征（Klippel-Trenaunay syndrome，KTS）于 1990 年由 Klippel 和 Trenaunay 首次报道。KTS 是一种十分罕见的血管畸形综合征，包括皮肤毛细血管、静脉和淋巴管等不同部位受累与患肢软组织和骨骼肥厚，也被称为毛细血管-淋巴管-静脉畸形（CLVM），反映了这些脉管的变化。少数合并动静脉瘘者称为 Parkes-Weber syndrome（PWS），又称为 Klippel-Trenaunay Weber syndrome（KTWS）。

（二）病理生理

KTS 为先天性疾病，出生即表现出相应症状及体征，并随生长发育而加重。软组织增生导致患儿出生时就表现出一侧肢体较对侧肢体粗，骨增生可导致肢体的增长。皮肤毛细血管畸形表现为皮肤葡萄酒色斑，皮下及肌层内可出现畸形的静脉血管网，肢体外侧区域可见与大隐静脉及小隐静脉曲张的好发部位不同的迂曲扩张的浅静脉，并可见胚胎残留的坐骨静脉，曲张的浅静脉与深静脉之间往往有多支交通静脉，交通静脉常出现反流。KTS 深静脉可正常，也可伴有发育不良、畸形或缺如。此外，KTS 也可并发小的动静脉瘘。

（三）临床表现

典型的 KTS 呈三联征，包括①表皮毛细血管畸形：即葡萄酒色斑，可在一侧肢体局灶性或弥漫分布，也可累及肢体以外的部位，如臀部、腰部等；②静脉曲张和畸形：通常在下肢外侧有胚胎残留的静脉迂曲扩张，部分患者有皮下及肌层内海绵状血管瘤（静脉畸形），深静脉可无异常或者伴有深静脉的畸形或缺如；③骨与软组织的增生和肥大：肢体可增粗、增长，或无明显变化，仅为骨皮质增厚、骨密度增高（图 8-2-3-7）。符合以上任意两项即可诊断 KTS。此外，少数患者可合并动静脉瘘。临床上也发现 KTS 病变除以上三个典型征象外，还可累及肢体以外的部位，如臀部、躯干、头颅及淋巴管等，也可同时侵犯多个部位和器官。

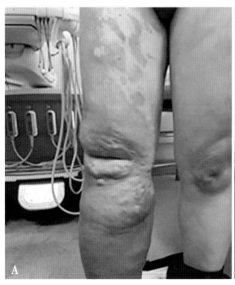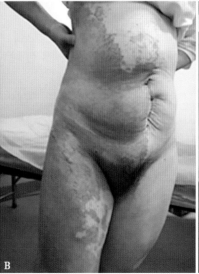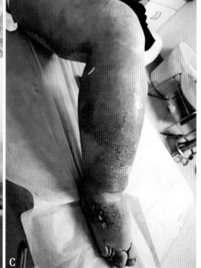

图 8-2-3-7　KTS 三联征

A、B. 右下肢、会阴部、右侧腹部及右侧腰背部皮肤葡萄酒色斑（毛细血管瘤），浅静脉畸形、曲张；C. 下肢软组织增厚，肢体明显增粗

（四）超声检查

1. **二维灰阶超声** 行站立位检查时，肢体外侧皮下可见一粗大的胚胎残存静脉，即坐骨静脉（图8-2-3-8A），坐骨静脉始于足外侧一支粗大的浅静脉沿小腿外侧上行至大腿或臀部汇入深静脉，迂曲扩张的浅静脉为该静脉的属支，可伴有部分性血栓。曲张的浅静脉与小腿或大腿外侧间常可见多支增粗及反流的穿静脉（图8-2-3-8B）。深静脉可无异常，也可缺如或者发育异常，如深静脉纤细或者数目增多（图8-2-3-8C）。

2. **彩色多普勒超声** 曲张的浅静脉内可见血流信号充盈，伴血栓时可无血流信号或者表现为充盈缺损。浅静脉与深静脉间的交通静脉可见血流方向改变（图8-2-3-9A）。深静脉缺如时动脉旁未能探及静脉血流信号；深静脉发育异常如数目增多时，CDFI可在动脉旁探及多支静脉血流信号（图8-2-3-9B）。

3. **频谱多普勒超声** 小腿外侧增粗的浅静脉可见超过1s的反流信号，穿静脉可见反流。

（五）相关检查

1. **CT和MRI** 均可显示软组织和骨的增生、肥大，发现肌肉组织内血管瘤，显示肢体外侧的浅静脉的曲张、引流属支增多以及KTS特征性残存坐骨静脉，发现深静脉缺如或发育不良等。

2. **DSA** 主要了解有无动静脉瘘等病变。

（六）鉴别诊断

1. **动静脉瘘** 动静脉瘘可有皮温升高，皮肤溃疡及静脉曲张，可导致皮肤色素沉着、营养改变，通常无皮肤的葡萄酒色斑。

动静脉瘘瘘口近心段的动、静脉均明显增粗；瘘口远端的动脉变细，静脉可增粗或管径正常，在动脉增粗与变细交界处常可探及瘘口。

先天性动静脉瘘合并动静脉畸形者瘘口小且多，往往不能分辨瘘口位置，常可见畸形的血管网杂乱分布，瘘口近心段的动、静脉均明显增粗（同后天性动静脉瘘），瘘口近段静脉内流速增快，瘘口近段动脉增粗，色彩明亮，瘘口远端色彩暗淡，先天性

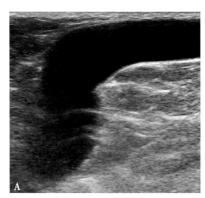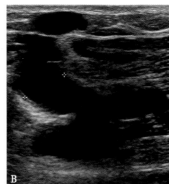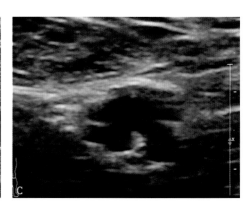

图8-2-3-8 KTS二维灰阶超声图
A. 粗大的胚胎残存静脉汇入闭孔处；B. 小腿外侧穿静脉直径10mm；C. 股静脉发育畸形。股静脉为多支细小静脉分布于股动脉周围

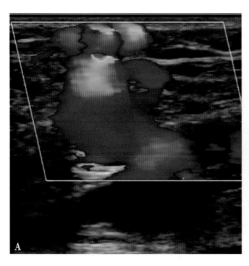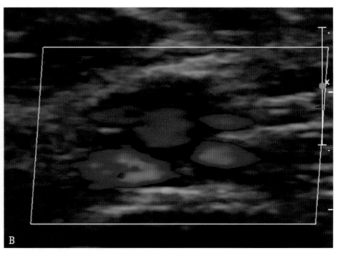

图8-2-3-9 KTS彩色多普勒超声图
A. 小腿外侧穿静脉反流，血流由深静脉流向浅静脉；B. 股静脉发育畸形，呈多支分布于股动脉周围

动静脉合并动静脉畸形者可见杂乱分布的畸形血管网（图8-2-3-4），呈五色镶嵌血流信号。

后天性动静脉瘘瘘口处可探及高速低阻动脉频谱，呈毛刺样湍流信号。瘘口近端的动脉可探及高速低阻动脉频谱，瘘口远端的动脉为低速高阻动脉频谱，在动脉频谱形态改变移行处往往可找瘘口。瘘口近段静脉内可探及高速低阻的动脉样搏动性频谱（图8-2-3-5D），越靠近瘘口，静脉的流速越高，静脉频谱动脉化意味着存在动静脉瘘；瘘口远段的静脉血流可正向或反向（图8-2-3-5E），可出现动脉样频谱，静脉淤血，血流缓慢。

2. 下肢静脉瓣功能不全　下肢静脉瓣功能不全通常为大隐静脉或小隐静脉的主干或属支曲张，与KTS的静脉曲张的位置不同，且下肢静脉瓣功能不全通常无坐骨静脉。下肢静脉瓣功能不全的深静脉一般正常或者表现为血栓后改变，而KTS的深静脉可正常、发育不良及缺如。

（七）注意事项

KTS患者检查时往往需要取站立位，站立位时更能显示曲张的浅静脉及胚胎期残留的坐骨静脉，且站立位能更好地检测交通静脉有无反流，识别深静脉是否狭窄。

（八）临床意义

超声对KTS的检测意义在于识别出曲张、畸形的浅静脉及坐骨静脉，尤其是检测深静脉有无发育不良或者缺如，对治疗方案的决策至关重要。

（文晓蓉）

第四节　血运重建术后疗效超声评估

颈动脉狭窄的内科治疗目的是控制高血压、糖尿病、高脂血症及冠心病等现患疾病，减轻患者脑缺血的症状，降低脑卒中风险。颈动脉狭窄的外科手术治疗目的在于纠正或缓解脑缺血的症状，预防和减缓TIA的发作和缺血性卒中的发生。

颈动脉狭窄的外科手术主要方法包括颈动脉支架置入术（carotid artery angioplasty and stenting，CAS）和颈动脉内膜切除术（carotid endarterectomy，CEA）。

一、颈动脉支架置入术

CAS是一种微创性、低侵入性介入治疗方法，首例CAS报道见于1989年。CAS可有效恢复动脉血流并可降低因颈动脉狭窄导致缺血性脑卒中的发生率，现已经成为颈动脉内膜切除术的有效替代手段。

（一）手术方法

穿刺患者的股动脉将脑保护装置经由导管送至颈动脉，先行球囊扩张，再放置支架，将已呈现硬化、狭窄的颈动脉狭窄部位撑开，最后回收脑保护装置。

（二）并发症

CAS术后并发症发生率为5.05%，其中轻微脑卒中发生率为2.89%，严重卒中的发生率为1.08%。

1. 常见并发症　包括①脑过度灌注综合征；②心动过缓及低血压；③血管痉挛；④支架塌陷、变形、移位；⑤缺血性卒中；⑥再狭窄。

2. CAS术后支架移位回缩　是较少见的并发症，CAS术后出现支架移位的原因主要包括：①颈总动脉、颈内动脉起始段管径差距较大，颈总动脉管径粗，对支架的纵向支撑力较弱，CAS术后支架缓慢自膨，易向管径较粗的颈总动脉侧回缩、下移；②自膨式支架管壁附着力相对较小，更容易出现移位滑脱现象；③放置支架后原有的血管曲度变直，血管活动度受限，颈动脉活动力度作用于支架，促使支架向下移动。

3. 支架术后再狭窄　是CAS术后常见并发症，发生率为2.27%～8%，支架再狭窄一般发生在术后3～6个月，6个月以后病变进展缓慢或停止，1年后少有狭窄发生。CAS术后出现支架再狭窄的机制不清楚，可能与以下因素有关：①血管的弹性回缩；②血管的重塑；③扩张球囊对颈动脉内中膜损伤引起支架周围大量内膜组织过度增生等。

支架术后再狭窄通常无症状，缺血性脑卒中发生风险随着颈动脉支架通畅度的降低而上升，CAS再狭窄或残余狭窄>50%时，发生缺血性卒中风险增高，因此支架术后再狭窄是影响CAS预后的主要因素。

（三）术后超声评估

目前，颈动脉超声检查为CAS术后评估的首选影像学检查方法，可准确判断颈动脉支架术后是否出现颈动脉夹层或血栓形成（<1%）、靶血管穿孔（<1%）以及支架塌陷、变形、移位和支架术后再狭窄与闭塞等并发症。

颈动脉支架置入成功的评价标准是颈动脉支架残存直径狭窄率<30%。

1. CAS成功的超声表现

（1）颈动脉管腔内可见支架强回声，支架管腔无明显狭窄，颈动脉支架近心段、中段、远心段内径无明显差异。

（2）支架前后壁光滑、管腔内未见明显异常回声。

（3）支架与管腔间未见明显斑块回声。

（4）支架内血流充盈良好，未见明显充盈缺损。

（5）颈动脉支架近心段、中段、远心段流速无明显增快，且无明显差异（图8-2-4-1）。

2. 颈动脉支架移位超声表现 ①颈动脉内支架下滑至颈总动脉分叉管腔内；②支架内彩色血流充盈好，未见明显充盈缺损；③支架内流速无明显增快或减低。

3. 颈动脉支架膨胀不全及贴壁不良超声表现

（1）颈动脉支架膨胀不全：颈动脉支架置入术后支架膨胀不全是指置入支架的颈动脉血管段颈动脉管腔膨胀不充分，存在不同程度的动脉管腔狭窄，最公认的支架置入术后支架膨胀不全的定义为支架处管腔面积小于参考管腔面积的90%。

颈动脉支架膨胀不全的超声表现：颈动脉内支架强回声与颈动脉管壁未完全贴壁，支架与颈动脉管腔之间可见斑块回声，支架局部管腔可见不同程度变细，但支架内无增厚内膜回声，支架内可见局部彩色血流束变细，局部血流速度增快（图8-2-4-2）。

（2）颈动脉支架贴壁不良：颈动脉支架贴壁不良分为急性支架贴壁不良（术后即刻检查提示存在）以及晚期支架贴壁不良（术后6～9个月）。

急性支架贴壁不良又分为①消退型（愈合型）：

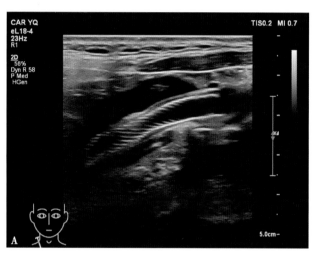
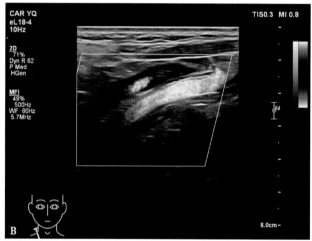

图8-2-4-1 颈动脉支架术后支架通畅二维灰阶及彩色多普勒超声图

A. 颈内动脉支架与动脉管壁之间未见明显异常回声、贴壁良好，支架近心段、中段、远心段管腔无明显变细；B. 微血流成像（MFI）超声示颈内动脉支架管腔内血流充盈好，未见明显充盈缺损、变细

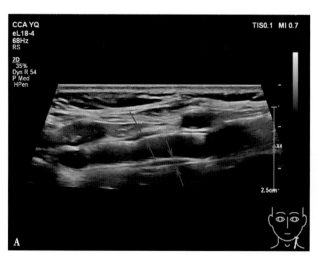
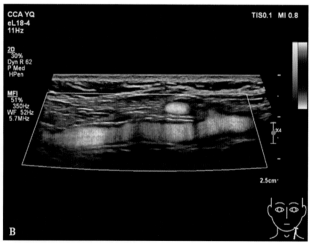

图8-2-4-2 颈动脉支架膨胀不全二维灰阶及彩色多普勒超声图

A. 颈内动脉支架与颈内动脉前壁、后壁之间可见低回声，为残留斑块（箭头）；B. 颈内动脉支架内彩色血流充盈好，未见充盈缺损、变细，颈内动脉支架与颈内动脉前壁、后壁之间未见彩色血流信号

术后即刻存在,随访时支架梁与血管壁的间隙已被增生内膜闭合;②持续型:术后即刻存在,且后期随访时继续存在。

晚期支架贴壁不良又分为①持续型:术后即刻存在,随访时支架梁与血管壁的间隙位置和大小无变化;②晚期获得型(迟发型):术后即刻贴壁良好,随访时发现贴壁不良。

颈动脉支架贴壁不良超声表现:①至少有1处或1处以上的支架梁与动脉管壁内膜未能完全贴合;②支架梁后存在血流(不包括覆盖于分支的支架)(图8-2-4-3)。

4. 颈动脉支架内血栓形成超声表现　①支架前、

后壁可见低回声附壁或管腔内可见低回声;②支架管腔内彩色血流可见充盈缺损或不充盈;③支架局部血流轻度增快或支架内未探及动脉频谱(图8-2-4-4)。

5. 颈动脉支架再狭窄超声表现　①支架前壁、后壁或前后壁可见增厚的内膜,支架管腔呈不同程度狭窄;②支架管腔内彩色血流可见不同程度的充盈缺损、变细;③支架内可探及不同程度增快的血流频谱(图8-2-4-5)。

6. 颈动脉支架闭塞超声表现　①支架管腔内可见低回声;②支架管腔内彩色血流不充盈;③支架内未探及动脉频谱(图8-2-4-6)。

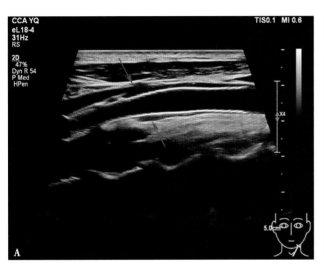
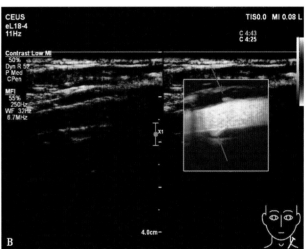

图8-2-4-3　颈动脉支架贴壁不良二维灰阶及彩色多普勒超声图
A. 颈内动脉支架与颈内动脉前壁、后壁之间可见低回声,为残留斑块(箭头);B. 颈内动脉支架内彩色血流充盈好,未见充盈缺损、变细;颈内动脉支架与颈内动脉前壁、后壁之间可见少量彩色血流信号充盈(箭头)

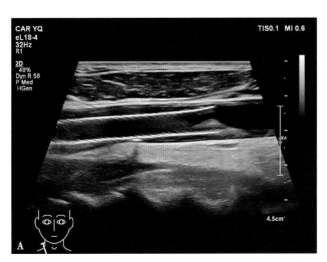
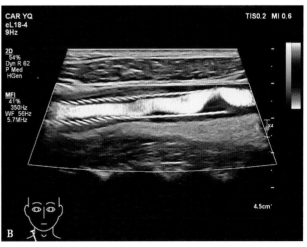

图8-2-4-4　颈动脉支架内急性血栓形成二维灰阶及彩色多普勒超声图
A. 颈动脉管腔内可见支架回声,支架近心端后壁可见低回声,致支架局部管腔狭窄;B. 颈动脉管腔内支架近心端后壁低回声处可见彩色血流充盈缺损、明显变细

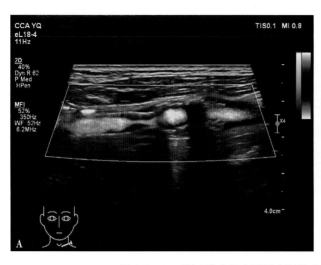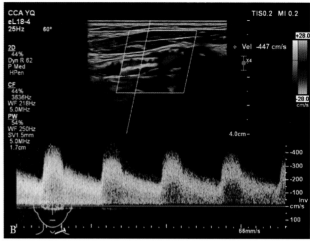

图 8-2-4-5　颈动脉支架术后重度再狭窄（局限型）二维灰阶及彩色多普勒超声图

A. 颈内动脉支架近端至中段可见局限前后壁增厚动脉内膜，致局部管腔内彩色血流明显充盈缺损、变细；B. 颈内动脉支架近端局部彩色血流明显充盈缺损、变细处可探及高速血流频谱，PSV=447cm/s

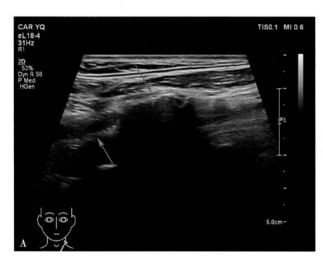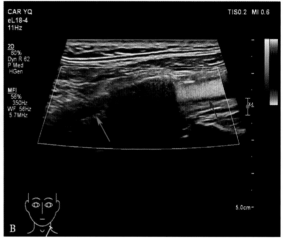

图 8-2-4-6　颈动脉支架闭塞二维灰阶及彩色多普勒超声图

A. 颈内动脉管腔内可见支架强回声（绿箭头），支架近心端颈内动脉起始前壁钙化后伴声影（蓝箭头）；B. 颈内动脉管腔支架内未见彩色血流充盈（绿箭头），颈内动脉起始钙化前动脉管腔内彩色血流充盈好（红箭头）

二、颈动脉内膜切除术

1953 年，DeBakey 实施了第一例颈动脉内膜切除术（carotid endarterectomy，CEA）。目前包括北美症状性颈动脉内膜切除试验（North American Symptomatic Carotid Endarterectomy Trial，NASCET）、欧洲颈动脉外科试验（European Carotid Surgery Trial，ECST）和无症状颈动脉粥样硬化研究（Asymptomatic Carotid Atherosclerosis Study，ACAS）等一系列前瞻性随机对照研究已经奠定了 CEA 在颈动脉狭窄治疗中的"金标准"地位及预防卒中的重要作用。

（一）手术方法

CEA 从颈总动脉开始，沿着血管的圆周从动脉壁和斑块之间的间隙剥离斑块，将斑块完整切除，留下光滑完整的动脉内腔后缝合颈动脉，有效恢复动脉血流。

（二）并发症

CEA 术后颈动脉管腔内可出现无法预知的异常情况，如残留内膜片、残留斑块、血栓形成、假性动脉瘤、术后再狭窄等，发生率为 6%～30%，严重的颈动脉内膜损伤可致活瓣形成，是导致 CEA 术后脑梗死的高危因素。此外，切口张力性血肿是 CEA

术后最危险的并发症之一，常于术后 24h 内出现，血肿形成多与局部止血不彻底、动脉缝合不严密有关，血肿可造成颈部肿胀、气管移位，气管重度受压可导致窒息。

多数学者认为超声检出的颈动脉轻度异常，如轻微斑块残留、较小的内膜活瓣（游离内膜片长度<1mm，大部分可于术后自行愈合）等未造成解剖学改变的流速增快或动脉轻微迂曲等并不会增加术后缺血性脑卒中发生率。而超声发现的显著异常，如血管腔明显残余狭窄导致血流动力学异常、血栓形成或发生夹层、游离内膜片长度>3mm，均应立即处理。此外，对于显著异常者再次切开颈动脉并不会增加术后并发症的发生率。

CEA 术后颈动脉再狭窄的发生率高达 31%，12% 术后再狭窄患者有短暂脑缺血发作，3% 可发生脑卒中。再狭窄的发生与血管内膜剥脱过程中局部机械损伤而引起组织增生或血管结构破坏有关，多种因素参与其病理过程，包括炎症反应、生长因子的释放和血小板的活化等。

（三）术后超声评估

颈动脉超声检查为 CEA 术后首选的影像学检查方法，彩色多普勒超声对于 CEA 术后颈动脉管腔内异常回声十分敏感，可明确显示吻合口有无狭窄、颈动脉手术切口或补片处及其远心、近心端的颈动脉前、后壁上有无摆动的片状强回声（游离内膜片）以及增厚的动脉内膜。CDFI 检查一旦确定颈动脉斑块剥脱所导致的严重的颈动脉内膜损伤，应及时进行手术纠正或置入颈动脉支架，以防止缺血性脑卒中等并发症的出现。

1. CEA 术后正常超声表现 ①颈动脉内膜切除切口处动脉或补片处无动脉斑块残留、无增厚的动脉内膜及血栓；②颈动脉内膜切除切口处动脉或补片近端无明显游离动脉内膜片；③颈动脉内膜切除切口处动脉或补片处血管腔无明显残余狭窄（图 8-2-4-7）。

2. CEA 术后异常超声表现

（1）颈动脉内膜切除切口处动脉或补片处有未造成解剖学改变的流速增快或动脉轻微迂曲、轻微动脉斑块残留。

（2）颈动脉内膜切除切口处动脉或补片近、远端存在游离动脉内膜片，可分为轻度异常和显著异常，轻度异常是指动脉内膜活瓣长度<1mm，显著异常是指游离动脉内膜片长度>3mm（图 8-2-4-8）。

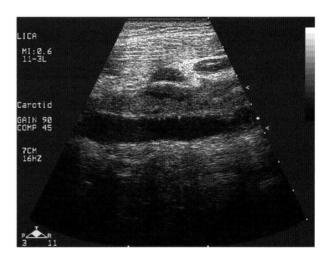

图 8-2-4-7 CEA 术后正常的二维灰阶超声图
右侧颈总动脉分叉、颈内动脉管壁光滑、无明显游离内膜片回声及残余动脉斑块，管腔无狭窄

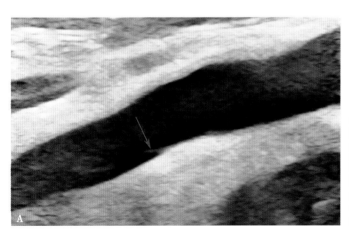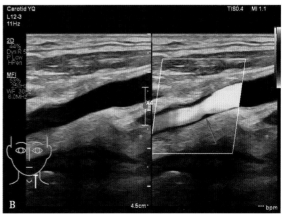

图 8-2-4-8 CEA 术后颈动脉内膜损伤二维灰阶及彩色多普勒超声图
A. 左侧颈内动脉起始段前壁切口处颈内动脉后壁可见不摆动的游离内膜片（箭头）；B. 左侧颈内动脉起始段前壁切口处颈内动脉后壁不摆动的游离内膜片处可见彩色血流充盈缺损（箭头）

（3）颈动脉内膜切除切口旁可见液性暗区（积血）及低回声（血肿）（图8-2-4-9）。

（4）颈动脉内膜切除切口处动脉或补片有血栓形成。

（5）颈动脉内膜切除切口处动脉或补片血管腔存在明显残余狭窄（图8-2-4-10）。

（6）颈动脉内膜切除切口处动脉或补片近端、远端管腔内可见血栓异常回声，累及该动脉段管腔内彩色血流充盈缺损、变细或不充盈（图8-2-4-11、图8-2-4-12）。

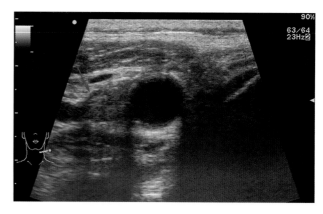

图8-2-4-9　CEA术后左侧颈动脉周围血肿的二维灰阶超声图
左侧颈总动脉旁可见低回声（箭头）

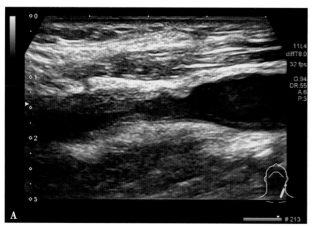

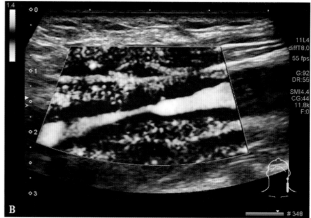

图8-2-4-10　CEA术后再狭窄二维灰阶及彩色多普勒超声图
A. 颈总动脉、颈内动脉起始前壁切口处的颈内动脉起始前壁与后壁可见低回声斑块致管腔明显变窄；B. SMI技术于颈总动脉、颈内动脉起始前壁切口处的颈内动脉起始斑块处管腔内见血流明显充盈缺损、变细

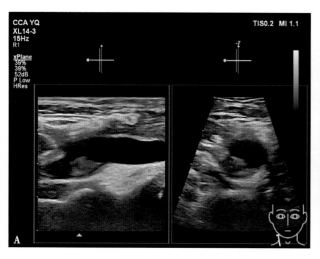

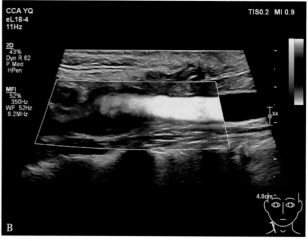

图8-2-4-11　CEA术后（2d）颈内动脉急性血栓形成二维灰阶及彩色多普勒超声图
A. 颈内动脉管腔内可见低回声充填；B. 颈内动脉管腔内未见血流充盈

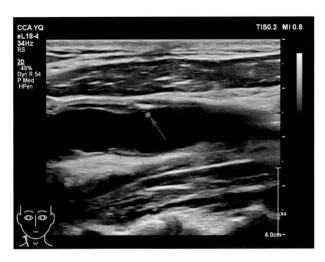

图 8-2-4-12　CEA 术后颈动脉再发斑块伴非活动性血栓形成二维灰阶超声图
颈总动脉近分叉前壁切口处可见不均质低回声斑块,该斑块近心端肩部可见不摆动的斑点状强回声(箭头)

3. **临床意义**　微血流成像(MFI)较彩色多普勒血流成像血流外溢少,对于 CEA 术后出现的小游离内膜片、CEA 术后再发斑块及 CEA 术后再狭窄显示效果更佳。超声造影检查在 CEA 术后疗效评估方面报道尚少。

三、动脉转流术后超声评价

解剖外径动脉转流(移植)术是一种在动脉病变原解剖途径之外重新建立血流通道以恢复动脉血液循环的手术方法。

颈部、肢体动脉转流术的常用术式包括:锁骨下动脉-颈总动脉转流术、腋动脉-腋动脉人工血管转流术、股总-股浅动脉人工血管转流术、股-腘动脉人工血管转流术、股-股动脉人工血管转流术、大隐静脉原位转流术等。

颈部、肢体动脉旁路转流术后主要并发症包括:移植物感染、阻塞、吻合口狭窄和吻合口假性动脉瘤。

(一)评价方法

1. **转流人工血管管腔结构改变**　观察整条人工血管是否存在管腔变形、塌陷。

2. **转流人工血管的近、远心端的吻合口及转流人工血管管腔是否存在狭窄及阻塞**

(1)观察转流人工血管的近、远心端的吻合口及转流人工血管内壁有无增厚的内膜,评估增厚内膜导致转流人工血管吻合口和/或转流人工血管管腔狭窄程度,彩色多普勒超声显示转流人工血管的近、远心端的吻合口及转流人工血管管腔内有无彩色血流充盈缺损、变细。

(2)观察转流人工血管内是否存在异常回声,彩色多普勒超声显示转流人工血管腔内有无彩色血流充盈缺损、变细或彩色血流不充盈。

(二)术后正常超声表现

1. 转流人工血管无变形。

2. 转流血管的近、远心端的吻合口无狭窄。

3. 转流血管的近、远心端的吻合口、转流人工血管前后内壁未见增厚的内膜。(图 8-2-4-13)

4. 转流血管内彩色血流充盈良好,无彩色血流充盈缺损、变细。

(三)术后异常超声表现

1. 转流人工血管变形(塌陷)、局部管腔变细。

2. 转流血管的近、远心端的吻合口出现狭窄。(图 8-2-4-14)

3. 转流血管的近、远心端的吻合口、转流人工血管前后内壁出现增厚的内膜。(图 8-2-4-15)

4. 转流血管内彩色血流充盈缺损、变细或管腔内彩色血流不充盈。

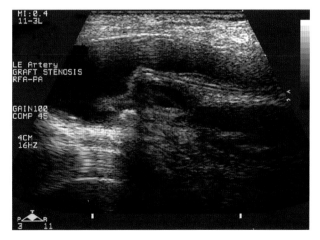

图 8-2-4-13　转流人工血管与股总动脉吻合口处正常二维灰阶超声图
转流人工血管与股总动脉吻合口前后壁均无增厚内膜回声,无狭窄

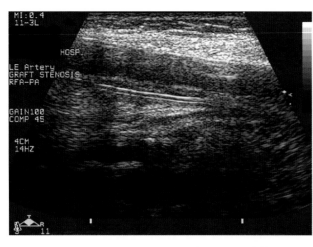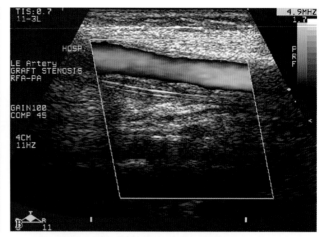

图 8-2-4-14　股 - 腘动脉人工血管转流术后人工血管轻度狭窄二维灰阶及彩色多普勒超声图
A. 人工血管后壁增厚内膜,管腔略变细;B. 人工血管内彩色血流充盈缺损略变细

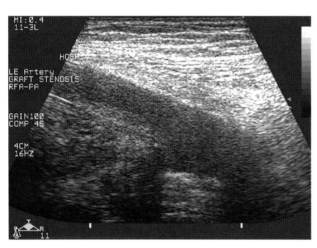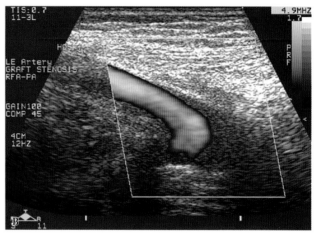

图 8-2-4-15　股 - 腘动脉转流术后,人工血管与腘动脉吻合口轻度狭窄二维灰阶及彩色多普勒超声图
A. 人工血管后壁,吻合口前壁及后壁可见增厚内膜;B. 人工血管及吻合口处彩色血流充盈缺损略变细

（勇　强）

第五节　淋巴回流障碍疾病

（一）概述

肢体淋巴水肿属于高蛋白水肿,是由于各种原因引起肢体淋巴回流受阻,导致淋巴液积聚于肢体浅层软组织内,继而产生纤维组织增生及表皮角化增生的一种疾病。

肢体淋巴水肿可分为原发性、继发性淋巴水肿。前者主要由淋巴管发育不良引起,少数为淋巴管异常增生扩大引起;后者主要由癌肿所施行放射治疗和淋巴结清扫术及链球菌、丝虫感染等造成淋巴管阻塞所致。

（二）病理生理

肢体淋巴水肿形成分为水肿期、脂肪增生期和纤维增生期。

淋巴管发生阻塞后,阻塞远侧的淋巴管出现扩张,导致淋巴液淤积,积聚于组织间隙内的富含蛋白质的淋巴液发生长期、反复细菌感染,导致网状淋巴管炎,进一步引起皮下纤维组织增生:一方面造成淋巴管腔狭窄或阻塞,另一方面脂肪组织被大量增生的纤维组织替代,导致皮肤及皮下组织明显增厚。

（三）临床表现

根据国际淋巴学会制定的标准将肢体淋巴水肿分为 3 级,包括①Ⅰ级（轻度）:水肿为凹陷性,肢体抬高休息后,水肿大部分消失,无纤维化样皮肤损害;②Ⅱ级（中度）:肿胀为非凹陷性,肢体抬高休息后,水肿不消失,有中度纤维化;③Ⅲ级（重度）:出现象皮肿。

1. 上肢淋巴水肿　局部肿瘤压迫淋巴管、腋窝淋巴结清扫手术和腋窝部位放疗可导致上肢淋巴水肿。上肢淋巴水肿初期常表现为明显的可凹陷性肿胀,病变常从前臂开始,物理康复和梯度压力套袖治疗有一定的治疗效果。

美国理疗协会根据临床症状、体征将上肢淋巴水肿分为4期:

(1)0期(亚临床可逆期,属急性期)

症状:自觉上肢沉重或饱满,戴戒指、手表困难,手或上肢反复肿胀。

体征:无上肢水肿,上肢周径较术前增加0~1cm或体积增加0~80ml,指压无凹痕。

(2)1期(临床可逆期,属亚急性期)

症状:自觉上肢沉重或饱满,不能戴戒指、手表,多数时间手或上肢反复肿胀。

体征:上肢水肿较轻,但患肢可见饱满,上肢周径较术前增加1~2cm或体积增加80~120ml,指压有轻度凹陷性水肿。

(3)2期(临床不可逆期,属早期慢性期)

症状:自觉上肢沉重或饱满,不能戴戒指、手表,手或上肢反复肿胀持续全天,肿胀影响功能和美观。

体征:可见明显上肢肿胀,患肢可见饱满,上肢周径较术前增加2~4cm或体积增加120~200ml,指压后呈非凹陷性水肿。

(4)3期(临床不可逆期,属慢性期)

症状:自觉上肢沉重或饱满,不能戴戒指、手表,手或上肢反复肿胀持续全天,肿胀影响功能和美观,出现反复皮肤感染和蜂窝织炎。

体征:表现为象皮肿,上肢周径较术前增加>4cm或体积增加>200ml;指压后呈非凹陷性水肿,皮肤色素沉着。

2. 下肢淋巴水肿 下肢淋巴水肿最常见的病因为丝虫病,手术、肿瘤压迫、外伤等也可导致下肢淋巴水肿。

(1)下肢淋巴水肿初期临床表现:属于淋巴水肿期。肿胀首先从踝部开始,由下而上逐渐扩张,肢体呈均匀性增粗,以踝部和小腿下1/3为甚,此时皮肤尚光滑柔软,指压时有凹陷性水肿,抬高患肢或卧床休息后,肿胀可以明显消退。

(2)下肢淋巴水肿中期临床表现:属于脂肪增生期。肢体韧性增加,皮肤角化尚不明显,水肿过渡为非凹陷性。

(3)下肢淋巴水肿晚期临床表现:属于纤维增生期。肢体皮肤逐渐加厚,表面过度角化粗糙,坚硬如象皮,甚至出现疣状增生、淋巴漏或溃疡等,肢体极度增粗,形成典型的象皮肿。

(四)超声表现

1. 二维灰阶超声 随病程迁延、水肿程度加重,皮下软组织层厚度增加程度相应加重,而脂肪层厚度反而减小,脂肪层与肌层间的管状结构逐渐增宽,呈沟壑样,探头加压上述管状结构不易压瘪(图8-2-5-1)。

2. 彩色多普勒超声 上述脂肪层与肌层间增宽的管状结构或沟壑样结构内未见彩色血流信号,挤压检测部位远端肢体仍未见彩色血流信号出现(图8-2-5-2)。

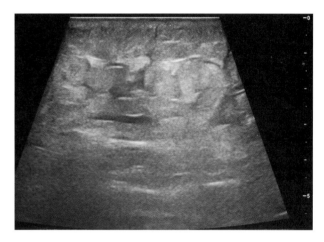

图8-2-5-1 左侧小腿原发性淋巴水肿二维灰阶超声图
左侧小腿皮肤明显增厚,皮下脂肪增厚,回声增强,脂肪间隙间可见条带样分布低回声

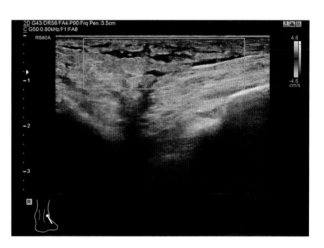

图8-2-5-2 足踝部继发性淋巴水肿彩色多普勒超声图
右侧足踝部皮下脂肪层增厚,脂肪间隙可见低回声区,彩色多普勒未见明显血流信号

3. 超声造影 国内有研究采用足部趾蹼皮下注射超声造影剂来显示下肢浅淋巴管及腹股沟淋巴结,结果表明不同剂量的超声造影剂对下肢浅淋巴管的成像效果并不一致,推荐使用超声造影剂的剂量为0.8ml(图8-2-5-3、图8-2-5-4)。

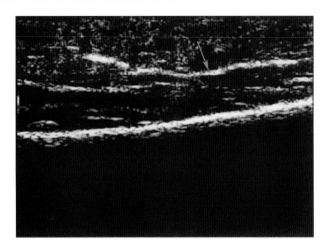

图 8-2-5-3 肢体浅表淋巴管(箭头)超声造影图

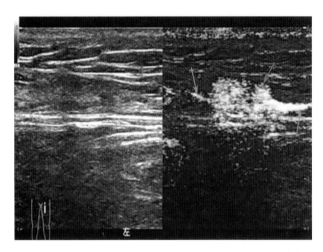

图 8-2-5-4 左侧腹股沟区淋巴结(蓝箭头)及邻近淋巴管(绿箭头)超声造影

(图片来源: 图 8-2-5-3、图 8-2-5-4 由首都医科大学附属北京世纪坛医院刘勇主任提供)

(五)相关检查

1. 直接淋巴管造影 以碘油为显影剂直接注射进淋巴管,对淋巴管显像,但有学者认为碘油可加重淋巴管炎,进而加重淋巴水肿,目前已较少应用。

2. 间接淋巴管造影 向皮下组织间隙内注射可被淋巴管吸收的药物使淋巴管显像的检查方法,但不如直接淋巴管造影清晰。

3. 核素淋巴系统显像 以 ^{99m}Tc-Dextran 为显影剂进行核素淋巴系统显像,但不如直接淋巴管造影清晰。

4. MRI 可准确判断淋巴水肿的范围和程度,但价格昂贵,故不作为常规检查方法。

(六)鉴别诊断

1. 下肢静脉性水肿 慢性下肢深静脉血栓形成后导致下肢深静脉回流障碍、静脉高压,增加淋巴回流代偿,一旦淋巴回流失代偿,则引起淋巴回流障碍,导致继发性淋巴肿。典型的下肢淋巴水肿起病较为缓慢,以足背、踝部肿胀较为多见。

2. 血管神经性水肿 血管神经性水肿常由过敏因素刺激引起,具有起病迅速、消退迅速、间歇性发作的特点;而典型的下肢淋巴水肿是病情逐渐进展加重。

3. 肢体黏液性水肿 外伤致关节腔滑液外漏至皮下或肿瘤分泌大量黏液积聚于皮下而引起肢体肿胀,较少见。

4. 甲状腺功能低下小腿黏液性水肿 甲状腺功能低下可引起胫前非凹陷性水肿导致象皮肿,很少见。

5. 脂肪水肿 女性肢体肿胀时应注意与脂肪水肿相鉴别,脂肪水肿是较罕见的脂肪代谢障碍疾病,表现为弥漫性、对称性、非凹陷性的肢体皮下脂肪增多,淋巴显像显示淋巴管和淋巴回流功能正常。

(七)临床意义

目前,公认的淋巴水肿的检查方法是淋巴管造影以及放射性核素显像,可以作为病因及定位诊断的依据。

淋巴管造影使用碘造影剂,可出现造影剂过敏、造影剂肾病及电离辐射等问题。淋巴闪烁造影(lymphoscintigraphy, LSG)通过将放射性核素经趾蹼注射到皮下组织,核素的聚集水平与淋巴水肿的严重程度呈负相关,与皮下回流水平呈正相关。美国静脉论坛指南建议使用 LSG 作为淋巴水肿患者的首选检查方法,推荐指数达 1 级,循证医学证据水平达 B 级,但 LSG 有潜在放射性污染和辐射暴露等问题。CT、MRI 虽能很好地显示淋巴间隙,有较高的诊断价值,但由于价格高,不能作为常规检查方法。

彩色多普勒超声检查可以观察到肢体淋巴水肿后皮肤、皮下软组织、脂肪、肌层厚度、硬度及结构的变化,但无法提供肢体淋巴管的解剖信息。

(八)进展

采用足部趾蹼皮下注射超声造影剂可以显示下肢浅淋巴管及腹股沟淋巴结,成为评估下肢淋巴回流障碍性疾病新的影像学检查方法。

(勇 强)

参 考 文 献

1. 何文,唐杰. 血管超声诊断学 [M]. 北京:人民卫生出版社, 2019.

2. 国家卫生健康委员会脑卒中防治专家委员会血管超声专

业委员会，中国超声医学工程学会浅表器官及外周血管超声专业委员会，中国超声医学工程学会颅脑及颈部血管超声专业委员会. 头颈部血管超声若干问题的专家共识（颈动脉部分）[J]. 中国脑血管病杂志，2020，17（06）：346-353.

3. 安·玛丽·库平斯基主编. 超声诊断学血管 [M]. 第 2 版. 彭玉兰，文晓蓉，顾鹏，主译. 北京：人民卫生出版社，2018.

4. Pomeraniec IJ，Mastorakos P，Raper D，et al. Re-rupture following flow diversion of a dissecting aneurysm of the vertebral artery: case report and review of the literature[J]. World Neurosurgery，2020，143: 171-179.

5. Montorfano MA，Pla F，Vera L，et al. Point-of-care ultrasound and Doppler ultrasound evaluation of vascular injuries in penetrating and blunt trauma[J]. Crit Ultrasound J，2017，9（1）: 5.

6. Shahi N，Arosemena M，Kwon J，et al. Functional Popliteal Artery Entrapment Syndrome: A Review of Diagnosis and Management[J]. Ann Vasc Surg，2019，59: 259-267.

7. Bennji SM，du Preez L，Griffith-Richards S，et al. Recurrent Pulmonary Aneurysms: Hughes-Stovin Syndrome on the Spectrum of Behçet Disease[J]. Chest，2017，152: e99.

8. 蒋天安，李鸣，赵君康，等. 超声引导下局部压迫或注射凝血酶治疗动脉插管术后假性动脉瘤的临床应用 [J]. 中华超声影像学杂志，2004，13（1）: 43-45.

9. John D P Michael H，Janet E P. Raynaud's phenomenon—an update on diagnosis，classification and management[J]. Clin Rheumatol，2019，38（12）: 3317-3330.

10. 李建章. 对颈动脉肌纤维发育不良诊断的再认识 [J]. 中国实用神经疾病杂志，2016，19（16）: 1-2.

11. Jibiki MMiyata T，Shigematsu H. Cystic adventitial disease of the popliteal artery with spontaneous regression[J]. J Vasc Surg Cases and Innovative Techniques，2018，4: 136-139.

12. Schwarze V，Marschner C，Negrao De，et al. Single-center study: dynamic contrast-enhanced ultrasound in the diagnostic assessment of carotid body tumors[J]. Quant Imaging Med Surg，2020，109（9）: 1739-1747.

13. 中华医学会外科分会血管外科学组. 慢性下肢静脉疾病诊断与治疗中国专家共识 [J]. 中国血管外科杂志（电子版），2014，29（3）: 143-151.

14. 中华医学会外科分会血管外科学组. 深静脉血栓形成的诊断和治疗指南（第三版）[J]. 中华血管外科杂志，2017，4（2）: 201-208.

15. Quere I，Leizorovicz A，Galanaud JP，et al. Superficial venous thrombosis and compression ultrasound imaging[J]. J Vasc Surg，2012，56（4）: 1032-1038.

16. Li M，Su C，Fan C，et al. Internal jugular vein stenosis induced by tortuous internal carotid artery compression: two case reports and literature review[J]. J Int Med Res，2019，478（8）: 3926-3933.

17. Abdel Razek AAK. Imaging Findings of Klippel-Trenaunay Syndrome[J]. J Comput Assist Tomogr，2019，43（5）: 786-792.

18. 勇强，张蕾，濮恬宁，等. 超声检查在 CAS、CEA 围术期的应用价值 [J]. 血管与腔内血管外科杂志，2019，5（2）: 179-188.

19. 中华医学会外科学分会血管外科学组. 颈动脉狭窄诊治指南 [J]. 中国血管外科杂志（电子版），2017，9（3）: 169-175.

20. Rockson SG. Lymphedema after breast cancer treatment[J]. N Engl J Med，2018，379（20）: 1937-1944.

中英文名词对照索引

登录中华临床影像库步骤

▌公众号登录 >>

扫描二维码
关注"临床影像库"公众号

点击"影像库"菜单
进入中华临床影像库首页

临床影像库
中华临床影像库内容涵盖国内近百家大
型三甲医院临床影像诊断中所能见... ∨
7位朋友关注

关注公众号

影像库

▌网站登录 >>

输入网址 medbooks.ipmph.com/yx
进入中华临床影像库首页

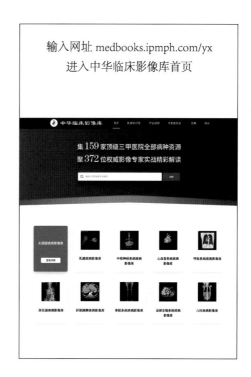

进入中华临床影像库首页

··

注册或登录

PC端点击首页"兑换"按钮
移动端在首页菜单中选择"兑换"按钮

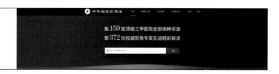

输入兑换码,点击"激活"按钮
开通中华临床影像库的使用权限

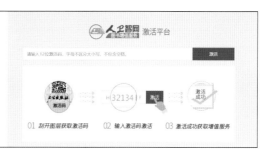